Fedra Hajizadeh

Springer

眼光学相干断层扫描图谱

Atlas of Ocular Optical Coherence Tomography

主　编　〔伊朗〕费德拉·哈吉扎德

主　审　沈　吟

主　译　邵　毅　周　琼　谭　钢

副主译　施　策　陶文思　周学智

天津出版传媒集团

天津科技翻译出版有限公司

著作权合同登记号:图字:02-2019-112

图书在版编目(CIP)数据

眼光学相干断层扫描图谱/(伊朗)费德拉·哈吉扎德(Fedra Hajizadeh)主编;邵毅,周琼,谭钢主译.—天津:天津科技翻译出版有限公司,2021.6

书名原文:Atlas of Ocular Optical Coherence Tomography

ISBN 978-7-5433-4066-4

Ⅰ.①眼… Ⅱ.①费… ②邵… ③周… ④谭… Ⅲ.①眼病-计算机X线扫描体层摄影-诊断-图谱 Ⅳ.①R816.97-64

中国版本图书馆CIP数据核字(2020)第272576号

授权单位:Springer Nature Switzerland AG.
出　　版:天津科技翻译出版有限公司
出 版 人:刘子媛
地　　址:天津市南开区白堤路244号
邮政编码:300192
电　　话:(022)87894896
传　　真:(022)87895650
网　　址:www.tsttpc.com
印　　刷:北京博海升彩色印刷有限公司
发　　行:全国新华书店
版本记录:889mm×1194mm　16开本　27印张　300千字
　　　　　2021年6月第1版　2021年6月第1次印刷
　　　　　定价:268.00元

主审简介

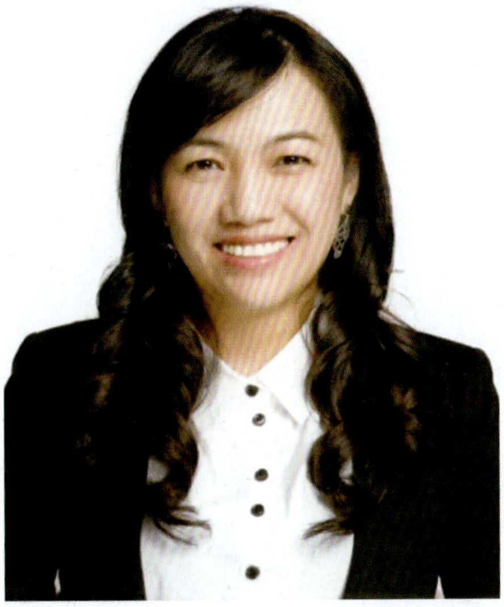

沈吟，主任医师，教授，博士生导师，武汉大学人民医院眼科研究所所长，武汉大学人民医院眼科中心党务副主任，武汉大学珞珈特聘教授。担任中华医学会眼科学分会视觉生理学组副组长，湖北省医学会遗传分会副主任委员，湖北省科学技术协会常委，湖北省青年联合会常委，湖北省欧美同学会常务理事，武汉医学会第十七届理事会副会长，武汉市青年联合会委员。曾获湖北省青年科技奖和“湖北省五四青年奖章”，当选湖北省杰出青年。在 *PNAS* 等眼科杂志发表 SCI 论文 50 余篇。主持国家重点研发计划政府间国际科技创新合作重点项目和国家自然科学基金等科研项目 14 项。担任 *TVST*，以及《眼科》和《中华实验眼科杂志》等 8 本专业眼科学杂志编委。

主译简介

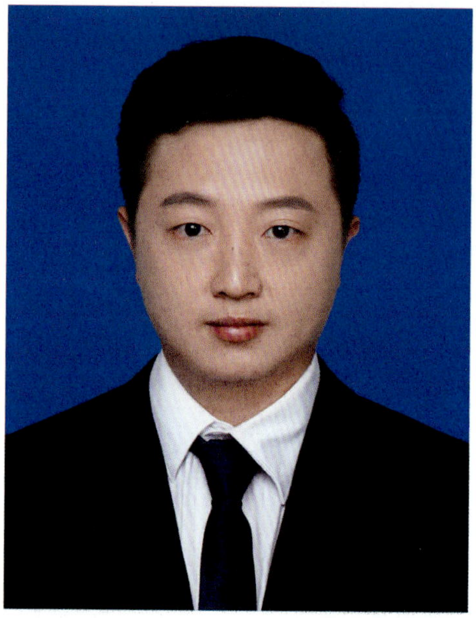

邵毅，医学博士，主任医师，教授，博士研究生导师，南昌大学第一附属医院眼科副主任，井冈学者，赣江学者，美国 Bascom Palmer 眼科医院访问学者。

目前为美国 ARVO 会员、美国眼科学会会员、欧洲 EVER 会员、中国干眼协会委员、海峡两岸医药卫生交流协会眼科学专业委员会委员、海归医师协会转化医学青年委员会副主任委员、中国微循环学会转化医学专业委员会副主任委员、中国医药教育协会智能医学专委会智能眼科学组常务委员、中国医师协会眼科医师分会青年委员和病理科医师分会委员、中国中药协会眼保健中医药技术专业委员会委员、国家自然科学基金项目评审、江西省青年高层次储备人才、江西省"百人远航工程"培养对象、江西省杰出青年、南昌大学"青年岗位能手"、江西省"主要学科学术和技术带头人"培养对象、江西省"百千万人才工程"入选者、江西省科技奖励评审专家，同时还承担 20 家 SCI 期刊副主编、编委及审稿工作。

在 *JAMA Ophthalmology* 等眼科杂志发表 SCI 论文共 180 余篇，北大核心期刊发表论文 260 余篇，包括述评 22 篇。主持国家自然科学基金、省自然基金重大项目等 32 项，在 ARVO、WOC 等国际会议发言 30 余次，获国家专利 24 项，主编眼科专业书籍 38 部，参编国家卫生健康委员会相关教材 6 部，疾病专家共识 8 部。曾获中国医药协会科学技术二等奖，江西省科技进步二等奖和江西省医学科技奖二等奖、三等奖等，同时获得美国 ARVO 奖学金。

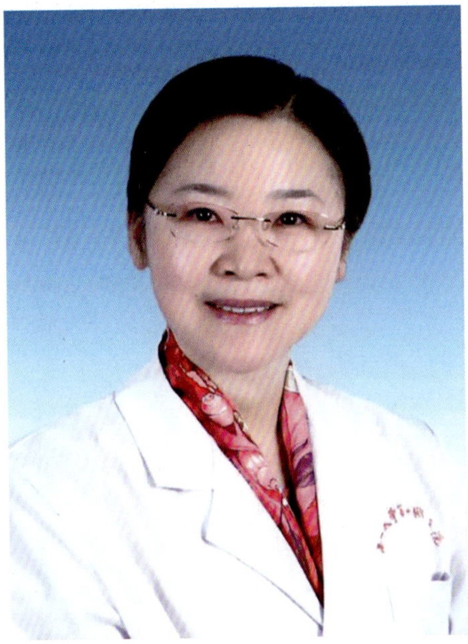

周琼，主任医师，教授，博士研究生导师，现任南昌大学第一附属医院眼科主任。担任中国医师协会眼科医师分会委员、中国光学学会激光医学专业委员会委员、中国女医师协会眼科专家委员会委员、中国老年保健协会眼保健专业委员会委员、中国民族卫生协会眼学科分会委员、中国微循环学会眼微循环专业委员会眼影像学组委员、中国康复医学会视觉康复专业委员会常委、中国老年保健医学研究会眼科疾病防治分会常委、江西省医学会激光医学委员会主任委员、江西省医学会眼科分会副主任委员、江西省医学会理事、第六届江西省科协委员，担任《中华眼科医学杂志(电子版)》《中华眼底病杂志》《中国激光医学杂志》编委。

主要从事玻璃体视网膜病、糖尿病性眼病、葡萄膜病等疑难眼病诊断与治疗，发表眼科专业 SCI 及核心论文 70 余篇。主持国家自然科学基金项目、江西省科技支撑计划项目、江西省重点研发计划项目、江西省教育厅课题、江西省卫生健康委员会课题等 16 项，在美国 ARVO 会议发言 1 次，全国眼科学术大会等会议发言 20 余次，编写眼科专业书籍 5 部，参与编写教材 1 部，曾获江西省科学技术进步三等奖及二等奖各 1 次。

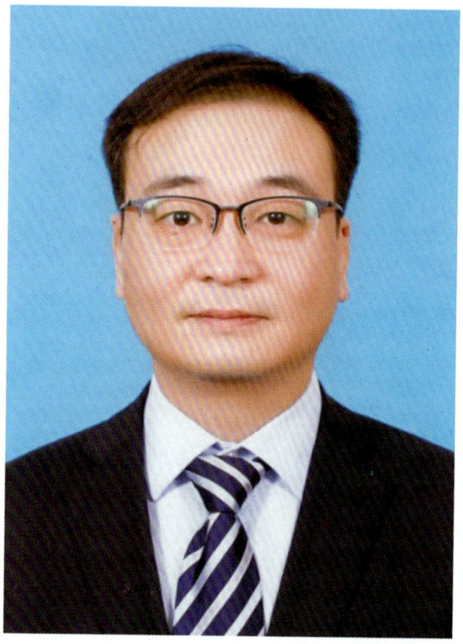

谭钢，医学博士，主任医师，教授，硕士研究生导师，南华大学附属第一医院眼科主任，英国伦敦皇家医院访问学者。任海峡两岸医药卫生交流协会眼科学专业委员会委员、中国医师协会眼科医师分会眼表与干眼学组委员、中国中药协会眼保健中医药技术专业委员会委员、中国医学装备协会眼科专业委员会委员。担任《中华眼科医学杂志(电子版)》《中南医学科学杂志》《眼科学报》编委。

发表眼科专业SCI论文及核心期刊论文40余篇，参编眼科专著2部。主持过国家自然科学基金项目、湖南省科技计划项目、湖南省教育厅优秀青年基金项目、湖南省卫生健康委员会科技计划项目。曾获湖南医学科技奖三等奖。

译者名单

主　审　沈　吟

主　译　邵　毅　周　琼　谭　钢

副主译　施　策　陶文思　周学智

译　者　（按姓氏笔画排序）

马明洋	北京大学医学部
叶　蕾	三峡大学人民医院
朱佩文	复旦大学附属眼耳鼻喉科医院
刘祖国	厦门大学眼科研究所
刘钰鑫	西安交通大学第一附属医院
刘康成	中南大学湘雅医院
李　娟	西安市眼科医院
李清海	中山大学附属第一医院
杨启晨	香港中文大学眼科及视觉科学系
吴园园	南昌大学第一附属医院
吴晓蓉	南昌大学第一附属医院
闵幼兰	湖北科技学院附属第一医院
邵　毅	南昌大学第一附属医院
周　琼	南昌大学第一附属医院
周学智	中南大学湘雅医院
施　策	温州医科大学附属眼视光医院
闻思敏	南昌大学第一附属医院
贺　赢	南昌大学江西医学院
袁　晴	九江市人民医院
徐云芳	南昌大学第一附属医院
徐晓玮	四川大学华西医院

容　蓉	中南大学湘雅医院
陶文思	Bascom Palmer 眼科医院
黄　亮	南昌大学第一附属医院
龚滢欣	复旦大学上海医学院
鲍　静	南昌大学第一附属医院
谭　钢	南华大学附属第一医院
熊淑敏	南昌大学第一附属医院

中文版序言

光学相干断层扫描(optical coherence tomography,OCT)技术是近年来兴起的眼科学辅助诊断技术,该成像技术可在无创且不使用造影剂的条件下产生血管造影图像,显著提高了视网膜及脉络膜疾病诊断的准确性。虽然OCT技术深得广大眼科临床医生的认可,但目前仍无关于OCT应用的全面介绍,且现有知识体系主要停留于纯粹的理论阶段,缺乏实例的印证,对于疾病诊断的准确把握造成了一定困难,限制了OCT技术的发展。本书主编费德拉·哈吉扎德博士致力于解决该问题,联合其同事共同收集了临床生涯中遇到的大量病例,记录下切实的OCT影像资料,整理汇编成本图谱,旨在为更多临床眼科医生提供准确的参考。本书内容全面,包含了OCT技术在年龄相关性黄斑变性、视网膜血管疾病、中心性浆液性脉络膜视网膜病变、视神经性疾病、肿瘤、病理性近视遗传性疾病和炎性疾病等10余种眼科常见疾病中的应用,通过600余幅珍贵的影像彩图进行注解说明,便于读者透彻地学习与理解,同时还提供了相关影像资料,如红外光谱、自动荧光及血管造影等进行印证,有助于读者对疾病诊断的全面把握。

作为一位眼科医生、临床研究者,我时刻关注着眼科技术的发展。随着OCT技术的发展,我国OCT技术应用也迫切需要一部全面、详尽而具有指导意义的专著,来作为广大同行的参考书籍和年轻眼科医生的学习资料。借此我衷心地感谢本书的主编费德拉·哈吉扎德博士同意将其著作译为中文版在国内发行。我也感谢来自多地知名医院及医学院校的20余位专家,他们均具有丰富的眼科临床教学经验及眼科学知识,在繁忙的工作、学习之余花费了大量心力共同完成了本书的翻译工作,为OCT技术在国内的推广略尽绵薄之力。感谢他们的辛勤劳动与无私奉献!

不论作为临床眼科医生还是医学生,希望本书能为你们的工作与学习带来帮助,成为你们解惑答疑并提升自我的良师益友,陪伴你们不断进步与成长。

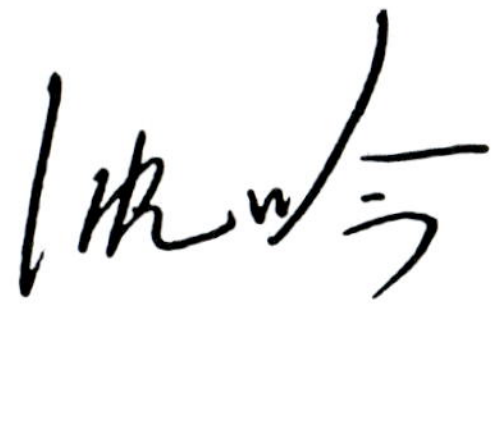

中文版前言

随着眼科检查手段的不断发展,光学相干断层扫描(OCT)这一技术逐渐成为重要的检查方式,也是近年来眼科学中发展极为迅速的成像技术。可以说,OCT的出现大大提升了眼科的诊治水平。

随着OCT研究方面取得重大突破,利用新的技术和设备不仅可以更为直观地观察病变特征,同时对治疗也有很大的帮助。随着新的OCT概念、技术和设备不断出现,眼科临床医生需要不断地加深对OCT技术的学习和了解,以及提高对OCT图像的理解水平。因此,广大临床医生迫切需要一本教科书式的指导用书。当读到《眼光学相干断层扫描图谱》这本书时,我非常激动,希望将其引进国内。

借此,我衷心地感谢本书的主编费德拉·哈吉扎德对我的信任,同意我组织人员将其著作译为中文版在国内发行。本书图文并茂,内容翔实,使读者能够充分了解OCT在眼科疾病,如年龄相关性黄斑变性、视网膜血管病变和肿瘤等眼科疾病中的应用。希望本书能为我国眼部OCT诊断的发展做出贡献。

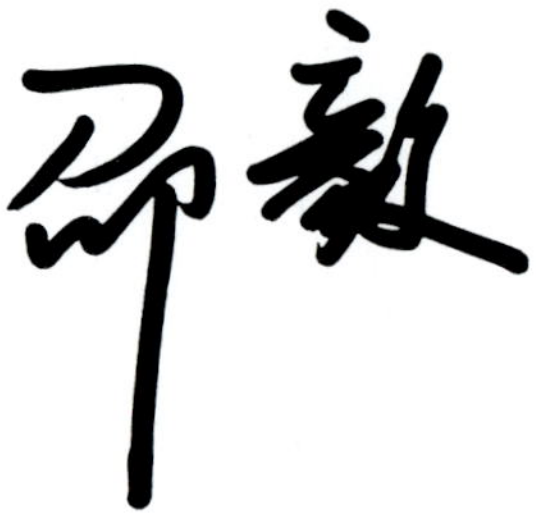

序言

由费德拉·哈吉扎德主编的《眼光学相干断层扫描图谱》是一项巨大的成就，这本书对于任何对OCT技术及其临床应用感兴趣的人都应该是一个极其重要并有价值的参考工具。对于眼科住院医生、视网膜研究者和眼科医生而言，这本书更具有不可估量的价值。眼科医生越来越需要对OCT技术及诊断有深入的理解。OCT技术改变了眼科学，成为眼科医生护理眼病患者不可或缺的工具。与任何诊断技术一样，其用处受到使用者的解读技巧的限制。这本OCT图谱能提高使用者准确解读OCT结果的能力。

本书内容全面，首先对OCT技术及其局限性进行了概述，然后逐步回顾了OCT技术在各种疾病中的应用和解释，包括年龄相关性黄斑变性、视网膜血管病变、中心性浆液性脉络膜视网膜病变、玻璃体-黄斑病变、视神经疾病、肿瘤、病理性近视、遗传性疾病和炎性疾病。虽然本书的重点是眼后节部分，但是OCT技术对眼前节也非常有用和重要。OCT技术是目前成像领域的一个热门话题。

该书无可挑剔的文字描述和精美的插图，反映了哈吉扎德博士及其杰出合作者的专业和卓越。600余幅图片解释了在临床实践中遇到的影像的多样性。这些图像不仅限于OCT，还包括色彩、红外光谱、自动荧光和荧光素血管造影图像，使读者能够认识到多种形式的成像在准确诊断疾病中的重要性。这些图像经作者仔细注释，而且图例非常详细，加深了读者在各种情况下对关键特征的理解。

总之，这本OCT图谱让人印象深刻，可以成为今后眼科医生的重要参考资源。

Srinivas R. Sadda, M.D.

谨以此书献给：

我的父亲，给予我生命中最伟大的鼓舞

我的母亲，用她无条件的爱来丰富我的世界

我的孩子 Bamdad 和 Taraneh，给了我体验爱的机会

我的姐妹们，感谢她们心中的善良和热情的灵魂

每一位曾经用爱填满我心的人

本书所有亲爱的读者

目　录

第 1 章 光学相干断层扫描简介

Fedra Hajizadeh，Rahele Kafieh

摘 要

①光学相干断层扫描(optical coherence tomography，OCT)的基本知识和原理，简要讨论OCT系统的机制、操作方法，以及新旧系统(时域与频域)的比较及其再现性。简要解释了频扫OCT的机制和OCT血管造影。②正常OCT描述了图像上预期的结果、变化以及正常视网膜不同层次和后段的不同部分。③增强深度成像型光学相干断层扫描及其应用，在各种疾病中的适应证，如脉络膜肿瘤、年龄相关性黄斑变性、糖尿病性视网膜病变、中心性浆液性脉络膜视网膜病变、青光眼、眼内炎症和近视。此外，还讨论了不同条件下的脉络膜测量及其变化。④OCT的局限性和适应证，评估和阐述这种诊断方法在探查眼病中的优缺点。⑤误诊和伪影，其中包括说明OCT图像判读中的误诊和伪影，例如存在视网膜前膜和近视。

1.1 光学相干断层扫描的基本原理

1.1.1 光学相干断层扫描简介

光学相干断层扫描(optical coherence tomography，OCT)是近年来发展起来的一种描述物体横截面信息的成像方法。这种方法的基本性能与超声图像采集相似，只是 OCT 使用光束代替声音轮廓。与超声相比，每个 A 扫描信号都是通过物体各层的轴向反射来获取的。内层的位置可以通过使用每个结构的信号回波延迟时间来确定。横截面 A-扫描的集合创建了 B-扫描或横截面图像。与超声成像不同，其不需要直接接触眼睛来传输或接收光信号。另外，利用光替代超声波可以实现更高的空间分辨率[1]。光学相干断层扫描通过使用不同的光源，如超辐射二极管、超短脉冲激光或超连续激光，可以实现微米级的分辨率。这种方法在解剖结构的成像中有着广泛的应用。有关医学结构内部层面的信息是科学家们感兴趣的。成像对象的一个重要特征是 OCT 适用的最大允许深度为 1~2mm。在更深处，散射光束太弱，无法进行图像重建。图 1.1 描绘了这种成像技术的框图。

1.1.2 光学相干断层扫描的原理

1994 年首次报道了大约 10μm 分辨率的眼前节 OCT 成像[2]。Hee 及其同事与两个不同的团队合作[2,3]，介绍了应用 OCT 检测人类视网膜，以区分视网膜的不同层次、黄斑中心凹和视盘的形态学内容以及视网膜神经纤维层的厚度。

F. Hajizadeh, M.D. (✉)
Noor Ophthalmology Research Center, Noor Eye Hospital, No. 96, Esfandiar Blvd., Vali'asr Ave, Tehran, Iran
e-mail: fhajizadeh@noorvision.com

R. Kafieh
Medical Image and Signal Processing Research Center, School of Advanced Technologies in Medicine, Isfahan University of Medical Sciences, Isfahan, Iran
e-mail: Rkafieh@amt.mui.ac.ir

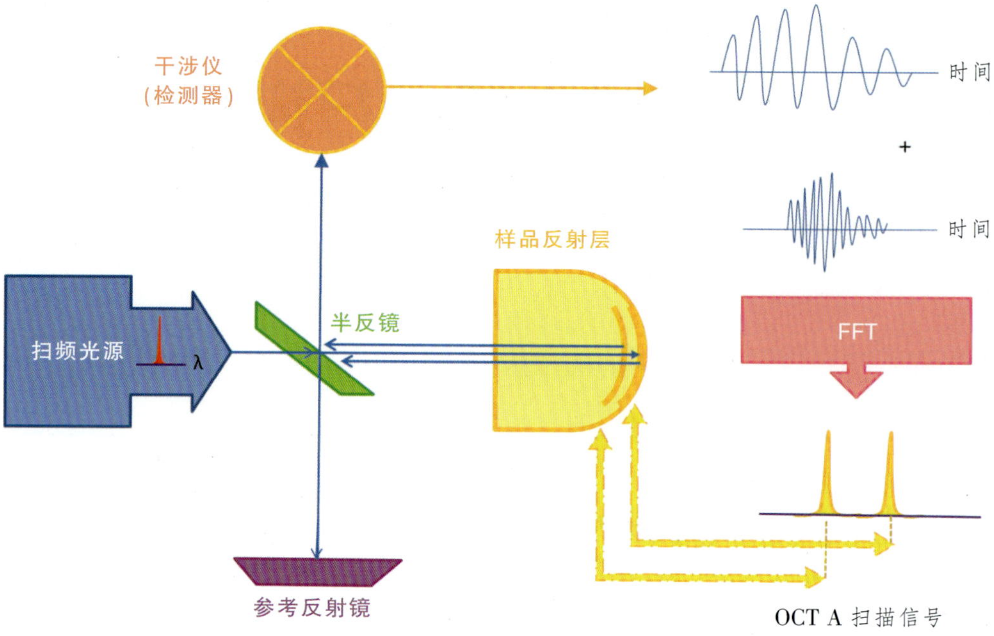

图 1.1　光学相干断层扫描结构图。FFT，快速傅里叶变换。

1.1.2.1 时域 OCT

光学相干断层扫描仪使用低干涉测量法，利用来自生物组织的反射光与参考光束之间的差异形成横截面图像。遇到组织的入射光可能被散射、透射或吸收。

根据干涉测量原理，来自光源的光线到达分束器并分成两部分。一束是参考光束，另一束穿过成像结构。结构内部不同的边界反射该光束，并且回波光束在不同的轴向距离处从每层反向散射。与此同时，参考光束从放置在特定距离的反射镜反射回来。两束光再次被光束分离器组合并被发送到光学检测器。当两束光匹配时，会发生结构干涉。

在时域 OCT 中，上述参考臂机械定位以确定匹配距离。基于对称和低相干干涉仪中的自相关特性，该调制包络的最高值可以在匹配的路径长度下发生。

对于两个部分的相干光束，干涉通过以下公式实现：

$$I=k_1I_s+k_2I_s+2\sqrt{(k_1I_s)\cdot(k_2I_s)}\cdot\mathrm{Re}[\gamma(\tau)] \tag{1.1}$$

其中 I_s 是源强度，并且 $k_1+k_2<1$ 是干涉仪的分束比，并且 $\gamma(\tau)$是相干度(即相干性的复杂程度)。干扰包络取决于信号实现中的时间延迟 τ(即 OCT 中的期望变量)。由于 OCT 中的门控问题，复杂的相干程度通常用高斯模型表示：

$$\gamma(\tau)=\exp[-(\frac{\pi\triangle\nu\tau}{2\sqrt{\ln 2}})^2]\cdot\exp(-j2\pi\nu_0\tau) \tag{1.2}$$

其中 $\Delta\nu$ 是时域中源的频谱带宽，ν_0 是源的中心频率。在公式 1.2 中，一个光载波调制信号的幅度和包络的峰值，这种调制被放置在离物体所需的距离处；其峰值对应于表面反射率。基于由移动臂引起的多普勒现象，会产生光载波。载体的频率与臂的运动速度直接相关。因此，可以为移动臂定义两个功能：①深度扫描；②具有多普勒频移的光载波。

在 OCT 中，上述光载波的频率可以通过以下公式计算：

$$f_{Dopp}=\frac{2\cdot\upsilon_0\cdot\upsilon_s}{c} \tag{1.3}$$

其中 υ_0 是源的中心频率，υ_s 是臂的移动速度，c 是光速。此外，OCT 的轴向分辨率由以下公式定义：

$$l_c=\frac{2\ln 2}{\pi}\cdot\frac{\lambda_0^2}{\triangle\lambda}\approx 0.44\cdot\frac{\lambda_0^2}{\triangle\lambda} \tag{1.4}$$

1.1.2.2 频域 OCT

在频域 OCT 中，臂的运动被消除，并且由于傅里叶变换，深度信息可以被检索到(图 1.1)。在这样的系统中，速度提高到每秒超过 25 000 次轴向扫描。这比时域检测更快[4]。频域 OCT 可以分为两个子类：①空间编码；②时间编码。

在空间编码的频域 OCT 中，也称为频谱域 OCT

或傅里叶域 OCT，可以通过在探测器阵列上传播不同的光频率来检索信息。因此，一次曝光足以获得所需的整个频率。然而，与单个光敏二极管相比，由于带状检测器的动态范围较低，所以信噪比(SNR)比较低。此外，探测器阵列不会均匀地将光的频率分布在探测器上，这也可以降低重建阶段中的 SNR。

时间编码频域 OCT(也称为扫频 OCT)中，信息编码不是基于频率，而是时间间隔。频谱以单一频率生成并在傅里叶变换之前重建。光学设置比先前的方法更容易，并且 SNR 增加。然而，非线性波长和高灵敏度是这种策略的缺点。

1.1.2.3 图像构建

B-扫描可以通过横向位置的连续轴向扫描获得[1]。在大多数 OCT 图像中，后向散射信号的强度由伪彩色表示，其中白色和红色表示最高强度反射，而蓝色和黑色表示最低强度反射。

1.1.2.4 再现性

时域 OCT 和频域 OCT 之间的再现性已经在许多研究中进行了比较[5-7]，而组内相关系数已用于测量间扫描再现性。两种成像方法都显示出高度的再现性。

1.1.2.5 光学相干断层扫描血管造影

光学相干断层扫描血管造影是一种新的成像技术，作为一种无创方法，可在不使用造影剂的情况下产生血管造影图像。该方法从相同的位置获取多个 B-扫描，并将它们进行比较以产生血流图。来自相同位置的连续成像需要非常高的成像速度，大约每 6 秒构建一个三维(3D)扫描组。观察者可以将投影图像(即 OCT 血管造影图像)从内界膜(internal limiting membrane，ILM)滚动到脉络膜并观察视网膜结构[8]。

1.2 普通光学相干断层扫描

随着 OCT 视网膜成像的出现，诊断和治疗已经发生了革命性变化[2,9]。这在一定程度上与更高的轴向分辨率、更好的图像采集和处理技术(例如，眼球跟踪和图像平均)有关。最近推出的新版本成像模式，可以利用新的方法来获得之前使用诸如超声和吲哚菁绿血管造影术(indocyanine green angiography，ICGA)所不同的方式来定义脉络膜结构。

光学相干断层扫描通常用于门诊患者，是临床决策的重要辅助诊断工具。最近开展了术中 OCT 的使用，有助于玻璃体切割术，如黄斑裂孔中 ILM 的剥离[10,11]。图 1.2 是正常黄斑结构的 OCT 图像。

正如OCT 所示，视网膜层的定义和分层近年来发生了变化。关于目前一代 OCT 检测到的 4 种外视网膜高反射条带有许多争论。Spaide 等[12]最近回顾了有关视网膜外层的文献，并使用这些数据创建了比例模型图。根据其结果，最内层是外界膜，即 Muller 细胞和光感受器之间的连接复合体(图 1.3 条带 a)，第二层是内部节段的椭圆体带(图 1.3 条带 b)，第三层是锥体外段和接触圆柱体中视网膜色素上皮顶端过程之间的交叉点(图 1.3 条带 d)。在中心凹区域(距离黄斑中心 1.5mm)，另一条带被添加到该复合体[即在第二层和第三层之

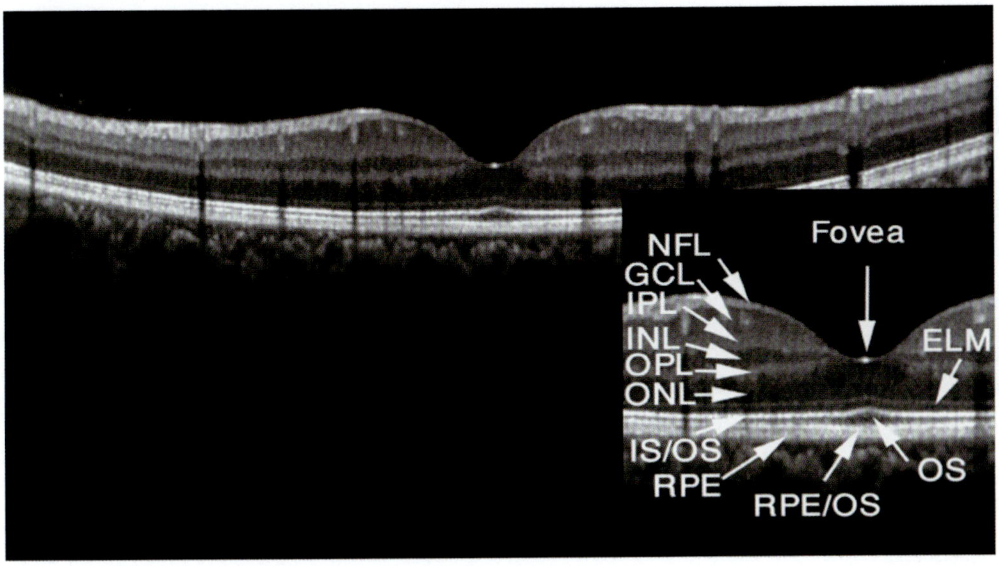

图 1.2 正常的黄斑结构。中心凹可见。ELM，外界膜；GCL，神经节细胞层；INL，内核层；IPL，内丛状层；IS/OS，内/外节段界面(即 ellipsoid zone，椭圆体带)；NFL，神经纤维层；ONL，外核层；OPL，外丛状层；RPE，视网膜色素上皮细胞层；OS，外节段；RPE/OS，视网膜色素上皮细胞层/外节段界面(即 interdigitation zone，交错区)；Fovea，中心凹。

间(图 1.3 条带 c)],并被称为视锥细胞外节点(cone outer segment tip,COST)。

黄斑中心凹外段色素上皮厚度 (foveal outer segment pigment epithelium thickness,FOSPET)(图 1.4)是另一个参数,定义为视网膜色素上皮(retinal pigment epithelium,RPE) 的外边界与高反射光感受器内/外节段连接处内缘之间的距离。FOSPET 应该在中心凹的最薄点测量。Witkin 等[13]引入 FOSPET 作为量化视网膜色素变性患者光感受器损失的指标。

1.2.1 正常的黄斑地形图

不同 OCT 设备的地形图表现形式和表格有所不同,但彩色图像通常可以在黄斑中心凹的早期治疗糖尿病性视网膜病变研究圈(ETDRS)(直径 1mm、3mm 和 6mm)中获得(图 1.5),其中,每个圆分成 4 个象限(即上、下、鼻和颞侧)[14]。

正常的视网膜厚度在不同设备中是有差别的。这种差异与 OCT 设备和分层算法使用的视网膜层的定义有关。在诸如 Stratus OCT(Carl Zeiss Meditec, Inc., Dublin, CA, USA)的时域 OCT 设备中,分段基于高反射带,这对应于内/外节段(IS/OS)交界处。然而,在使用傅里叶域技术测量的新型 OCT 器件中,RPE 层是外边界[15,16]。RPE 层与 IS/OS 接合处之间的距离约为 34.7μm。因此,较新的设备可以提供更多数量的视网膜厚度测量。OCT 仪器厚度测量的再现性取决于图像配准和眼动追踪参数。Spectralis OCT 设备(Heidelberg Engineering,Heidelberg,Germany) 的优势在于其在正常和病理条件下的高再现性[17]。

技术的提升、图像采集时间的缩短、每秒扫描次数的增加、分辨率的提升和分层技术的优化,使得黄斑厚度的测量精度已经得到很大的改善并且数据更可靠。但是 Cirrus HD-OCT 仪器(Carl Zeiss Meditec, Inc.) 测量的 9 个黄斑亚区域的黄斑厚度比 Stratus OCT 仪器(Carl Zeiss Meditec,Inc.)的测量值大 43.7~61.1μm[18]。Topcon 3D OCT-1000(Tokyo, Japan)测量的黄斑平均厚度和黄斑中心凹中央子域分别比 Stratus OCT[19]的测量值大 33.9μm 和 21.3μm。表 1.1 说明了不同 OCT 设备之间测量的差异。

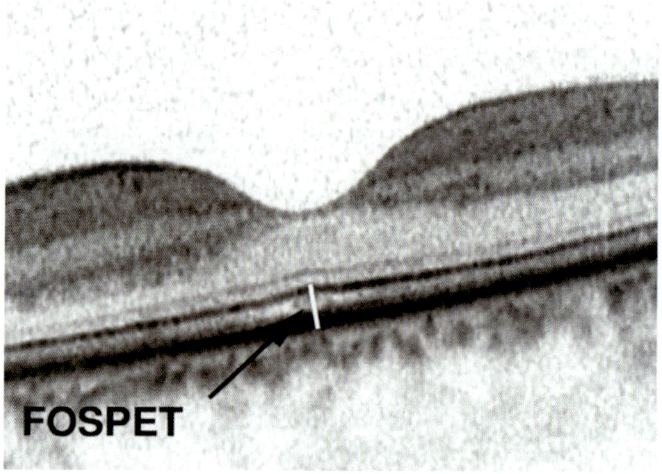

图 1.4　白线代表位于视网膜色素上皮外缘与高反射光感细胞内/外节段连接处内缘之间的黄斑中心凹外段色素上皮厚度(FOSPET)。它是锥形光感受器健康和视力的指标。

视网膜中央厚度似乎与遗传因素有关,遗传力估计值为 0.90[24]。此外,视网膜厚度每减少 0.26~0.46μm,黄斑体积则减少 0.01mm^3,视网膜神经纤维层(RNFL)每年变薄 0.09μm。视盘黄斑束区随年龄增加而变薄:视网膜变薄(由于 RNFL 变薄)占 20%,其他层占

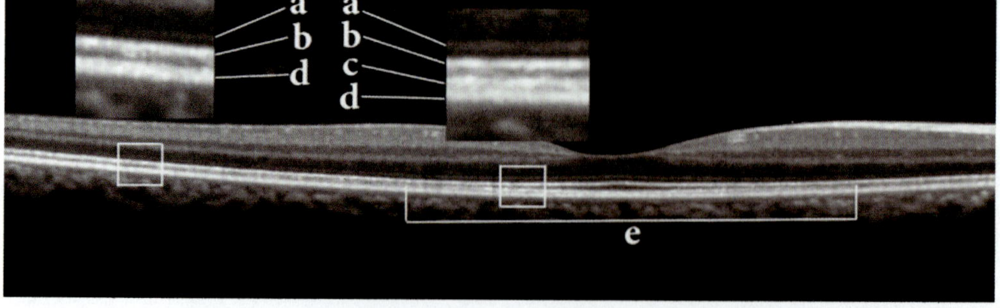

图 1.3　条带 a 表示外界膜,它是 Muller 细胞和光感受器之间的连接复合体。条带 b 对应于光感受器内段的椭圆体带。条带 c 由锥形光感受器外节与圆柱形交界区或锥形外节顶端或交错区构成。该层在中心凹和旁中心凹区域 e 中被检测到,其主要包含锥形光感受器。条带 d,即外侧带,代表视网膜色素上皮细胞,它不能从下面的 Bruch 膜分离。

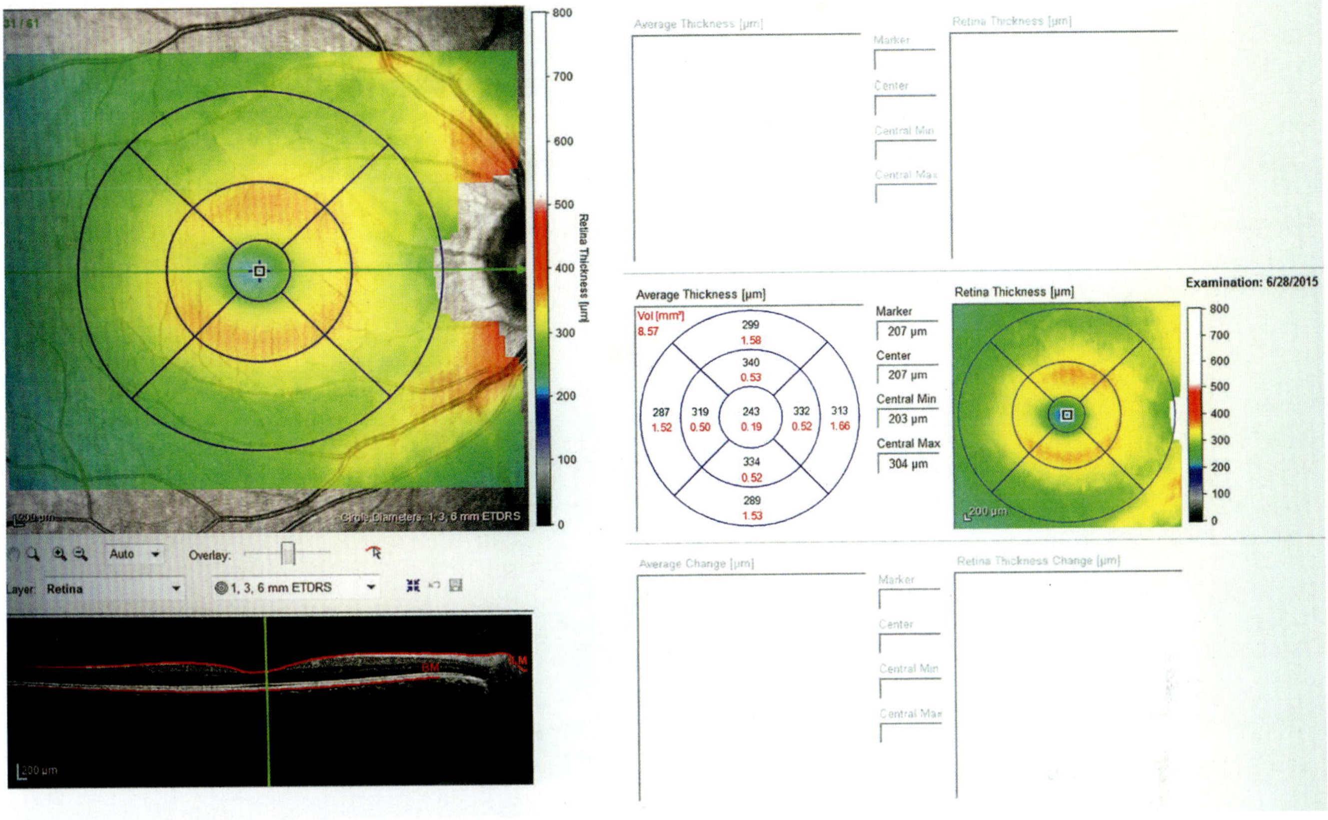

图 1.5　正常的黄斑地形图。鼻侧象限厚度通常比其他部分厚。中心凹和中心凹旁区是最薄的部分。

80%[25](图 1.6 和图 1.7)。

1.3 增强深度成像型光学相干断层扫描

增强深度成像型光学相干断层扫描(enhanced depth imaging optical coherence tomography,EDI-OCT)是一种新的成像方法,可以提供脉络膜和眼球外部的细节。它有助于了解脉络膜相关疾病的病理生理学改变。

增强深度成像型光学相干断层扫描仪易于操作。通过将“零延迟线”移动到脉络膜区域并对大量图像进行平均化处理,可以创建脉络膜和底层组织的清晰图像。这种成像方法可能会改变对常见眼科疾病如年龄相关性黄斑变性(age-related macular degeneration,ARMD)的病理生理学和治疗反应的传统理解,并可能改变眼部肿瘤、葡萄膜炎、中心性浆液性脉络膜视网膜病变(central serous chorioretinopathy,CSCR)和青光眼的诊断和治疗策略。脉络膜是眼部主要的血管床,并且是许多疾病的主要发病部位。因此,脉络膜的成像具有重要意义。Kim 等近期声称黄斑中心凹下脉络膜厚度是中心凹下部灌注状态的间接指标[26]。

1.3.1 成像机制

脉络膜位于 RPE 层下面,而 RPE 层会反射大部分激光。传统的 OCT 无法拍摄到脉络膜全层。与时域 OCT(TD-OCT)相比,频域 OCT(SD-OCT)中的像素密度和信噪比的提升使脉络膜成像成为可能。在 SD-OCT 中,离零延迟线更近的结构比更远的结构有更强的信号。在传统的 OCT 中,零延迟线靠近视网膜的内表面;然而,在 EDI-OCT 中,零延迟线位于外部视网膜和脉络膜附近,这是 EDI 成像的关键。通过对大量图像进行叠加(通常为 100 张图像),EDI-OCT 的成像质量显著提高,这主要是由于软件减少了“相干斑噪声”,从而提供了具有平滑边界的高质量图像。

通过评估 OCT 图像,可以区分正常的 OCT 图像和 EDI 图像(图 1.8)。在正常的 OCT 中,图像最集中的部分是视网膜的最内层部分或中间部分。在 EDI 模式中,图像最清晰的区域处于 RPE 层。

EDI-OCT 图像的质量可能受到以下因素的影响:眼球壁变形,如高度近视中常见的严重后巩膜葡萄肿;后极部如色素上皮脱离引起的病变;视网膜下积液(subretinal fluid collection,SFC);在脉络膜(视网膜

表 1.1 黄斑厚度测量

OCT 设备	视网膜中心凹中心点厚度(μm)	平均黄斑厚度(μm)	直径 6mm 的黄斑区视网膜体积(μm)	中央子域厚度(μm)	上侧平均厚度(μm)	鼻侧平均厚度(μm)	颞侧平均厚度(μm)	下侧平均厚度(μm)
Stratus OCT (Carl Zeiss Meditec Dublin, CA, USA)[19-22]	141.02±12.59, 166.9±20.9	260.0±12.2	6.98±0.37	193.73±22.23, 198.5±18.1, 195.6±17.2 202±19.6	244.33±17.64	261.79±15.53	226.56±15.17	232.67±13.31
Spectralis SD-OCT (Heidelberg Engineering, Heidelberg, Germany)[21, 22]	225.1±17.1			271.4±19.6, 271.2±2.0				
RTVue (Optovue, Inc., Fremont, CA, USA)[20]	175.71±16.81		7.19±0.41	208.62±21.71	252.61±16.00	257.39±17.58	238.72±13.27	239.63±15.86
Cirrus HD-OCT(Carl Zeiss Meditec, Inc., Dublin, CA, USA)[23]		280.33±10.34	10.09±0.37	261.31±17.67	326.27±11.89	328.27±12.96	313.35±14.20	339
Topcon (Tokyo, Japan)[19]		263.2±12.6		216.4±18.0				293

注:OCT,光学相干断层扫描。

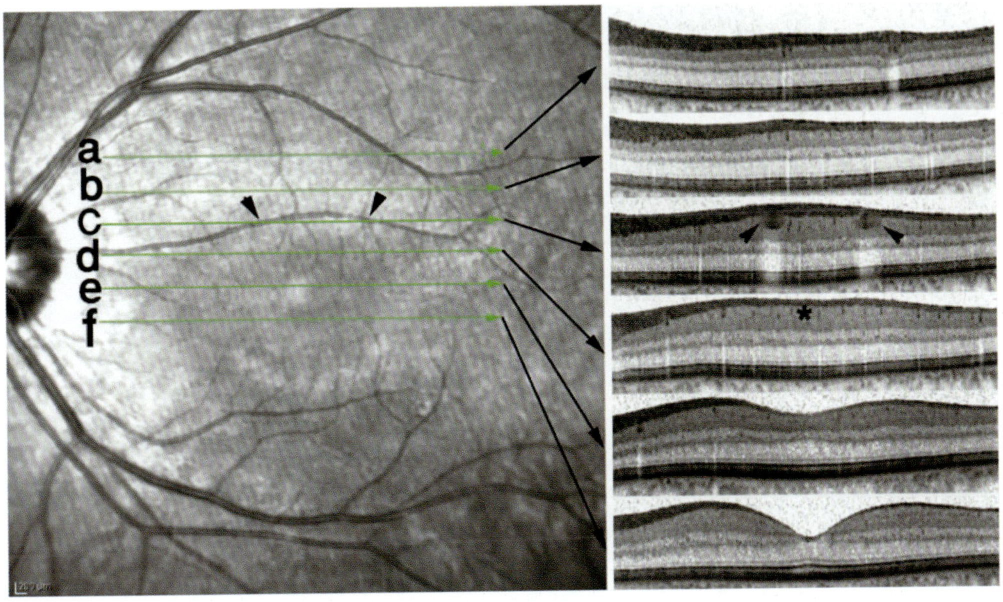

图 1.6　患者左眼的正常黄斑光学相干断层扫描(OCT)图像(右)和激光扫描检眼镜(SLO)图像(左)。SLO 图像显示了 6 次扫描的位置(在 OCT 图像中用字母 a~f 表示),神经节细胞层是中心凹(黑色星号)中最厚的区域，阴影和两个高反射点对应视网膜血管（黑色三角),内层厚度从中心凹部位到黄斑周边部位逐渐变薄，鼻侧的神经纤维层厚度明显高于颞侧中心凹,因此,水平纵向 OCT 图像可以在不查看 SLO 图像的情况下获得评估。

下、视网膜前或视网膜内)高反射性物质积聚,如出血、纤维蛋白和渗出物;以及导致信号穿透和强度损失的厚脉络膜或厚病灶。其他影响 OCT 图像采集和干扰的重要因素,包括介质混浊和眼表疾病。在脉络膜病变的情况下，如息肉状脉络膜血管病变(polypoidal choroidal vasculopathy,PCV)和中心性浆液性脉络膜视网膜病变(central serous chorioretinopathy,CSCR),有显著的测量变化[26],这可能与脉络膜血管床的扩张性有关。

海德堡公司(Heidelberg，Germany)最近推出了一种新的成像方法,称为全深度成像(FDI)(图 1.9),其中玻璃体中的对比度水平可能与脉络膜中的对比度水平相当。该成像方法的原理很简单:在正常 OCT 采集方法中激活自动视网膜跟踪模式后，激活 EDI 模式,并且当图像上出现类似的脉络膜和视网膜对比时获取图像。以这种方式,来自常规 OCT 和 EDI-OCT 的信息在一个图像中同时可用。海德堡公司声称图像质量与扫频光源 OCT 系统类似(图 1.9)。

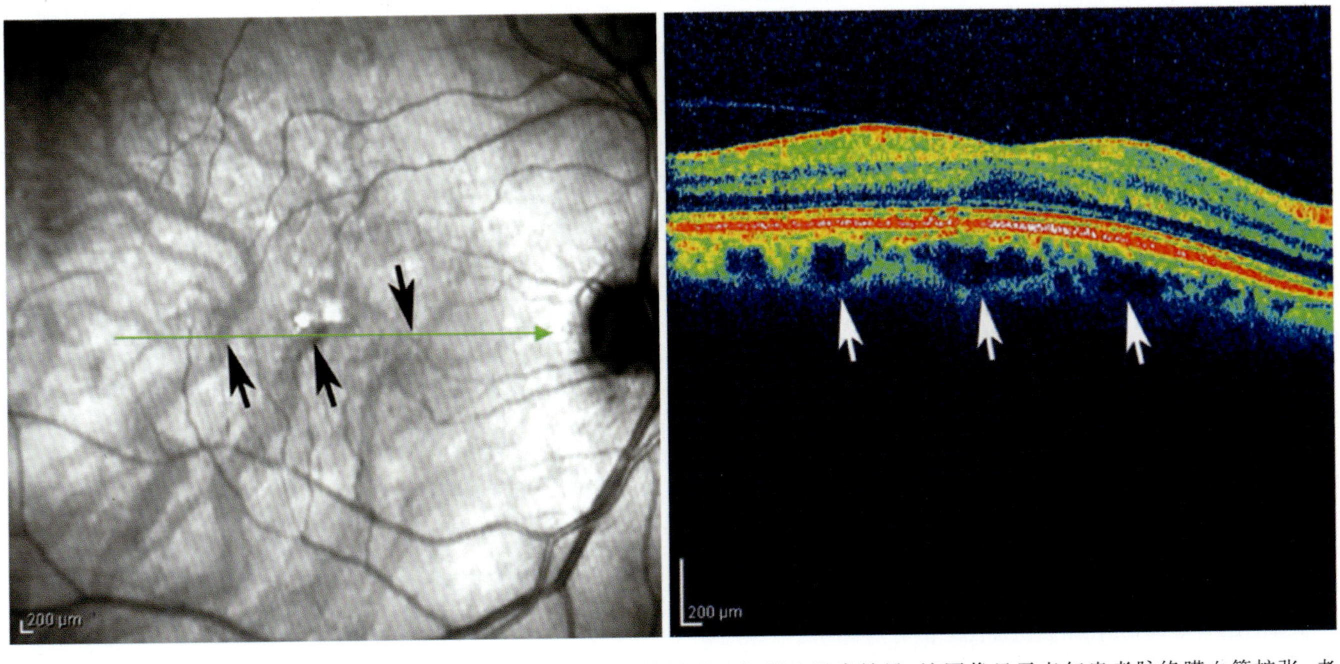

图 1.7　正常光学相干断层扫描(OCT)图像中的某些特征可能被错误地解释为异常结果。该图像显示老年患者脉络膜血管扩张。老年高血压患者的脉络膜常有反射性空间(箭头),代表脉络膜血管扩张充血。此功能类似于脉络膜静脉曲张。

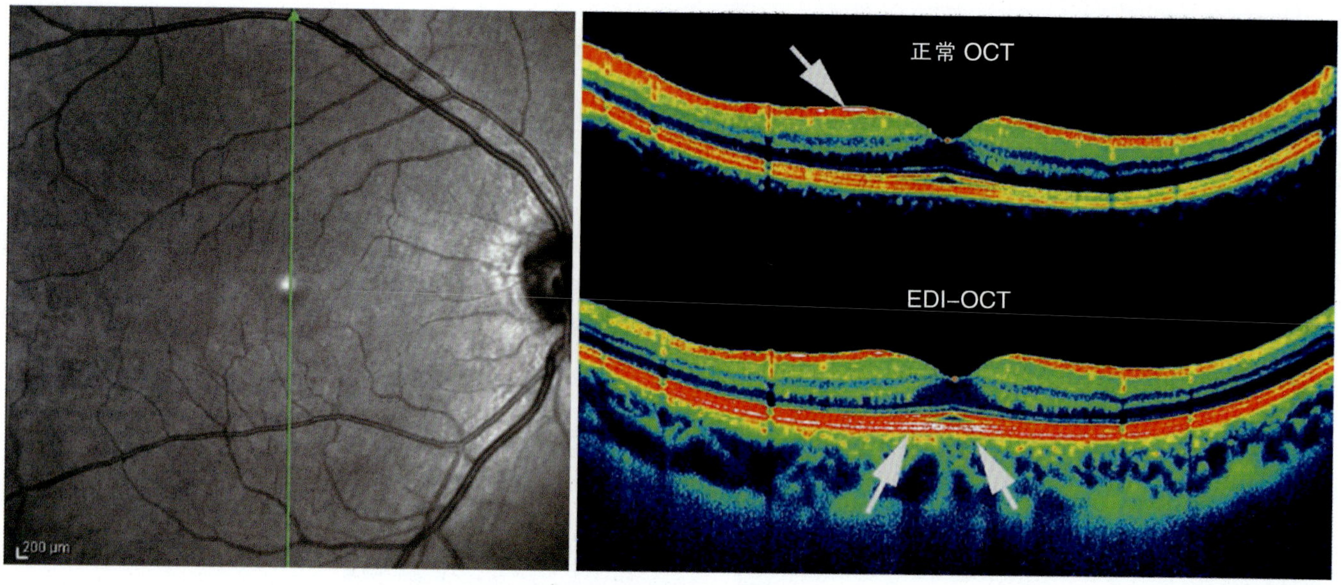

图 1.8 在黄斑中的相同位置获得的正常光学相干断层扫描(OCT)图像和增强深度成像(EDI)OCT 图像。这些彩色图像中的白色区域与较高反射率和聚焦区域的点一致。在正常的 OCT 图像中,高反射和尖锐部分位于神经纤维层(白色箭头)。在 EDI-OCT 图像中,高反射性白色区域位于视网膜色素上皮层(白色箭头)。

EDI-OCT 可以明确定义脉络膜解剖和血管图(图 1.10)。脉络膜分为 4 部分:Bruch 膜,脉络膜的最内层;脉络膜毛细血管层;Sattler 层,其中包含中等直径的血管;Haller 层,脉络膜的最外层(图 1.10)。

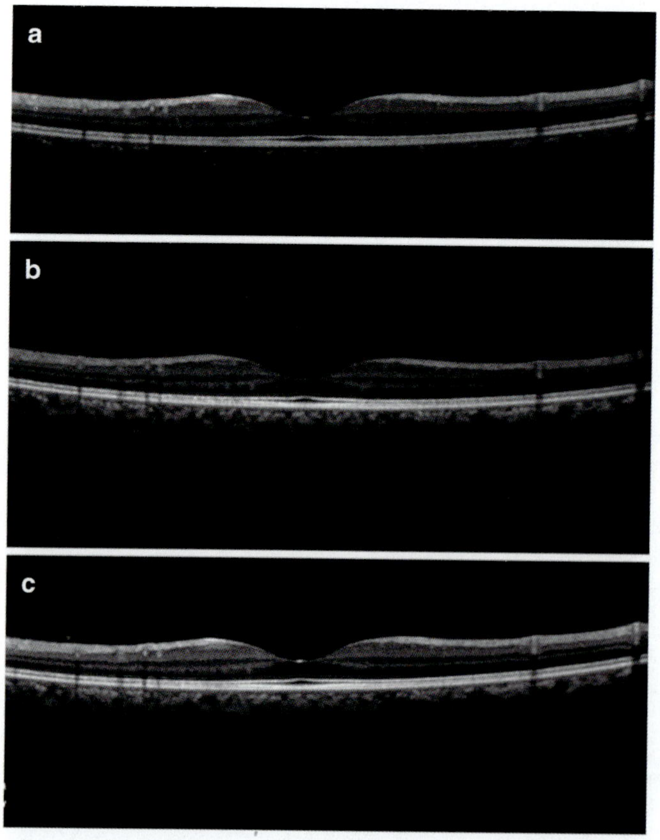

图 1.9 (a)常规模式(视网膜内层反射精确)。(b)增强深度成像(EDI)模式(视网膜的内表面看起来有些模糊)。(c)全深度成像模式(视网膜内层和脉络膜都十分清楚)。

对于薄的脉络膜、巩膜和大的穿透血管可能是可见的(图 1.11)。

衰老和近视都可能导致脉络膜变薄(图 1.12)。低龄、肿瘤、CSCR、远视和脉络膜炎都与较厚的脉络膜有关。

当需要对视网膜深层结构进行评估时(例如,在色素沉着较重的情况下)(图 1.13),可以用 EDI 评估更深的结构。

1.3.2 临床应用

1.3.2.1 脉络膜的测量

EDI 最重要的应用是对脉络膜厚度、体积和厚度图的评估,其可能在诸如 ARMD、CSCR、葡萄膜炎和脉络膜肿瘤等疾病中发生改变。与脉络膜厚度测量相比,视网膜厚度测量更精确。与视网膜相比,这个因素与脉络膜厚度变化有部分关系[27]。然而,准确定义脉络膜-巩膜界面有时不一致,因为脉络膜外边界的定义可能不准确。外边界的不精确定义也可以解释近期报道中脉络膜厚度的变化范围。

2009 年 Margolis 等[28]和 2010 年 Manjunath 等通过使用 Spectralis OCT 设备(Heidelberg Engineering, Heidelberg, Germany)和 Cirrus HD-OCT 设备(Carl Zeiss

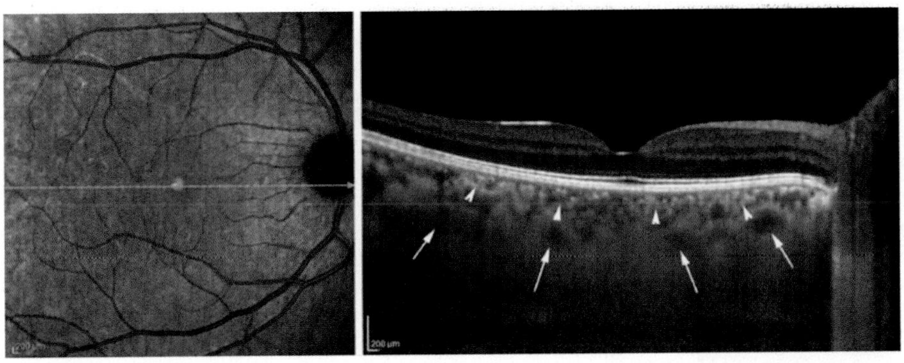

图 1.10　该增强深度成像光学相干断层扫描图像显示包含脉络膜中的中等血管的 Sattler 层（白色三角）和 Haller 层（即大的脉络膜血管层，大的白色箭头）。

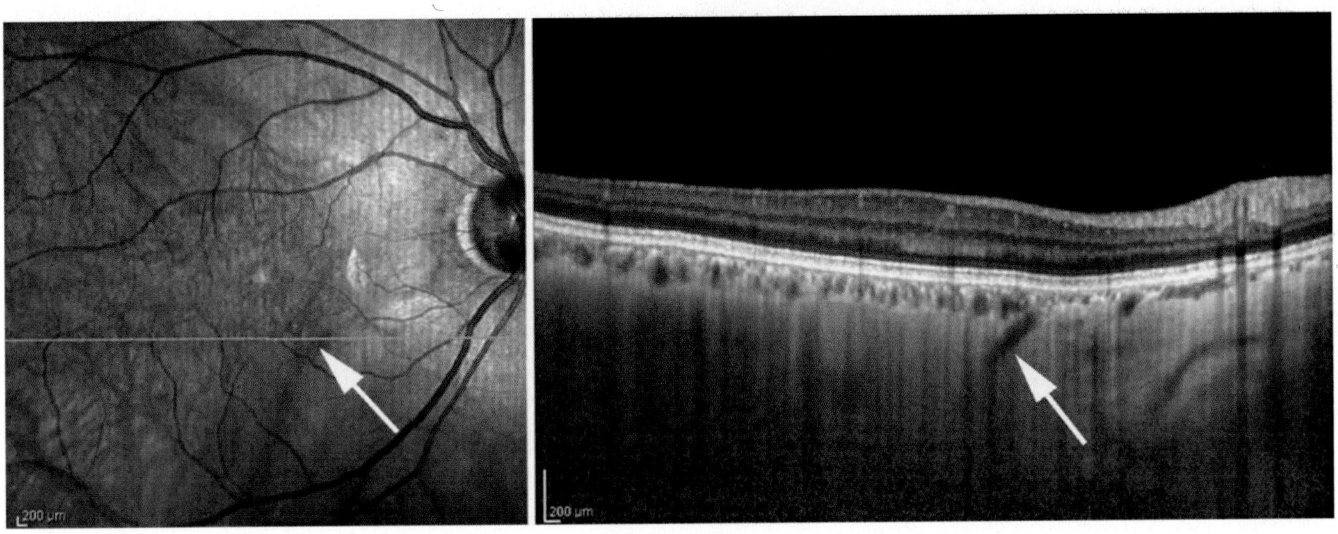

图 1.11　增强的深度成像光学相干断层扫描图像显示穿过视网膜色素上皮层（白色箭头）下巩膜和脉络膜丛的大型主脉络膜血管的位置和方向。激光扫描眼科图像（右）显示这个大血管是一个低反射阴影。

Meditec，Inc.）评估脉络膜厚度[29]。Spectralis OCT 设备测量出的黄斑中心凹下脉络膜厚度为（287±76）μm，Cirrus HD-OCT 测量出的数据为（272±81）μm。研究人员确定脉络膜最厚的部分是在下黄斑区。

提供较长光源光波长的 OCT 设备称为高穿透 OCT（HP-OCT），允许更深地穿透 RPE，从而实现深层成像。最近的研究也集中在使用 HP-OCT 的厚度图测量上。但是，Ikuno 等[27]报道 EDI-OCT 和 HP-OCT 在脉络膜的测量中厚度一致。使用 HP-OCT 测量脉络膜厚度（图 1.14）为（292.7±77.3）μm，使用 Spectralis（SD-OCT 系统）测量结果为（283.7±84.1）μm。

一项研究[28]也显示脉络膜厚度和脉络膜厚度地形图具有很高的可靠性和可再现性。Agawa 等[30]、Hirata 等[31]和 Esmaeelpour 等[32]用频扫 OCT 测量平均脉络膜厚度。结果差别很大：脉络膜厚度在 Hirata 研究中为（191.5±74.2）μm，Esmaeelpour 研究中为（341±95）μm。所有这些研究中脉络膜的最薄部分似乎是黄斑鼻侧部（图 1.14）。

1.3.2.2 脉络膜肿瘤

EDI-OCT 的一个重要应用与诊断和监测脉络膜肿瘤的治疗相关。EDI-OCT 获得的详细信息不能通过其他方式获得。这在本书的眼部肿瘤部分中有详细的阐述。

EDI 的另一个主要应用是鉴别脉络膜肿瘤和眼球壁变形，如继发于创伤或炎症后巩膜葡萄肿和脉络膜萎缩。因此，为了排除脉络膜肿块或肿瘤，对于常规 OCT 图像提示眼壁变形的患者，建议使用 EDI-OCT。此外，在这种情况下还应该验证脉络膜层的外边界，以免漏诊脉络膜肿瘤。

1.3.2.3 年龄相关性黄斑变性

尽管随着年龄的增长脉络膜会变薄[34]，干型或者是湿型年龄相关性黄斑变性患者的脉络膜厚度也有

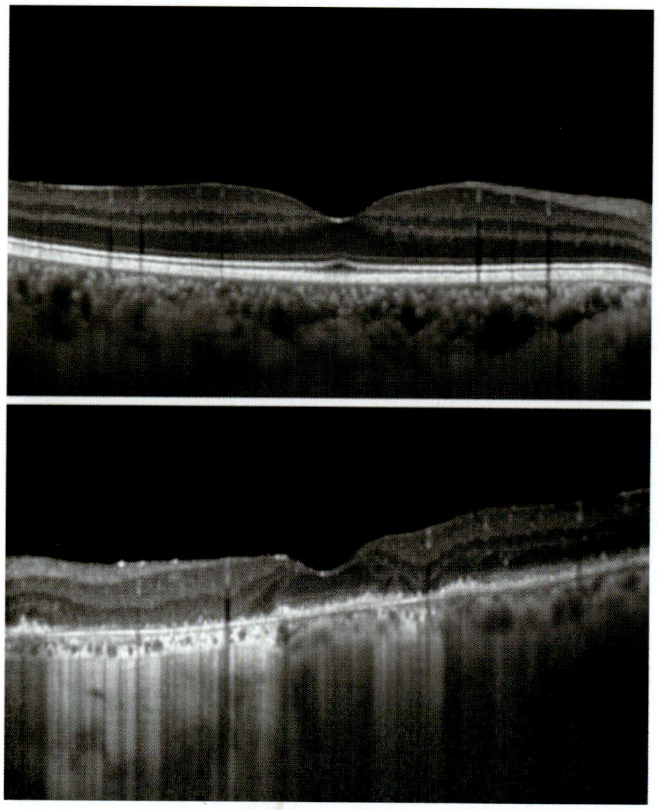

图 1.12 44 岁患者(上图 OCT)和 85 岁患者(下图 OCT)之间脉络膜厚度的比较。二者厚度差异显著。随着年龄的增加,脉络膜厚度明显减小。

不同的变化(图 1.15)[33]。这一发现可能与年龄相关性黄斑变性的类型有关;研究表明,与早期的 ARMD 和有 5 个或更多的网状玻璃膜疣(63~124μm)或任何大的网状玻璃膜疣(>125μm)的眼睛相比,在没有假性的情况下,只有网状玻璃膜疣的眼睛的黄斑下脉络膜厚度更小[35]。

PCV 患者中心凹下脉络膜厚度(285.9μm)大于正常人, 中心凹下脉络膜厚度在湿型 ARMD 患者(119.4μm)中明显低于正常人(186.77μm)[36]。这一发现表明 EDI-OCT 是区分 ARMD 与 PCV 的辅助检查方法[37]。

1.3.2.4 糖尿病性视网膜病变

糖尿病是一种血管疾病;因此,可以通过糖尿病患者的脉络膜预测发生的显著变化。Kim 等[38]报道,从轻至中度非增生性糖尿病性视网膜病变到增生性糖尿病性视网膜病变,脉络膜厚度随着糖尿病性视网膜病变程度的加重而增加。Kim 还发现,全视网膜光凝术患者脉络膜厚度明显减少, 糖尿病性黄斑水肿患者,特别是视网膜下脱离者的脉络膜厚度增加。因此,使用 EDI-OCT 治疗糖尿病患者可以确定糖尿病性视网

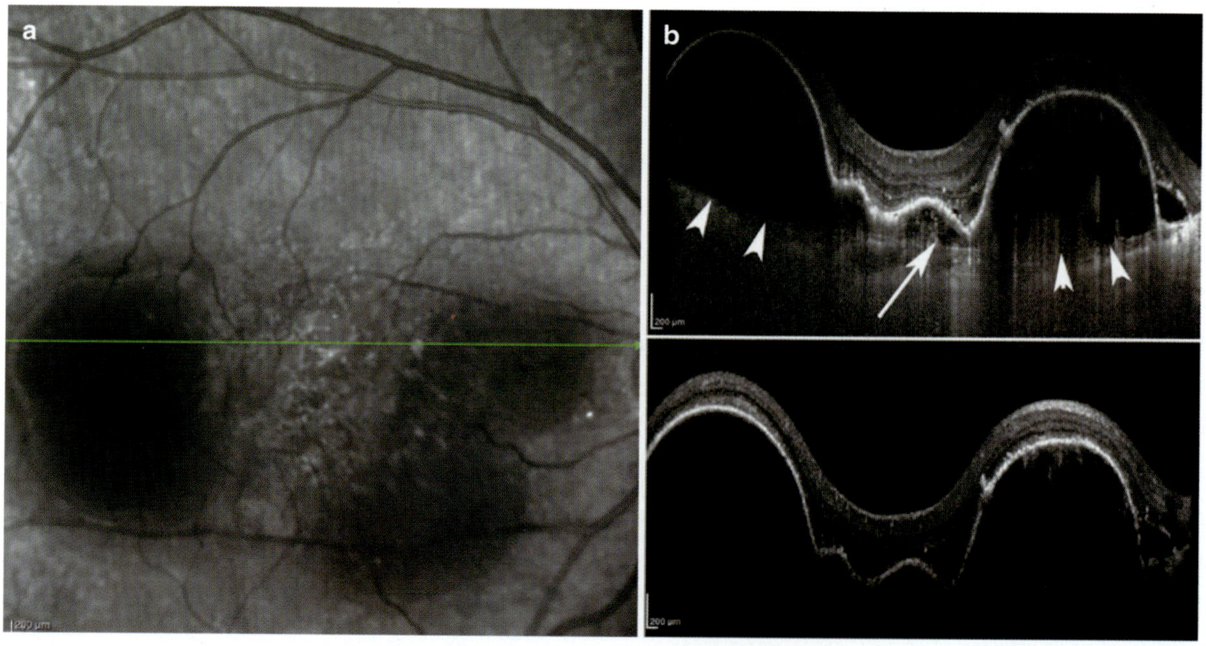

图 1.13 有较大、多斑的色素上皮脱离(pigmented epithelial detachments,PED)的患者。(a)增强深度成像型光学相干断层扫描(EDI-OCT)图像。(b)传统的激光扫描检眼镜光学相干断层扫描图像。在 EDI-OCT 图像中可以看到 Bruch 膜边界(白色三角)。使用 EDI-OCT 可以观察到黄斑中央新生血管 PED 中的血管网(白色箭头),但无法用常规方法证实。

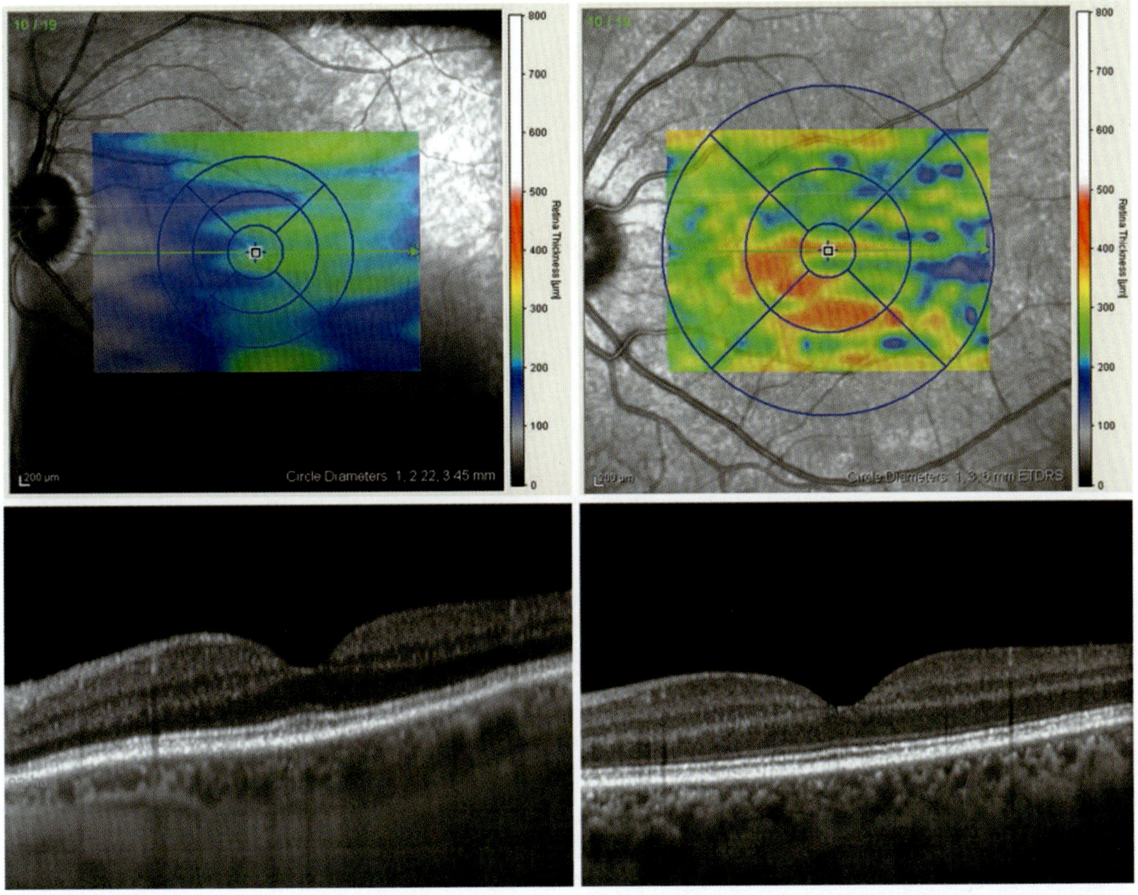

图 1.14　这两组脉络膜地形图来自两例不同年龄的男性患者。左图显示一例 75 岁男性患者的脉络膜，右图显示一例 36 岁男性患者的脉络膜。这个复合图显示了年龄对脉络膜厚度的影响。

膜病变的状况。

此外，一些研究者称，在 2 型糖尿病患者中，脉络膜整体厚度减小[39]，并且该疾病可能引发糖尿病患者眼睛的缺血和最终病理事件，例如糖尿病性黄斑水肿。

1.3.2.5 中心性浆液性脉络膜视网膜病变

中心性浆液性脉络膜视网膜病变（central serous chorioretinopathy，CSCR）是一种以视网膜神经上皮层脱离，ICG 血管造影脉络膜血管通透性增高和荧光素血管造影活动性 RPE 渗漏为特征的疾病，所有这些表现为全身性脉络膜血管紊乱[40]。脉络膜厚度增加是 CSCR 的标志，并已在研究中得到证实[41-43]（图 1.16）。

最近的 EDI-OCT 研究显示，脉络膜内层变薄，底层的反射性脉络膜腔增大。CSCR 患者应用 EDI-OCT 可以发现穹顶形 RPE 抬高，RPE/Bruch 膜复合体和 RPE 微孔[44]。

1.3.2.6 青光眼

通过使用 EDI-OCT，一些作者称青光眼患者的中央和中间周边部分的筛板位于眼后方[45]。一些研究小组已观察到，部分青光眼患者出现了层束甚至获得性凹陷的焦点丢失[26,46]。此外，Park 及其同事[47]使用 EDI-OCT 发现青光眼患者的深视神经复合体。将来，视神经的 EDI 成像可能会成为青光眼患者的诊断成像方式之一。年龄相关性脉络膜萎缩使患者患有青光眼的风险更高[34]。

1.3.2.7 葡萄膜炎

脉络膜是大多数后葡萄膜炎和眼内炎症的起源。众所周知的眼内炎症是福格特-小柳-原田（Vogt-Koyanagi-Harada，VKH）病。它需要长期使用皮质类固醇治疗。然而，关于药物逐渐减量并停药的时间存在争议。脉络膜结构和厚度的评估有助于评估疾病的治

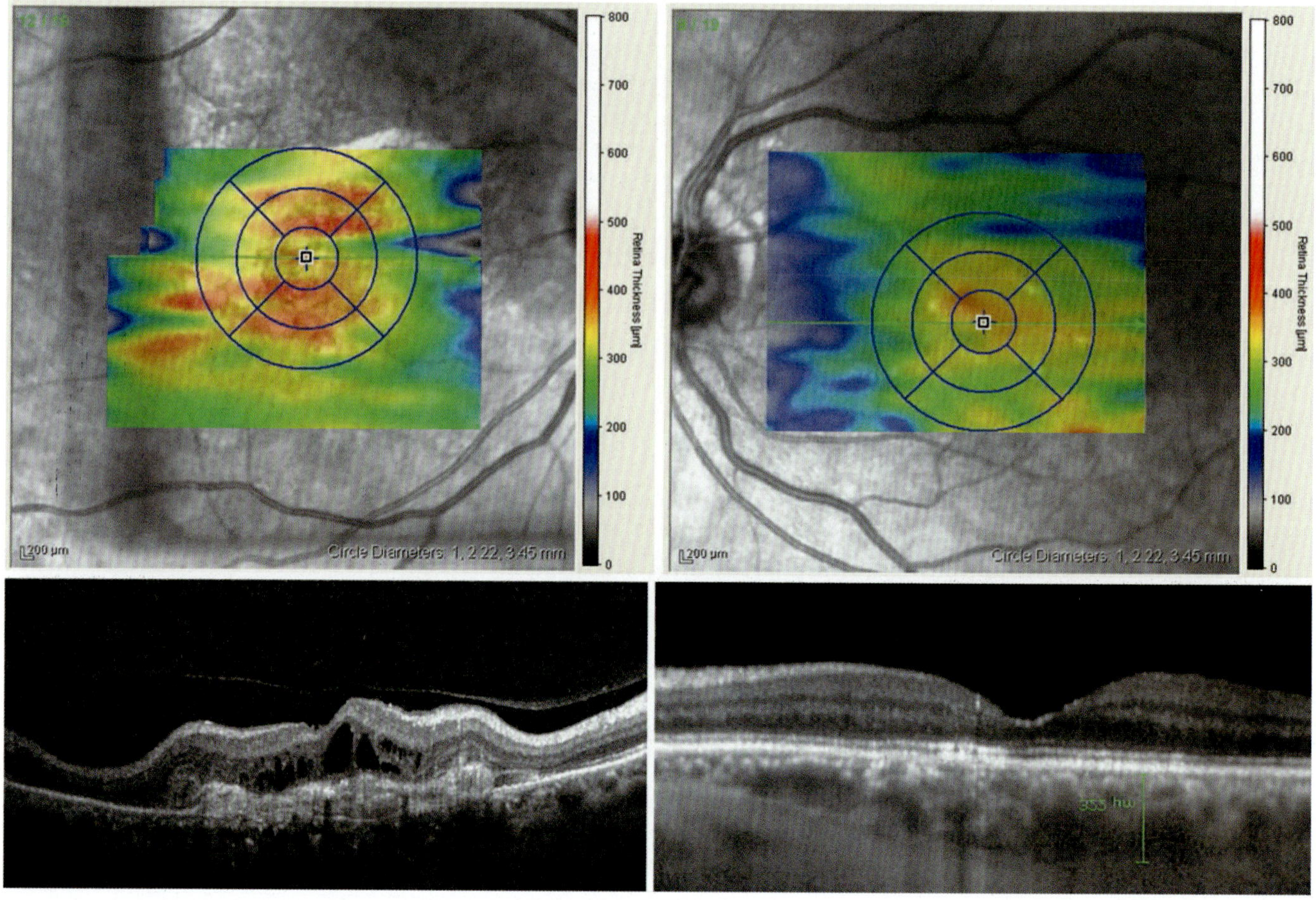

图 1.15 复合图像显示右眼湿型年龄相关性黄斑变性(ARMD)和左眼早期 ARMD 患者双眼的脉络膜地形图。与左眼干眼相比,黄斑中心凹区的右眼脉络膜体积更大。

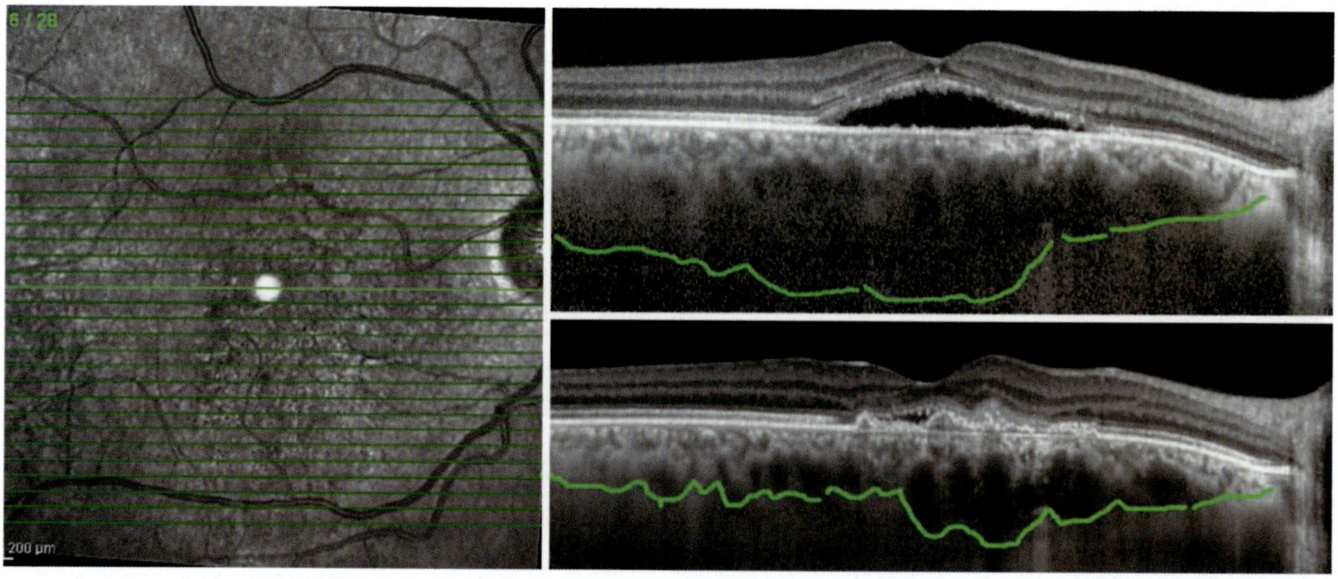

图 1.16 复合图像显示用光动力疗法(PDT)治疗患者的慢性活动性中心性浆液性脉络膜视网膜病变。纵向增强深度成像光学相干断层扫描显示下腔深处浆液脱离伴有脉络膜明显增厚(用绿线描绘)。PDT 后,浆液完全吸收并伴有一些残留的视网膜色素上皮变化。由绿线勾勒出的脉络膜厚度明显变薄。

疗效果或复发。

增厚的脉络膜是 VKH 病的标志，部分与炎症浸润有关，部分与渗出有关。类固醇治疗后，脉络膜迅速变薄。因此，EDI-OCT 可能对治疗和诊断 VKH 病有较好的效果[48]（图 1.17）。

脉络膜厚度也可作为 VKH 病炎症程度的标志[49]。有关 VKH 病的一些 EDI-OCT 研究显示，与对照患者相比，VKH 病患者在疾病的急性期和恢复期内层脉络膜的局灶性高反射率显著减少（图 1.17）。在急性期，脉络膜比康复期更厚[50]。然而，在长期存在的疾病中，渐进性脉络膜变薄很明显[51]。

事实上，在其他类型的眼内炎症患者中使用 EDI-OCT 的报道很少。Yasuno 等[52]评估多灶性脉络膜炎患者，发现脉络膜局部变薄、脉络膜血管闭塞，局部高反应性，可能代表脉络膜色素沉着。

1.3.2.8 近视

由于近视眼中脉络膜较薄，EDI-OCT 可能会检测到较深的结构，如巩膜和大血管网。平均每 10 年黄斑中心凹下脉络膜厚度减少 11.9~12.7μm，近视度数每减少 1 屈光度，脉络膜厚度减少 6.21~8.7μm[35,53]。在多项研究中，平均黄斑中心凹下脉络膜厚度范围为（93.2±62.5）μm 至（213±58）μm[32]。一些研究人员[52]也猜测脉络膜厚度与年龄、屈光不正和视力呈负相关。

通过使用 EDI-OCT，可以测量近视眼的巩膜厚度[54]。在高度近视的眼睛中，穹顶形的黄斑是黄斑的凸起高度。增强型深度成像光学相干断层扫描表明这种特征是由于黄斑下巩膜的相对局部厚度变化引起的[55]。

1.4 OCT 的局限性和适应证

OCT 的局限性主要受其穿透深度（1500μm）的限制。但是，扫描某些较远的周边区域（即比中间周边更远，>60°）是不可能的。代表图像质量的信噪比也是影响临床医生使用这种成像模式的另一个因素。对于媒介不透明度，由于激光射线穿透性差，OCT 的使用受

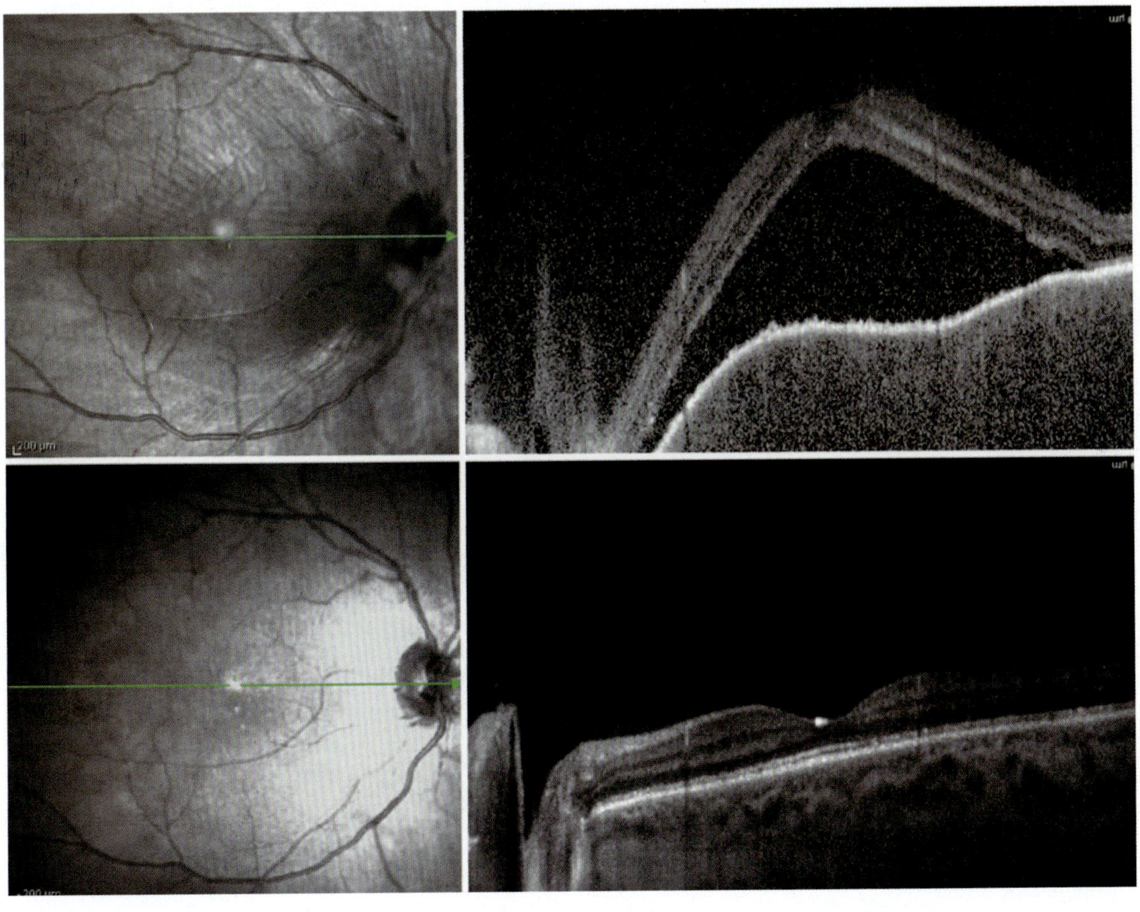

图 1.17 两组增强深度成像光学相干断层扫描（EDI-OCT）图像是急性期（上图）和治疗后（下图）VKH 病患者的图像。脉络膜的均一性和脉络膜血管的消失是急性期 VKH 病患者的 EDI-OCT 图像特点；经治疗后脉络膜恢复正常状态。

到限制。尽管采用了最新技术并缩短了采集时间，但患者合作和定位对于获得高质量图像至关重要。但是，OCT 不能用于评估功能问题。因此，有时需要额外的检查，如血管造影来评估视网膜和眼功能。

光学相干断层扫描是大多数视网膜病因相关视力丧失患者的眼部和视网膜检查的重要组成部分。因此，OCT 将是一种方便和首选的成像方式，用于评估黄斑状态、厚度测量和变化，制订治疗方案和手术计划，对糖尿病性黄斑病变、视网膜血管事件、年龄相关性黄斑变性、高度近视、中心性浆液性视网膜病变和脉络膜进行评估。

1.5 误诊和伪影

1.5.1 伪影

光学相干断层扫描具有多个伪影。2005 年，Ray 等[56]首先描述 TD-OCT 中的伪影，这些伪影也可会在 SD-OCT 装置中发生。Ray 在 TD-OCT 中描述了 6 种类型的图像伪影，可将其分为两类：①视网膜内层或外层的错误识别(图 1.18)；②由未矫正(图 1.19)、退化、切边和偏离中心引起的伪影。第一种伪影是由计算机软件错误地识别视网膜表面或视网膜病变导致的视网膜层紊乱和破坏而导致软件识别错误。第二种是图像采集或质量较差造成的。

SD-OCT 仪器中出现的其他一些伪影基于傅里叶域检测，不能区分负像和正像时间延迟，如镜像伪影[57]。该伪影在零延迟线周围产生对称的 OCT 图像。它主要发生在高度近视眼和高轴位病变，如隆起的眼部肿瘤或视网膜脱离。误识别内部或外部视网膜层或由退化图像引起的伪影是分割错误的例子。在使用不同的 OCT 装置进行 OCT 扫描时，出现伪影的概率为 77%[58]。

OCT 扫描是评估视网膜的最佳方法。然而，当应用分析程序时，高反射性病变可能导致与软件相关的伪影。为了防止这种错误，应对 OCT 图像与临床诊断不一致的患者进行临床视网膜检查的回顾和再评估[59]。

阴影是 OCT 中最常见的伪影之一。阴影是由于视网膜层前存在障碍物(例如，玻璃体混浊、血液、钙化或膜)造成的，它阻止激光波和反射波通过(图 1.20)。有时阴影会导致图像模糊或误诊(图 1.21 和图 1.22)。

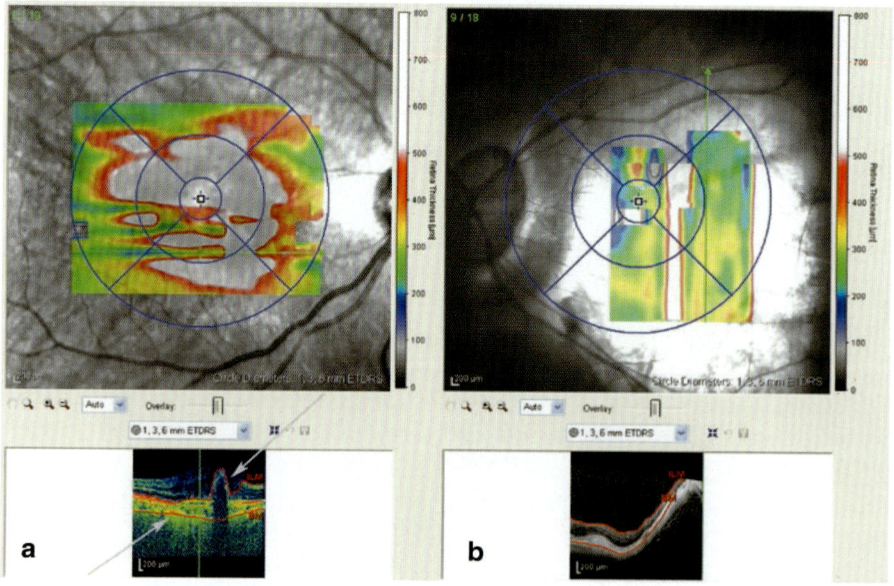

图 1.18 (a)年龄相关性黄斑变性(ARMD)患者视网膜层的错误识别形成的地形图(灰色箭头)。(b)后巩膜葡萄肿患者的地形图受错误识别的影响。光学相干断层扫描设备将外巩膜边界识别为视网膜色素上皮层，导致地形图的损坏。

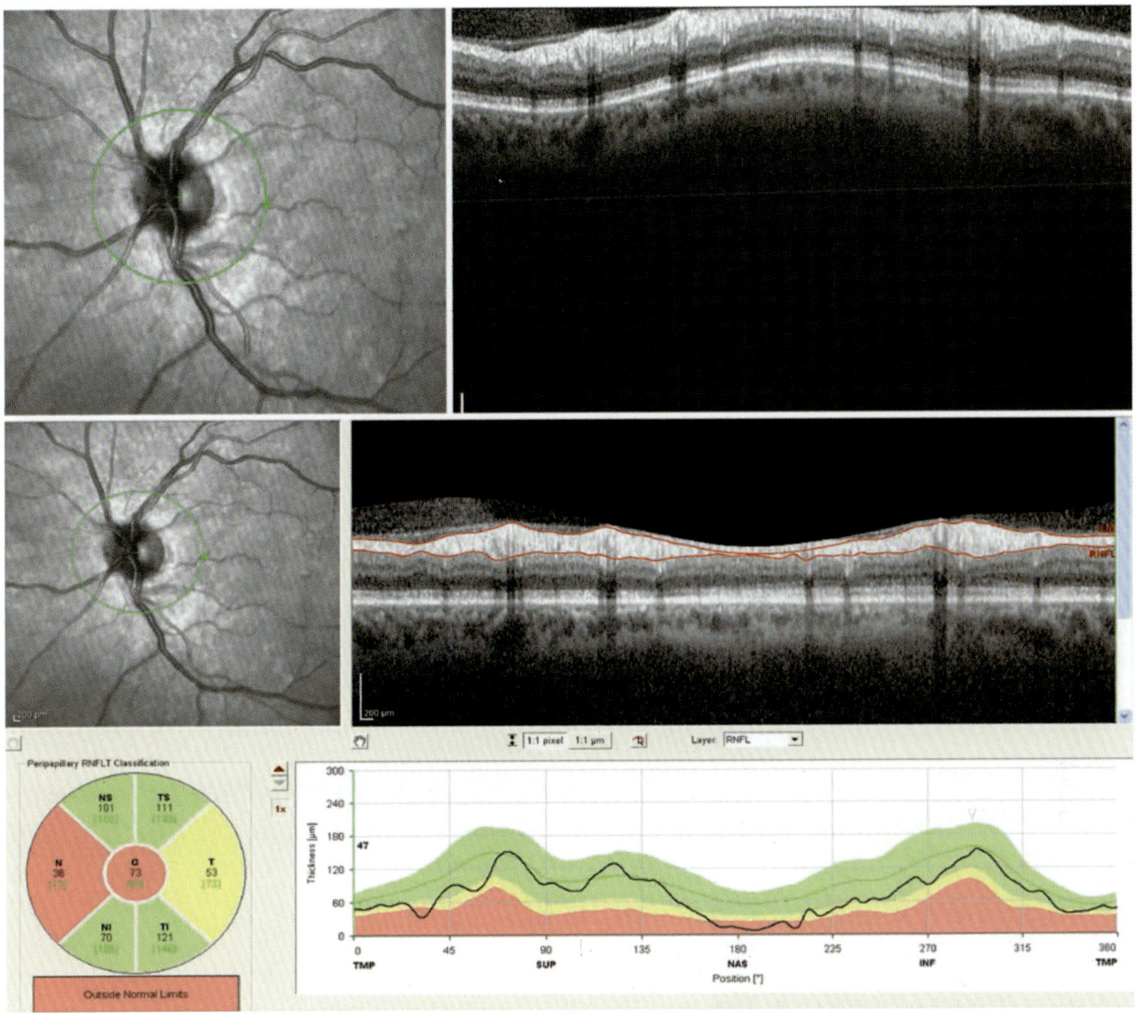

图 1.19　未矫正的伪影举例。图像采集失真,并且未矫正区域具有异常的神经纤维层厚度分布。

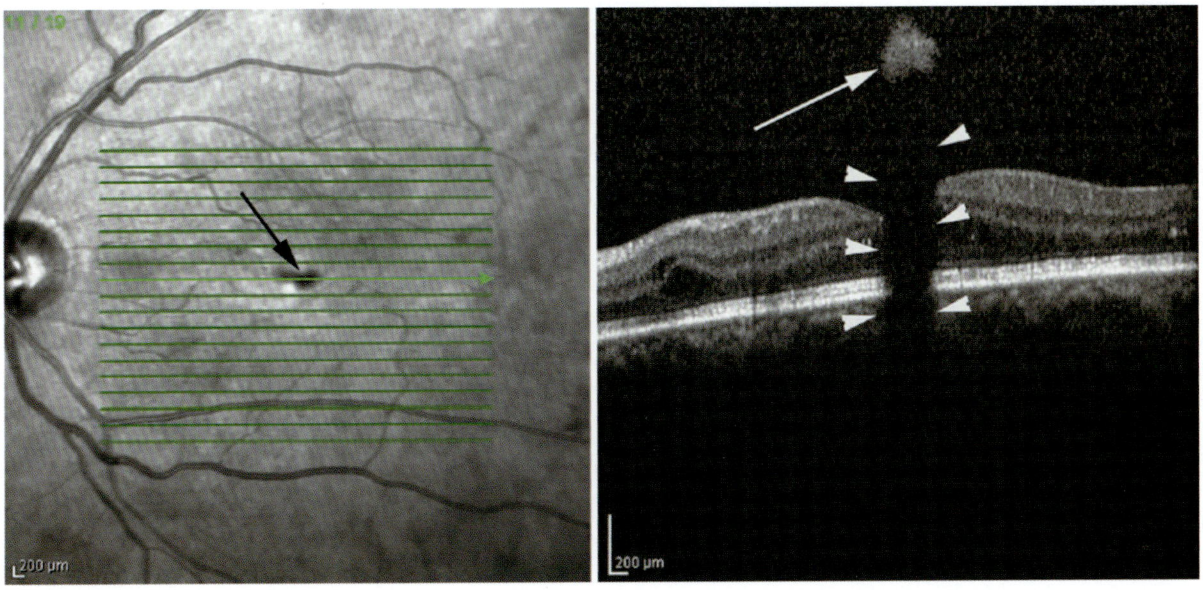

图 1.20　激光扫描检眼镜光学相干断层扫描(SLO-OCT)图像显示阴影伪影,因为小的致密玻璃体混浊(黑色箭头)会干扰激光穿透。阴影的方向(白色三角)完全遮挡了光波,使中心凹区域完全变暗。

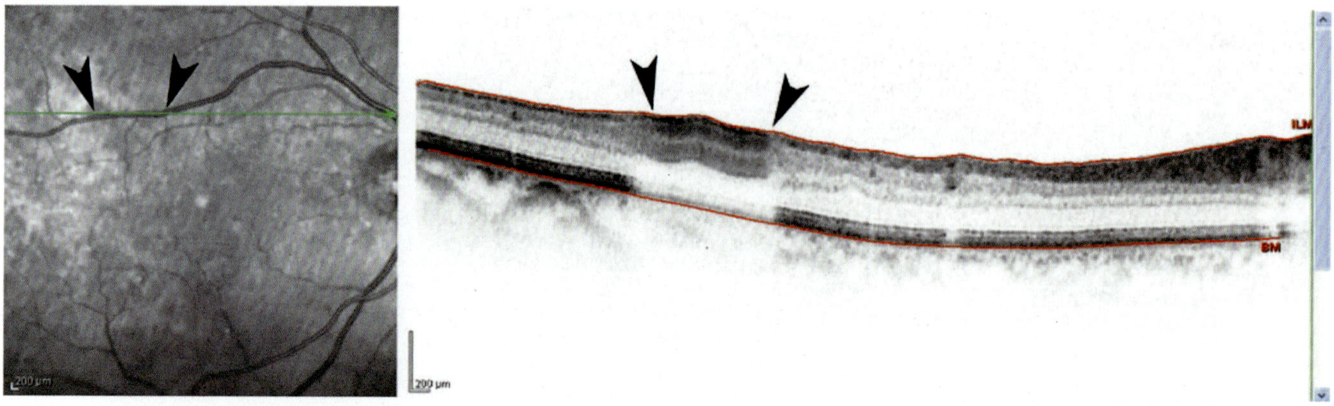

图 1.21 激光扫描检眼镜光学相干断层扫描(SLO-OCT)部分穿过视网膜大血管(黑色三角)。大血管下的阴影是相当明显的,有时会产生不同的图像(例如,类似于视网膜动脉阻塞)。在这种情况下,临床医生应该查看其他部分,并将其与 SLO 图像进行比较。

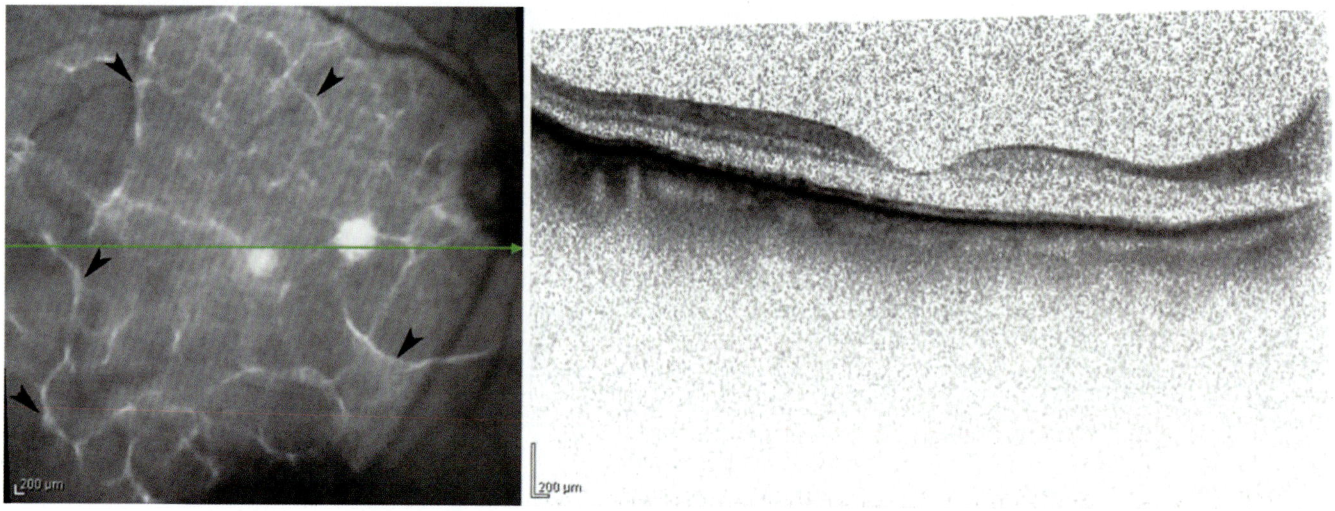

图 1.22 患有严重眼表疾病和干眼症患者的激光扫描检眼镜光学相干断层扫描(SLO-OCT)图像。SLO 图像上的高反射半圆状病灶(黑色三角)可诊断为不规则、干燥的眼表,并可通过散射激光波阻止其进入后部空间,可以降低 OCT 图像的质量。

1.5.2 视网膜前膜

通过使用彩色模式 OCT,有时可能很难识别精细的视网膜前膜(图 1.23)。黑白图像更有助于检测脆弱的薄膜。

1.5.3 高频眼动

高频眼动是图像不清晰和图像伪影的另一个来源(图 1.24)。

1.5.4 严重的眼结构异常

眼结构异常,例如巩膜葡萄肿和巨大的视网膜肿块可能会由于激光发射光在其表面上的异常角度而扭曲 OCT 图像(图 1.25 和图 1.26)。

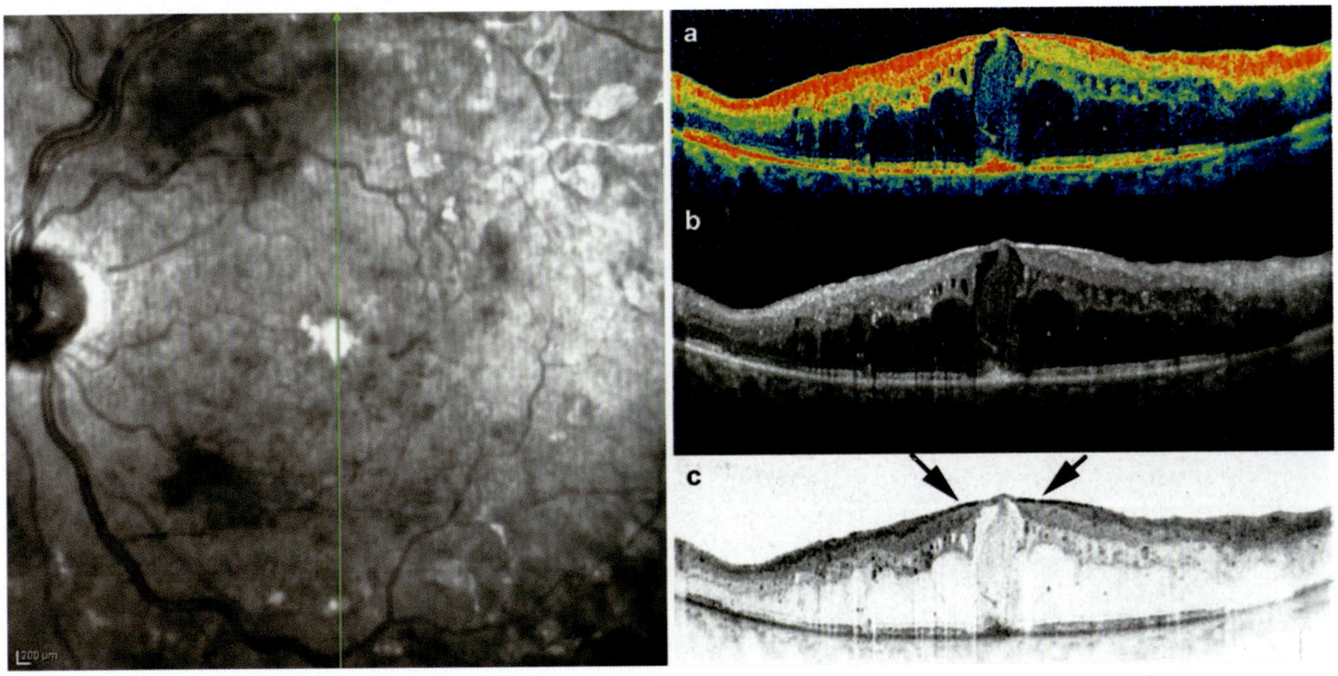

图 1.23　显示视网膜前膜的多种图像模式之间的差异。(a)严重糖尿病海绵状水肿患者的黄斑很明显。脆弱的视网膜外膜覆盖黄斑中心凹和旁中心凹区。在(b)(白黑模式)和(c)(黑白模式)中,视网膜前膜更明显(黑色箭头)。

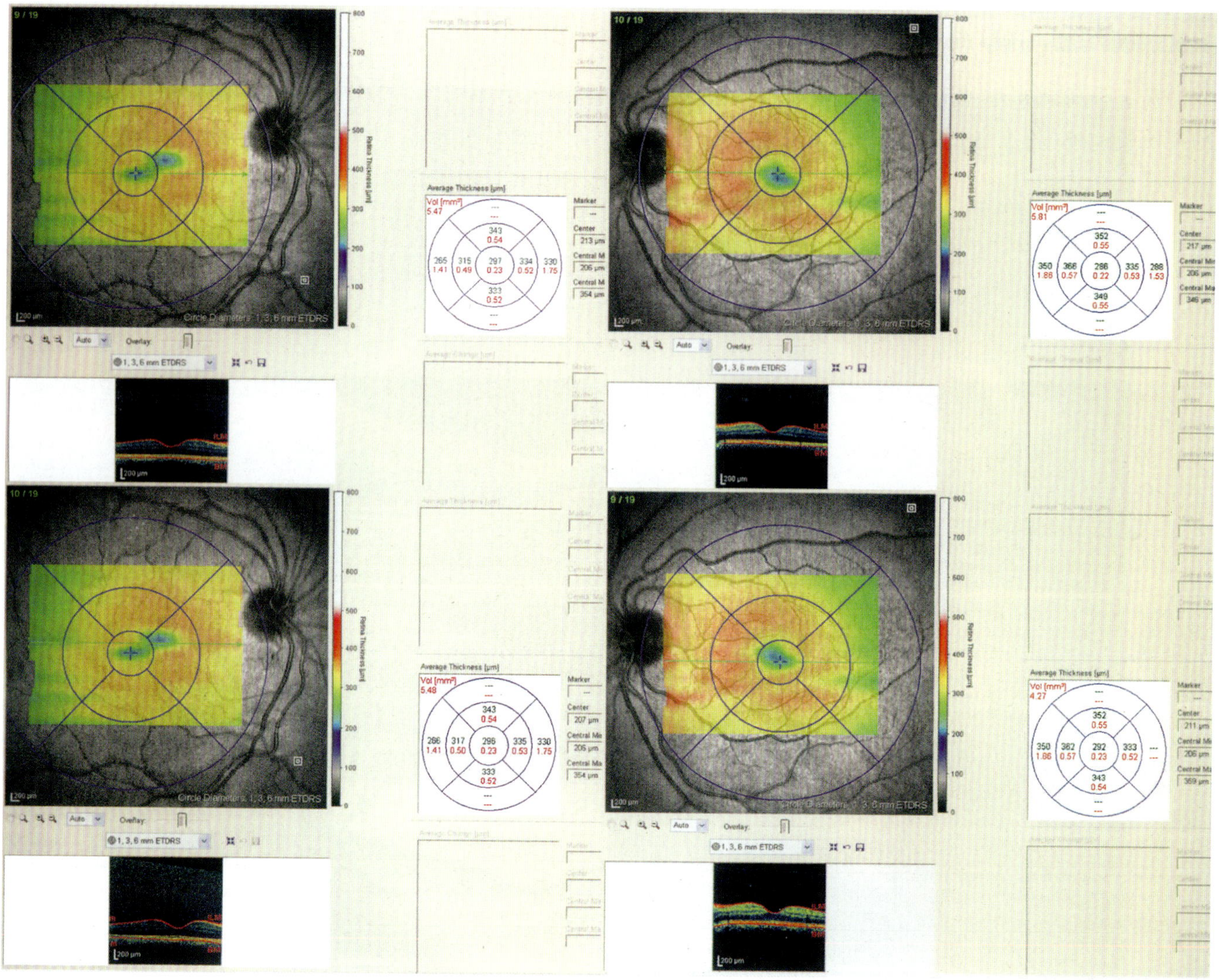

图 1.24　两个中心凹陷。高频眼球震颤患者的地形图(每张地图有两个不同部分)。尽管图像采集速度很快,但两个中心假凹陷可能被误认为是中心凹,这是快速眼球运动(即眼球震颤)所导致的。

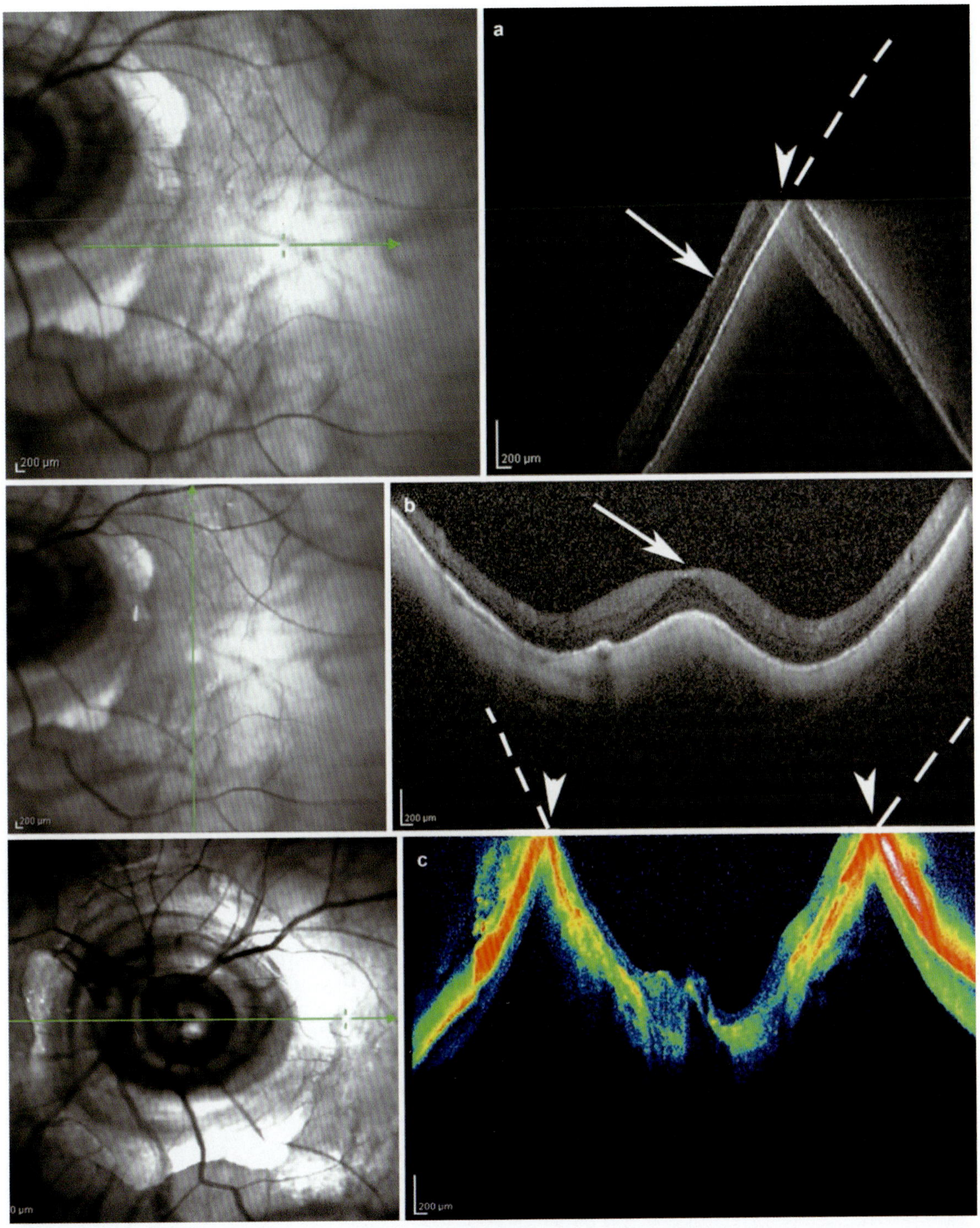

图 1.25　近视患者以视盘为中心的后巩膜葡萄肿的激光扫描检眼镜光学相干断层扫描图像显示镜像伪影。(a)由于视网膜表面的方向与激光发射光在视网膜上的角度产生倒置的图像(白色虚线和白色三角),因其横跨零线。(b)与(a)中的图像相比,在视网膜表面上具有接近垂直发射光角度的垂直部分产生更正常的图像,但没有镜像。(c)横截面穿过视盘区。葡萄肿最深部位于视盘的中心。这个区域的高度超过图像采集范围,并导致镜像伪影。白色虚线表示扫描的实际位置。

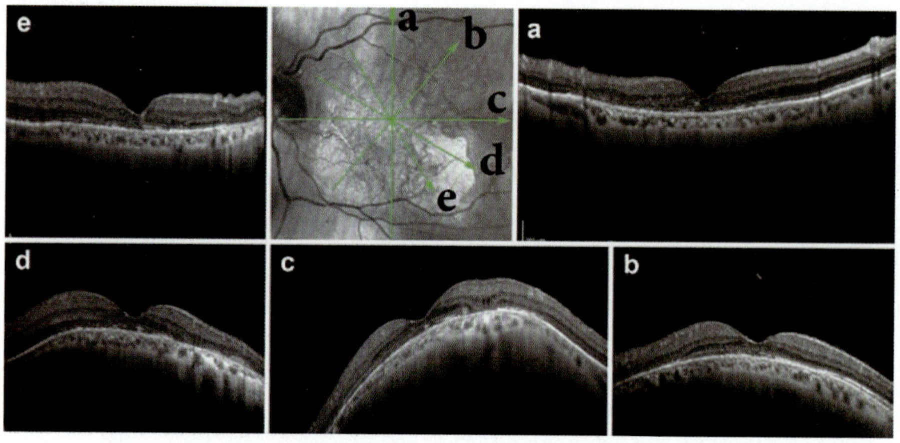

图 1.26 眼球壁畸变、凹陷区域增大和黄斑处萎缩区域的多个横截面图像。根据激光发射角度，可以在光学相干断层扫描图像横截面上获得多种形状。这个因素可能是外部视网膜和脉络膜病变（例如脉络膜肿块或肿瘤）诊断和评估的一个缺陷。它也可能与高度散光有关，这会扭曲来自视网膜的激光输出。这种畸变可以在扫描开始时通过自动补偿失真的校正来消除折射误差。

1.5.5 全层黄斑裂孔的误诊（图 1.27）

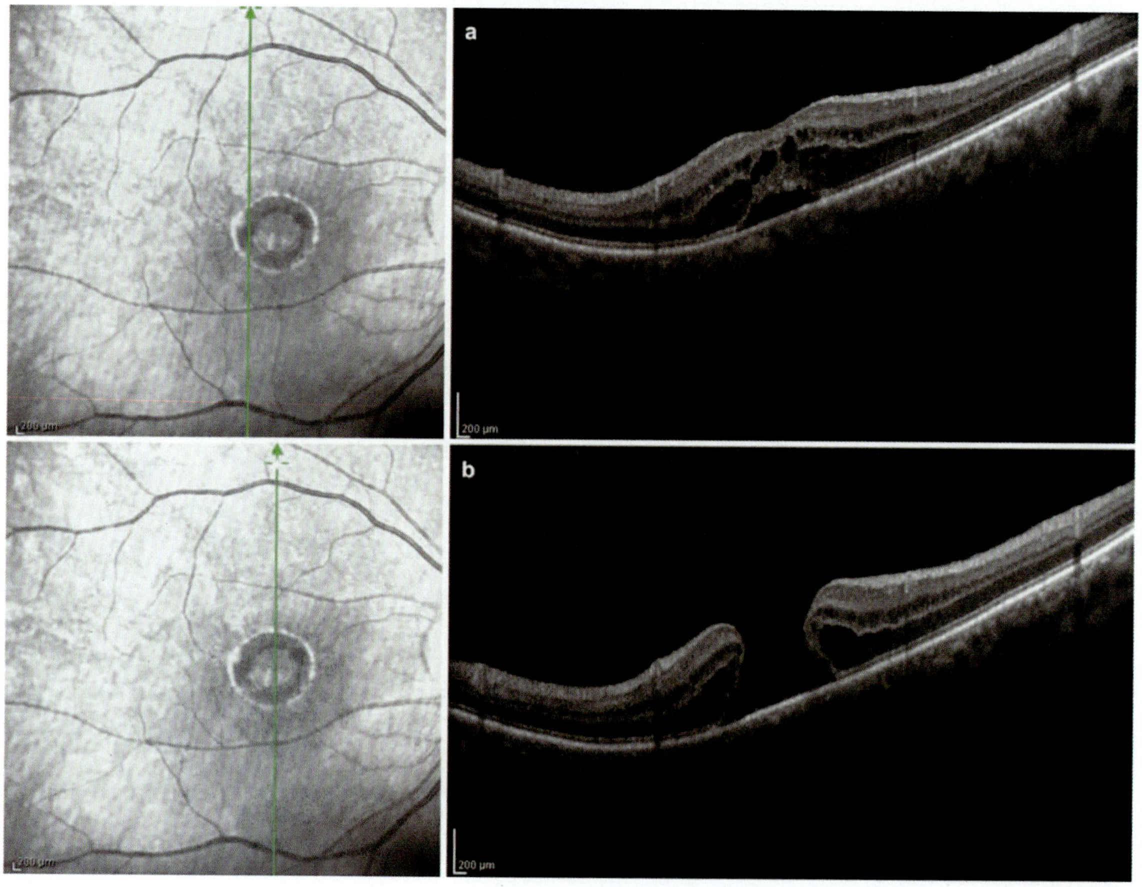

图 1.27 光学相干断层扫描误诊举例，特别是当激光扫描检眼镜图像质量不高时。(a)在询问患者因全视网膜侧固定聚焦于系统的光线目标而出现全层黄斑裂孔时，患者可能会在焦点区域对焦。结果在图像中得到了验证。这一发现可能被错误地诊断为囊样黄斑水肿。(b)另一只眼睛的扫描区域显示全层不连续性和全层孔。

（马明洋 叶蕾 译）

参考文献

1. Schuman JS, Puliafito CA, Fujimoto JG, Duker JS. Optical coherence tomography of ocular diseases. 3rd ed. Thorofare, NJ, USA: Slack Inc.; 2013.
2. Hee MR, Izatt JA, Swanson EA, Huang D, Schuman JS, Lin CP, et al. Optical coherence tomography of the human retina. Arch Ophthalmol. 1995;113:325–32.
3. Schuman JS, Pedut-Kloizman T, Hertzmark E, Hee MR, Wilkins JR, Coker JG, et al. Reproducibility of nerve fiber layer thickness measurements using optical coherence tomography. Ophthalmology. 1996;103:1889–98.
4. Arevalo JF. Retinal angiography and optical coherence tomography. New York, NY: Springer; 2009.
5. Ho J, Sull AC, Vuong LN, Chen Y, Liu J, Fujimoto JG, et al. Assessment of artifacts and reproducibility across spectral-and time-domain optical coherence tomography devices. Ophthalmology. 2009;116:1960–70.
6. Sadiq MA, Rashid A, Channa R, Hatef E, Do DV, Nguyen QD, et al. Reliability and reproducibility of spectral and time domain optical coherence tomography images before and after correction for patients with age-related macular degeneration. F1000Res. 2015;2:131.
7. Diabetic Retinopathy Clinical Research Network Writing Committee, Bressler SB, Edwards AR, Chalam KV, Bressler NM, Glassman AR, Jaffe GJ, et al. Reproducibility of spectral domain ocular coherence tomography retinal thickness measurements and conversion to equivalent time domain metrics in diabetic macular edema. JAMA Ophthalmol. 2014;132:1113–22.
8. Spaide RF, Fujimoto JG, Waheed NK. Optical coherence tomography angiography. Retina. 2015;35:2161–2.
9. Puliafito CA, Hee MR, Lin CP, Reichel E, Schuman JS, Duker JS, et al. Imaging of macular diseases with optical coherence tomography. Ophthalmology. 1995;102:217–29.
10. Wykoff CC, Berrocal AM, Schefler AC, Uhlhorn SR, Ruggeri M, Hess D. Intraoperative OCT of a full-thickness macular hole before and after internal limiting membrane peeling. Ophthalmic Surg Lasers Imaging. 2010;41:7–11.
11. Puliafito CA. Optical coherence tomography: a new tool for intraoperative decision making. Ophthalmic Surg Lasers Imaging. 2010;41:6.
12. Spaide RF, Curcio CA. Anatomical correlates to the bands seen in the outer retina by optical coherence tomography: literature review and model. Retina. 2011;31:1609–19.
13. Witkin AJ, Ko TH, Fujimoto JG, Chan A, Drexler W, Schuman JS, et al. Ultra-high resolution optical coherence tomography assessment of photoreceptors in retinitis pigmentosa and related diseases. Am J Ophthalmol. 2006;142:945–52.
14. Early Treatment Diabetic Retinopathy Study Research Group. ETDRS report number 10: grading diabetic retinopathy from stereoscopic color fundus photographs—an extension of the modified Airlie House classification. Ophthalmology. 1991;98:786–806.
15. Wojtkowski M, Srinivasan V, Fujimoto JG, Ko T, Schuman JS, Kowalczyk A, et al. Three-dimensional retinal imaging with high speed, ultrahigh-resolution, optical coherence tomography. Ophthalmology. 2005;112:1734–46.
16. Srinivasan VJ, Wojtkowski M, Witkin AJ, Duker JS, Ko TH, Carvalho M, et al. High-definition and 3-dimensional imaging of macular pathologies with high-speed ultrahigh-resolution optical coherence tomography. Ophthalmology. 2006;113:2054.e1–14.
17. Chin EK, Sedeek RW, Li Y, Beckett L, Redenbo E, Chandra K, et al. Reproducibility of macular thickness measurement among five OCT instruments: effects of image resolution, image registration, and eye tracking. Ophthalmic Surg Lasers Imaging. 2012;43:97–108.
18. Durbin M, Abunto T, Chang M, Lujan B. Retinal measurements: comparison between Cirrus HD-OCT and Stratus OCT. 2007. Information brochure available at https://www.amedeolucente.it/pdf/cirrus_stratus.pdf
19. Leung CK, Cheung CY, Weinreb RN, Lee G, Lin D, Pang CP, et al. Comparison of macular thickness measurements between time domain and spectral domain optical coherence tomography. Invest Ophthalmol Vis Sci. 2008;49:4893–7.
20. Huang J, Liu X, Wu Z, Xiao H, Dustin L, Sadda S. Macular thickness measurements in normal eyes with time domain and Fourier domain optical coherence tomography. Retina. 2009;29:980–7.
21. Roh YR, Park KH, Woo SJ. Foveal thickness between Stratus and Spectralis optical coherence tomography in retinal diseases. Korean J Ophthalmol. 2013;27:268–5.
22. Grover S, Murthy RK, Brar VS, Chalam KV. Comparison of retinal thickness in normal eyes using Stratus and Spectralis optical coherence tomography. Invest Ophthalmol Vis Sci. 2010;51:2644–7.
23. Solé González L, Abreu González R, Alonso Plasencia M, Abreu RP. Normal macular thickness and volume using spectral domain optical coherence tomography in a reference population. Arch Soc Esp Oftalmol. 2013;88:352–8. [Article in Spanish]
24. Liew S, Gilbert C, Spector T, Marshall J, Hammond C. The role of heredity in determining central retinal thickness. Br J Ophthalmol. 2007;91:1143–7.
25. Eriksson U, Alm A. Macular thickness decreases with age in normal eyes: a study on the macular thickness map protocol in the Stratus OCT. Br J Ophthalmol. 2009;93:1448–52.
26. Kim M, Kim SS, Kwon HJ, Koh HJ, Lee SC. Association between choroidal thickness and ocular perfusion pressure in young, healthy subjects: enhanced depth imaging optical coherence tomography study. Invest Ophthalmol Vis Sci. 2012;53:7710–7.
27. Ikuno Y, Maruko I, Yasuno Y, Miura M, Sekiryu T, Nishida K, et al. Reproducibility of retinal and choroidal thickness measurements in enhanced depth imaging and high-penetration optical coherence tomography. Invest Ophthalmol Vis Sci. 2011;52:5536–40.
28. Margolis R, Spaide RF. A pilot study of enhanced depth imaging optical coherence tomography of the choroid in normal eyes. Am J Ophthalmol. 2009;147(5):811.
29. Manjunath V, Taha M, Fujimoto JG, Duker JS. Choroidal thickness in normal eyes measured using Cirrus HD optical coherence tomography. Am J Ophthalmol. 2010;150:325–9.e1.
30. Agawa T, Miura M, Ikuno Y, Makita S, Fabritius T, Iwasaki T, et al. Choroidal thickness measurement in healthy Japanese subjects by three-dimensional high-penetration optical coherence tomography. Graefes Arch Clin Exp Ophthalmol. 2011;249:1485–92.
31. Hirata M, Tsujikawa A, Matsumoto A, Hangai M, Ooto S, Yamashiro K, et al. Macular choroidal thickness and volume in normal subjects measured by swept-source optical coherence tomography. Invest Ophthalmol Vis Sci. 2011;52(8):4971.
32. Esmaeelpour M, Povazay B, Hermann B, Hofer B, Kajic V, Kapoor K, et al. Three-dimensional 1060-nm OCT: choroidal thickness maps in normal subjects and improved posterior segment visualization in cataract patients. Invest Ophthalmol Vis Sci. 2010;10:5260–6.
33. Manjunath V, Goren J, Fujimoto JG, Duker JS. Analysis of choroidal thickness in age-related macular degeneration using spectral-domain optical coherence tomography. Am J Ophthalmol. 2011;152:663–810.
34. Spaide RF. Age-related choroidal atrophy. Am J Ophthalmol. 2009;147:801–10.
35. Querques G, Querques L, Forte R, Massamba N, Coscas F, Souied EH. Choroidal changes associated with reticular pseudodrusen. Invest Ophthalmol Vis Sci. 2012;53:1258–63.
36. Rishi P, Rishi E, Mathur G, Raval V. Ocular perfusion pressure and choroidal thickness in eyes with polypoidal choroidal vasculopathy, wet-age-related macular degeneration, and normals. Eye (Lond). 2013;27:1038–43.

37. Jirarattanasopa P, Ooto S, Nakata I, Tsujikawa A, Yamashiro K, Oishi A, et al. Choroidal thickness, vascular hyperpermeability, and complement factor H in age-related macular degeneration and polypoidal choroidal vasculopathy. Invest Ophthalmol Vis Sci. 2012;53:3663–72.
38. Kim JT, Lee DH, Joe SG, Kim JG, Yoon YH. Changes in choroidal thickness in relation to the severity of retinopathy and macular edema in type 2 diabetic patients. Invest Ophthalmol Vis Sci. 2013;54:3378–84.
39. Querques G, Lattanzio R, Querques L, Del Turco C, Forte R, Pierro L, et al. Enhanced depth imaging optical coherence tomography in type 2 diabetes. Invest Ophthalmol Vis Sci. 2012;53:6017–24.
40. Gemenetzi M, De Salvo G, Lotery AJ. Central serous chorioretinopathy: an update on pathogenesis and treatment. Eye. 2010;24:1743–56.
41. Imamura Y, Fujiwara T, Margolis R, Spaide RF. Enhanced depth imaging optical coherence tomography of the choroid in central serous chorioretinopathy. Retina. 2009;29:1469–73.
42. Manjunath V, Fujimoto JG, Duker JS. Cirrus HD-OCT high definition imaging is another tool available for visualization of the choroid and provides agreement with the finding that the choroidal thickness is increased in central serous chorioretinopathy in comparison to normal eyes. Retina. 2010;30:1320–1.
43. Kim SW, Oh J, Kwon SS, Yoo J, Huh K. Comparison of choroidal thickness among patients with healthy eyes, early age-related maculopathy, neovascular age-related macular degeneration, central serous chorioretinopathy, and polypoidal choroidal vasculopathy. Retina. 2011;31:1904–11.
44. Yang L, Jonas JB, Wei W. Optical coherence tomography-assisted enhanced depth imaging of central serous chorioretinopathy. Invest Ophthalmol Vis Sci. 2013;54:4659–65.
45. Furlanetto RL, Park SC, Damle UJ, Fernando Sieminski S, Kung Y, Siegal N, et al. Posterior displacement of the lamina cribrosa in glaucoma: in vivo interindividual and intereye comparisons. Invest Ophthalmol Vis Sci. 2013;54:4836–42.
46. Kiumehr S, Park SC, Syril D, Teng CC, Tello C, Liebmann JM, et al. In vivo evaluation of focal lamina cribrosa defects in glaucoma. Arch Ophthalmol. 2012;130:552–9.
47. Park SC, De Moraes CG, Teng CC, Tello C, Liebmann JM, Ritch R. Enhanced depth imaging optical coherence tomography of deep optic nerve complex structures in glaucoma. Ophthalmology. 2012;119:3–9.
48. Maruko I, Iida T, Sugano Y, Oyamada H, Sekiryu T, Fujiwara T, et al. Subfoveal choroidal thickness after treatment of Vogt–Koyanagi–Harada disease. Retina. 2011;31:510–7.
49. Nakayama M, Keino H, Okada AA, Watanabe T, Taki W, Inoue M, et al. Enhanced depth imaging optical coherence tomography of the choroid in Vogt–Koyanagi–Harada disease. Retina. 2012;32:2061–9.
50. Fong AH, Li KK, Wong D. Choroidal evaluation using enhanced depth imaging spectral-domain optical coherence tomography in Vogt–Koyanagi–Harada disease. Retina. 2011;31:502–9.
51. da Silva FT, Sakata VM, Nakashima A, Hirata CE, Olivalves E, Takahashi WY, et al. Enhanced depth imaging optical coherence tomography in long-standing Vogt–Koyanagi–Harada disease. Br J Ophthalmol. 2013;97:70–4.
52. Yasuno Y, Okamoto F, Kawana K, Yatagai T, Oshika T. Investigation of multifocal choroiditis with panuveitis by three- dimensional high-penetration optical coherence tomography. J Biophotonics. 2009;2:435–41.
53. Fujiwara T, Imamura Y, Margolis R, Slakter JS, Spaide RF. Enhanced depth imaging optical coherence tomography of the choroid in highly myopic eyes. Am J Ophthalmol. 2009;148:445–50.
54. Hayashi M, Ito Y, Takahashi A, Kawano K, Terasaki H. Scleral thickness in highly myopic eyes measured by enhanced depth imaging optical coherence tomography. Eye. 2013;27: 410–7.
55. Imamura Y, Iida T, Maruko I, Zweifel SA, Spaide RF. Enhanced depth imaging optical coherence tomography of the sclera in dome-shaped macula. Am J Ophthalmol. 2011;151:297–302.
56. Ray R, Stinnett SS, Jaffe GJ. Evaluation of image artifact produced by optical coherence tomography of retinal pathology. Am J Ophthalmol. 2005;139:18–29.
57. Ho J, Castro DP, Castro LC, Chen Y, Liu J, Mattox C, et al. Clinical assessment of mirror artifacts in spectral-domain optical coherence tomography. Invest Ophthalmol Vis Sci. 2010;51:3714–20.
58. Waldstein SM, Gerendas BS, Montuoro A, Simader C, Schmidt-Erfurth U. Quantitative comparison of macular segmentation performance using identical retinal regions across multiple spectral-domain optical coherence tomography instruments. Br J Ophthalmol. 2015;99:794–800.
59. Karam EZ, Ramirez E, Arreaza PL, Morales-Stopello J. Optical coherence tomography artefacts in diseases of the retinal pigment epithelium. Br J Ophthalmol. 2007;91:1139–42.

第2章 年龄相关性黄斑变性

Ramak Roohipoor, Fatemeh Bazvand, Hassan Khojasteh, Fedra Hajizadeh

摘 要

年龄相关性黄斑变性(ARMD)是北美和欧洲最常见的致盲原因。在本章中我们使用了大量图片及文字描述来进行说明。①非渗出性ARMD,用病例报告来说明玻璃膜疣及其进展,以及对黄斑区视网膜结构和非渗出性视网膜色素上皮脱离(PED)的影响。②渗出性ARMD,通过眼底荧光素血管造影及彩色眼底照相,甚至部分使用了吲哚菁绿血管造影的病例来讨论不同类型的新生血管膜的不同表达。对瘢痕阶段和疾病的终末期也有所阐述。本章中还有一些正常血管结构和异常分支血管网。同样还对新生血管型PED(如视网膜色素上皮脱离)进行了讨论。③使用多模态影像的病例展示来分开讨论视网膜血管瘤样增生 (RAP)。④视盘旁视网膜下新生血管膜(PSRNVM)也作为另一个部分单独讨论。⑤使用多模态影像来显示息肉状脉络膜血管病变(PCV)的不同表现。⑥回顾分析了地图样萎缩(GA)的不同表达。

年龄相关性黄斑变性(ARMD)是北美和欧洲最常见的致盲原因[1]。ARMD 有两种具有重要临床意义的基本类型(干型和湿型)。大多数患者患有轻度的干型 ARMD,其临床特征是小的老年斑或玻璃膜疣[2]。

2.1 非渗出性年龄相关性黄斑变性

2.1.1 玻璃膜疣

玻璃膜疣是 ARMD 的早期表现。玻璃膜疣的分型金标准是由病例中眼底照相及眼底血管荧光造影决定的[3, 4]。在年龄相关性眼病研究(AREDS)分级系统中,根据玻璃膜疣密度的均一性、厚度和边缘锐度,分为软性和硬性[3]。

光学相干断层扫描(OCT)已被用于玻璃膜疣的结构分类[5,6]。Khanifar 等[6] ①根据视网膜色素上皮层(RPE)隆起的形状进行分类[分为凹面(即尖的)、凸面(即穹顶形)或锯齿形(即 RPE 的小锯齿样隆起)];②根据隆起的 RPE 及脉络膜之间物质的反射率分为低反射(即相对于感光细胞层的等反射或低反射),中反射(即相对于感光细胞层的高反射或相对于 RPE 层的低反射)及高反射(即相对于 RPE 的等反射或高反射);③根据隆起的 RPE 与脉络膜之间物质的均匀性分为均匀反射率(即相对统一的内部反射),不均匀反射率并伴有中心核 (即不同的内部反射伴有一个明显高反射率区),不均匀反射率并不伴有中心核;④高反射性病灶[即在视网膜神经上皮层与隆起的 RPE 层重合的区域

R. Roohipoor, M.D. • F. Bazvand, M.D. • H. Khojasteh, M.D.
Eye Research Center, Farabi Eye Hospital, Tehran University of Medical Sciences, Tehran, Iran
e-mail: Ramak_Roohipourmoallai@MEEI.HARVARD.EDU; ft1_bazvand@yahoo.com; khojasthe63@gmail.com

F. Hajizadeh, M.D. (✉)
Noor Ophthalmology Research Center, Noor Eye Hospital, No. 96, Esfandiar Blvd., Vali'asr Ave, Tehran, Iran
e-mail: fhajizadeh@noorvision.com

是否有高反射点(高反射定义如前)存在]。根据上述分类,可以定义 17 种以上的玻璃膜疣,能够预测疾病进展与活动的分类系统将会对临床有很大帮助。

另一项研究描述了玻璃膜疣的多种形态。粗大的玻璃膜疣及小的色素上皮层脱离有时候很难区分,甚至无法区分开来,光学相干断层扫描相比眼底照相能更好地检测到玻璃膜疣。

在玻璃膜疣形成的早期阶段,RPE 层及 Bruch 膜出现锯齿状隆起,不伴有视网膜覆盖层的改变(图 2.1 至图 2.4),与早期 ARMD 和黄斑区 5 个以上中等大小玻璃膜疣(63~124μm)或者是任何粗大玻璃膜疣(>125μm)且黄斑内无假性玻璃膜疣的眼睛相比,只有网状假性玻璃膜疣的中心凹下脉络膜较薄[7]。

玻璃膜疣通常在血管造影的后期阶段染色,并表

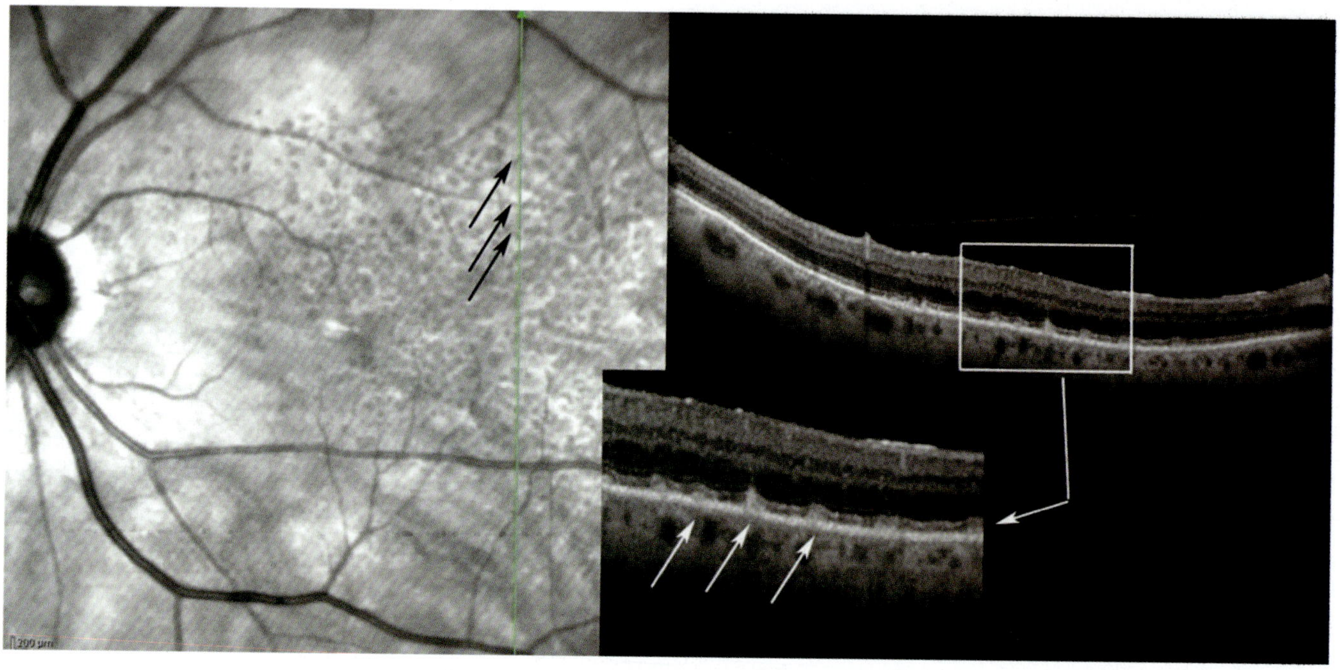

图 2.1 在该患者的激光眼底图像中,黄斑区视网膜上细小的网状假性玻璃膜疣像多个细小的浅表突起一样。这类假性玻璃膜疣的特征标志着视网膜色素上皮层及基底膜增厚[8]。

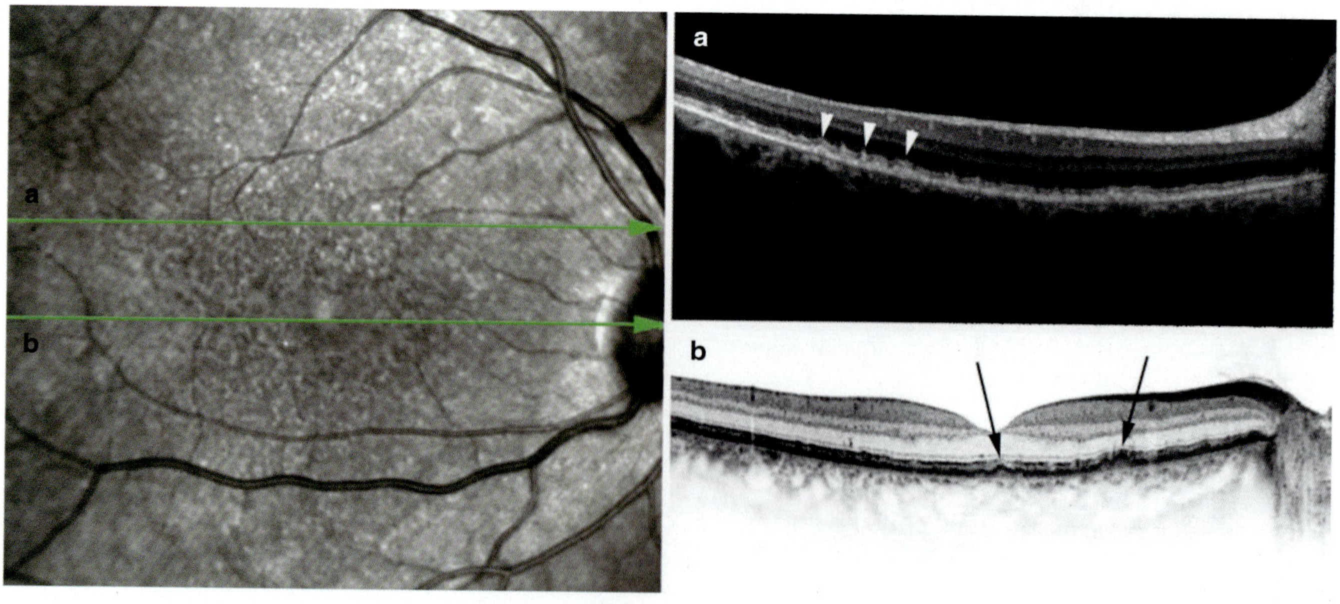

图 2.2 另一例早期细小的软性玻璃膜疣。在截面 a 中,黄斑部的横截面扫描只显示了黄斑区表面大量细小的硬性玻璃膜疣(白色三角),截面 b 穿过中心凹,显示了软性玻璃膜疣是由视网膜下色素上皮层沉积所产生(黑色箭头)。

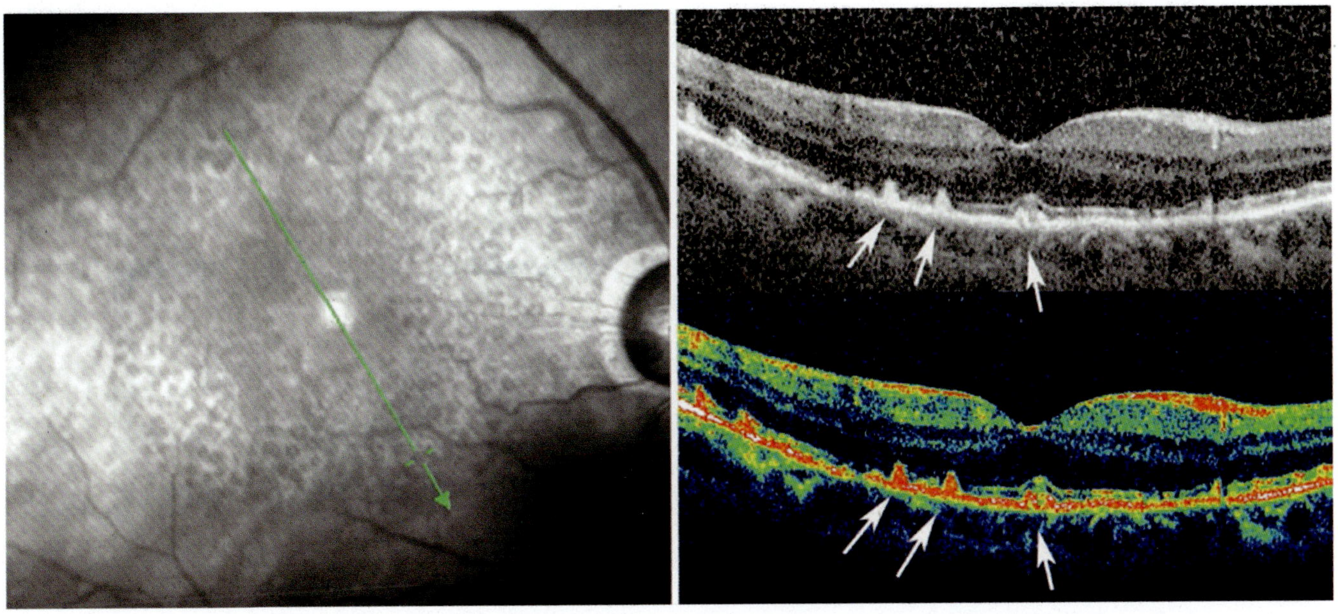

图 2.3　该患者处于年龄相关性黄斑变性的早期阶段，可见小的玻璃膜疣和视网膜色素上皮层呈波浪状隆起。

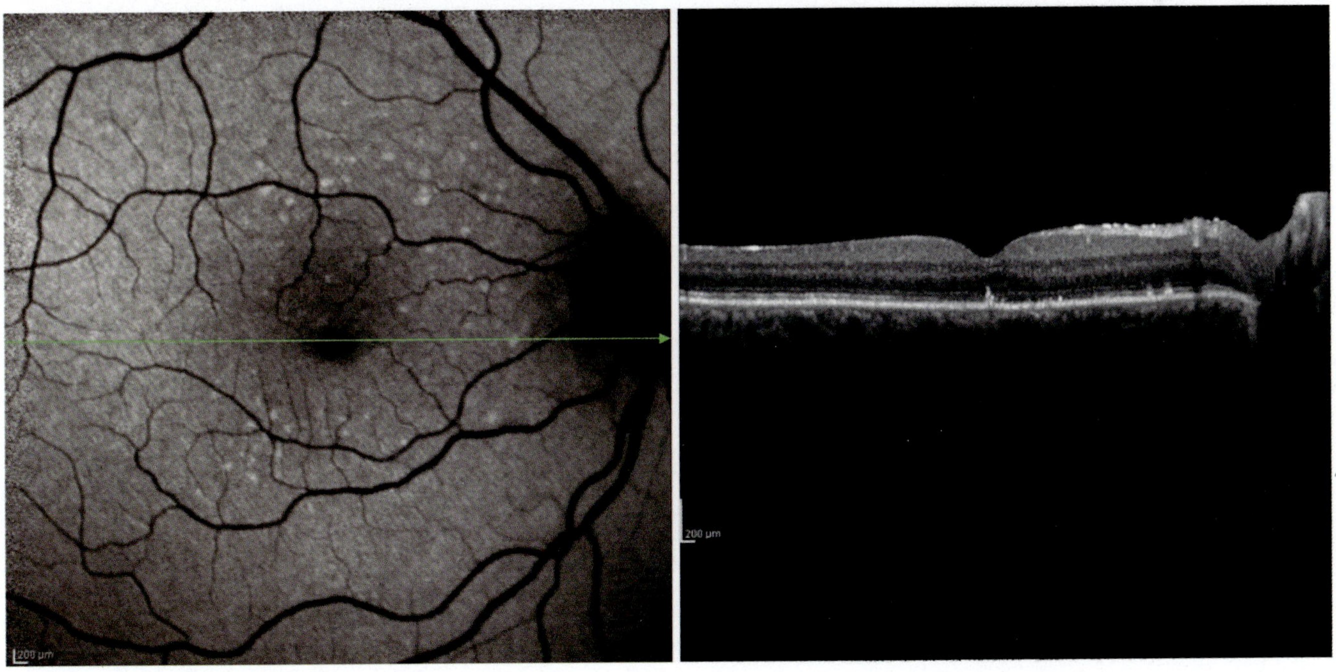

图 2.4　网状假性玻璃膜疣为伴有自发强荧光的小的视网膜色素上皮层病变。

现为强荧光点。在多数玻璃膜疣中，其感光细胞层(PRL)偏薄，与正常对照组相比，玻璃膜疣的 PRL 厚度平均减少 27.5%。这种变化与玻璃膜疣的厚度而不是宽度有关[9](图 2.5 至图 2.7)。

由于 PRL 厚度降低，玻璃膜疣就会引起视觉功能下降。这是一个细胞丢失的退化过程。覆盖玻璃膜疣的高反射病灶可能是胶质瘢痕形成或由 RPE 细胞迁移到视网膜引起的不良结果(图 2.5)[9]。

只要玻璃膜疣内物质为均匀反射，即使玻璃膜疣很大并与视网膜色素上皮脱离相似，都提示为无新生血管活动的早期 ARMD。有时视网膜外层的色素会对其形成阴影，且阴影很不规则。临床医生必须考虑到这种伪影并予以区分。图 2.8 显示了这种阴影。

在形成这种融合型玻璃膜疣结构之前，不连续的

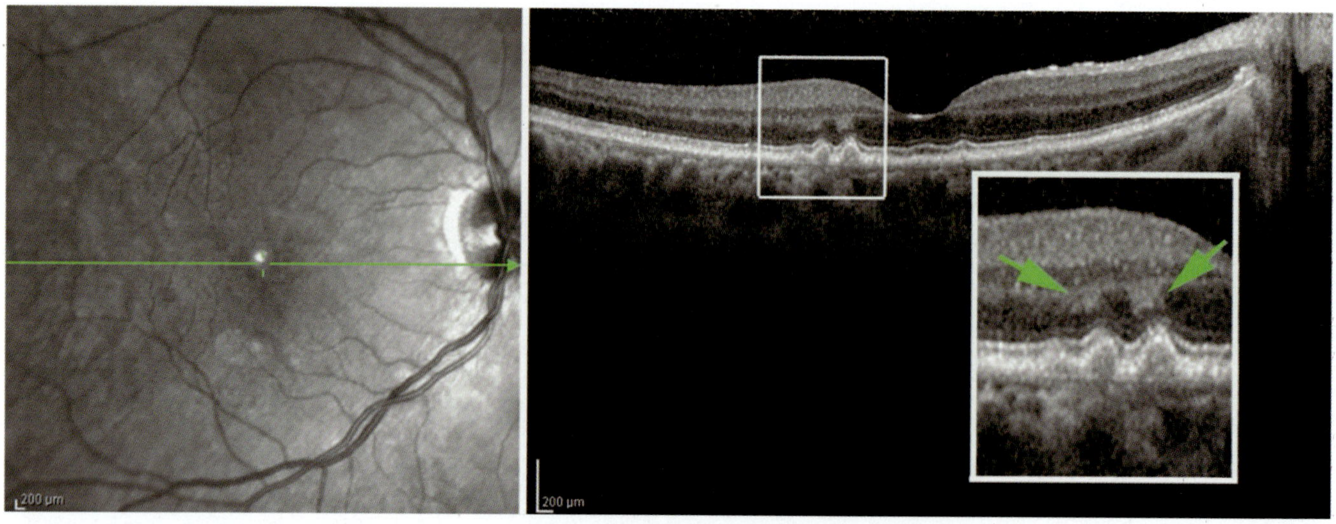

图 2.5 在感光细胞层中具有轻微病变的视网膜色素上皮层突出物即为硬性玻璃膜疣。在玻璃膜疣上也可以见到明显的弥散性高反射阴影(放大图,箭头)。在玻璃膜疣患者中,67%的患者都会出现这种阴影[9]。

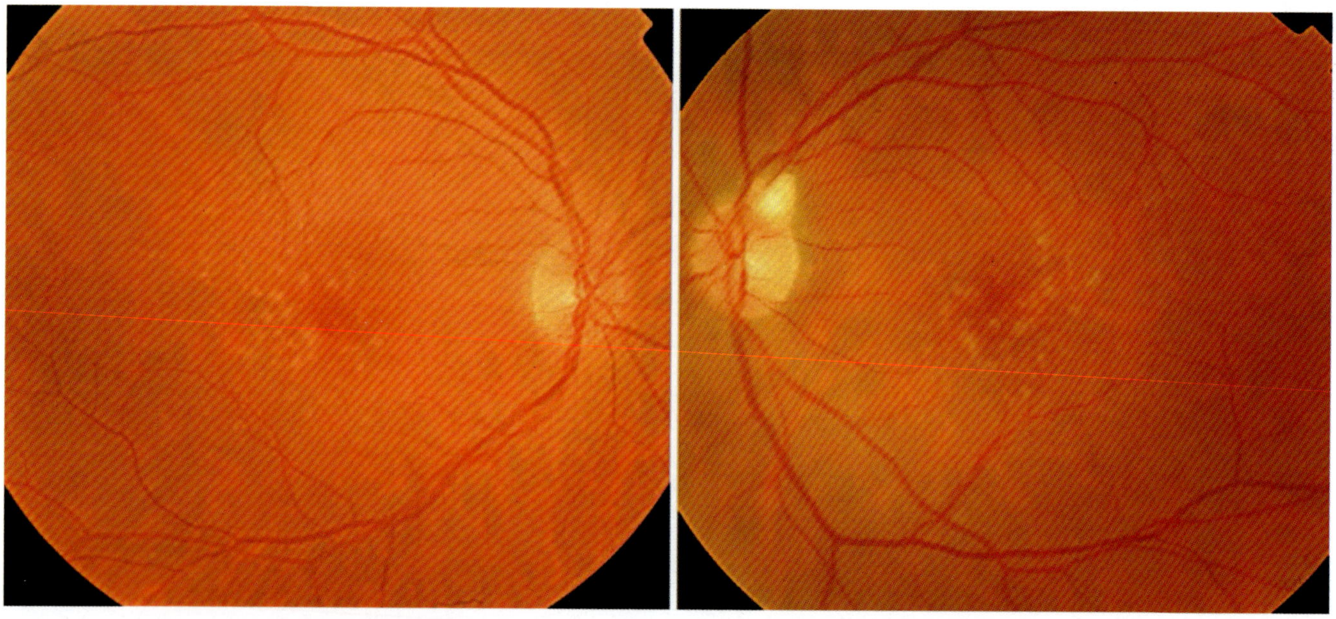

图 2.6 一例女性软性玻璃膜疣患者的彩色眼底照片。视神经颞上侧的白色病灶为有髓神经纤维层。

RPE 层存在起伏,可能有高、中、低反射核心。这种情况通常为软性玻璃膜疣(图 2.9)。

玻璃膜疣内物质是否规则及均匀是非常重要的。具有中等反射的均匀物质与早期干型 ARMD 一致(图 2.10)。新生血管病变或者视网膜下生长的病灶的初期表现为小的不均匀的玻璃膜疣。内部结构的不规则及不均匀,甚至是可见的血管腔都属于这种病变的表现(图 2.11)。

玻璃膜疣,尤其是粗大的玻璃膜疣的反射对于区分单纯的玻璃膜疣和早期小的新生血管型玻璃膜疣有重要意义。玻璃膜疣内均匀中等反射的物质(图 2.12 至图 2.14)提示为良性病变。而玻璃膜疣内结构为低反射或者不规则、不均匀,并且出现 Bruch 膜的不连续性都提示早期新生血管的生长,需要 OCT 长期随访。

有时很难区分粗大的或者是融合型玻璃膜疣与早期无视网膜下或视网膜内积液的新生血管膜。此时进行 OCT 的随访(图 2.15)是比较理想的手段。

在玻璃膜腔内注射抗血管内皮生长因子(抗-

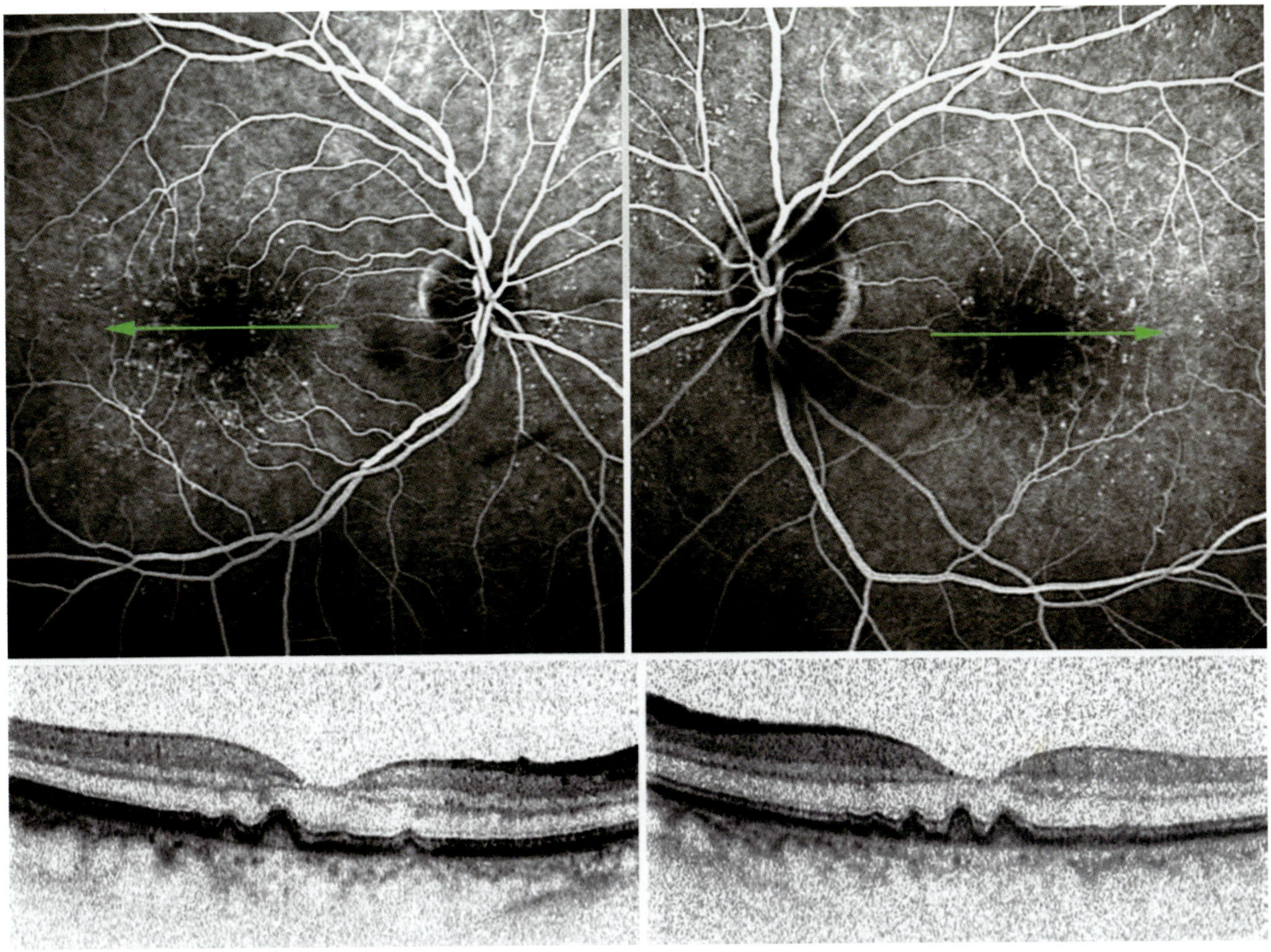

图 2.7　图 2.6 同一例患者的复合图像。上方的图片显示荧光造影晚期无渗漏，OCT 横截面扫描（下方的图片）显示了视网膜色素上皮层呈波浪状隆起的玻璃膜疣。无新生血管的活动，色素上皮层与 Bruch 膜之间为中等均匀反射物质。

VEGF）治疗后，玻璃膜疣形态的变化引起了关于这类病变的病因及病程的讨论。对于玻璃膜疣的病程的认识直到最近才被完全理解。玻璃膜疣可能增大，也可能变小（图 2.16），可以慢慢衰减，也可以进展为新生血管。

软性玻璃膜疣有可能随着时间或者是对侧眼抗-VEGF 治疗而发生改变（图 2.16 至图 2.19）。

通过药物或者其他方式灭活的小的新生血管膜，也可能被误认为是粗大的或者是融合型玻璃膜疣。由于缺乏视网膜内或者是视网膜下积液，很难甚至是无法区分出不规则的融合型玻璃膜疣和早期新生血管膜。对这类患者进行一系列的 OCT 随访检查可能是最好的治疗管理方式（图 2.20）。

目前尚不清楚哪一种病变会进展成为新生血管病变（图 2.21 至图 2.24）。融合型玻璃膜疣和具有均匀反射的 PED 都能发展成为新生血管型玻璃膜疣。粗大的玻璃膜疣和不规则的 PED 应该通过 OCT 进行一系列密切随访。不规则的及具有不规则表面的 PED 都可能发展成为新生血管膜，或者其原本就是早期新生血管组织。

很难预测哪一种玻璃膜疣或者是 PED 最终会发展为湿型 ARMD。但是，以下这些线索都将会有所帮助。呈低反射、不规则、不均匀反射的粗大 PED，扩张的脉络膜下血管（图 2.24）和对侧眼有新生血管型 ARMD 都是使病灶转变成湿型 ARMD 的危险因素。在这种情况下，一系列的 OCT 检查可能有助于发现新生血管的活动。

2.1.2 视网膜色素上皮脱离

小的视网膜色素上皮脱离和粗大的融合型玻璃

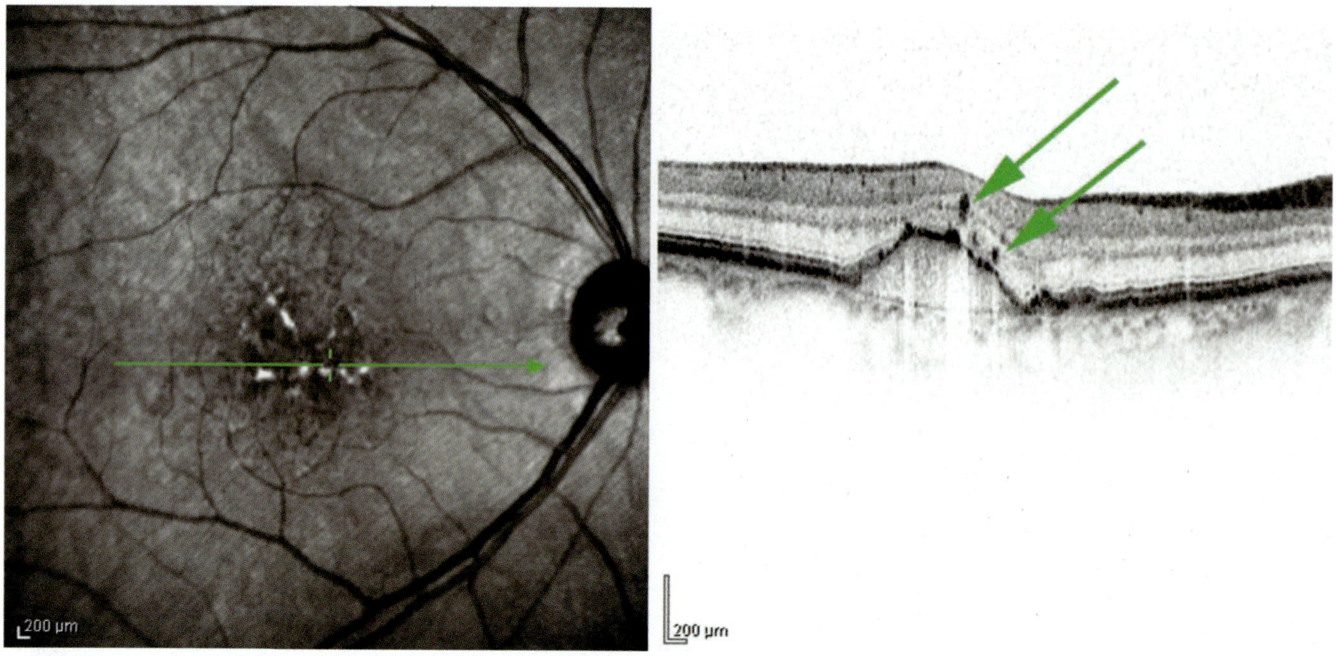

图 2.8 玻璃膜疣可以相互连接形成一个融合型玻璃膜疣。在这组图像中，粗大的玻璃膜疣的边界为 Bruch 膜。视网膜内色素团块及局灶性高反射斑点都很明显（箭头）。接近或超过 41%的玻璃膜疣的上方或附近都能看到局灶性高反射斑点（箭头）。

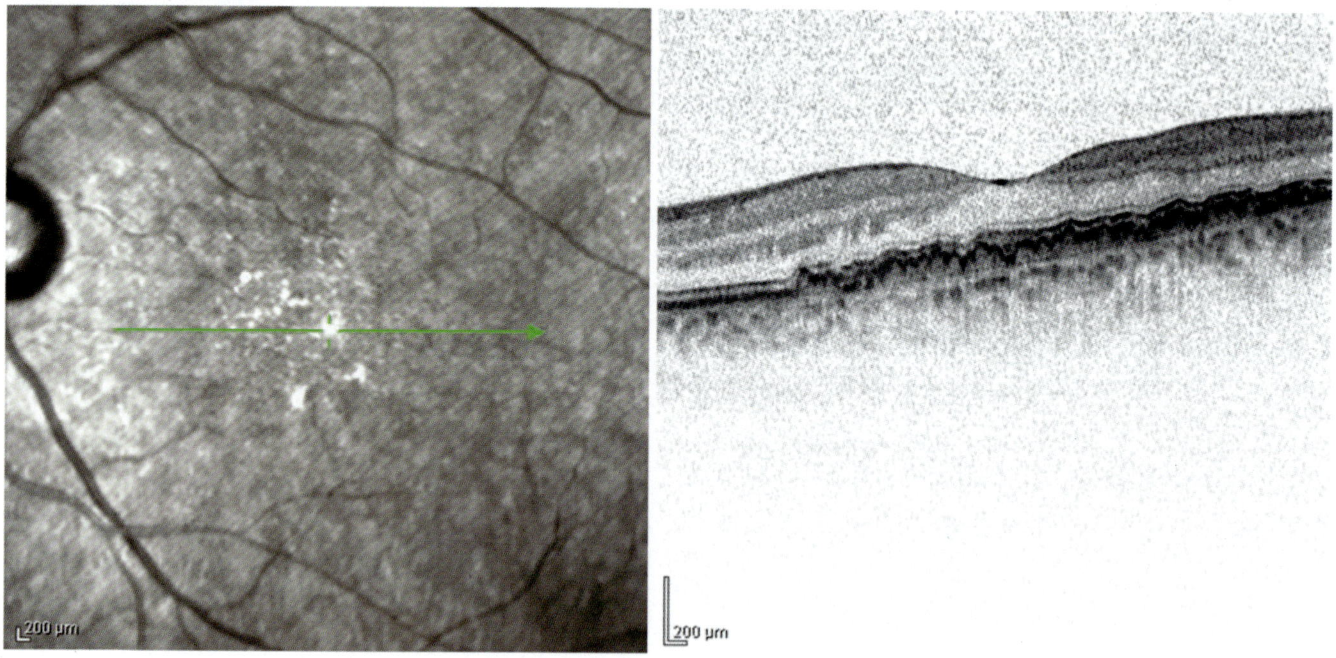

图 2.9 中心凹下许多细小中等反射的软性玻璃膜疣相互连接，形成融合型玻璃膜疣。

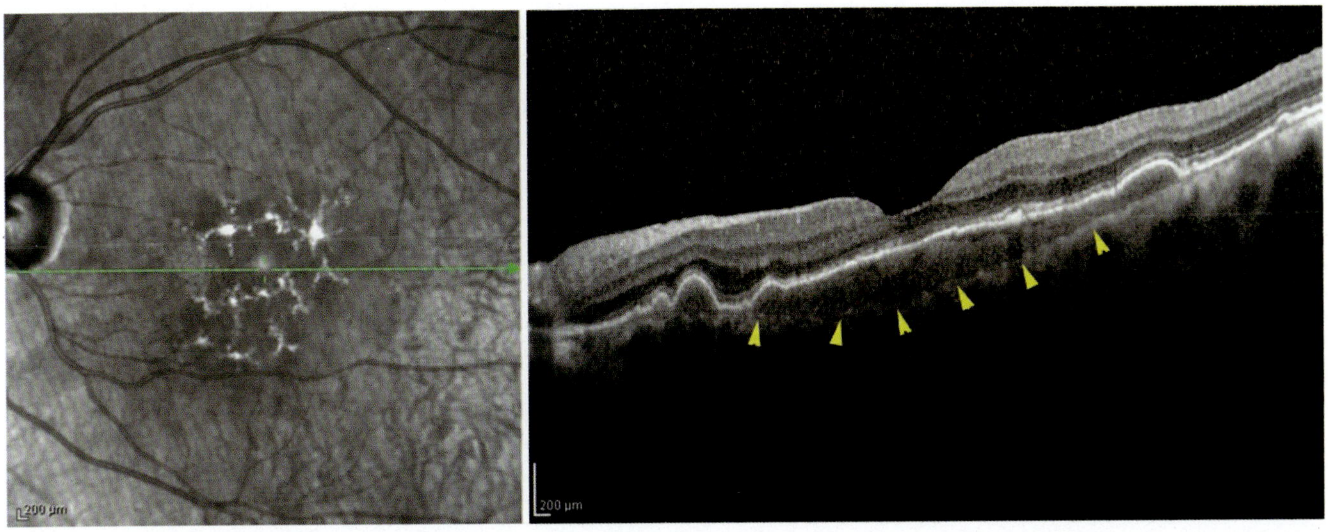

图 2.10　在形成融合型玻璃膜疣之前。玻璃膜疣内物质均匀，无视网膜下及视网膜内积液，即可得出干型 ARMD 的诊断。黄色三角处显示 Bruch 膜的界线。玻璃膜疣内中等反射的均匀物质表明无新生血管活动。

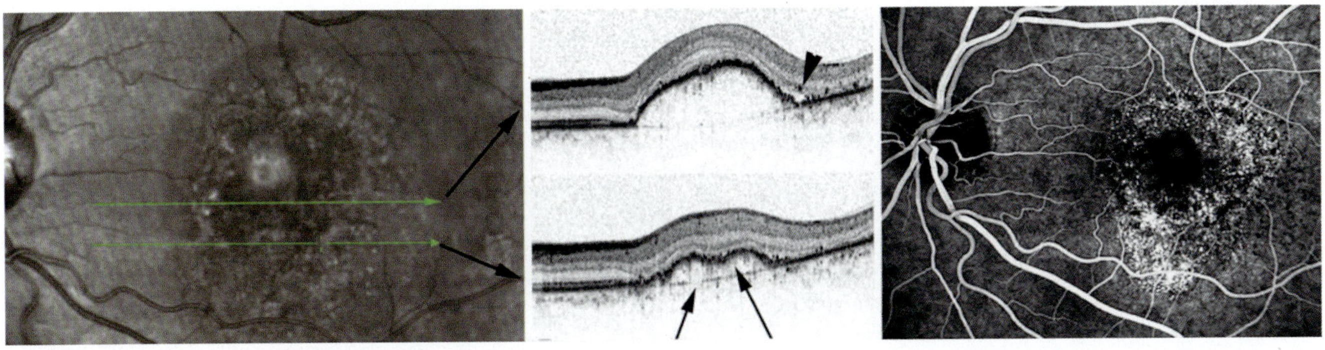

图 2.11　这是一种活动的隐匿型新生血管膜，病灶内物质反射不规则且不均匀（黑色箭头）。在下方的 OCT 横截面中没有视网膜下积液，但在上方的横截面中可以看到视网膜下积液（黑色三角）。因此，若只观察下方横截面很容易误诊为非渗出性玻璃膜疣。尽管没有视网膜下及视网膜内积液，但存在这种含有血管的和不规则内部结构的病灶时，都需要 OCT 密切随访。

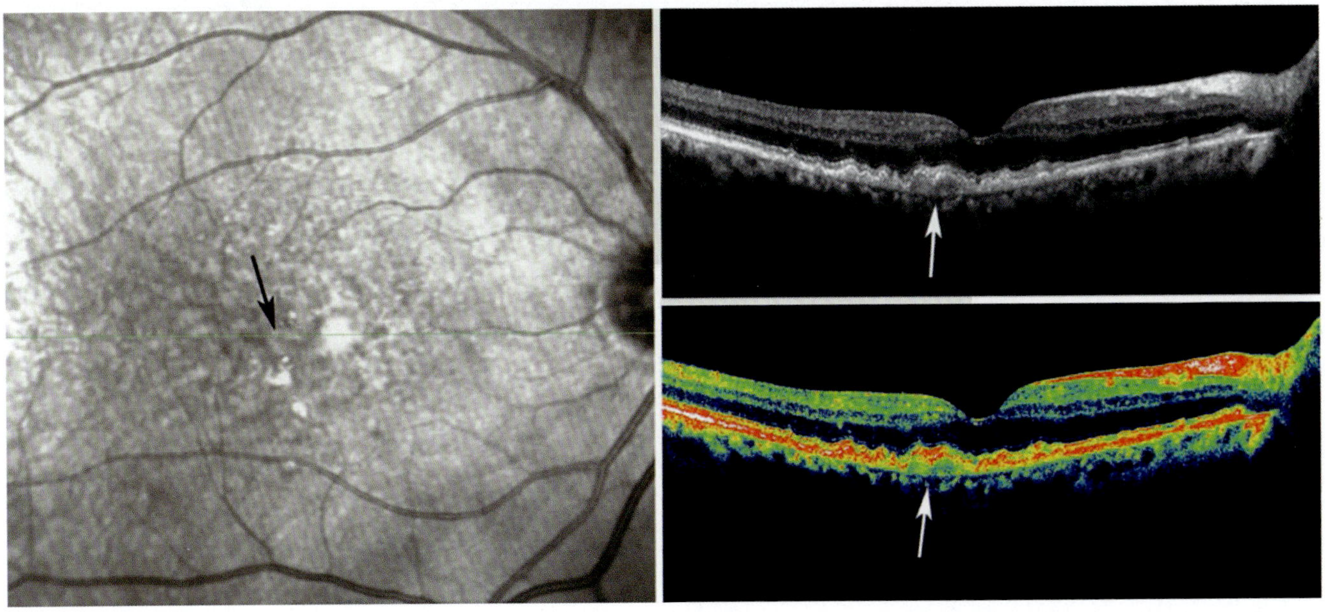

图 2.12　大量的软性玻璃膜疣在黄斑中心凹下方聚集形成融合型玻璃膜疣（箭头），Bruch 膜边界的细线即视网膜色素上皮层的外界。

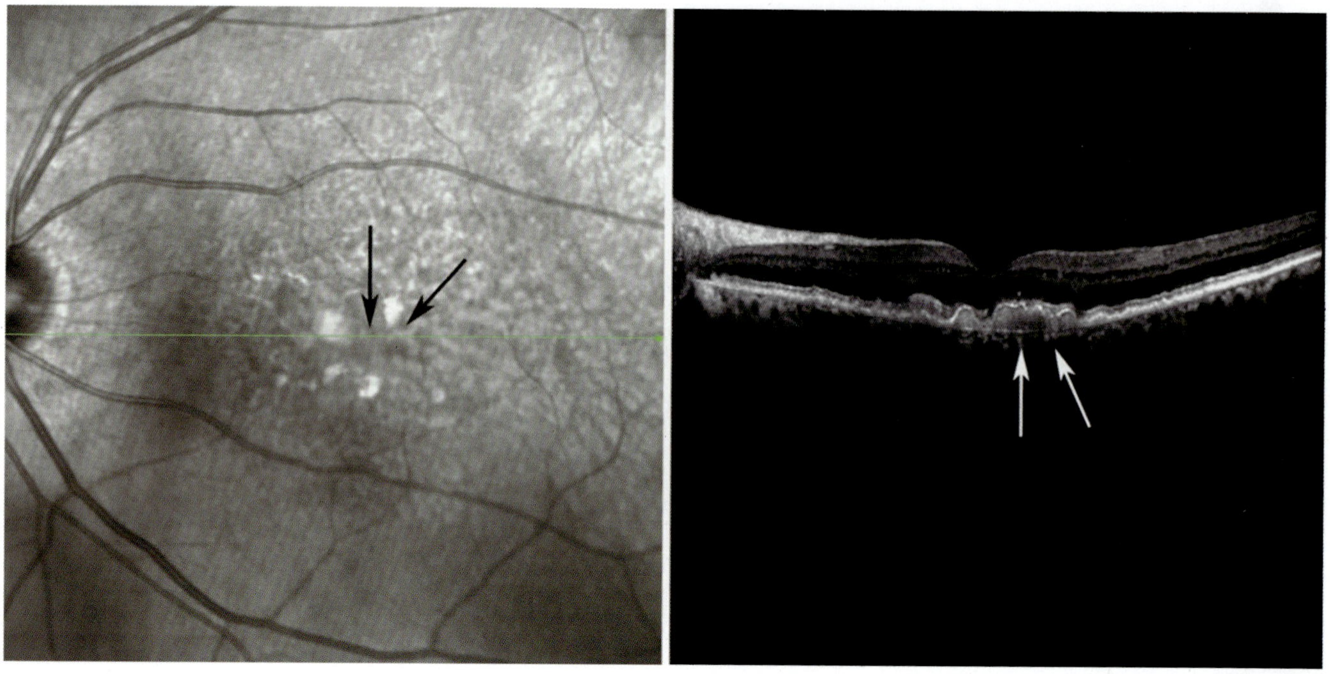

图 2.13 大量的软性玻璃膜疣在黄斑中心凹下方聚集形成融合型玻璃膜疣（箭头），Bruch 膜边界的细线即视网膜色素上皮层的外界。

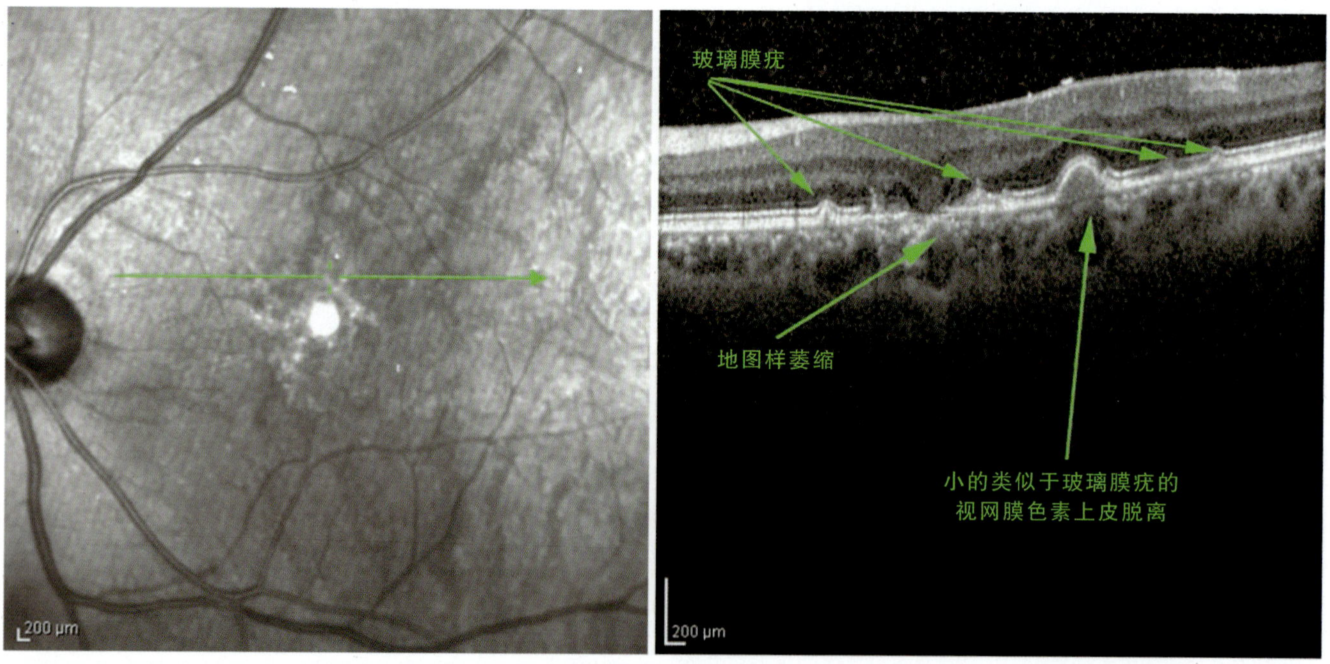

图 2.14 细小的玻璃膜疣伴有一小部分地图样萎缩。视网膜色素上皮层及感光细胞层的缺失是地图样萎缩的典型表现。在 OCT 图像（右图）上可以看到粗大的玻璃膜疣及小的类似于玻璃膜疣的视网膜色素上皮脱离。

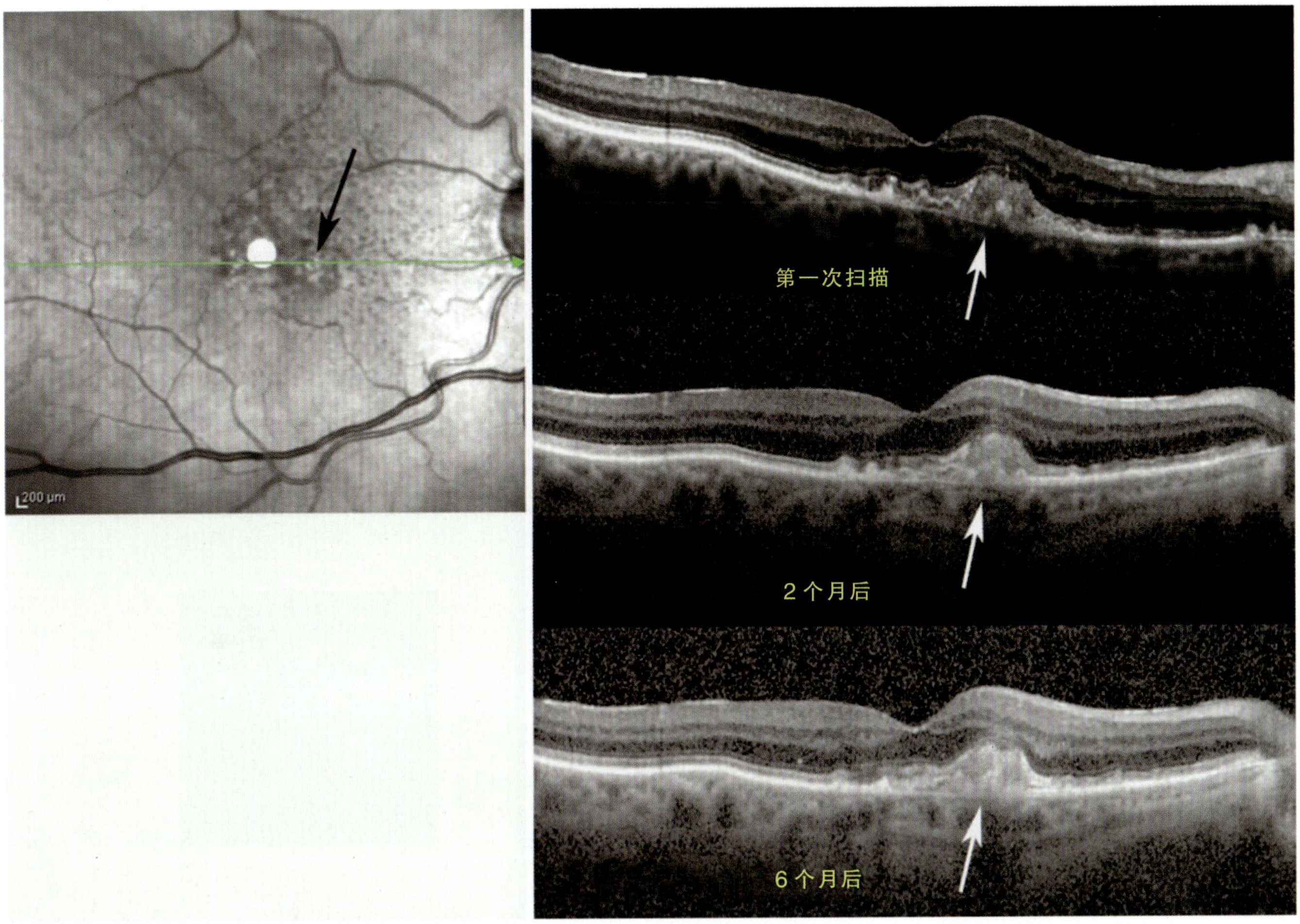

图 2.15 一例患者的 OCT 横截面 B-扫描可见在旁中心凹区有一粗大隆起的玻璃膜疣，6个月之后病灶依旧稳定，由于白内障的进展，OCT 的图像质量随时间而降低，但玻璃膜疣的结构和大小都没有变化。

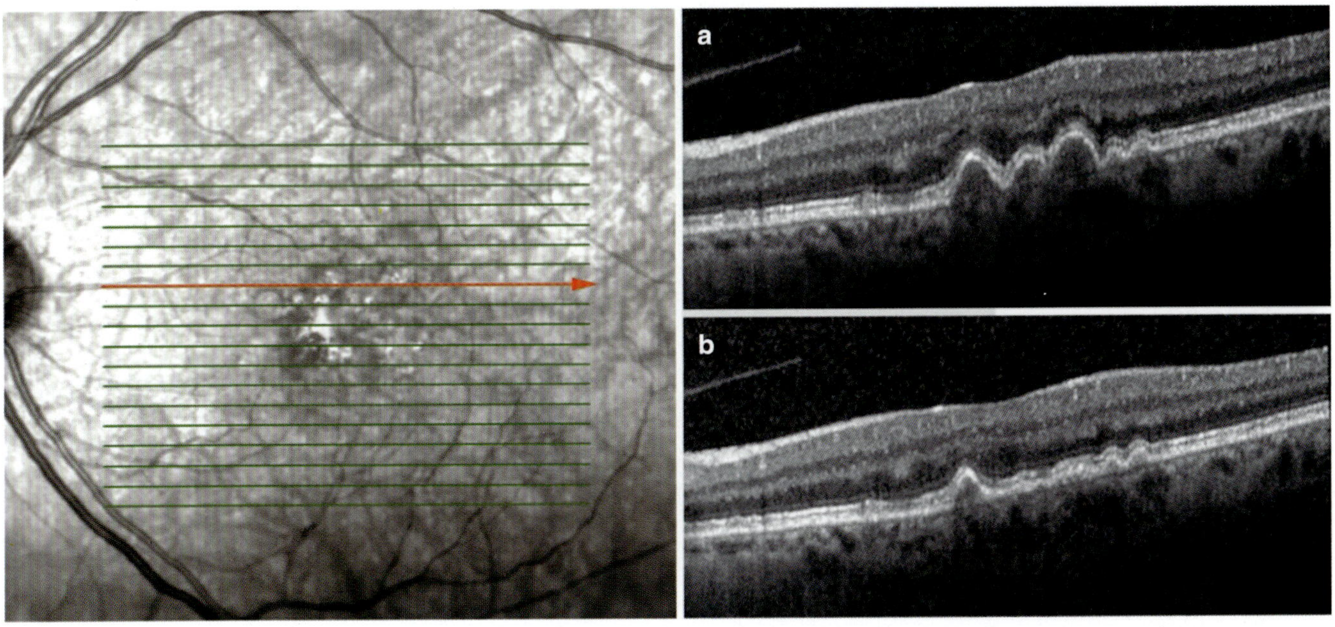

图 2.16 这两张 OCT 图片来自同一个视网膜，拍摄间隔了 1.5 个月。患者在对侧眼中进行了玻璃体腔内抗-VEGF 治疗，(a)和(b)分别显示注射前和注射后的状态，目前尚不清楚这一结果是否与玻璃体腔内注射抗-VEGF 有关。

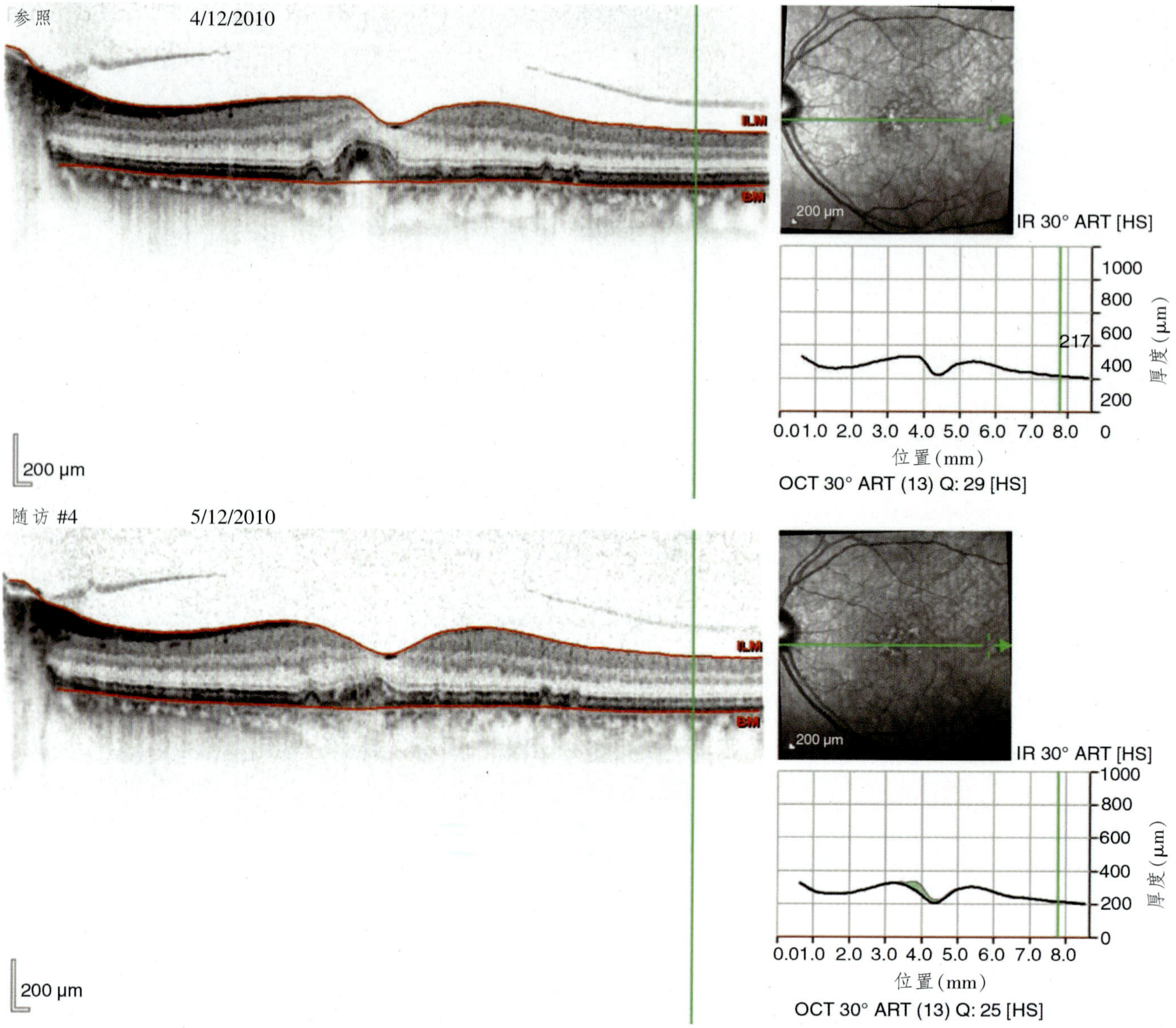

图 2.17 这例女性患者进行了右眼的玻璃体腔内注射,这两张 OCT 横截面图片是在对侧眼治疗前后拍摄的。中心凹下玻璃膜疣的大小和结构都受到了明显影响。现在还不清楚这种变化的明确机制。

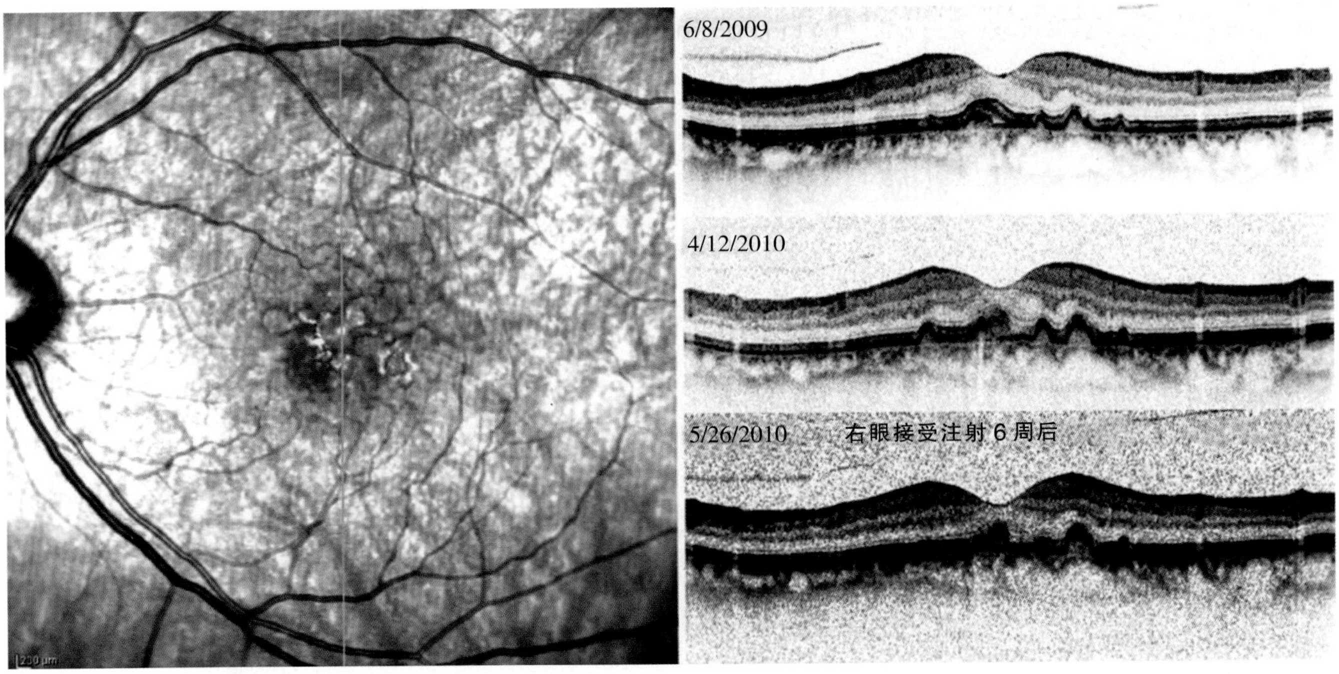

图 2.18　图 2.17 同一例患者的 OCT 横截面扫描。注射治疗 6 周后，玻璃膜疣的大小和分布都发生了明显的变化。

膜疣之间没有明显的界限予以区分。PED 的病理生理学仍未完全被理解。区分二者的关键是病灶大小及其反射率。视网膜色素上皮脱离(图 2.25)显示其内部呈低反射。而融合型玻璃膜疣常常显示为中到高水平的更均匀的反射。ARMD 中 15.6%的 PED 都有 RPE 下物质存在[10]。视网膜色素上皮脱离是 ARMD 的另一个标志，通常可以通过间接检眼镜来诊断。

视网膜色素上皮脱离通常可以分为两个亚型：纤维血管型 PED 和非新生血管型 PED。OCT 及眼底荧光素血管造影(FA)以及吲哚菁绿血管造影(ICGA)都可以很容易地区分这两种类型的 PED。

在非新生血管型 PED 中，视网膜的正常层次结构排列被保留，而没有任何新生血管活动的迹象，如视网膜下及视网膜内积液。PED 界限清楚，没有任何不规则或是增厚。非新生血管型 PED 可能会伴有视力的减退和视物变形。

伴有 RPE 结节样改变的表面不规则的 PED(图 2.26)以及不规则的反射都表明是新生血管型病灶。这类 PED 都应该使用 OCT 及阿姆斯勒方格表进行密切随访。

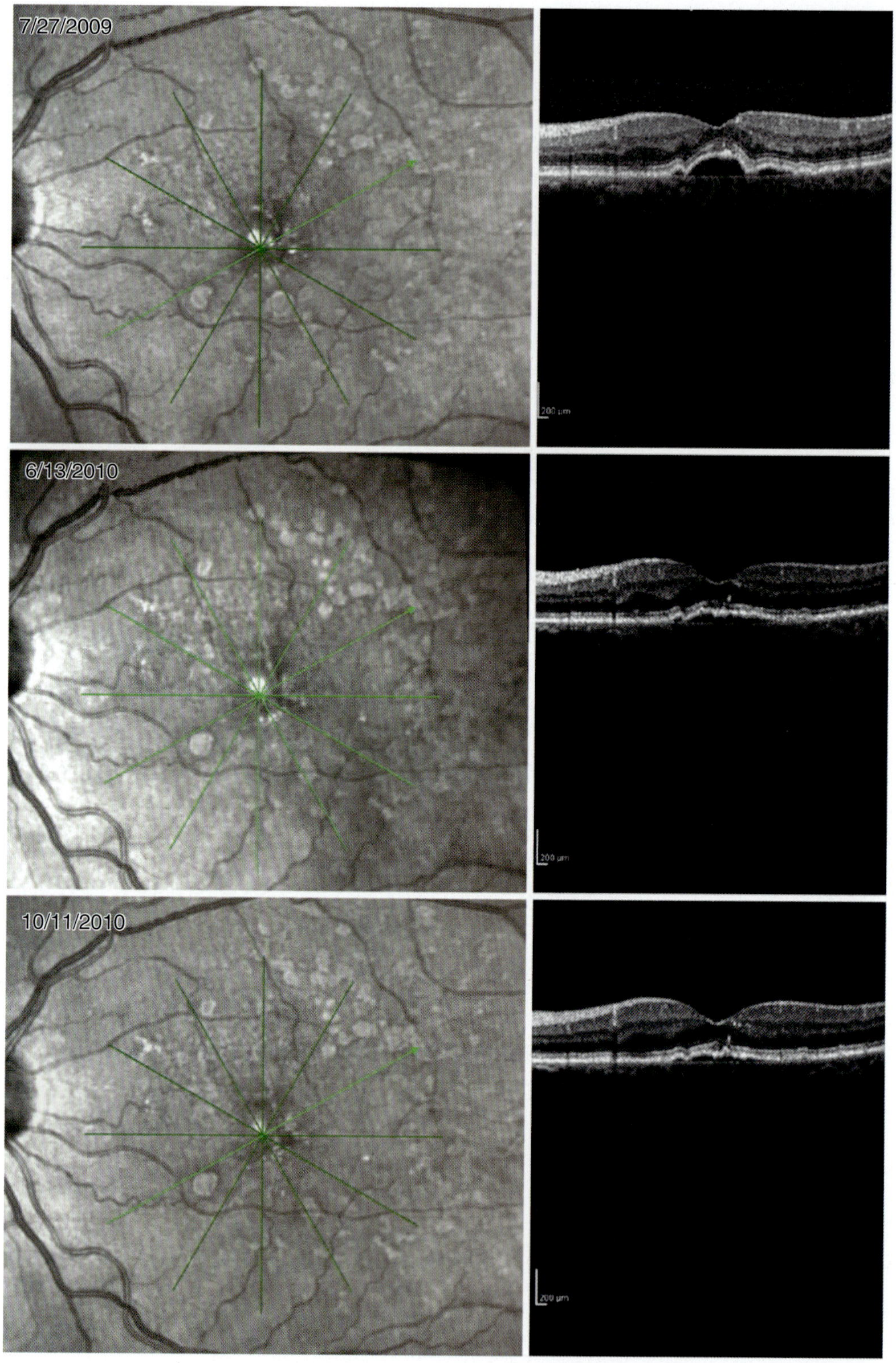

图 2.19 这组图来自一例 81 岁的女性患者，她的对侧眼患有新生血管型 ARMD。她的右眼多次进行玻璃腔内注射抗-VEGF 治疗，在左眼中，可见低反射的细小而表浅的不规则视网膜色素上皮脱离（PED）。在右眼进行了多次抗-VEGF 治疗后的几个月，PED 收缩变平。这种现象表明新生血管膜早期可以表现为低反射、不规则的 PED，可以通过治疗而消退。

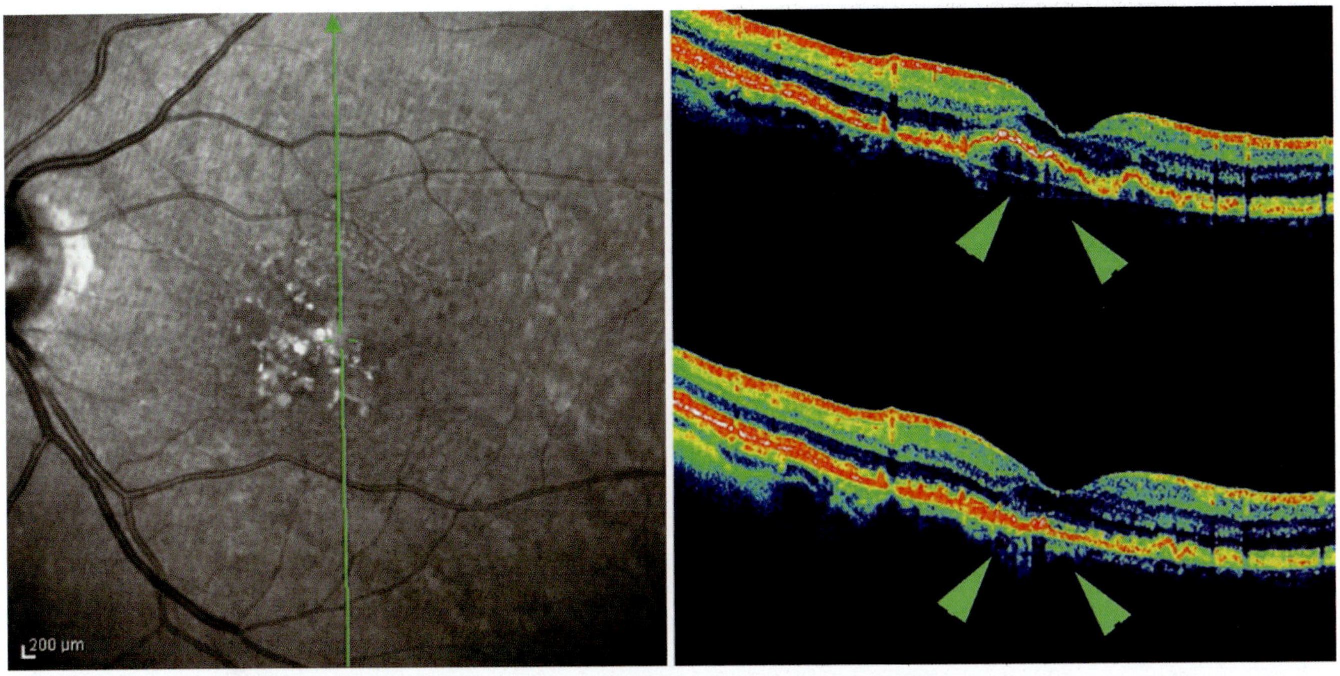

图 2.20　这例患者对侧眼进行了多次玻璃体腔内注射。6 个月后(右侧下图),融合型玻璃膜疣消失,残留下视网膜萎缩(三角)。目前还不清楚非新生血管型玻璃膜疣是否会受到抗-VEGF 治疗的影响。

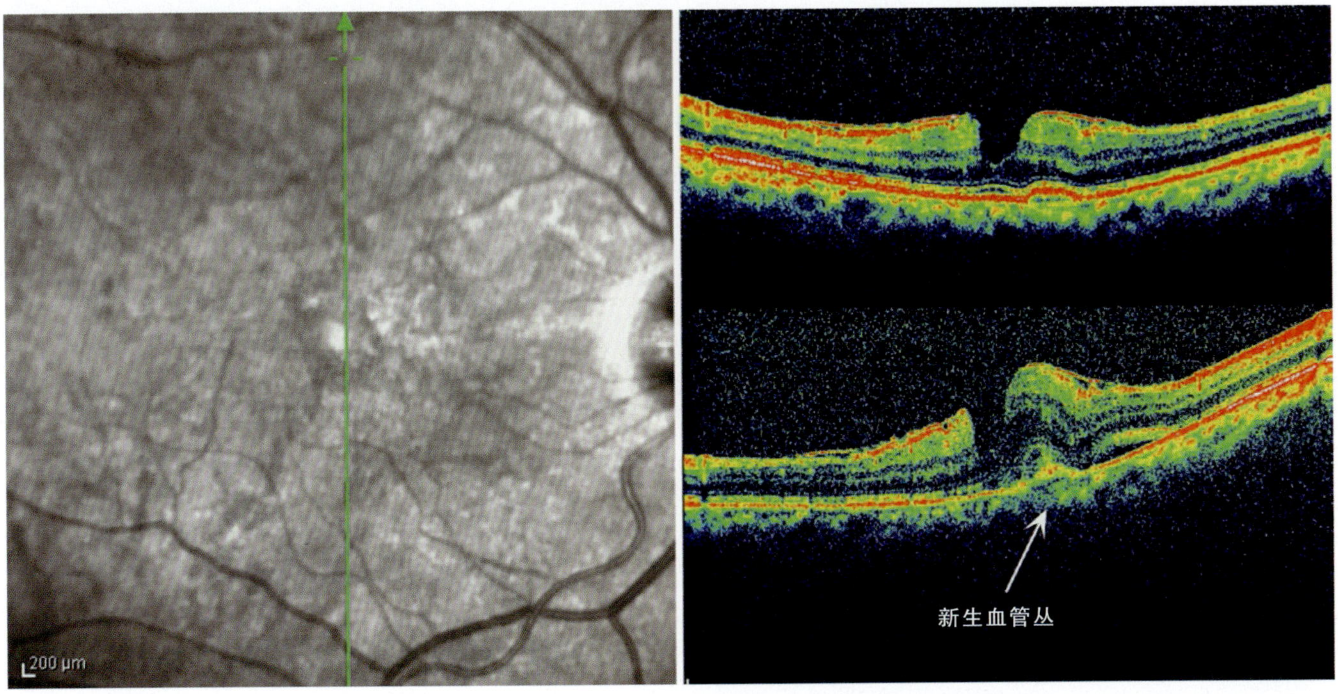

图 2.21　这组图显示了同一例患者黄斑区相距 10 个月的两张 OCT 图像。小的视网膜色素上皮隆起有可能是融合型玻璃膜疣(上方 OCT 图像),发展为新生血管型玻璃膜疣。在第一张 OCT 图像中黄斑前膜出现了浅层黄斑板层裂孔。新生血管的生长加重了黄斑板层裂孔的严重程度和深度。

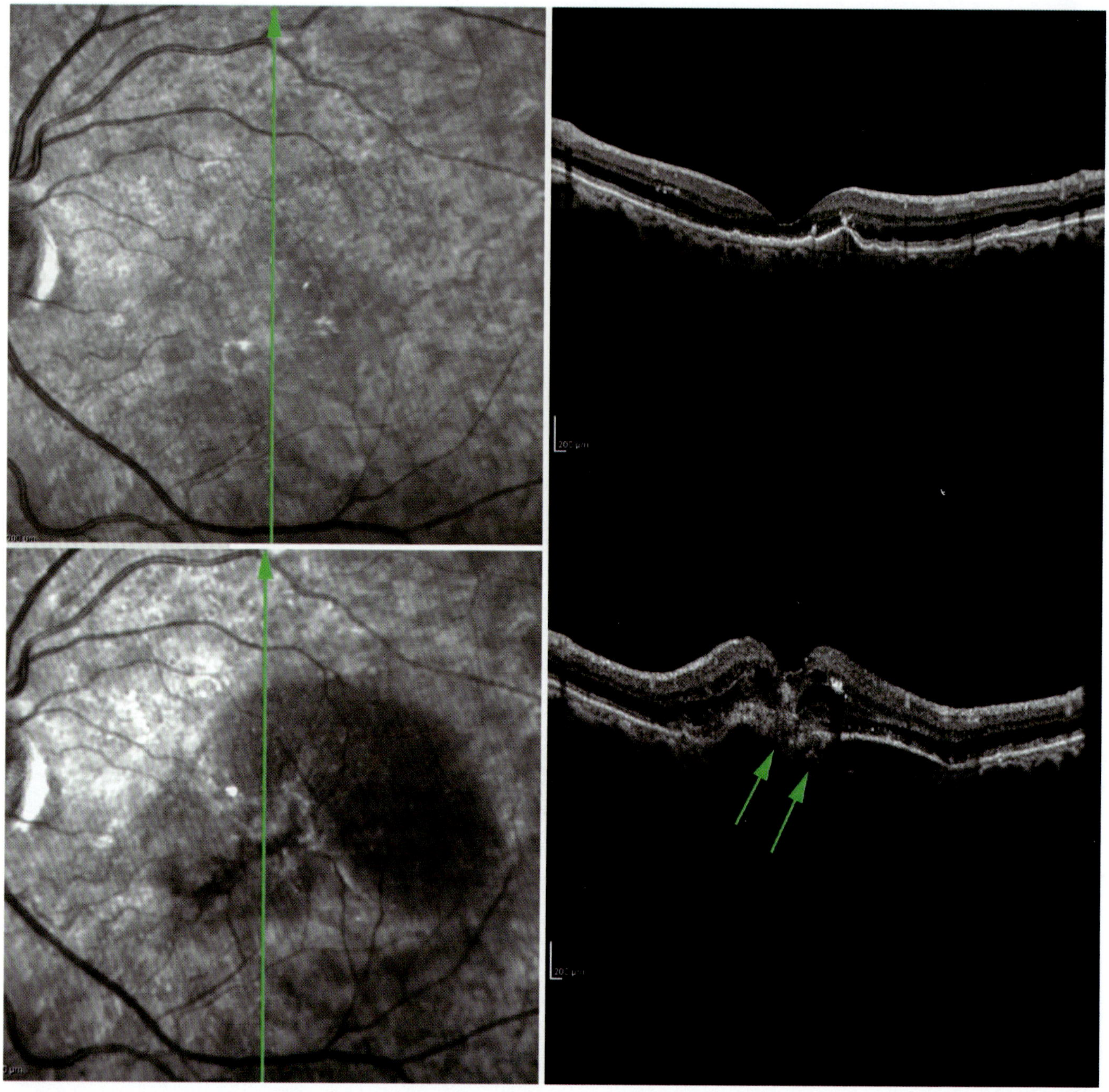

图 2.22 这些图片显示了一例 70 岁的女性患者相距 5 个月所拍摄的 OCT 图像，上方 OCT 图像可见一个覆有视网膜内色素上皮团块的小 PED。下方的图片中，箭头指示新生血管生长部位。视网膜内囊样改变以及黄斑中心凹颞侧隆起的 RPE 都表明中心凹下新生血管生长。

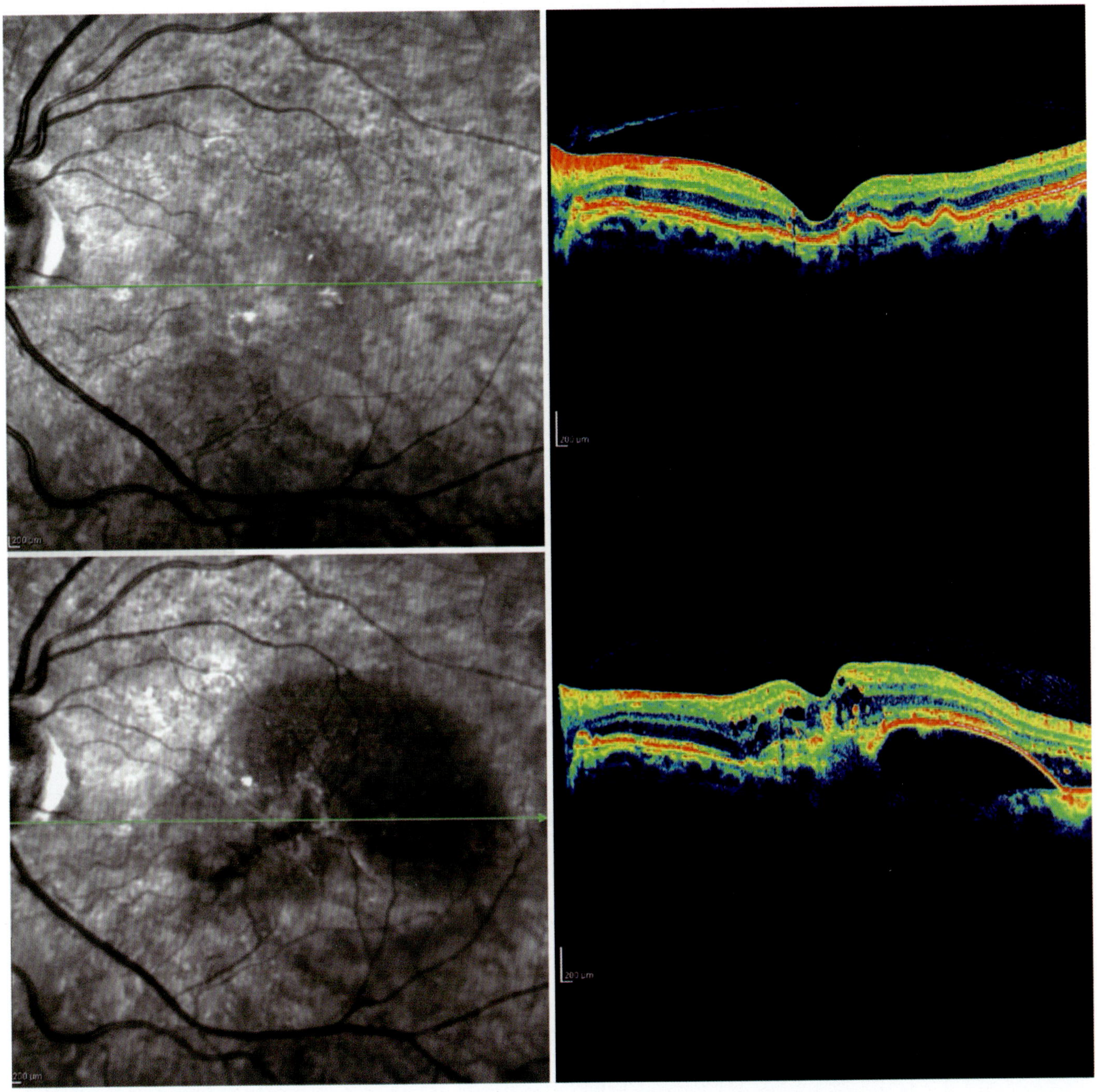

图 2.23　图 2.22 同一例患者的另一横截面图显示湿型 ARMD 的发展。

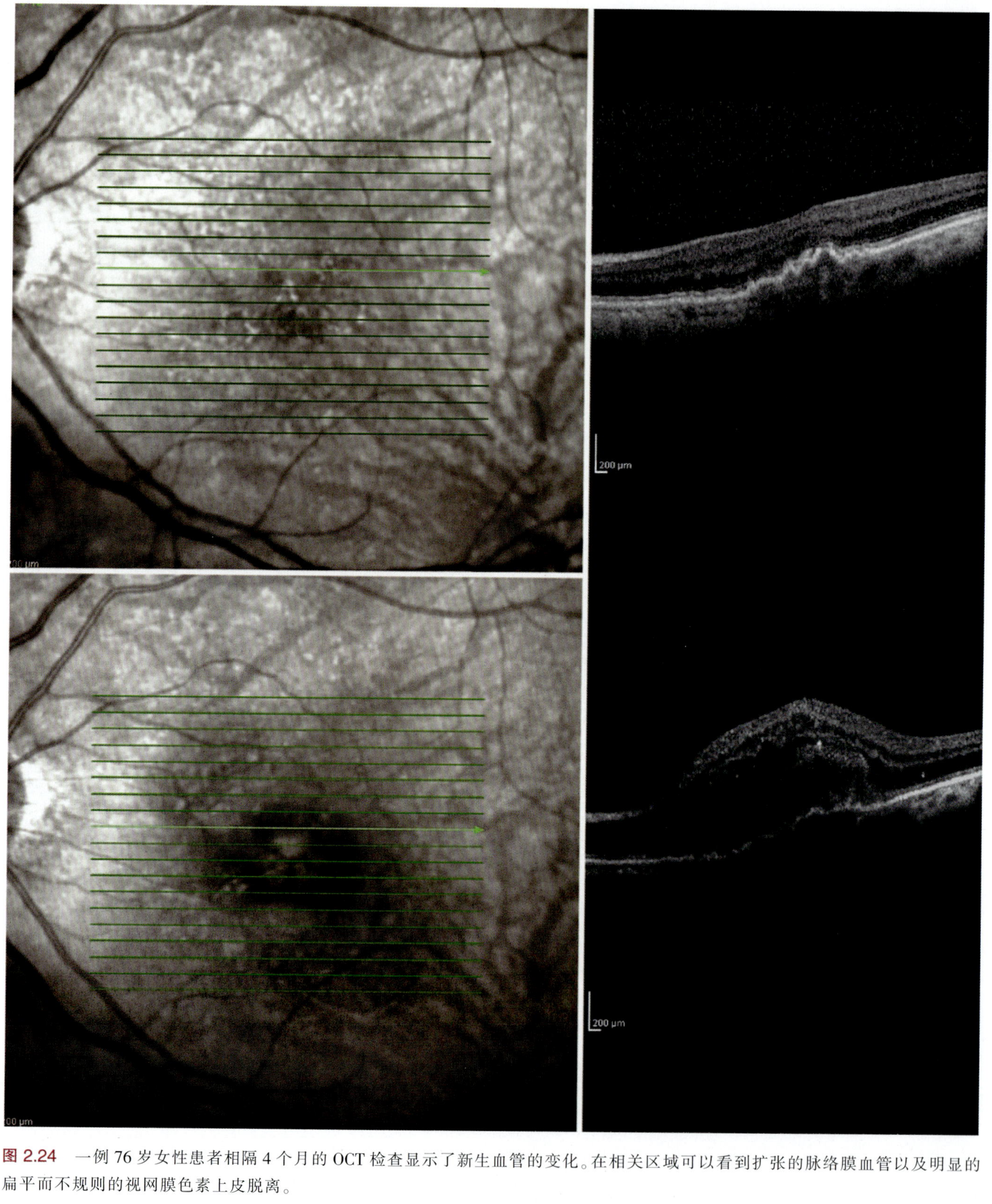

图 2.24 一例 76 岁女性患者相隔 4 个月的 OCT 检查显示了新生血管的变化。在相关区域可以看到扩张的脉络膜血管以及明显的扁平而不规则的视网膜色素上皮脱离。

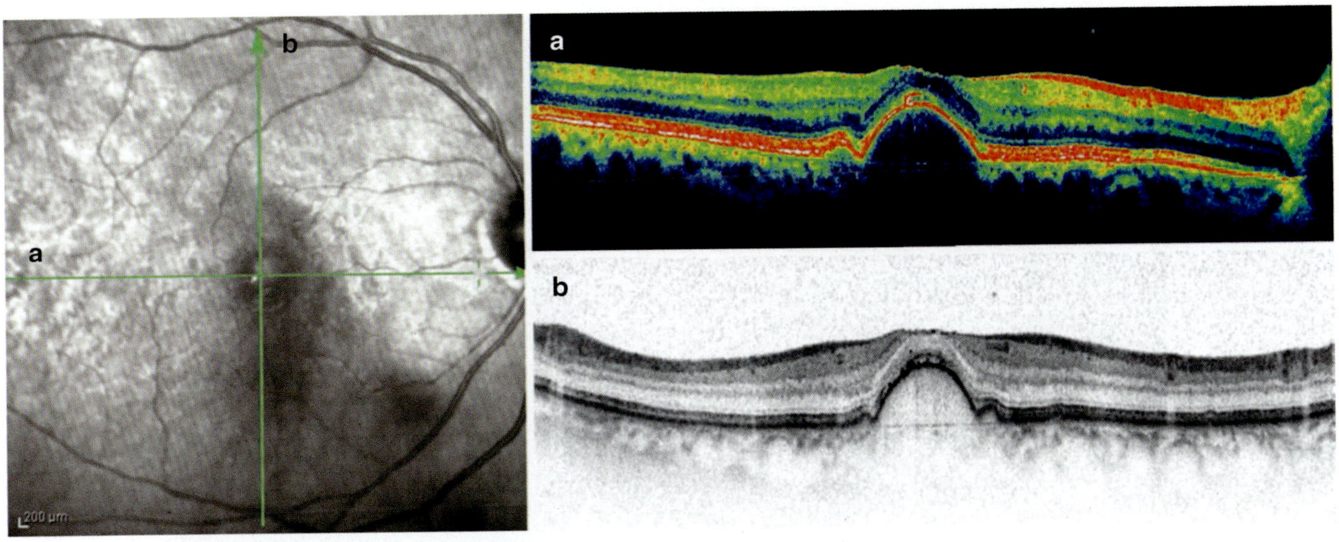

图 2.25 这组图来自一例 72 岁的老年男性患者,他经历了几个月的视物变形。在 OCT 图像中,中心凹下可见大面积的视网膜色素上皮脱离。无视网膜内或视网膜下积液等新生血管的活动。

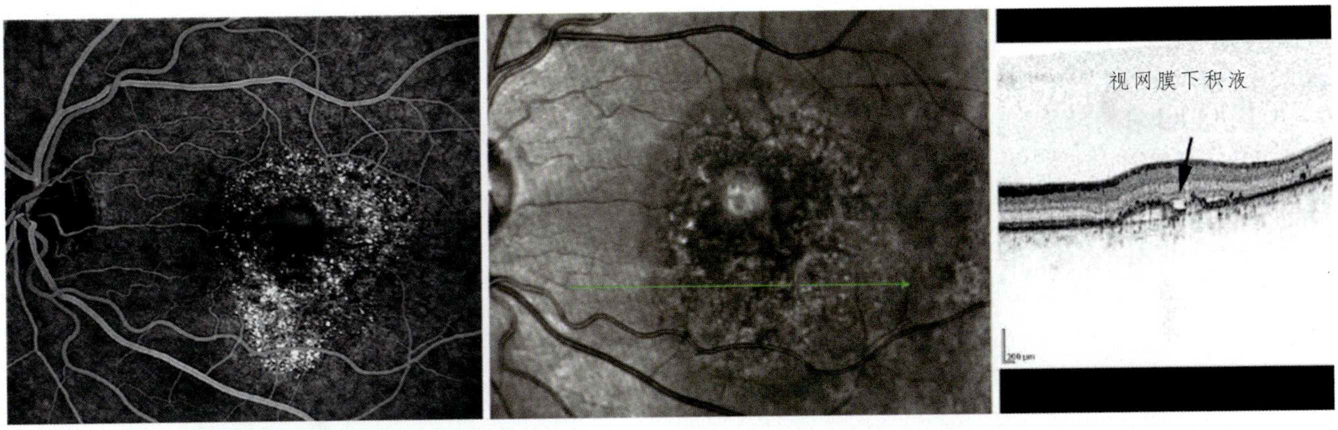

图 2.26 OCT 图像描述了隐匿型新生血管膜所发生的变化。荧光素血管造影显示隐匿型脉络膜新生血管典型的“星空”样改变。

有时相互连接的两个隆起的 PED 会产生类似于视网膜积液的低反射空间(图 2.27),这种情况下,荧光血管造影通常无明显渗漏。此时,必须使用 OCT 进行密切随访。

由于这种伴有低反射的视网膜色素上皮脱离可能会转化为新生血管,所以这种病灶都需要进行密切随访(图 2.28)。

一些患者的病灶呈低反射或 PED 内无反射,此时也不一定就伴有新生血管活性(图 2.29)。然而,这种病变也可能是仅限于 RPE 下的新生血管膜,所以也需要仔细和密切地随访。

对于这类病变,必须查找是否存在视网膜下或视网膜内积液。有些长时间保持稳定的病灶,也需要进行定期的 OCT 随访。还有些病灶会自行吸收,而只遗留萎缩的感光细胞。

2.2 渗出性年龄相关性黄斑变性

在新生血管型 ARMD 中,新生血管膜会在视网膜下或者视网膜内生长,并会伴有视网膜结构的变化和紊乱。在 OCT 中,新生血管的特征如下:

1. 视网膜下积液,这表示病灶的活动性或者是早期新生血管活性。与神经上皮层脱离相对应的区域通常位于脉络膜新生血管的上方或者是附近;

2. 视网膜内积液(视网膜内囊样水肿);

3. 视网膜结构紊乱;

4. 新生血管丛或组织可能侵入视网膜,破坏 RPE 及 PED 的结构;

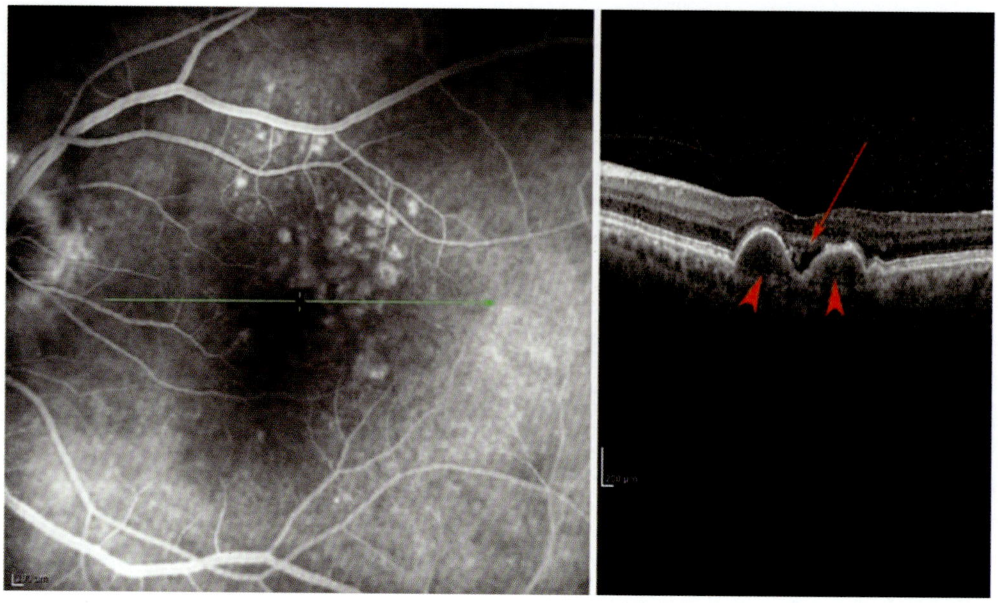

图 2.27 注射荧光素钠 10 分钟后的荧光素血管造影图像，显示无明显渗漏（仅玻璃膜疣染色）。OCT 图像显示伴有视网膜下低反射（红色箭头）的两个视网膜色素上皮脱离（或者是大的软性玻璃膜疣）（红色三角）。有时候很难在两个相连的视网膜病灶中找到视网膜下积液，这时就必须进行一系列的 OCT 检查。

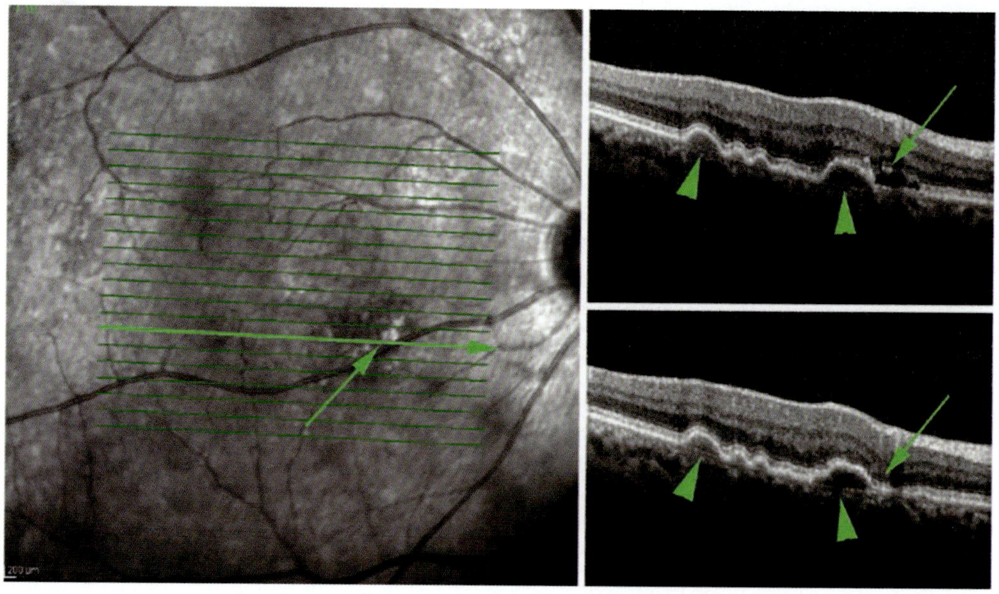

图 2.28 这是一例接受了玻璃体腔内注射的患有新生血管型疾病患者的激光眼底图像及 OCT 图像。在上方 OCT 图像中，可见两个大的色素上皮层隆起（绿色三角），左侧的隆起具有中等均匀反射，为融合型玻璃膜疣。右侧的隆起伴有不规则低反射（绿色箭头），为色素上皮脱离。右侧病灶旁的视网膜下积液表明了有新生血管活动，在玻璃体腔内注射抗血管内皮生长因子后，积液完全被吸收。这组图清楚地显示了玻璃膜疣及 PED 的区别。

5. 疾病的晚期会出现瘢痕组织并通常伴有视力下降。瘢痕组织通常位于视网膜下，并经常与视网膜及 RPE 层混合。

新生血管型 ARMD 通常始于视网膜下积液，根据新生血管膜的起源，可能表现为视网膜内或视网膜下新生血管组织生长。在疾病晚期，视网膜内出现囊样改变，视网膜内组织液体分泌，并常伴有瘢痕组织形成。这些都表明疾病是慢性的。视网膜内囊样改变的形成可能是由于 RPE、Bruch 膜以及视网膜相互紧密连接，阻止液体流向视网膜下。随着疾病的进展，瘢痕

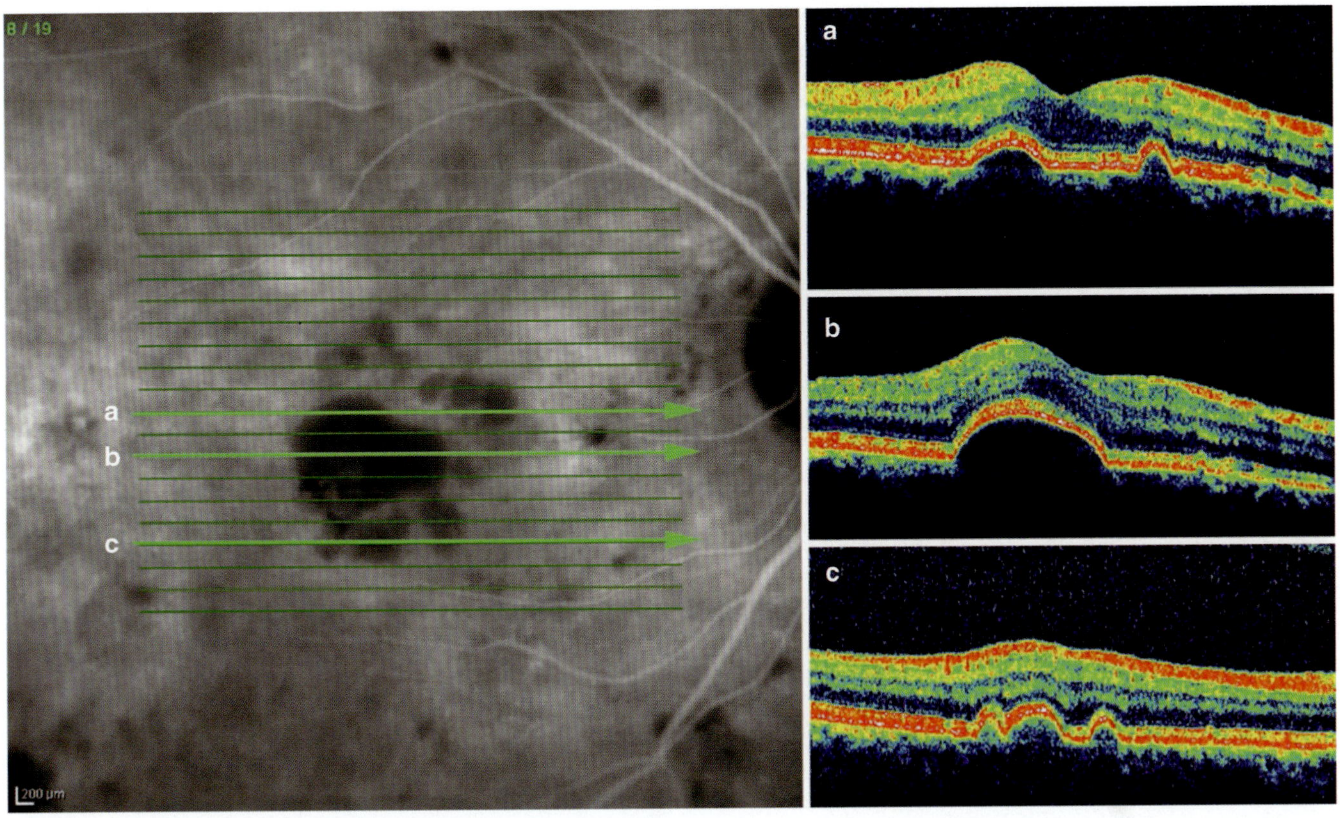

图 2.29　在黄斑中心凹下可见伴有低暗反射的大小不一的视网膜色素上皮脱离。吲哚菁绿血管造影显示为无新生血管活性的弱荧光。黄斑区无视网膜下及视网膜内积液。

组织取代了有活性的血管膜组织，导致中心凹感光细胞层的不连续以及外核层的丢失。即使新生血管失去活动性，视网膜内囊样改变也可能持续较长时间，在疾病的长期进展中，有些假性的囊样改变，继发于长期水肿导致的组织丢失。

超高分辨率光学相干断层扫描（UHR-OCT）采用飞秒激光光源，具有 3μm 的轴向分辨率。通过使用 UHR-OCT，6%的临床诊断为非渗出性 ARMD 的患者可以看到其视网膜下积液的存在。UHR-OCT 技术提供了清晰的外层视网膜图像，能检测到临床上或血管造影看不到的早期渗出性改变[5]。

随着 OCT 的发明，基于隐匿型和经典型新生血管的概念，新生血管型 ARMD 的诊断和治疗都有了显著改变。经典型 CNV 被认为是位于视网膜上皮层及 RPE 之间的组织学类型的 2 型 CNV。而隐匿型 CNV 则为介于 Bruch 膜和 RPE 之间的 1 型 CNV[11,12]。在 OCT 上，经典型 CNV 位于视网膜下（RPE 上方），隐匿型 CNV（即纤维型 PED）可表现为 PED（RPE 下方）[13-17]。视网膜内、视网膜下及 RPE 下积液通常都与荧光素血管造影上的渗漏相符[14-17]。

隐匿型 CNV 的 OCT 特点表现出多态性（图 2.30 至图 2.33），包括渗出性改变、PED 的持续存在以及 RPE 层的不同改变[16]。经典型 CNV（图 2.34 和图 2.35）在 OCT 上主要表现为视网膜上皮层下的组织，与隐匿型 CNV 相比，经典型 CNV 在视网膜下的组织体积更大。在所有的隐匿型 CNV 病例中都可以见到 PED。与主要的经典型 CNV 相比，隐匿型 CNV 的视网膜厚度较薄且 PED 的体积更大。视网膜血管瘤样增生病灶显示了视网膜内囊样改变所占的百分比最高[18]。

在隐匿型 CNV 中，新生血管组织仅限于视网膜色素上皮层下。可以演变为经典型 CNV 的血管经常会向视网膜下扩张生长。

经典型 CNV 表现为视网膜下和 RPE 上的新生血管组织，可见血管腔。如果新生血管膜穿过 RPE 层并进入视网膜下，就可以在 FA 中看到经典型 CNV（图 2.34和图 2.35）。

Framme 等[19]利用 SD-OCT 观察到渗出性 ARMD 中小的致密颗粒（SDP）（图 2.34）。SDP 的来源未知，但可能是迁移的 RPE 细胞或者是白细胞。这可能表明在湿型 ARMD 中有某种程度的视网膜炎性改变。SDP 的

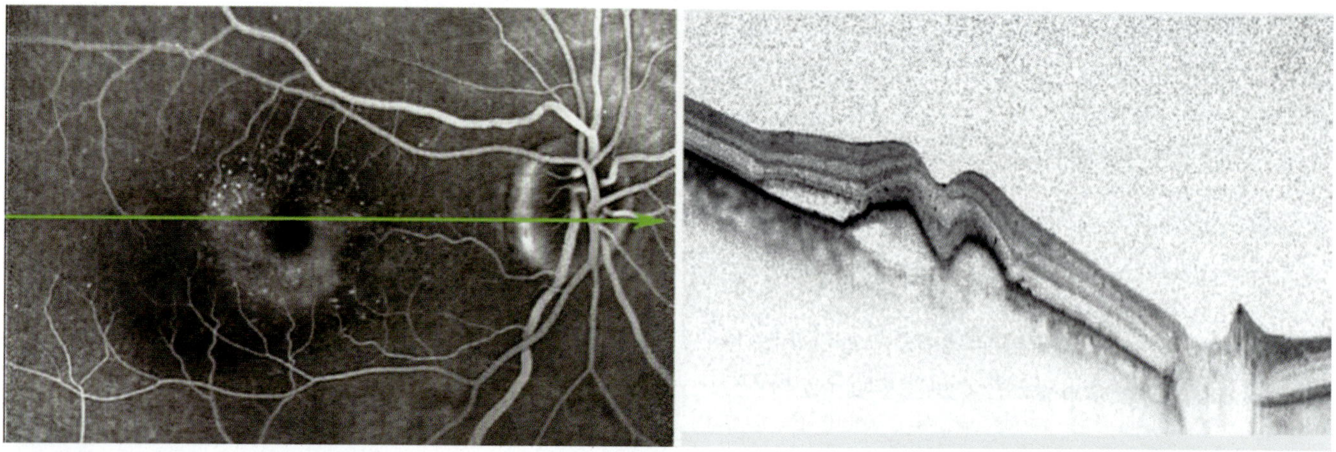

图 2.30 荧光造影中显示了隐匿型 CNV。正如 OCT 所示，视网膜下积液伴多个视网膜色素上皮脱离，这是典型的隐匿型 CNV。

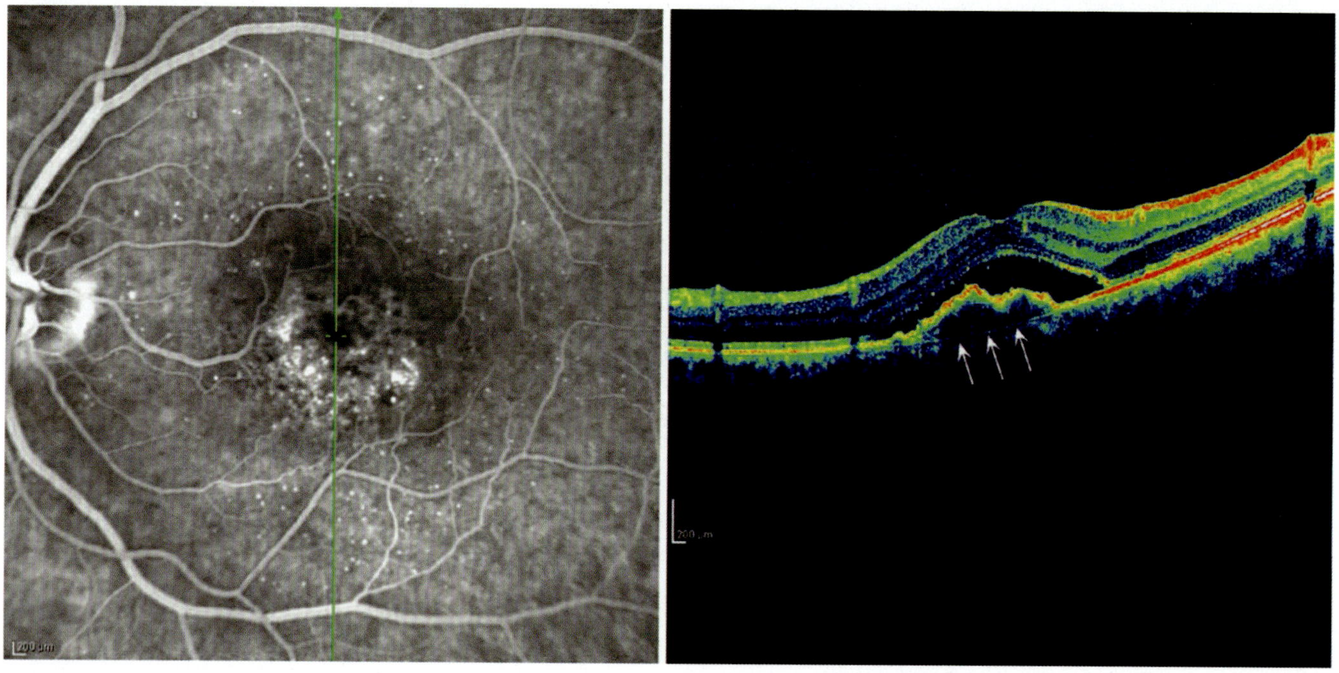

图 2.31 OCT 和 FA 显示为隐匿型 CNV。不规则波浪状隆起的视网膜色素上皮层以及视网膜下积液都表明是隐匿型 CNV。RPE 下的细线（白色箭头）为 Bruch 膜。

数量显示炎症水平在经过抗-VEGF 治疗后明显下降，并且与最佳矫正视力（BCVA）正相关。此外，炎症程度越严重、SDP 越多就预示抗-VEGF 治疗效果越好。因此，它可能是预测治疗效果的因素之一[19]。

在慢性及长期的病程中，瘢痕组织是经典型 CNV 的主要组成部分（图 2.36 至图 2.39）。

2.2.1 瘢痕形成

在新生血管疾病晚期，新生血管丛最终会转化成纤维组织成分的无活动性的瘢痕组织（图 2.40）。

湿型或干型 ARMD 患者的脉络膜厚度有所不同[20]。然而，脉络膜通常会随着年龄的增长而变薄[21]。

2.2.2 新生血管

当出现视网膜下或视网膜内积液时，PED 被证实为新生血管。新生血管型 PED 可能长时间不伴有视网膜下或视网膜内液体积聚，但视觉症状往往因新生血管转化而加重。具有不规则表面、大体积和内部高反射结构的色素上皮脱离倾向于转变为新生血管型（图 2.41 至图 2.44）。

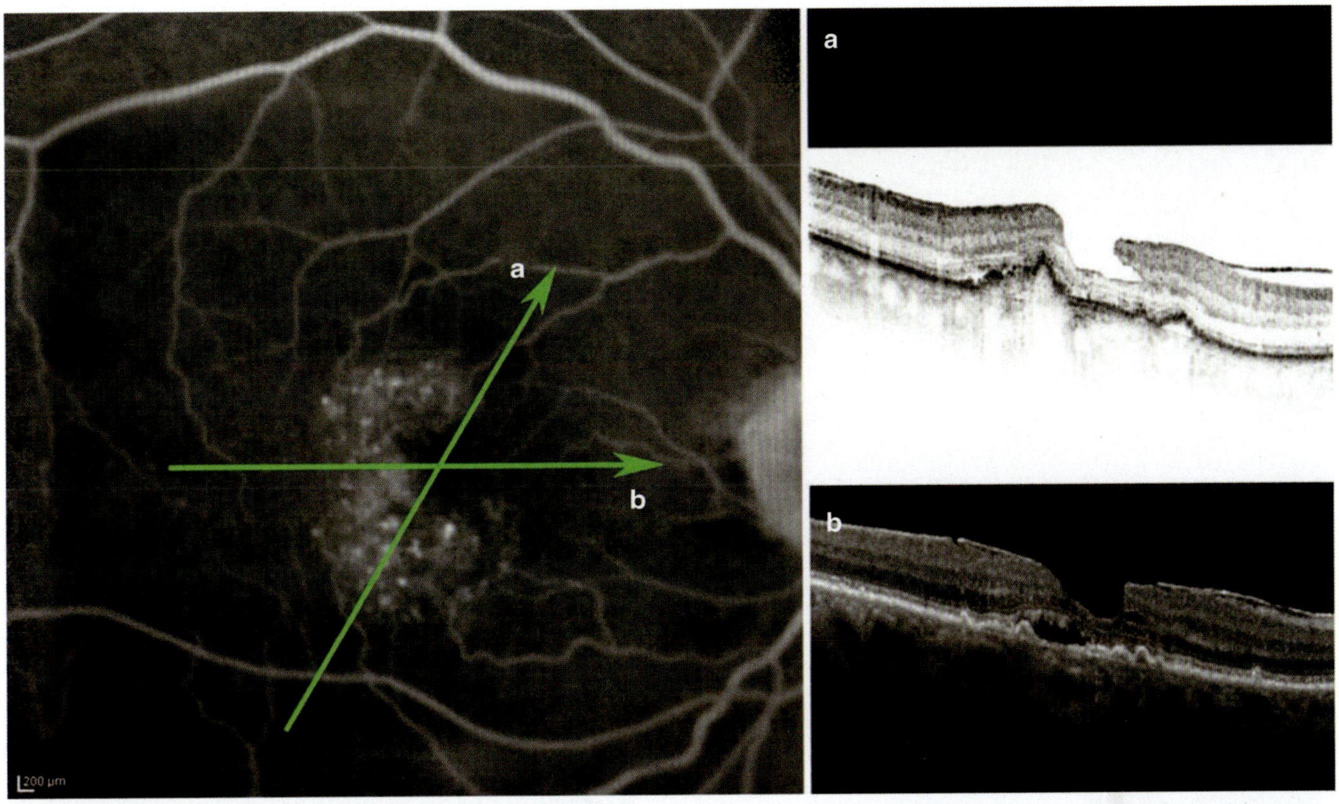

图 2.32　这是另一例隐匿型 CNV 患者的荧光素血管造影。视网膜色素上皮层呈波浪状以及视网膜下积液代表新生血管活动性。还可见黄斑前膜引起的中心凹处视网膜内空隙和黄斑板层裂孔。

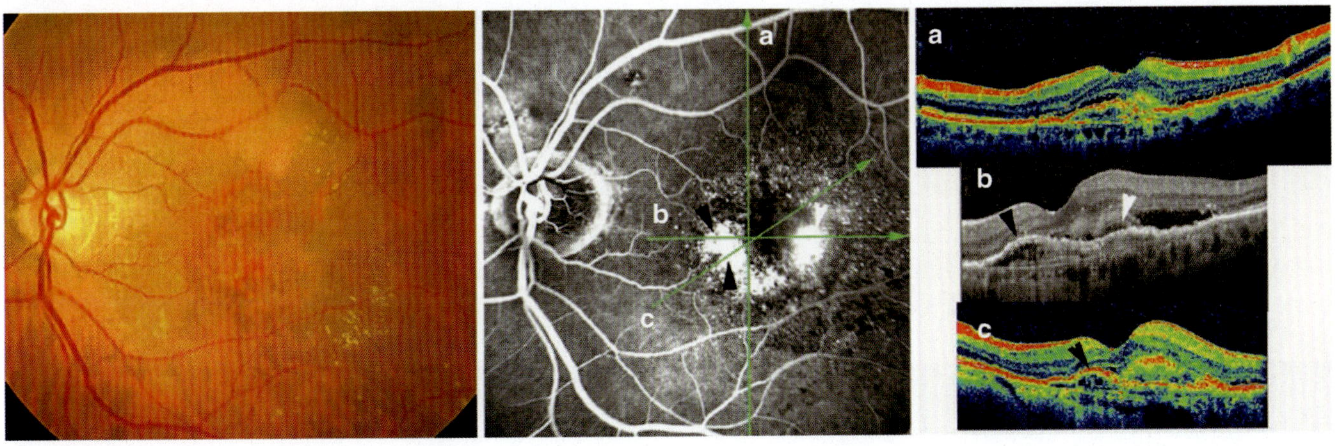

图 2.33　彩色眼底图像、晚期荧光素血管造影，以及多个 OCT 横截面显示的伴有不规则反射及表面不规则的新生血管型 PED。黑色三角显示了 FA 上大量荧光渗漏，其与 OCT 上新生血管型 PED 相对应。颞侧明显的荧光渗漏（白色三角）与视网膜下积液，以及伴有 RPE 断裂和纤维素样渗出的新生血管组织扩张生长处相对应。

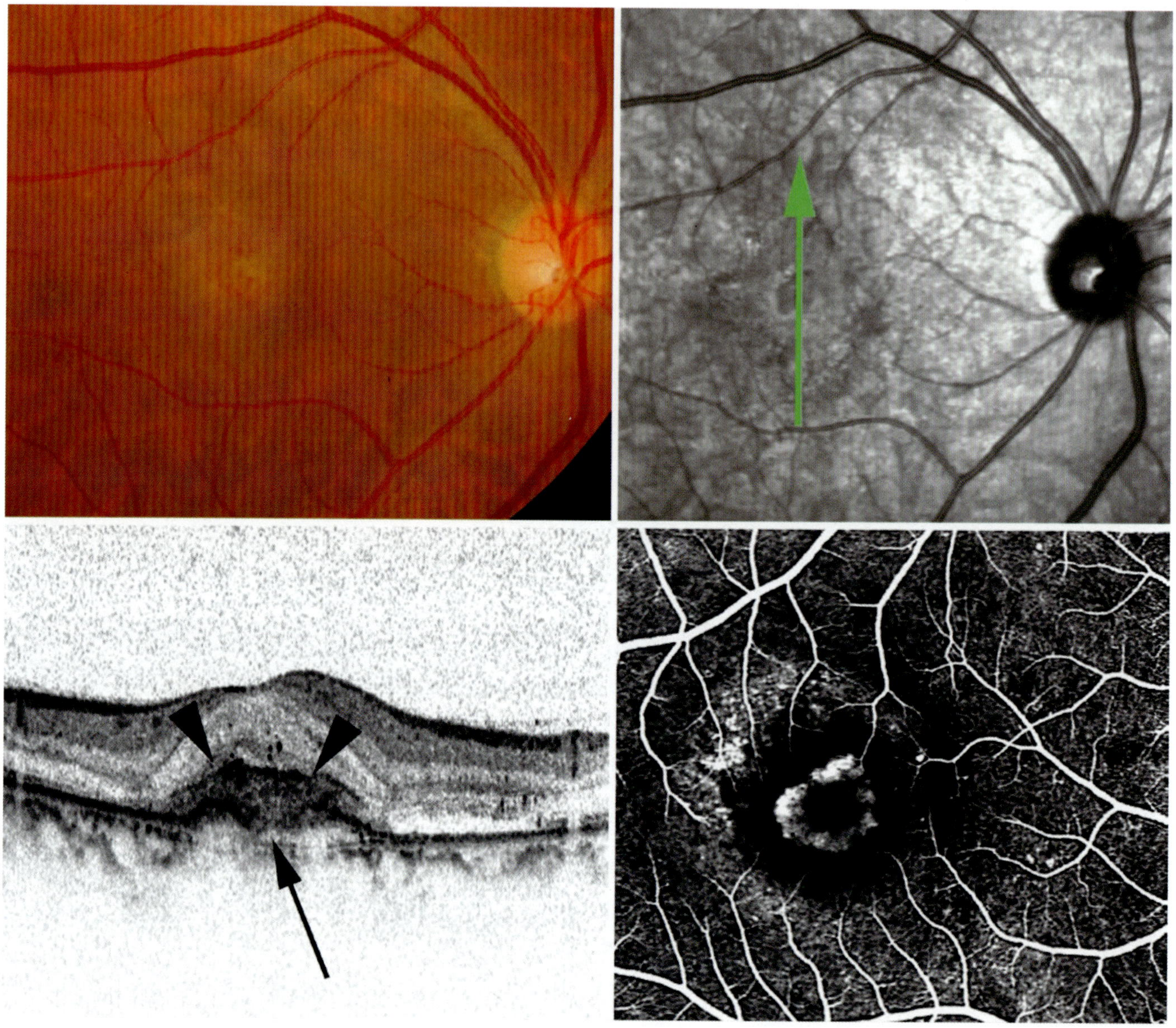

图 2.34 这是一个经典型 CNV 病例。黑色三角显示视网膜下新生血管膜。黑色箭头显示新生血管膜突破 RPE 的位置。FA 中也能看到经典型 CNV。小的致密颗粒(两个黑色三角之间)显示为视网膜内黑色点状病灶。

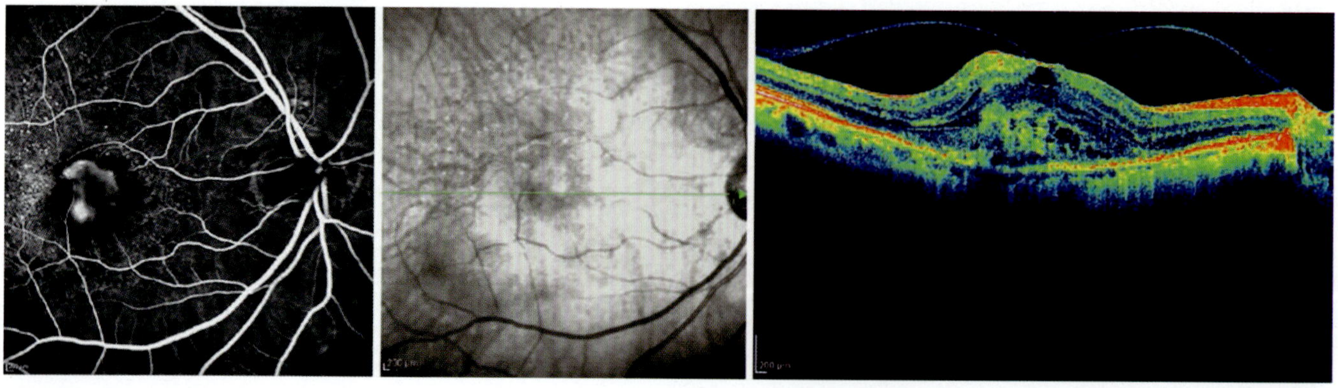

图 2.35 经典型 CNV 的另一个病例。新生血管组织位于视网膜与 RPE 之间,具有不规则反射且横截面可见血管。玻璃体后界膜与中心凹处视网膜相连,引起牵拉性黄斑视网膜病变并伴有视网膜内囊样改变,这使先前存在的黄斑区病变复杂化。

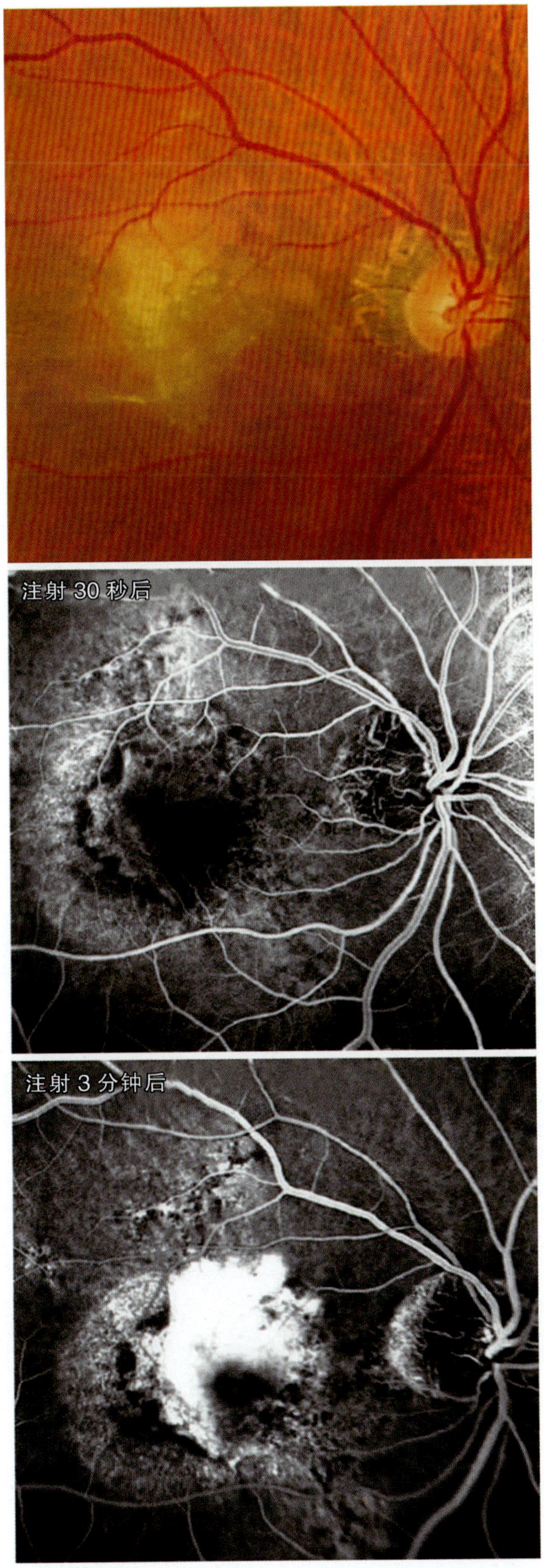

图 2.36　这是一例右眼患有经典型 CNV，左眼患有混合型 CNV 患者的彩色眼底图像和荧光素血管造影图像。在左眼颞侧的病灶中充满了异常血管网。

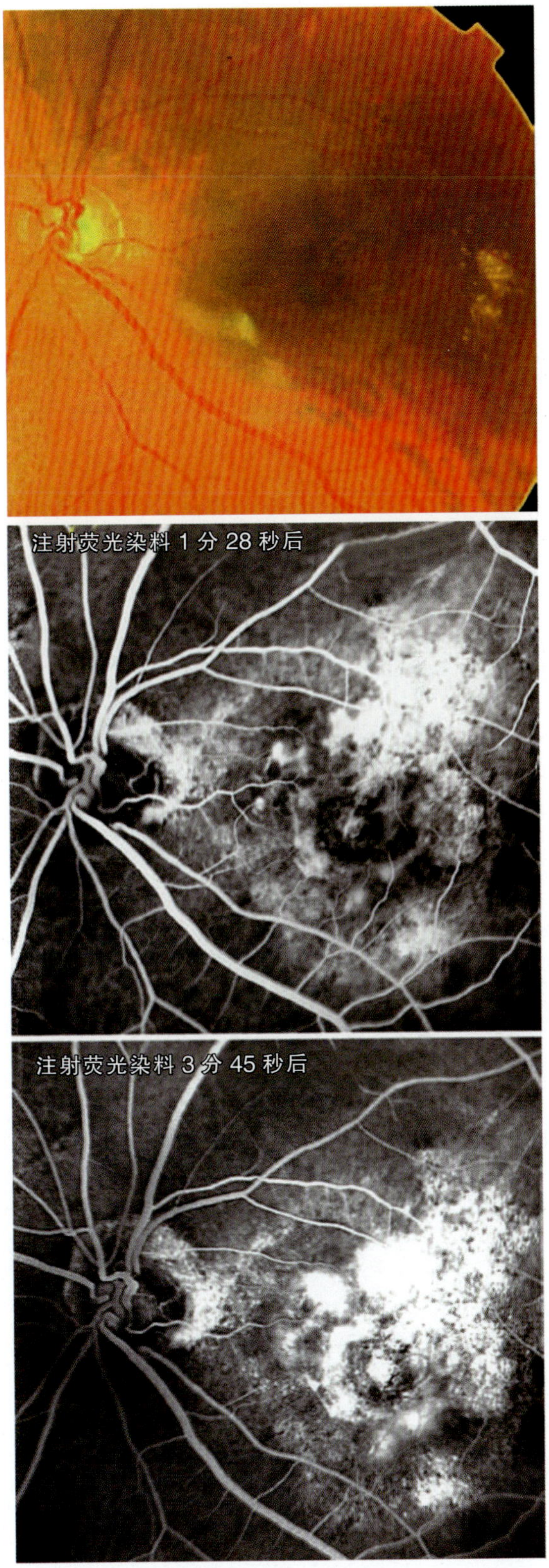

图 2.37　这是一例右眼患有经典型 CNV，左眼患有混合型 CNV 患者的彩色眼底图像和荧光素血管造影图像。在左眼颞侧的病灶中充满了异常血管网。

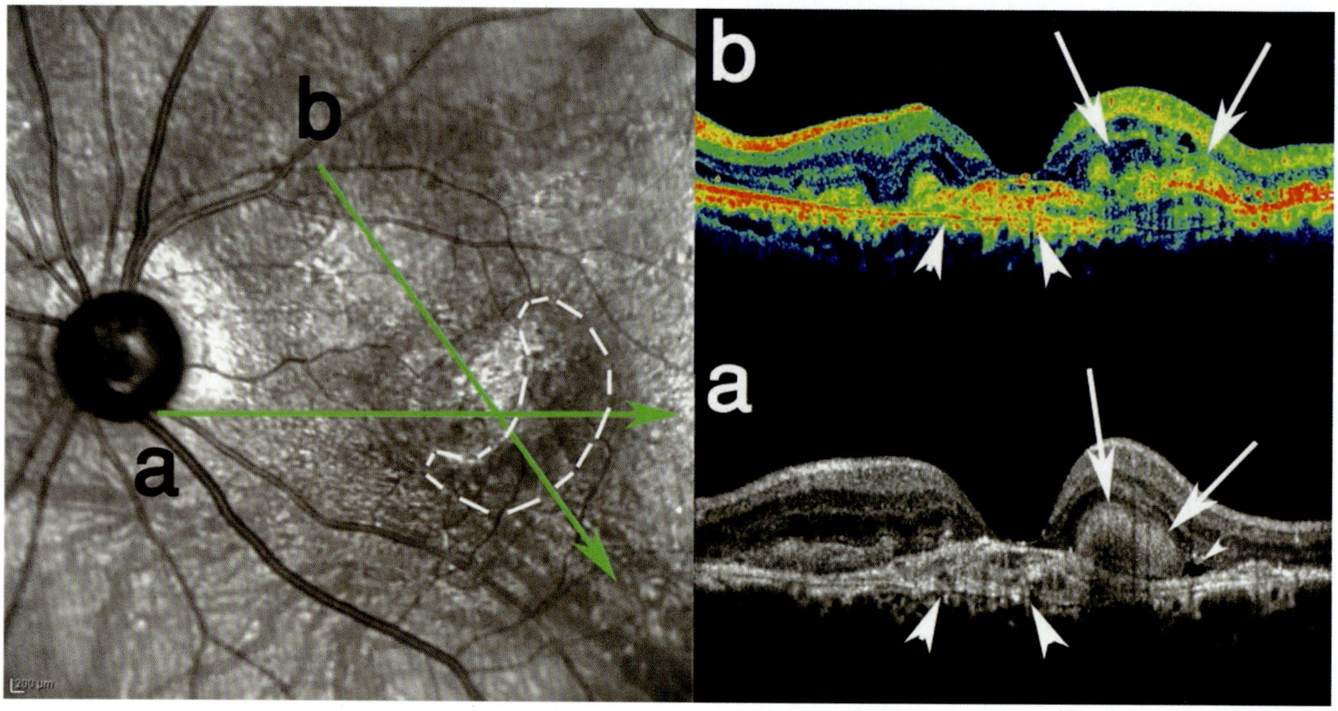

图 2.38　图 2.37 同一例患者的 SLO-OCT 图像。虚线圈内为新生血管网，OCT 横截面显示了视网膜下新生血管丛的生长（白色箭头），其旁有视网膜下积液（白色小三角）。还可见粗大血管的 RPE 下新生血管丛以及瘢痕组织（白色大三角）。中心凹处外核层及感光细胞层丢失，可能是中心凹视力欠佳的原因。

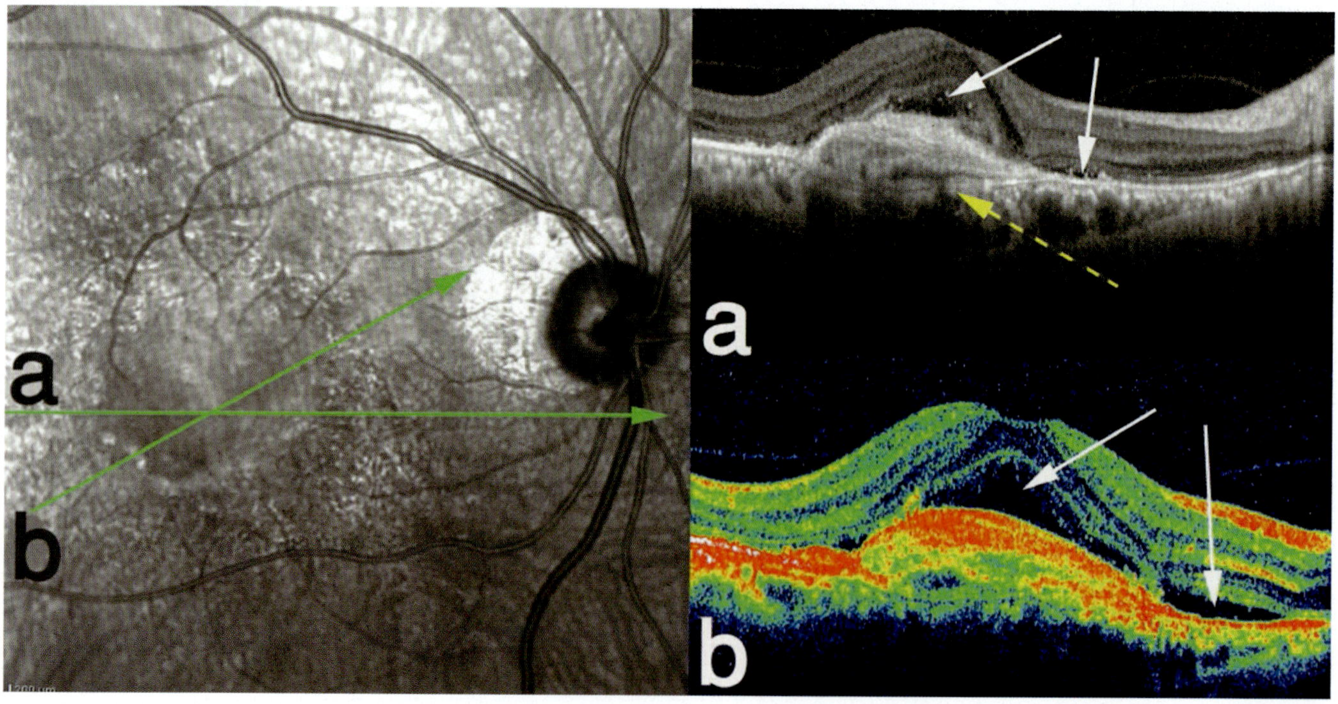

图 2.39　图 2.36 同一例患者右眼的 SLO-OCT 图像。中心凹下可见一个表面伴有巨大瘢痕组织的新生血管膜。白色箭头表示视网膜下积液。虚线表示新生血管自脉络膜进入 RPE 下的位置。尽管视网膜下有较厚的瘢痕组织和新生血管组织，但外核层的保留表明通过治疗后有可能恢复视力。

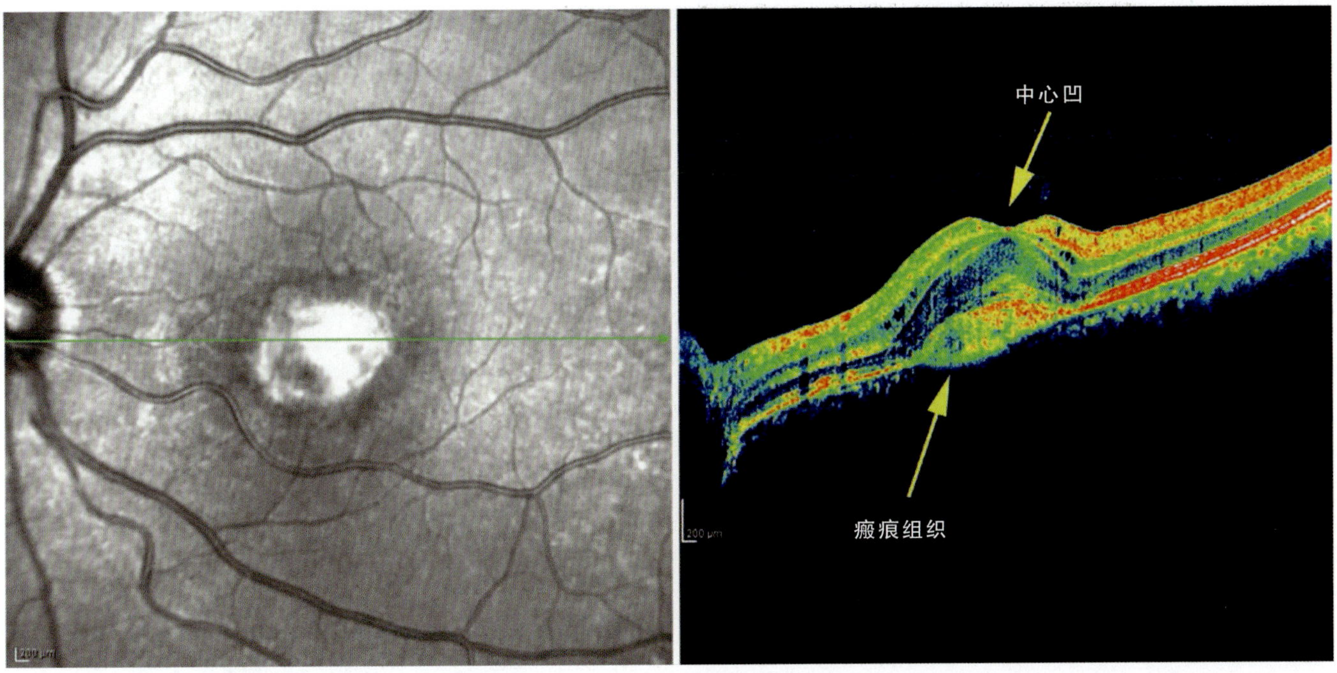

图 2.40　在这张 SLO-OCT 图像中，瘢痕组织是主要成分。视网膜下液体消失或减少，表明新生血管活动性降低。

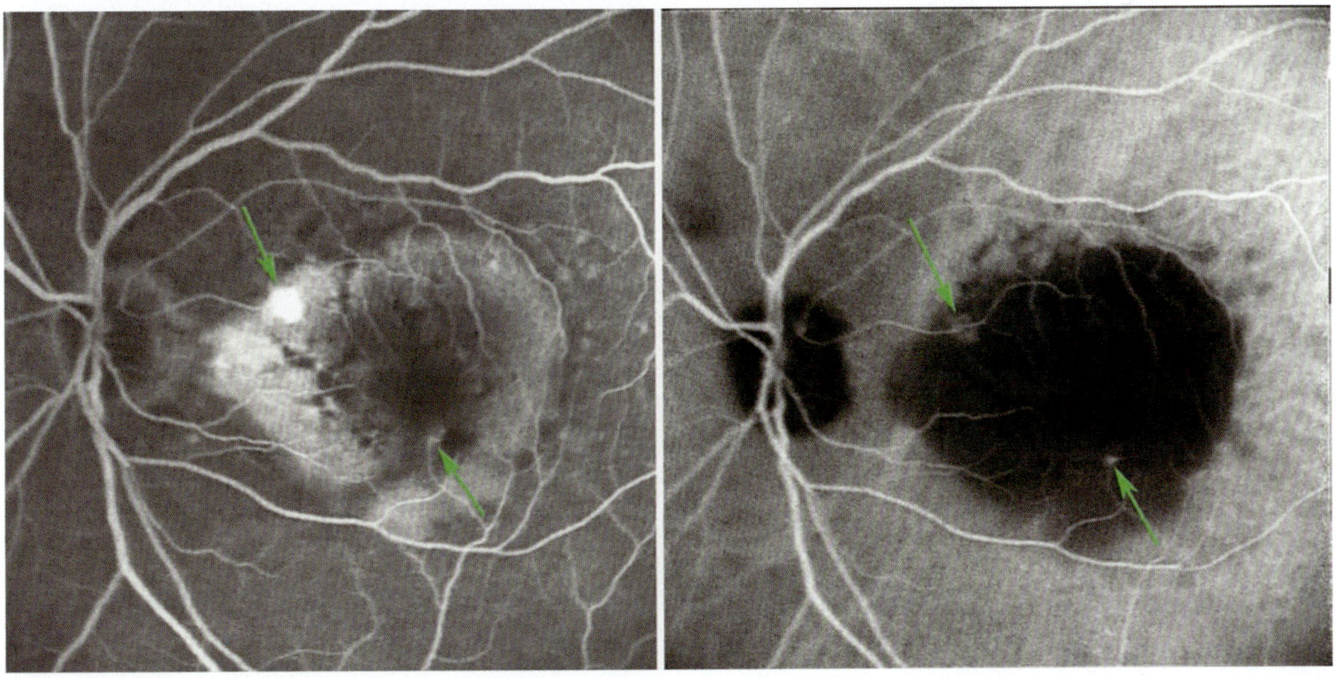

图 2.41　血管性 PED 患者的 6 分钟 FA 图像(左)和 ICGA 图像(右)。出现两个强荧光点。FA，荧光素血管造影；ICGA，吲哚菁绿血管造影术。

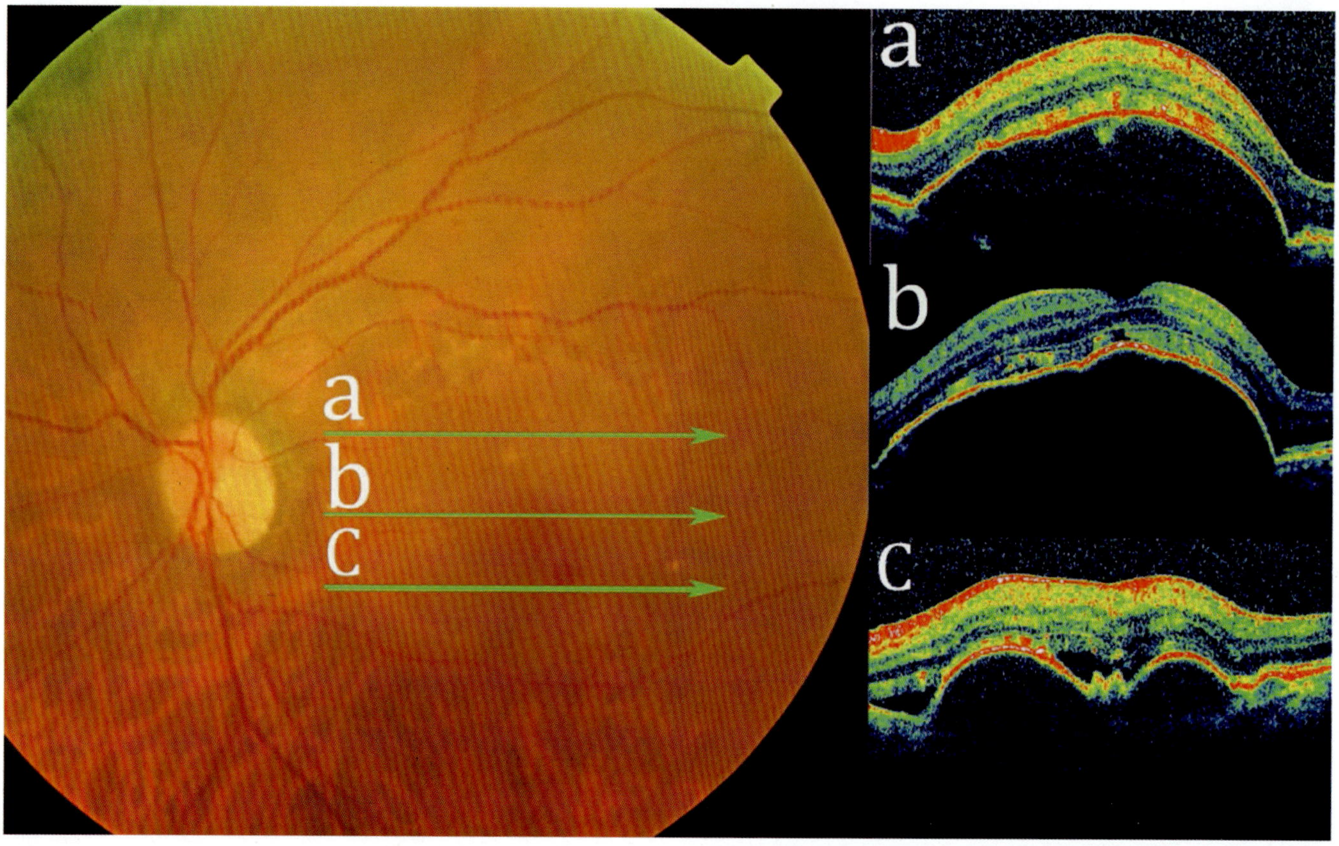

图 2.42　图 2.41 同一例患者的彩色眼底照片和纵向 OCT 图像，为后极部的三处横截面扫描图像。a 部分显示了穹顶状的隆起 PED。b 部分显示了一层薄的视网膜下积液。c 部分是切过新生血管丛凹口并在大疱状 PED 上回缩的图像。大的多叶形 PED 在颞部下方有一个小凹口,可能是一个新生血管丛。

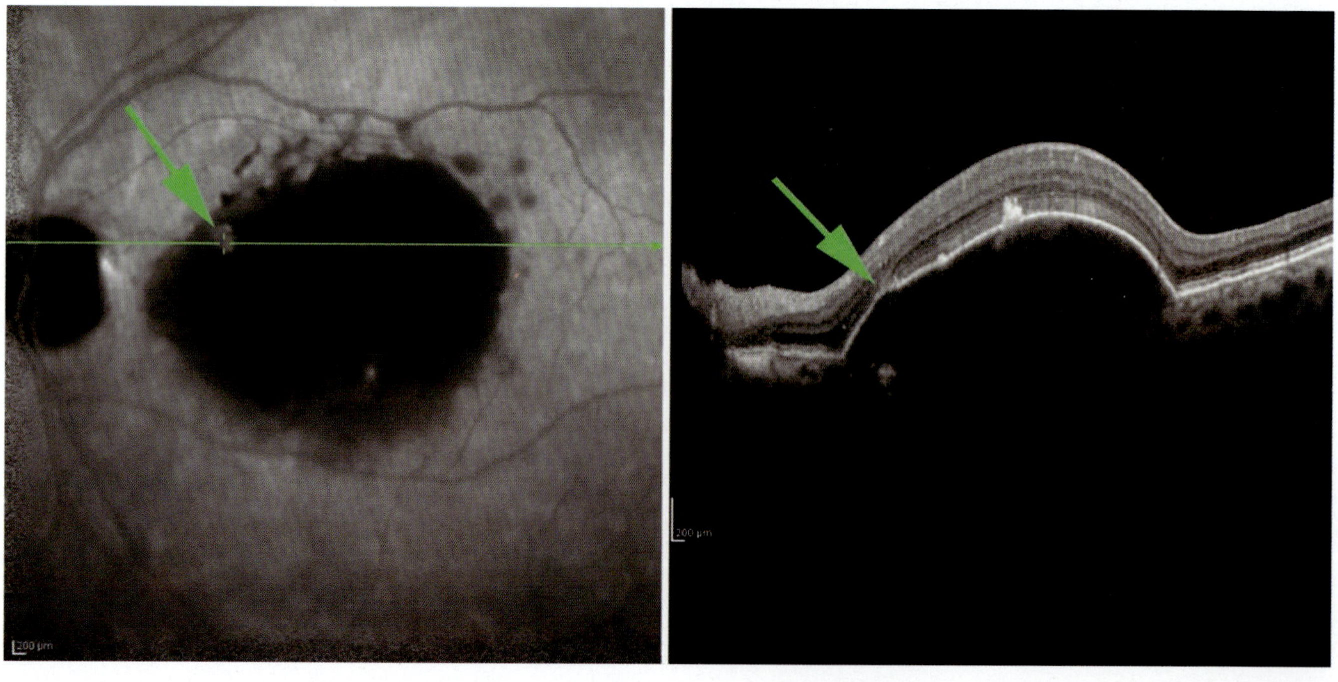

图 2.43　ICGA 和 OCT 扫过 PED 强荧光点的图像。上断面图像显示 RPE 缺损和视网膜变薄,这解释了荧光素血管造影(FA)中的强荧光和 ICGA 中脉络膜血管网可见性增加(绿色箭头)。

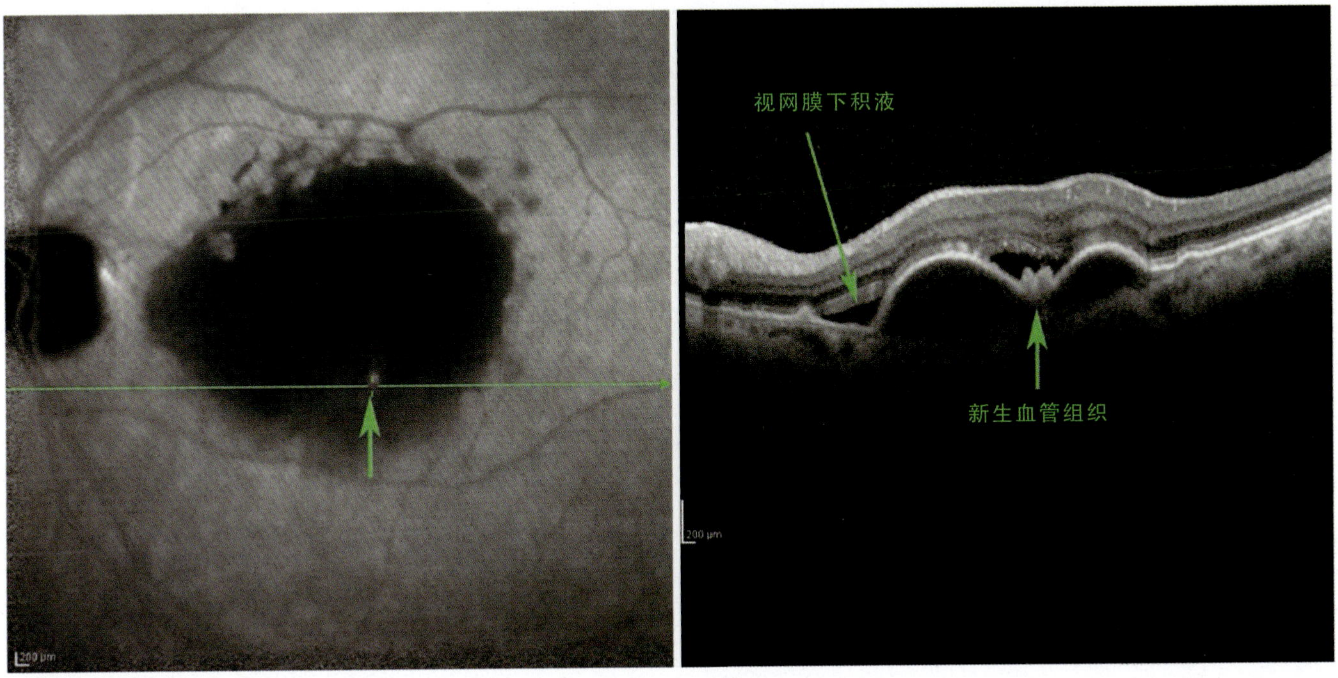

图 2.44　ICGA 和 OCT 扫过 PED 强荧光点的图像。下断面 ICGA-OCT 图像显示在强荧光点上的切口，与 PED 上具有凹口的新生血管丛相一致。视网膜下积液明显。

新生血管膜的前期模式表现为在荧光素血管造影和 OCT 检查期间可见内部有大的截短血管，并可伴有大的 PED(图 2.45 至图 2.53)。

光学相干断层扫描是一种精准的成像技术，可用于患有新生血管膜的患者(图 2.54)以及玻璃体腔内抗-VEGF 注射治疗后的随访。注射后视网膜下积液消失或减少，以及视网膜内囊样变化表明新生血管活动完全或部分缓解。可以通过 OCT 图像检测到的组织来预测病灶的持续时间和慢性程度。

大的 PED 有时会破裂并卷起，这种现象被称为 RPE 撕裂(图 2.55 至图 2.62)。

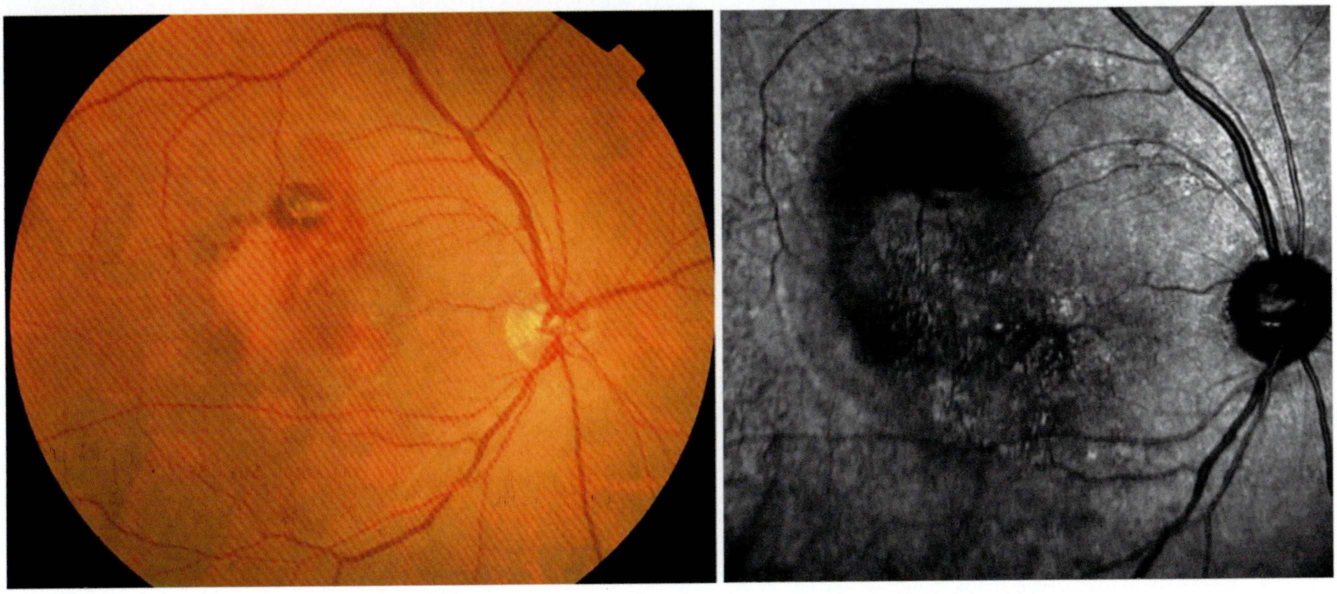

图 2.45　一例 68 岁男性患者的眼底照片和 SLO 图片，患者近期视力下降，且伴有明显的视网膜下和视网膜前出血。

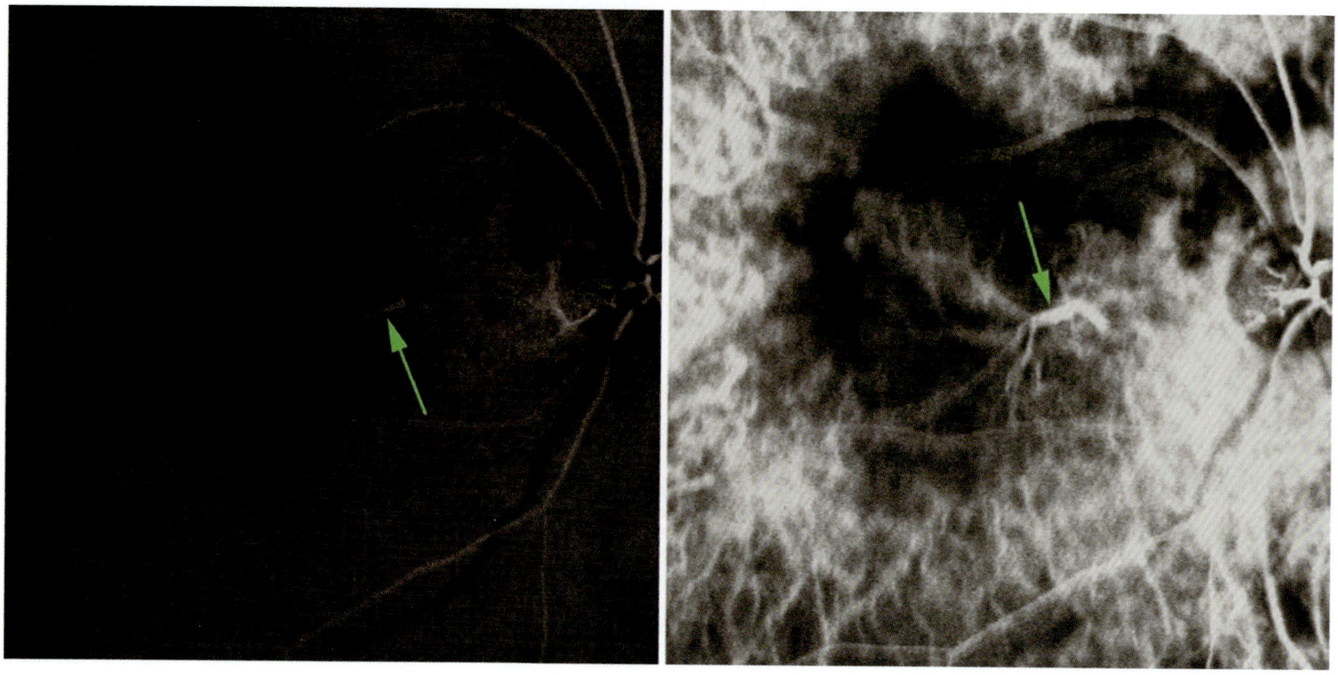

图 2.46 在荧光素血管造影和吲哚菁绿血管造影的动脉部分，截短血管(箭头)滋养整个新生血管膜。

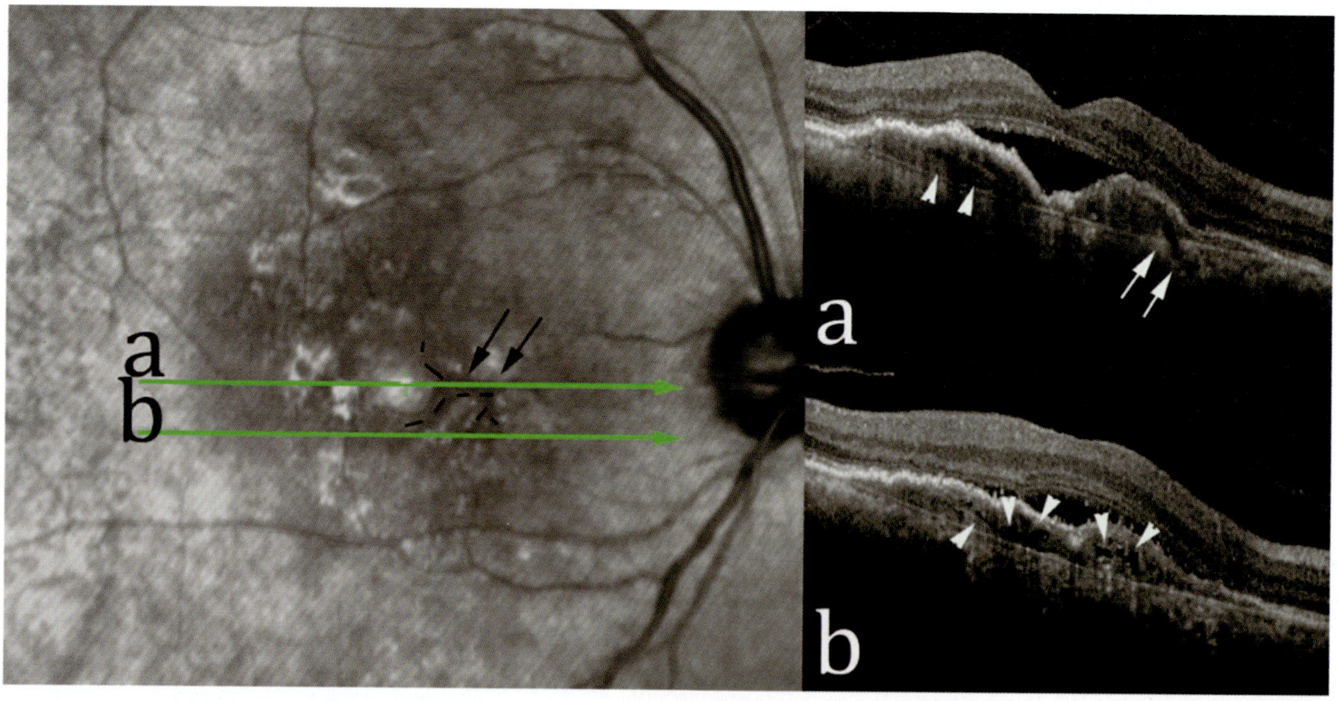

图 2.47 图 2.46 同一例患者的 OCT 图像，显示了进入 RPE 下血管入口位置的两个横断面扫描图。a 部分在 OCT 图像用白色箭头表示(滋养血管穿过 Bruch 膜)，在 SLO 图像中用黑色箭头表示，同时其血管网(白色三角)是可见的。b 部分的白色箭头也指向血管腔。Clemens 等[10]表明，这些高反射性病变是覆盖 CNV 的纤维蛋白。然而，这些病变似乎是 CNV 管腔与周围的纤维蛋白。这种现象表明新生血管膜具有耐药性。黑色虚线显示血管及其分支的方向。

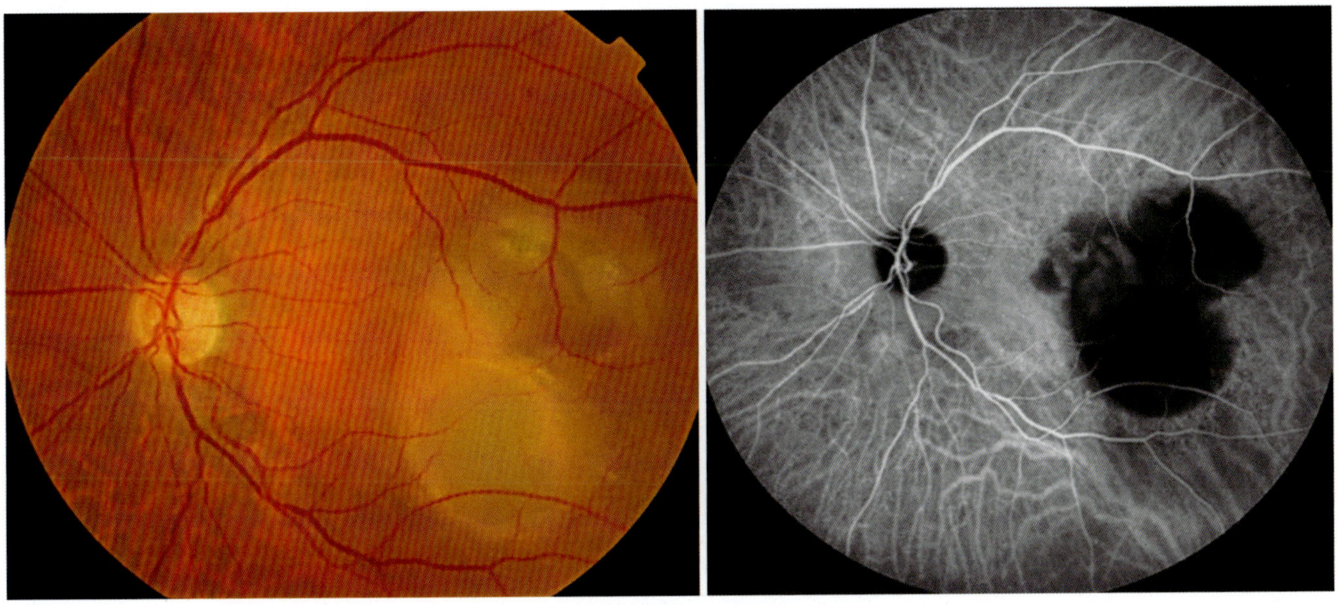

图 2.48　一例视力下降并有大的多叶形新生血管性 PED 患者的眼底彩色图像和 ICGA 图像。

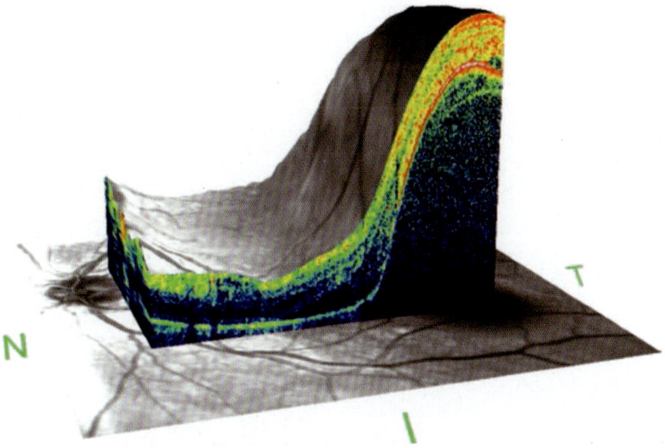

图 2.49　图 2.48 同一例患者的 3D-OCT 图示严重的视网膜隆起和大的 PED。3D-OCT，三维光学相干断层扫描。

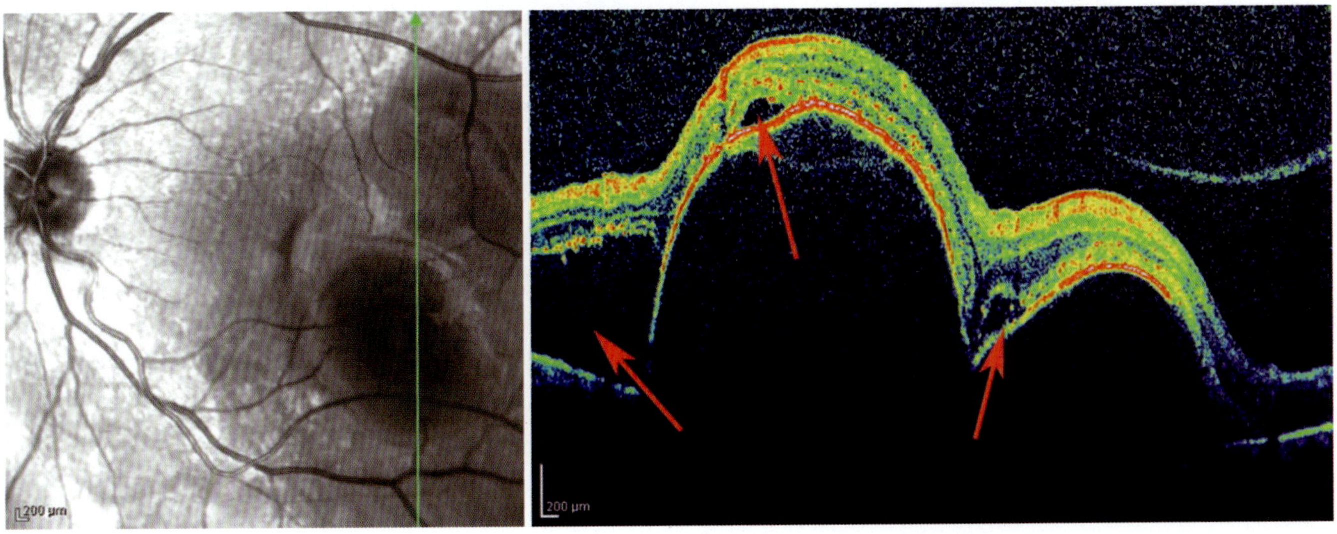

图 2.50　这是图 2.48 同一例患者的纵向 OCT 扫描图。RPE 层两个大的隆起伴视网膜下积液（箭头）与血管性 PED 并存。

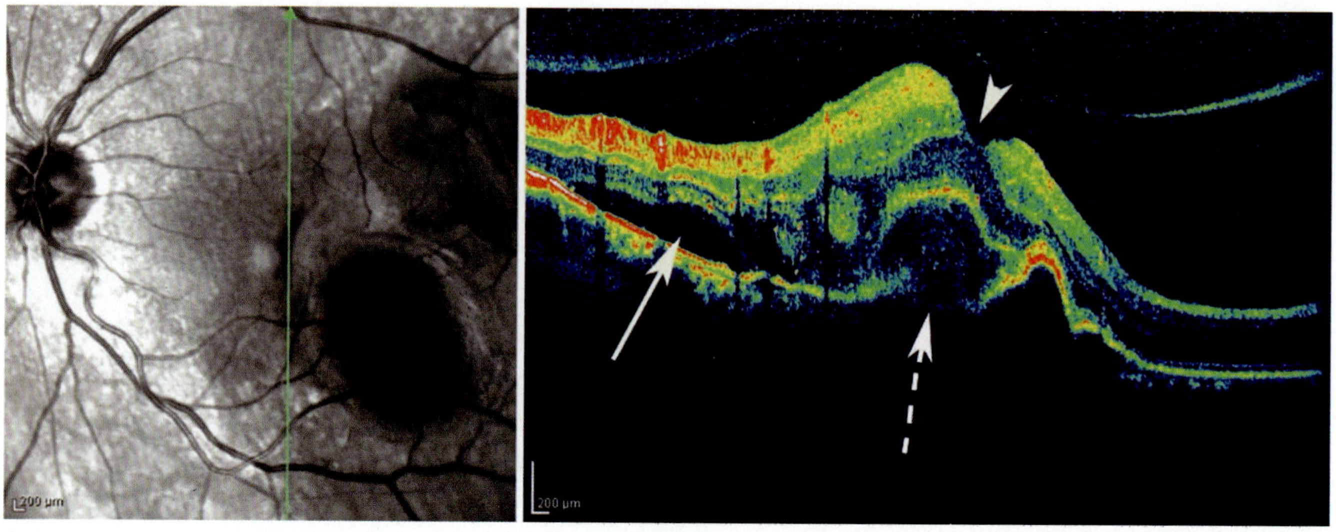

图 2.51 中心凹下(白色三角)的新生血管丛(虚线箭头)导致视网膜下积液(白色箭头)。

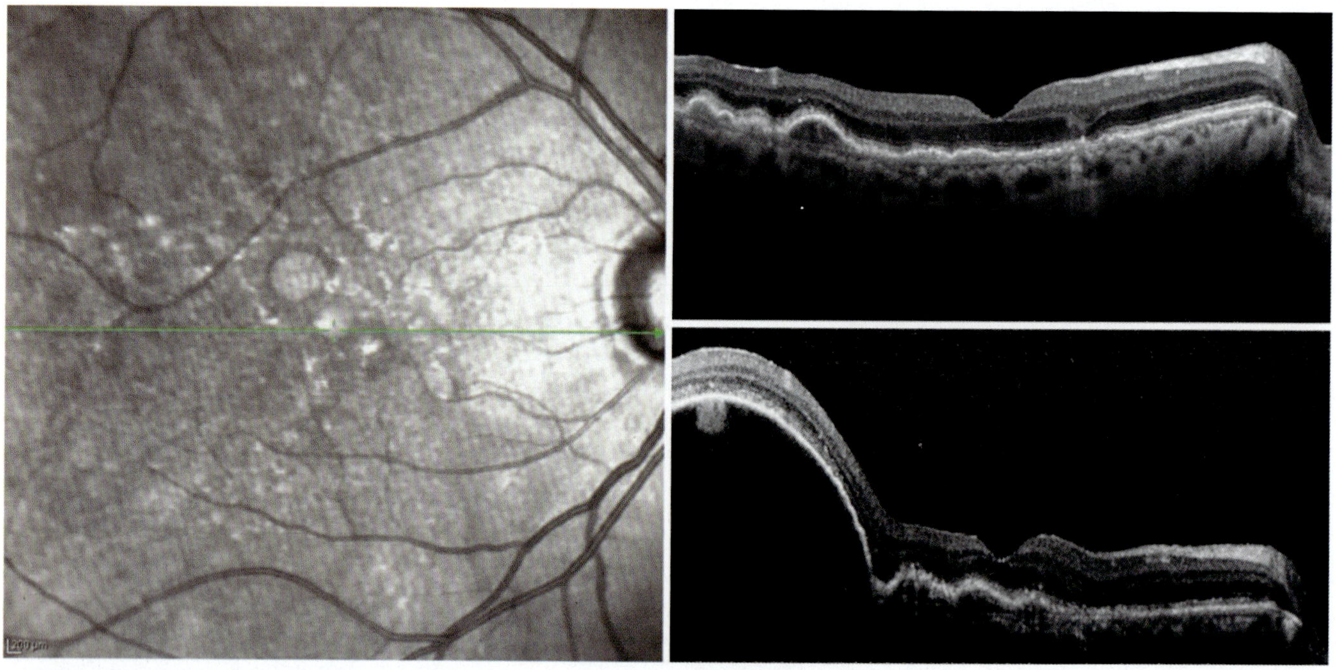

图 2.52 非新生血管型 PED 有时会转变为新生血管性 PED。例如,在这例患者的 OCT 图像中,出现了大量新生血管性 PED,并在其周围出现视网膜下积液,6 个月后出现视物变形。

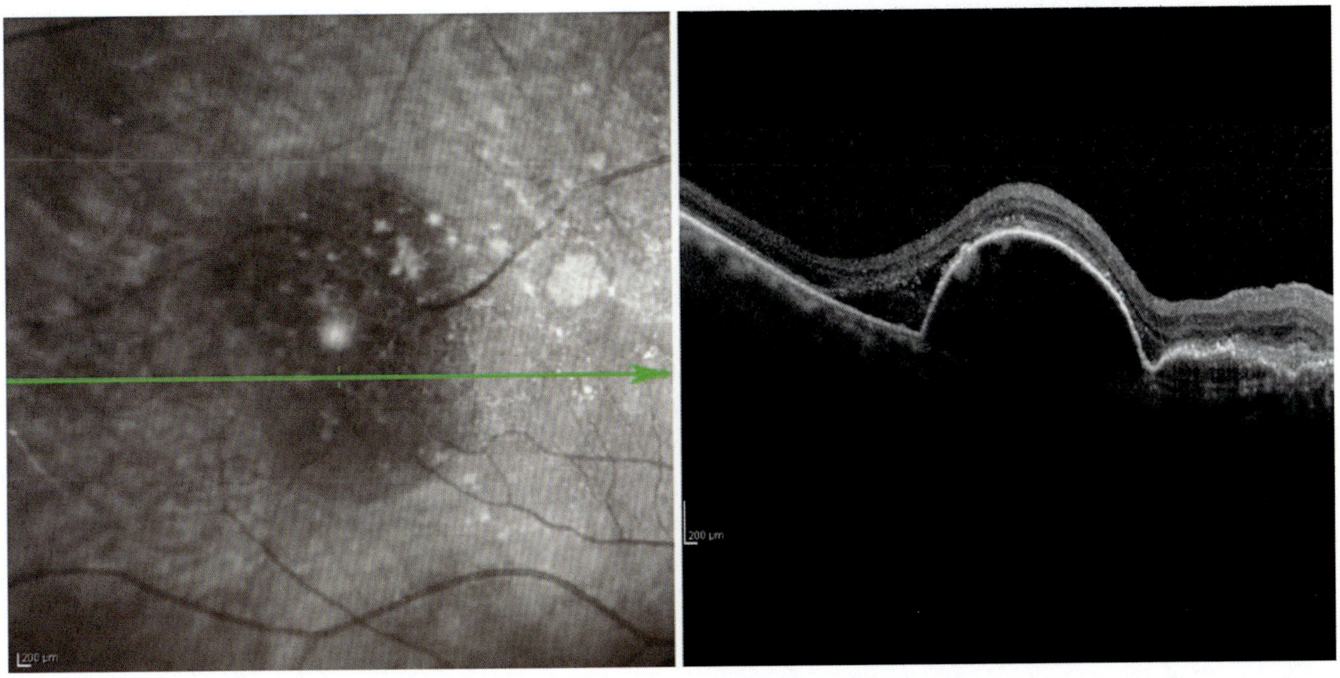

图 2.53　上图 PED 的 SLO-OCT 扫描显示了视网膜下积液和新生血管活动性。

2.3 视网膜血管瘤样增生

视网膜血管瘤样增生(RAP)的特征是大量的视网膜积液(图 2.63 至图 2.66),新生血管膜穿过视网膜生长以及视网膜层结构紊乱。Hartnett 等[22]将这种新生血管形成标记为“视网膜血管瘤病”。大约 10%新诊断的湿型 ARMD 为视网膜血管瘤样增生。老年白人和单眼 RAP 患者的对侧眼更易患 RAP。这种新生血管的预后也较差[23]。

关于这种病变的起源有两种理论。2001 年,Yannuzzi 等[24]提出这种病变源于视网膜。然而,Gass[25]认为这些血管瘤样增生的起源是一种向前部延伸的隐匿型新生血管膜。

新生血管膜扩张有时伴有其他视网膜病变的发展,如黄斑板层裂孔(图 2.67)。

视网膜下血管入口有时是明确的(图 2.68)。

OCT 是湿型 ARMD 患者抗-VEGF 治疗后随访的有力工具。视网膜下积液吸收是治疗反应的第一个标志,其次是视网膜新生血管膜边缘的锐化(图 2.69 和图 2.71)。而通常视网膜内囊样水肿会持续存在一段时间后消失。在复发和慢性新生血管中,通常存在视网膜内囊样水肿。慢性水肿可能导致视网膜组织的缺失,使得假性囊样空间形态类似于真正的囊肿(图 2.70)。尽管新生血管活动完全缓解,这些囊肿可能仍会持续存在数月(图 2.70)。

新生血管膜经过多次玻璃体腔注射或光动力治疗后,内表面反射增加,可能是由于瘢痕或纤维化组织的形成。在一些患者中,瘢痕组织减少了 RPE 与光感受器的通信并导致感光层的破坏,这可以预测视力恢复较差。因此,OCT 在评估治疗后的视力恢复方面具有关键作用(图 2.72 和图 2.73)。通过使用 OCT 可以跟踪并监测新生血管组织的生长。

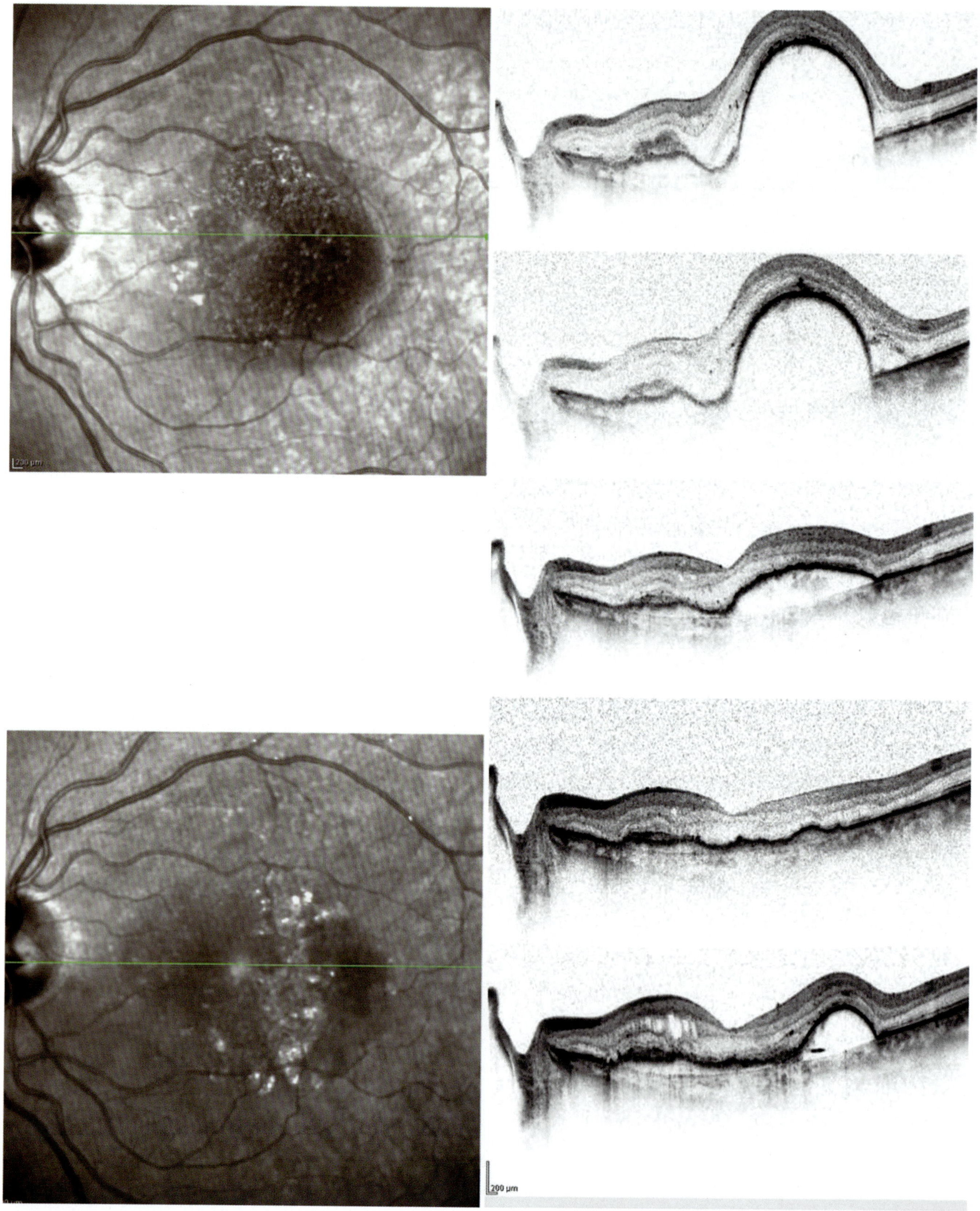

图 2.54 此复合图像中,连续 OCT 图像来自患有大的 PED 和活动性新生血管并随访 1 年的患者。在早期治疗阶段效果显著, 但在右下方 OCT 图像中,PED 增大和视网膜内液体积聚被认为是疾病复发的原因。

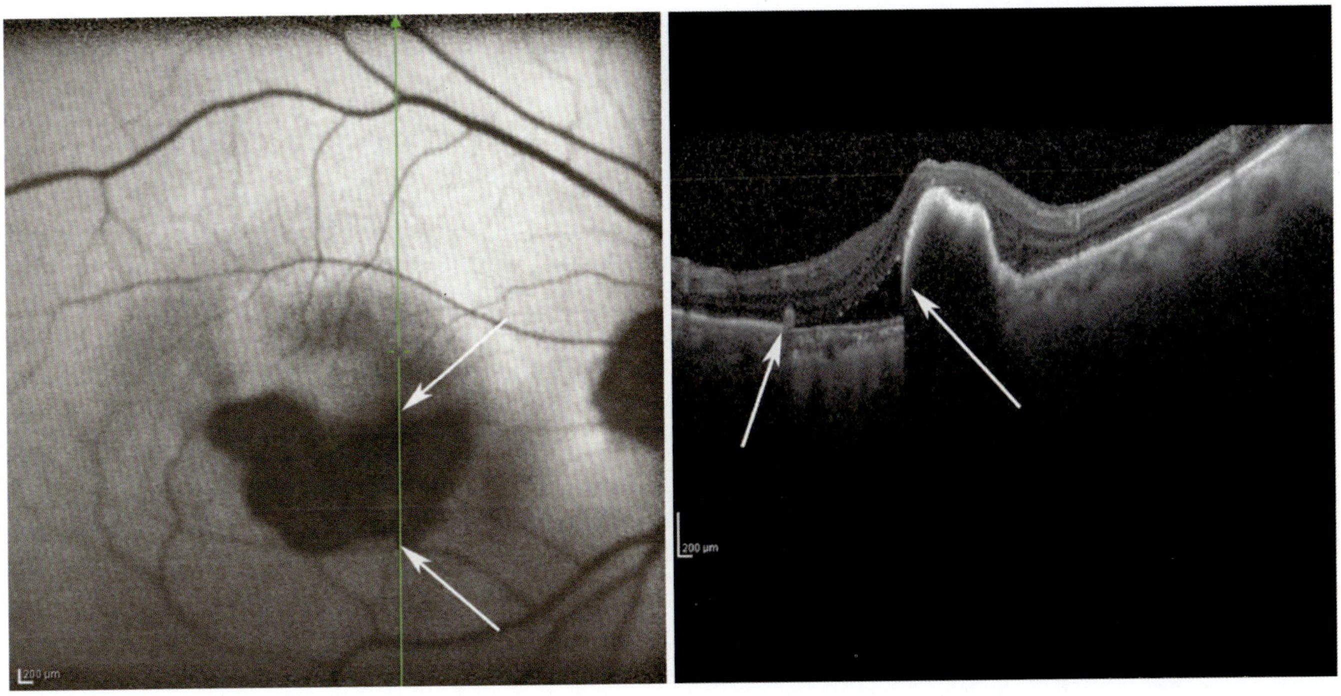

图 2.55　在眼底自发荧光图中，撕裂区明暗边缘的界限是可辨别的。在 OCT 图像中，隆起和卷起的 RPE 为高反射。两个箭头之间的区域无 RPE，这是诊断 RPE 撕裂的线索。

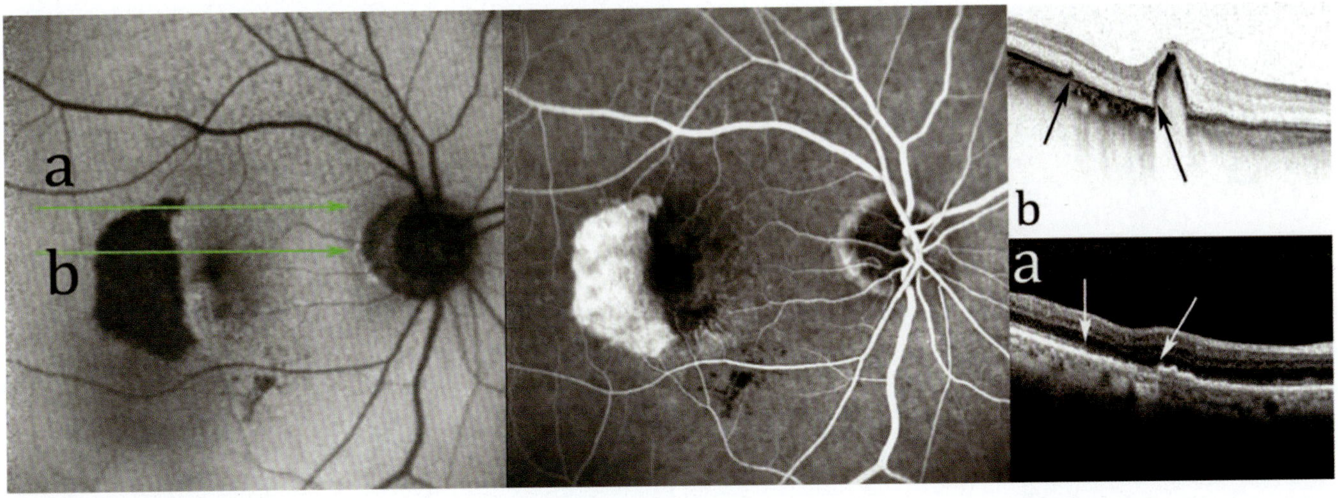

图 2.56　一例 RPE 撕裂患者的 OCT 图像。(a)白色箭头示撕裂的边界。在眼底自发荧光图像中，撕裂的边缘清晰可见。在荧光素血管造影图像中，窗样缺损强荧光很明显。撕裂上缘(b)的 OCT 图像显示 RPE 隆起并卷起(上图)。两个箭头之间的区域显示无 RPE。

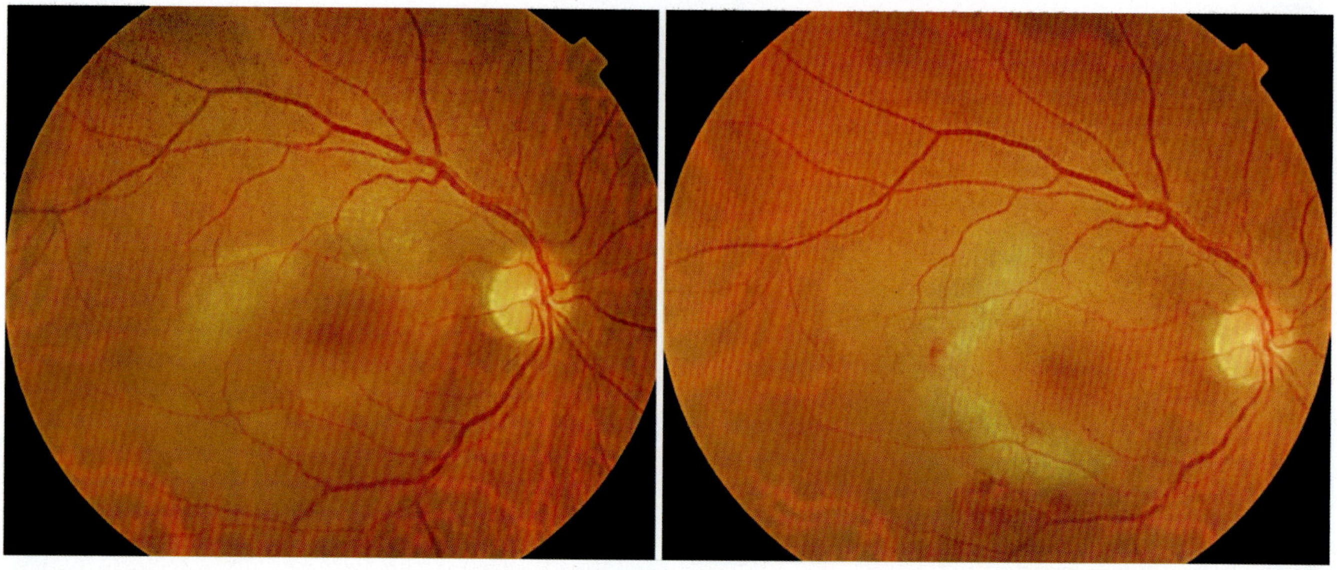

图 2.57 治疗期间有时会发生 RPE 撕裂。在注射贝伐单抗之前(左图)和玻璃体内注射贝伐单抗之后(右图)获得的患者的彩色眼底照片,两次拍摄相距 1.5 个月。大的 PED 在视网膜下断裂并卷起。

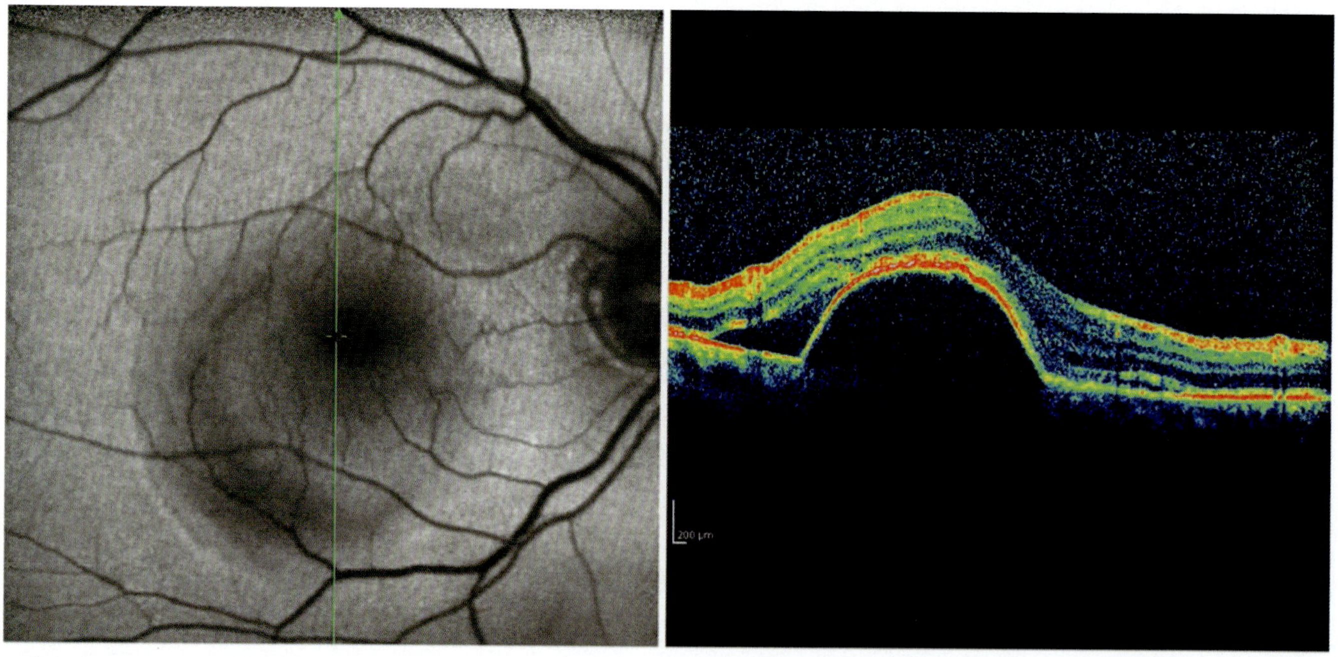

图 2.58 图 2.57 同一例患者在注射贝伐单抗之前(上图)和玻璃体内注射贝伐单抗之后 1.5 个月(下图),获得的眼底自发荧光图像和 OCT 图像。一个大的 PED 在视网膜下破裂并卷起(下图中的箭头)。(待续)

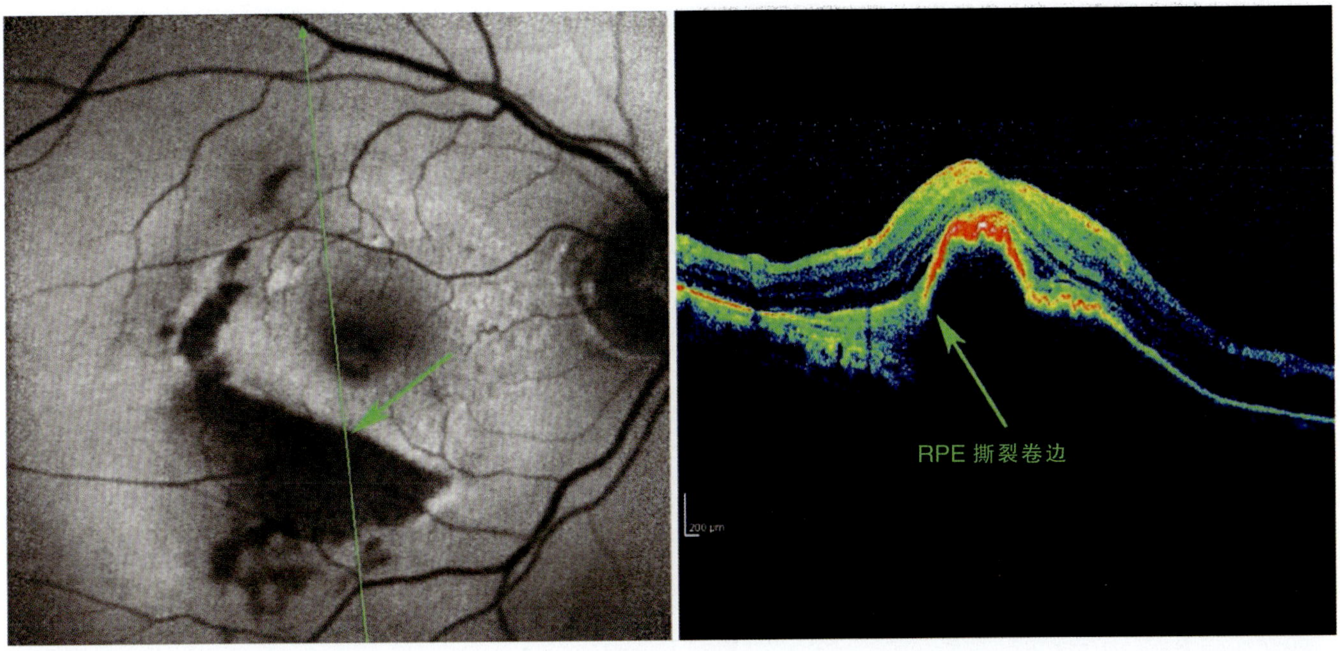

图 2.58(续)

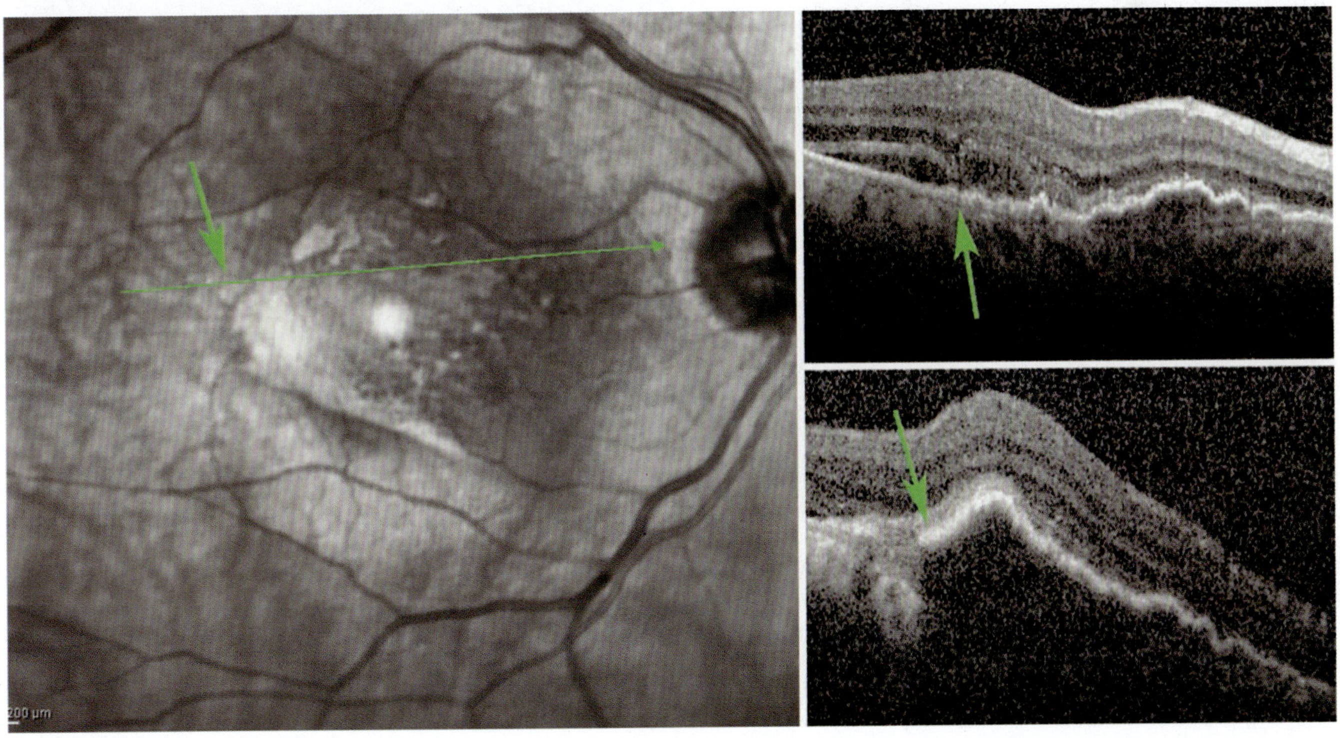

图 2.59　图 2.57 同一例患者在不同时间(即撕裂前后)对撕裂区域横截面进行 OCT 扫描。图像显示 RPE 破裂前后的形态。

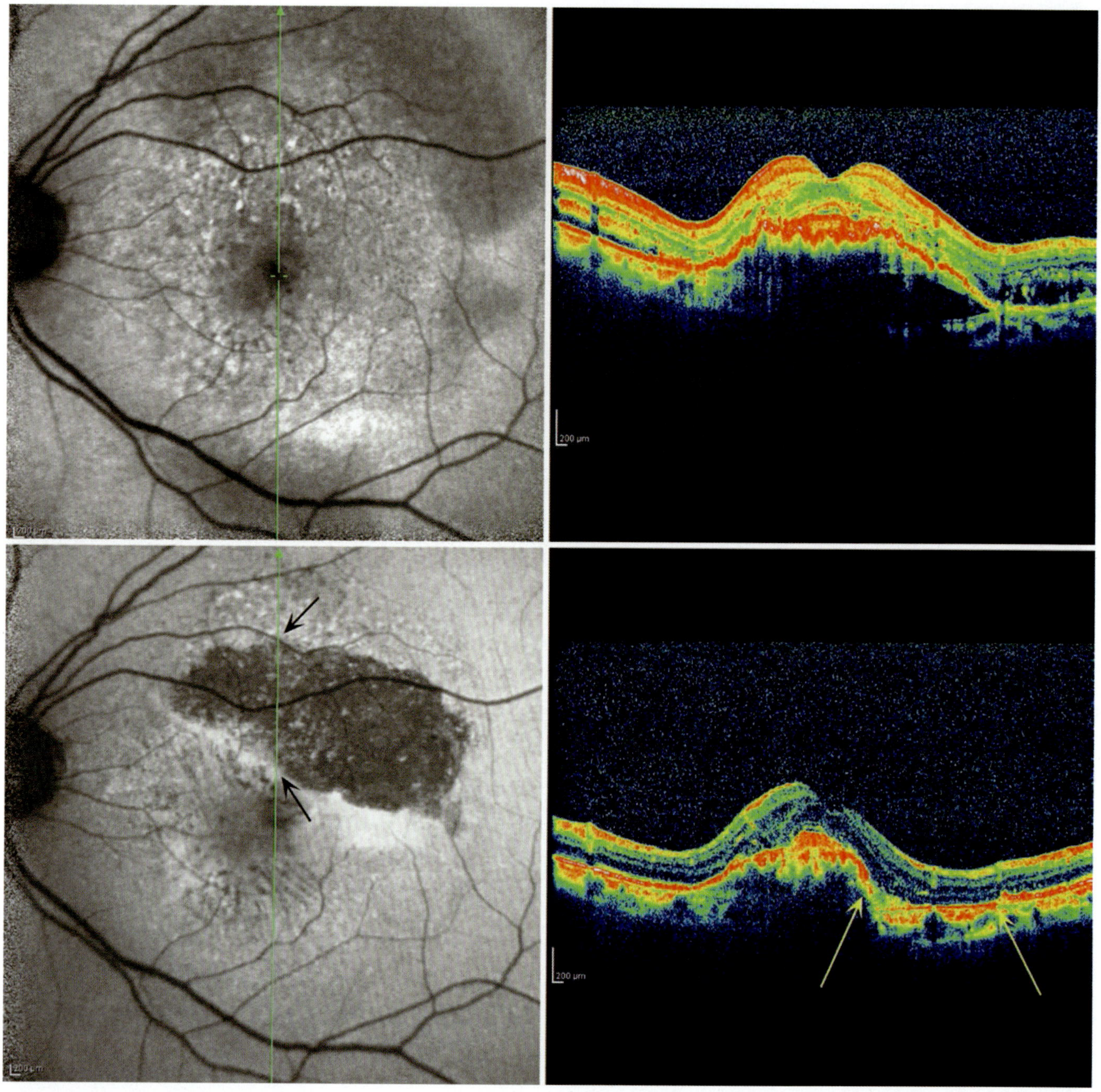

图 2.60 这组复合图显示了新生血管性 ARMD 患者治疗前后的 SLO-OCT 图像。治疗导致了 RPE 的撕裂。黑暗区域对应于撕裂区域，箭头之间的部分表示 RPE 撕裂的两个边界。

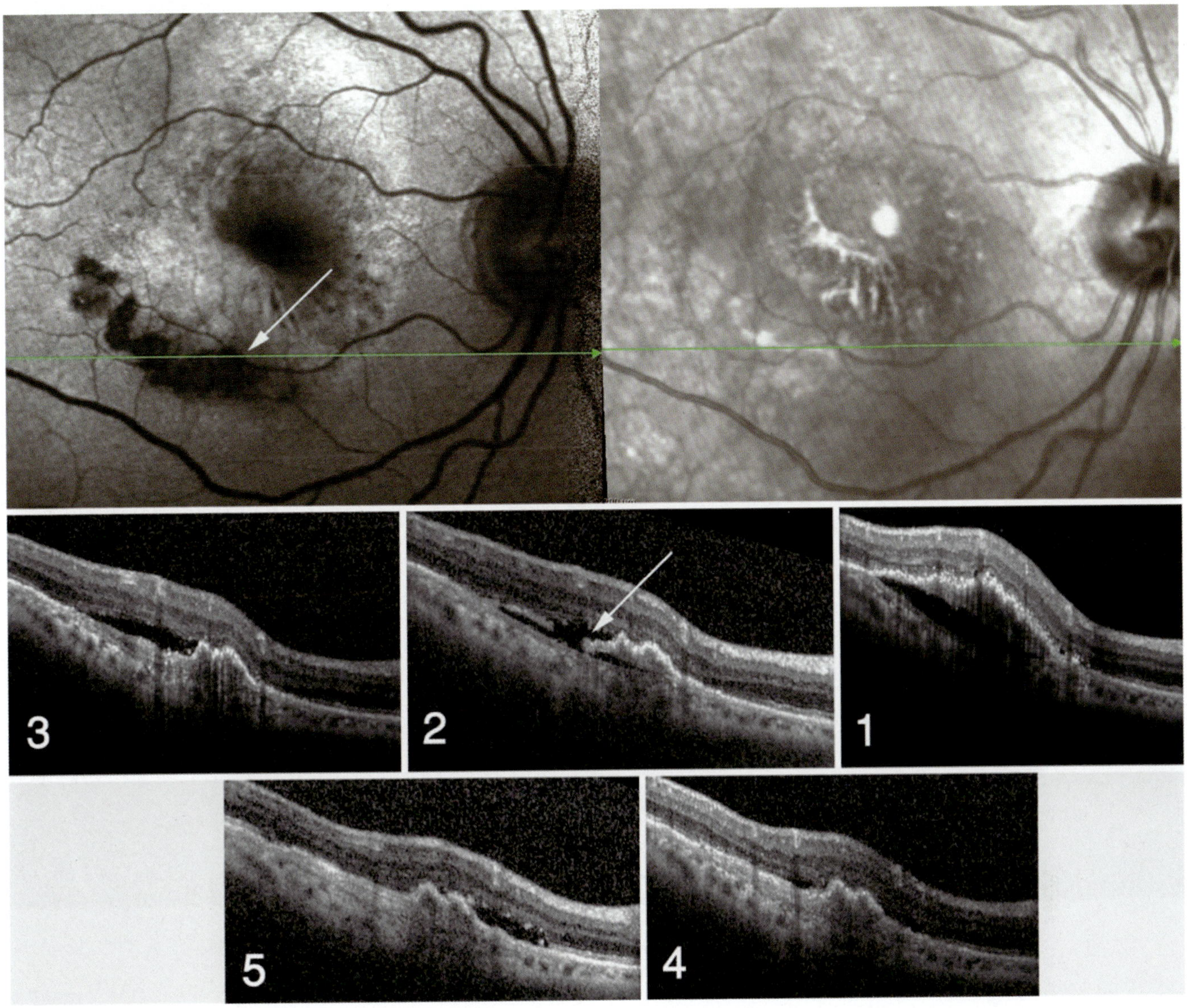

图 2.61　RPE 撕裂被纤维化组织所取代。该组图显示了从第一次 OCT 图像到第五次图像的 RPE 撕裂演变的过程。

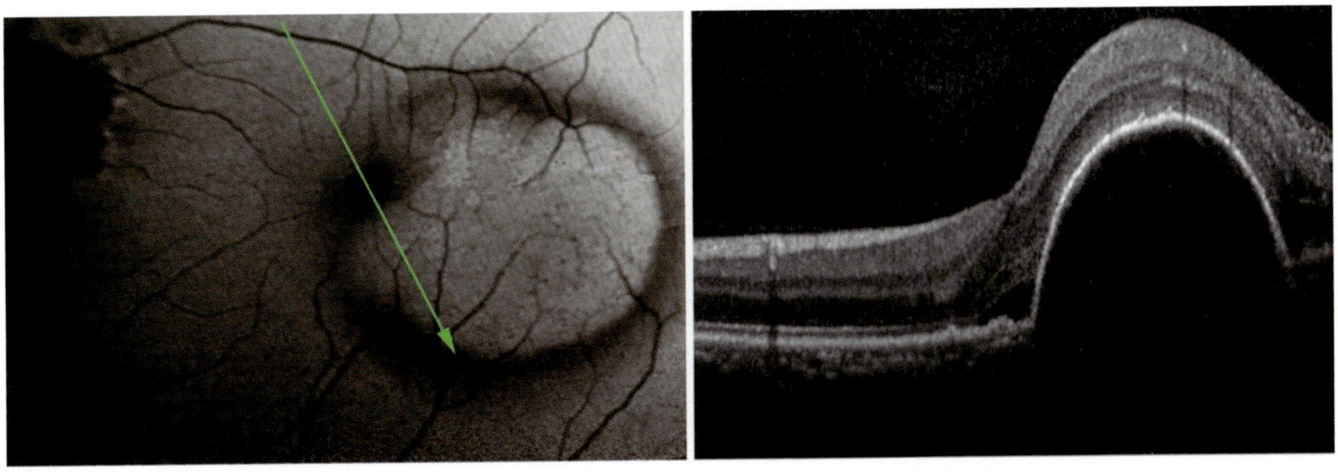

图 2.62　另一个关于 RPE 撕裂的例子。RPE 撕裂后，PED 的厚度降低，边缘变清晰；RPE 光滑的穹顶状隆起弧度更加清晰，RPE 出现裸露区域(绿色三角)。(待续)

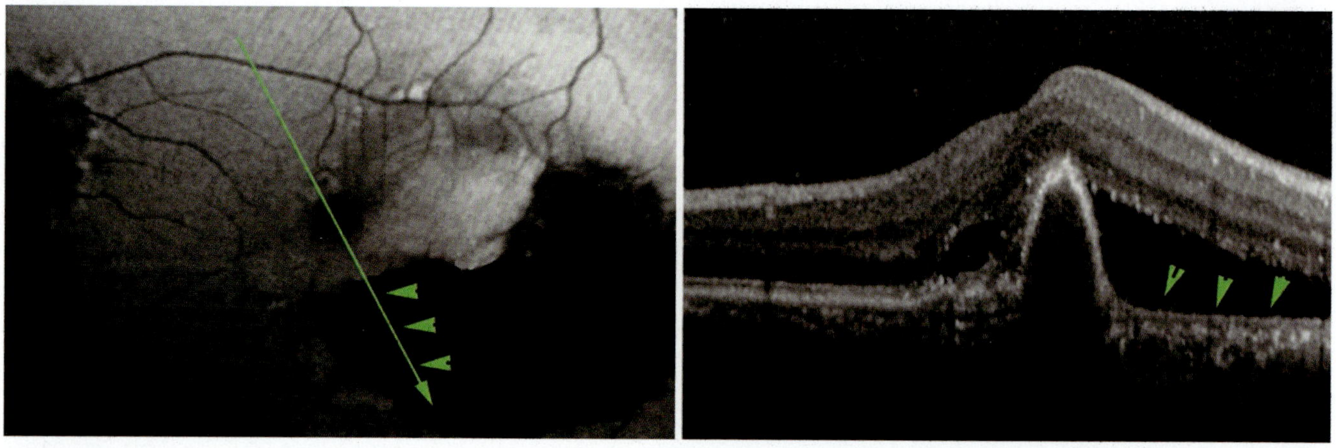

图 2.62(续)

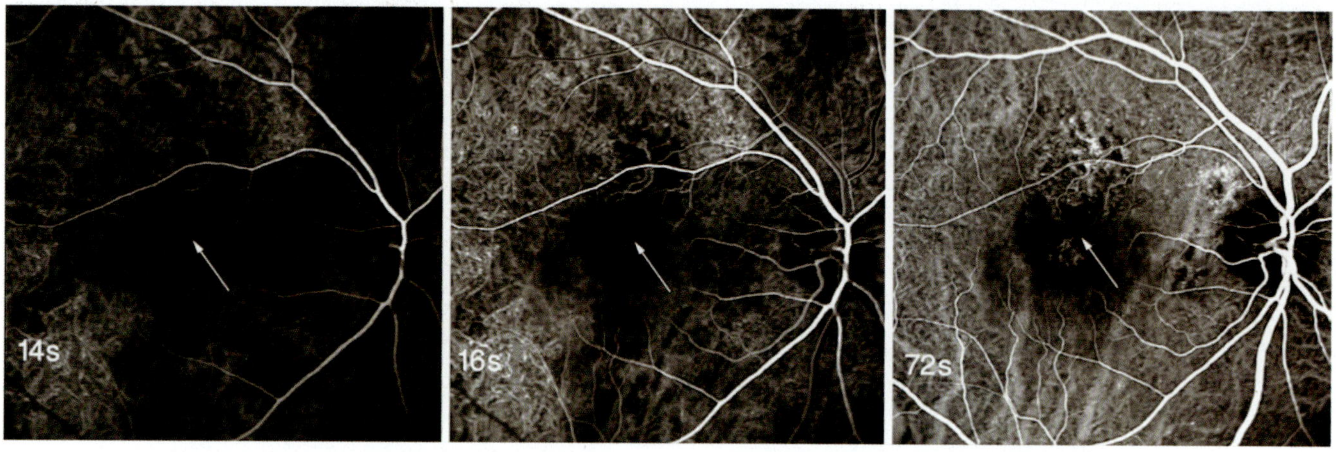

图 2.63 注射染料 14 秒、16 秒和 72 秒后获得连续的 ICGA 图像,显示由视网膜血管(白色箭头)填充的血管网。

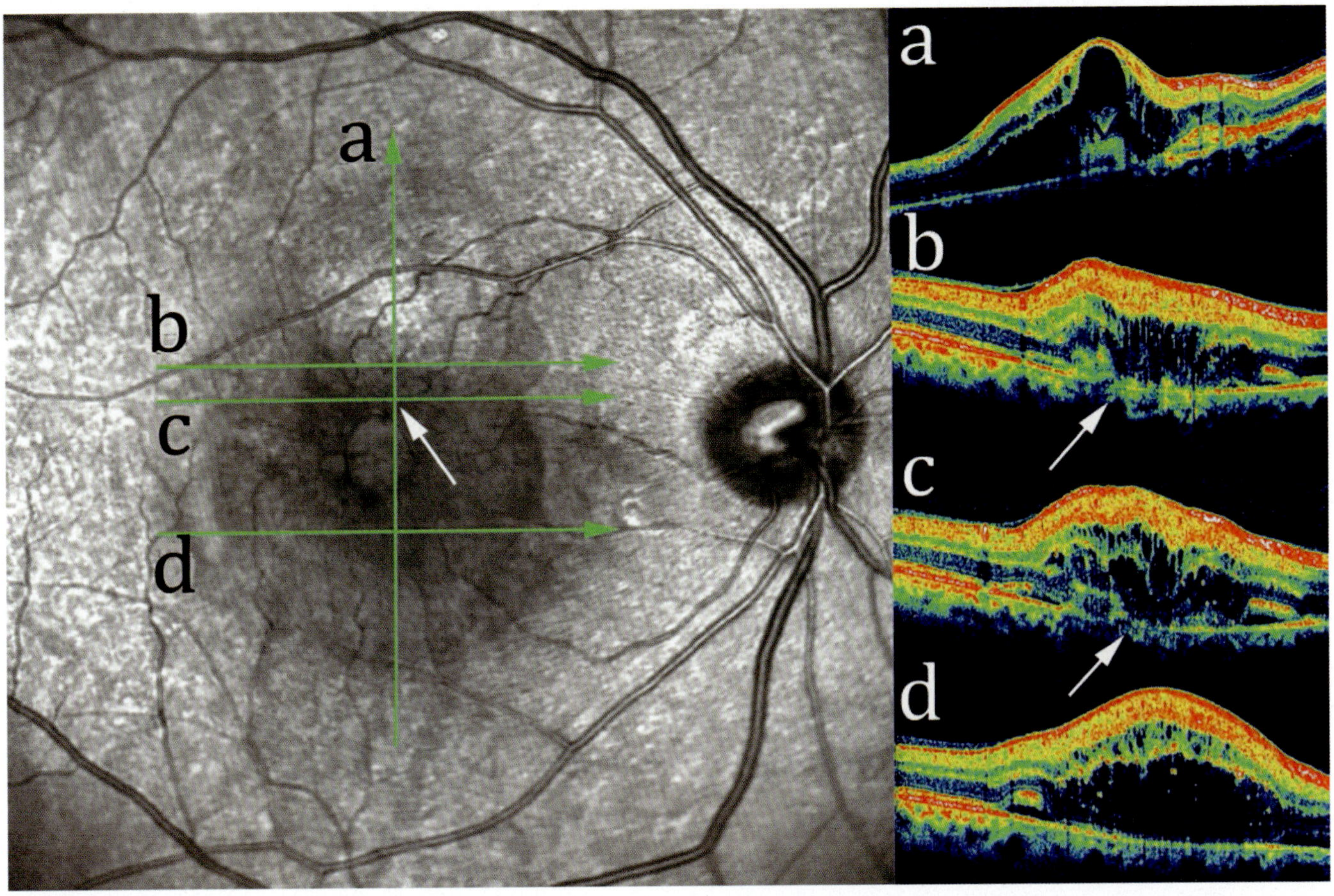

图 2.64　图 2.63 同一例患者的多个横截面 OCT 图像，由 SLO 基底眼底图像上的绿线表示。a~c 截面分别显示血管穿过视网膜的区域（白色箭头）。d 截面显示了视网膜内积液和水肿。

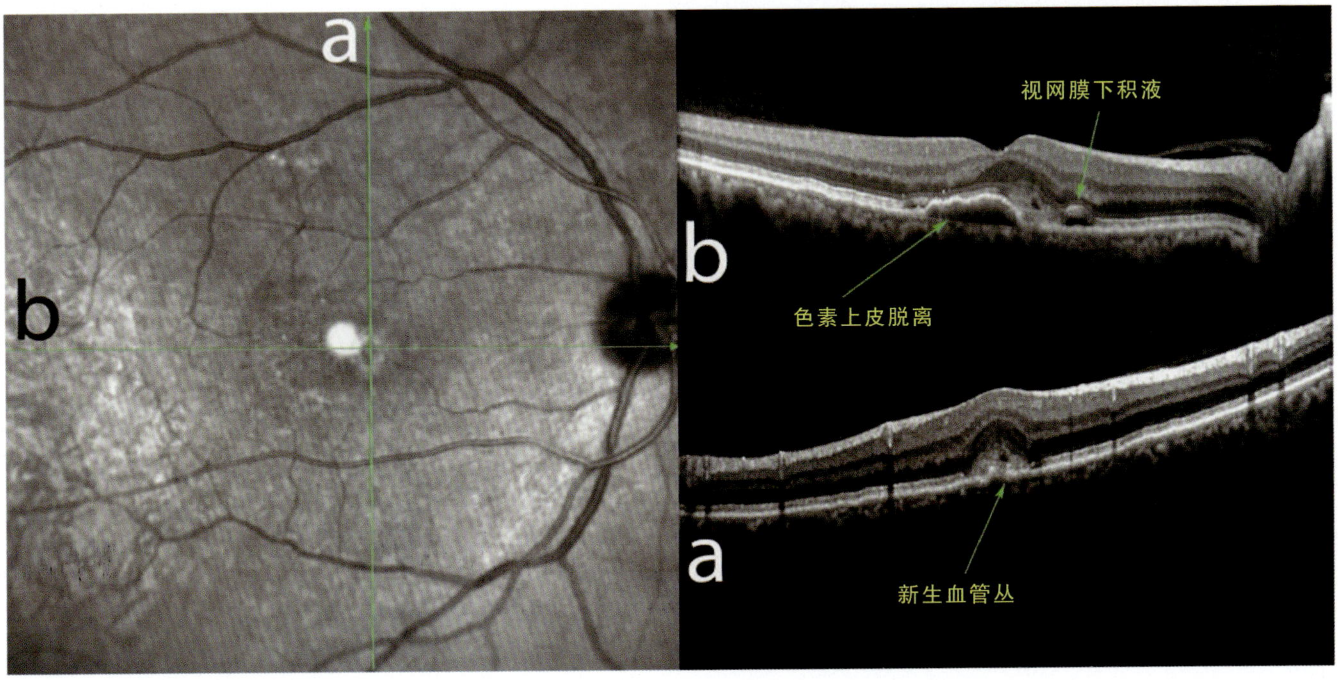

图 2.65　对于近期视力下降并伴有视物变形的患者，新生血管丛位于边缘模糊的中心凹旁。这一发现表明新生血管活动常在一个大而不规则的 PED 的边缘。

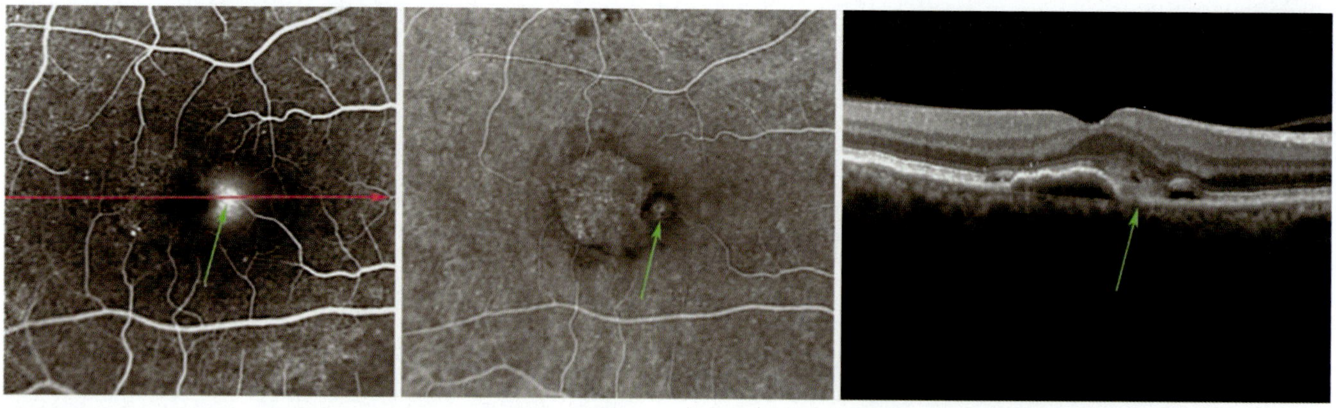

图 2.66 图 2.65 同一例患者注射染料 7 分钟后的荧光素血管造影和吲哚菁绿血管造影图像。其光学相干断层扫描图像在 Gass 分类中为Ⅳ阶段。

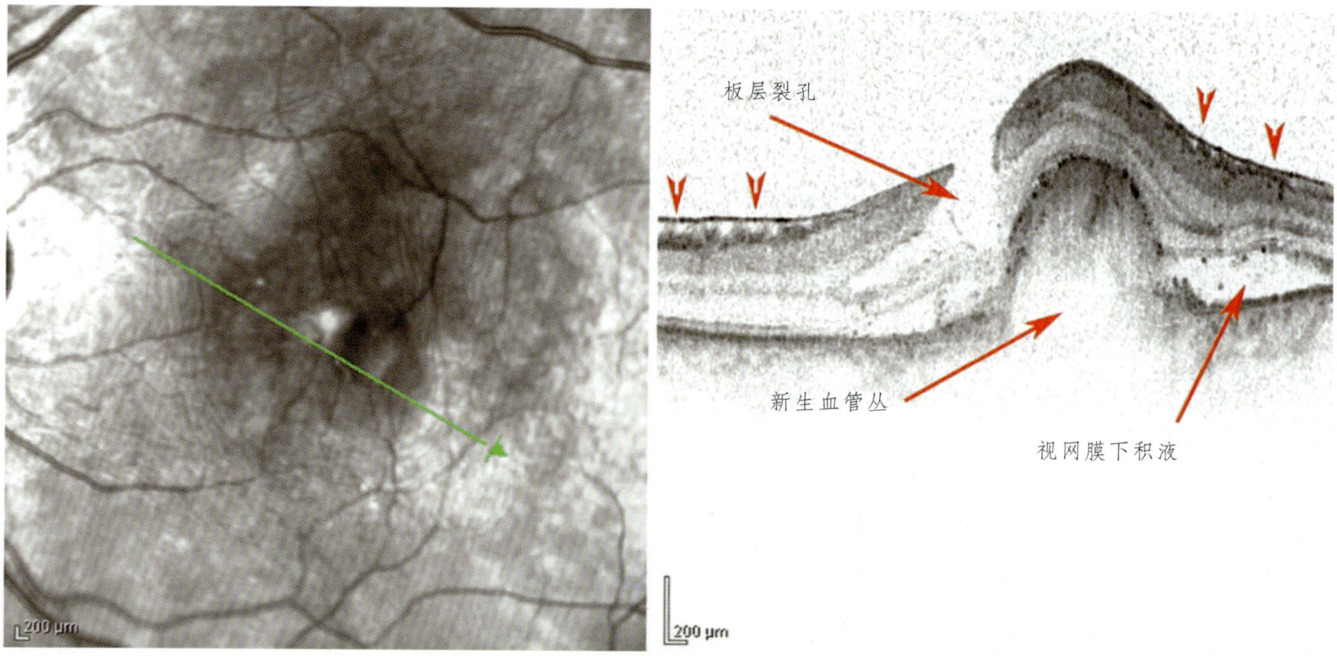

图 2.67 在这例患者中，一个大的新生血管丛和周围的视网膜下积液导致中心凹层破坏，从而产生板层裂孔。视网膜前膜(红色三角)也可能导致这些变化。

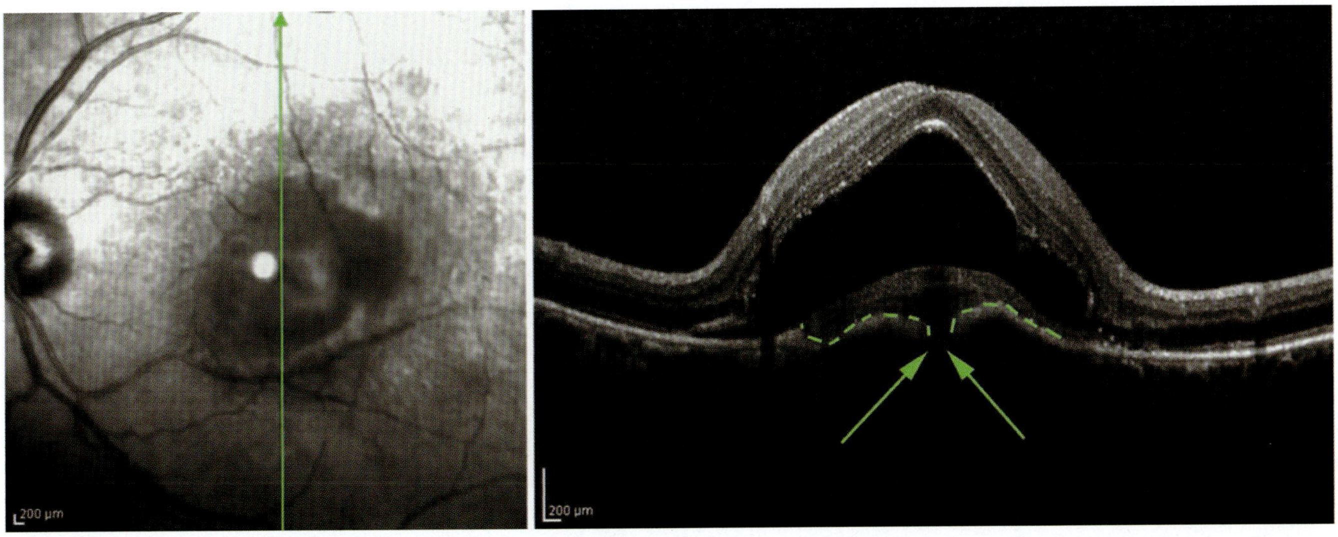

图2.68　入口位置(箭头)在由绿色虚线限定的视网膜下扩散。大量的视网膜下积液显示新生血管活动。

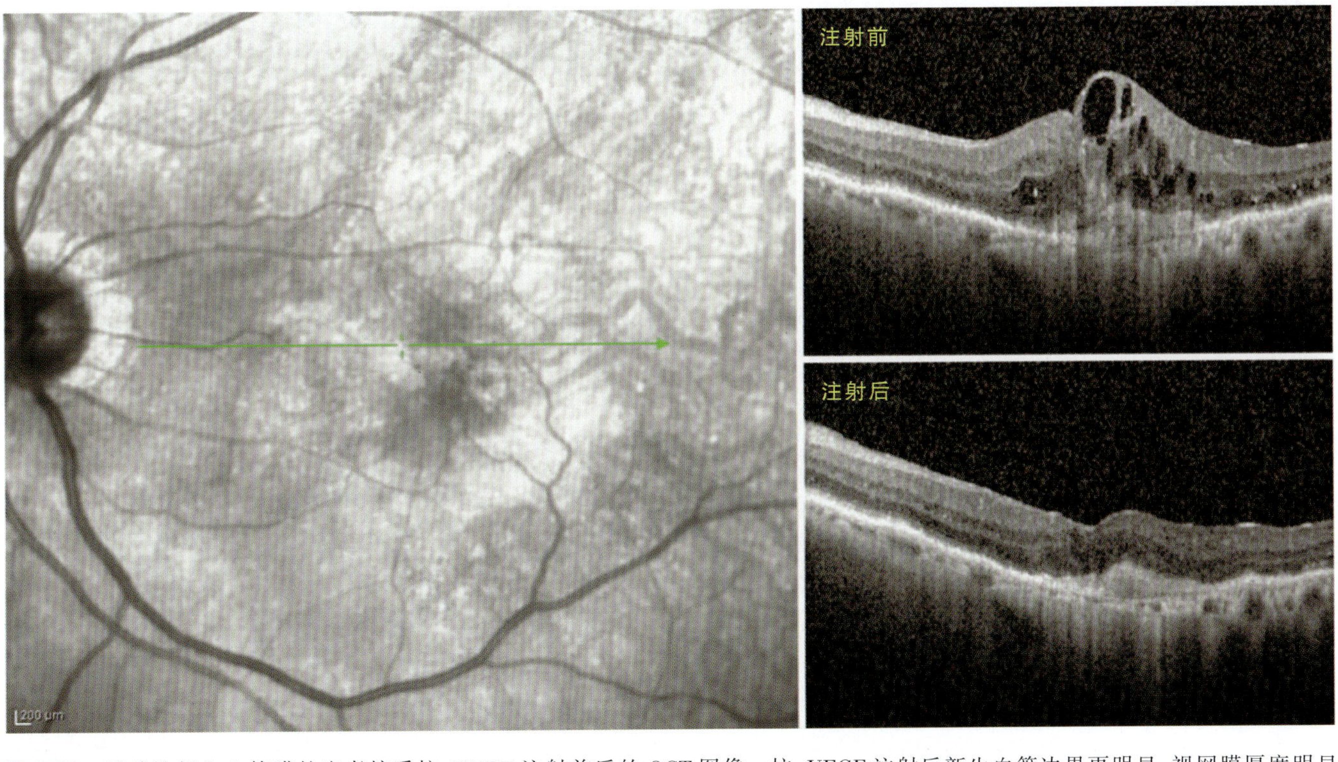

图2.69　活动性新生血管膜的患者接受抗-VEGF注射前后的OCT图像。抗-VEGF注射后新生血管边界更明显,视网膜厚度明显缩小。RAP患者的脉络膜常会变薄。在这例患者中,脉络膜显著变薄,尤其在新生血管生长部位。

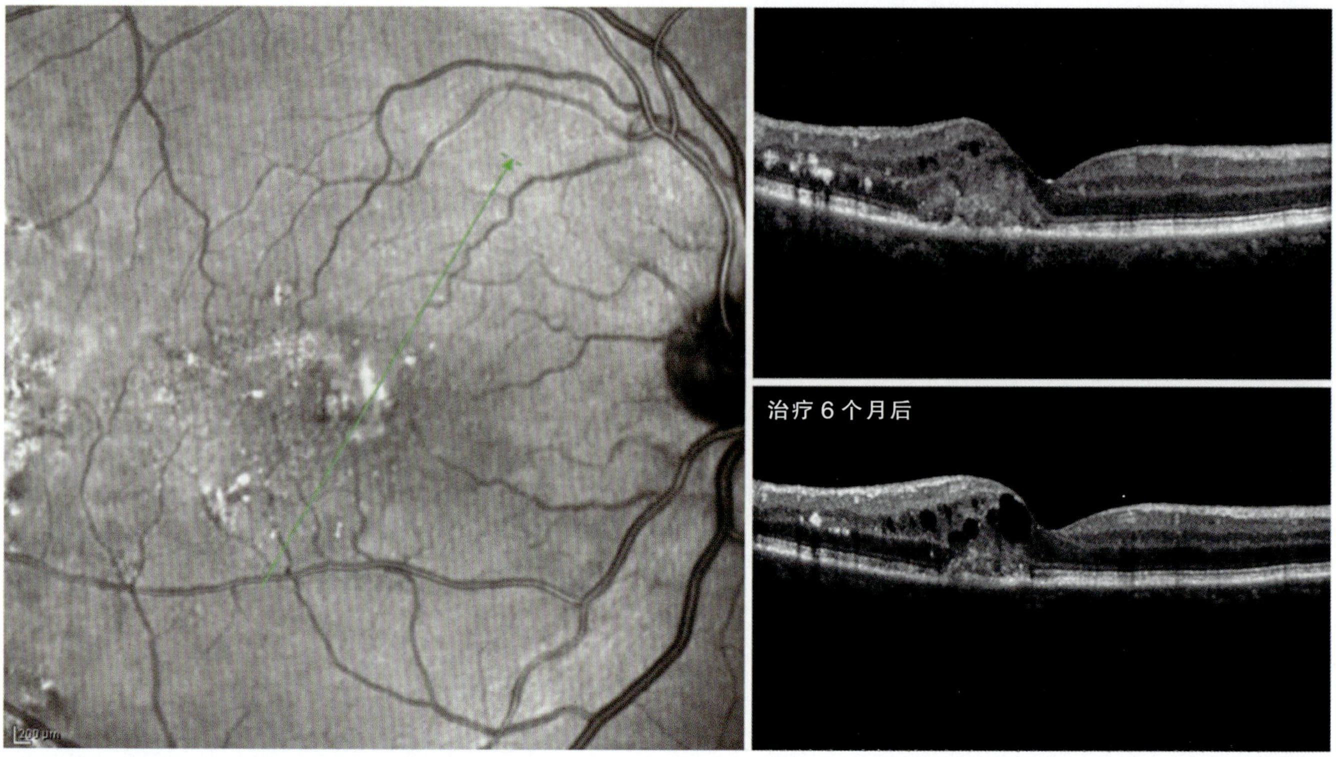

图 2.70 经过多次抗-VEGF 注射治疗的新生血管膜患者。其新生血管组织回缩；而由囊样性变引起的视网膜增厚保持不变，囊性空间先前被新生血管组织所占据。

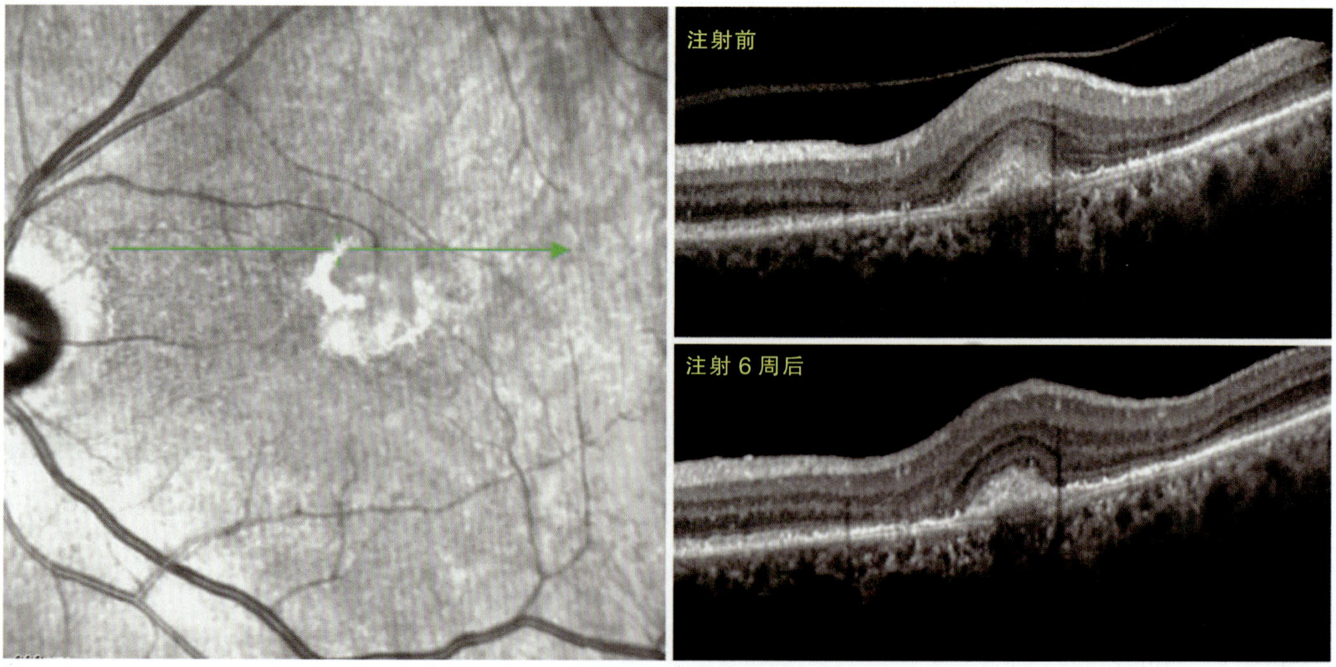

图 2.71 活动的新生血管膜在其边界上具有羽毛状外观。活动缓解后，边界变得更清晰明显。在该图中，新生血管组织由视网膜下的中等程度的后散射组织标记，边界模糊且覆盖其上的视网膜层结构紊乱。注射 6 周后，随着覆盖其上的视网膜隆起下降、新生血管组织的离散和边界清晰，新生血管组织也逐渐缩小。

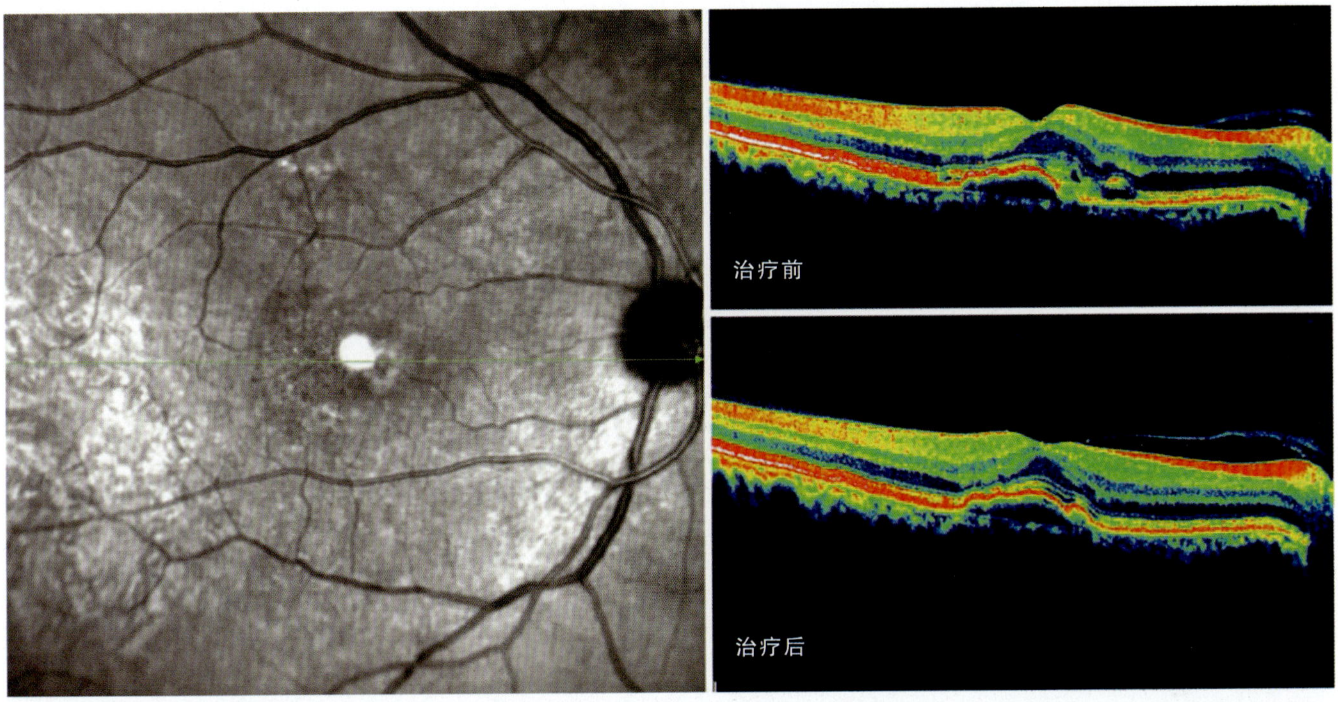

图 2.72　患者的随访图像显示活动的新生血管丛和视网膜下积液。经治疗后，视网膜色素上皮持续隆起，但其边缘清晰可见，外核层光滑。

2.4 视盘旁视网膜下新生血管膜

视盘旁视网膜下新生血管膜（PSRNVM）（图 2.74 至图 2.82）由于中心凹下血液或积液的延伸而导致严重的视力丧失[26,27]。这种异常与以下症状相关：ARMD（45.2%）、特发性起源（39.1%）、多灶脉络膜炎（4.3%）、血管样条纹和营养不良（2.6%）、组织胞浆菌病和脉络膜骨瘤（1.7%）、视盘玻璃膜疣和先天性视盘异常、视盘旁假色素上皮和脉络膜萎缩（0.9%）[28]。建议对 PSRNVM 患者的对侧眼使用 OCT 进行连续随访，因为在中位随访 2 年后，有 19.8%的患者观察到第二只眼发病[28]。

新生血管膜可能来自视盘旁，有时会漏液至中心凹和中心凹下区域，这可能会导致视力障碍或视力丧失。新生血管组织通常被 OCT 检测为视网膜下的中等后向散射组织（图 2.76 中的绿色箭头），其周围有视网膜下积液（图 2.76 中的白色箭头）和与之相邻的视网膜内囊性变。

新生血管生长可能出现在视盘周围和中心凹处（图 2.81）。

黄斑光凝术研究小组建议在患有中心凹外（但不包括视盘黄斑束区）PSRNVM 的患者中使用氩激光光凝术[29]。在特发性 PSRNVM 的老年患者中，玻璃体腔内注射雷珠单抗对改善 BCVA 和黄斑水肿有效[30,31]。

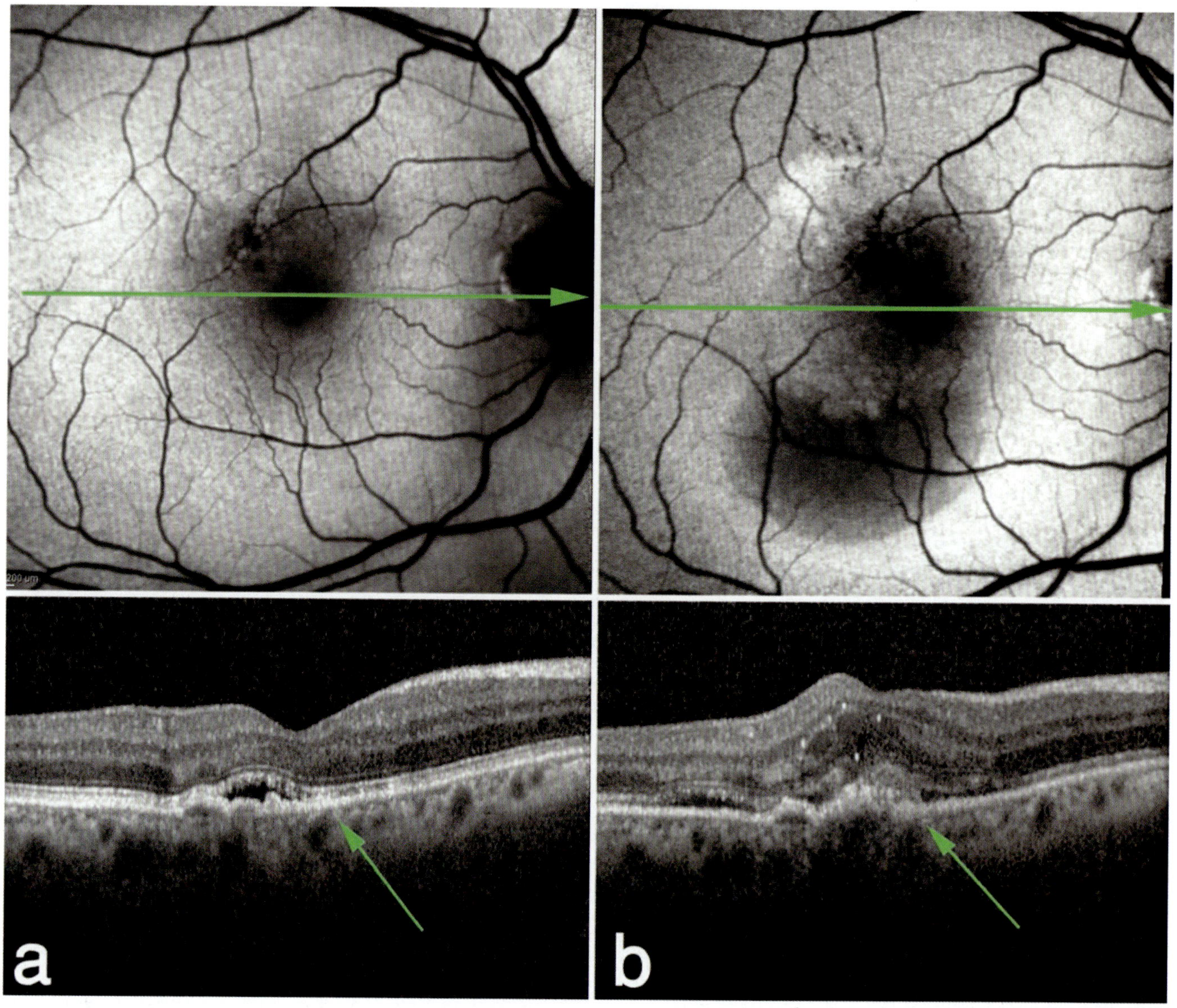

图 2.73 这是一例 74 岁男性患者的复合图像，两组图像时间相隔 6 个月。新生血管膜的生长与上覆视网膜结构紊乱以及视网膜下积液的增多，提示疾病的进展。视网膜内高反射点提示疾病活动。

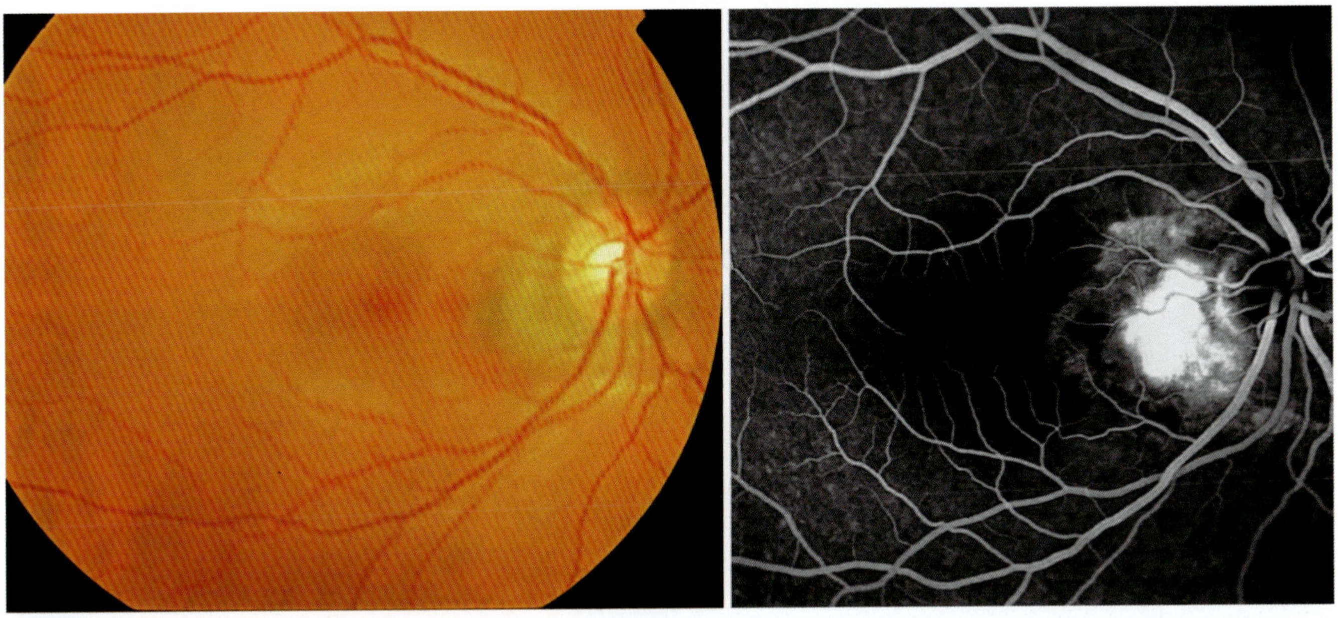

图 2.74　有视盘旁新生血管膜患者的彩色眼底图像和荧光素血管造影图像。在血管造影后期，可见视盘旁隆起致密并呈强荧光的视盘旁视网膜下灰色组织。

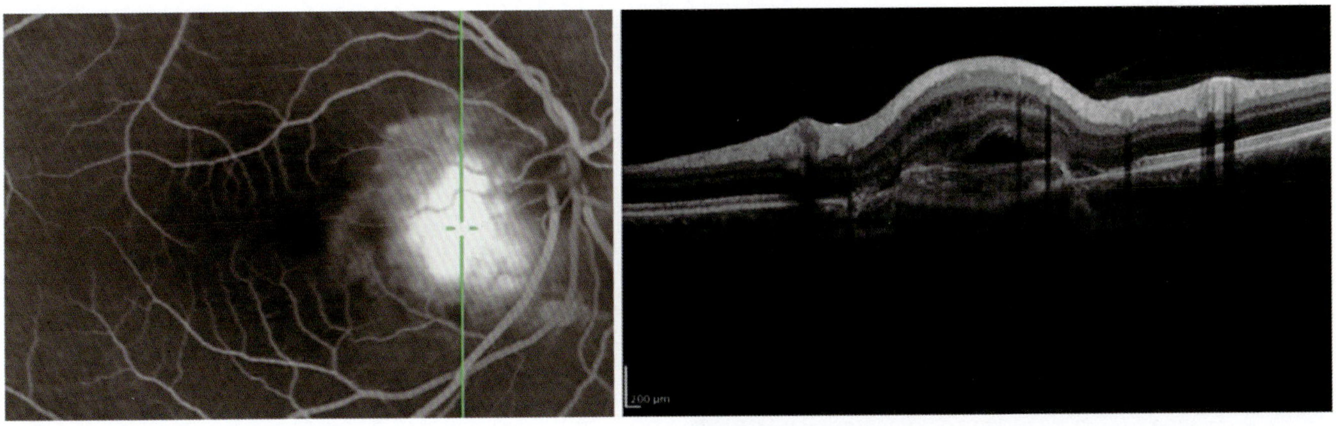

图 2.75　图 2.74 同一例患者的荧光素血管造影光学相干断层扫描显示新生血管组织常常在视网膜下，邻近液体表示病灶活动。

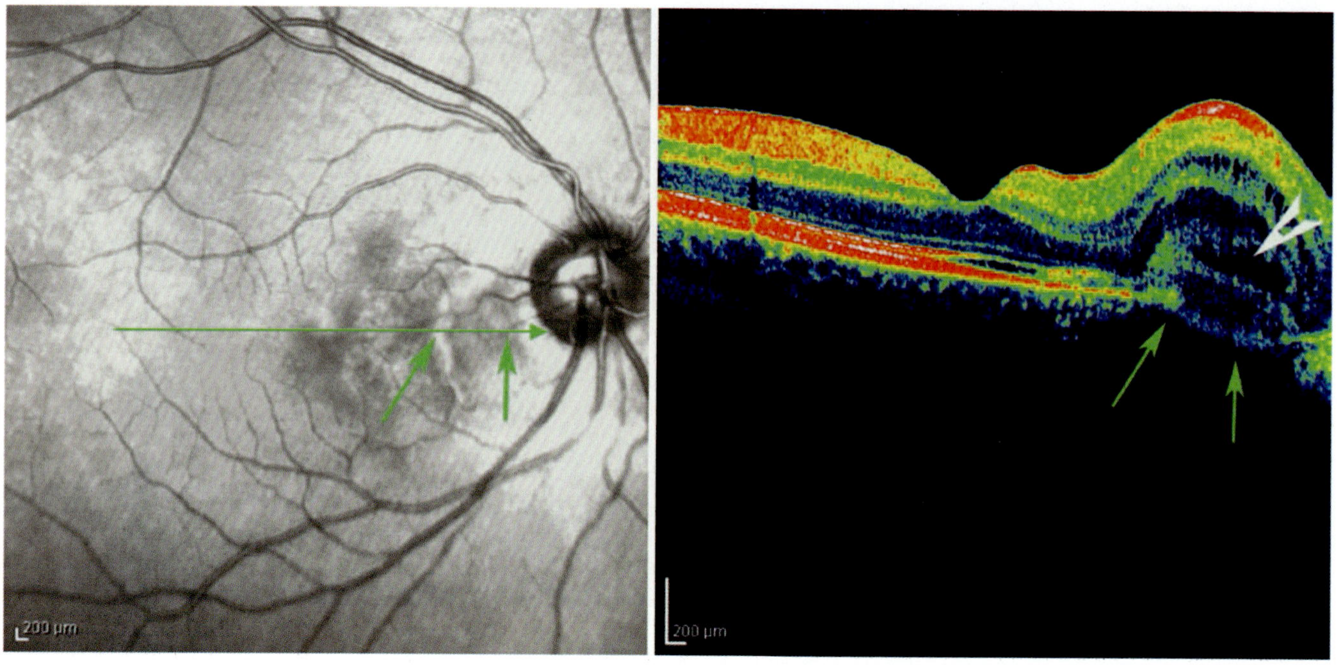

图 2.76 激光扫描检眼镜光学相干断层扫描(SLO-OCT)图像显示通过中心凹和新生血管组织(绿色箭头)的横截面图。中心凹下积液缺失,视网膜下积液限于视盘旁区域(白色三角)。因此,预测不会出现严重的视力丧失。

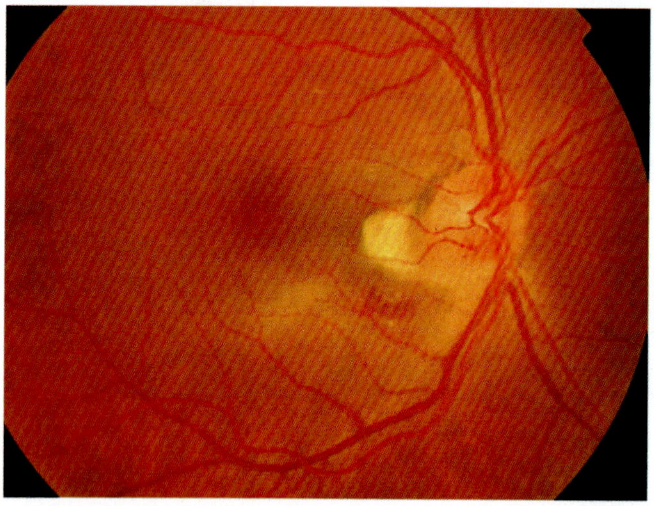

图 2.77 一例 46 岁男性患者的眼底图像,几周前开始出现视力下降,左眼有视盘旁脉络膜新生血管致视力下降的既往病史。右眼视力为 20/200,左眼视力低于 5/200,左眼有黄斑瘢痕。

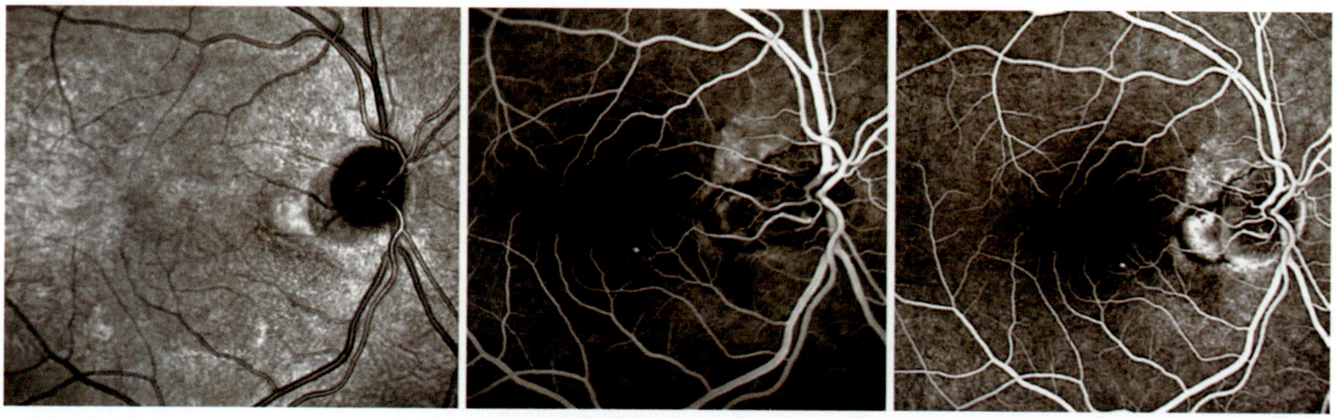

图 2.78 图 2.77 同一例患者的激光扫描检眼镜检查图像和在注射后的 34 秒和 1 小时 56 分钟后的荧光素血管造影图像。视盘旁区域显示荧光素渗漏。

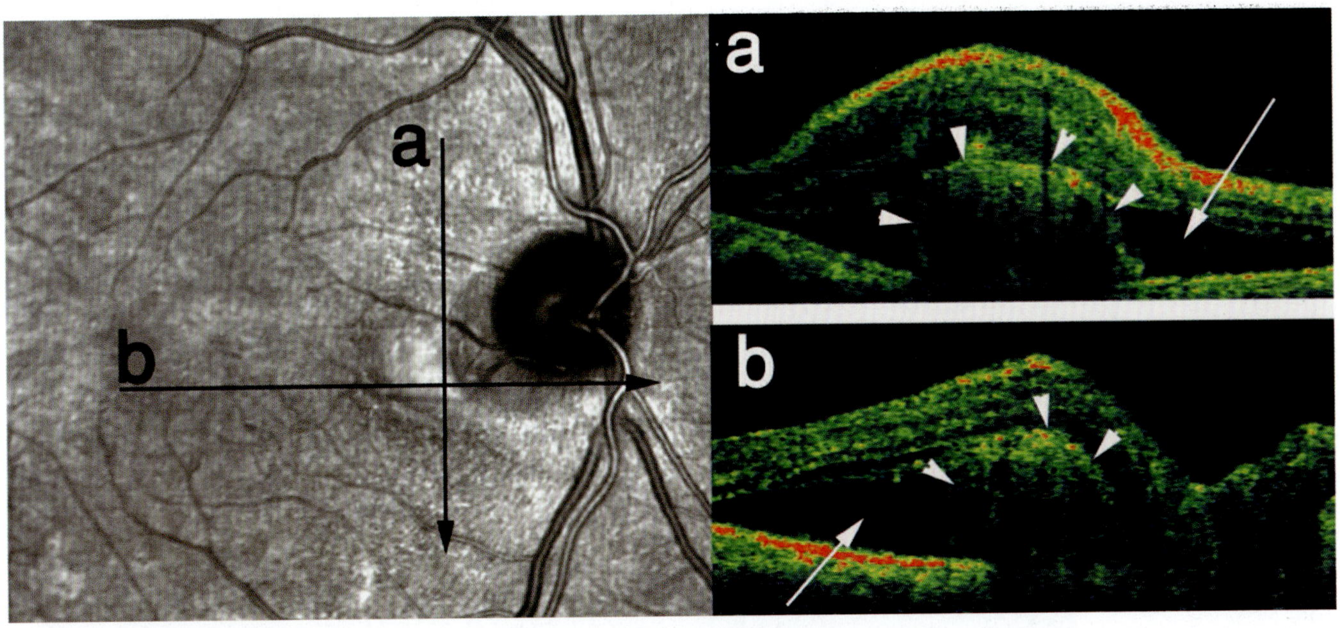

图 2.79　时域光学相干断层扫描图像显示在视盘周围区域的大型球形新生血管膜。白色箭头示视网膜下积液，白色三角示新生血管的边界。

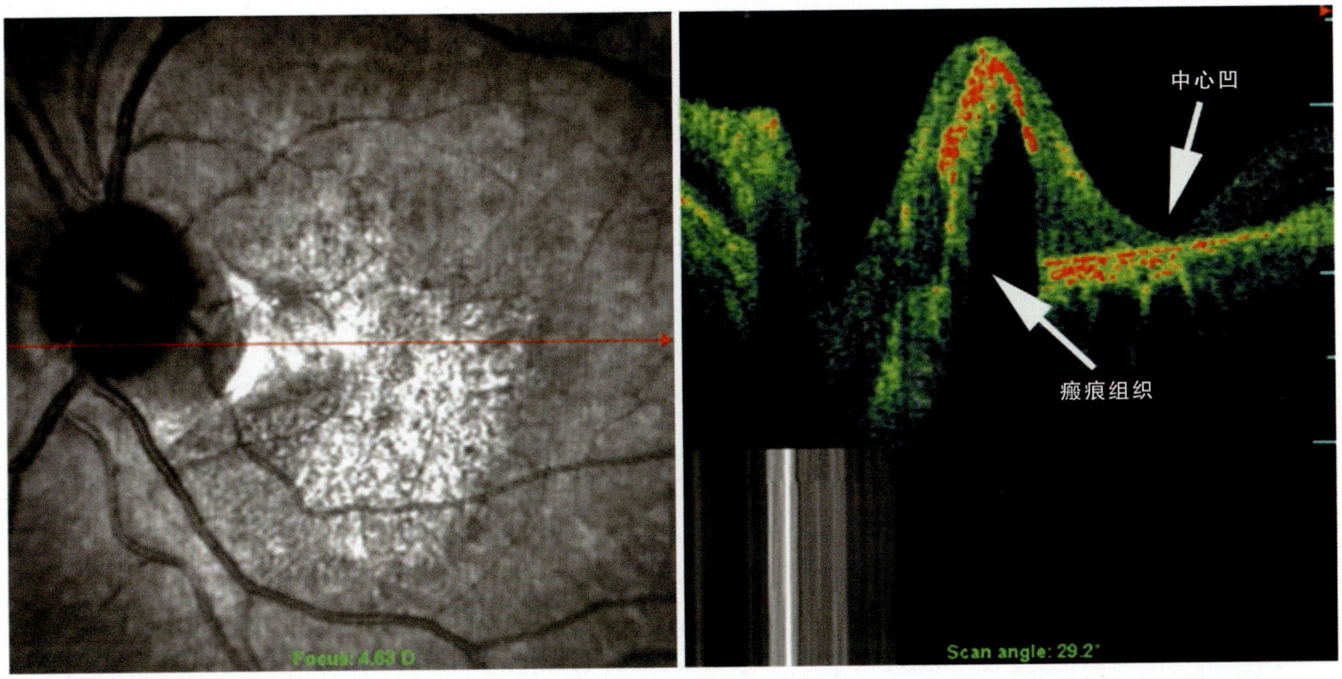

图 2.80　图 2.77 同一例患者的对侧眼的激光扫描检眼镜光学相干断层扫描图像，显示视盘旁脉络膜新生血管形成后期伴黄斑中心凹萎缩，中心凹感光层完全消失，视盘旁瘢痕组织大而隆起。

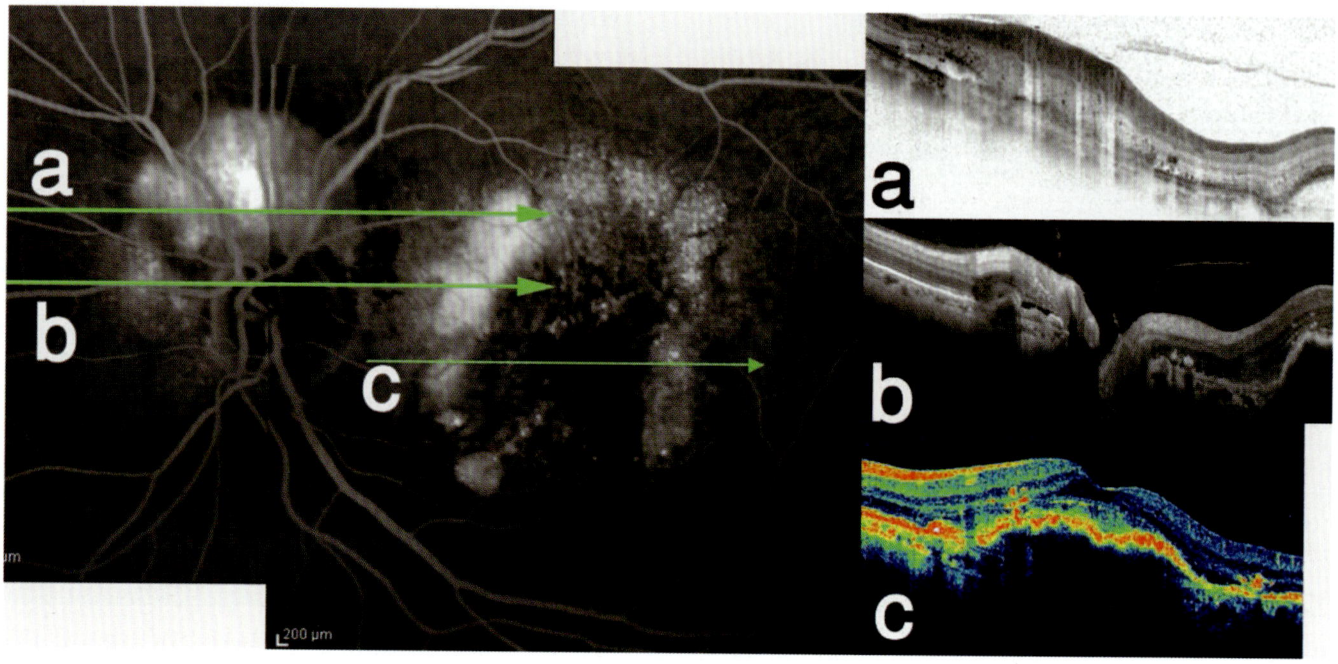

图 2.81　a 截面和 b 截面横穿视盘旁脉络膜区域的新生血管病灶，c 截面显示出黄斑部的新生血管膜。这是湿型年龄相关性黄斑变性和视盘周围视网膜下新生血管膜的典型病例。在检眼镜检查过程中有时会发现视盘周新生血管膜。

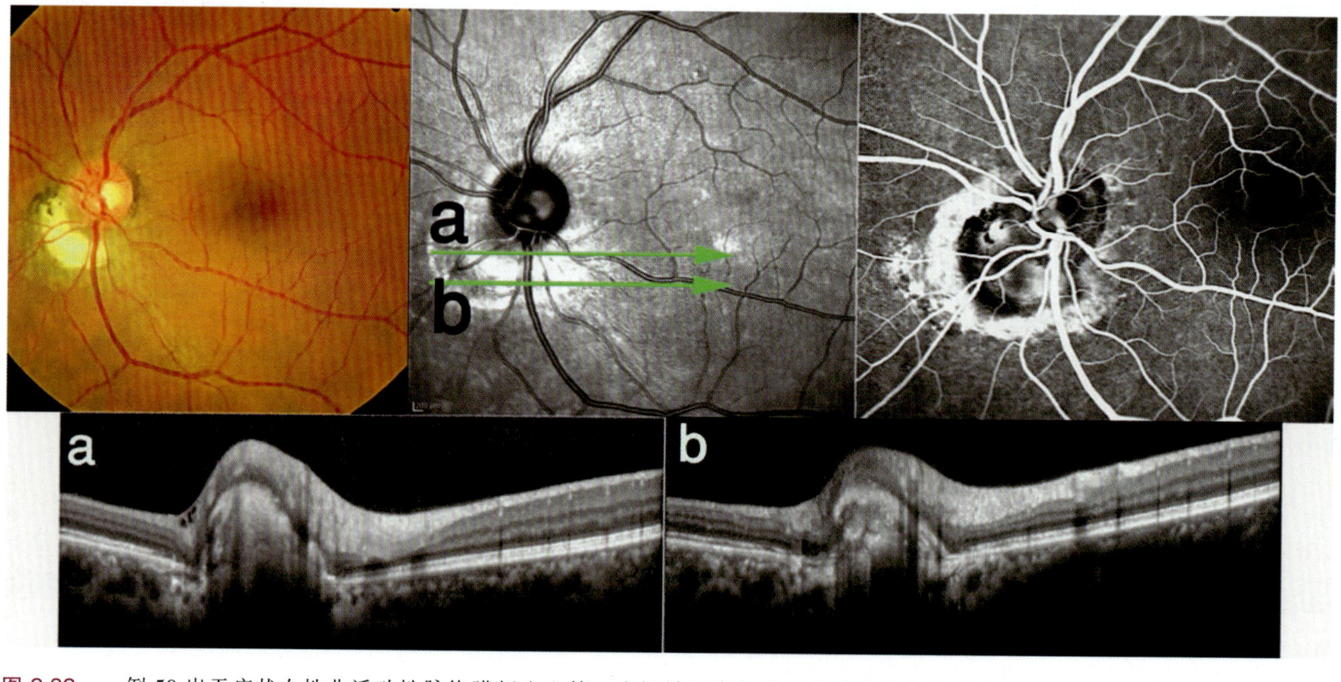

图 2.82　一例 50 岁无症状女性非活动性脉络膜新生血管。在视神经旁的高反射隆起组织没有任何视网膜内或视网膜下积液，表明病变不活动且有瘢痕组织形成。

2.5 息肉状脉络膜血管病变

息肉状脉络膜血管病变(PCV)最常见的临床特征(图 2.83 至图 2.85)是视网膜和 RPE 的渗出性和出血性脱离[32]。息肉状脉络膜血管病变可能与脉络膜凹陷有关[33]。当只通过荧光素血管造影进行评估时,PCV 常被误诊为 ARMD[34]。吲哚菁绿血管造影能够突出脉络膜血管,被认为是诊断 PCV 的最佳工具[35]。在 ICGA 中,异常分支血管网的位置在早期很容易被识别。终末血管动脉瘤样扩张在 ICGA 血管网区域表现为点状强荧光灶,这与眼底生物显微镜中的红橙色突起相对应。在 ICGA 的晚期,息肉样病变变为弱荧光并伴有周围强荧光的边缘。这些强荧光边缘在非渗漏 PCV 的后期仍保持强荧光, 但在非渗漏 PCV 中变成弱荧光,并呈现"冲刷"外观。

最近,光学相干断层扫描已被确立为诊断和随访 PCV 的有效手段。在特定的情况下,它可以轻易识别浆液性 RPE 或神经上皮脱离。息肉样病变表现为具有中等反射的清晰穹顶状 RPE 隆起[36]。异常血管网在轻微隆起的 RPE 下形成高反射线,Sato 等[37]称之为"双层征"。这种征象可以在 59%的 PCV 患者中观察到。有这种征象的眼睛 88%存在浆液性视网膜脱离,没有这种征象的眼睛只有 6%存在浆液性视网膜脱离[37]。息肉样脉络膜血管病变可能伪装成其他视网膜疾病,最常见的是 ARMD,其次是特发性中心性浆液性视网膜病变。Maruko 等发现在先前被误诊为 ARMD 的日本患者中,54%为 PCV[38]。有时以视网膜下浆液渗出为主要表现的 PCV 可能被误诊为中心性浆液性脉络膜视网膜病变[39]。视网膜毛细血管扩张症、Valsalva 视网膜病变、视网膜大动脉瘤、Purtscher 视网膜病变、血管瘤、继发于组织胞浆菌病、血管样条纹、病理性近视、脉络膜破裂和脉络膜肿瘤的 CNV 可能以出血形式出现,须注意加以鉴别诊断[35]。

EDI-OCT 有助于湿型 ARMD 和 PCV 的鉴别诊断。一些研究表明,PCV 患者的中心凹下脉络膜厚度(平均厚度 285.9μm)大于正常人,而湿型 ARMD 患者(平均 119.4μm)明显低于正常人(平均厚度 186.77μm)[40]。这表明 EDI-OCT 对鉴别 ARMD 与 PCV 具有辅助作用[41]。在 en-face OCT 中发现 PCV 患者的另一表现,即多发息肉样病变相互连接,被称为"bola 征"[42]。

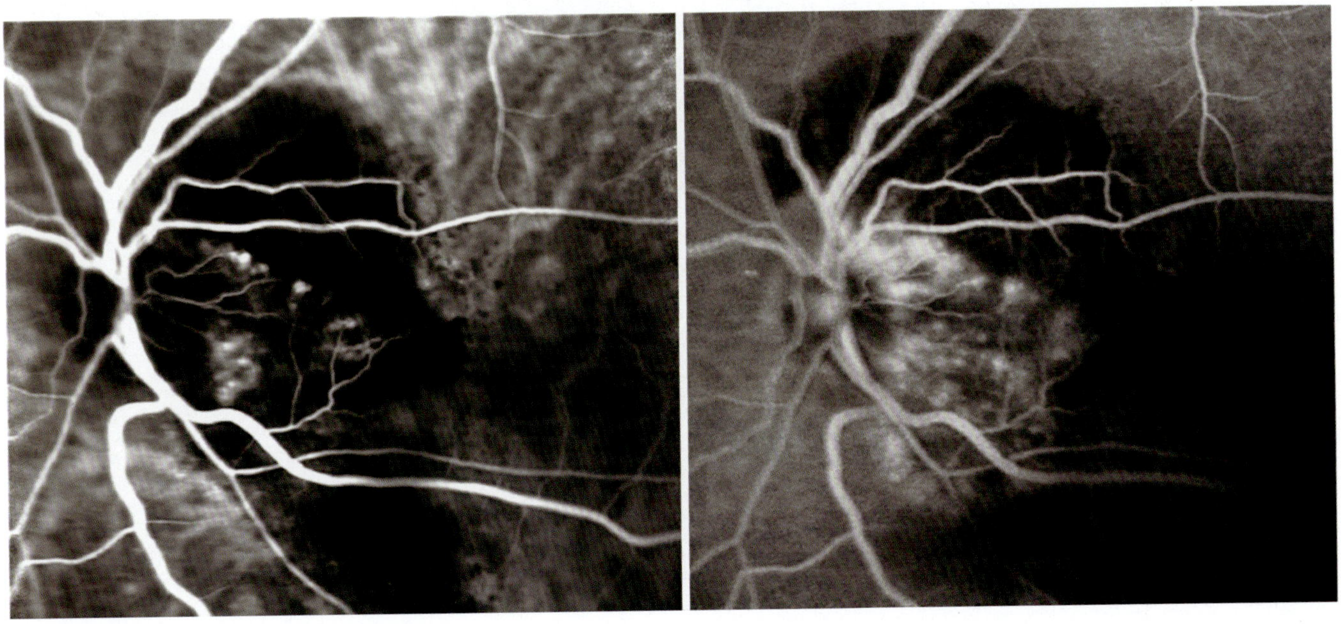

图 2.83　一例近期视力下降的 79 岁女性,右图为其注射后 1 分 37 秒获得的荧光素血管造影图像,左图为注射染料后 37 秒获得的吲哚菁绿血管造影(ICGA)图像。ICGA 中可见典型的息肉样改变。光学相干断层扫描图像显示来源于视盘旁脉络膜间隙的大隆起,向邻近组织侵袭形成视网膜下和视网膜内积液(由血液组成)。

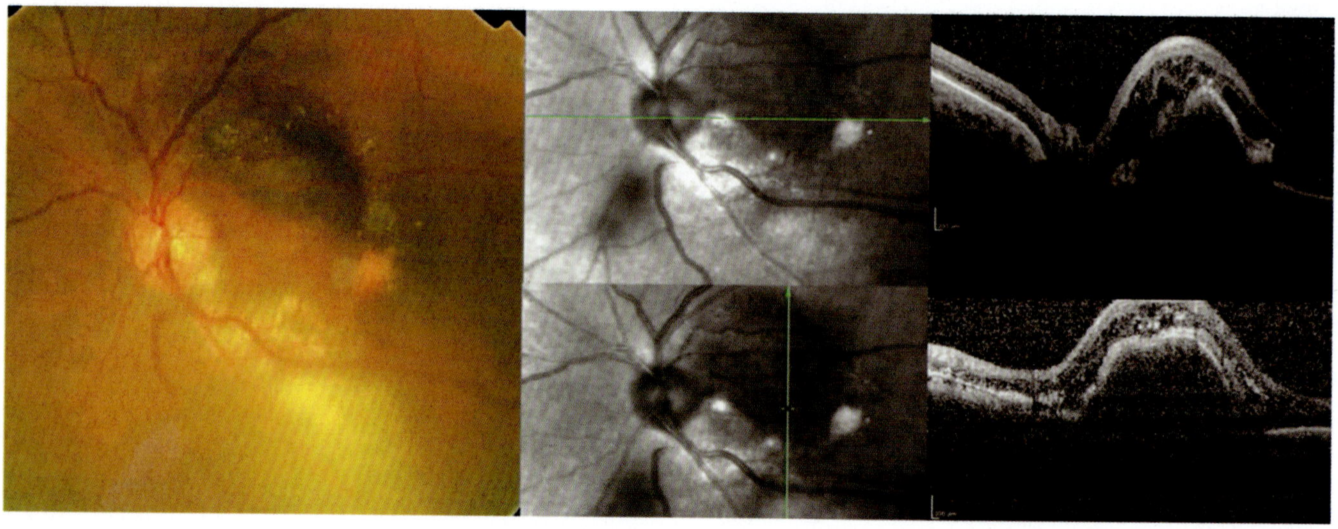

图 2.84 眼底图像(图 2.83 同一例患者)显示,视盘周围视网膜前出血和下方的硬性渗出物积聚使视网膜高度隆起。后极部的两个横截面图显示了视盘旁隆起的穹顶状病变。视网膜内脂质沉积形成的硬性渗出物聚集,在光学相干断层扫描图像中形成高反射点,并伴有视网膜结构紊乱。

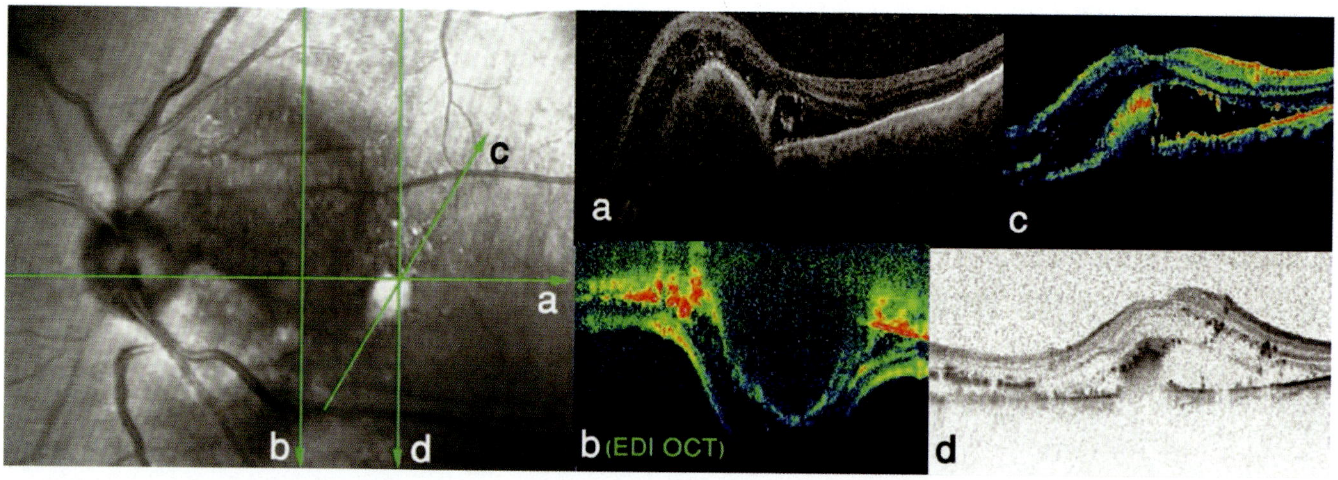

图 2.85 来自中心凹的多个横断面扫描图(截面 a 和 c)。增强深度成像(EDI)图像显示隆起 RPE 的中心(截面 b)和平行于 d 区域的硬性渗出物的扫描图。用 EDI 光学相干断层扫描获得的图像显示病变起源于脉络膜, 视网膜下高反射性硬性渗出物积聚并伴有大量的视网膜下积液。

2.6 地图样萎缩

地图样萎缩(GA)是另一种形式的 ARMD,主要表现为视网膜色素上皮或感光层(PRL)在黄斑区的丢失(图 2.86 至图 2.103)。GA 进展的高危特征包括色素沉着(可表现为眼底强自发荧光灶)和软性玻璃膜疣[43-46]。Fleckenstein 等[47]根据共焦 SLO 图像,表明 GA 的平均进展率为 1.46mm²/y。他们还发现,GA 斑块的扩大往往伴随着外界膜(ELM)和 IPRL(比外界膜略厚的高反射带,大致与感光细胞的内、外节界面相对应)的丢失,这是一条薄且偶尔可见的高反射带,可能与外节-色素上皮层交错区(例如,视锥细胞外节点、视杆细胞杆外节点、视锥及视杆细胞的外段)、色素上皮/Bruch 膜复合体的内部和变薄的外核层相对应[47]。

目前尚不清楚地图样萎缩是由于长期存在的玻璃膜疣或 PED 伴 PR 营养不良导致 PR 丢失造成的,还是由于逐渐破坏 PR 的活跃过程导致的。不规则、结节状和 RPE 层的丢失使得 OCT 激光波的穿透更深,从而提高了脉络膜结构的清晰度。RPE 层具有较高的反射性,是激光波的一种强抑制剂,能防止其通过激光层和较深的脉络膜层。在 GA 中,RPE 的丢失会导致视网膜感光层的丢失,进而导致视网膜萎缩,在荧光素血管造影中会由于窗样缺陷而产生强荧光。

了解单纯 GA 中新生血管膜的发展进程非常重要,OCT 在检测新生血管生长,尤其是在 GA 边缘的新生血管生长中具有重要作用。在这种情况下,FA 不能很好地区分这两种情况,因为在 FA 上这两种情况都会出现强荧光。根据光学相干断层扫描,GA 病变的放大率约为 1.2mm²/y[48]。

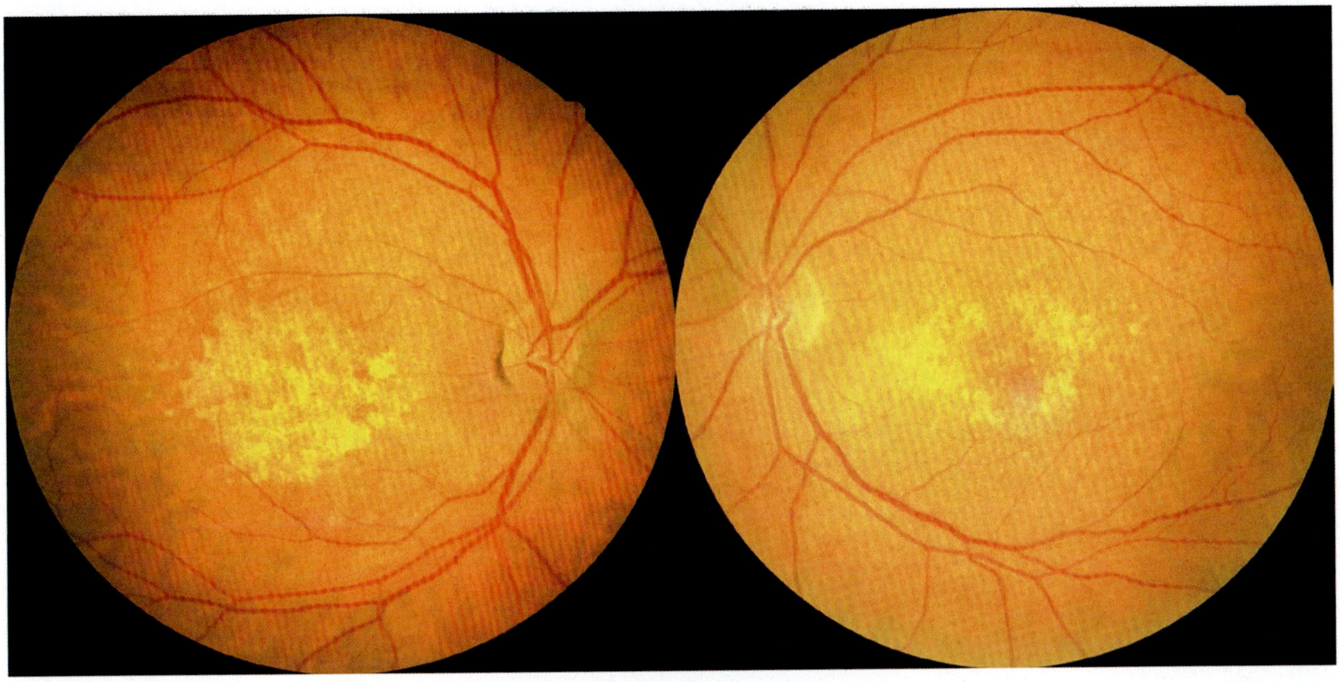

图 2.86 一例双眼地图样萎缩患者的眼底图像,左眼视力优于右眼。

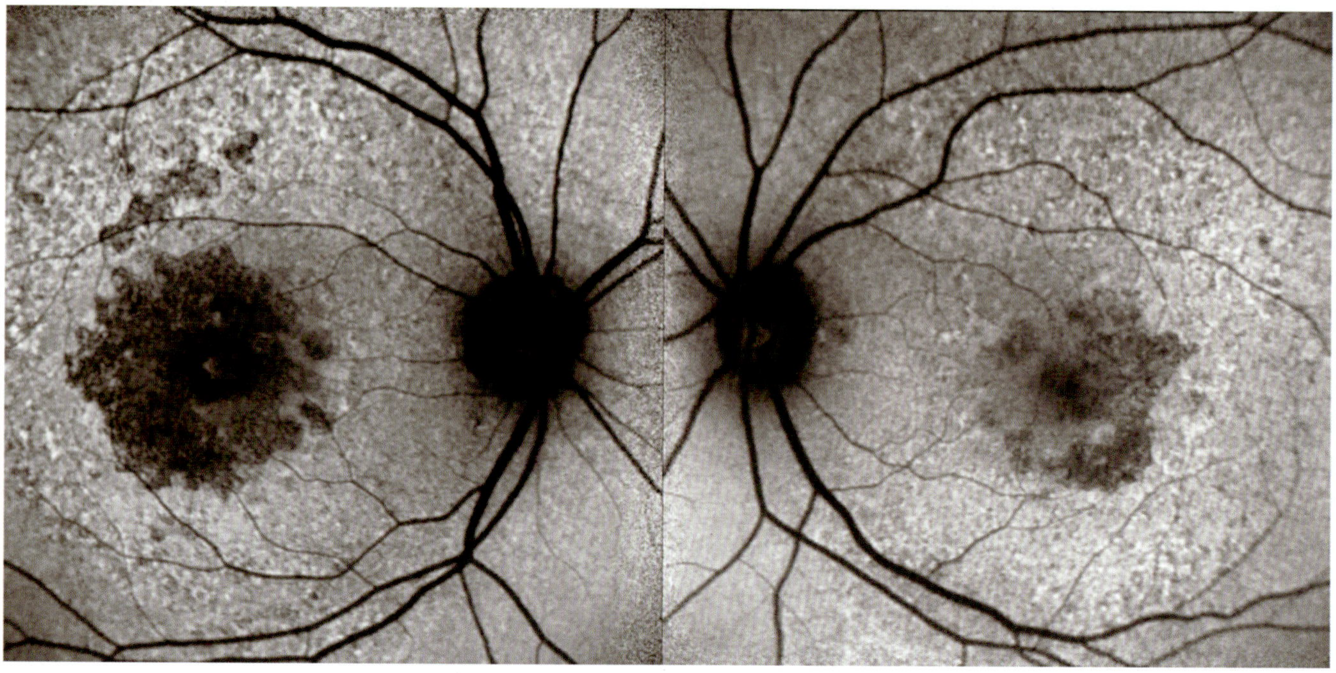

图 2.87 图 2.86 患者的眼底自发荧光图。

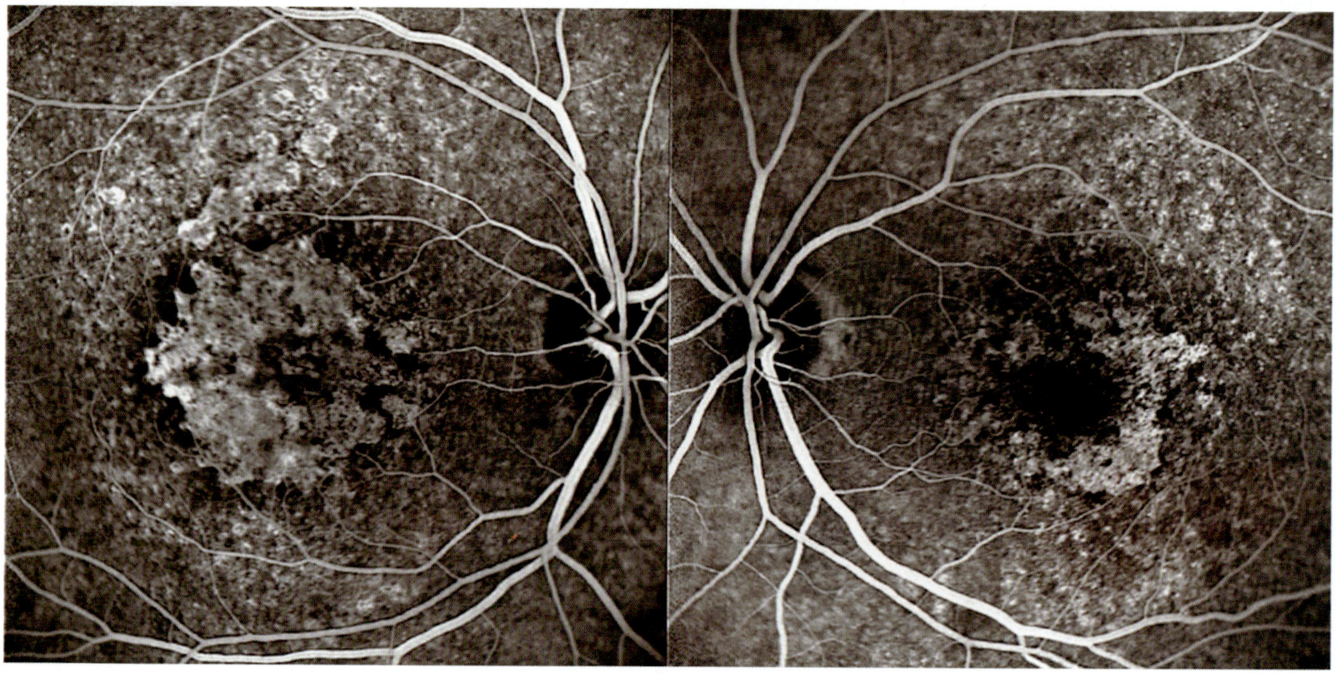

图 2.88 图 2.86 患者的 FA 图。

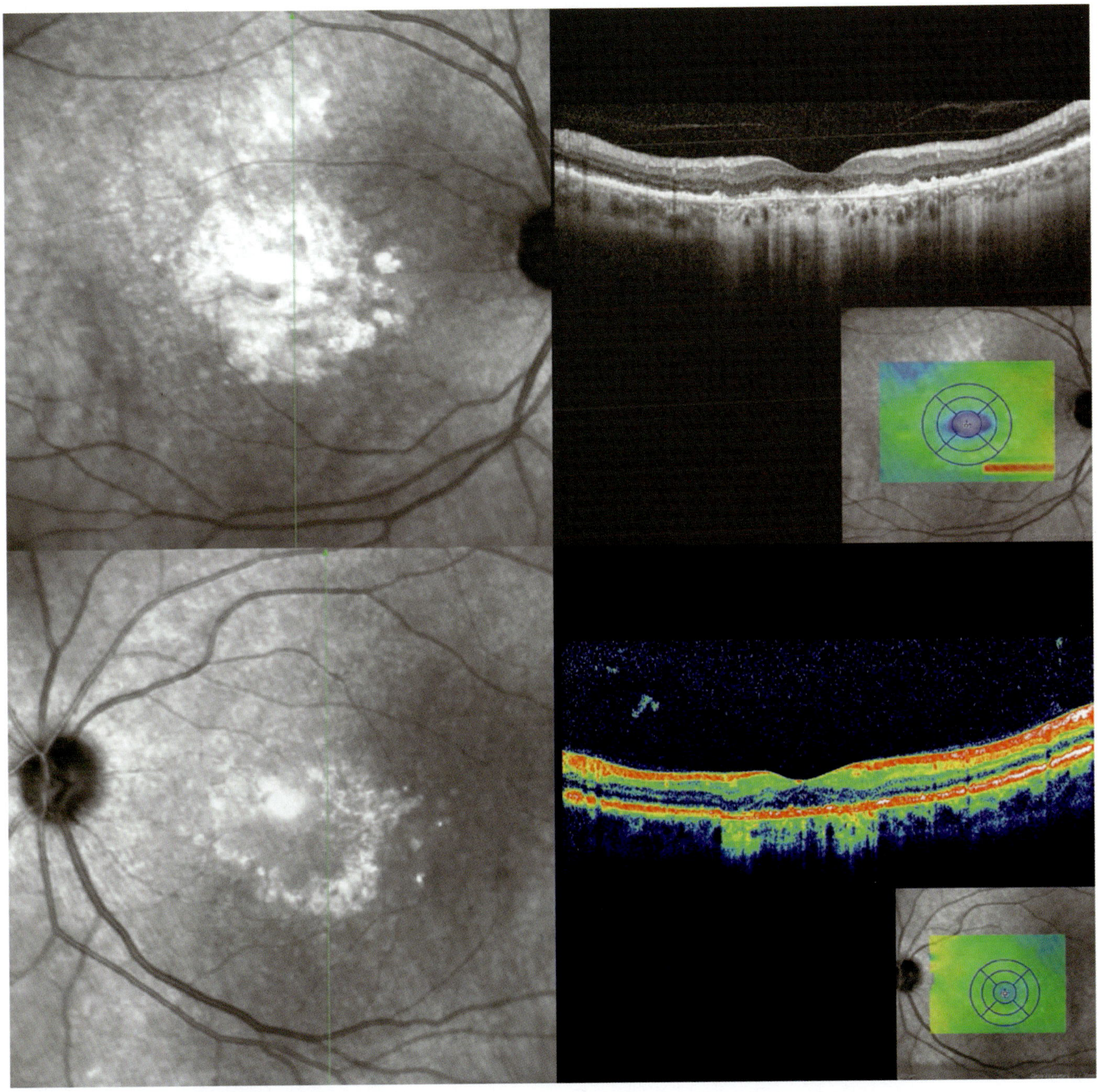

图 2.89　图 2.86 同一例患者的 OCT 图，左眼视力优于右眼。在地形图中，右眼的黄斑萎缩更明显，所以视力较左眼差。纵向 OCT 扫描显示视网膜萎缩，色素上皮不规则并呈结节状，可见脉络膜血管。中心凹外核层萎缩代表该区域感光层受损。

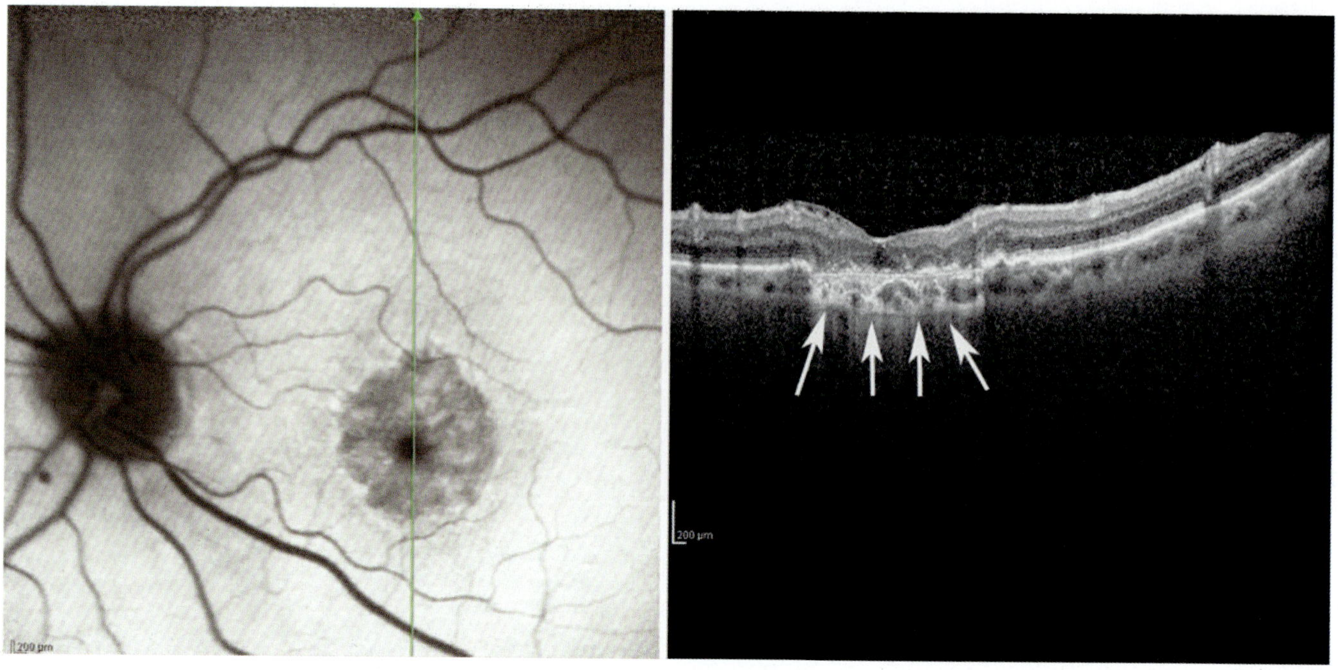

图 2.90 一例地图样萎缩患者的 OCT 图，中心凹 RPE/光感受器层几乎完全缺失，显示了激光波的深穿透性，RPE 和外核层的缺失，中心凹萎缩，使本来不可见的外层脉络膜的边界（白色箭头）显现出来。

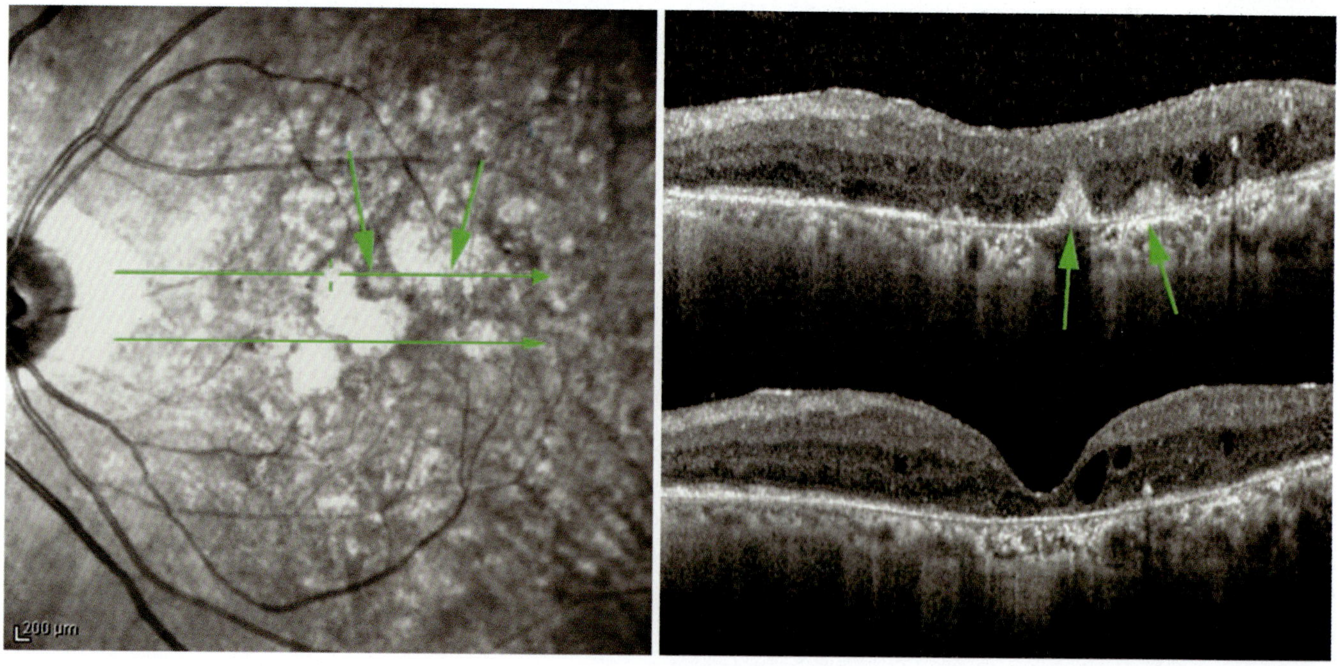

图 2.91 在地图样萎缩中，视网膜色素上皮在病变边缘的增生，提示病灶活动（箭头）。囊性暗区可能是由于视网膜组织的丢失而形成的，并不是新生血管活动的标志。

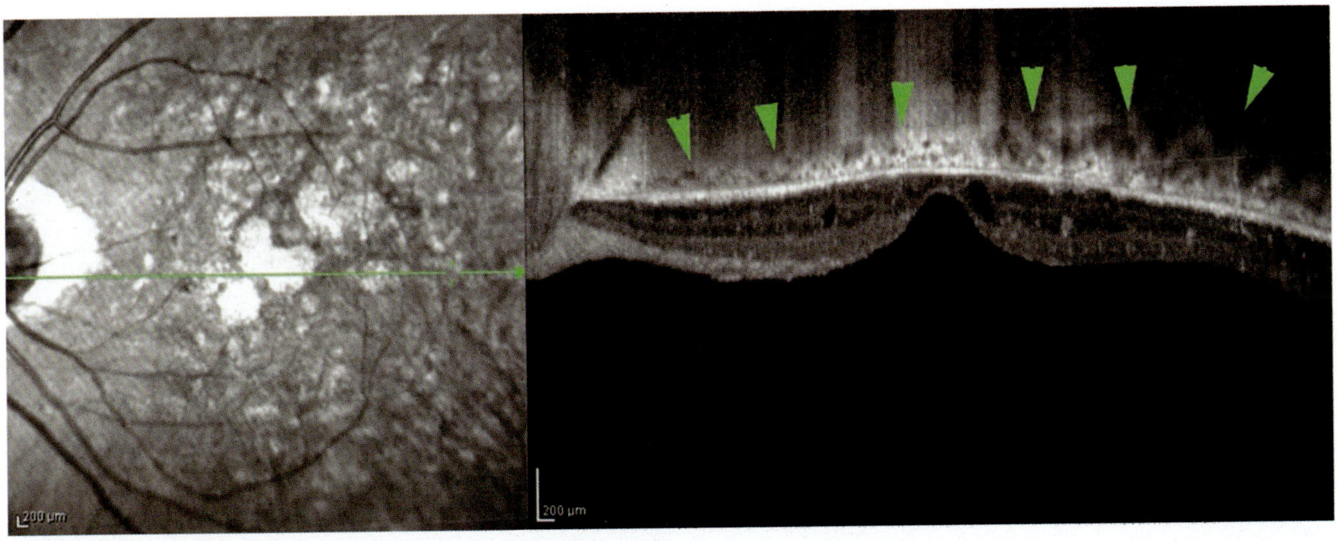

图 2.92 在地图样萎缩区的脉络膜常表现为萎缩性改变。绿色三角表示脉络膜的外边界。这是增强深度成像 OCT 的图像。

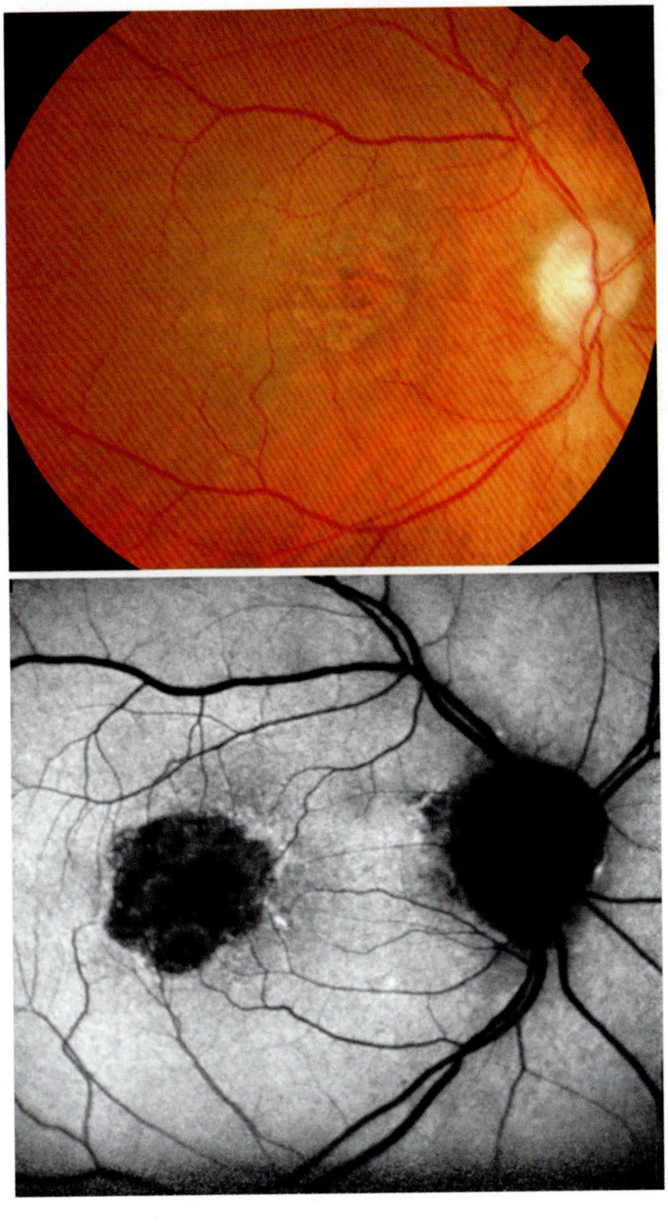

图 2.93 左图显示了一例 GA 患者的彩色眼底图像和眼底自发荧光图。视网膜色素上皮破坏的直径和范围是非常明显的。

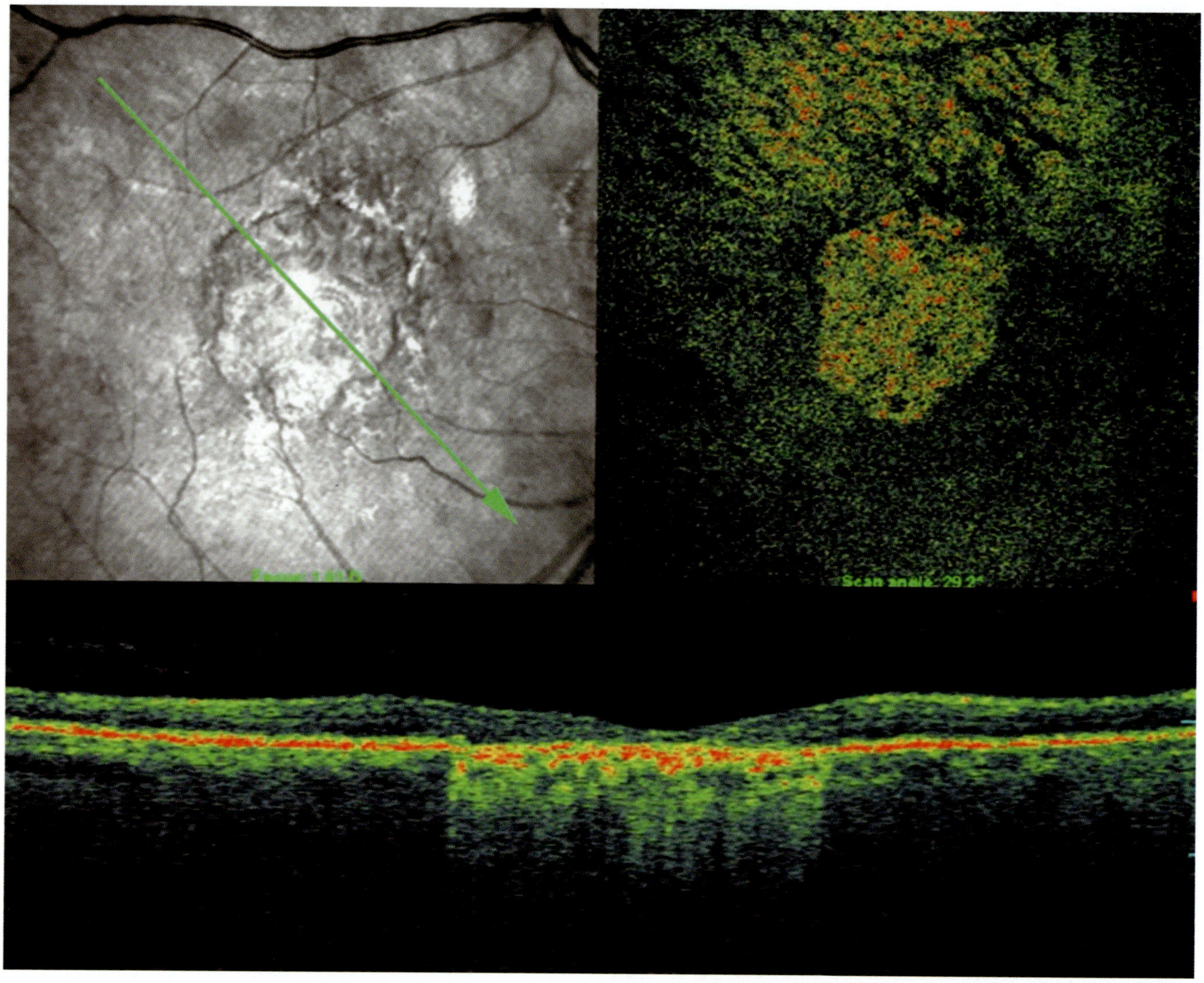

图 2.94 图像是由 OTI(Ophthalmic Tchnologies, Inc.) 时域光学相干断层扫描获得的,并在上部显示了 C-扫描和激光扫描检眼镜。C-扫描可穿透脉络膜毛细血管层而呈现高反射萎缩区的范围和直径。在下部,横断面纵向 OCT 图像显示视网膜色素上皮和感光层完全消失,随后出现中心凹萎缩,外核层消失。

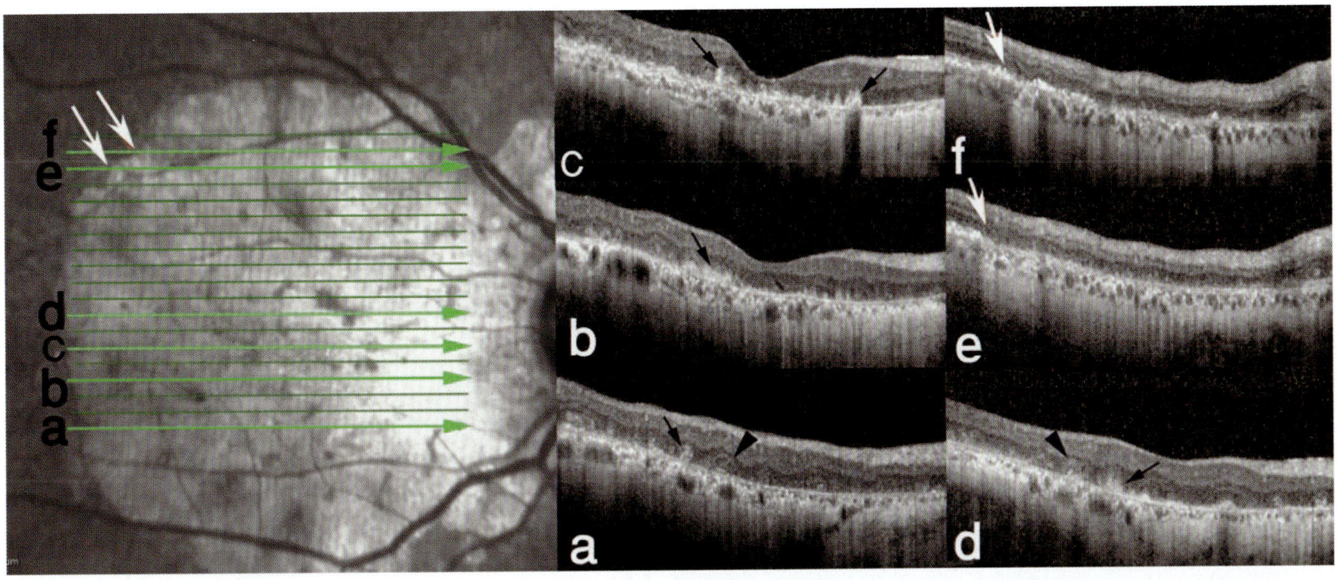

图 2.95　图像来自一例 78 岁的女性患者，双眼广泛地图样萎缩并伴有严重的视力障碍。视网膜内齿状突起（黑色三角）、视网膜色素上皮（RPE）增生和结节（黑色箭头）是光学相干断层扫描（OCT）发现的地图样萎缩的常见表现。激光穿透更深的脉络膜在 OCT 图像中产生“瀑布”样改变，表明视网膜色素上皮缺失。白色箭头示病灶与正常区域的边界。广泛的感光层消失，外核层萎缩。

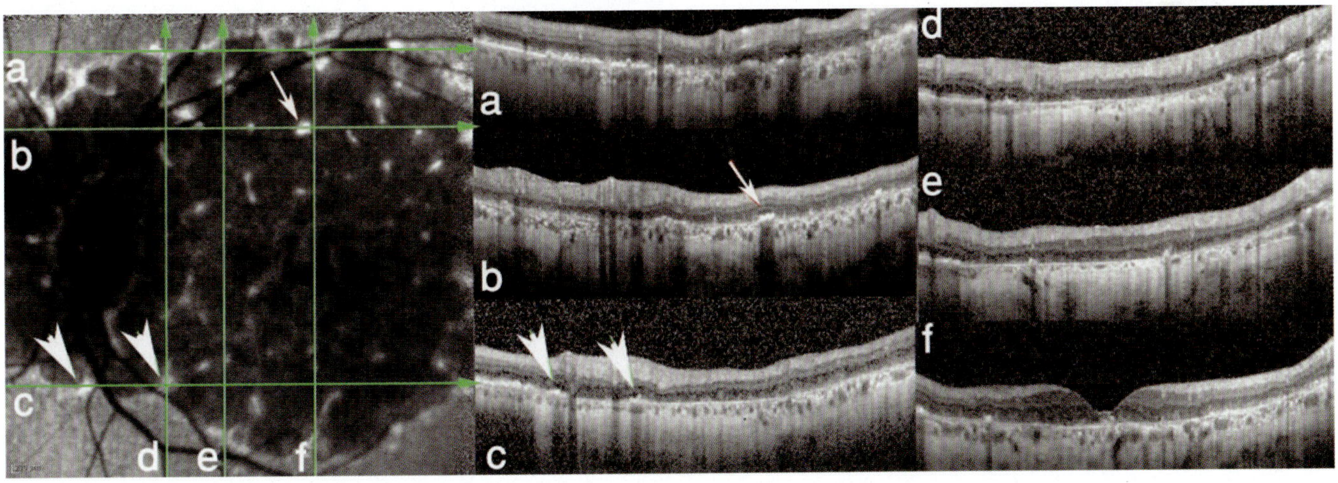

图 2.96　图 2.95 同一例患者的眼底自发荧光-光学相干断层扫描图，显示病灶周围和内部都有强自发荧光区。这些区域说明 GA 具有活跃的进展性，这张图展示出了 GA 的色素沉着、视网膜色素上皮（RPE）肥大（白色箭头和白色三角）、RPE 和感光层广泛丢失、RPE 破裂、外核层萎缩以及“瀑布”样改变。

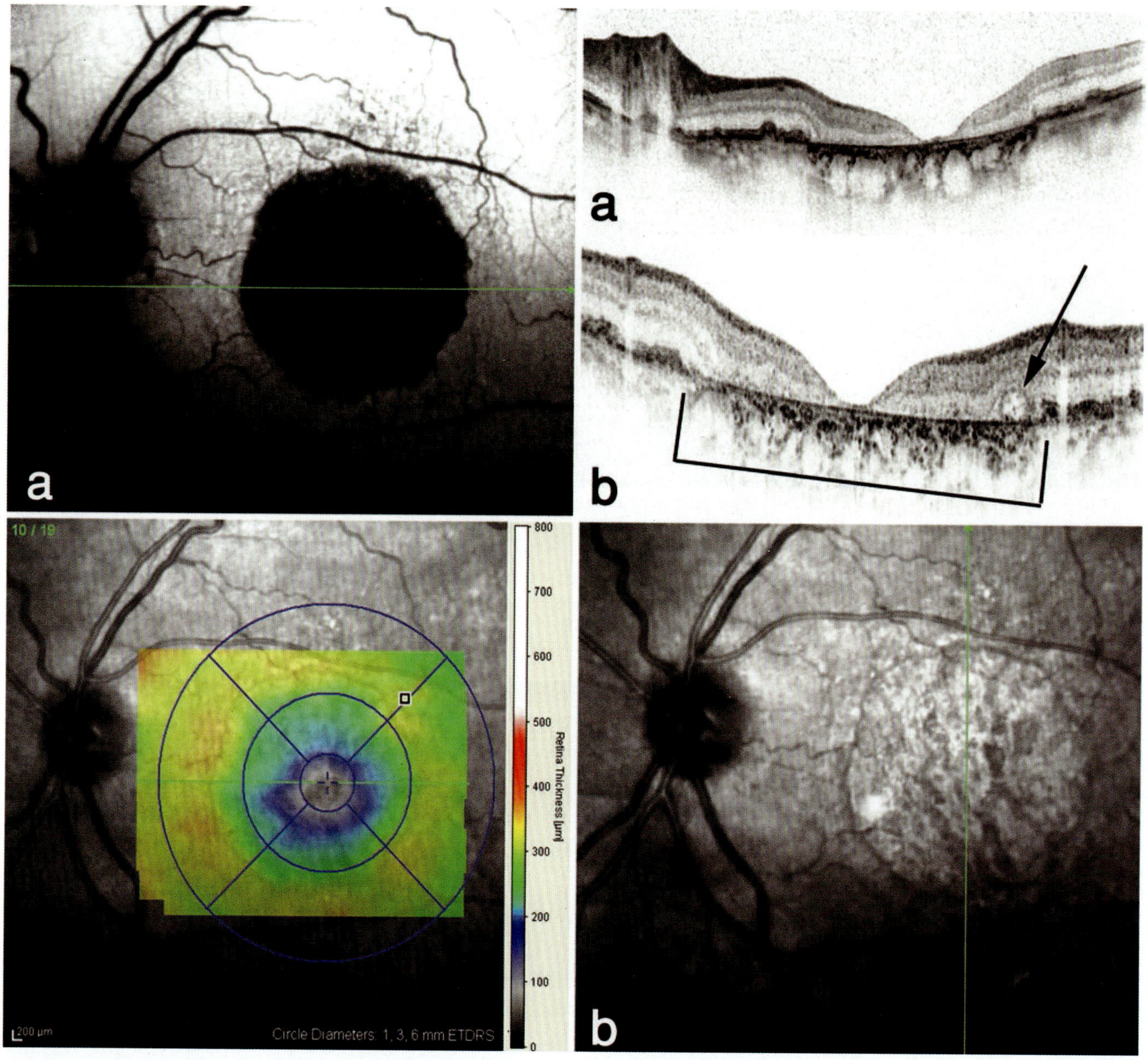

图 2.97 这组复合图像来自一例 60 岁女性 GA 患者。左上角图，眼底自发荧光图像显示中心凹存在一个大的圆形病灶，病灶区视网膜色素上皮（RPE）反射消失。右上角图，两幅黄斑区横断面的 OCT 图像显示视网膜色素上皮层和感光层完全消失，伴随外核层萎缩出现的视网膜内螺纹（黑色箭头）也完全消失。在光学相干断层扫描图像的支架区域，“瀑布”外观表示萎缩的延伸。左下角地形图显示出大面积的黄斑中心凹和旁中心凹变薄。在右下方的激光扫描检眼镜检查图像中，可明显看见萎缩视网膜下的脉络膜血管。

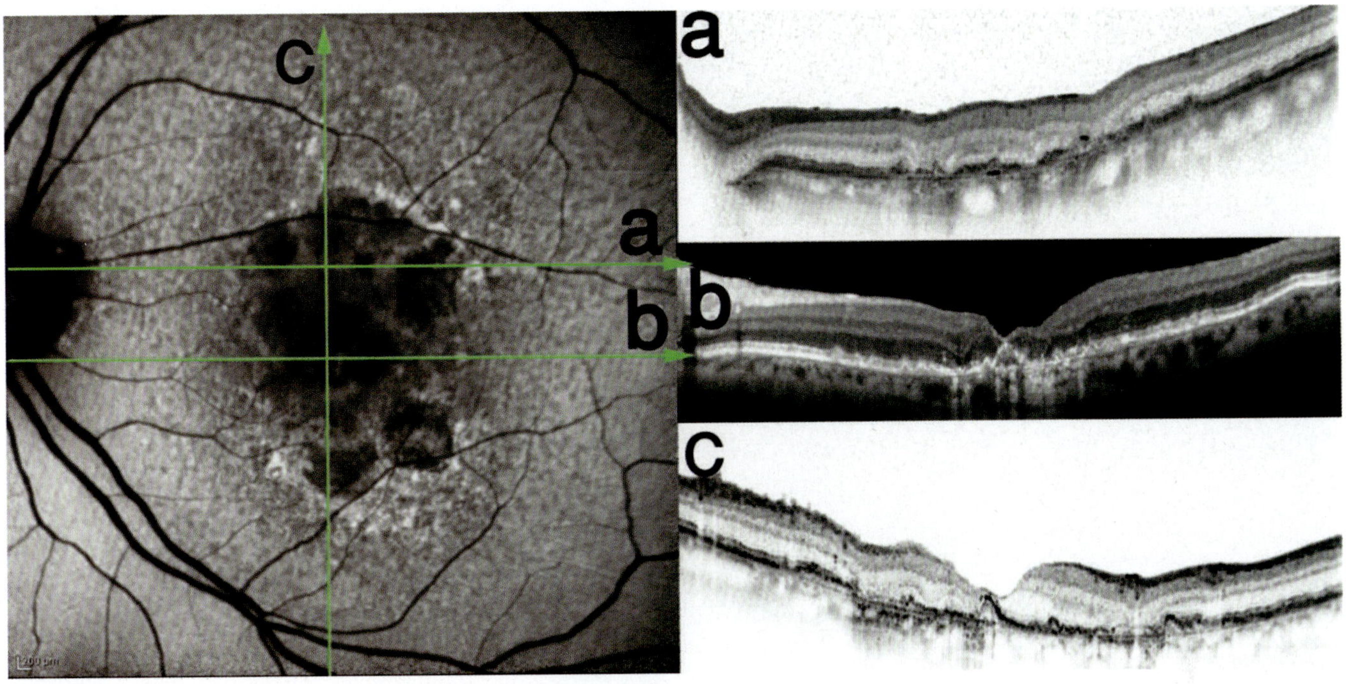

图2.98　该患者的黄斑区有多处地图样萎缩斑块。多个横断面光学相干断层扫描显示不同的形态。RPE的分裂、分割和不规则，以及中心凹感光层和外核层的缺失，表明该患者视力不佳。

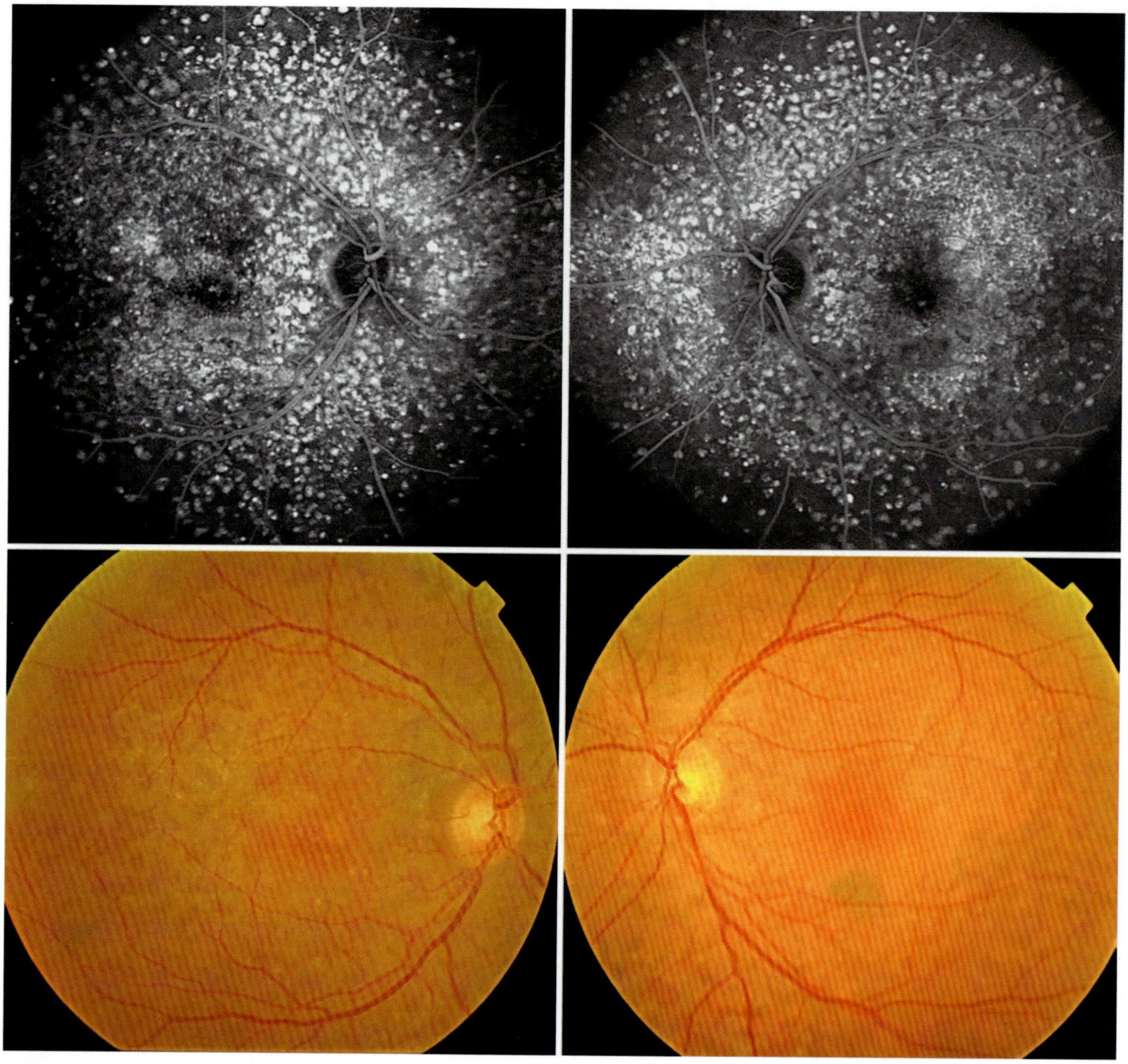

图 2.99 一例 70 岁 GA 男性患者的彩色眼底图像和晚期荧光素血管造影图像，地图样萎缩斑块分布在后极。由于视网膜色素上皮缺失而出现的窗样缺损和玻璃膜疣的着染，晚期后极部出现广泛的强荧光点。

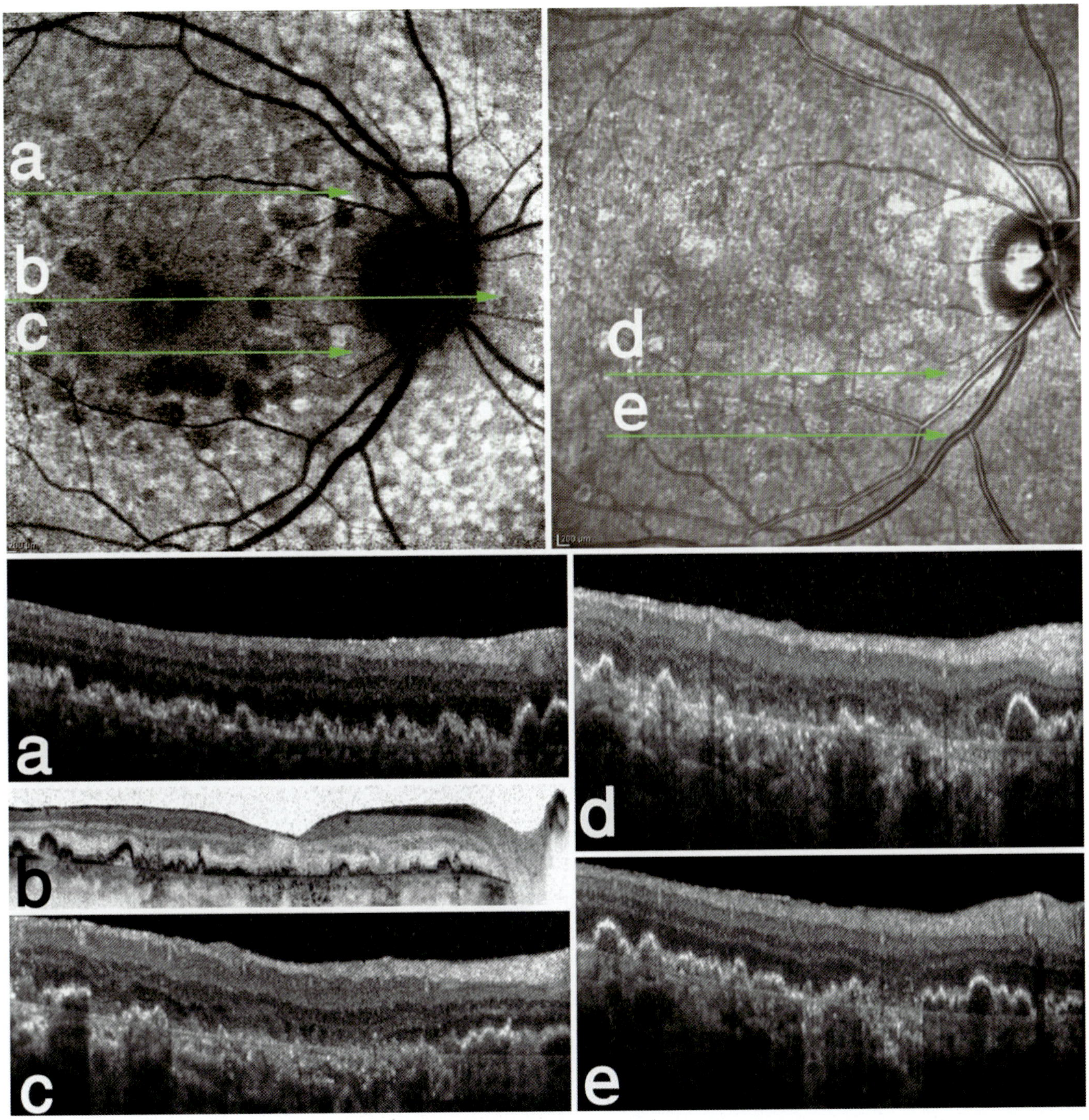

图 2.100 图 2.99 同一例患者右眼多个区域的横断面 OCT 图像显示不规则和结节状视网膜色素上皮(RPE)下沉积物,RPE 不规则、波动、分割和碎裂。后极部 RPE 或感光细胞(PR)缺失与地图样萎缩区域相对应。该患者的地图样萎缩可能是由于 RPE 或 PR 层的损失及 RPE 下脂质沉积。

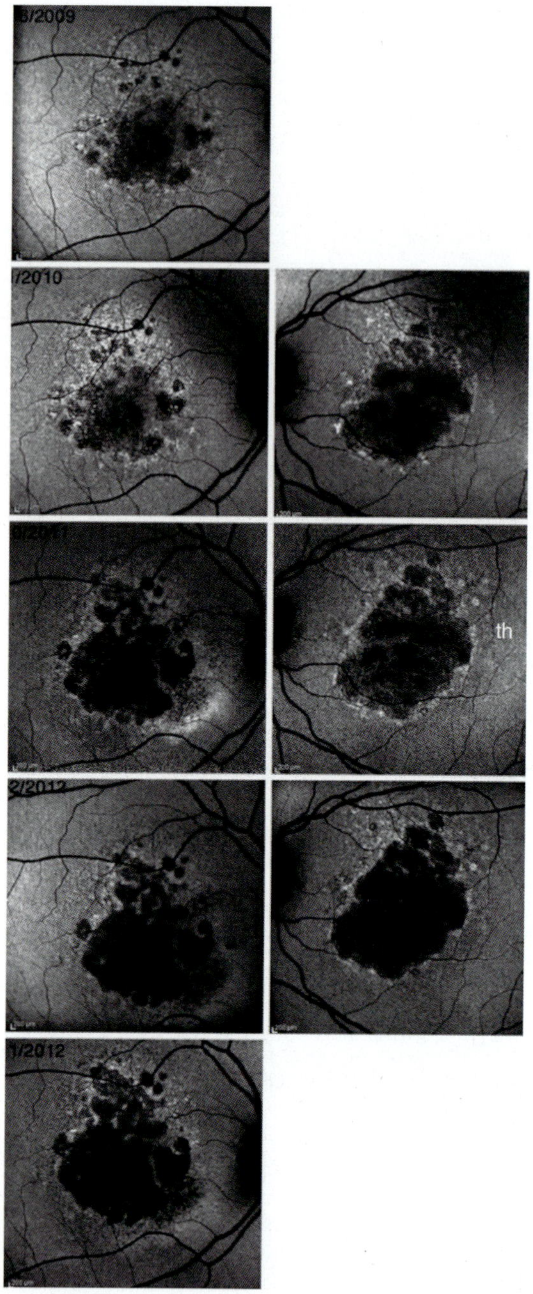

图 2.101　一例 GA 患者的眼底自发荧光图像显示视网膜色素上皮细胞丢失的进展和弱荧光区域的增加。

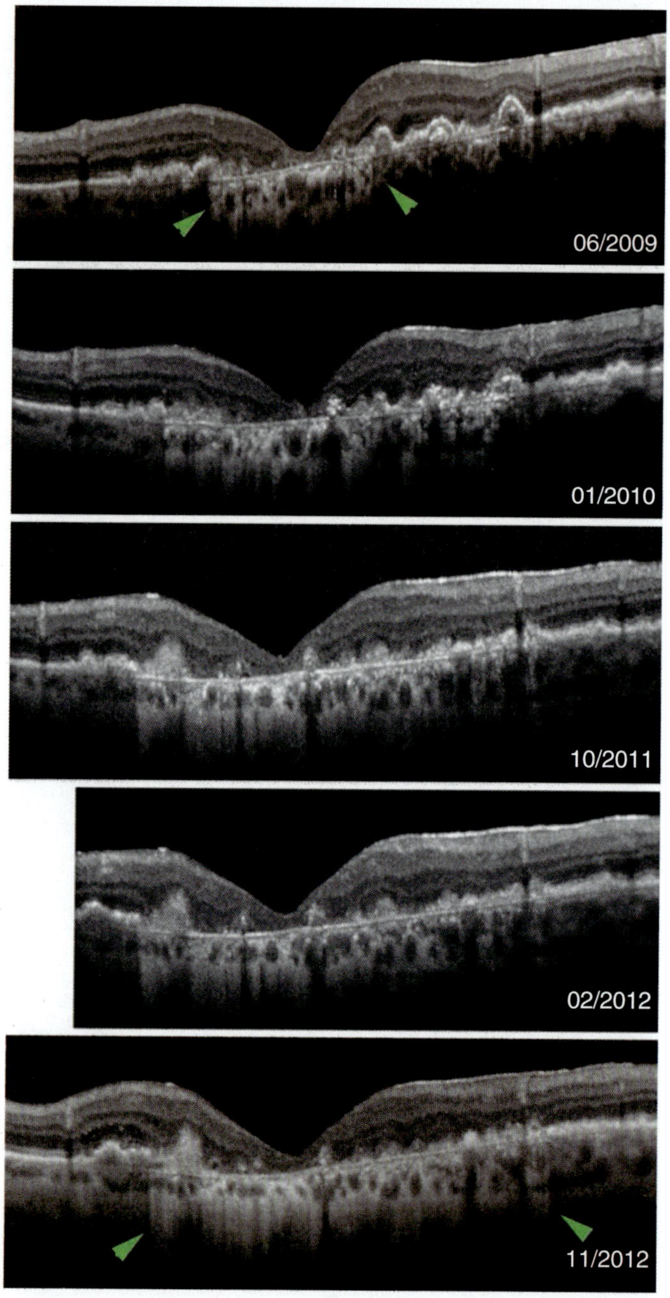

图 2.102　图 2.101 同一例患者右眼的光学相干断层扫描图像显示“瀑布”样改变区(两个绿色三角之间)的直径增加。这个区域形成是 RPE 细胞和光感受器以及具有激光波深穿透性的外核层的缺失造成的。

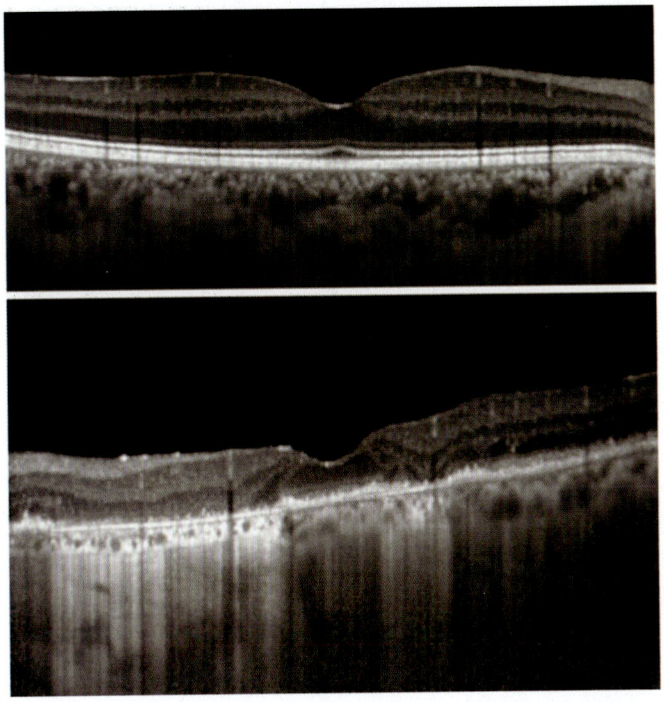

图 2.103 比较 44 岁患者(上图 OCT)和 85 岁患者(下图 OCT)之间的脉络膜厚度。二者厚度差异常显著。随着年龄增长,脉络膜的厚度会显著减小。

(朱佩文 刘钰鑫 译)

参考文献

1. Resnikoff S, Pascolini D, Etya'ale D, Kocur I, Pararajasegaram R, Pokharel GP, et al. Global data on visual impairment in the year 2002. Bull World Health Organ. 2004;82:844–51.
2. Rogala J, Zangerl B, Assaad N, Fletcher EL, Kalloniatis M, Nivison-Smith L. In vivo quantification of retinal changes associated with drusen in age-related macular degeneration. Invest Ophthalmol Vis Sci. 2015;56:1689–700.
3. Age-Related Eye Disease Study Research Group. The Age-Related Eye Disease Study system for classifying age-related macular degeneration from stereoscopic color fundus photographs: the Age-Related Eye Disease Study Report Number 6. Am J Ophthalmol. 2001;132:668–81.
4. Klein R, Davis MD, Magli YL, Segal P, Klein BE, Hubbard L. The Wisconsin age-related maculopathy grading system. Ophthalmology. 1991;98:1128–34.
5. Pieroni CG, Witkin AJ, Ko TH, Fujimoto JG, Chan A, Schuman JS, et al. Ultrahigh resolution optical coherence tomography in non-exudative age related macular degeneration. Br J Ophthalmol. 2006;90:191–7.
6. Khanifar AA, Koreishi AF, Izatt JA, Toth CA. Drusen ultrastructure imaging with spectral domain optical coherence tomography in age-related macular degeneration. Ophthalmology. 2008;115:1883–90.
7. Querques G, Querques L, Forte R, Massamba N, Coscas F, Souied EH. Choroidal changes associated with reticular pseudodrusen. Invest Ophthalmol Vis Sci. 2012;53:1258–63.
8. Schmitz-Valckenberg S, Steinberg JS, Fleckenstein M, Visvalingam S, Brinkmann CK, Holz FG. Combined confocal scanning laser ophthalmoscopy and spectral-domain optical coherence tomography imaging of reticular drusen associated with age-related macular degeneration. Ophthalmology. 2010;117:1169–76.
9. Schuman SG, Koreishi AF, Farsiu S, Jung SH, Izatt JA, Toth CA. Photoreceptor layer thinning over drusen in eyes with age-related macular degeneration imaged in vivo with spectral-domain optical coherence tomography. Opthalmology. 2009;116:488–96e2.
10. Clemens CR, Krohne TU, Issa PC, Helb HM, Kosanetzky N, Lommatzsch A, et al. High-resolution optical coherence tomography of subpigment epithelial structures in patients with pigment epithelium detachment secondary to age-related macular degeneration. Br J Ophthalmol. 2012;96:1088–91.
11. Submacular Surgery Trials Research Group. Comparison of 2D reconstructions of surgically excised subfoveal choroidal neovascularization with fluorescein angiographic features: SST report No. 15. Ophthalmology. 2006;113:279.e1–5.
12. Grossniklaus HE, Wilson DJ, Bressler SB, Bressler NM, Toth CA, Green WR, et al. Clinicopathologic studies of eyes that were obtained postmortem from four patients who were enrolled in the submacular surgery trials: SST Report No. 16. Am J Ophthalmol. 2006;141:93–104.
13. Fukuchi T, Takahashi K, Uyama M, Matsumura M. Comparative study of experimental choroidal neovascularization by optical coherence tomography and histopathology. Jpn J Ophthalmol. 2001;45:252–8.
14. Sandhu SS, Talks SJ. Correlation of optical coherence tomography, with or without additional colour fundus photography, with stereo fundus fluorescein angiography in diagnosing choroidal neovascular membranes. Br J Ophthalmol. 2005;89:967–70.
15. Sato T, Iida T, Hagimura N, Kishi S. Correlation of optical coherence tomography with angiography in retinal pigment epithelial detachment associated with age-related macular degeneration. Retina. 2004;24:910–4.
16. Coscas F, Coscas G, Souied E, Tick S, Soubrane G. Optical coherence tomography identification of occult choroidal neovascularization in age-related macular degeneration. Am J Ophthalmol. 2007;144:592–9.
17. Hughes EH, Khan J, Patel N, Kashani S, Chong NV. In vivo demonstration of the anatomic differences between classic and occult choroidal neovascularization using optical coherence. Am J Ophthalmol. 2005;139:344–6.
18. Liakopoulos S, Ongchin S, Bansal A, Msutta S, Walsh AC, Updike PG, et al. Quantitative optical coherence tomography findings in various subtypes of neovascular age-related macular degeneration. Invest Ophthalmol Vis Sci. 2008;49:5048–54.
19. Framme C, Wolf S, Wolf-Schnurrbusch U. Small dense particles within the neurosensory retinal layers observable by spectral domain optical coherence tomography in age-related macular degeneration. Invest Ophthalmol Vis Sci. 2010;51:5965–9.
20. Manjunath V, Goren J, Fujimoto JG, Duker JS. Analysis of choroidal thickness in age-related macular degeneration using spectral-domain optical coherence tomography. Am J Ophthalmol. 2011;152:663–8.
21. Spaide RF. Age-related choroidal atrophy. Am J Ophthalmol. 2009;147:801–10.
22. Hartnett ME, Weiter JJ, Garsd A, Jalkh AE. Classification of retinal pigment epithelial detachment associated with drusen. Graefes Arch Clin Ophthalmol. 1992;230:11–9.
23. Freund KB, Klais CM, Eandi CM, Ober MD, Goldberg DE, Sorenson JA, et al. Sequenced combined intravitreal triamcinolone and indocyanine green angiography-guided photodynamic therapy for retinal angiomatous proliferation. Arch Ophthalmol. 2006;124:487–92.
24. Yannuzzi LA, Negaro S, Lida T, Carvalho C, Rodriguez-Coleman H, Slakter J, et al. Retinal angiomatous proliferation in age-related macular degeneration. Retina. 2001;21:416–34.
25. Gass JD, Agarwal A, Lavina AM, Tawansy KA. Focal inner retinal hemorrhages in patients with drusen: an early sign of occult choroidal neovascularization and chorioretinal anastomosis. Retina. 2003;23:741–51.
26. Macular Photocoagulation Study Group. Laser photocoagulation for neovascular lesions nasal to the fovea: results from clinical trials for lesions secondary to ocular histoplasmosis or idiopathic causes.

Arch Ophthalmol. 1995;113:56–61.
27. Turcotte P, Maguire MG, Fine SL. Visual results after laser treatment for peripapillary choroidal neovascular membranes. Retina. 1991;11:295–300.
28. Browning DJ, Fraser CM. Ocular conditions associated with peripapillary subretinal neovascularization, their relative frequencies, and associated outcomes. Ophthalmology. 2005;112:1054–61.
29. Macular Photocoagulation Study Group. Argon laser photocoagulation for idiopathic neovascularization: results of a randomized trial. Arc Ophthalmol. 1983;101:1358–61.
30. Mandal S, Garg S, Venkatesh P, Mithal C, Vohra R, Mehrota A. Intravitreal bevacizumab for subfoveal idiopathic choroidal neovascularization. Arch Ophthalmol. 2007;125:1487–92.
31. Chan WM, Lai TY, Liu DT, Lam DS. Intravitreal bevacizumab (Avastin) for choroidal neovascularization secondary to central serous chorioretinopathy, secondary to punctuate inner chorioretinopathy, or of idiopathic origin. Am J Ophthalmol. 2007;143:977–83.
32. Ciardella AP, Donsoff IM, Huang SJ, Costa DL, Yannuzzi LA. Polypoidal choroidal vasculopathy. Surv Ophthalmol. 2004;49:25–37.
33. Kobayashi W, Abe T, Tamai H, Nakazawa T. Choroidal excavation with polypoidal choroidal vasculopathy: a case report. Clin Ophthalmol. 2012;6:1373–6.
34. Gomi F, Tano Y. Polypoidal choroidal vasculopathy and treatments. Curr Opin Ophthalmol. 2008;19:208–12.
35. McCleary CD, Guier CP, Dunbar MT. Polypoidal choroidal vasculopathy. Optometry. 2004;75:756–70.
36. Kameda T, Tsujikawa A, Otani A, Sasahara M, Gotoh N, Tamura H, et al. Polypoidal choroidal vasculopathy examined with en face optical coherence tomography. Clin Experiment Ophthalmol. 2007;35:596–601.
37. Sato T, Kishi S, Watanabe G, Matsumoto H, Mukai R. Tomographic features of branching vascular networks in polypoidal choroidal vasculopathy. Retina. 2007;27(5):589–94.
38. Maruko I, Iida T, Saito M, Nagayama D, Saito K. Clinical characteristics of exudative age-related macular degeneration in Japanese patients. Am J Opthalmol. 2007;144:15–22.
39. Yannuzzi LA, Freund KB, Goldbaum M, Scassellati-Sforzolini B, Guyer DR, Spaide RF, et al. Polypoidal choroidal vasculopathy masquerading as central serous chorioretinopathy. Ophthalmology. 2000;107:767–77.
40. Rishi P, Rishi E, Mathur G, Raval V. Ocular perfusion pressure and choroidal thickness in eyes with polypoidal choroidal vasculopathy, wet-age-related macular degeneration, and normals. Eye (Lond). 2013;27:1038–43.
41. Jirarattanasopa P, Ooto S, Nakata I, Tsujikawa A, Yamashiro K, Oishi A, et al. Choroidal thickness, vascular hyperpermeability, and complement factor H in age-related macular degeneration and polypoidal choroidal vasculopathy. Invest Ophthalmol Vis Sci. 2012;53:3663–72.
42. Imamura Y, Engelbert M, Iida T, Freund KB, Yannuzzi LA. Polypoidal choroidal vasculopathy: a review. Surv Ophthalmol. 2010;55:501–15.
43. Klein ML, Ferris FL 3rd, Armstrong J, Hwang TS, Chew EY, Bressler SB, et al.; AREDS Research Group. Retinal precursors and the development of geographic atrophy in age-related macular degeneration. Ophthalmology 2008;115:1026–31.
44. Holz FG, Bellman C, Staudt S, Schütt F, Völcker H. Fundus autofluorescence and development of geographic atrophy in age-related macular degeneration. Invest Ophthalmol Vis Sci. 2001;42:1051–6.
45. Holz FG, Bindewald-Wittich A, Fleckenstein M, Dreyhaupt J, Scholl HP, Schmitz-Valckenberg S, FAM-Study Group. Progression of geographic atrophy and impact of fundus autofluorescence patterns in age-related macular degeneration. Am J Ophthalmol. 2007;143:463–72.
46. Schmitz-Valckenberg S, Bindewald-Wittich A, Dolar-Szczasny J, et al. Correlation between the area of increased autofluorescence surrounding geographic atrophy and disease progression in patients with AMD. Invest Ophthalmol Vis Sci. 2006;47:2648–54.
47. M F, Schmitz-Valckenberg S, Adrion C, Krämer I, Eter N, Helb HM, et al. Tracking progression with spectral-domain optical coherence tomography in geographic atrophy caused by age-related macular degeneration. Invest Ophthalmol Vis Sci. 2010;51:3846–52.
48. Yehoshua Z, Rosenfeld PJ, Gregori G, Feuer WJ, Falcão M, Lujan BJ, et al. Progression of geographic atrophy in age-related macular degeneration imaged with spectral domain optical coherence tomography. Ophthalmology. 2011;118:679–86.

第 3 章

糖尿病性视网膜病变与视网膜血管疾病

Nazanin Ebrahimiadib，Kevin Ferenchak，Fedra Hajizadeh

摘　要

本章阐述了OCT在糖尿病性视网膜病变和视网膜血管疾病治疗中不可或缺的作用。本文首先讨论了运用OCT检查将糖尿病性黄斑水肿进行分类。然后，对糖尿病性视网膜病变在OCT中各种不同的表现，如微动脉瘤、硬性渗出物、出血、视网膜内微血管异常(intraretinal microvascular abnormalities，IRMA)和新生血管膜等进行了探讨。糖尿病的特征之一是后玻璃体界面的病理改变，玻璃体破裂，将导致牵拉性黄斑脱离，这是最具视觉破坏性的疾病之一。糖尿病早期阶段的变化，只有在OCT中才能被识别。糖尿病性视网膜病变的血管问题是本章讨论的最具挑战性问题之一。除了各种血管问题和随访图片外，这也是本章讨论的主题之一。在OCT中也可见发现其他有价值的信息，包括激光瘢痕、棉絮斑、板层裂孔、高血压性视网膜病、视网膜大动脉瘤、类远达性视网膜病变及黄斑毛细血管扩张症。

3.1 糖尿病性视网膜病变

光学相干断层扫描(OCT)是评估糖尿病性视网膜病变黄斑结构和状况的有效检查手段。Baskin[1]认为OCT是糖尿病性黄斑水肿(diabetic macular edema，DME)治疗中最重要的诊断和检测预后的手段。其高分辨率图像对黄斑水肿的评估具有最佳的敏感性[2]。连续OCT检查能够跟踪黄斑结构的变化，黄斑疾病的治疗更复杂。荧光素血管造影能清楚地评估糖尿病患者血眼屏障的破坏，尽管它不能量化黄斑中液体的积聚程度[3]。迄今为止，荧光素血管造影在糖尿病患者治疗中的主要用途是评估中心凹周围血管网的完整性，并作为诊断增生型糖尿病性视网膜病变和异常新生血管的辅助手段(图 3.1 和图 3.2)。

有一些糖尿病性黄斑结构的变化，如浆液性视网膜脱离，是不易在检眼镜下被发现的，但很容易被OCT检测到。只有14%的亚临床糖尿病性黄斑水肿(<300μm)可被裂隙灯显微镜检测到[4]。此外，40%糖尿病性视网膜病变继发的黄斑囊样水肿病例未检出。在荧光素血管造影(FA)[5]检查中，甚至有63%的黄斑水肿是无法检测的[5]。因此，与显微镜或FA相比，OCT是诊断糖尿病性视网膜病变中黄斑水肿更好的选择(图 3.3)。OCT也是预测糖尿病性视网膜黄斑水肿的有效手段，可通过确定中心凹光感受器和外界膜(external limiting membrane，ELM)的形状和存活能力来预测视力。

在轻度黄斑牵拉的情况下，OCT提供了视网膜与

N. Ebrahimiadib, M.D. (✉)
Eye Research Center, Farabi Eye Hospital,
Tehran University of Medical Sciences, Tehran, Iran
e-mail: nazanin.ebrahimiadib@gmail.com

K. Ferenchak, M.D.
Division of Ophthalmology,
John H. Stroger, Jr. Hospital of Cook County,
1900 West Polk St. Ste. 617, Chicago, IL 60612, USA
e-mail: kferenchak@cookcountyhhs.org

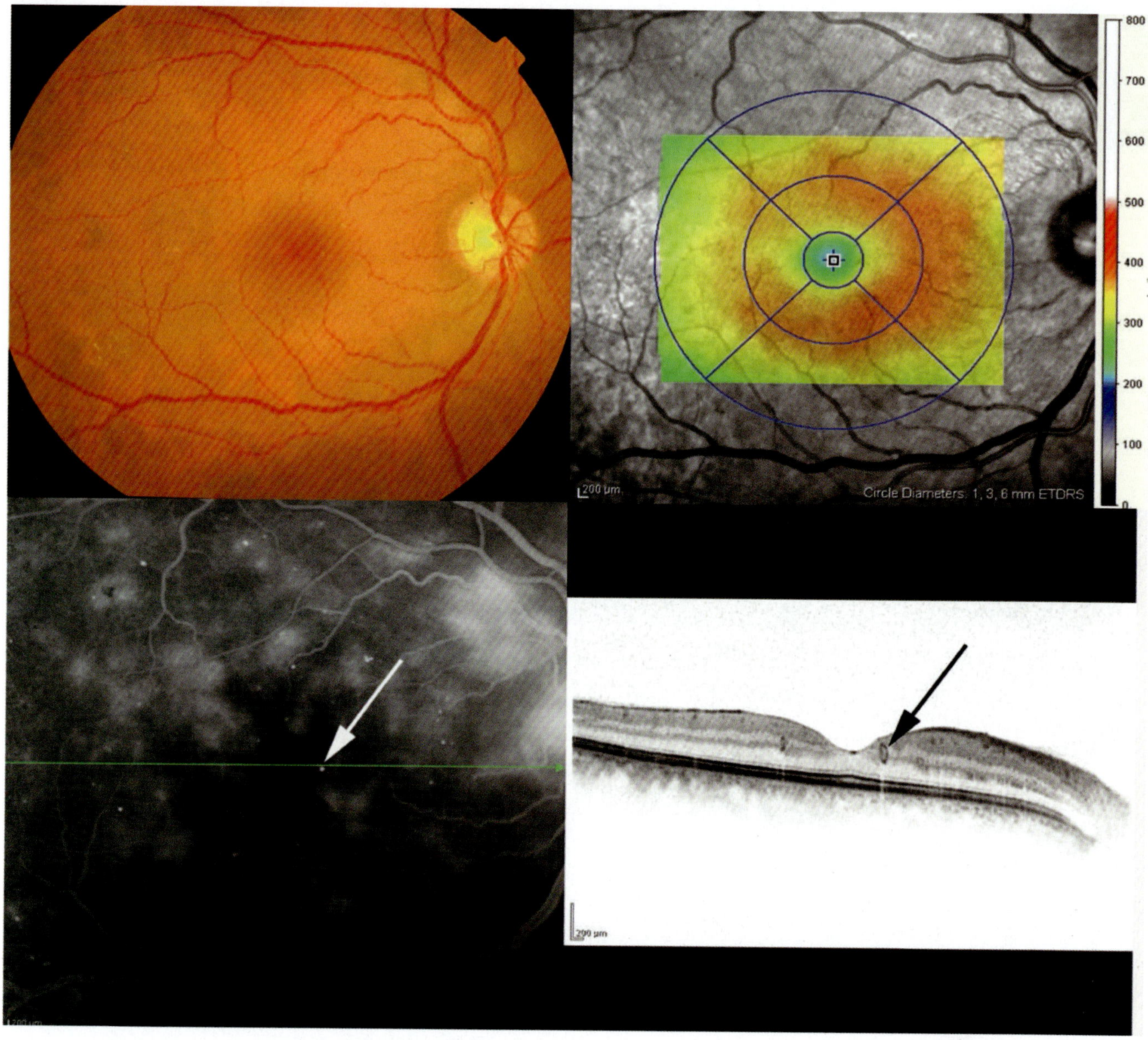

图 3.1 一例长期患有糖尿病的患者的眼底图像,其最佳矫正视力为 20/20。彩色眼底照片(左上)和荧光素血管造影图像(左下)显示存在一些小的微动脉瘤。地形图(右上)显示黄斑体积有轻微的增加。在荧光素血管造影图像(左下)中可以看到微动脉瘤(箭头),毛细血管脱落和渗漏。在纵向 OCT 图像(右下)中可见小的微动脉瘤,无视网膜海绵样水肿。

后玻璃体解剖关系的全面图像,这在生物显微镜下是无法做到的[6,7]。在 OCT 图像中,后玻璃体在非反射性玻璃体腔中呈中到高反射。其附着在视网膜上的程度从无到连续不等,这可能会引起视网膜的牵拉和扭曲[完全或不完全的玻璃体后脱离(posterior vitreous detachment,PVD)]。

在糖尿病性视网膜病变中,视网膜各层的结构变化是值得注意的。在内核层(INL)和外丛状层(OPL)可见伴随荧光造影渗漏的囊样改变。囊性水肿越大,荧光渗漏越多。在 OCT 中,黄斑水肿表现为视网膜下和视网膜色素上皮(RPE)上方的均匀低反射,但有时也可能是不均匀的高反射。位于外丛状层的囊肿可在视网膜下间隙破裂,从而扩大形成浆液性视网膜脱离[8]。

在糖尿病性视网膜病变的早期阶段,只有视网膜厚度增加,结构没有明显变化。Demir 等[9]指出,没有视网膜病变的 2 型糖尿病患者的黄斑中心厚度并不比健康人厚很多。进一步的研究[10,11]表明,OCT 在测量厚度为 201~300μm 的非临床意义上的黄斑水肿的黄斑厚度方面具有优势。这是 OCT 的一个重要功能,因为在糖尿病性视网膜病变患者中,中心凹厚度与视力相关[12-14]。

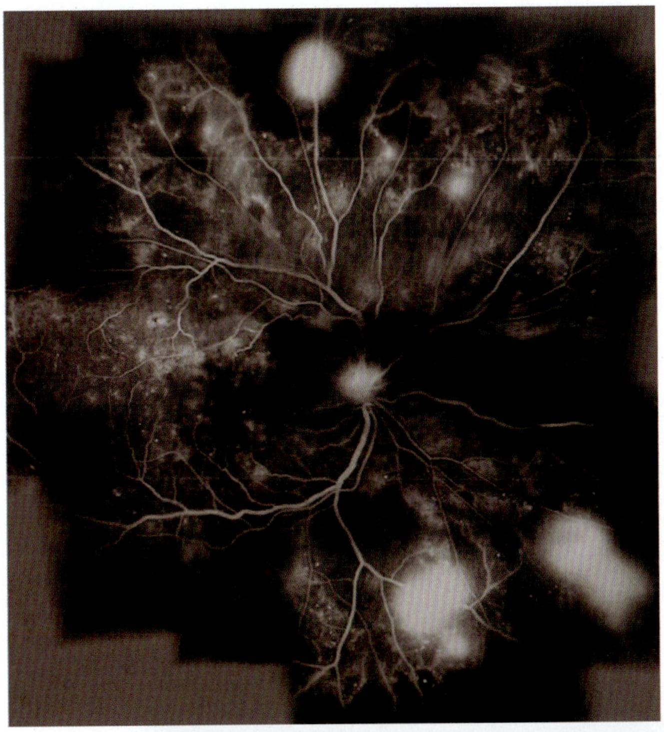

图 3.2　图 3.1 同一例患者的荧光素血管造影显示了一个广泛的缺血区，其他区域的视网膜有多个大的新生血管生成。

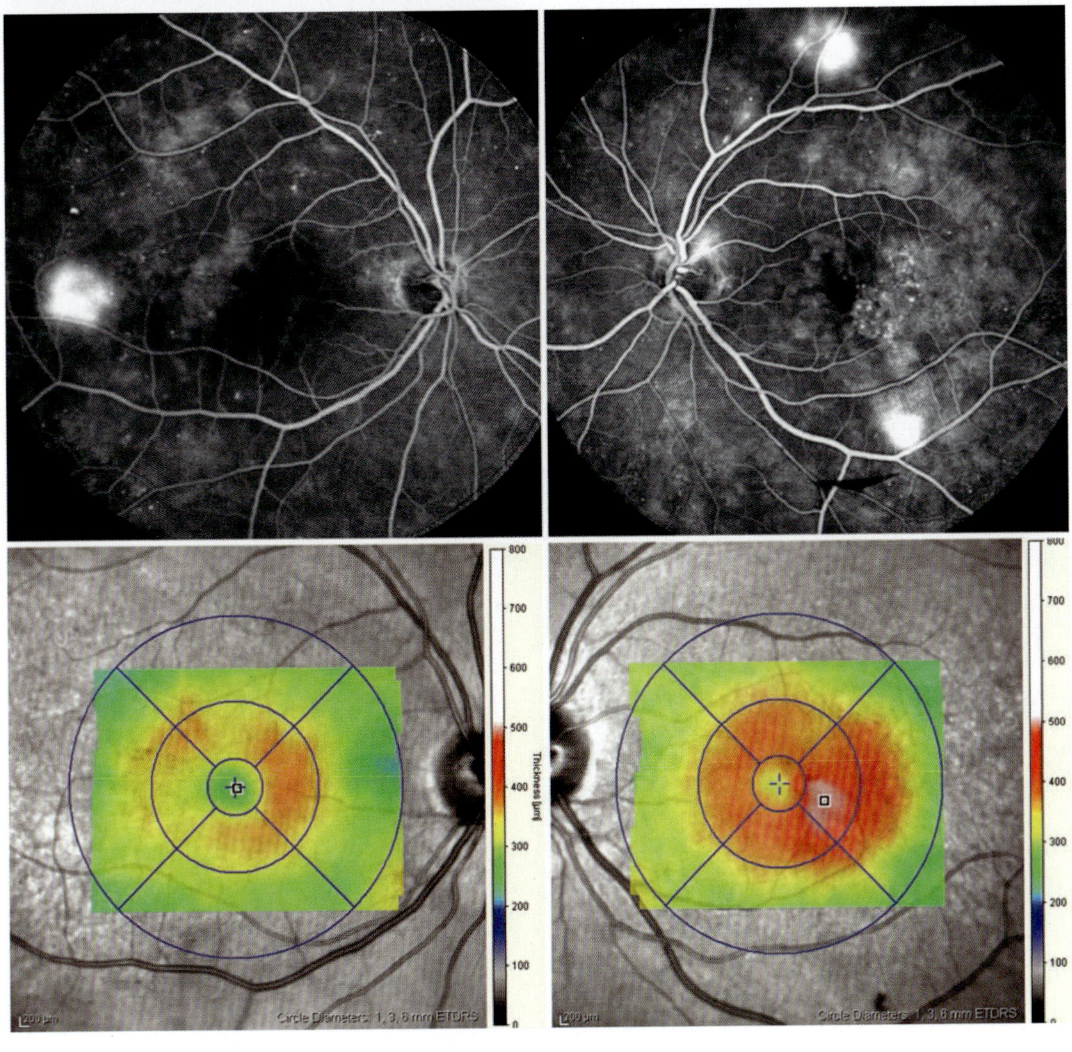

图 3.3　荧光素血管造影图（上图）显示右眼颞部有一处新生血管周围的渗漏病灶，左眼可见两个病灶。如视网膜地形图（下图）所示，荧光素照片中的黄斑渗漏量与黄斑增厚和体积增大程度无关。

3.1.1 糖尿病性黄斑水肿及其不同分类

OCT在糖尿病性视网膜病变中的重要作用是对黄斑水肿的定性诊断和定量评估[12,15]。Hee等[12]通过使用连续的OCT检查和跟踪黄斑厚度的变化以及随着时间的推移对治疗的反应来证明这一点。OCT的评估具有重复性和高度再现性。黄斑水肿除视网膜厚度增加外，其特征是视网膜内反射率降低，视网膜微结构不规则，中心凹消失。糖尿病性黄斑水肿也可能出现硬性渗出物、棉絮斑和出血[16]。

1999年Otani等[13]根据OCT将糖尿病性黄斑水肿分为如下3种结构：

1. 海绵样视网膜水肿(sponge-like retinal swelling, SRS)(88%)；
2. 囊样黄斑水肿(cystoid macular edema, CME)(47%)；
3. 浆液性视网膜脱离(serous retinal detachment, SRD)(15%)。

Kim等[17]根据OCT的视网膜图和黄斑横断面图表现，将DME分为如下4类：

1. 弥散性视网膜增厚；
2. 囊样黄斑水肿；
3. 浆液性视网膜脱离；
4. 玻璃体界面异常。

伴有糖尿病水肿的黄斑通常是这些类型的组合。硬性渗出物主要位于视网膜外层[18]。视网膜水肿和囊性改变也开始于外层。这些囊肿可合并慢性顽固性病例，并在周围萎缩的视网膜形成一个全厚度的囊腔。这些汇合的囊肿会出现视网膜劈裂的现象，由于视网膜层的破坏和视网膜组织的丢失，处于这个阶段的患者视力将会很差。

黄斑水肿的组织病理学检查显示细胞外和细胞内液体积聚。在早期，这种积累发生在Henle纤维外丛状层的Muller细胞的细胞质中。肿胀的Muller细胞在OCT图像上表现为低反射区。水肿的持续存在，将导致Muller细胞坏死和囊肿进一步发展。在OCT上，囊肿表现为黑色的非反射空间，限制在视网膜组织的中到低反射区间内[19]。

Helmy等[20]介绍了一种基于OCT结果的黄斑水肿分类新方法。他们将患者分为4组，根据最大黄斑囊肿的垂直大小与最大黄斑厚度的比例进行分类，如下所示：

1. CME Ⅰ：囊肿占黄斑总厚度的30%以下；
2. CME Ⅱ：囊肿占黄斑总厚度的30%~60%；
3. CME Ⅲ：囊肿占黄斑总厚度的60%~90%；
4. CME Ⅳ：囊肿占黄斑总厚度的90%以上。

他们还根据某些形态学表现建立了如下分级系统：

1. 囊肿不破坏ELM或IS/OS层(椭圆体带)；
2. 囊肿破坏ELM层；
3. 囊肿破坏IS/OS层；
4. 囊肿破坏ELM层和IS/OS层。

Panozzo等[21]根据囊肿的大小，将黄斑水肿分为轻度、中度和重度。Maalej等[22]根据OCT的发现，创建了另一种DME分类方法：

类型1：局灶性黄斑增厚；

类型2：弥散性增厚，无囊肿；

类型3：弥散性囊样黄斑水肿；

类型4：牵拉性黄斑水肿

类型4A：仅继发于后玻璃体牵拉；

类型4B：仅继发于视网膜前膜；

类型4C：仅继发于后玻璃体和视网膜前膜；

类型5：黄斑浆液性视网膜脱离(任何类型)。

DME视网膜外层的高反射灶与ELM和IS或OS连接区(即椭圆体带)的破坏密切相关，同时也暗示了中心凹光感受器的损伤和视力的急剧下降[8,23]。

3.1.2 脉络膜

脉络膜向视网膜外层供应氧气和葡萄糖，这些物质是黄斑的重要营养来源[24]。Adhi等[25]证明增生型糖尿病性视网膜病变和黄斑水肿的患者的脉络膜厚度、中等大小血管(即Sattler层)和毛细血管层的厚度在中心凹下区明显减少。在评估黄斑水肿的药理学治疗效果时，无论用何种测量方法计算，如果治疗前后黄斑厚度的变化量>10%，我们就认为该治疗效果显著[7,26]。

3.1.3 微动脉瘤

微动脉瘤是毛细血管的一种扩张，可位于微动脉或微静脉侧。它们来自视网膜内层毛细血管丛的深部，但同时也可向视网膜外层延伸。微动脉瘤存在于外丛状层(IPL)到外核层(ONL)之间，但常常是发生在内核层(INL)[27]。大多数微动脉瘤具有均匀的中等的反射率，给底层结构投下了微弱的阴影[28]。渗漏的微动脉瘤周围是低反射的水肿区[27](图3.4至图3.6)。

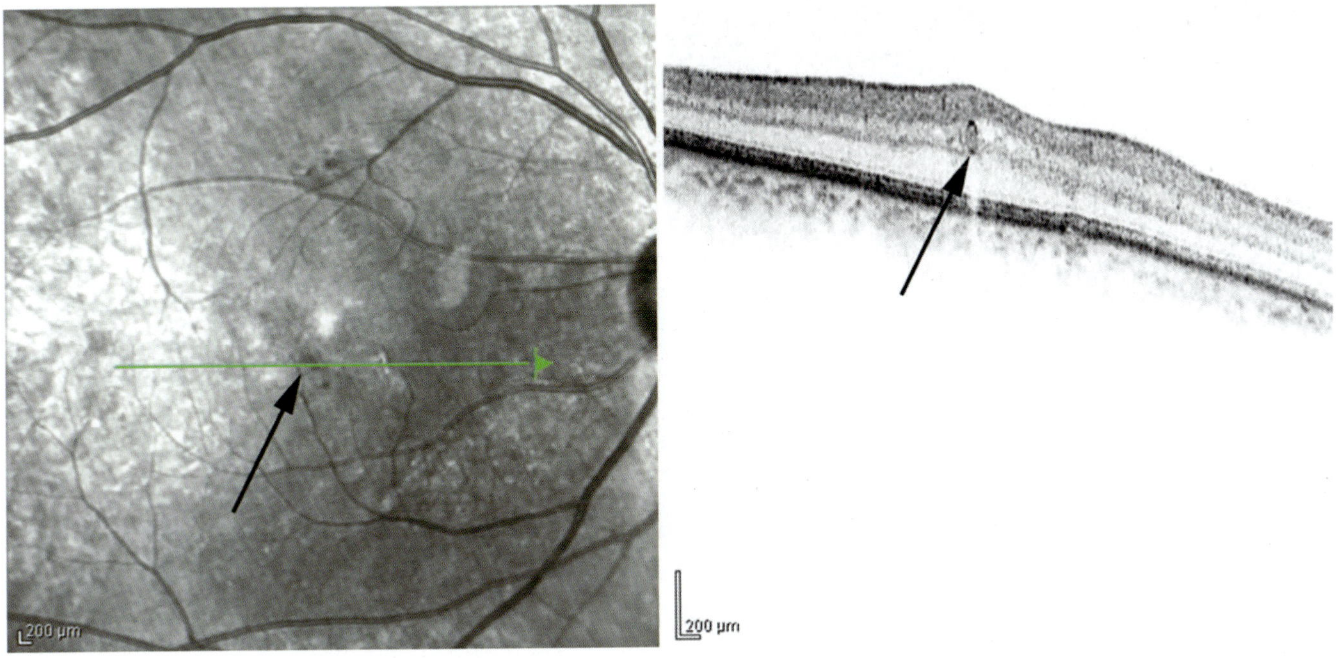

图 3.4　OCT 图像显示在内核层(INL)的视网膜毛细血管扩张微动脉瘤(黑色箭头)与相邻的视网膜水肿(即囊性间隙)。微动脉瘤和囊性水肿是早期糖尿病性视网膜病变的两个征象。

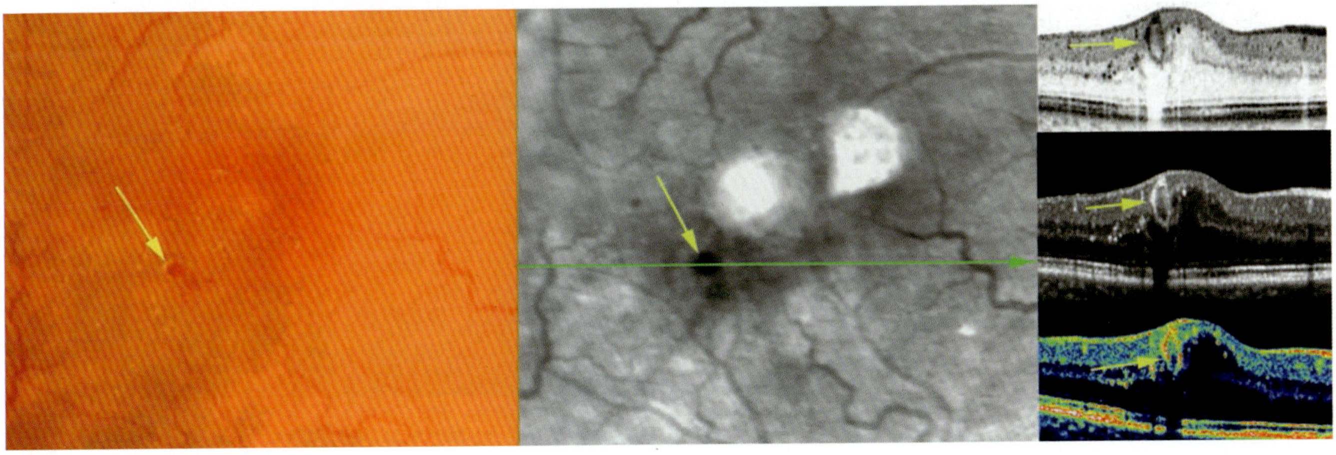

图 3.5　早期糖尿病性视网膜病变彩色眼底照片和激光扫描检眼镜光学相干断层摄影(SLO-OCT)图像在同一点的多色模式下,比较 OCT 多种模式下的微动脉瘤。微动脉瘤(黄色箭头)主要位于视网膜层的内半部分,呈圆形、中空,中到高反射结构。

3.1.4 硬性渗出物

硬性渗出物是一种从高通透性血管渗出的具有高反射率的脂质蛋白沉积物。它们使后部视网膜结构显影不清。同时界定了健康视网膜和水肿视网膜[29]。它们可以存在于内核层、外核层或外丛状层[28]。它们是在 OPL(即 Henle 层)[30]中病理发现的。硬性渗出物也可在视网膜下间隙积聚,以高反射斑块的形式附着在 RPE 上[31]。在荧光素血管造影中,看不到小的硬性渗出物,但较大的渗出物会阻断脉络膜的荧光(图 3.6)。

3.1.5 糖尿病性囊样黄斑水肿

囊样黄斑水肿开始于 Muller 细胞中的液体积聚。随着时间的推移,Muller 细胞死亡,充满液体的囊腔形成。这些腔可从外核层扩展至神经节细胞层[28](图 3.7 至图 3.11)。

长时间的 DME 可导致黄斑囊肿的顶部丢失,随后形成黄斑板层裂孔。长时间的水肿也会导致视网膜组织脱落,包括视网膜囊性柱和囊腔的扩大。在这种情况下,黄斑水肿的消退可导致黄斑萎缩 (图 3.12 和

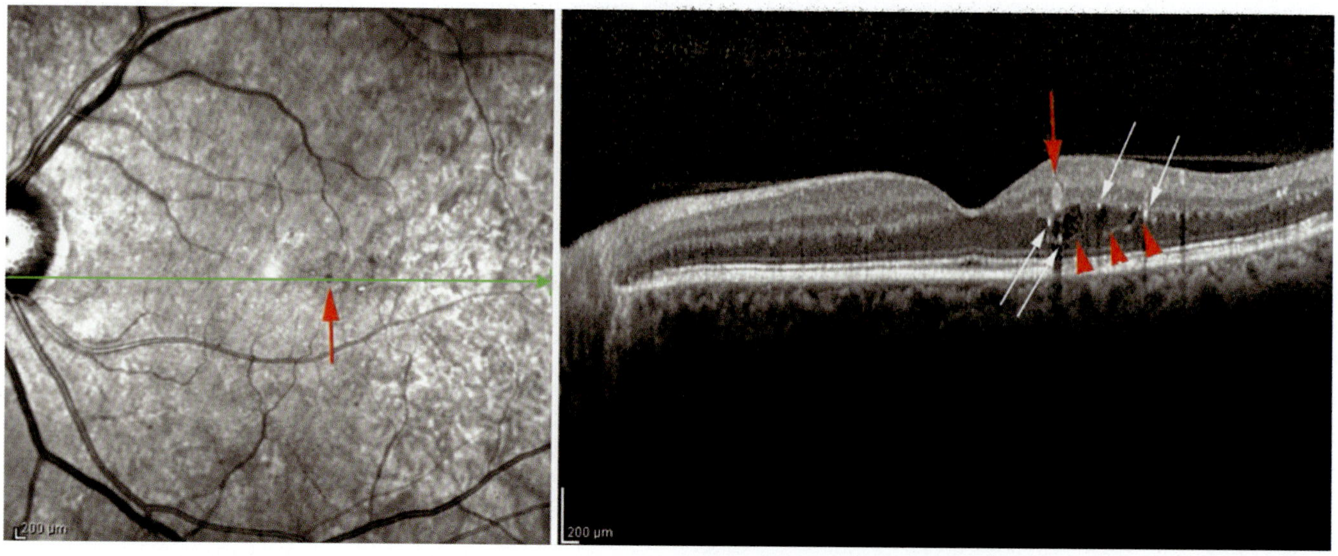

图 3.6 OCT 图像显示糖尿病性视网膜病变的典型早期改变。视网膜微动脉瘤(大的红色箭头)显示为一个小的、中到高反射的椭圆形病变,并在内核层投下一个极小的阴影。从外核层开始的囊状视网膜改变(红色箭头)和视网膜内硬性渗出物(白色细箭头)是糖尿病性视网膜病变的标志。

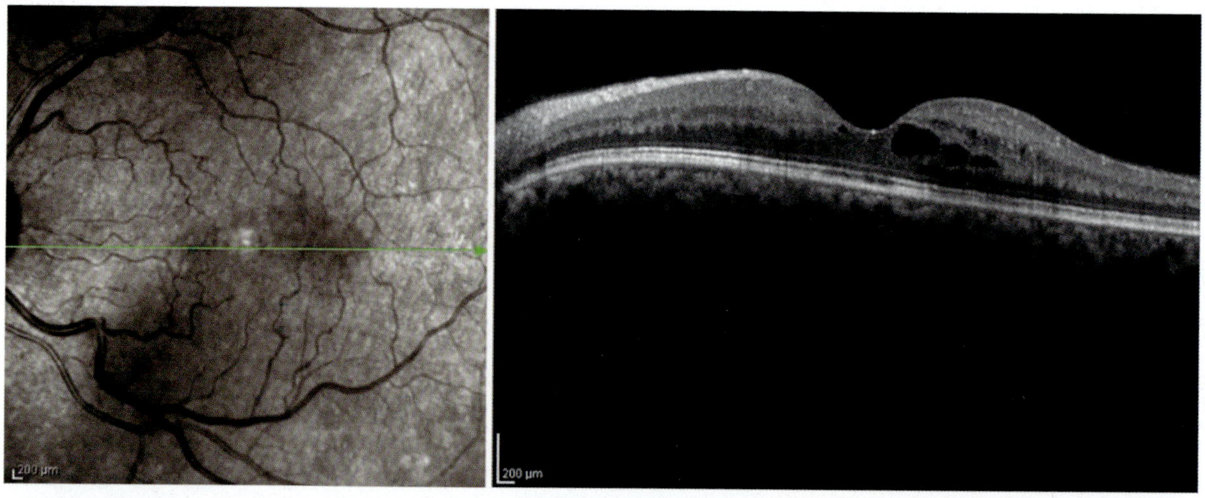

图 3.7 糖尿病性黄斑水肿通常始于外核层或 Henle 层内部的囊性间隙,就像在上图这例患者中所看到的一样。

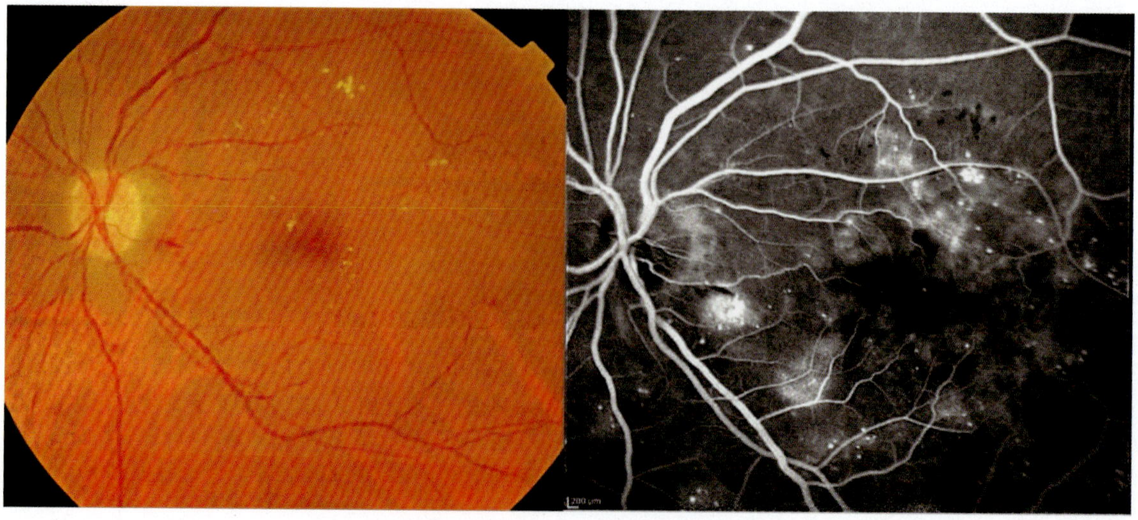

图 3.8 这组复合图片显示了另一个糖尿病性黄斑水肿的例子,它发生在外核层或 Henle 层内部。(待续)

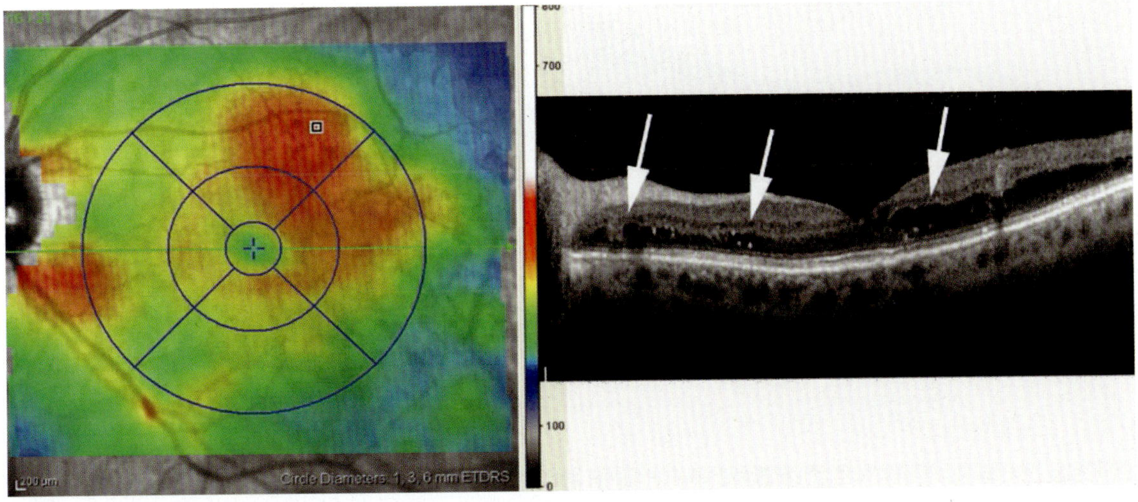

图 3.8(续)

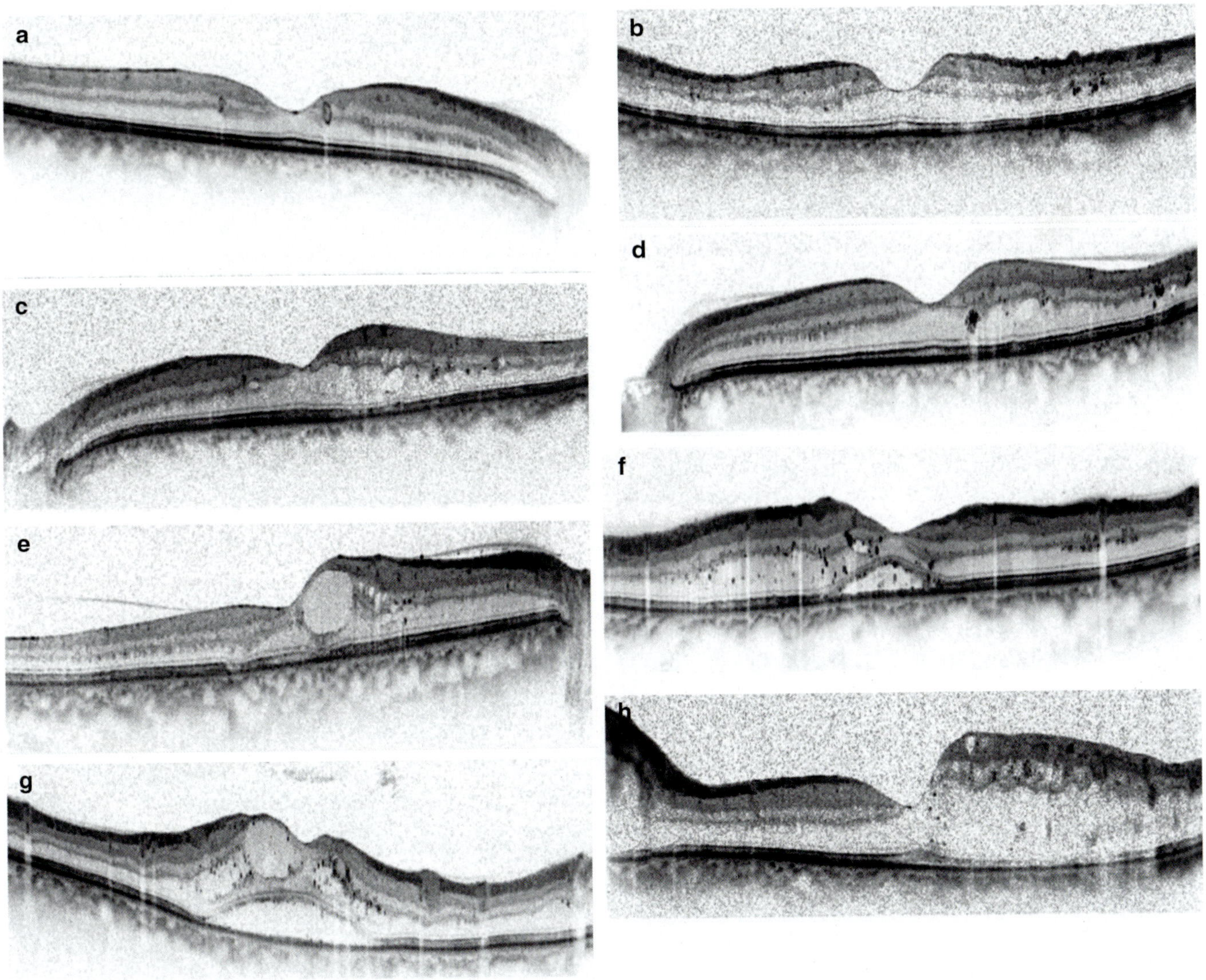

图 3.9 这组复合图像显示糖尿病性视网膜病变的严重程度增加。(a)早期，视网膜内微动脉瘤位于视网膜中间层，最明显的是内核层。黄斑和中心凹厚度在正常范围内。(b)均匀的视网膜增厚在外核层更为明显，并伴有视网膜内硬性渗出物。(c)视网膜内囊性改变主要出现在中心凹附近的外核层，是早期糖尿病性海绵样水肿的表现。(d)更明显的囊性改变伴视网膜内点状出血和硬性渗出物沉积。(e)在慢性疾病中，囊肿合并并发展为大的囊性中心凹水肿。(f)糖尿病性海绵样水肿有时可合并黄斑下神经上皮层视网膜脱离，特别是当有另一个并存的疾病，如高血压。(g)囊性视网膜水肿和中心凹下神经上皮层视网膜脱离可以同时发生在更严重的病例中。(h)糖尿病性海绵样水肿往往累及颞侧黄斑，导致局限性糖尿病性黄斑水肿。(待续)

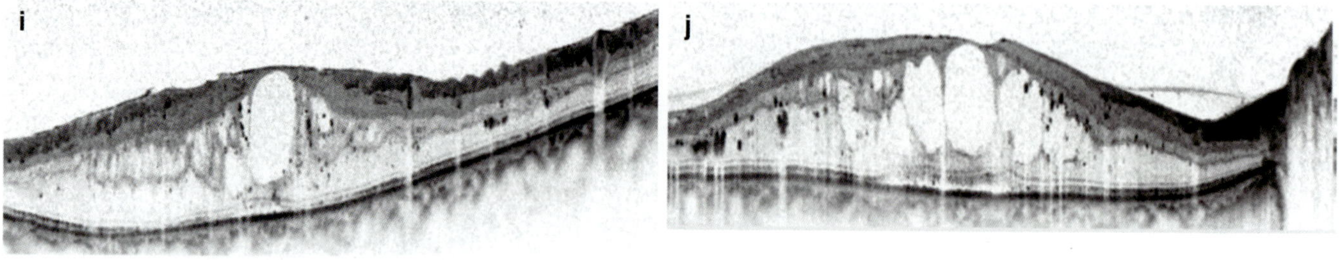

图 3.9(续) (i)更严重的病例中,黄斑增厚,外丛状层水肿。(j)这是典型的弥散性糖尿病性黄斑水肿,并伴有严重的囊样黄斑水肿,在中心凹更为突出。同时也存在视网膜内硬性渗出物和小出血。

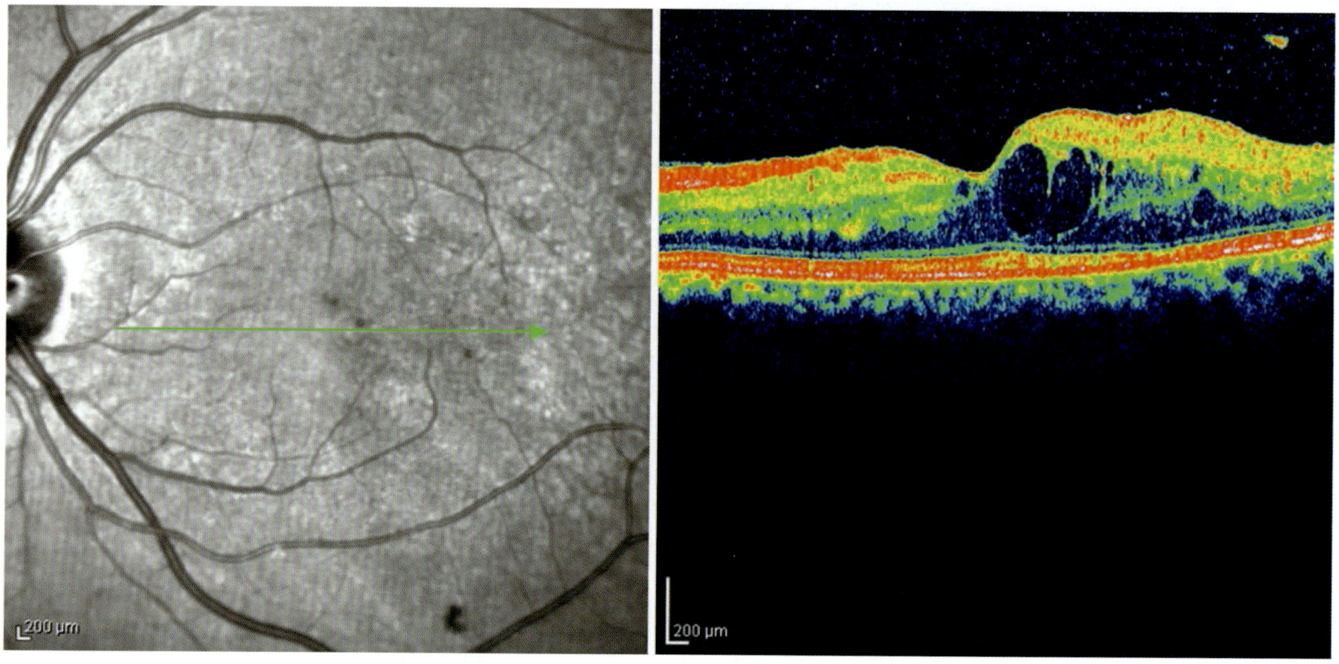

图 3.10 在左眼 OCT 横断面图像上,可见典型的糖尿病性视网膜病变和中心凹囊性间隙。

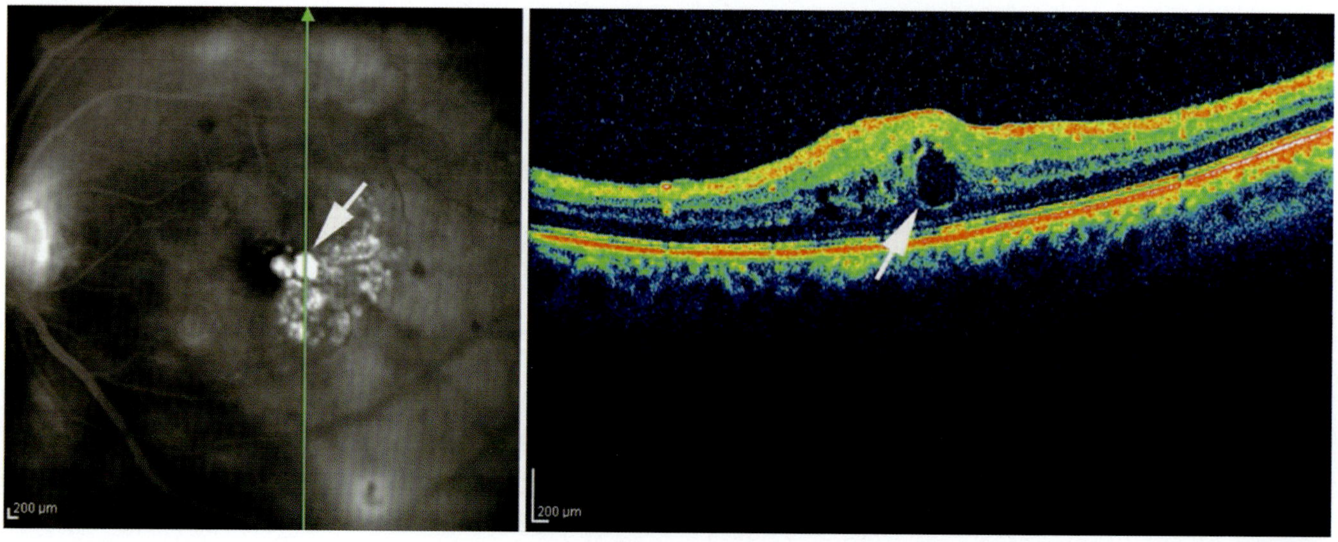

图 3.11 循环期的荧光素血管造影图像显示囊肿处的染料汇集(白色箭头)。

图3.13）。

评估糖尿病性黄斑水肿的重要参数有：延展、位置（如距中心500μm）、玻璃体牵拉、持续时间、对治疗的反应和缺血情况。在上述因素中，只有对缺血情况的评估需要荧光素血管造影；其余的因素均易被OCT识别。

3.1.6 出血

出血可出现在玻璃体、视网膜前、视网膜内或视网膜下。在OCT图像上，火焰状出血出现在神经纤维层，在视网膜表面呈高反射点，并在后部结构上投下阴影。正常的视网膜血管也在这一层，并投下阴影，但

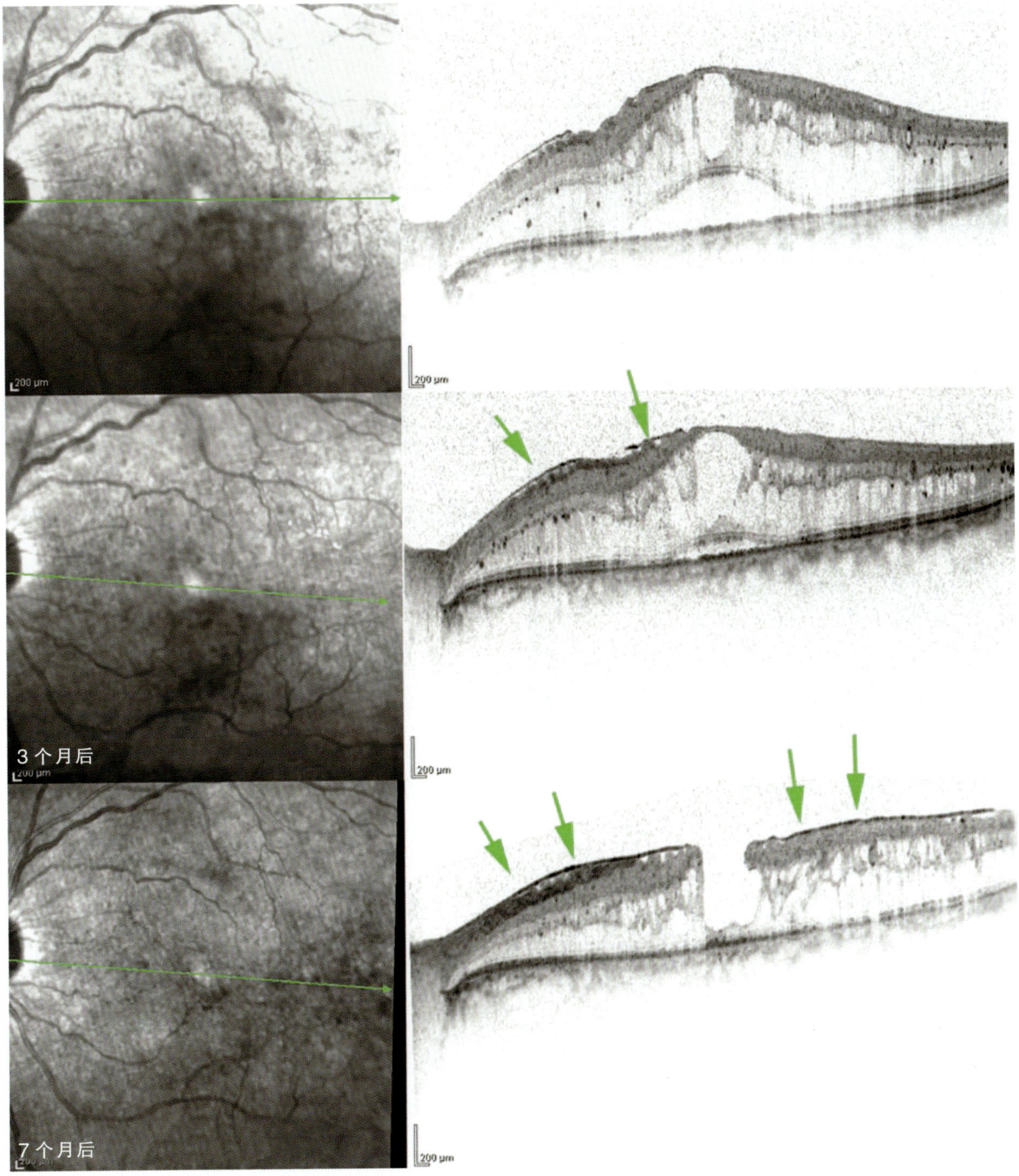

图3.12 这一组连续的SLO-OCT图像显示了几个月内，长期的糖尿病性黄斑水肿演变成黄斑板层裂孔的过程。视网膜前膜覆盖视网膜内表面（绿色箭头）可能有助于板层裂孔的形成。

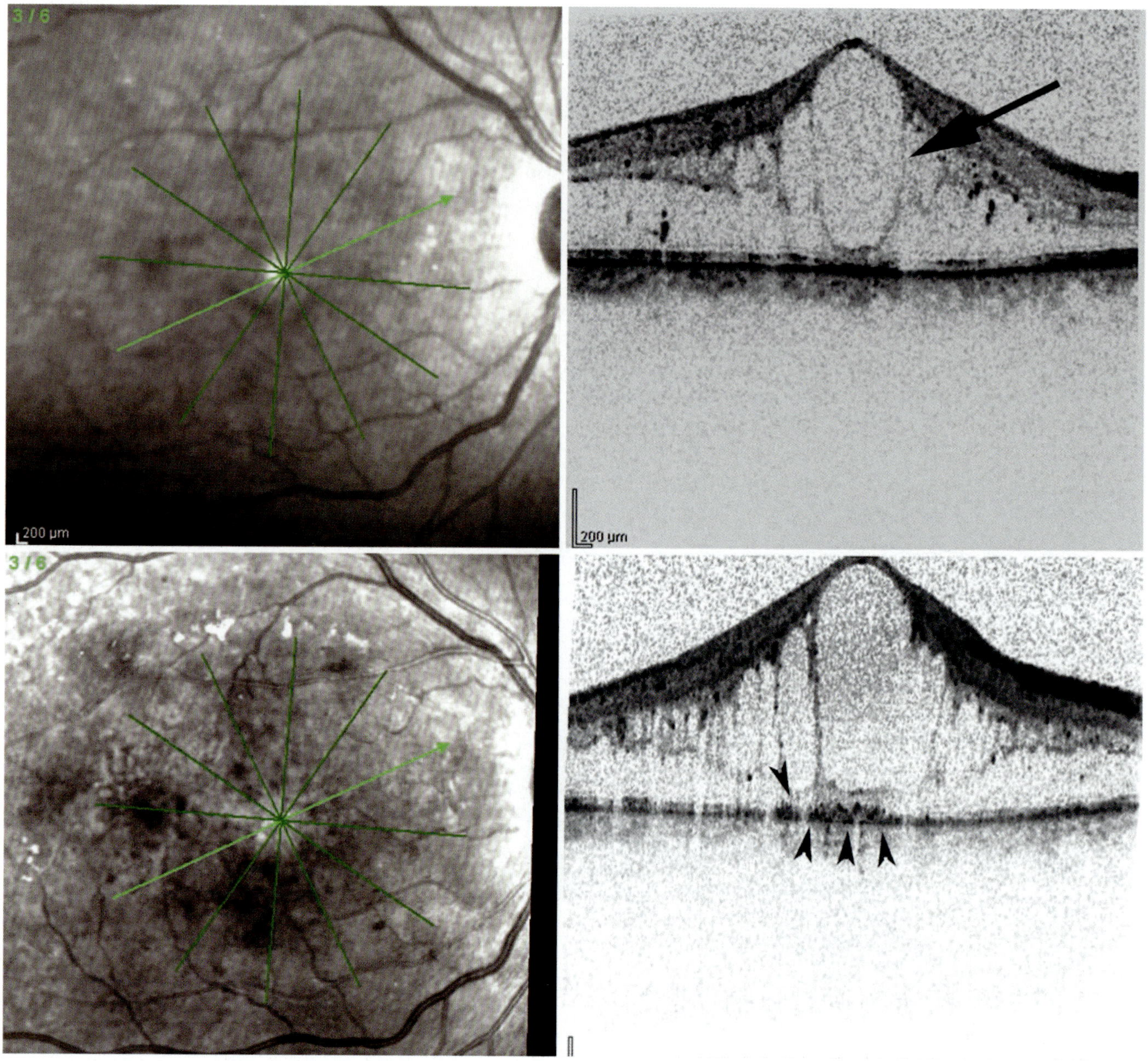

图 3.13 图 3.12 中的患者 7 个月内的眼底变化图。右侧的中心凹囊壁丢失，同时伴有视网膜组织的丢失和囊肿扩大（黑色箭头），外中心凹层出现的高反射灶（黑色三角）是光感受器丧失和视力下降的标志。

它们看起来像一个血管清晰的横截面[28]。

在玻璃体积血的情况下，评估黄斑是困难的。光学相干断层扫描有助于评估轻度黄斑病变的状况。

3.1.6.1 视网膜前出血

新生血管的出血聚集在后玻璃体界面和内界膜的潜在间隙内。由于重力的原因，它有一个船形的结构（图 3.14 和图 3.15）。在 OCT 图像上，视网膜前出血表现为高反射性病变，并遮挡下方组织反射。在血液下方和内界膜上方，可以检测到一条明亮的线条，它可以是纤维组织，也可以是血液的包膜[28,32]。

3.1.7 视网膜内微血管异常和新生血管膜

视网膜内微血管异常（IRMA）是非增生型糖尿病性视网膜病变的一个特征。然而，它预示着向增殖期的进展。在 OCT 中，IRMA 在视网膜内层而不破坏 ILM 的一个高反射点。然而，在某些情况下，它可能会在不破坏 ILM 的情况下，引起 ILM 的膨胀或突出[33]。相反，与增生型糖尿病性视网膜病变相一致的新生血管组织在 OCT 上被描述为一个破坏 ILM 层的高反射

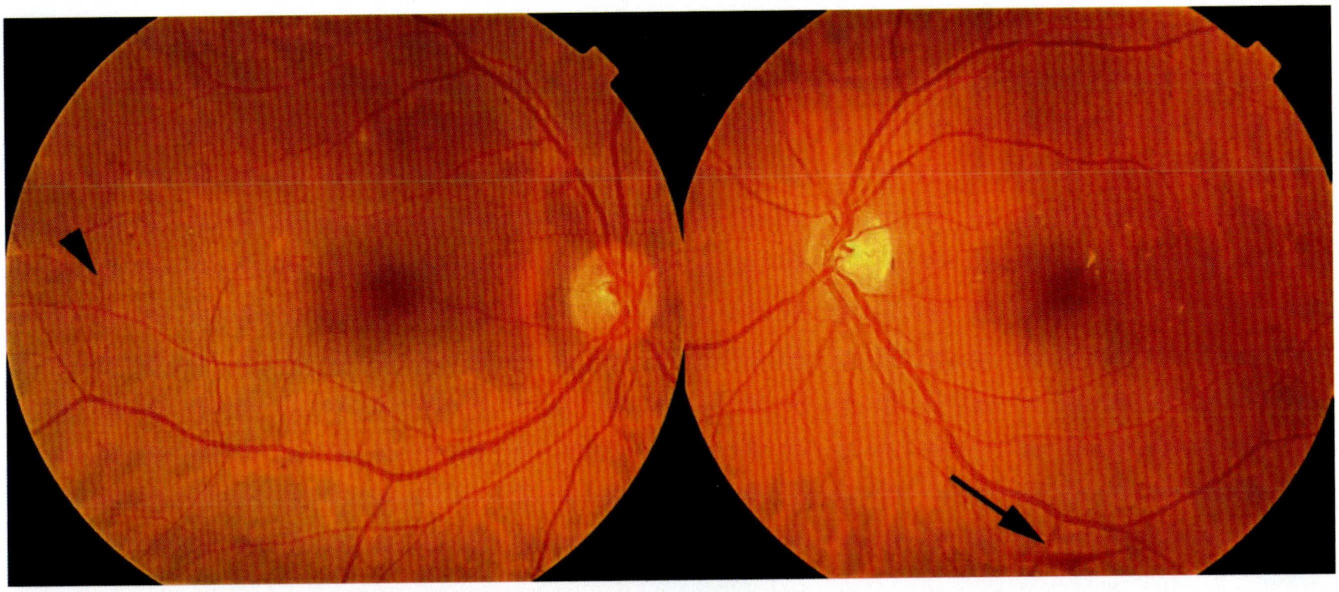

图 3.14　彩色眼底图像显示增生型糖尿病性视网膜病变。左眼(黑色箭头)有一处小的透明质下船状出血。在右眼的眼底图像中,可以看到在黄斑颞侧一个小的新生血管病灶(黑色三角)。

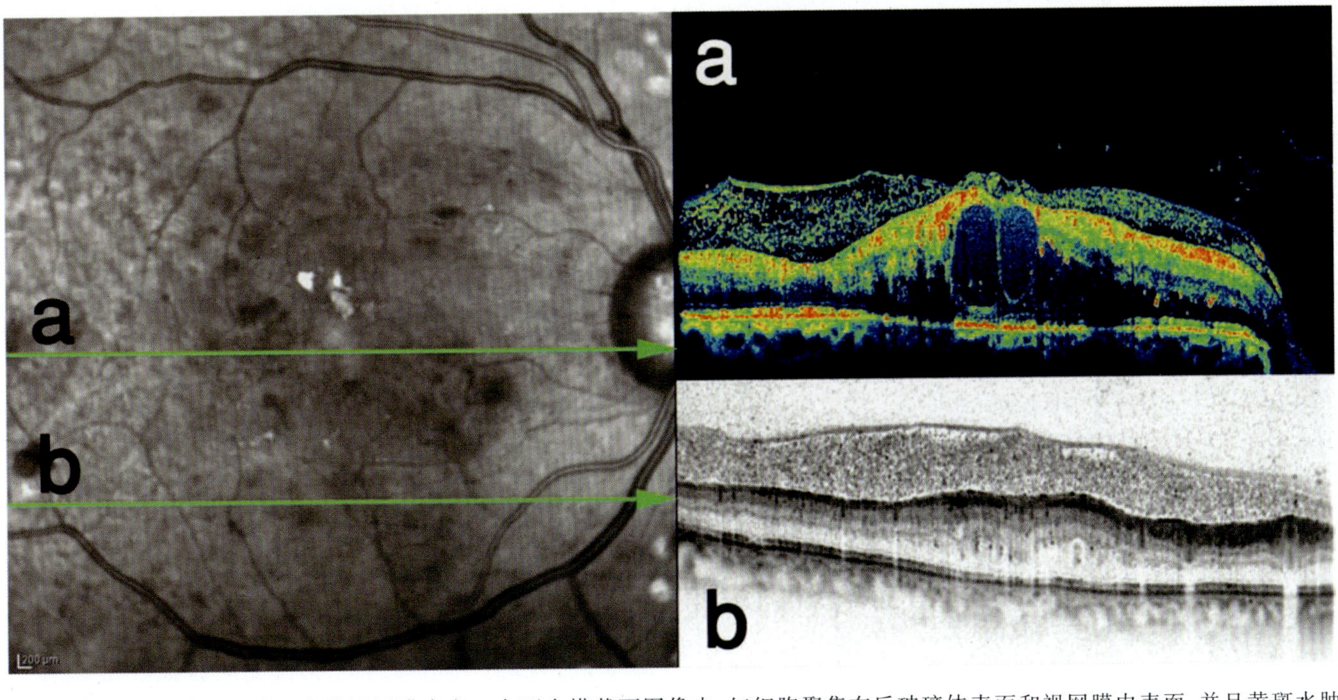

图 3.15　SLO 图像显示糖尿病性视网膜病变。在两个横截面图像中,红细胞聚集在后玻璃体表面和视网膜内表面,并且黄斑水肿囊性改变很明显。

组织。这些异常血管生长在 ILM 和后玻璃体间隙的水平面上,甚至可以在后玻璃体间隙内破裂,并以高反射点的形式出现在玻璃体内。这些血管导致玻璃体收缩和分裂。通过检测 OCT 对 ILM 的破坏,可确诊增生型糖尿病性视网膜病变。当 FA 显示渗漏的重叠特征时,OCT 在区分 IRMA 和 NVE 时优势更加明显。然而,为了避免在 ILM 中漏掉任何的破坏信号,必须对该区域进行几次切割(图 3.16 和图 3.17)。

新生血管膜遮挡在其后面的视网膜组织反射造成阴影[33]。当新生血管膜变得不活跃并变成纤维胶质膜时,它在 OCT 上表现为一个高度反射的组织,遮挡其后组织反射。代表 IRMA 或 NVE 炎症期的高反射点不再存在[28,34]。

随访 DME 患者的 OCT 图像，使临床医生能够记

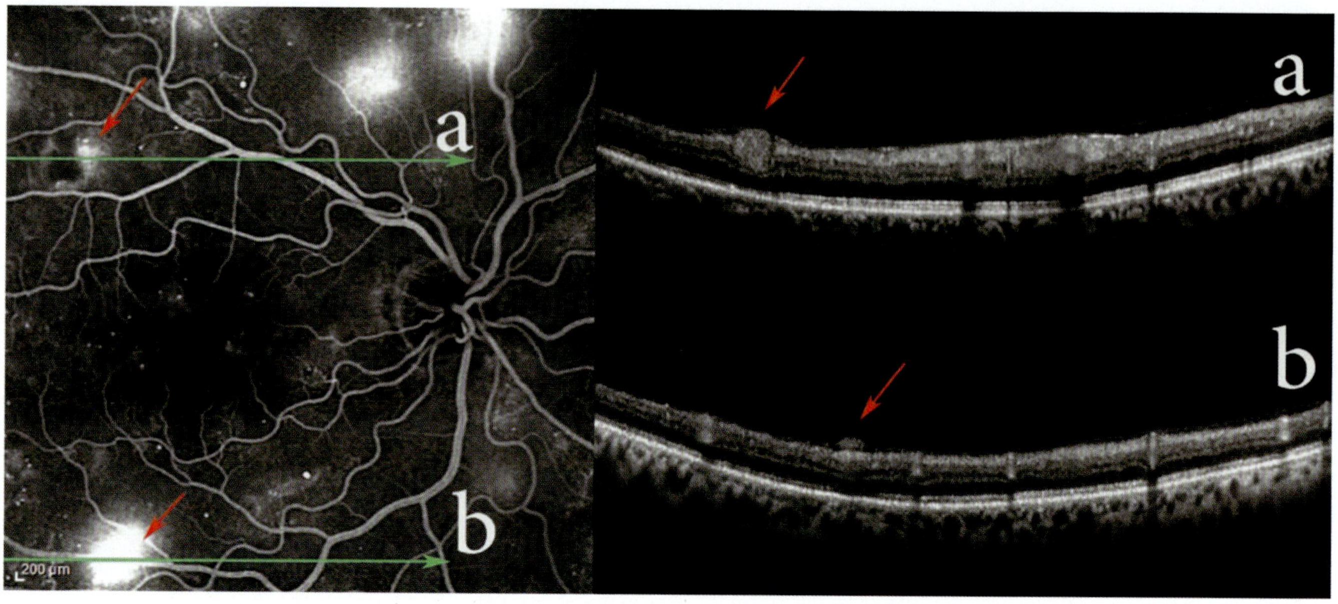

图 3.16 荧光素血管造影和 OCT 成像可以清楚地看出 IRMA 和 NVE 的区别。(a)IRMA，直径较大的血管丛被限制在 ILM 下(红色箭头)。(b)相反，NVE 组织破坏 ILM 并生长到玻璃体间隙(红色箭头)。

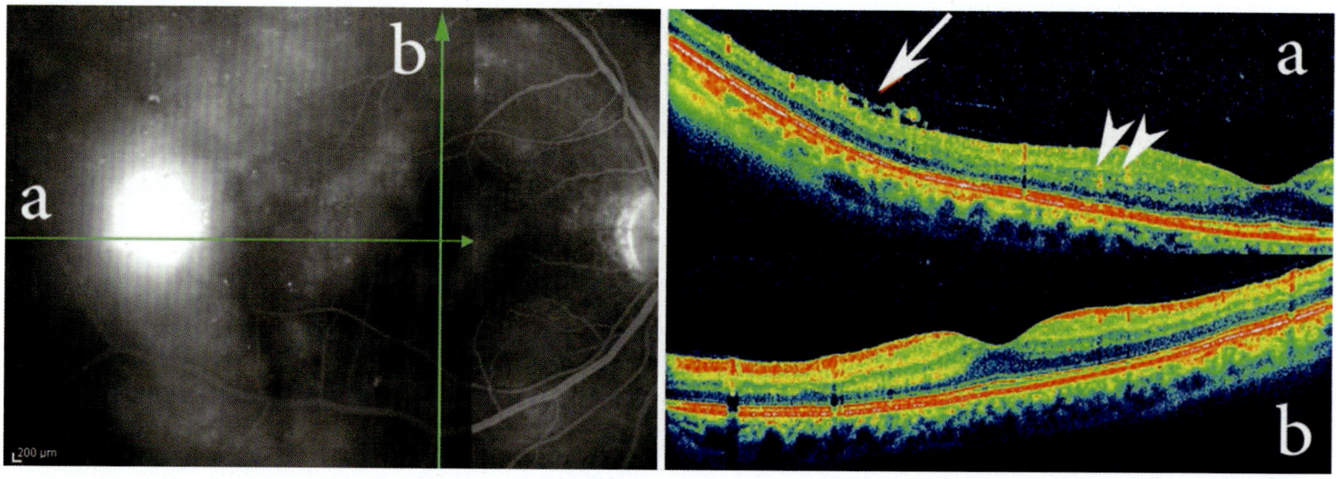

图 3.17 NVE 表现为视网膜前小的线性中等反射网(白色箭头)。小的视网膜微动脉瘤(白色三角)表现为在视网膜的中间部分小的高反射点。

录治疗后的变化(图 3.18 和图 3.19)。

3.1.8 后玻璃体状态

光学相干断层扫描是一种评估与视网膜相关的后玻璃体状态的有效方法，这是间接检眼镜检查无法确定或无法做到的。应用 OCT 对玻璃体后脱离、玻璃体牵拉、玻璃体劈裂或视网膜前膜进行诊断，使临床医生对选择更好的治疗方案有深刻的认识(图 3.20 至图 3.22)。

有 55.6%的不完全玻璃体后脱离患者同时也会出现黄斑水肿[28]。这可能是由于糖尿病性视网膜内血屏障破裂，视网膜血管渗漏，导致炎症介质在玻璃体后部和视网膜前的间隙积聚。这些物质可能引起玻璃体后脱离，这可能导致黄斑水肿[28]。

在较严重的病例中，这种膜更厚，更多层，变化会更严重。

3.1.8.1 牵拉和视网膜前膜形成

在糖尿病性视网膜病变的增殖阶段，退行性新生血管膜变成纤维胶质组织，在黄斑上方形成视网膜前膜。起初，它完全附着在视网膜的内表面。然而，该膜后来失去黏附性，导致视网膜上的牵拉力和内界膜的

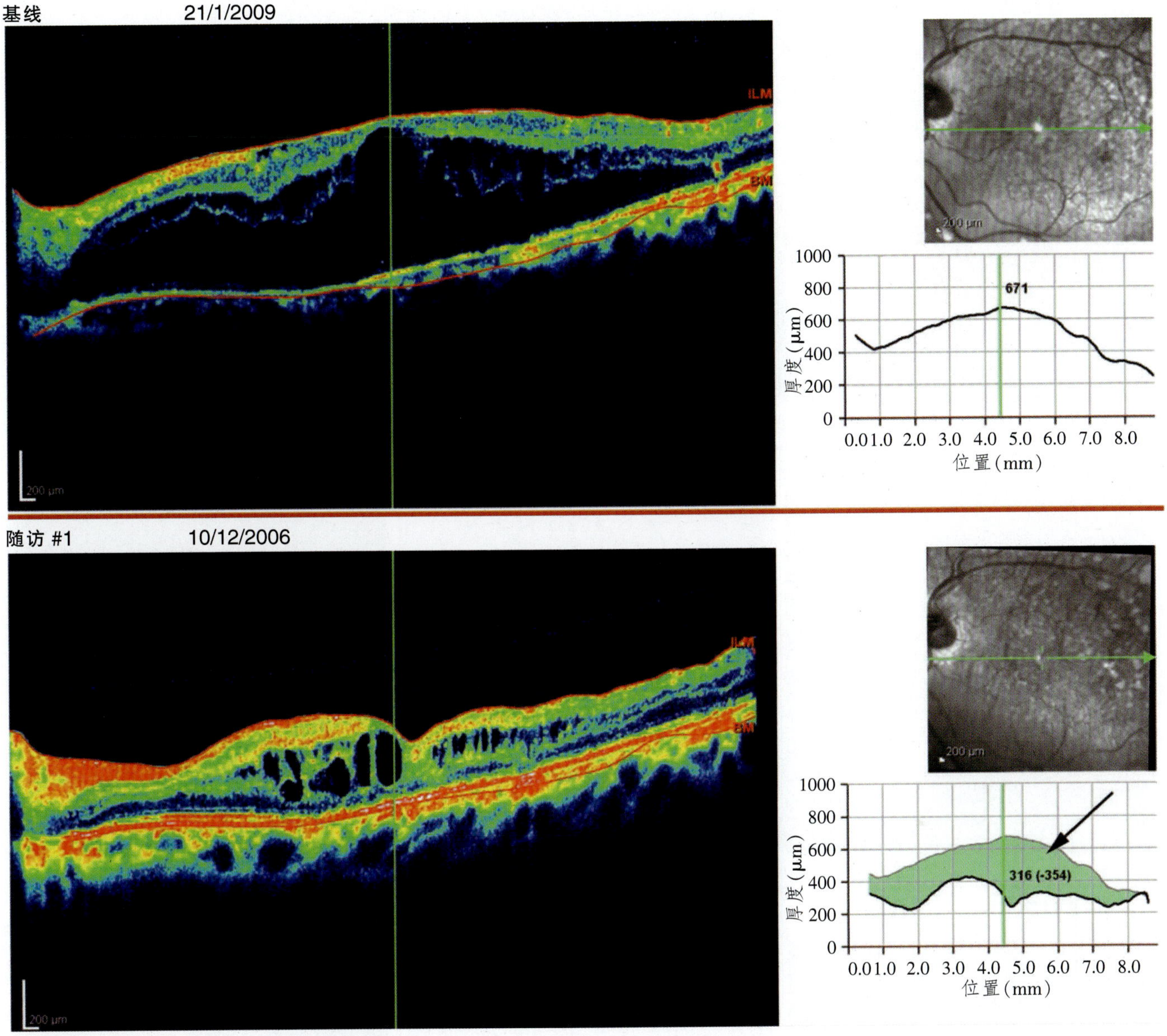

图 3.18　随访 OCT 图像来自一例接受玻璃体内抗-VEGF 注射的糖尿病性黄斑水肿患者。经治疗后可见黄斑水肿数量明显减少。右侧绿色区域(黑色箭头)显示厚度的净减少量。然而,外核层变薄表示光感受器细胞的丢失或损伤。

皱缩,从而导致黄斑水肿[28](图 3.23 至图 3.25)。

光学相干断层扫描是一种有用的工具,用于追踪有收缩纤维增生性厚膜的患者,这些患者有发生牵拉性黄斑脱离的危险(图 3.26 和图 3.27)。

光学相干断层扫描也显示牵拉性黄斑病变的分辨率,从而避免不必要的外科干预(图 3.28 至图 3.33)。

3.1.9 激光瘢痕

激光瘢痕病变位于视网膜外层,如外核层、感光层和视网膜色素上皮(RPE)。这些瘢痕表现为视网膜高反射率增加的增厚区域,中央视网膜厚度减少[35]。视网膜激光灼伤的方向是 Muller 细胞,如图 3.36和图 3.37 中患者的激光应用部位所见(图 3.34 至图 3.36)。

3.1.10 全视网膜光凝及其对黄斑水肿的影响

全视网膜光凝术后黄斑水肿增加是一种众所周知的现象,可由 OCT 进行追踪(图 3.37 至图 3.39)。

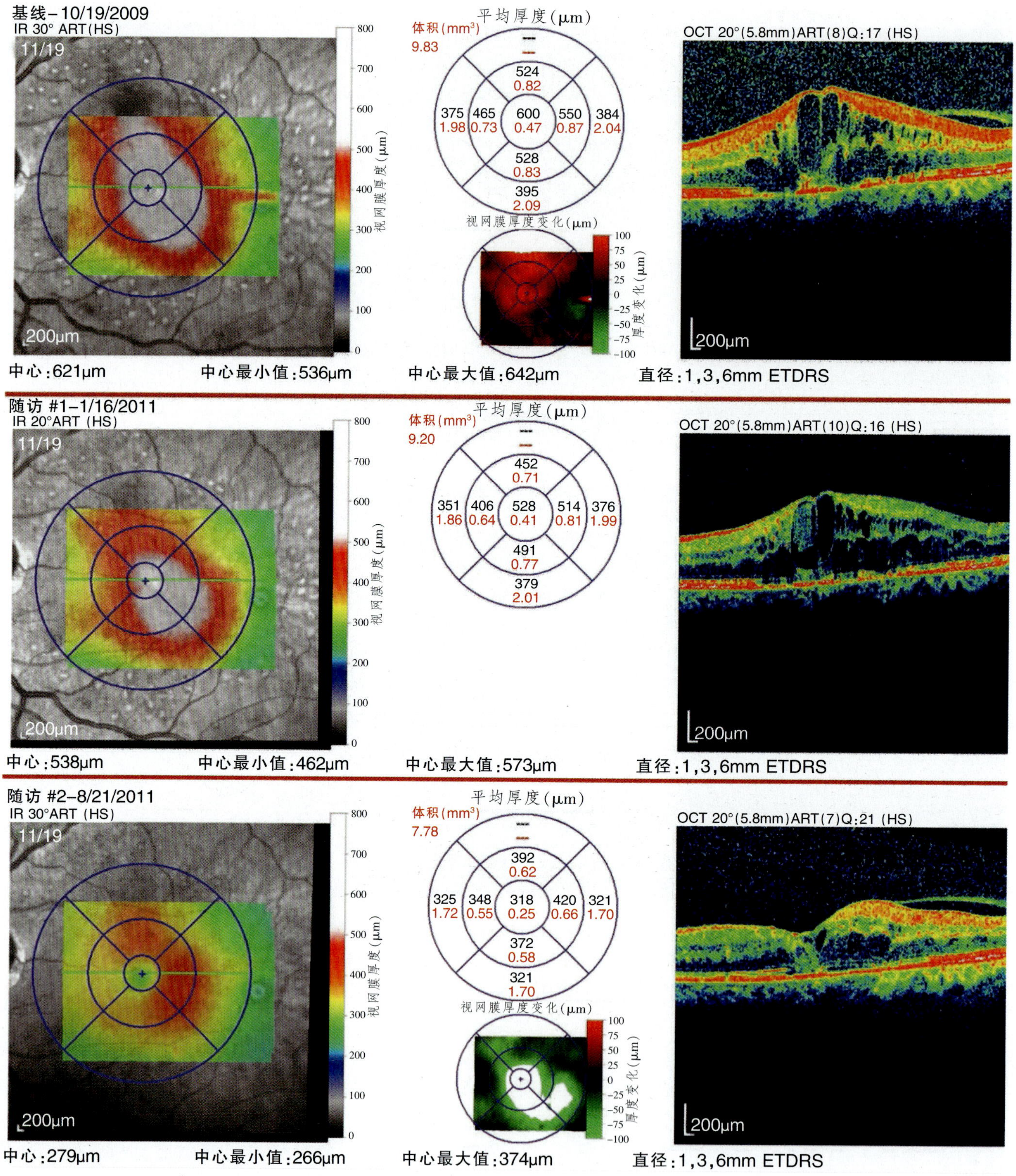

图 3.19 一例 64 岁患者多次进行玻璃体内抗-VEGF 治疗的 OCT 系列图像。黄斑水肿的逐渐改善是明显的。

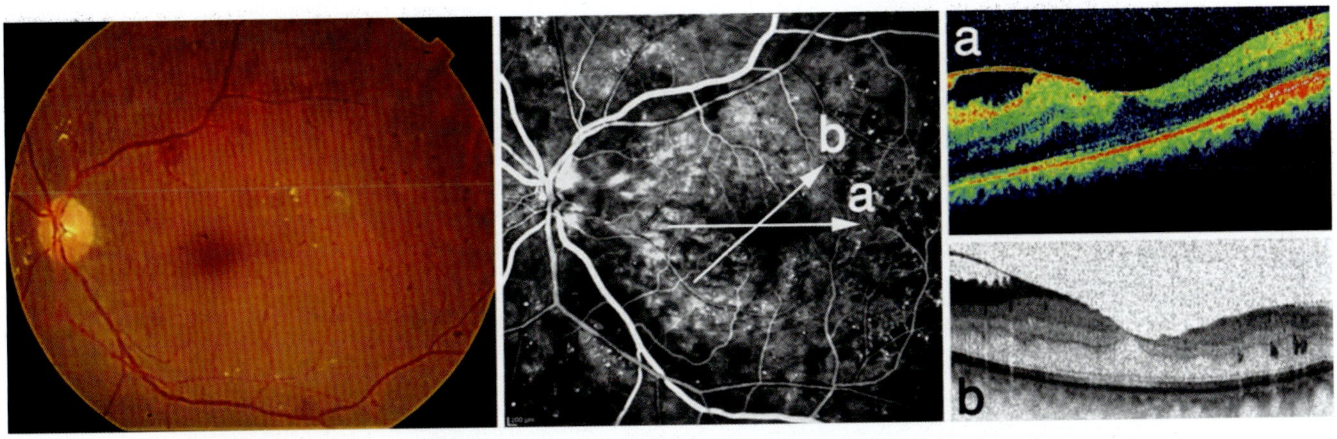

图 3.20　一例最近出现视物变形症状的糖尿病患者的彩色眼底照片。间接检眼镜检查显示中心凹正常，但 OCT 显示后玻璃体牵拉性黄斑病变和视网膜遮盖。

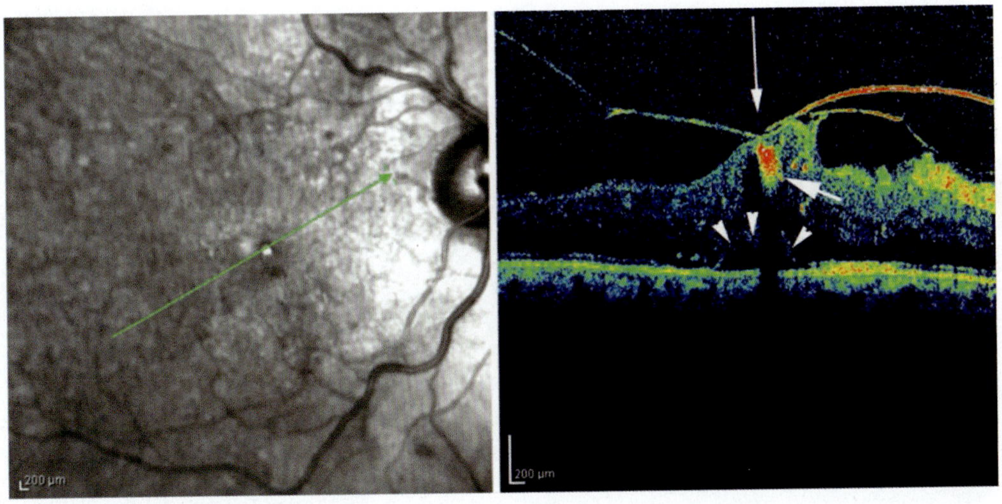

图 3.21　OCT 横断面图像显示后玻璃体增厚，严重的玻璃体劈裂牵拉使中心凹抬高（细长的白色箭头）。中心凹部厚厚的硬性渗出物（白色大箭头）在视网膜底部投下一片深阴影。严重的牵拉使黄斑视网膜脱离（白色三角）。

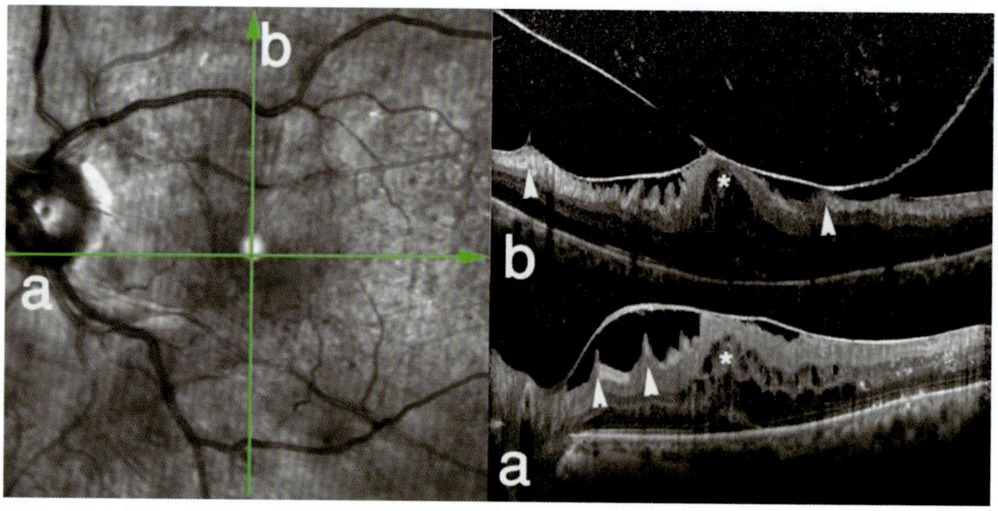

图 3.22 视网膜表面皱褶。这张 SLO-OCT 图像来自一例有 6 年糖尿病病史并伴有近期视力下降的男性患者。行全视网膜光凝术后的几个月，他的视力从 20/30 下降到 20/160。在横断面 OCT 图像中，覆盖在视网膜内表面的后玻璃体引起收缩和多处微皱褶，并在视网膜内(白色三角)形成帐篷样隆起。中心凹改变(星号)由囊性水肿、牵拉性遮盖和小的中心凹下视网膜脱离组成。玻璃体劈裂和玻璃体界面增厚也是可见的。

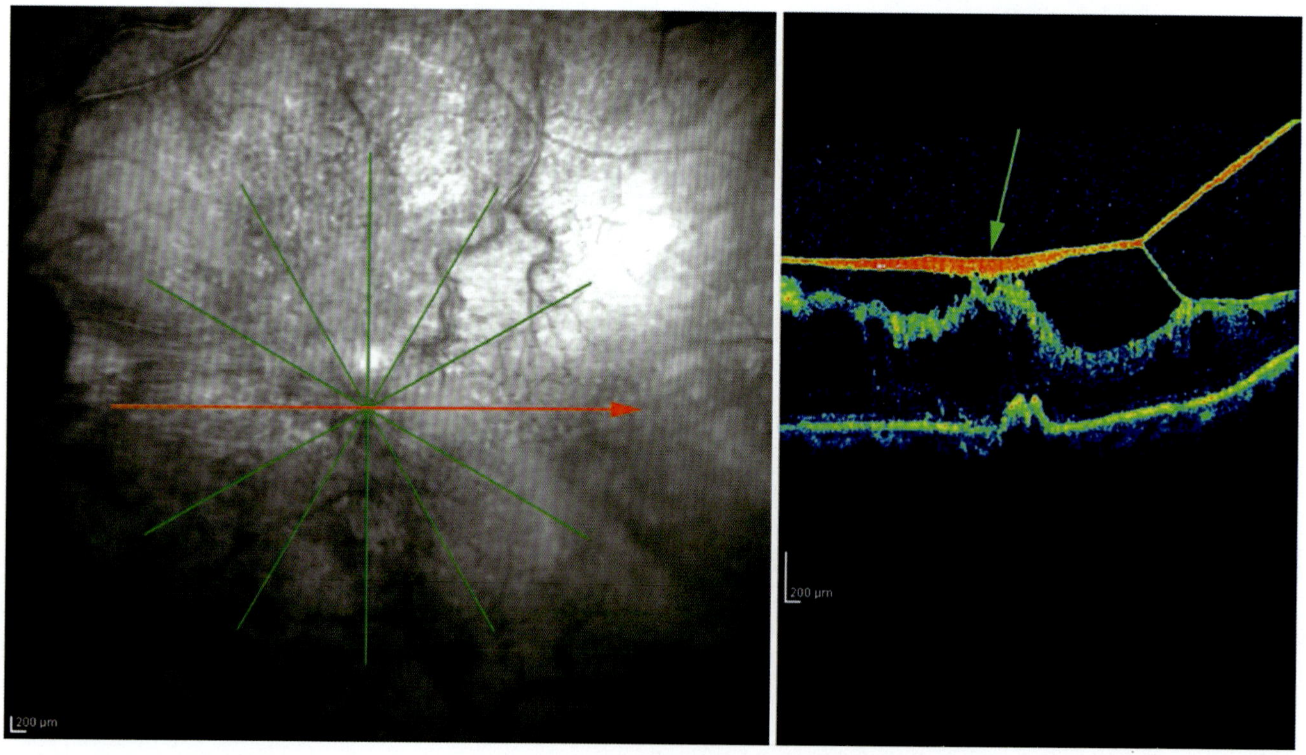

图 3.23 增生型糖尿病性视网膜病变的眼底图像。纵向 SLO-OCT 扫描通过黄斑，表现为牵拉性黄斑病变及其特征：一种纤维增生膜，有多个附着点，黄斑牵拉性视网膜遮盖。绿色箭头示中心凹。

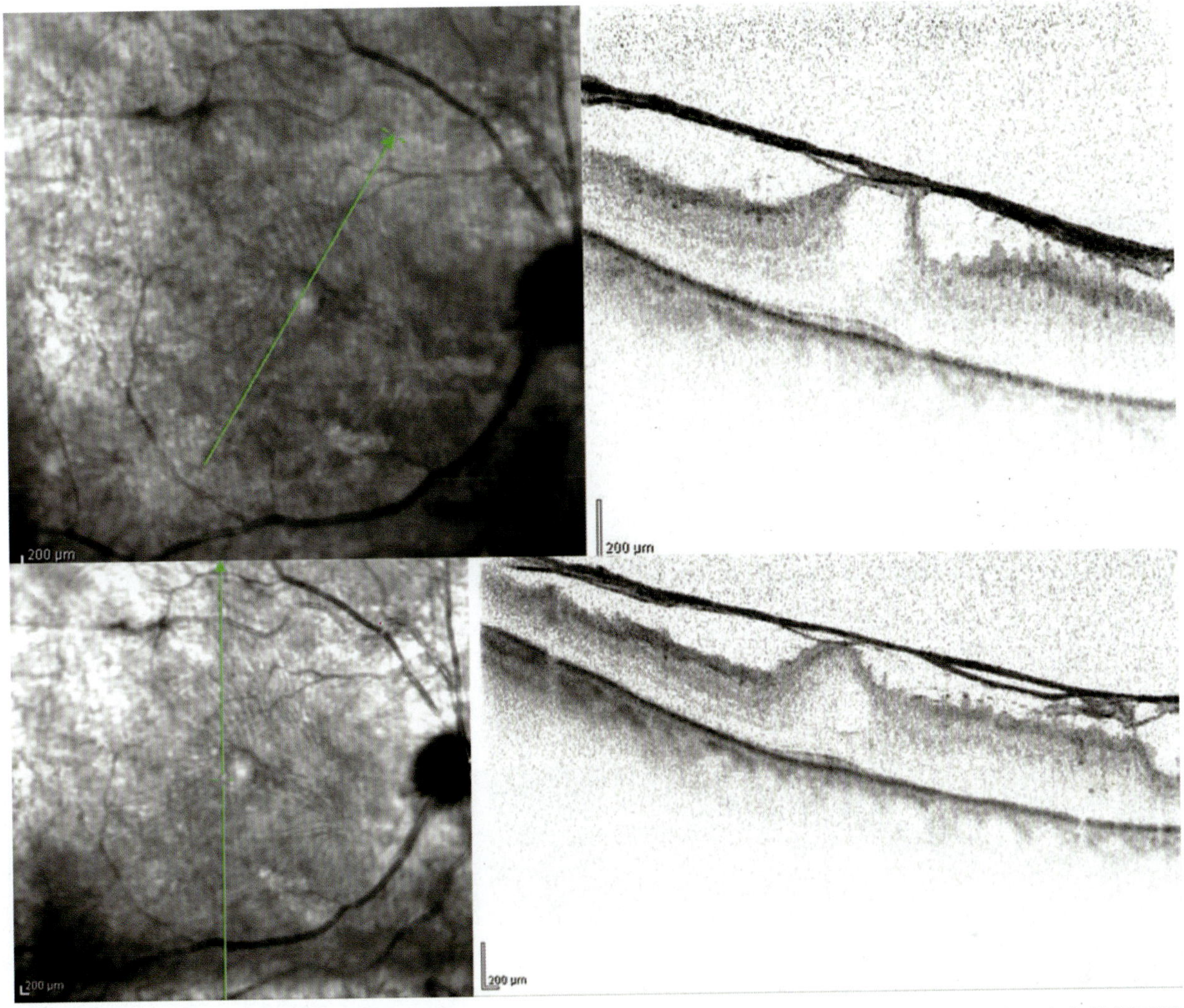

图 3.24　一种典型的纤维增生性膜，在增生型糖尿病性视网膜病变中形成。其典型表现为多层、多附着点和牵拉性视网膜遮盖。

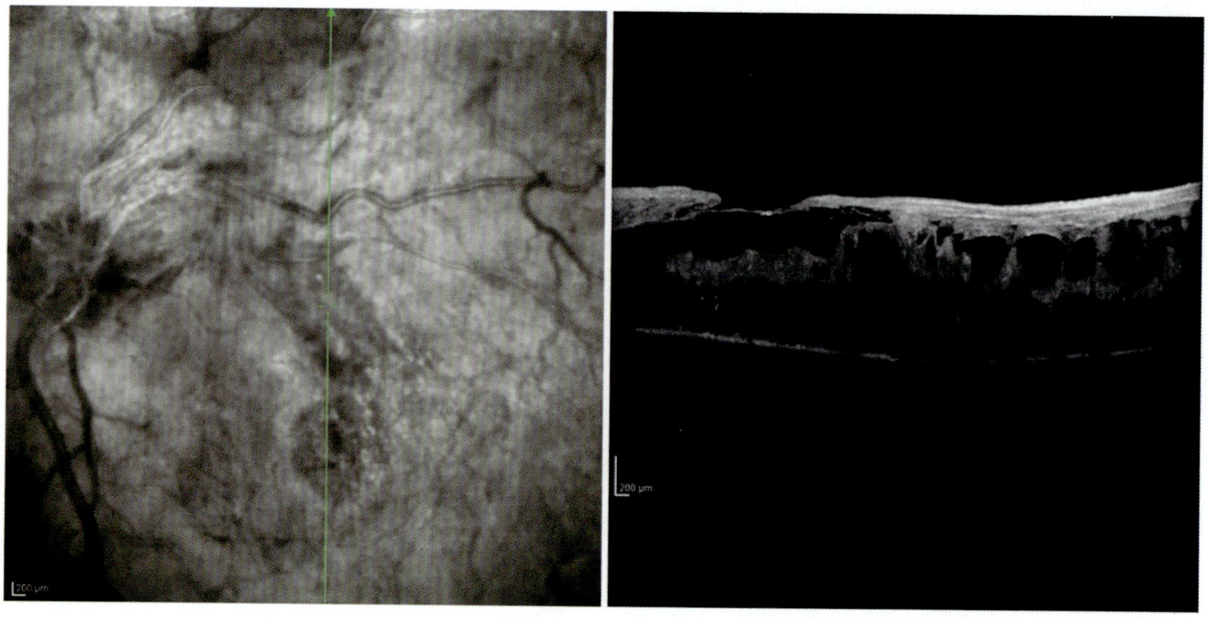

图 3.25 这张图片显示了视网膜上多层纤维增生膜、多个附着点以及牵拉性视网膜遮盖。在这种情况下，黄斑移位是典型的 OCT 发现。

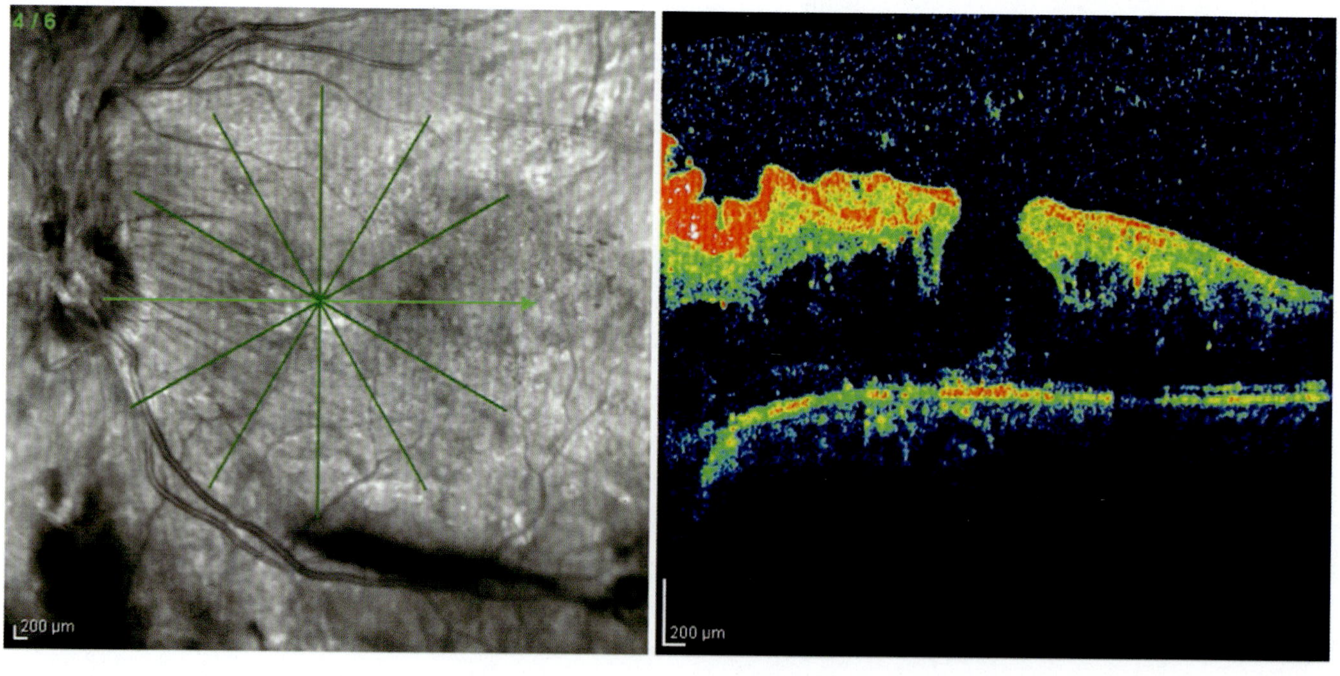

图 3.26 上图的影像来自一例女性患者，她被诊断为增生型糖尿病性视网膜病变，并伴有广泛的视盘新生血管沿着上血管弓延伸。OCT 图像显示严重的弥散性糖尿病性海绵样水肿；深而宽的凹裂；黄斑板层裂孔，可能是视网膜前膜造成的严重慢性牵拉力所致。几个月后，她的视力明显下降。下一页的图像显示由牵拉力引起的大量黄斑病变。这些变化包括中心凹抬高并与其基底分离(白色三角)和牵拉性视网膜脱离。严重的糖尿病性海绵样水肿涉及其他附属部分。中心凹的外核层连续性得到保持。(待续)

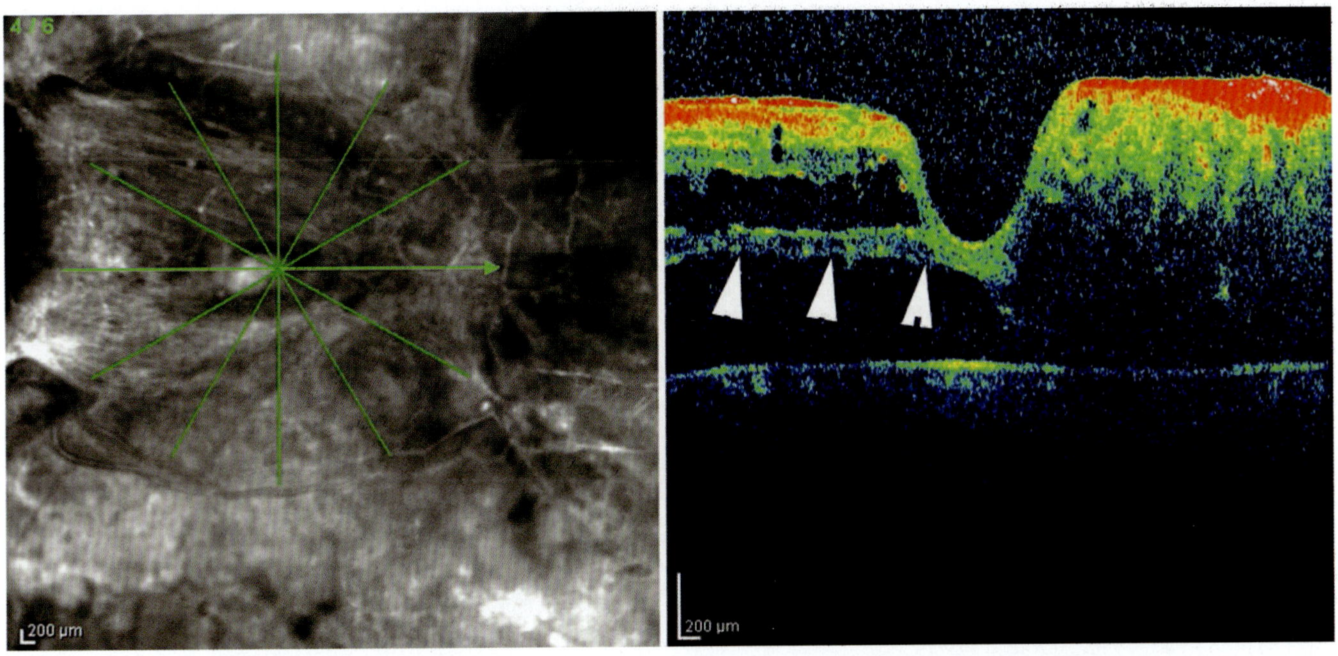

图 3.26(续)

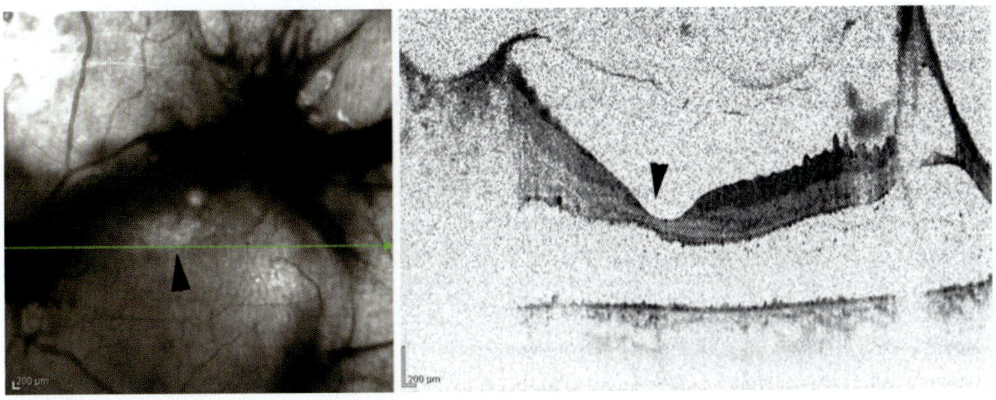

图 3.27　牵拉性视网膜脱离涉及黄斑(黑色箭头)在上图中是比较明显的。在 SLO 图像中,纤维增生膜厚而隆起,呈黑色无聚焦图像。这组图像来自一例 72 岁的男性患者,该患者近期视力严重下降,并有缺血性心脏病的病史。

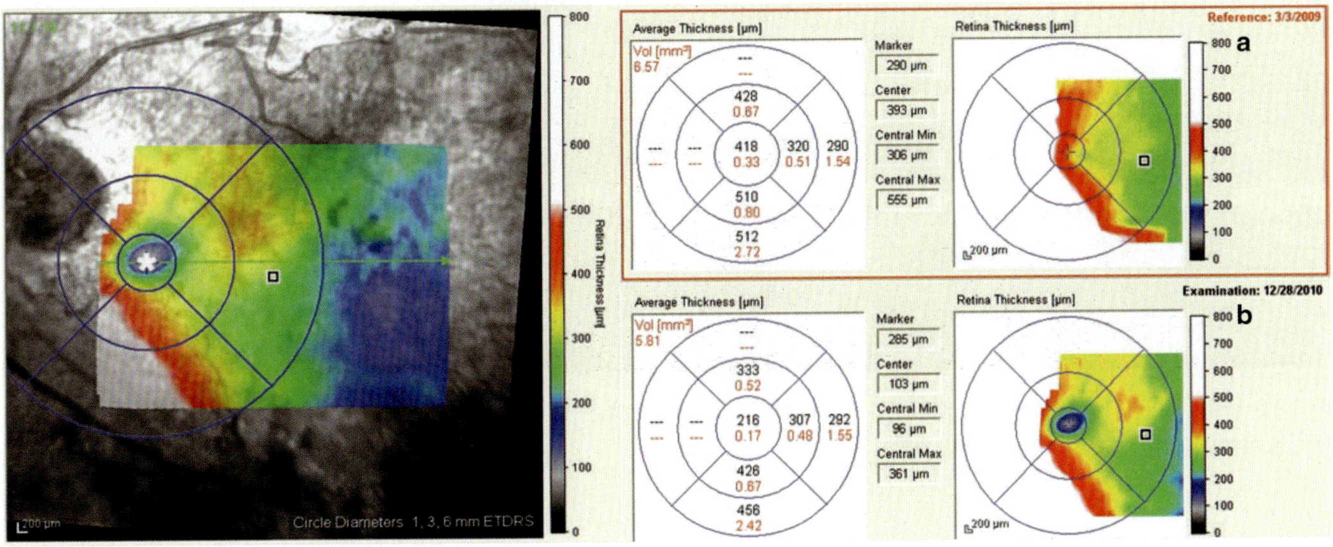

图 3.28　这两张地形图来自一例患有牵拉性黄斑病的糖尿病患者,视盘上方有一层厚厚的纤维增生膜。纤维增生膜扩散到黄斑,随后出现黄斑移位和囊性改变。大约 21.5 个月后,中心凹厚度减少(星号表示中心凹位置),纤维增生膜附着物释放,无须进行外科手术。(a)地形图显示一个隆起的、水肿的、移位的凹。(b)地形图是在 21.5 个月后拍摄的,显示中心凹萎缩,中心凹厚度明显减少。

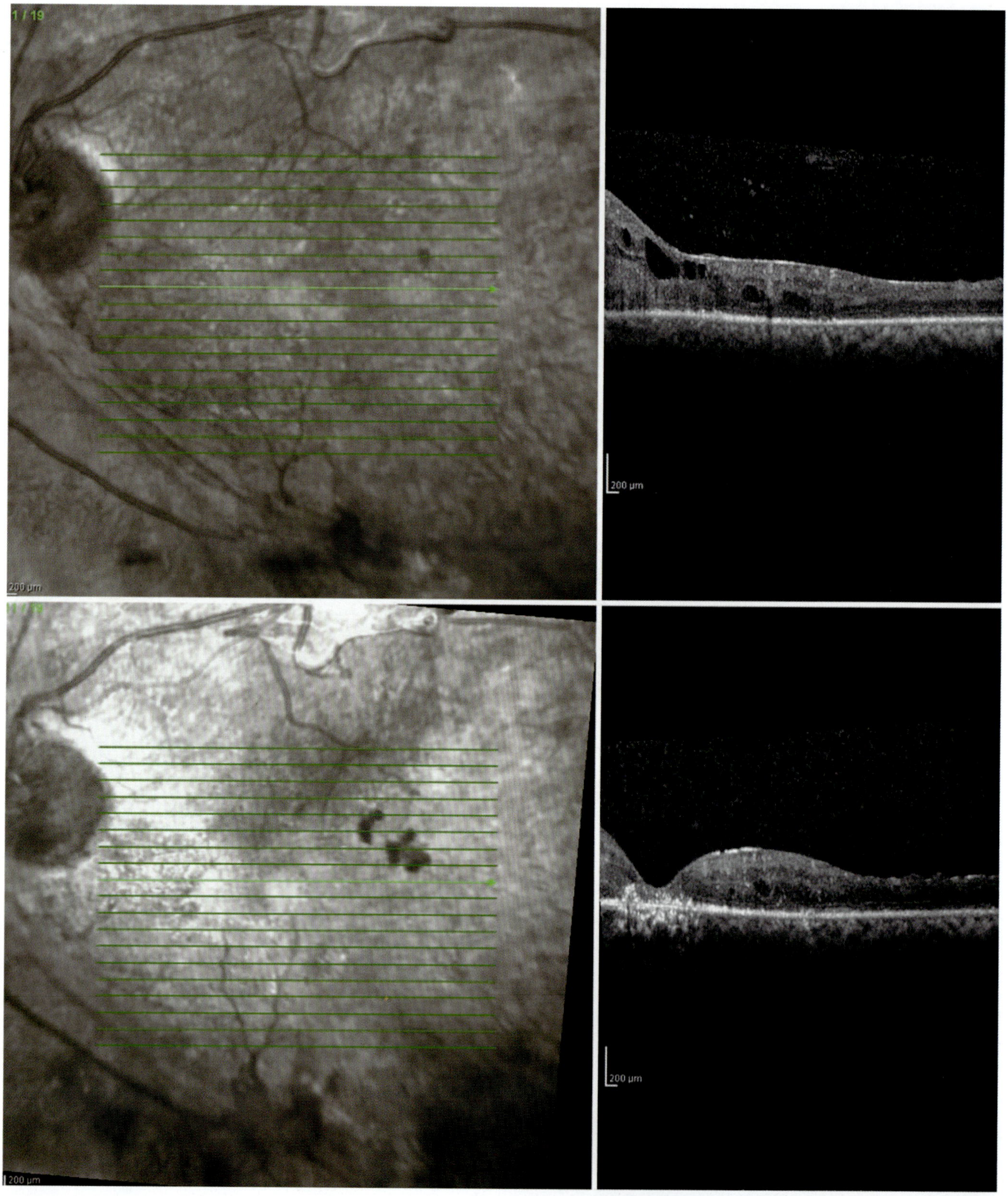

图 3.29 图 3.28 同一例患者随访 21.5 个月后，中心凹厚度减少，可见光感受器外段丢失及随后的中心凹萎缩。光感受器丢失的部分原因可能是慢性牵拉性病变导致中心凹缺血。

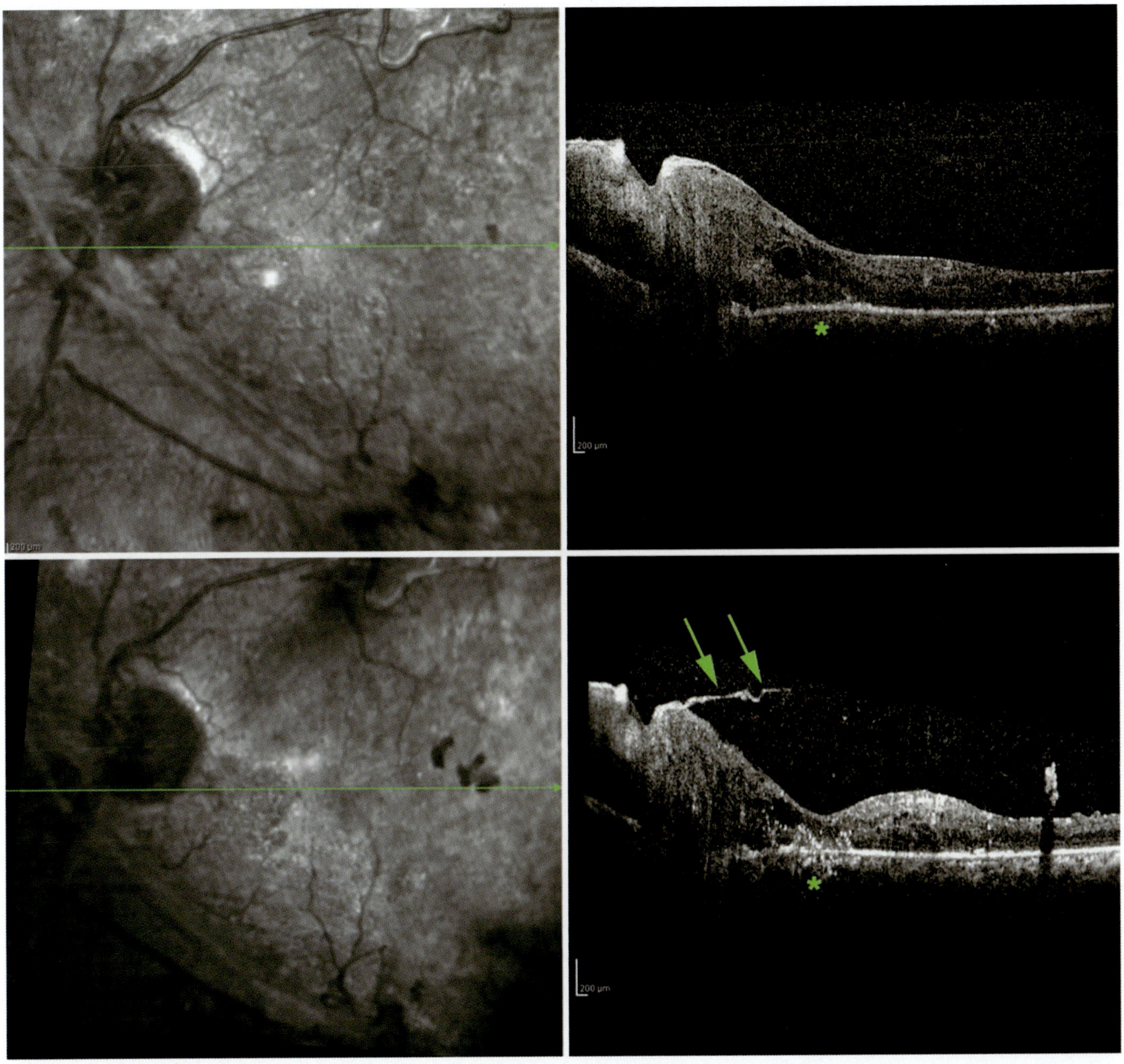

图 3.30 牵拉膜的自发释放(绿色箭头)。视盘周围水肿和中心凹厚度随之减少。

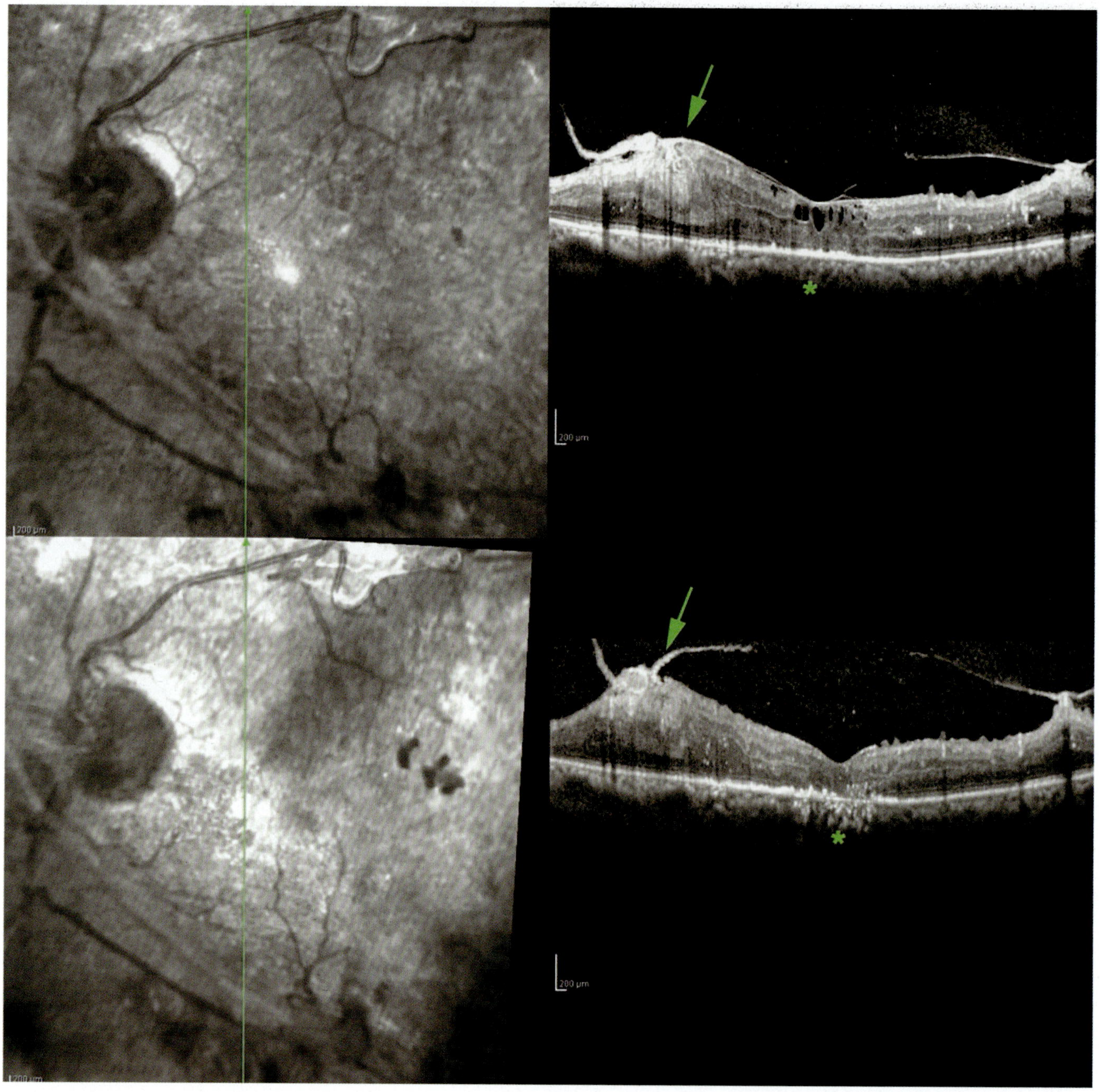

图 3.31 这组图像更好地显示了黄斑中心凹光感受器外段的丢失、牵拉带的释放及其附着在黄斑上的情况。

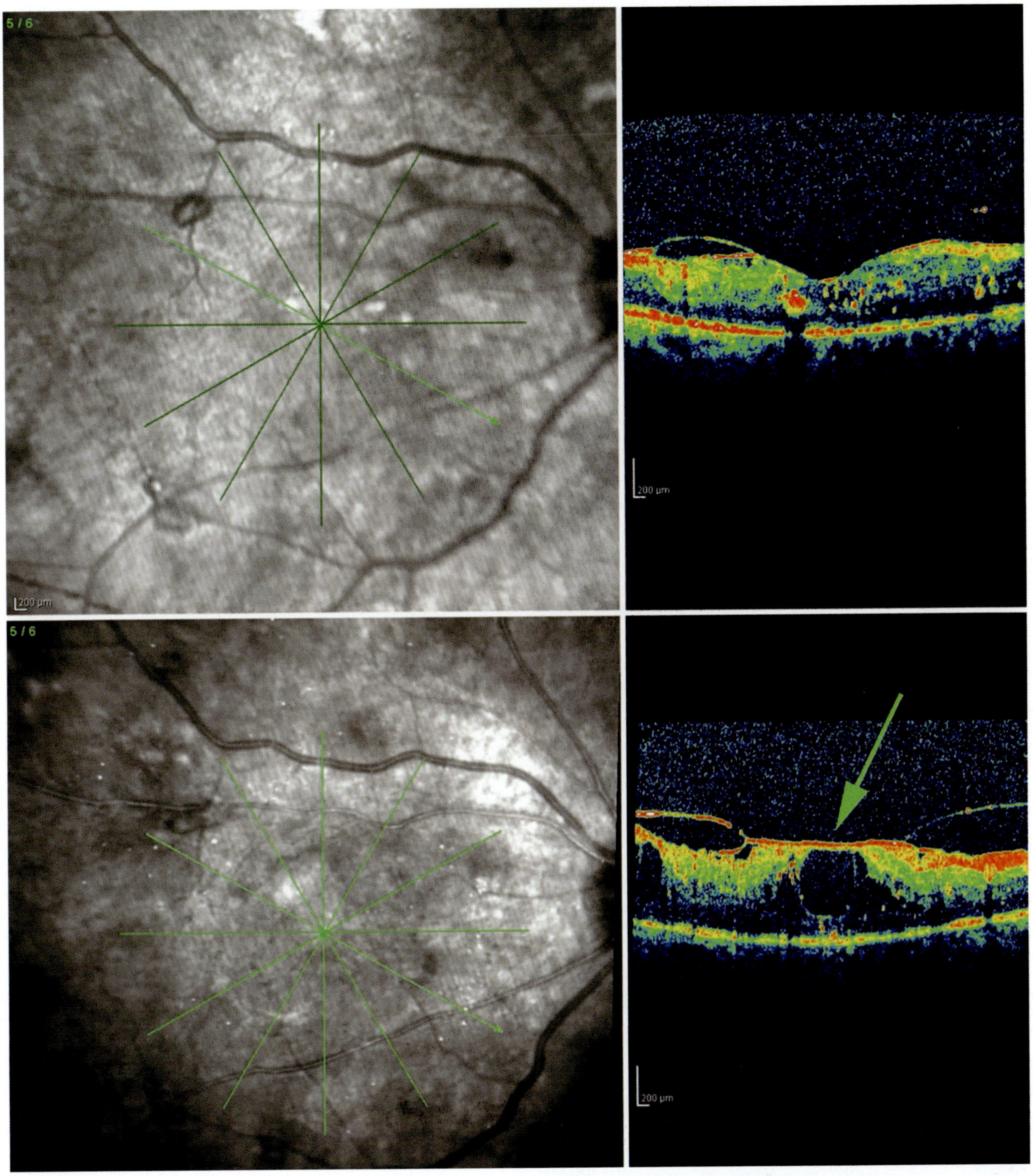

图 3.32 这组图像显示了图 2.28 同一例患者在几个月后牵拉引起的中心凹隆起和黄斑水肿的眼底改变。

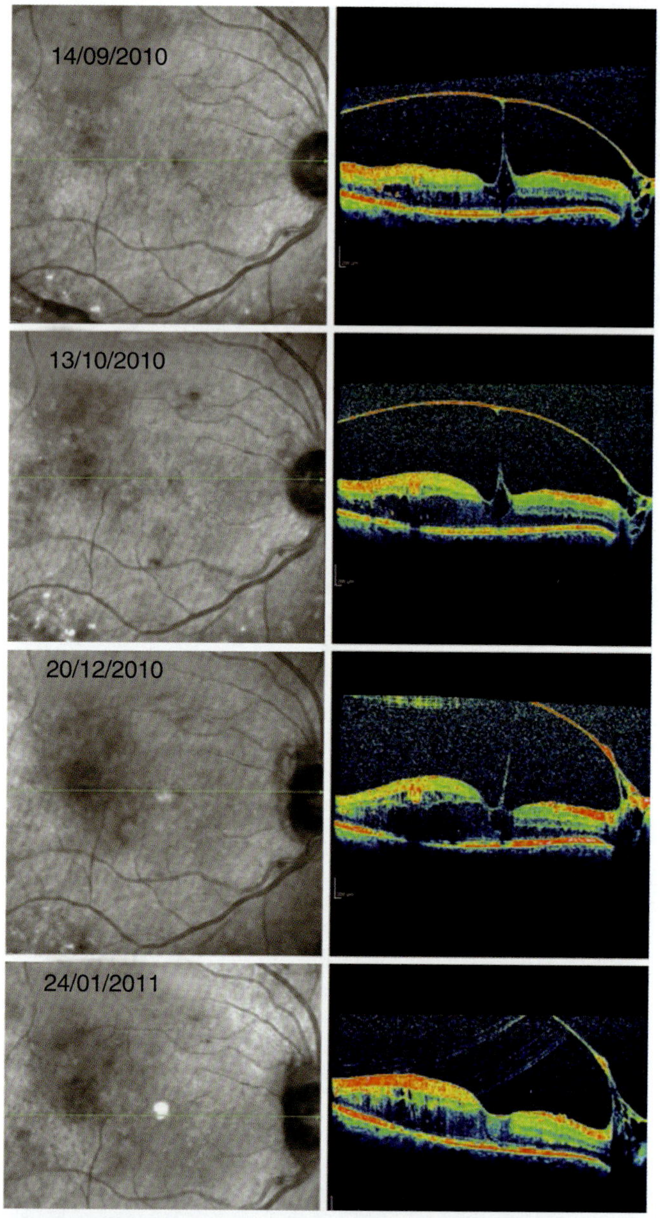

图 3.33 变化有时是积极的。玻璃体牵拉综合征在早期的图像中被发现。在第二和第三张图像中黄斑周围水肿加重。3 个月后，随着黄斑水肿的减少，牵拉逐渐释放。黄斑水肿延迟消退。

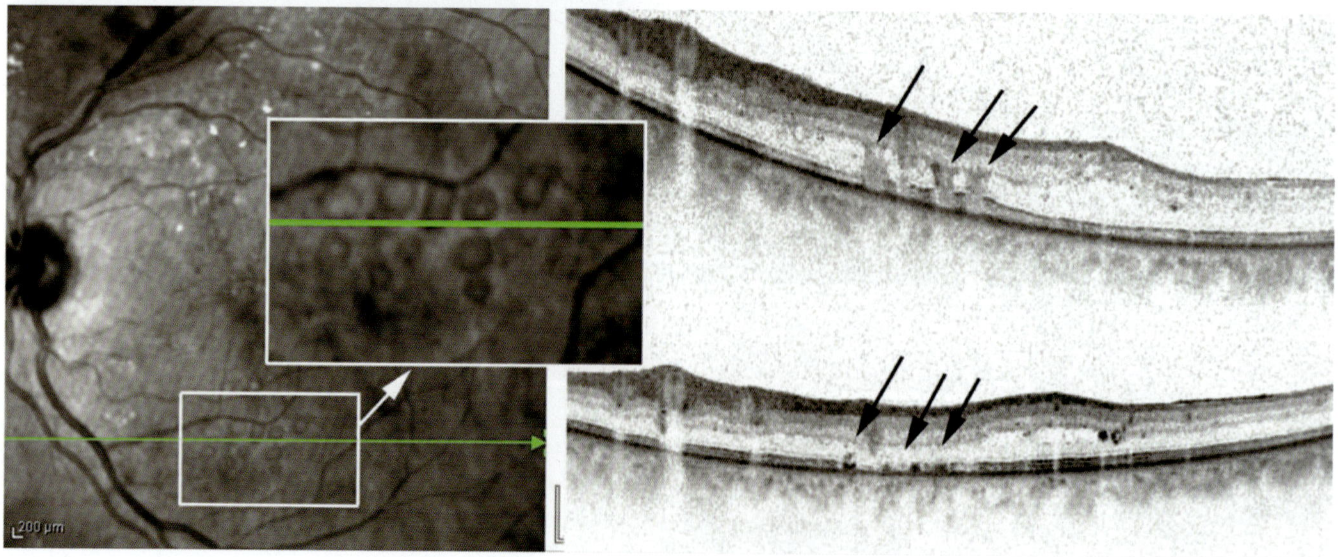

图 3.34 一例患者激光灼伤的 OCT 影像表现。激光灼伤后，立即出现中等反射信号（上图中的黑色箭头）。4 个月后，中等反射信号消失，RPE/PR 层丢失（下图）。

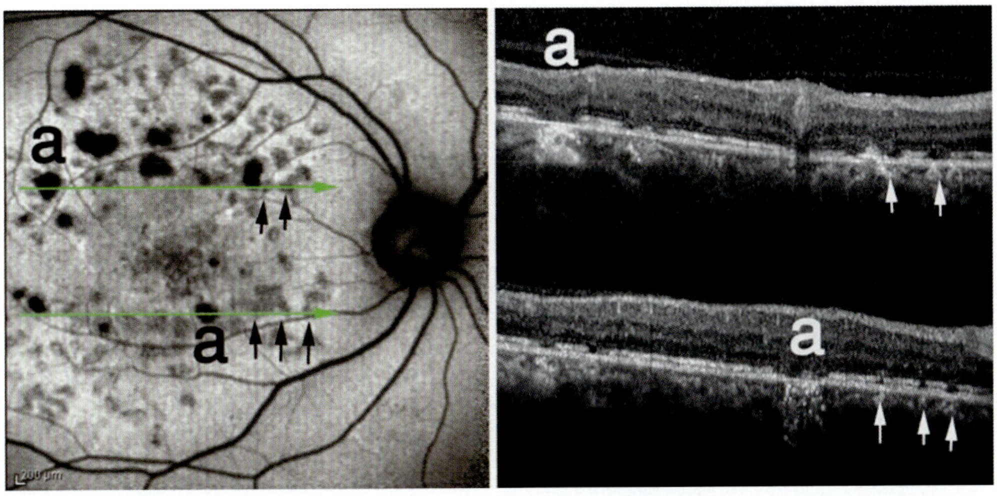

图 3.35　OCT 图像上的激光瘢痕通常表现为视网膜外层多个点状缺陷(即光感受器层的片状缺失)(箭头)。在严重灼伤的情况下,激光波穿透很深,造成 RPE 层损失(例如,视网膜色素上皮层 a 处的光斑)。FAF 图像显示了运用激光所造成的 RPE 层损失,并证实了 OCT 的发现。FAF,眼底自发荧光。

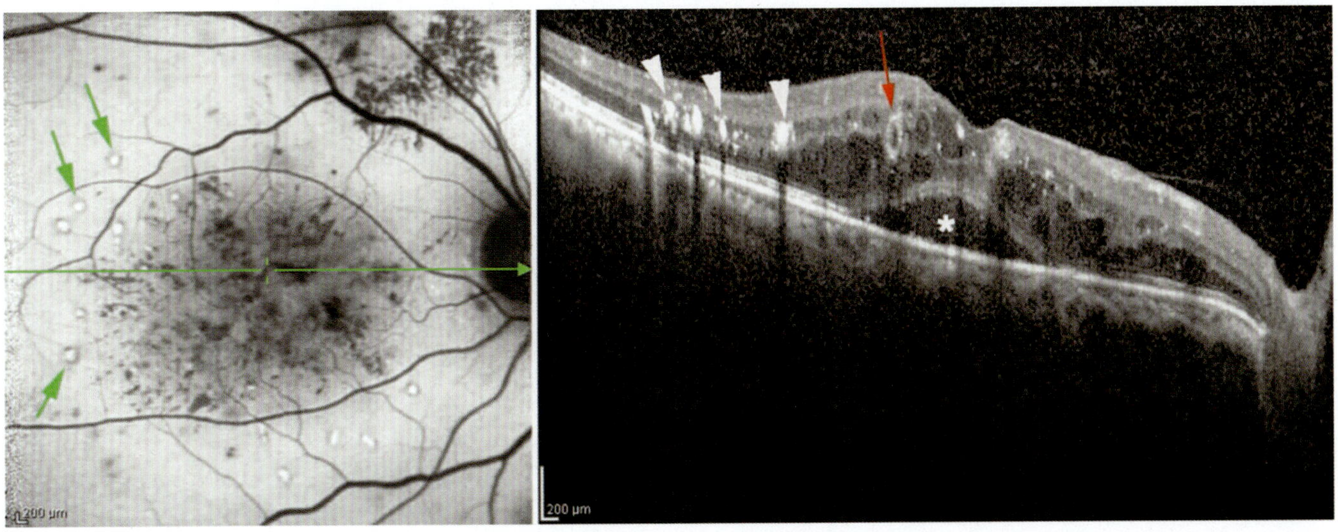

图 3.36　在眼底自发荧光图中,后极部包含多个 RPE 瘢痕(绿色箭头),这些瘢痕是由先前激光治疗和 RPE 萎缩并伴有中心肥大引起的。多个荧光渗漏点代表硬性渗出物、微动脉瘤和视网膜内出血。在纵向 OCT 图像中可以很明显地看到:糖尿病性海绵样水肿,视网膜内微动脉瘤(红色箭头),硬性渗出物(白色三角)和中心凹下神经感觉层视网膜脱离(星号)。

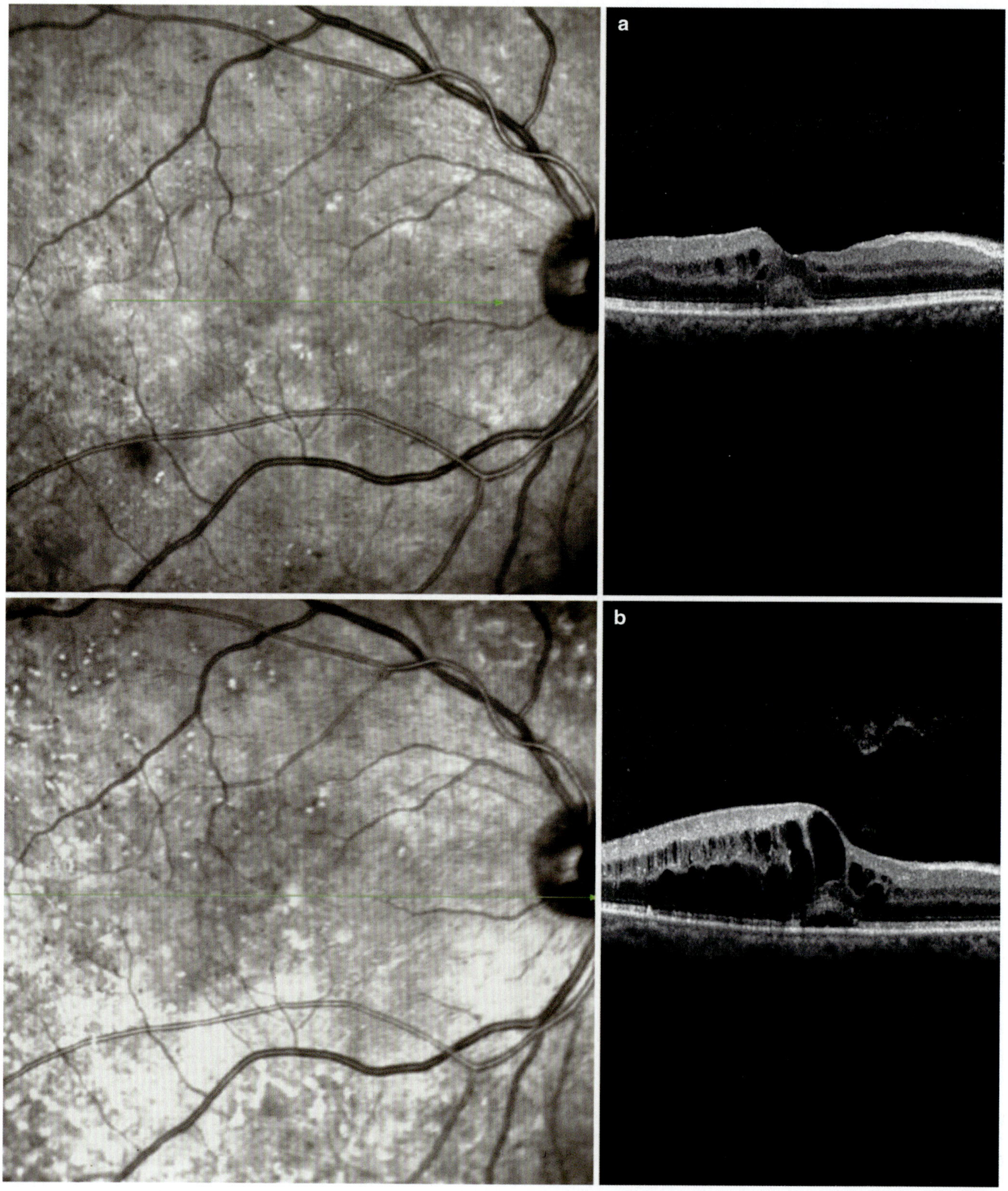

图 3.37　51 岁男性患者的右眼 SLO 图像，该患者有 10 年糖尿病史、增生型糖尿病性视网膜病变，且视力为 20/40。(a)黄斑横断面的纵向 B-扫描 OCT 图像显示轻度糖尿病性黄斑水肿，伴有小的囊性间隙和小的黄斑下神经感觉性视网膜脱离。(b)视网膜光凝术后 1 个月，水肿明显增加，囊腔形成。

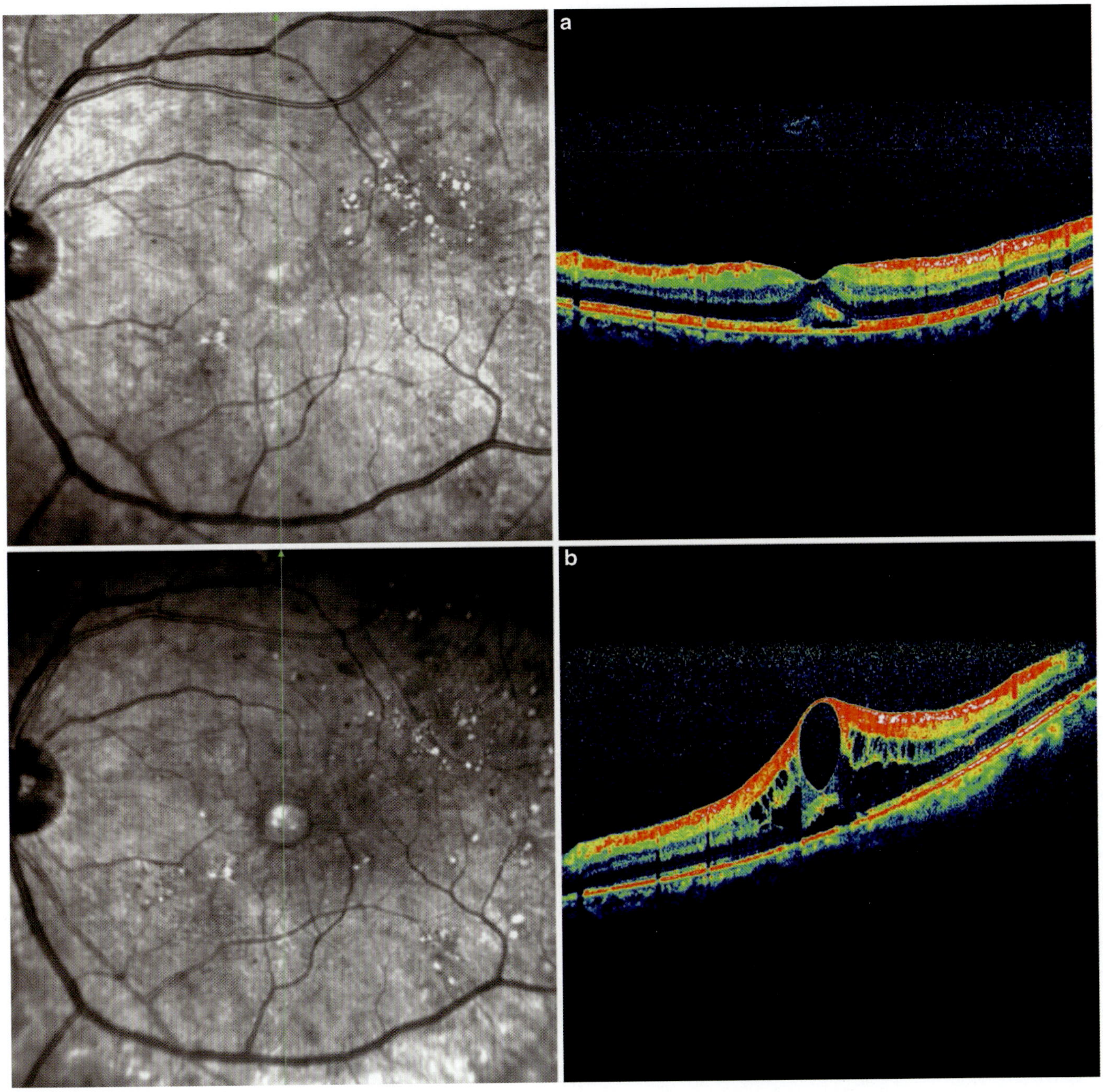

图 3.38　激光治疗前(a)和术后 1 个月(b)的 OCT 图像。

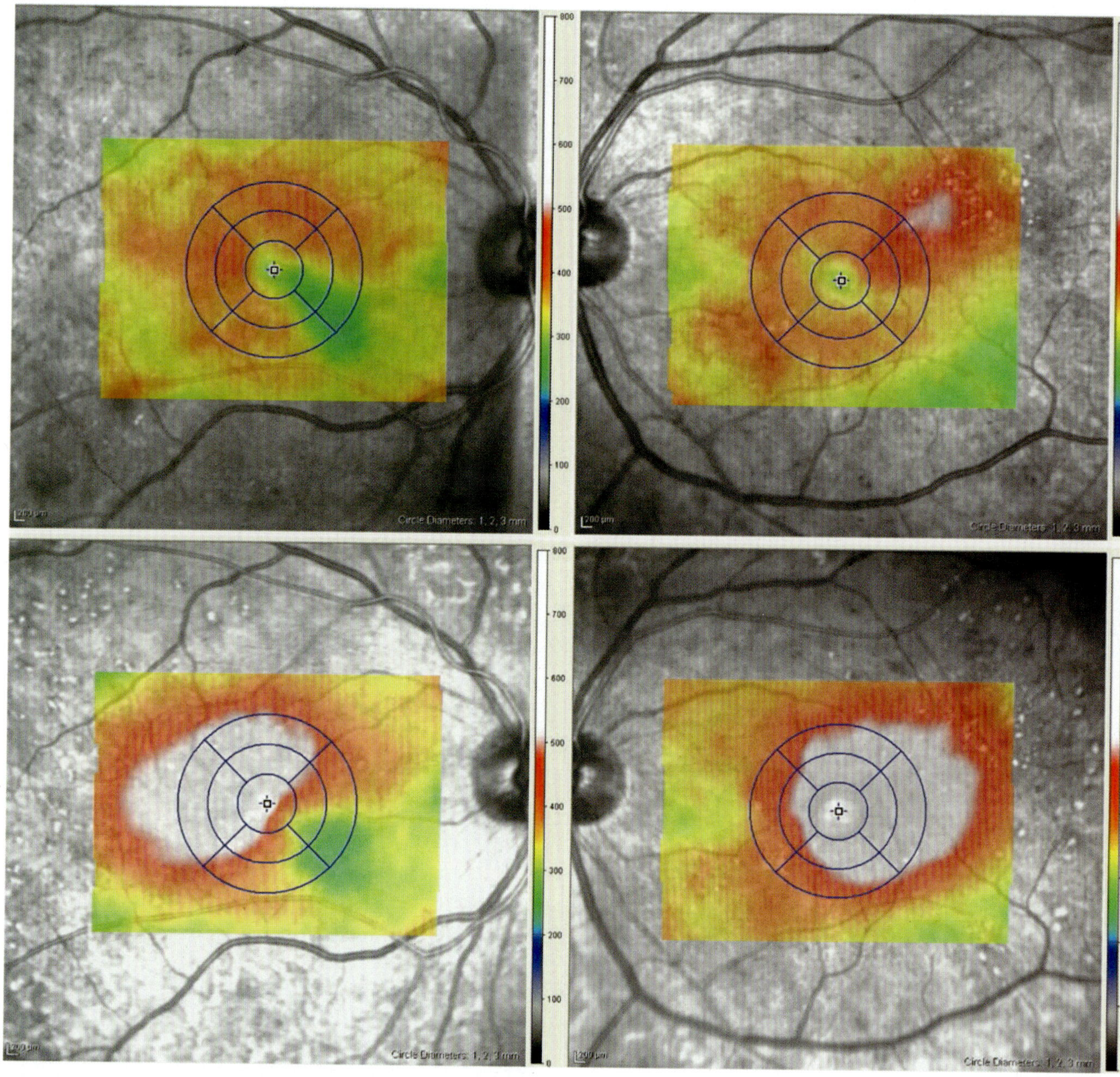

图 3.39 患者双眼行全视网膜光凝及黄斑光凝术之前(上图)及术后 1 个月(下图)的地形图。该地形图显示黄斑水肿明显增加，这解释了患者最近视力下降的原因。

3.1.11 糖尿病性视网膜病变伴血管阻塞

糖尿病性视网膜病变伴血管阻塞的患者在已有的糖尿病性视网膜病变中，对于新的视网膜分支静脉阻塞(branch retinal vein occlusion，BRVO)的诊断是困难的。视网膜血管阻塞处存在局限性水肿，内层反射率明显增加，结合 FA 图像有助于诊断。视力急性下降和高压危象的病史也是鉴别视网膜静脉阻塞合并糖尿病性视网膜病变的有用线索。

图 3.40 至图 3.43 显示了一名糖尿病性视网膜病变患者的 BRVO 特征，并显示了右眼近期视力下降的情况。

在晚期糖尿病性视网膜病变伴广泛血管阻塞的情况下，OCT 检查可导致缺血性黄斑病变的诊断(图 3.44)。

视网膜内部的完整性可以帮助诊断缺血情况(图 3.45)。

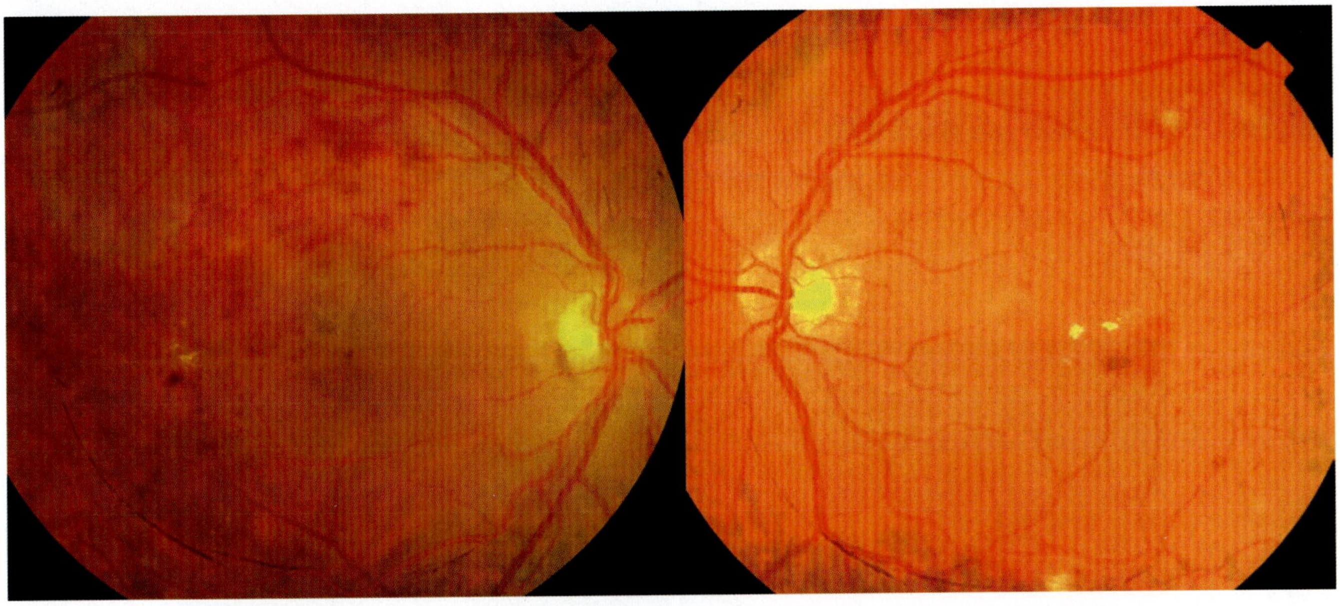

图 3.40　在右眼视网膜颞侧静脉的一个小分支似乎是阻塞的，多发性浅表性视网膜火焰状出血和水肿是明显的。背景型糖尿病性视网膜病变的征象在双眼可见。

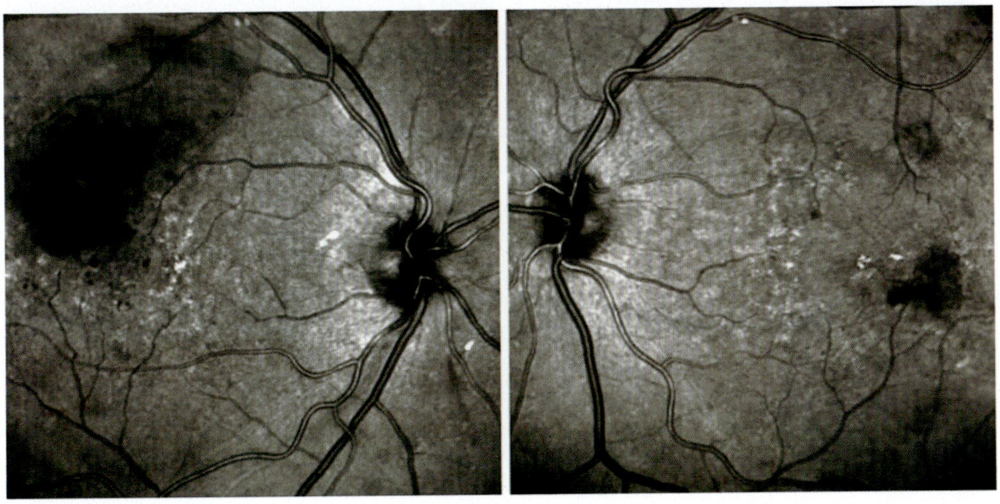

图 3.41　双眼 SLO 图像显示视网膜增厚和水肿为暗区。在右眼，水肿分布在颞上静脉。在左眼，两处小的隆起的区域代表了糖尿病性视网膜病变引起的视网膜增厚。

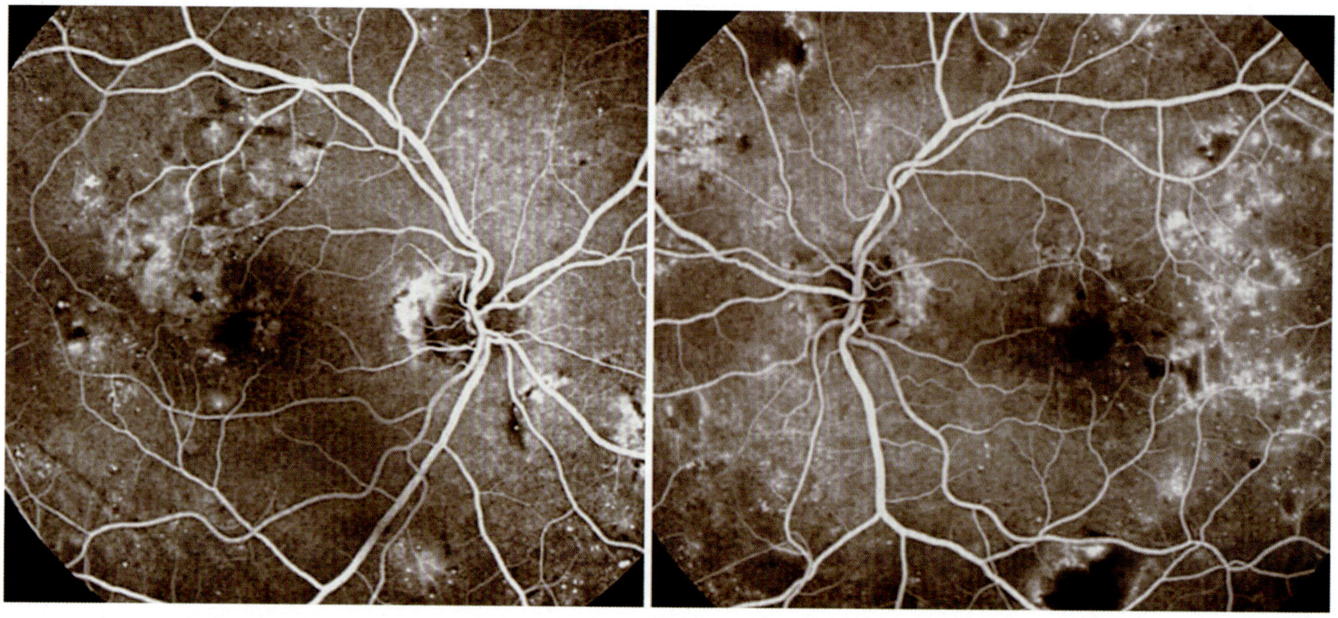

图 3.42 在荧光素血管造影(FA)图像中,与糖尿病性视网膜病变相一致的渗漏区、非灌注区和强荧光区是突出的。右眼视网膜增厚与视网膜颞上静脉小分支区域的弥散性视网膜内渗漏相对应。仅根据 FA 的结果,很难确定颞上 BRVO 的诊断。

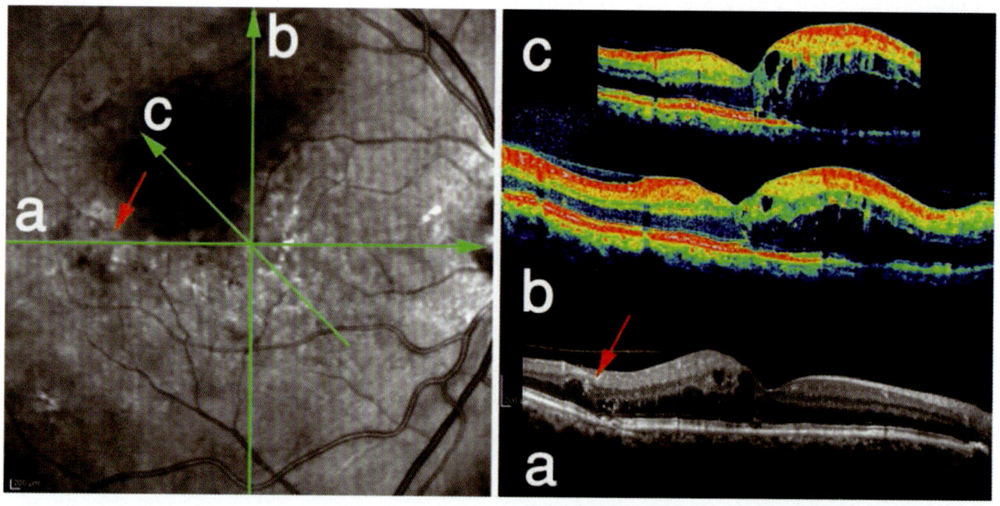

图 3.43 多个横过右眼中心凹的 OCT 切片。水肿区域严重的内层视网膜高反射和外层视网膜增厚,以及视网膜水肿程度与视网膜静脉阻塞的诊断一致。后极部的其他部分显示糖尿病性视网膜病变(红色箭头)的变化。

3.2 视网膜分支静脉阻塞

在视网膜分支静脉阻塞(BRVO)中,静脉瘀血导致阻塞部位蛋白质和血浆含量的积累。这导致视网膜增厚,视网膜内囊样水肿,以及内层高反射率增加(图 3.46)。

在 BRVO 病例中,FA 的非灌注区表现为视网膜囊样水肿的蜂窝状结构,OCT 上表现为增厚。非灌注和缺血会造成残余血管渗漏,从而导致水肿。在变薄的视网膜中,液体的积累会在 OCT 上形成蜂窝状结构。因为 FA 是一种侵入性检查,所以被认定为识别缺血区域的金标准方法。但 OCT 对其检查也有帮助。玻璃体内注射抗血管内皮生长因子(抗-VEGF)后,OCT 图像将显示蜂窝状结构(图 3.47 上图)和细化变薄。细化变薄可归因于溶解水肿和视网膜内萎缩[36]。

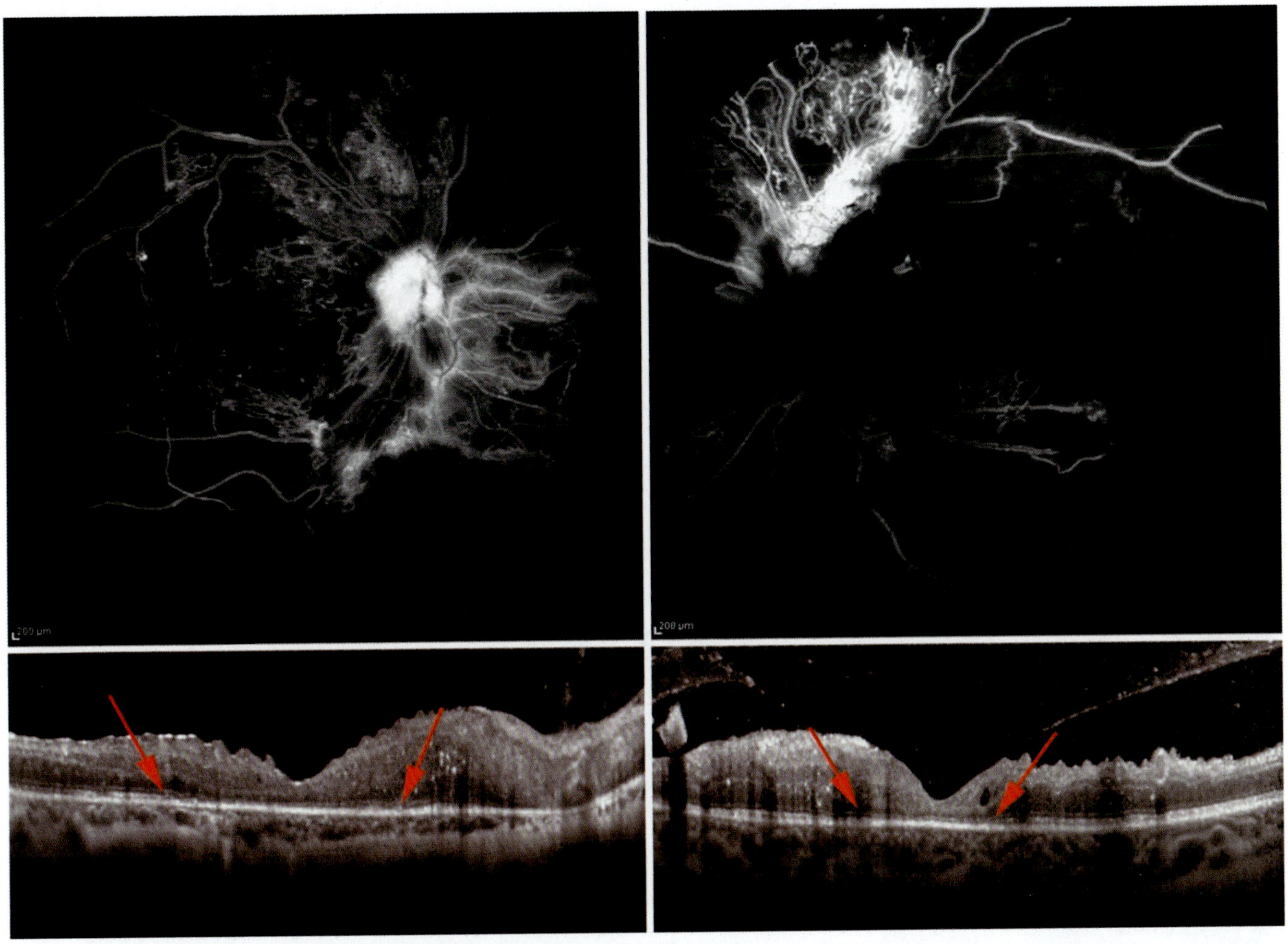

图 3.44 患有严重的视网膜广泛血管阻塞的患者。黄斑中度水肿。视锥细胞外节点(cone outer segment tip,COST)消失(红色箭头之间),视网膜内层(由神经节细胞层、内丛状层和核层组成)变薄伴随视网膜外层增厚。视网膜各层之间的边界难以区分,视网膜呈均匀的图案。

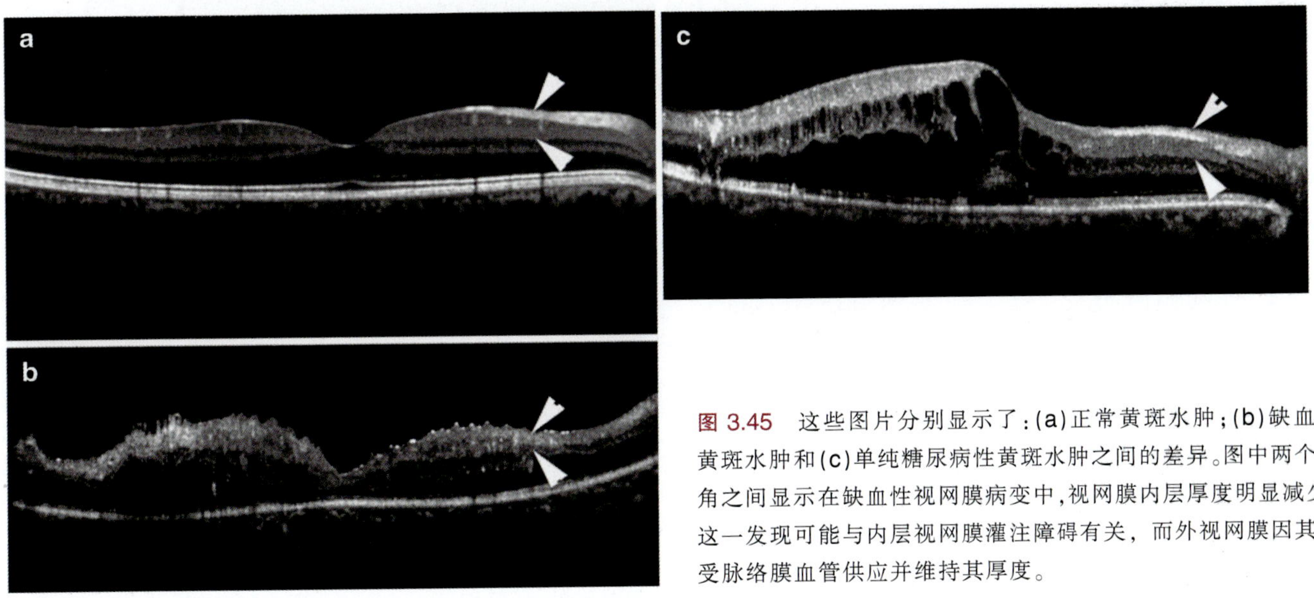

图 3.45 这些图片分别显示了:(a)正常黄斑水肿;(b)缺血性黄斑水肿和(c)单纯糖尿病性黄斑水肿之间的差异。图中两个三角之间显示在缺血性视网膜病变中,视网膜内层厚度明显减少。这一发现可能与内层视网膜灌注障碍有关,而外视网膜因其接受脉络膜血管供应并维持其厚度。

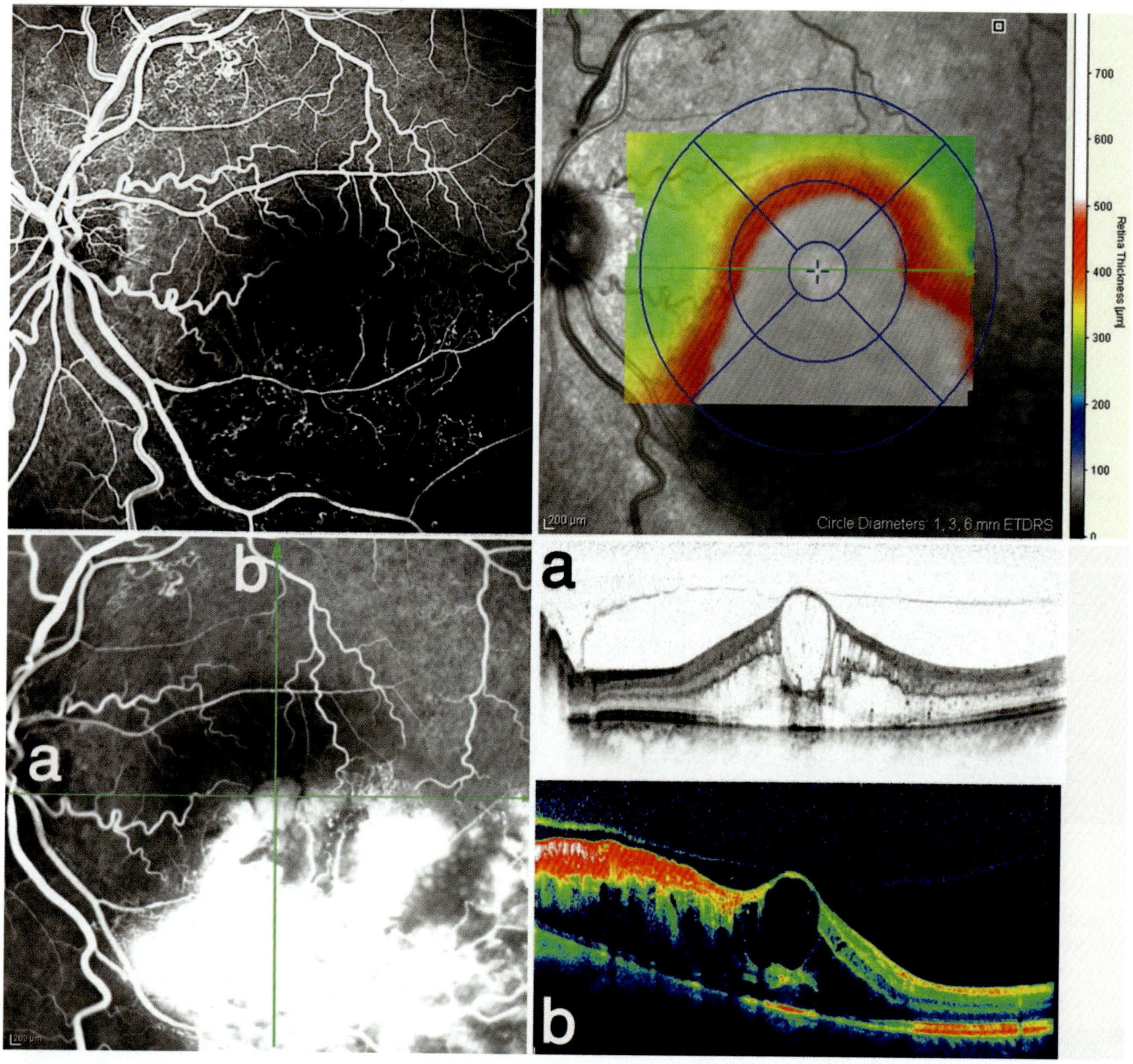

图 3.46 下颞叶 BRVO。在荧光素血管造影(FA)的早期(左上),可见扩张的视网膜侧支静脉,这是一个慢性的病变。晚期 FA(左下)显示严重的视网膜内渗漏。地形图(右上)显示颞下静脉分布水肿。两种 OCT 模式(右下)显示黄斑囊性改变,黄斑视网膜神经上皮层脱离,浅表视网膜高反射率和水肿。

3.2.1 视网膜萎缩

视网膜萎缩是慢性水肿消退的结果(图 3.47 和图 3.48)。

3.2.1.1 BRVO 视网膜内层萎缩

一例陈旧性 BRVO 导致视网膜内层丢失和萎缩。神经纤维层在受累区域的衰减是这一过程中的另一个发现(图 3.49 和图 3.50)。

视网膜静脉阻塞后不久,该段的神经纤维层因水肿而变厚。视网膜静脉阻塞的其他特征,如出血,也可能出现。急性期后,NFL 逐渐萎缩和变薄,呈扇形,反映视网膜被闭塞静脉引流的部分(图 3.51 和图 3.52)。在萎缩期,视网膜静脉阻塞和青光眼性缺损很难区分,可能会误诊为青光眼。尽管如此,通常还有其他的线索可以指导诊断视网膜静脉阻塞,如黄斑周边受累或视网膜内层损伤。每一种缺血性疾病,如高血压、糖尿病,甚至是衰老都可能导致 NFL 变薄[37](图 3.53)。

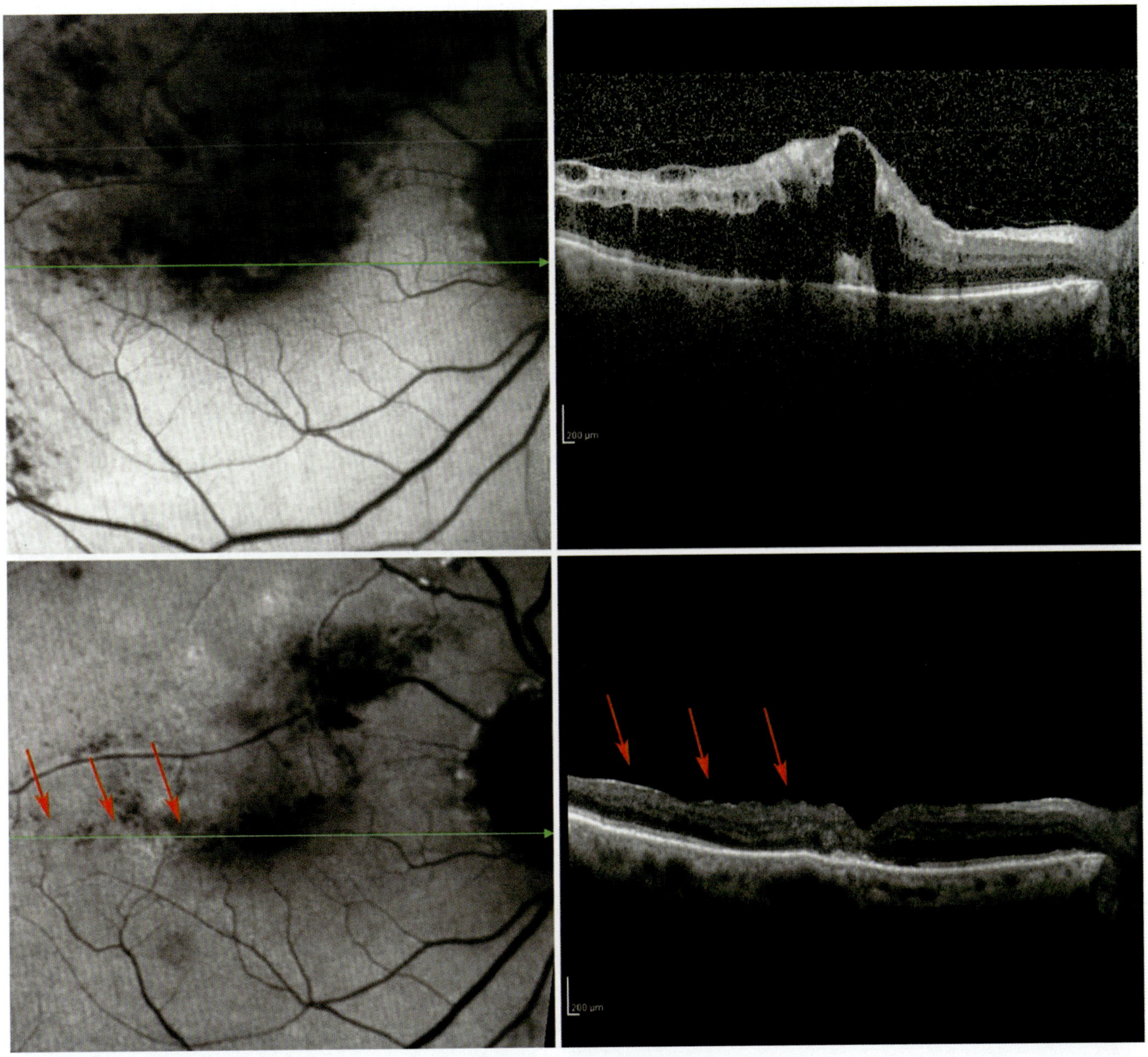

图 3.47 相隔 8 个月的 FFA 和 OCT 图像。上图是在颞上方 BRVO 的急性期拍摄的。黄斑上部由于视网膜出血和严重水肿而出现弱荧光。OCT 图像显示了视网膜静脉阻塞的特征：视网膜内层伴有增厚的高反射，视网膜外层低反射。可见外核层和丛状层视网膜水肿的蜂窝状结构。在下图的 OCT 图像中可以看到受累区视网膜萎缩，中心凹 PR 层受损，黄斑周围明显变薄。这是 BRVO 的典型后遗症。在缺血所致的长期水肿中，视网膜在缺血区发生萎缩变化(红色箭头)。

当糖尿病患者存在毛细血管无灌注时，视网膜内层也同样变薄。视网膜内层依赖于稀疏的视网膜血管。因此，它们比视网膜外层更容易发生缺血，因为视网膜外层由丰富的脉络膜血管灌注[28]。

3.2.2 复发性视网膜分支静脉阻塞黄斑水肿

光学相干断层扫描对于接受玻璃体内抗-VEGF 注射的 BRVO 患者来说是有用的随访监测工具。有时黄斑水肿在注射后几周就会复发，这就需要重复注射(图 3.54 和图 3.55)。

3.2.3 棉絮斑

棉絮斑是众所周知的缺血标志。在发生缺血时，轴浆中断，胞浆碎片积聚在无髓鞘的神经节细胞轴突束[38]。在 OCT 图像中，棉絮斑出现在水肿区，在 NFL 层表现为厚而高反射的结节，在神经节细胞表现为密集的阴影。它们甚至可以累及更深的视网膜层[28]。它们的形态与视盘周围的神经纤维层分布相似，主要分布在

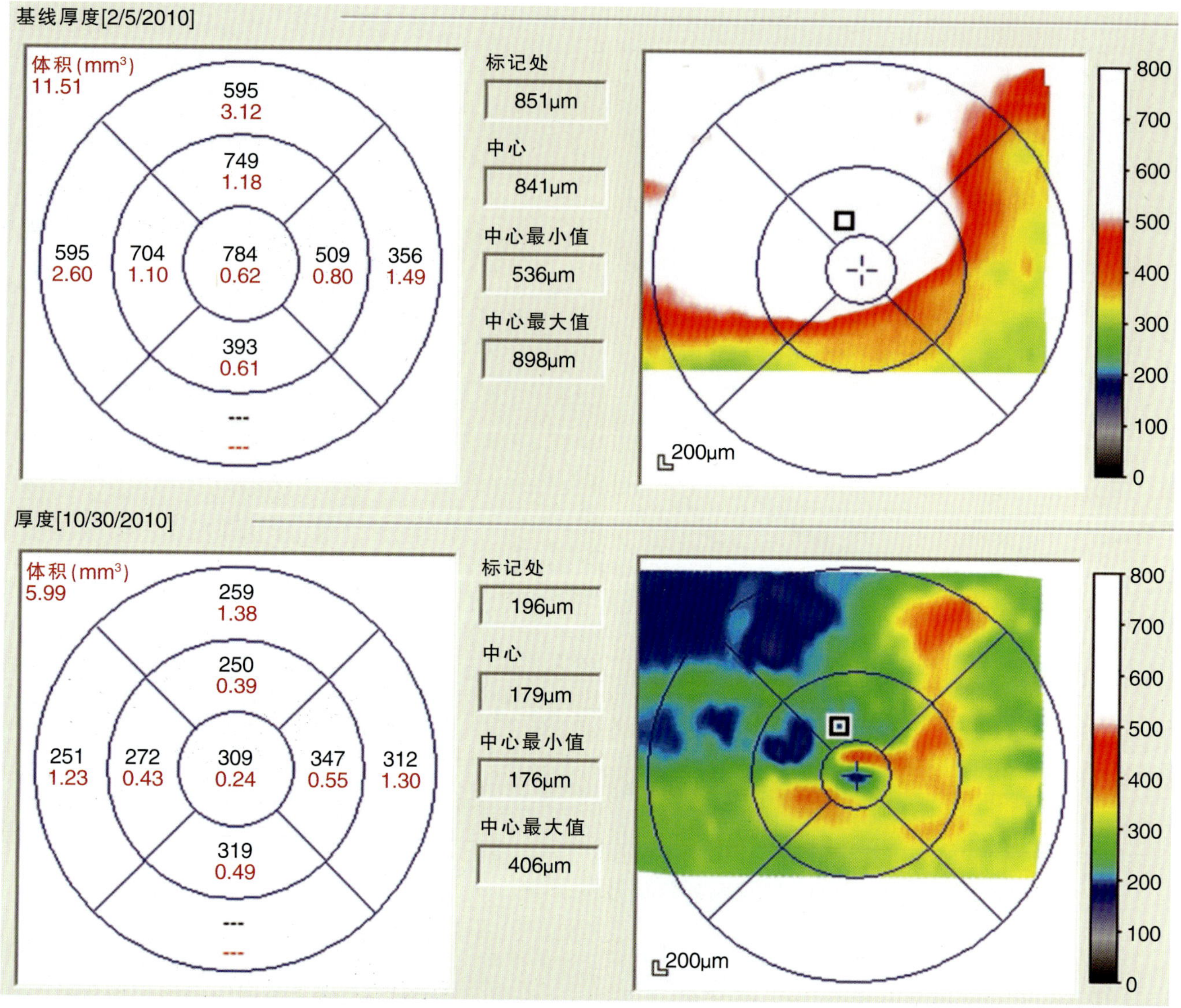

图 3.48 图 3.47 同一例患者的地形图。

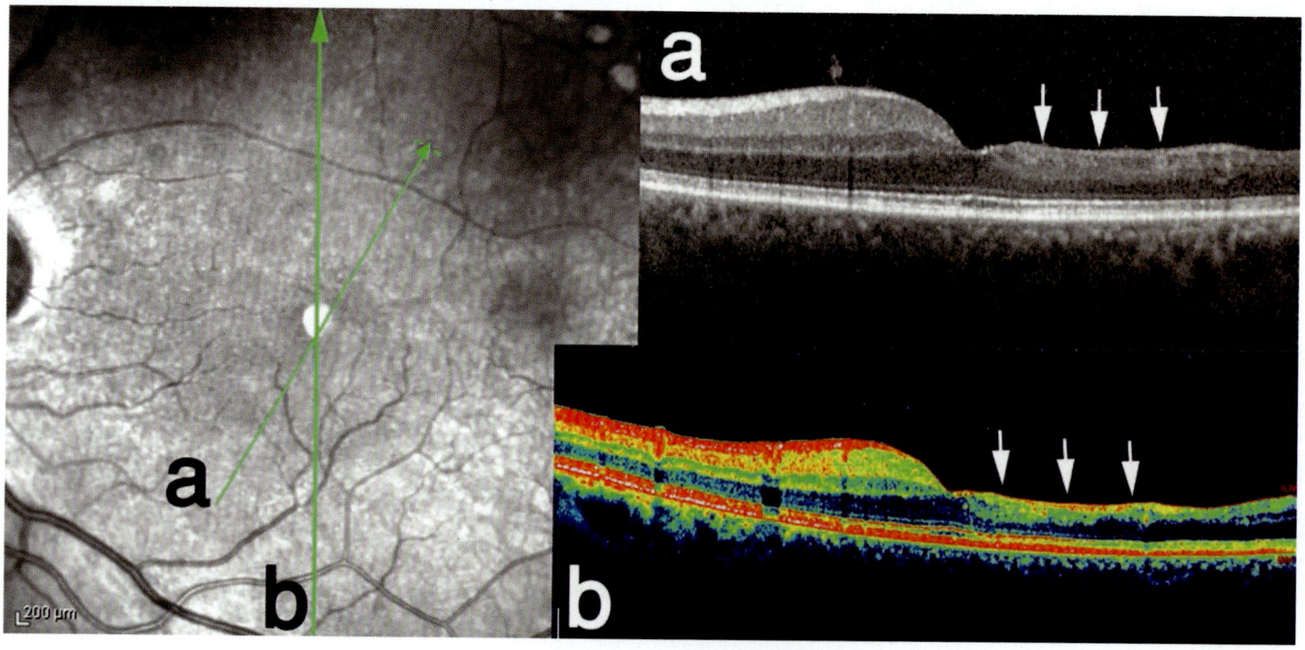

图 3.49 一例 55 岁男性眼部纵向 OCT 图像(a)和(b)显示黄斑区上方萎缩的视网膜变化(箭头)。

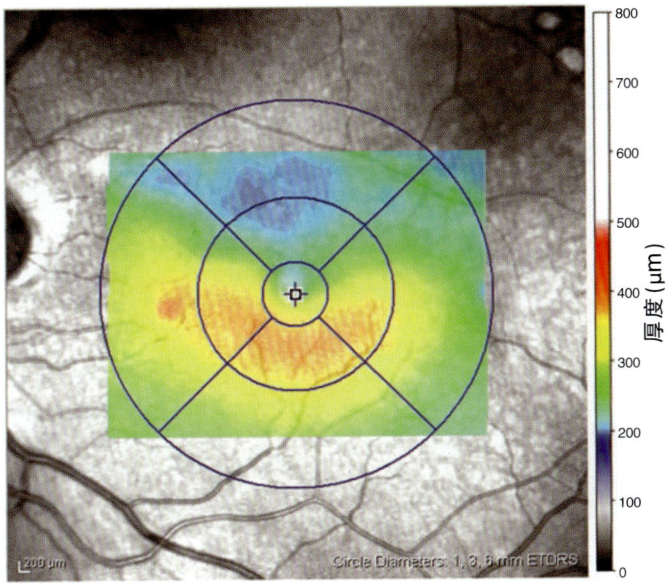

图 3.50　图 3.51 同一例患者的地形图显示了黄斑上方的萎缩。这一模式在 OCT 的表现与陈旧性 BRVO 是一致的。

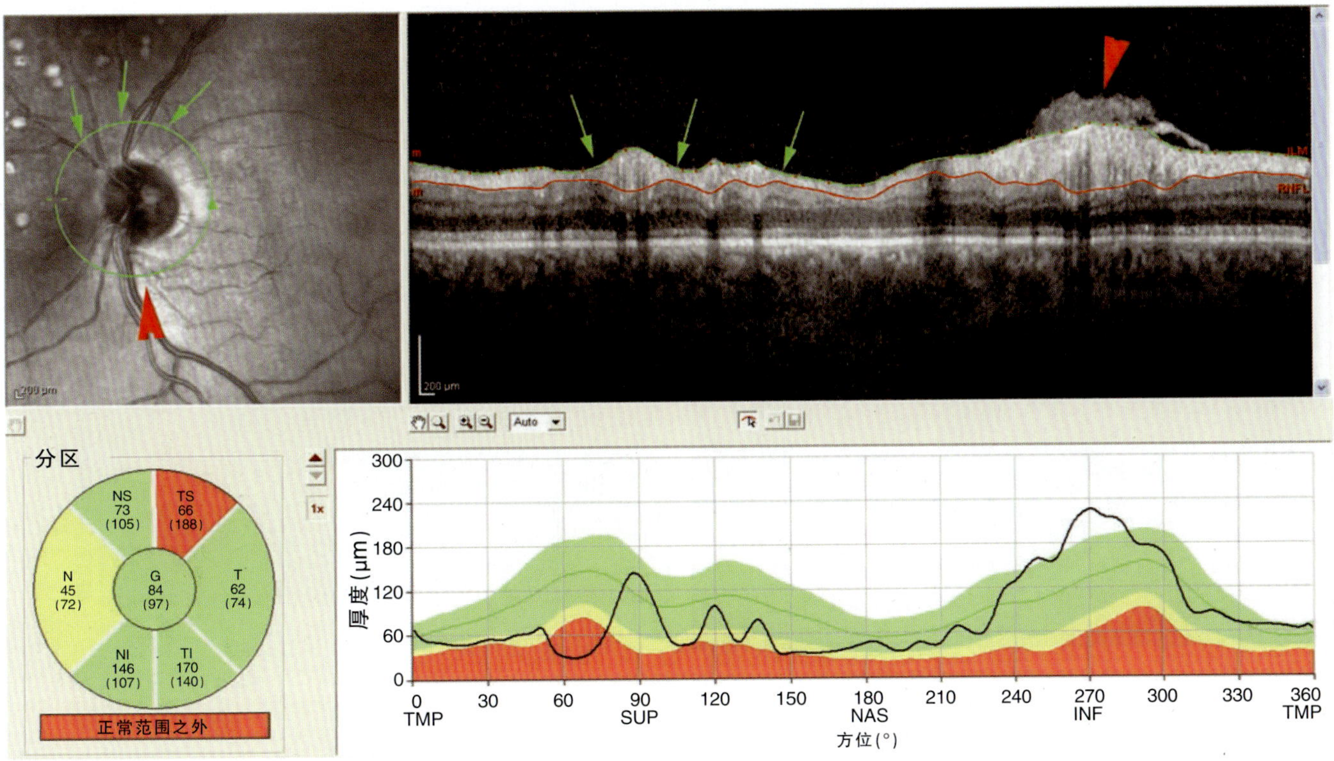

图 3.51　视盘周围 RNFL 厚度曲线显示上象限变薄，辐射到黄斑区周围(绿色箭头)。这应与青光眼性 RNFL 丢失相鉴别。红色三角表示视盘上方后皮质凝结。RNFL，视网膜神经纤维层。

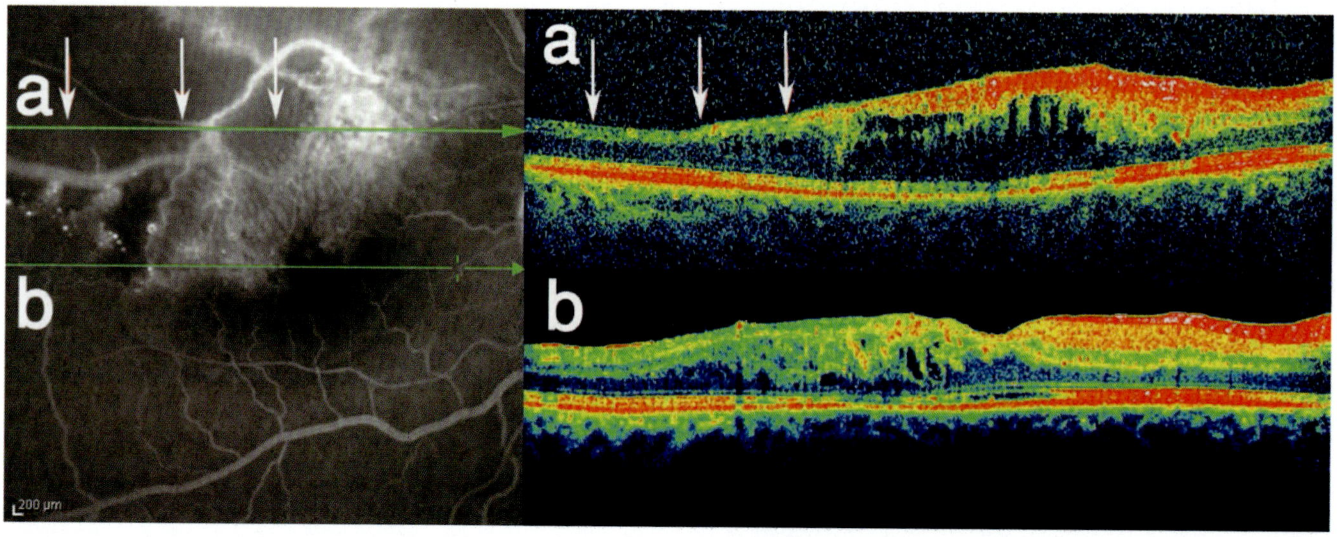

图 3.52 OCT 图像来自一例 58 岁的男性，该患者的右眼视力持续下降。横断面 a 显示视网膜内层变薄和丢失，与荧光素血管造影（箭头）的缺血表现相对应。横断面 b 穿过中心凹。感光层的椭圆体和外核层在颞侧有明显的衰减。

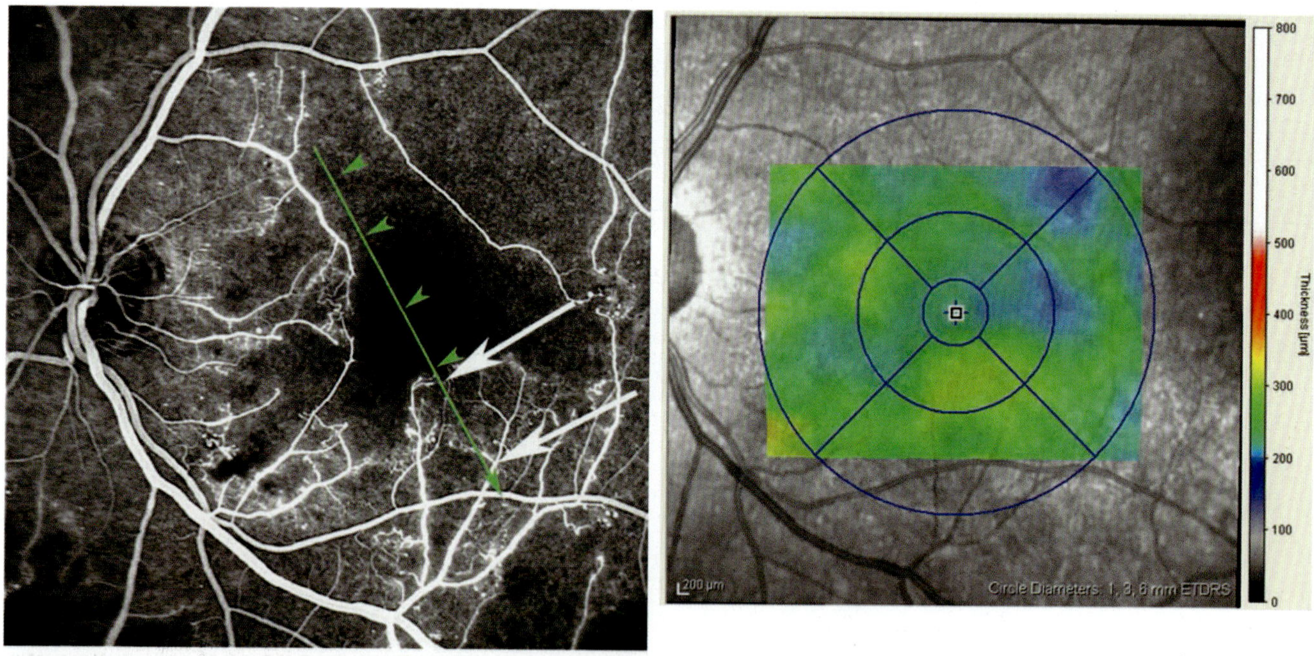

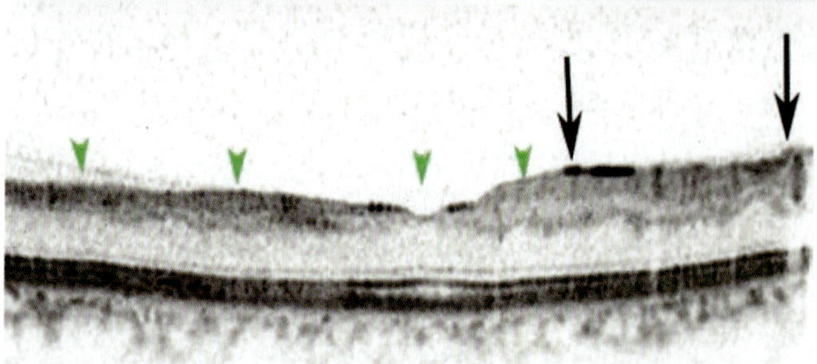

图 3.53 荧光素血管造影显示糖尿病微血管病变所致的毛细血管无灌注区域。OCT 图像显示缺血区（绿色三角）变薄。视网膜似乎有一些灌注，但仍然是部分缺血，因此比正常的视网膜内层薄。在地形图中，两个蓝色斑点代表严重缺血后的变薄。OCT 线位于黄斑下颞部地形图的蓝色和绿色区域，反映在其局部变薄和缺血。

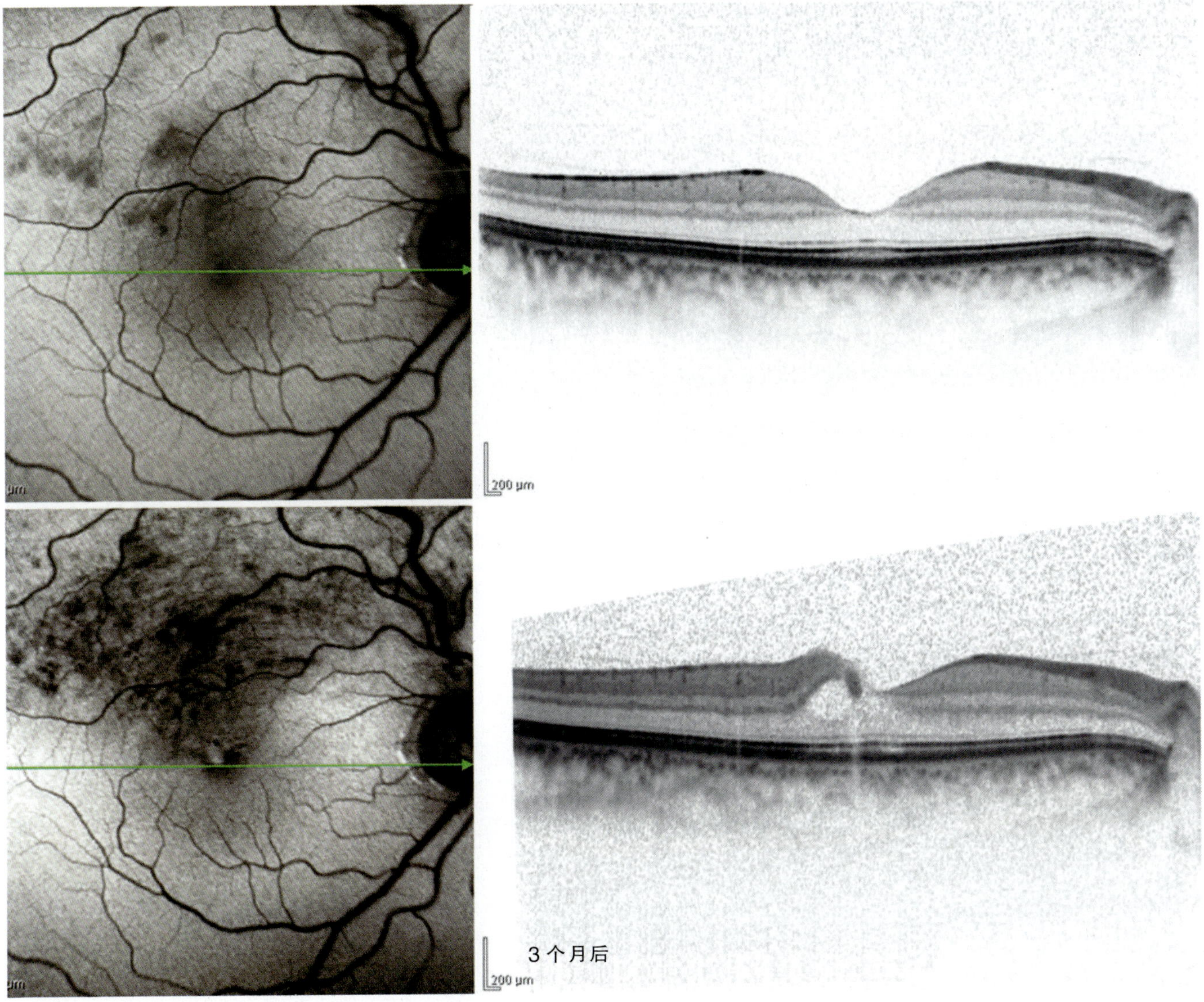

图 3.54　一例有 BRVO 病史的 40 岁男性患者接受玻璃体内贝伐单抗治疗的 FFA-OCT 图像。上图显示接受注射后黄斑水肿的消退。下图显示黄斑水肿复发。OCT 图像显示黄斑囊性水肿，FFA 图像显示囊肿部位有一个强荧光点。这种强荧光是由于囊内黄斑色素的分散，使 RPE 脂褐素荧光可见。

大血管附近的后极部[39]。

当棉絮斑消退(4~12 周内)，则它们不再是临床可见。然而，在 OCT 图像中，它们留下了高反射率，这可归因于继发于视网膜内梗死的胶质增生[40]。

3.2.4 OCT 随访

光学相干断层扫描是监测黄斑水肿患者治疗效果的有用工具(图 3.56 至图 3.60)。

3.2.5 BRVO 后黄斑板层裂孔形成

有时因 BRVO 引起的黄斑水肿，囊肿的内壁破裂，继而形成黄斑板层裂孔(图 3.61)。

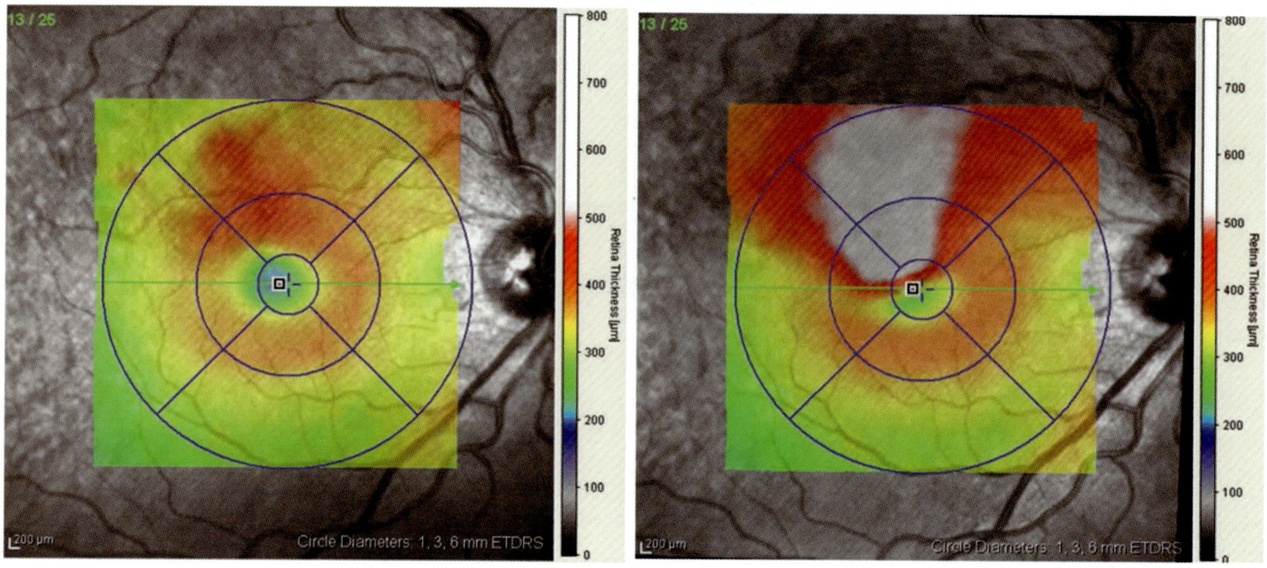

图 3.55　图 3.54 同一例患者的地形图显示存在进行性黄斑水肿，须进一步治疗。

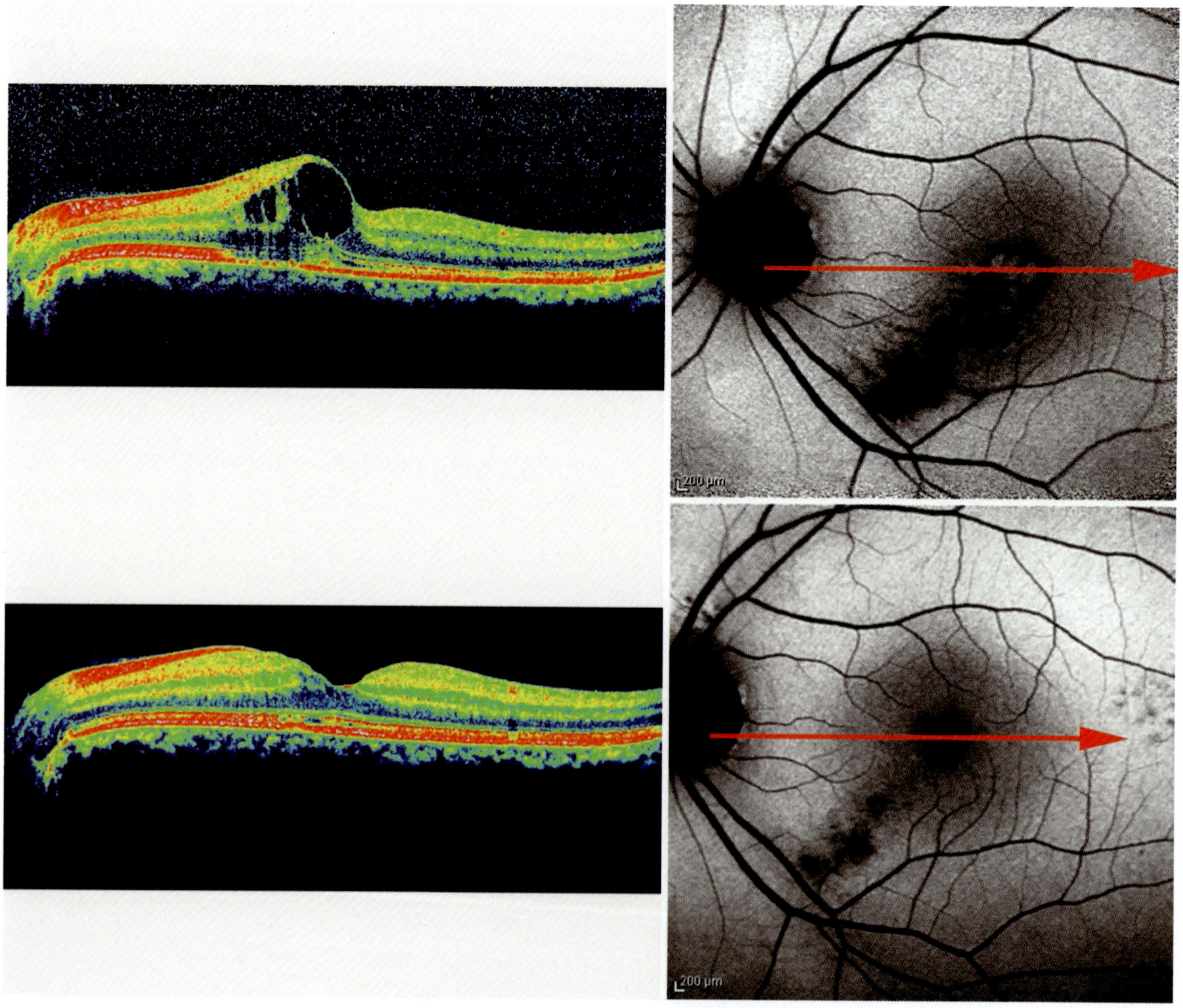

图 3.56　一例 58 岁的男性患者存在一处小的下颞叶 BRVO。OCT 上可见中心凹囊样水肿，而 FAF 图像显示水肿区的低自发荧光和与囊性水肿相关的中等自发荧光点。在玻璃体内注射抗-VEGF 几个月后，显示水肿明显改善。在 FAF 图像中，低自发荧光区域缩小，与囊肿相对应的强荧光点消失。

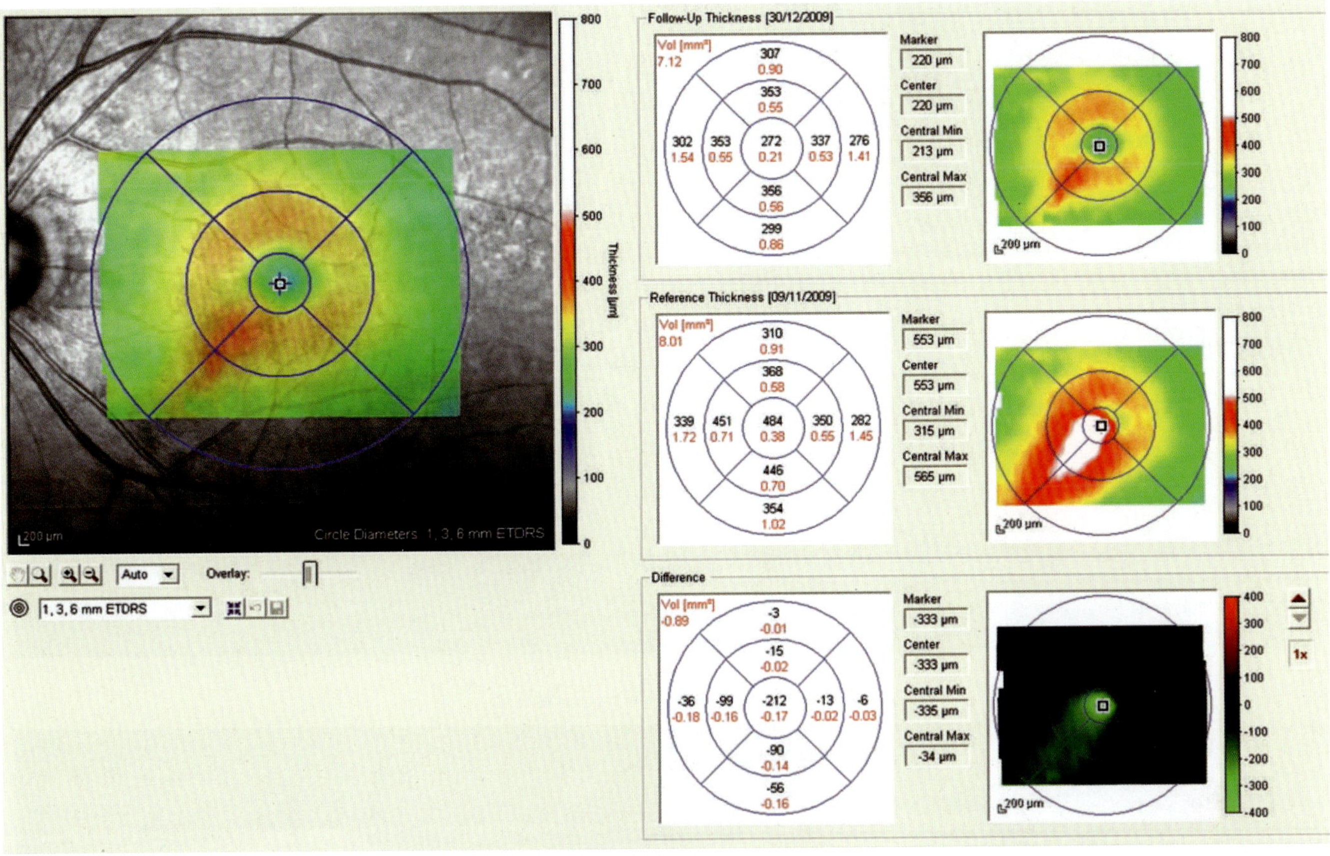

图 3.57 图 3.56 同一例患者的地形图显示黄斑局部和整体体积明显减少。

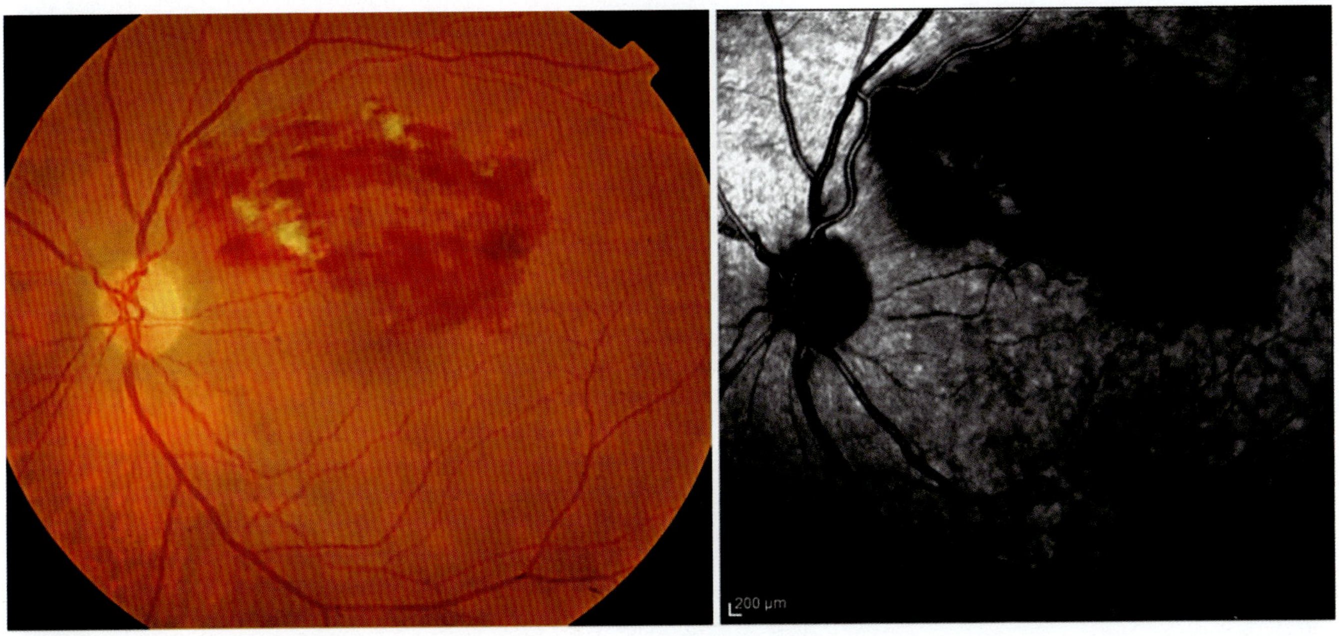

图 3.58 一例典型的颞上方 BRVO 的彩色眼底、SLO、FAF 和荧光素血管造影。棉絮斑在彩色眼底图像中是明显的。在 SLO 图像中，突起的黄斑表面在黄斑颞上方形成一个低反射的暗斑块。在 FAF 图像中，水肿阻断了 RPE 层的背景自发荧光，并在该区域产生了一个低反射区。血管染色和视网膜内渗漏是荧光素血管造影的显著特征。（待续）

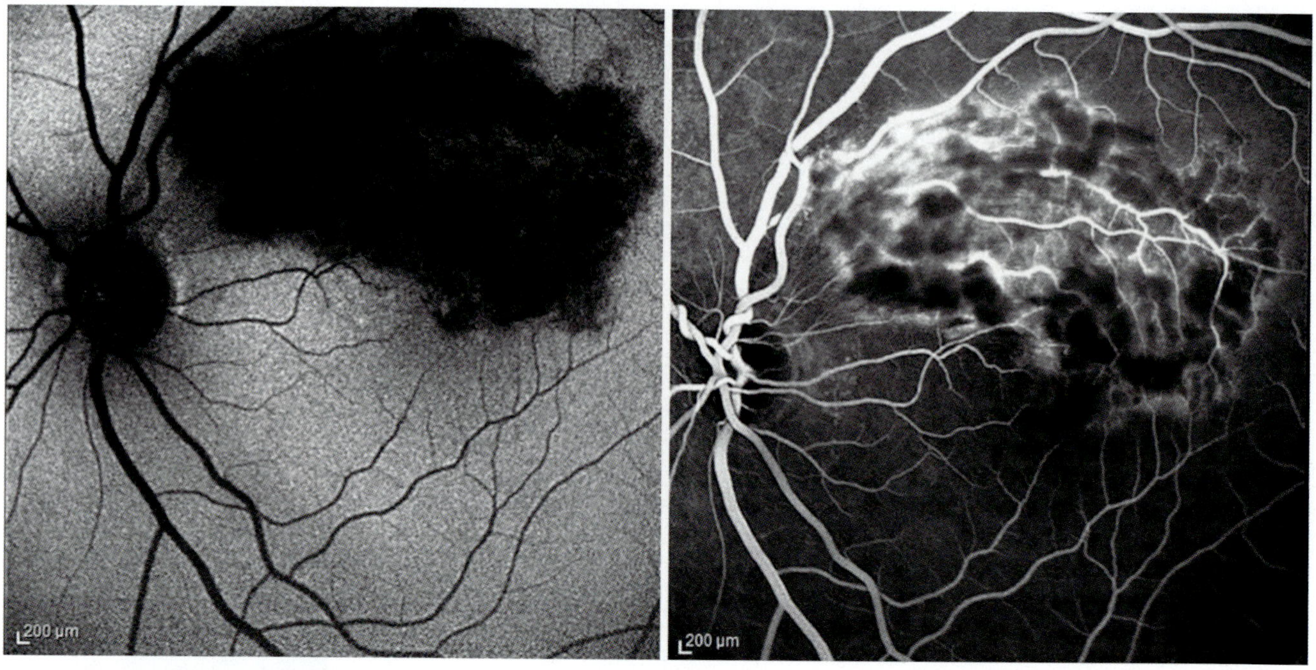

图 3.58(续)

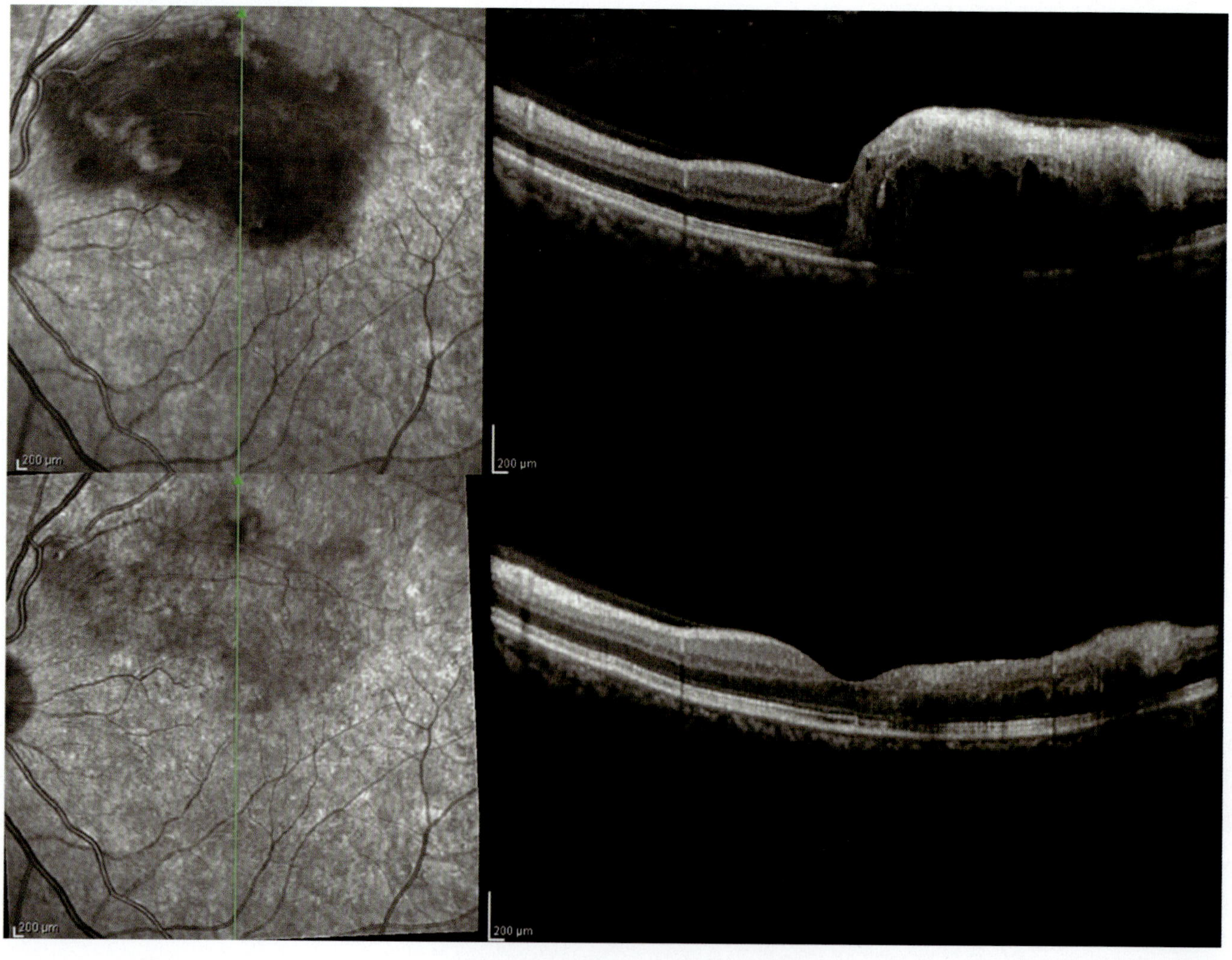

图 3.59 上方 SLO-OCT 图像为图 3.58 同一例患者的疾病早期拍摄的。黄斑上方严重的增厚和水肿,内层高反射率增加,黄斑周围(上半部分)受累明显。玻璃体内注射抗-VEGF 后几个月获得下方的 SLO-OCT 图像。水肿逐渐消退,但视网膜内层出现萎缩和紊乱。

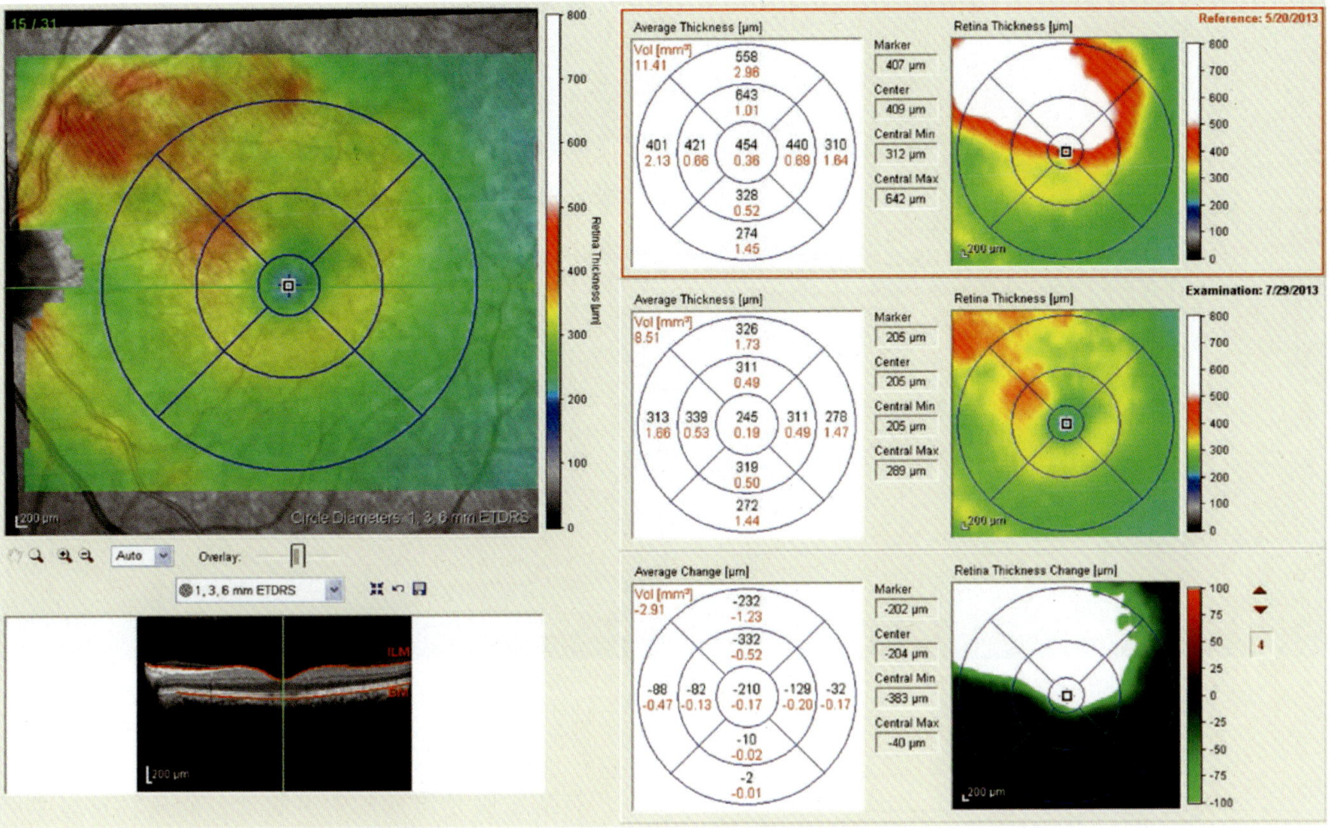

图 3.60　这两张随访地形图来自图 3.58 同一例患者。随着黄斑体积的减少，显示出水肿消退。

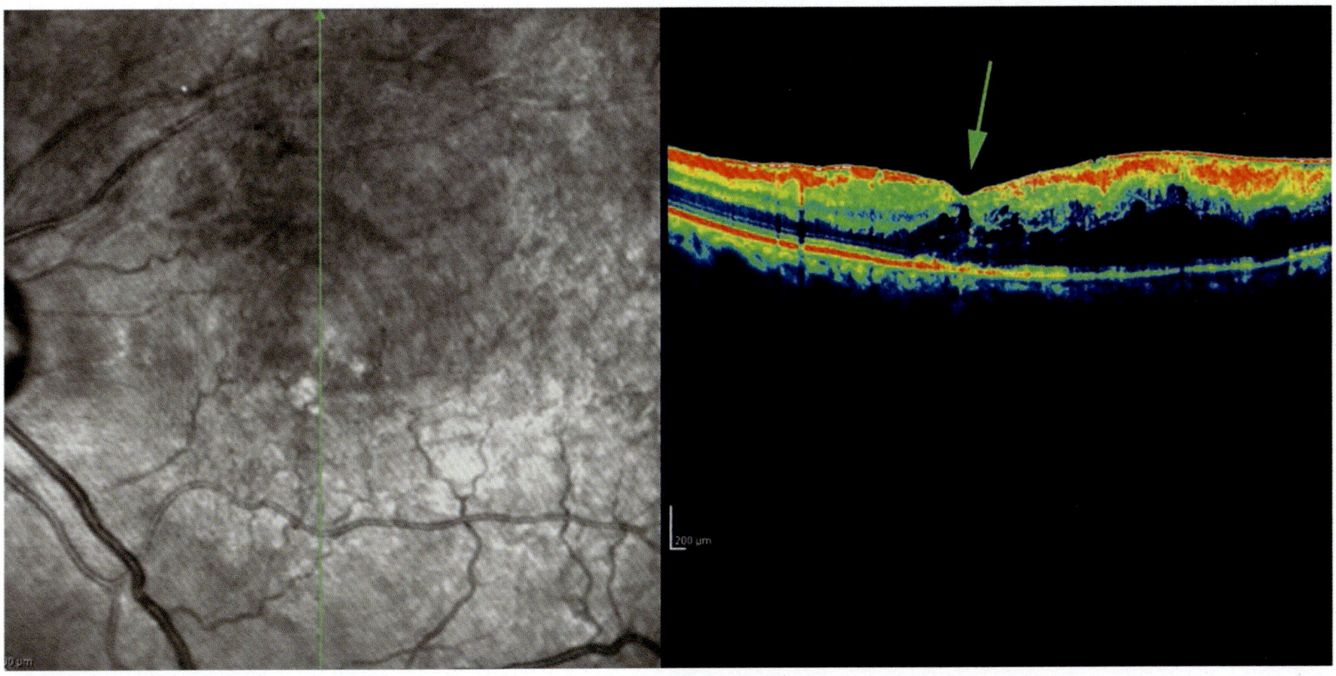

图 3.61　一例 63 岁患有的颞上方 BRVO 的患者，相隔 2.5 个月拍摄的 OCT 图像。去顶的中心凹囊肿导致黄斑板层裂孔形成。（待续）

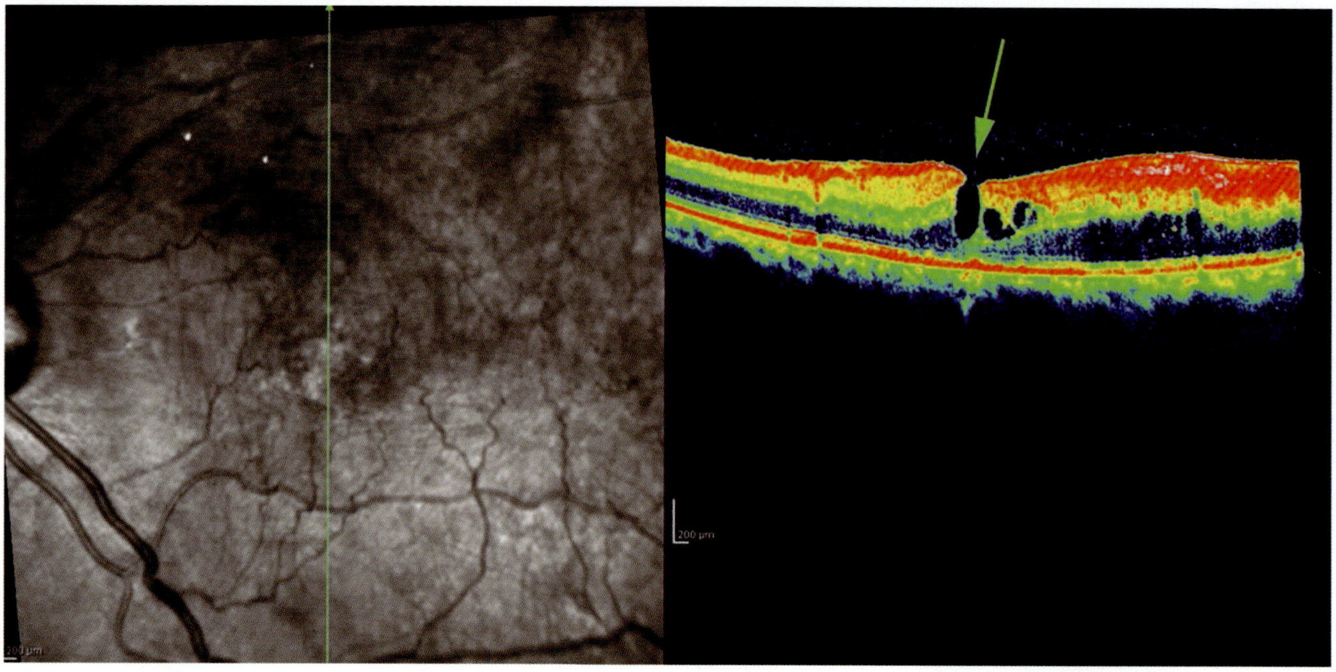

图 3.61(续)

3.3 视网膜中央静脉阻塞

视网膜中央静脉阻塞(central retinal vein occlusion,CRVO)在检眼镜检查和荧光素血管造影中有其独特的表现。CRVO 分为两种类型:缺血型和非缺血型(图 3.62 至图 3.65)。

黄斑水肿是该病的常见表现。除囊性黄斑水肿外,另一种与视网膜静脉阻塞相关的黄斑水肿形式是浆液性脱离[41]。OCT 可以很好地帮助鉴别黄斑浆液性脱离,其存在与缺血程度相对应[42](图 3.66 至图 3.72)。

对于 CRVO,最好采用增强深度成像型光学相干断层成像来获取和评估视网膜外层的图像(图 3.73)。

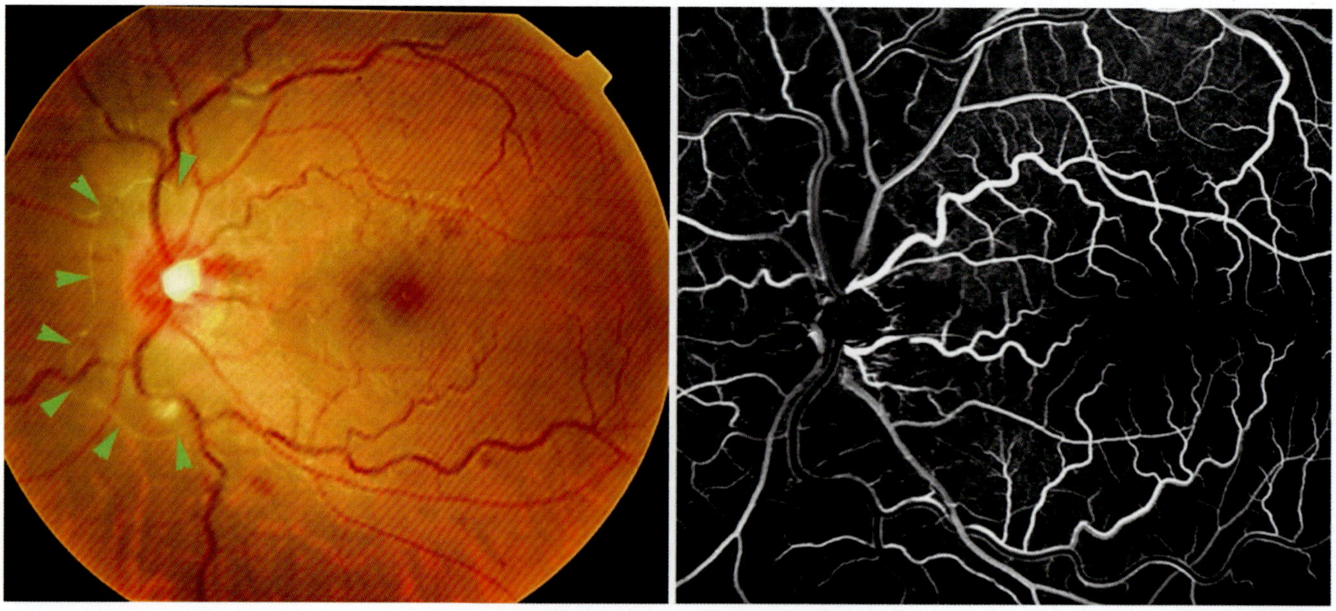

图 3.62 患有非常轻微的 CRVO 患者的彩色眼底图像。绿色三角标志着视盘周围水肿。可见小的火焰状出血。注射 25 秒后荧光素血管造影显示静脉充盈轻度延迟。

OCT 图像上的 INL 层呈片状的中等反射区域，代表视网膜的缺血部分，在 CRVO 后约 1 个月出现萎缩。这些区域在临床上与视网膜苍白相对应[43]。根据缺血或慢性程度，这些高反射区可延伸至视网膜内(图 3.74 和图 3.75)。

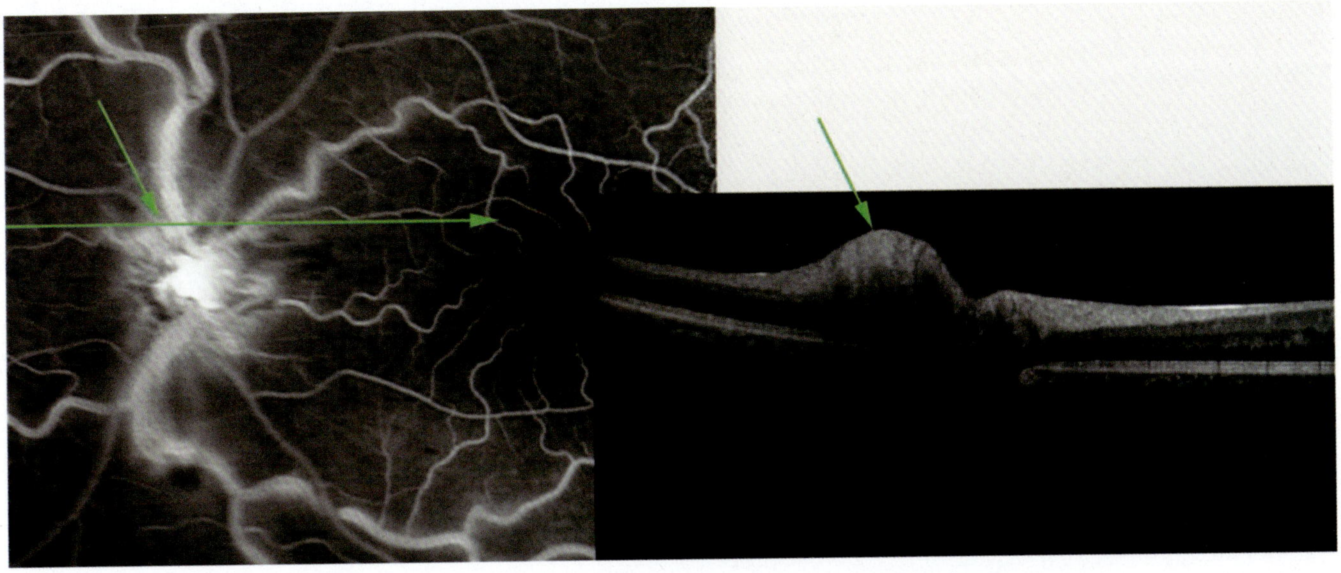

图 3.63 注射染料 6 分 30 秒后获得的荧光素血管造影显示水肿和视盘周围增厚(绿色箭头)。

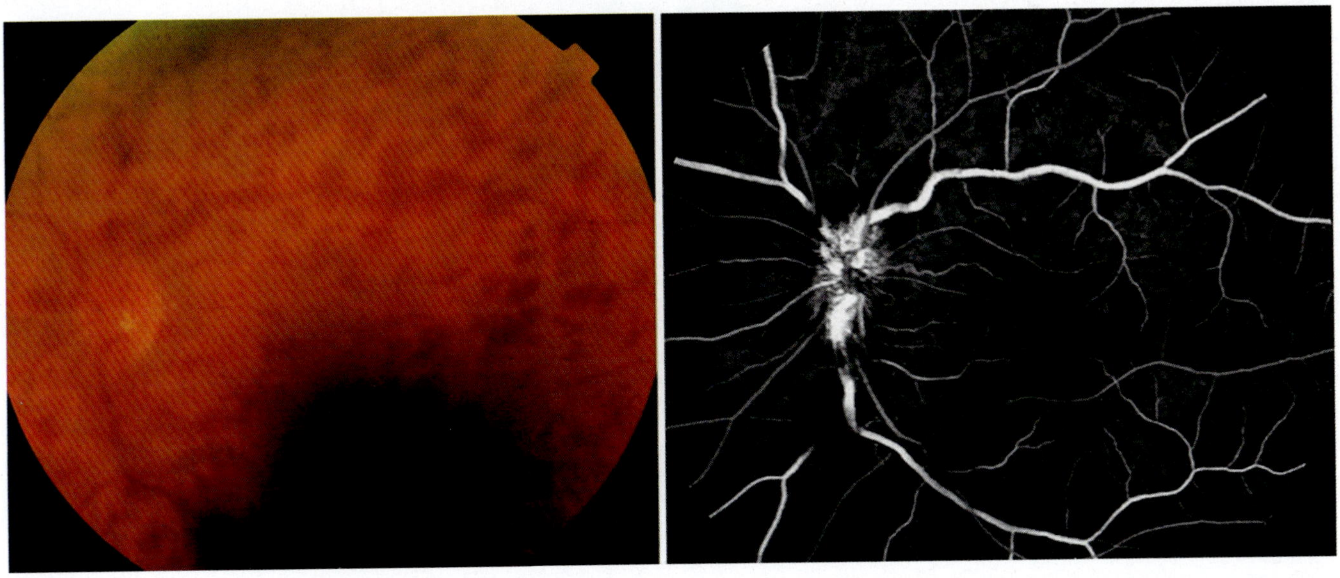

图 3.64 一例近期左眼视力下降的年轻女性患者的彩色眼底图像和荧光素血管造影图像。在荧光素血管造影图像上，弥散性斑片状出血表现为弱荧光点。眼底图像上的黑暗部分是伪影。

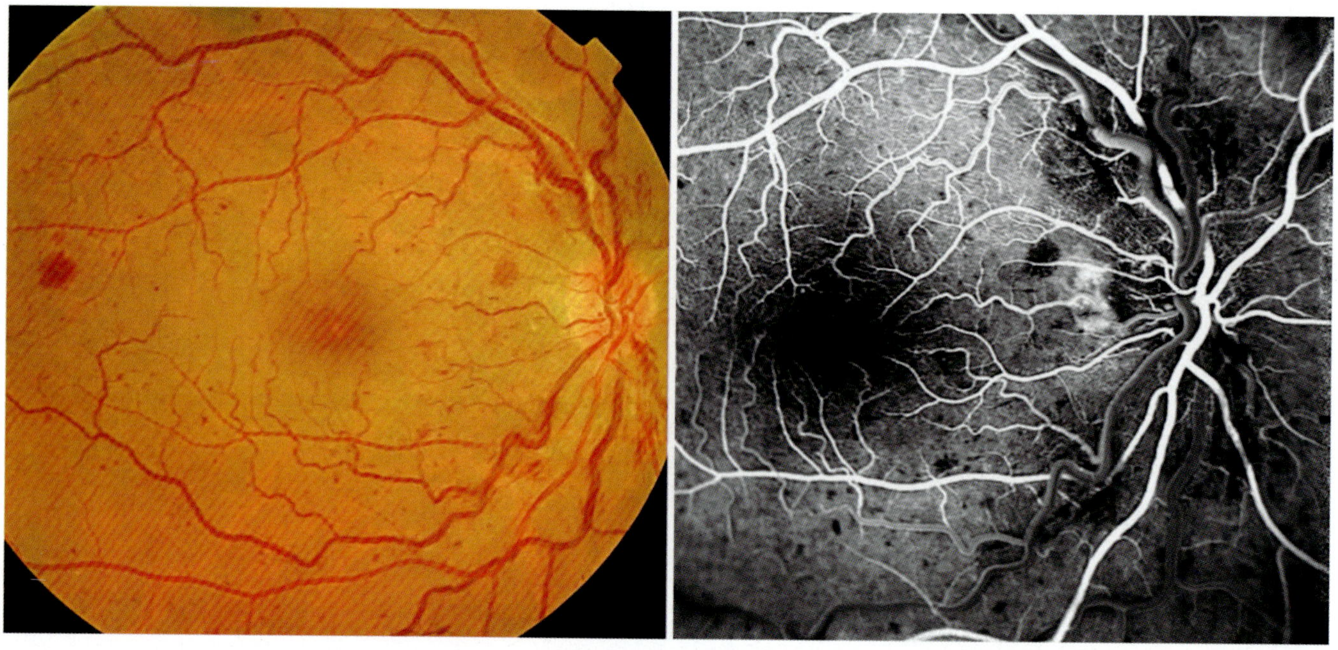

图 3.65 彩色眼底图像显示轻度非缺血型 CRVO。注射 26 秒后进行荧光素血管造影，视网膜静脉仍未灌注，证实了静脉灌注的延迟。

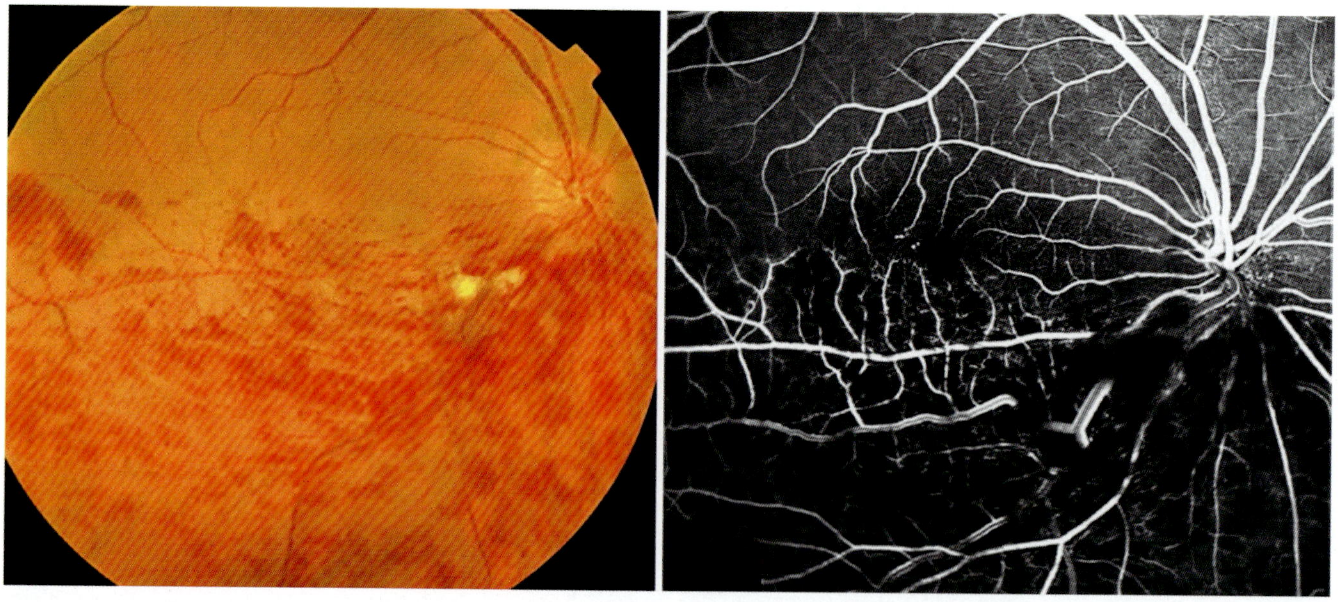

图 3.66 右眼下半支 CRVO 的彩色眼底图像和荧光素血管造影。在彩色眼底图像中可见多处火焰状出血、棉絮斑和黄斑下方水肿。视网膜小静脉扩张、视网膜下静脉充盈和血管渗漏是 FA 的主要表现。

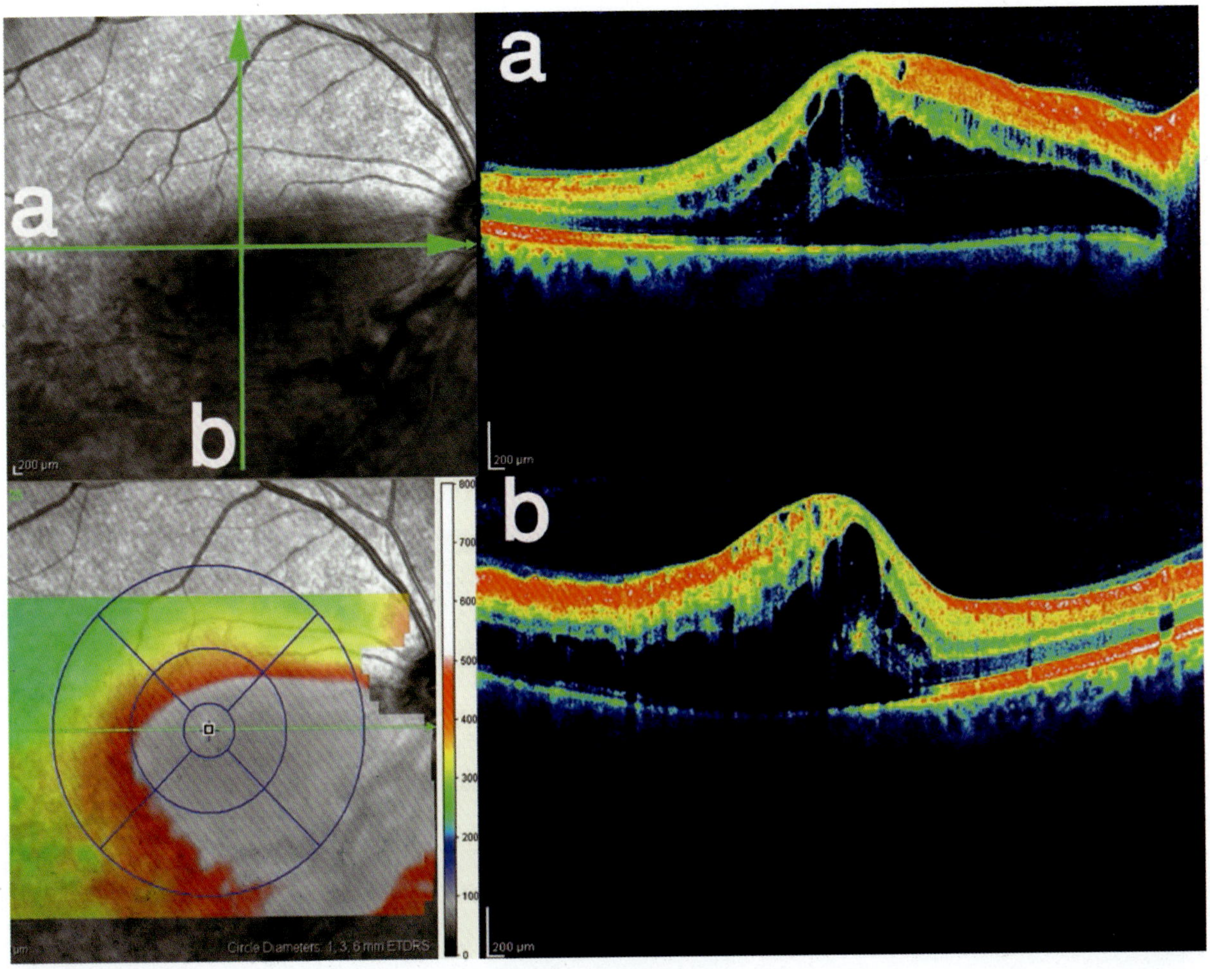

图 3.67　半支 CRVO 累及中心凹。一个小凹下视网膜脱离伴有严重的外部视网膜海绵样水肿。最显著的特征是视网膜内部层反射率增加，遮挡视网膜外层。

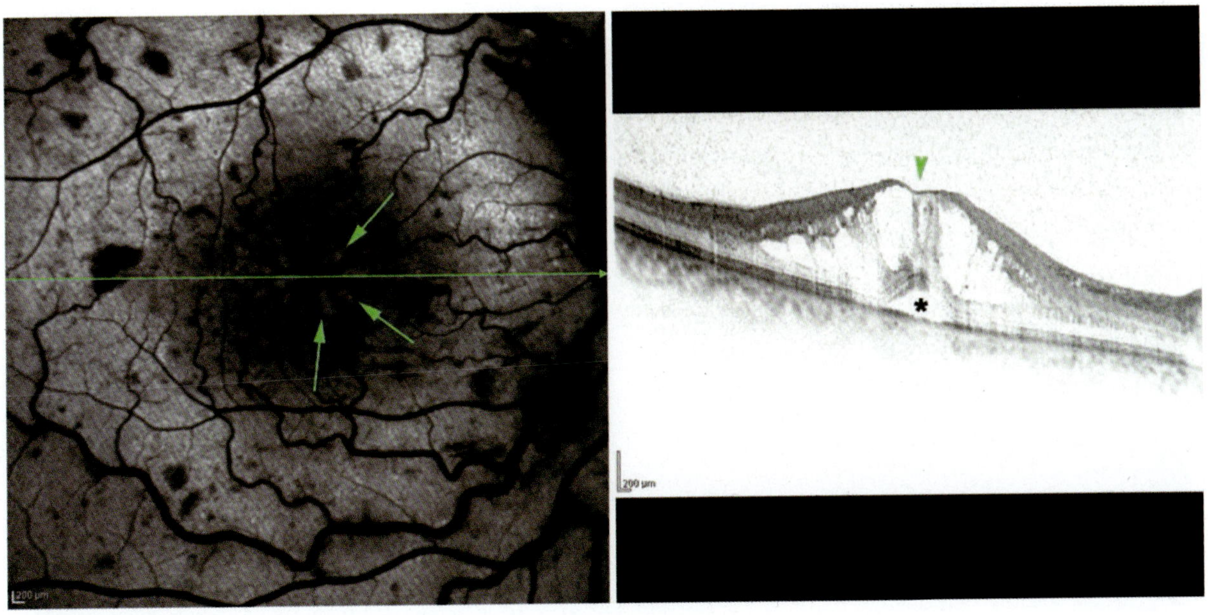

图 3.68　严重的囊样黄斑水肿在 FAF 图像(绿色箭头)和 OCT 图像中表现明显。OCT 图像显示小凹下神经感觉性视网膜脱离(星号)。绿色三角示中心凹。

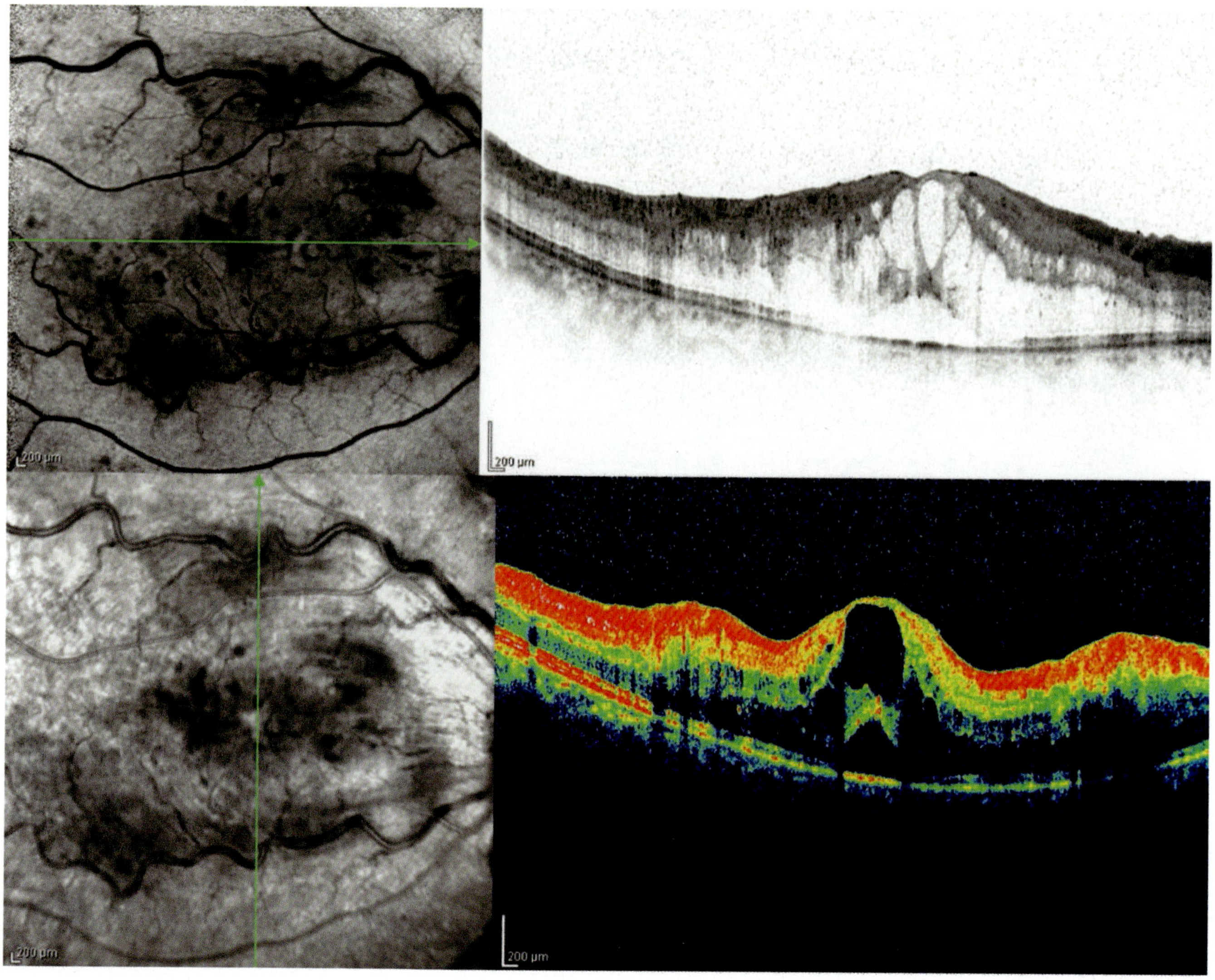

图 3.69 一例患有黄斑水肿并伴有视力严重下降的患者的两张 OCT 眼底图像。视网膜内层显著呈高反射。

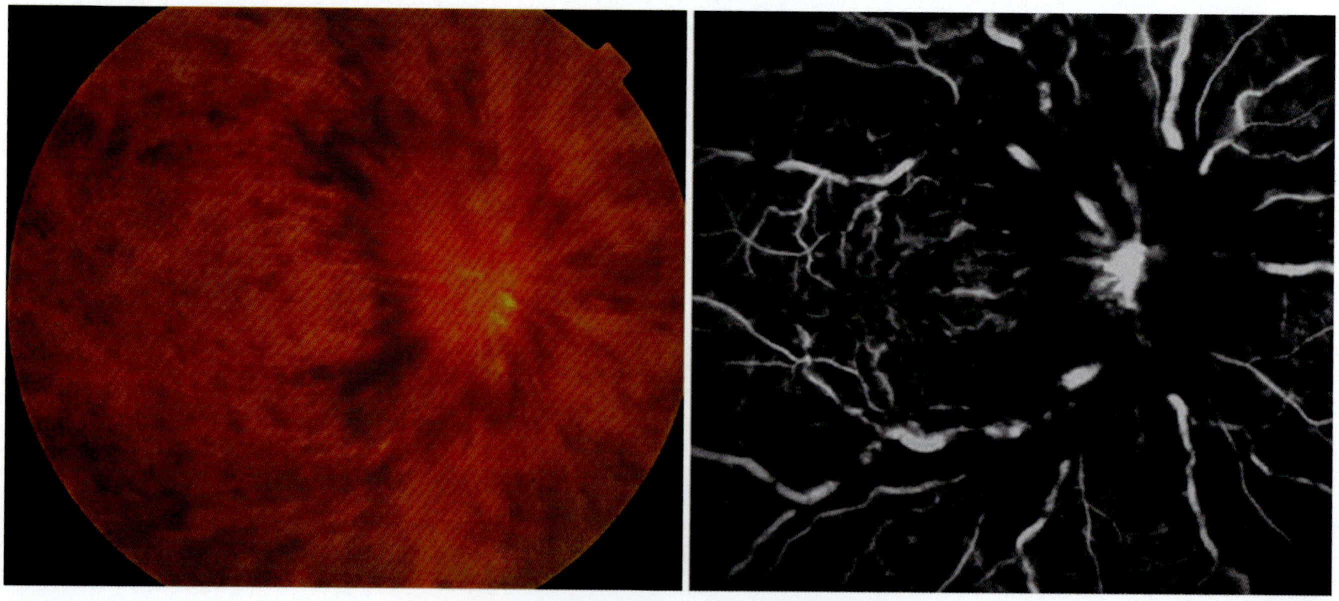

图 3.70 一例右眼患有严重缺血型 CRVO 的眼底图像显示严重和广泛的视网膜前出血和水肿。染料注射 1 分钟和 29 秒后的荧光素血管造影图像显示视网膜静脉明显强荧光，伴有弥散性视网膜内渗漏。

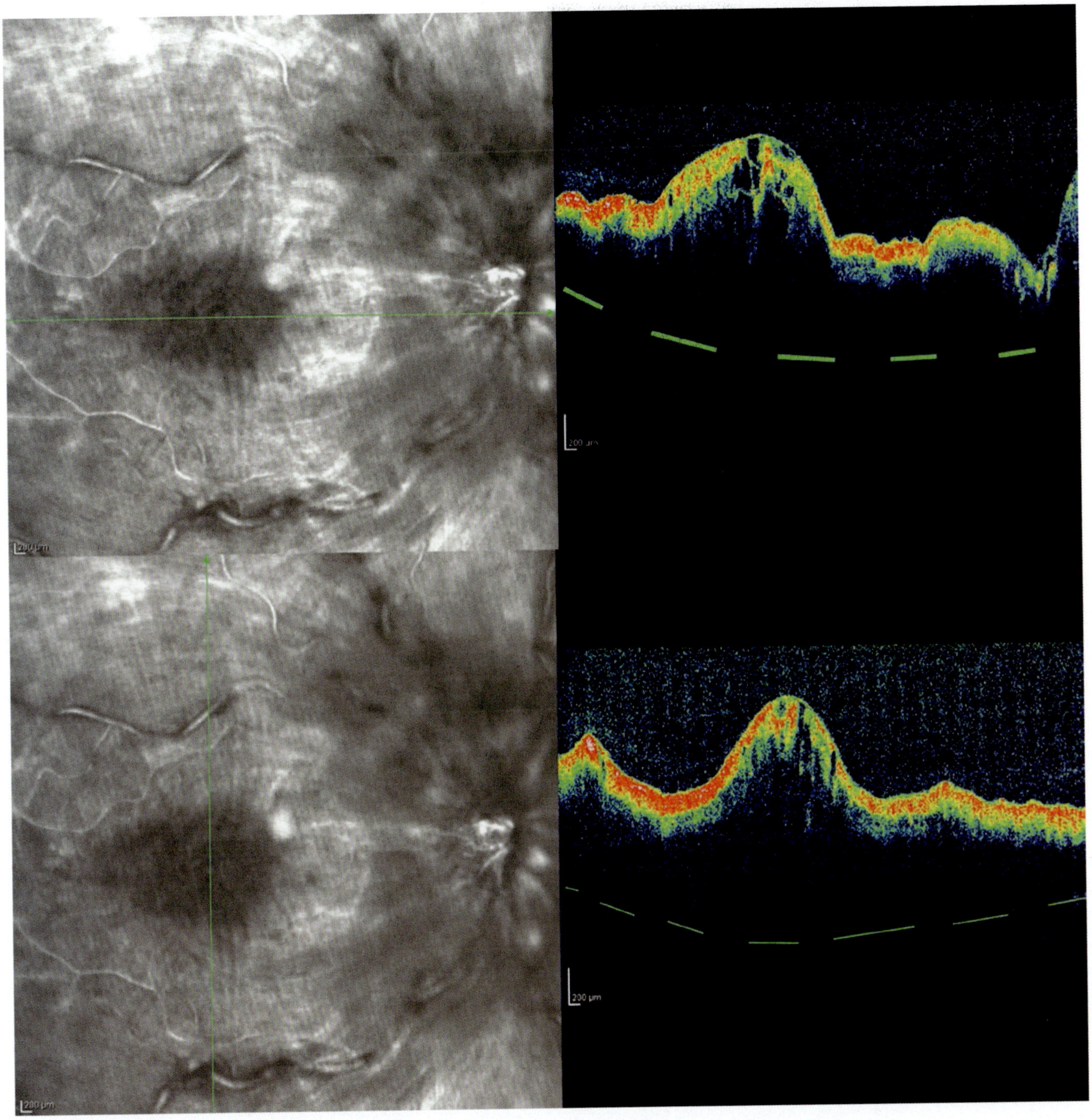

图 3.71　在这些中央黄斑的 OCT 图像中，视网膜表面的高反射率使底层结构模糊不清，所以外层是不可见的。

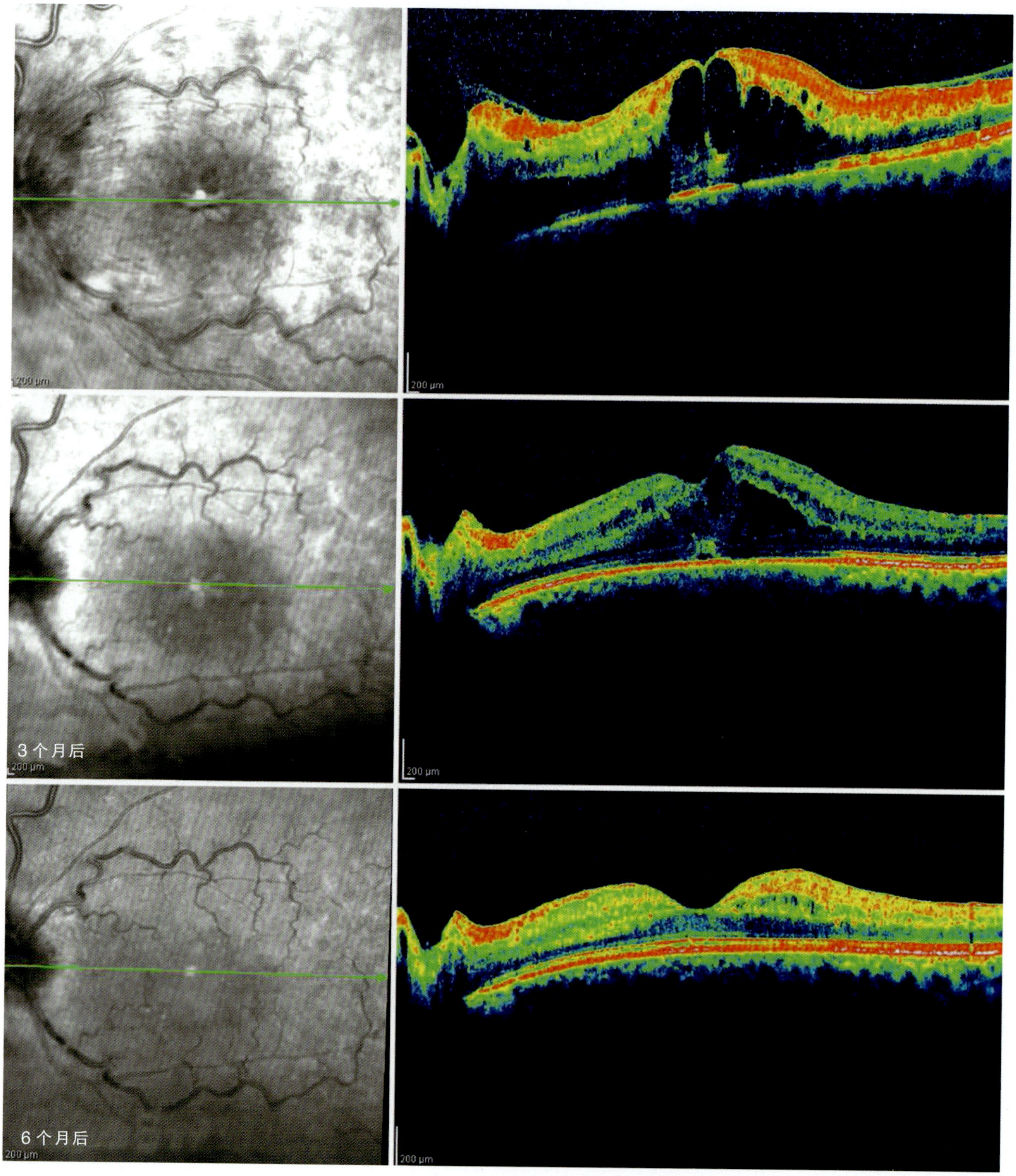

图 3.72 48 岁男性 CRVO 患者治疗前后的一系列 OCT 图像。黄斑水肿明显改善。6 个月后，黄斑几乎恢复正常形态和厚度。患者最终恢复接近正常的视力。

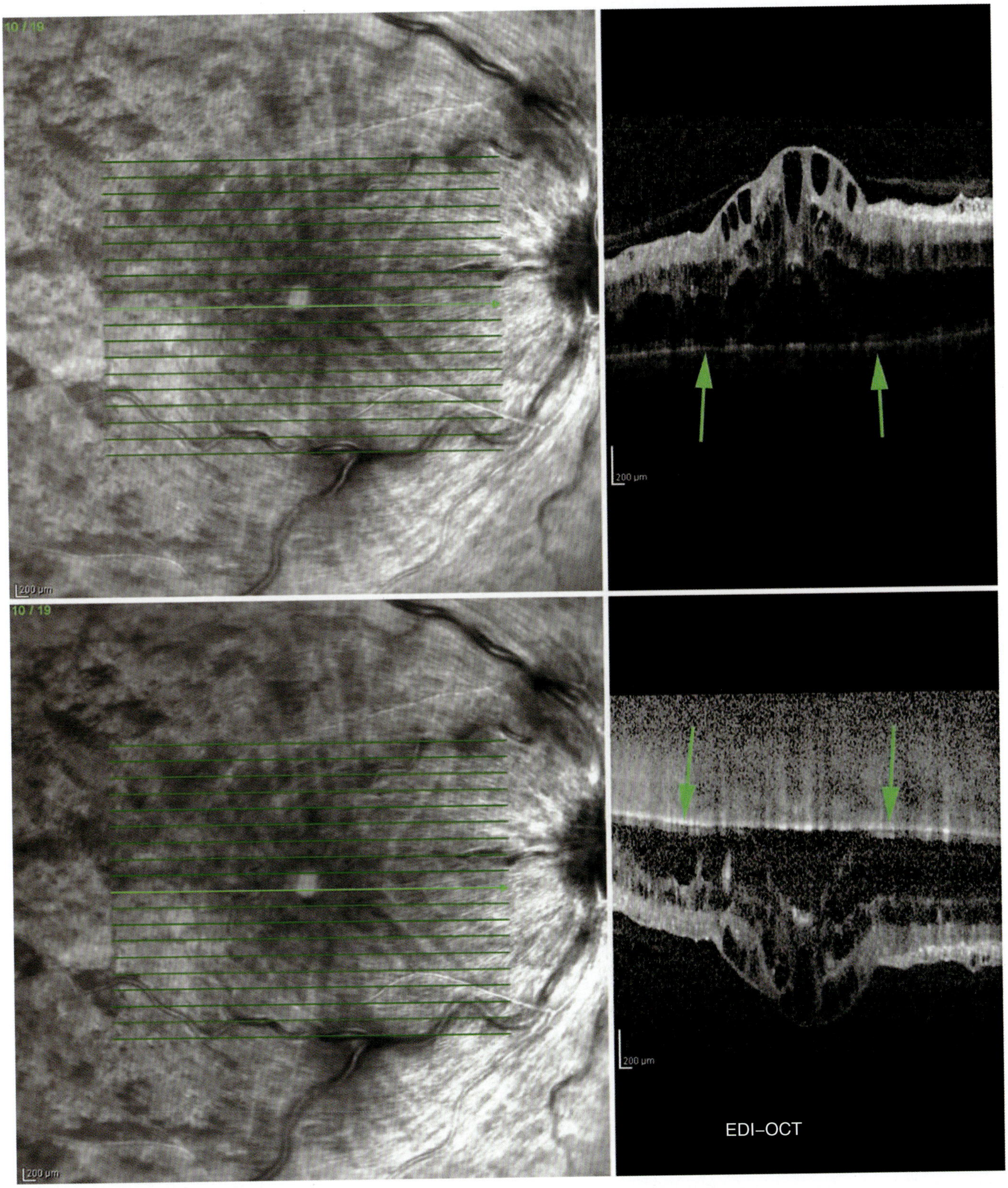

图 3.73　上图为传统的 OCT 图像，显示出不清晰的外层视网膜层(绿色箭头)。在倒置的下图中，外层视网膜层(绿色箭头)更清晰地呈现在 EDI–OCT 模式中。

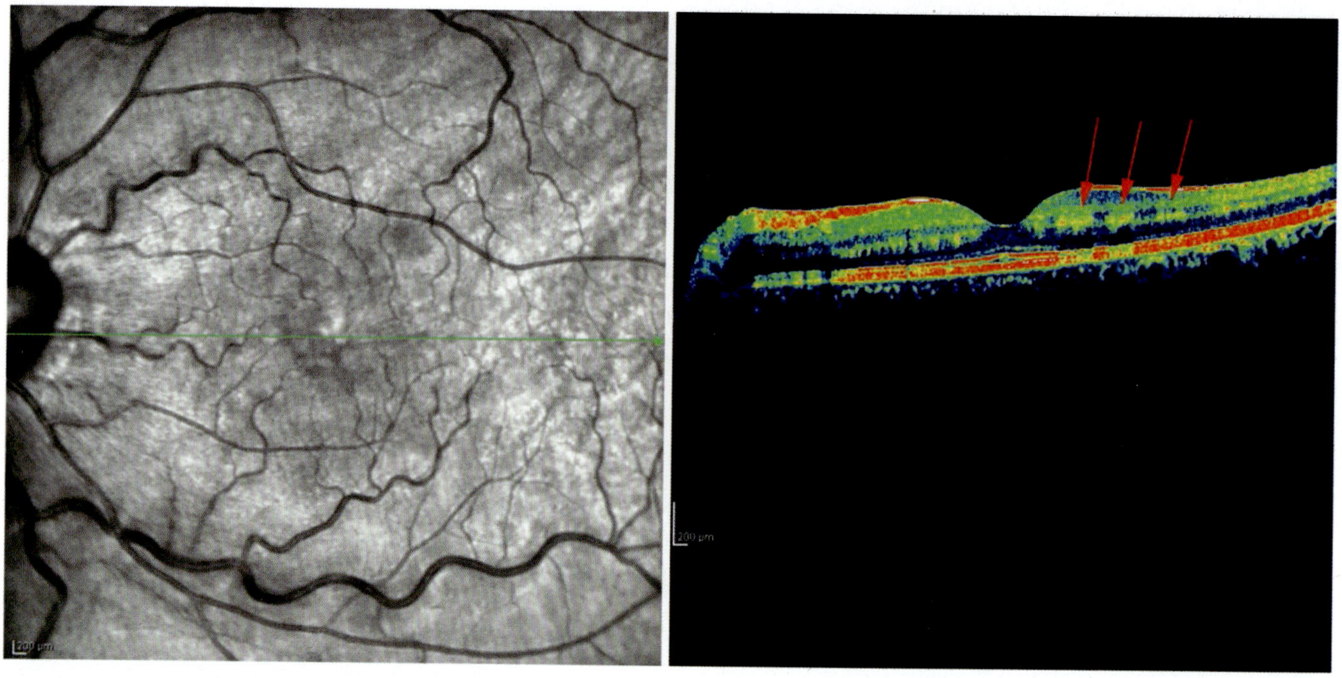

图 3.74 在轻度视网膜中央静脉阻塞及轻度视力下降、视网膜出血及水肿的病例中，内核层(OCT 图像中的红色箭头)可见小片状的中等反射。

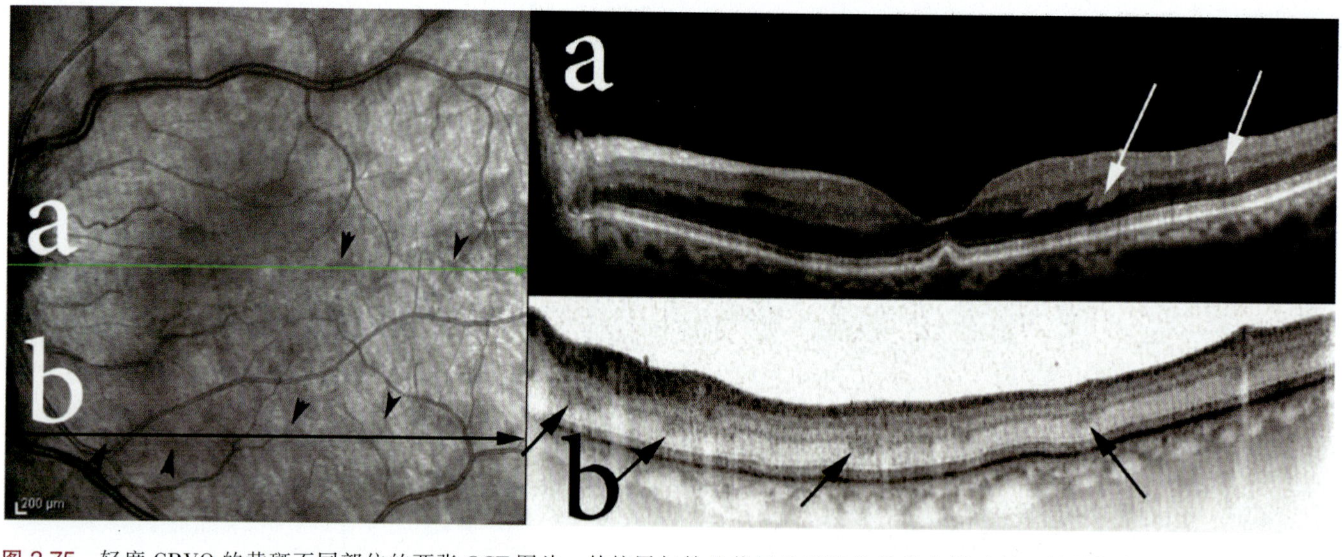

图 3.75 轻度 CRVO 的黄斑不同部位的两张 OCT 图片。外核层与外丛状层界面处的片状中等反射区域是轻度 CRVO 的标志。在 SLO 图像中，它们表现为低反射性病变。轻度中央囊性黄斑变性和增厚也可发生。

3.4 高血压性视网膜病

在高血压性视网膜病中，双侧严重视网膜水肿伴随着双侧视盘周围水肿。视盘周围水肿最明显，周边视网膜水肿逐渐减少(图 3.76)。CRVO 与高血压性视网膜病变的鉴别可能很困难，但一个关键的特征是水肿的位置和分布。CRVO 的特征为视网膜内表面高反射率和弥散性水肿，而在视网膜中心凹区的表现更加明显。

恶性高血压(即严重高血压并伴有器官损害和 3 级或 4 级高血压性视网膜病变)的一个严重后果是浆液性视网膜脱离。浆液性视网膜脱离的发生是由于 RPE 缺血和 RPE 不能吸收脉络膜渗漏出的液体(图 3.77)。恶性高血压的其他表现包括棉絮斑、硬性渗出物、出血、视盘水肿和双眼动脉狭窄[44]。

3.5 视网膜大动脉瘤

视网膜大动脉瘤是后天性的囊腔扩张或动脉外翻，通常发生在视网膜中央动脉的前 3 个分叉内。其发生的危险因素为系统性高血压、女性和高龄。它们发生在视网膜内层，在 OCT 的典型表现为在 ILM 和神经节细胞层有管腔的隆起。与 OCT 扫描获得的正常视网膜血管相比，大动脉瘤的管腔要大得多。低反射腔具有高反射壁，对较深的层具有掩蔽作用，从而使外部视网膜出现低反射[16]。如果大动脉瘤破裂或有血栓，它将在没有风险的情况下消退[45]。潜在并发症为出血和视网膜内液体渗漏伴水肿和视网膜下积液[45]。视网膜大动脉瘤出血为 ILM 下出血、视网膜内出血或视网膜下出血。

光学相干断层扫描通常不用于记录大动脉瘤的存在。OCT 在大动脉瘤诊断和治疗中的优势在于确定大动脉瘤的确切位置、测量其直径和监测周围视网膜水肿。大动脉瘤的诊断是临床上的，并经 FA 或 ICG 血管造影证实[45](图 3.78 至图 3.82)。

图 3.81 和图 3.82 显示了另一个视网膜巨大动脉瘤的例子。在这例患者中，晚期荧光素渗漏被严重的视网膜前出血所掩盖。

3.6 视网膜动脉阻塞

视网膜苍白和水肿是眼底视网膜动脉阻塞的典型结果。缺血阻止轴浆运输，导致白化、水肿和坏死。因为神经纤维层和神经节细胞层的不透明，可以在检眼镜下看到中心凹处形成一个“樱桃红斑”。需要与樱桃红斑患者相鉴别诊断的一种重要疾病是脂质沉积。

在阻塞急性期，OCT 表现为均匀的视网膜内肿胀和高反射率(图 3.83 至图 3.85)。晚期内层萎缩更为明显。中心凹和外视网膜似乎被排除在缺血性改变之外。中心凹周围残留的内视网膜决定最终的视觉结果[46]。然而，脉络膜缺血与视网膜中央动脉阻塞(central retinal

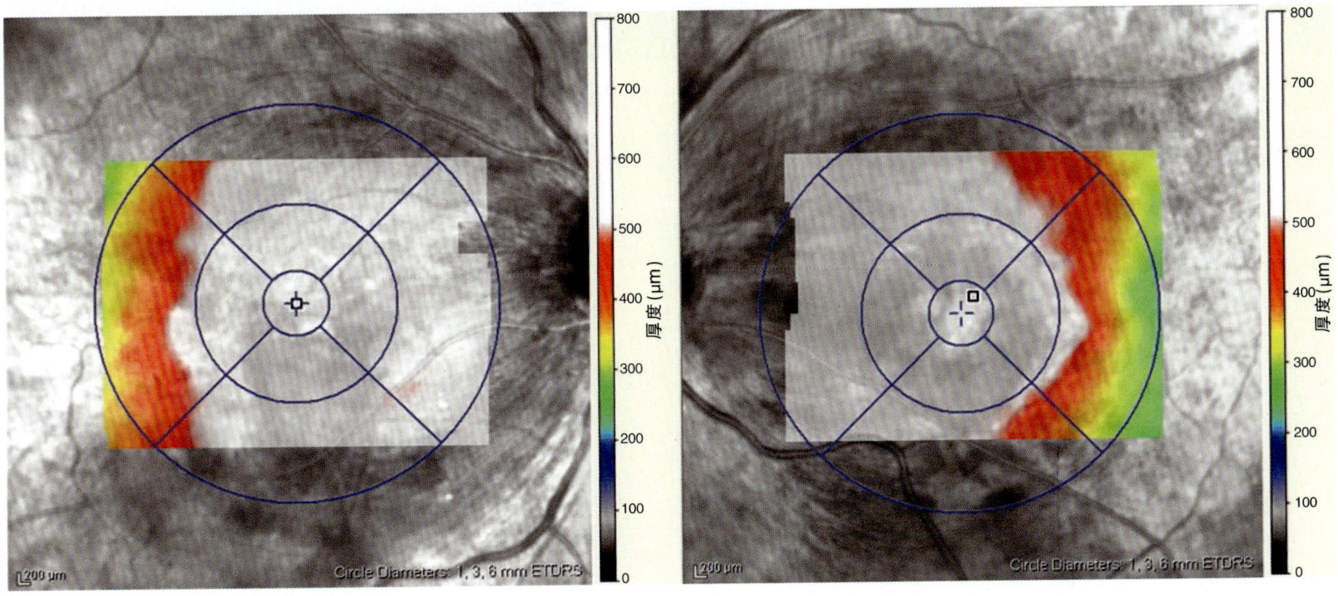

图 3.76 近期高血压危象和新发双侧视觉障碍患者双眼地形图。水肿在视盘附近最明显，在颞侧逐渐减少。

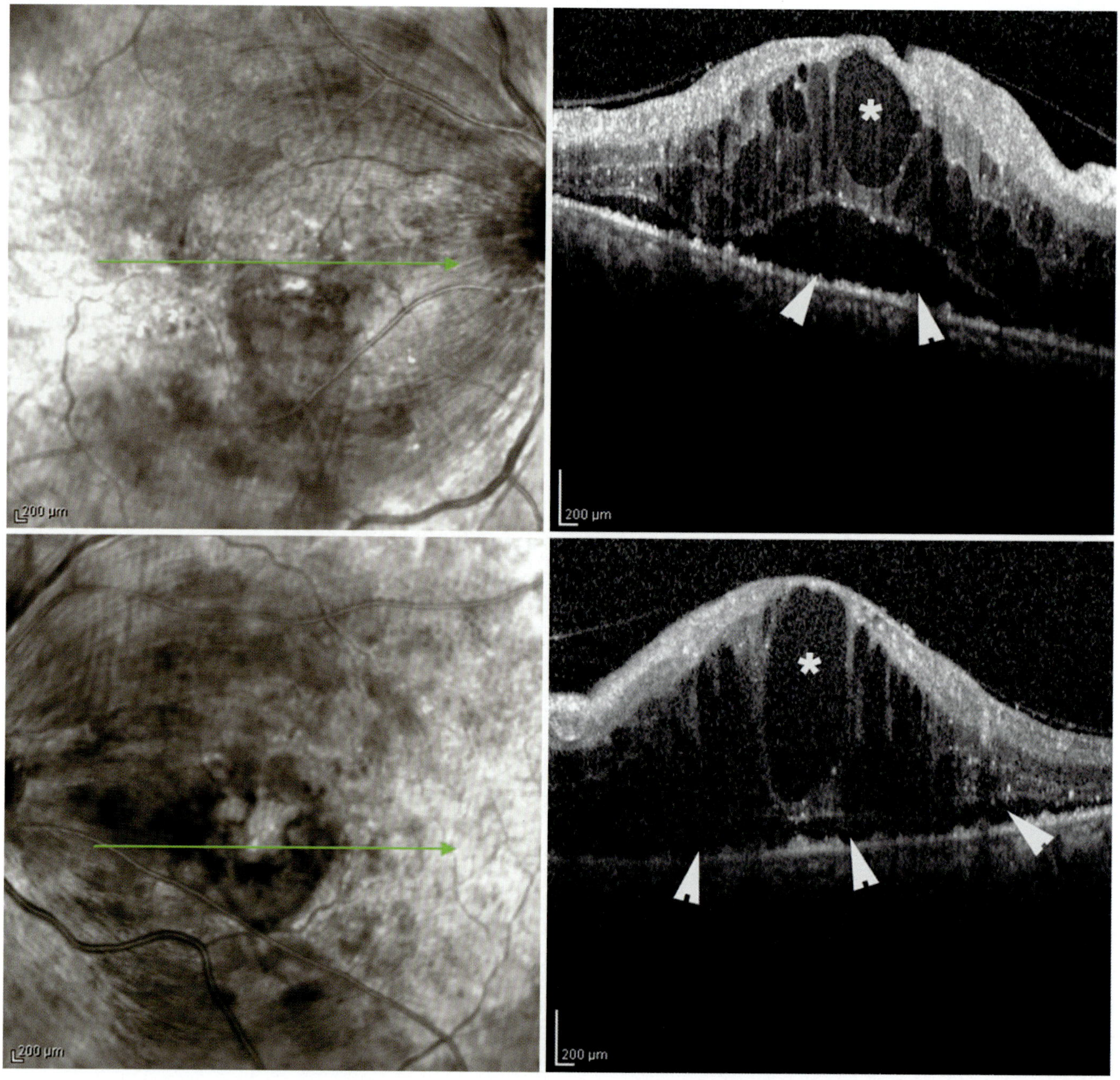

图 3.77　图 3.76 所示患者的 OCT 图像显示严重黄斑水肿(星号)、黄斑隆起、严重囊性视网膜水肿和视网膜下积液导致浆液分离(三角)。

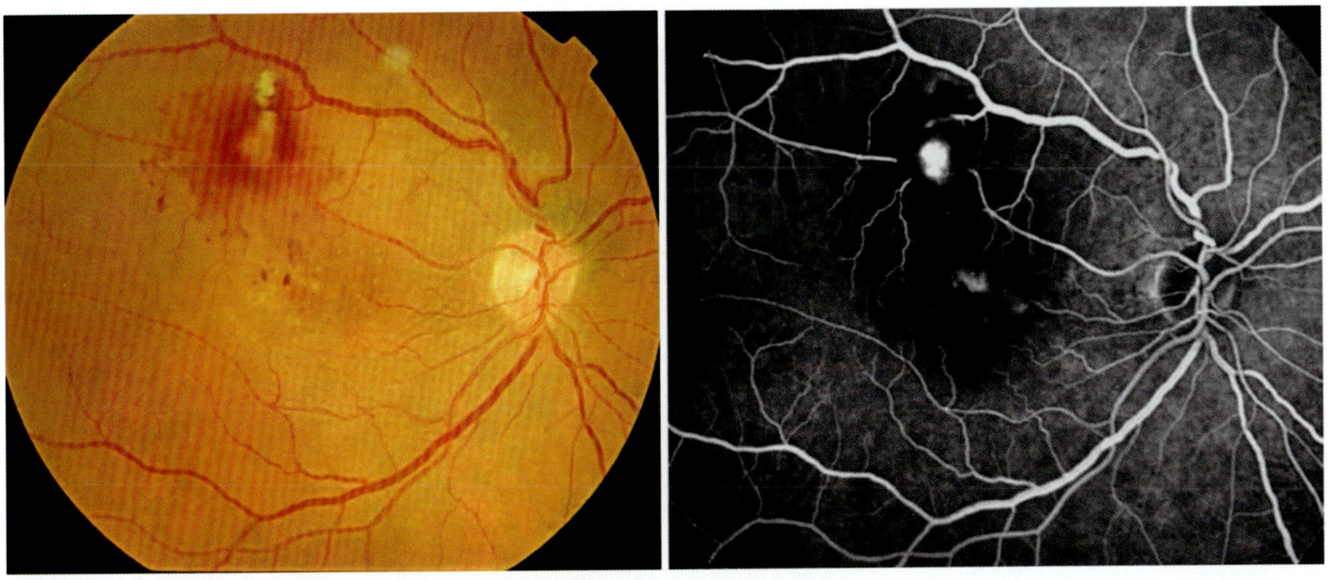

图 3.78　一例视力突然下降的 79 岁女性患者的彩色眼底图像和荧光素血管造影图像。可见大量视网膜内出血,并可见棉絮斑。在晚期荧光素血管造影中,动脉瘤渗出导致了离散的局灶性强荧光。

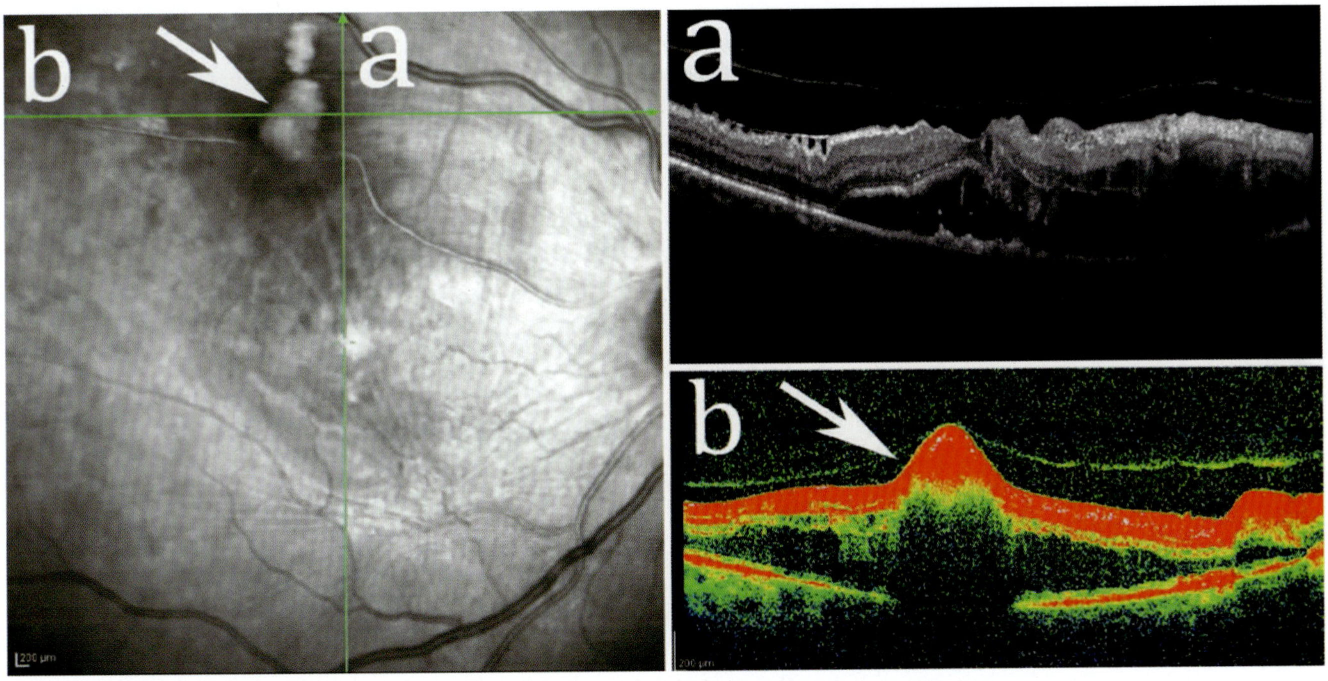

图 3.79　图 3.78 同一例患者的 OCT 图像。病变的横断面显示视网膜内水肿和增厚,视网膜下积液,高反射区和密集阴影,这代表了一个棉絮斑。

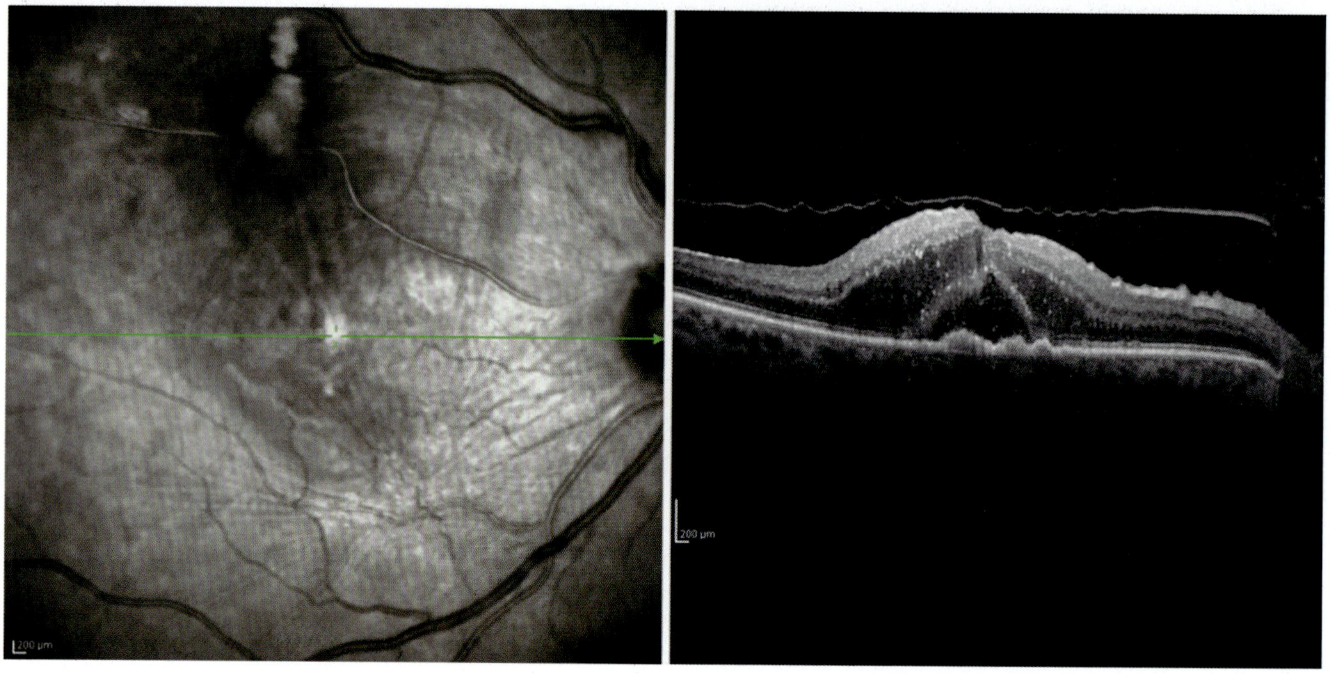

图 3.80 这张图像更好地显示了视网膜内和视网膜下液体的积聚，这是破裂的大动脉瘤的常见表现。

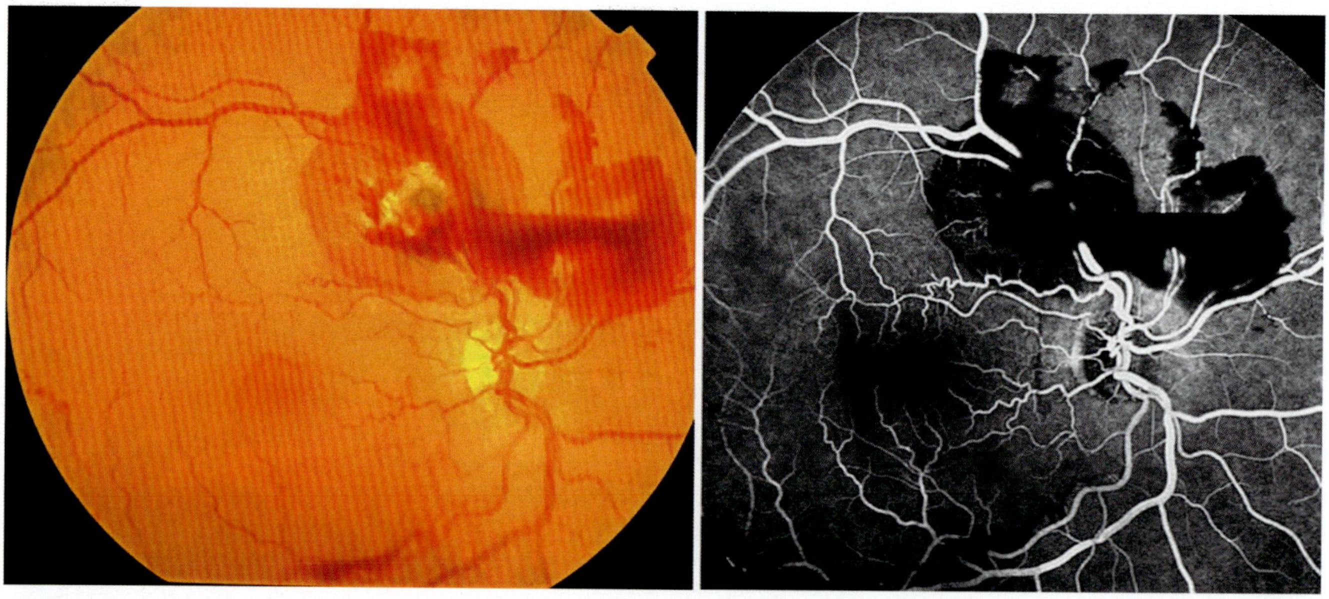

图 3.81 一例有高血压病史及近期视物模糊患者的眼底图像及荧光素血管造影图像。玻璃体后间隙的血液水平和颞上动脉旁的
视网膜大动脉瘤很明显。

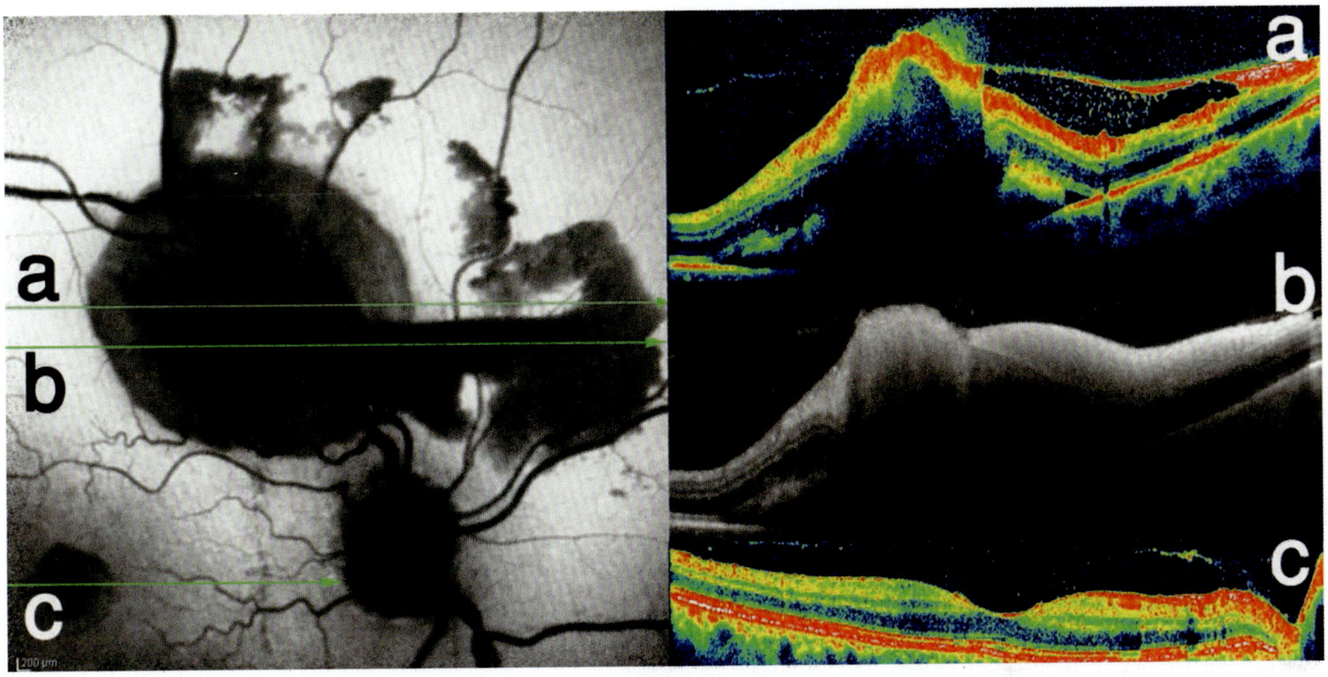

图 3.82　图 3.81 同一例患者的 3 张 OCT 横断面图像。其中两个横断面穿过病变，显示为一个有明显阴影的高反射病变。表面高反射率是由于视网膜前出血。同时可见视网膜内和视网膜下积液。

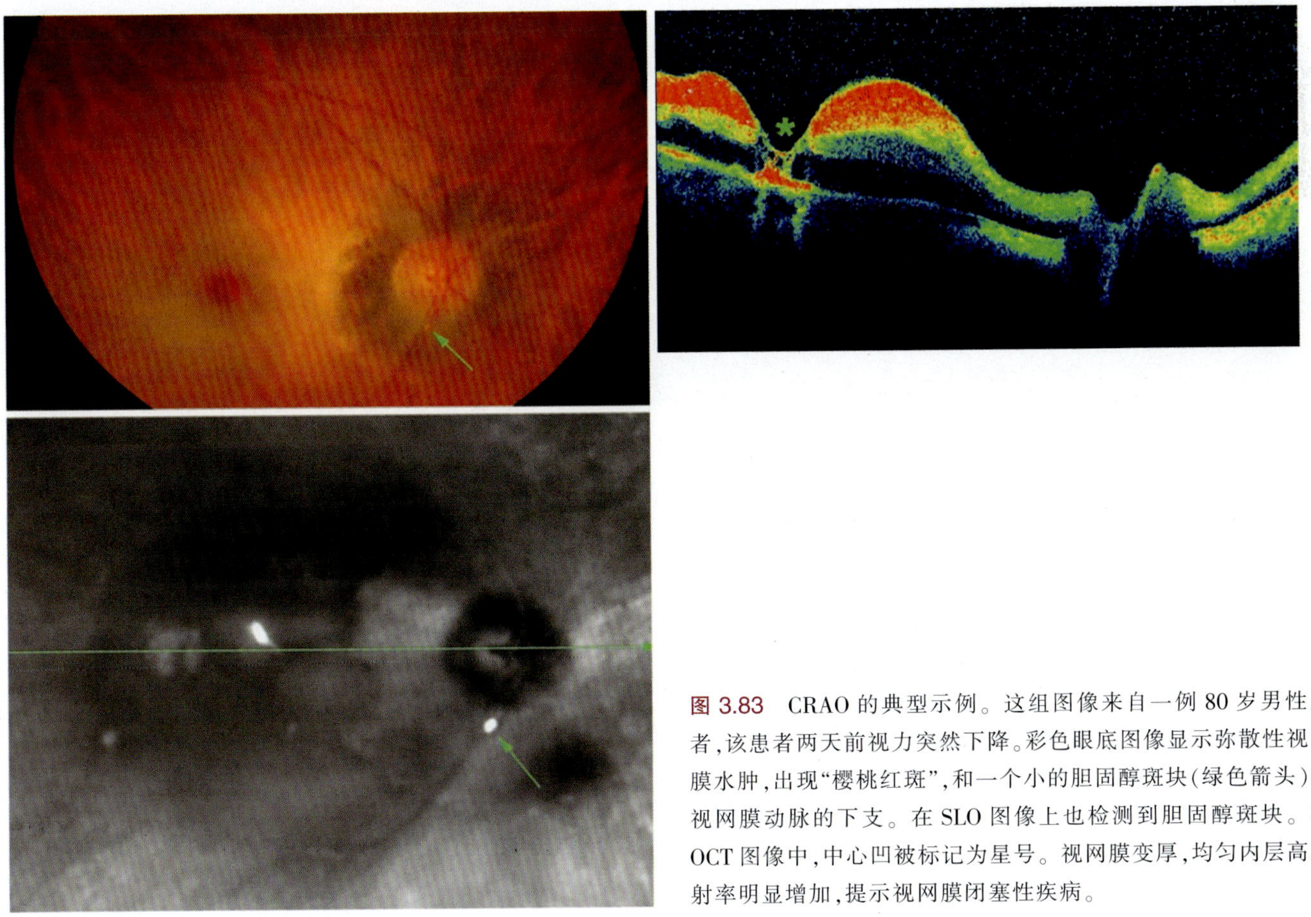

图 3.83　CRAO 的典型示例。这组图像来自一例 80 岁男性患者，该患者两天前视力突然下降。彩色眼底图像显示弥散性视网膜水肿，出现“樱桃红斑”，和一个小的胆固醇斑块（绿色箭头）在视网膜动脉的下支。在 SLO 图像上也检测到胆固醇斑块。在 OCT 图像中，中心凹被标记为星号。视网膜变厚，均匀内层高反射率明显增加，提示视网膜闭塞性疾病。

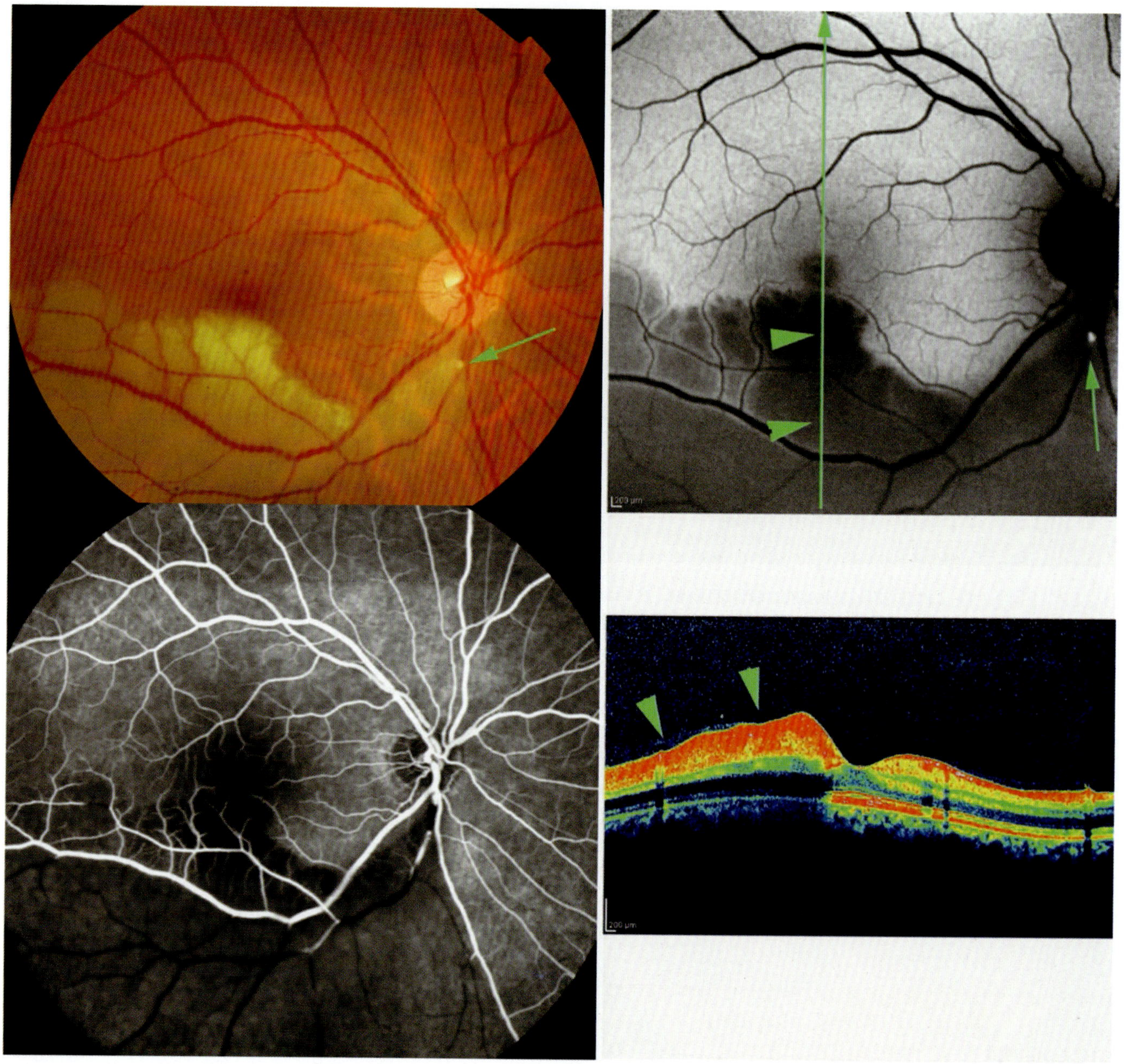

图 3.84 一例 75 岁男性处于视网膜分支动脉阻塞(branch retinal artery occlusion,BRAO)的急性期,伴有近期右眼视野障碍。彩色眼底图像显示黄斑下半部苍白水肿,病变未累及中心凹。56 秒荧光素血管造影显示持续性颞下视网膜动脉阻塞。FAF 的发现对边缘清晰的黄斑下半部低自发荧光有重要意义。OCT 图像显示阻塞区域内视网膜层(绿色三角)的强烈高反射和视网膜下层的明显模糊。胆固醇斑块可见于 FAF 和彩色眼底图像(绿色箭头)。

artery occlusion,CRAO)相似,可导致脉络膜变薄和视网膜外萎缩,并伴有相关的光感受器萎缩和永久性视力下降[47]。

在罕见的情况下,感染带状疱疹病毒会导致动脉阻塞(图 3.86)。

3.6.1 视网膜动脉阻塞再灌注

在荧光素血管造影中,动脉灌注延迟或不灌注是可以被诊断的。在动脉快速重新灌注的情况下,用荧光素血管造影诊断视网膜动脉阻塞是不可能的(图 3.87)。然而,OCT 上典型的视网膜内层增厚和高反射可以帮助

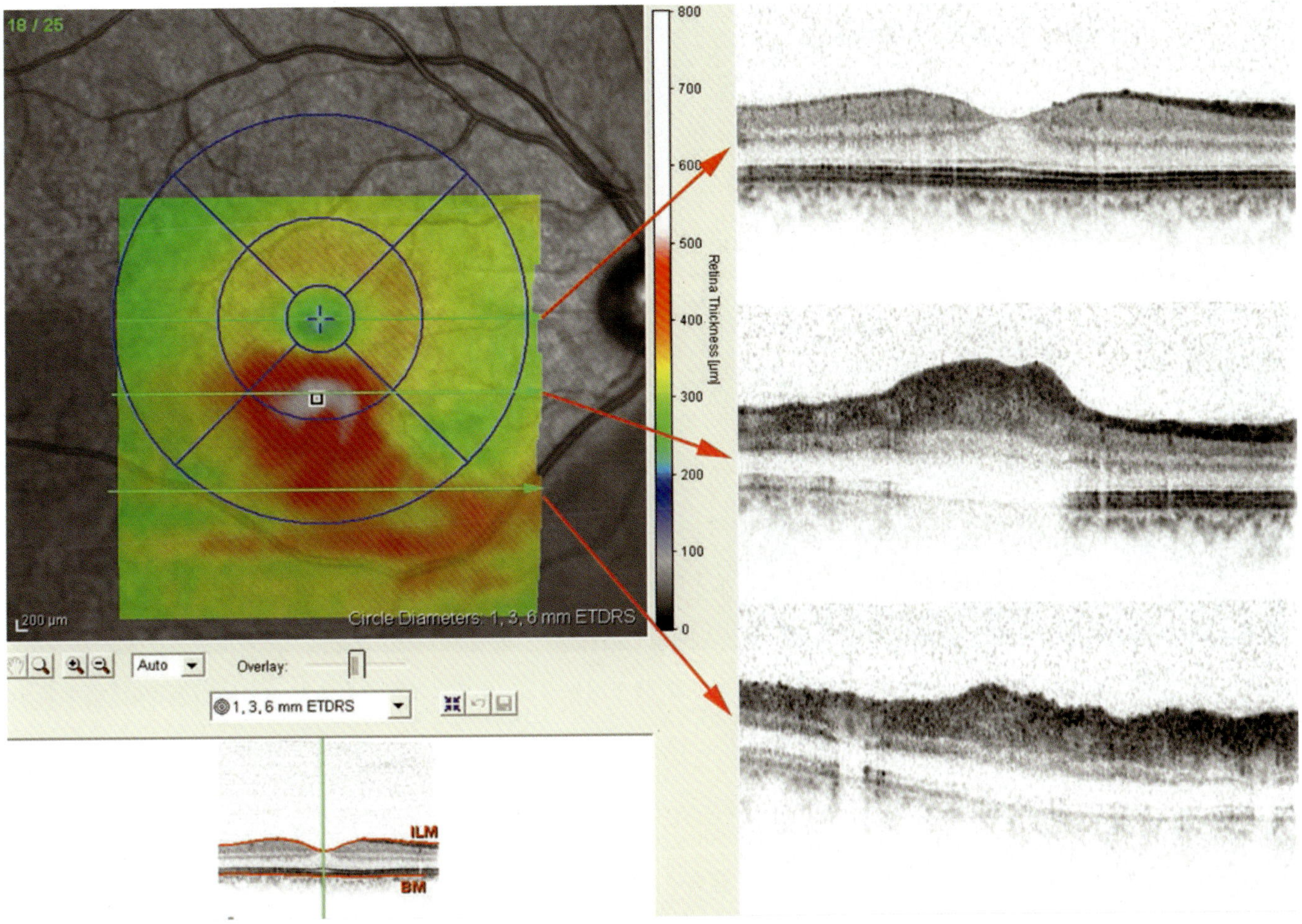

图 3.85　图 3.84 同一例患者的不同部位的多处黄斑切面扫描图像，说明视网膜反射率和结构的变化。上图穿过中心凹，显示正常的中心凹型。中间的截面图穿过视网膜最厚的部分。高反射率从内界膜延伸到内丛状层。下图穿过水肿区的最大部分，并证明了这些发现。

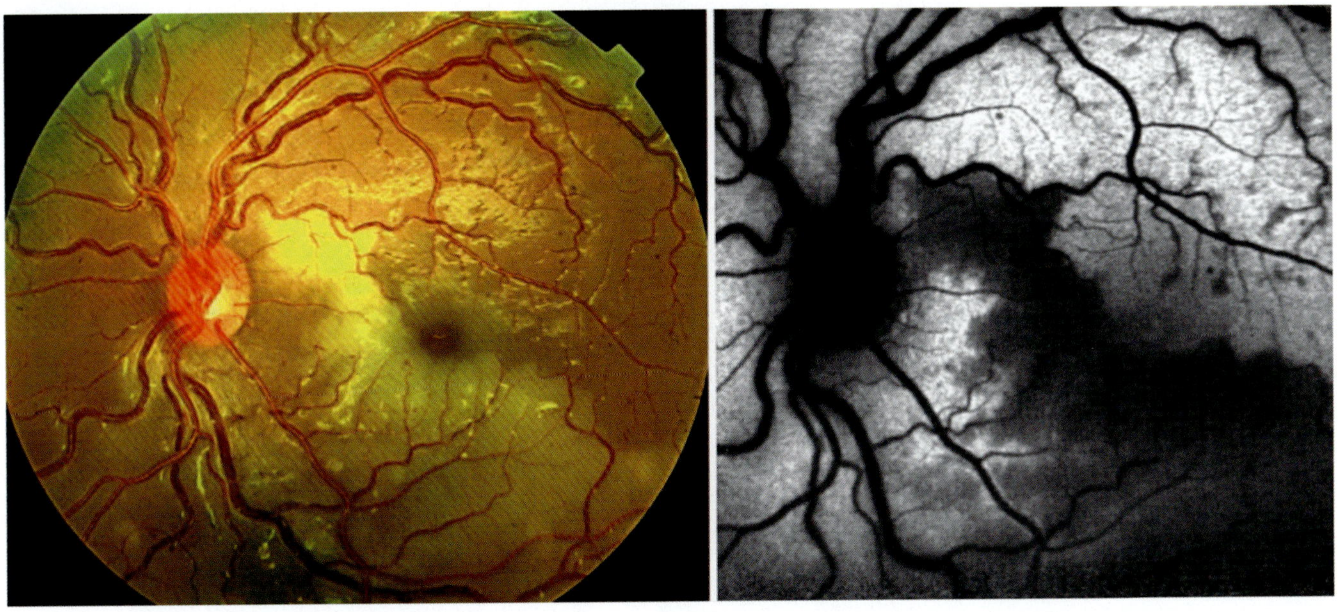

图 3.86　这张彩色眼底图像和 FAF 图像来自一例 3 周前视力急剧下降并有水痘病史的 12 岁男孩。彩色眼底图像和 FAF 可见视网膜下动脉区白色水肿和自发荧光减退。

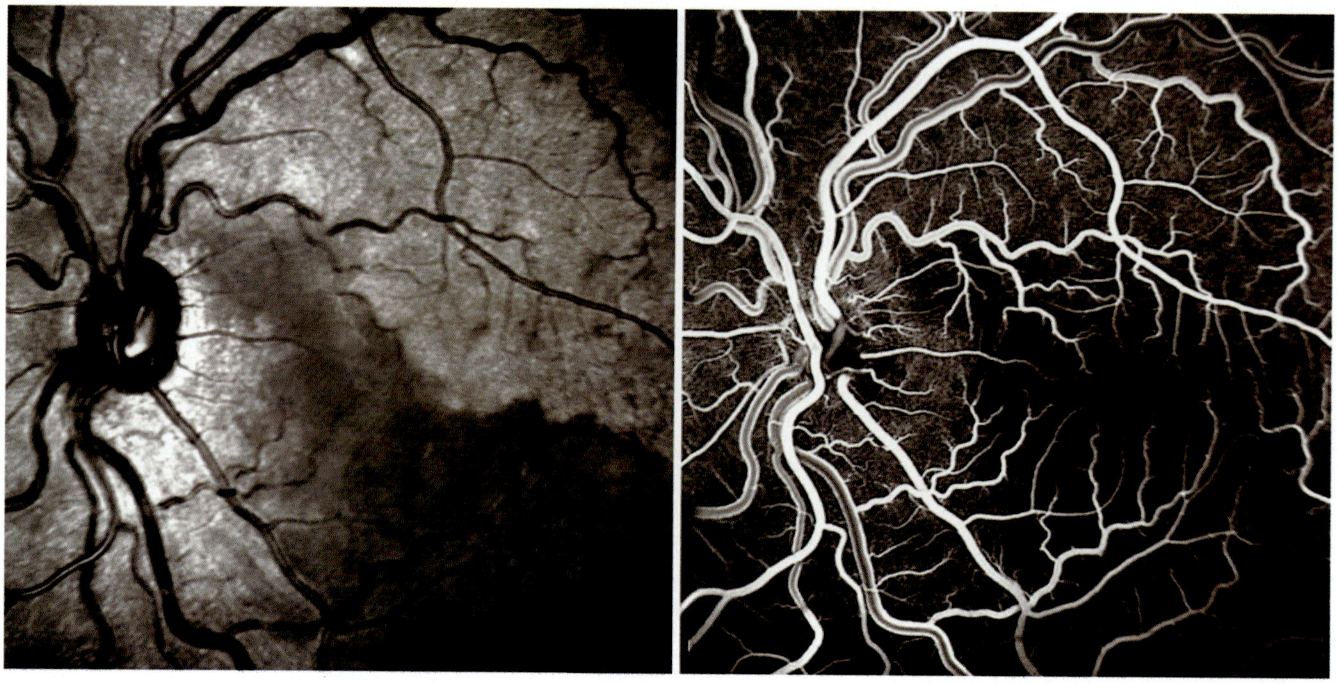

图 3.87 在 SLO 图像上，暗区划定了视网膜水肿的边界(图 3.86 同一例患者)。荧光素血管造影未显示动脉阻塞，在注射染料 16 秒后出现灌注。SLO，激光扫描检眼镜。

诊断(图 3.88 至图 3.97)。

在荧光素血管造影上，较小范围的 BRAO 可能并不显著，尤其是病变早期图像缺失的情况下。在动脉阻塞后很快恢复灌注的情况下，是很难诊断动脉是否阻塞的。

在这种情况下，OCT 有助于显示视网膜内层的局限性高反射率。

视网膜周围通常较薄，因此，视网膜内层增厚在视网膜周围动脉阻塞时往往很难分辨。

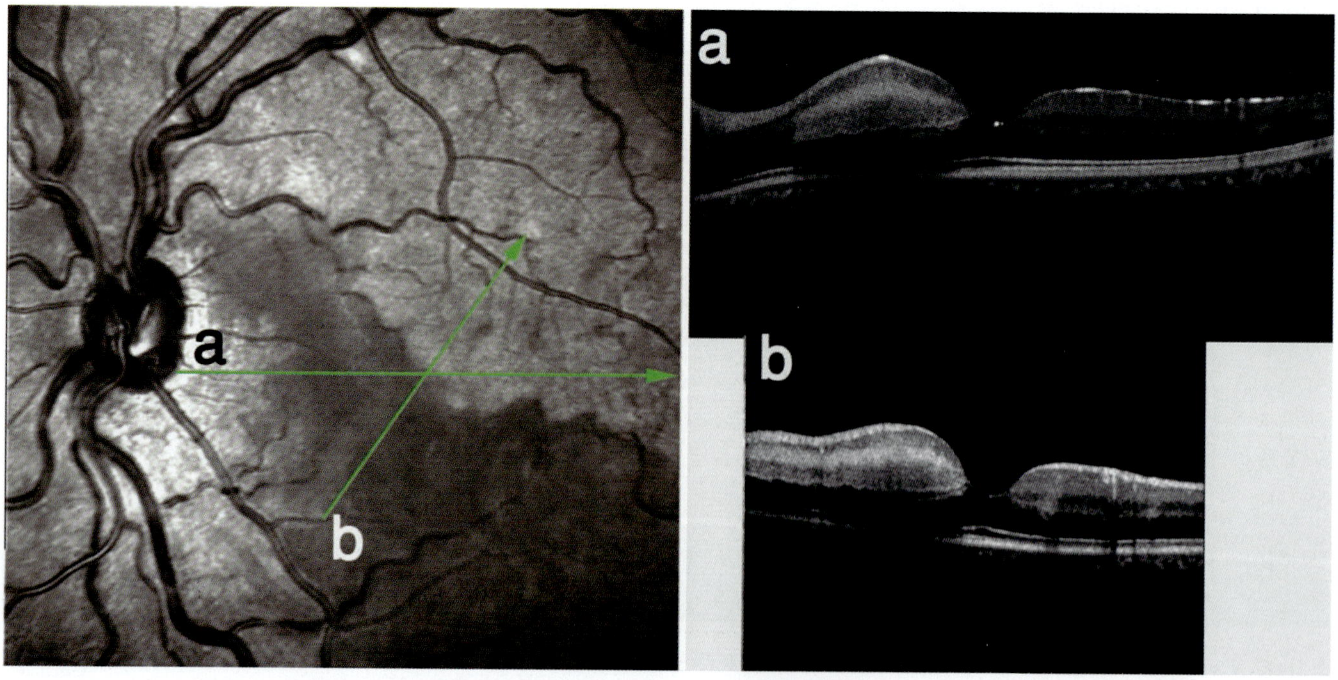

图 3.88 表现为缺血型视网膜内层水肿的 OCT 图像(图 3.86 同一例患者)。水肿均匀累及内丛状层、内核层和神经节细胞层。

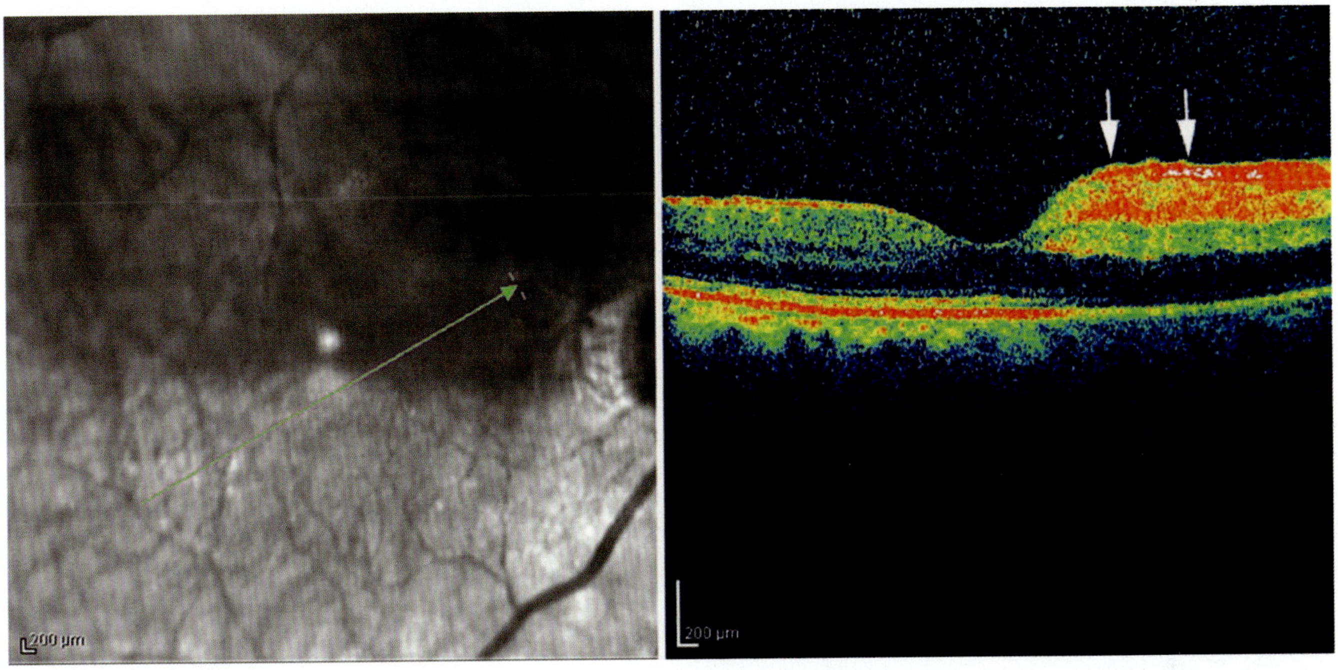

图 3.89 视网膜内层反射率增加，层间排列无严重紊乱，是视网膜动脉阻塞（白色箭头）的标志。可能导致动脉阻塞的原因是瘀血，由血液和血清沉淀所致。

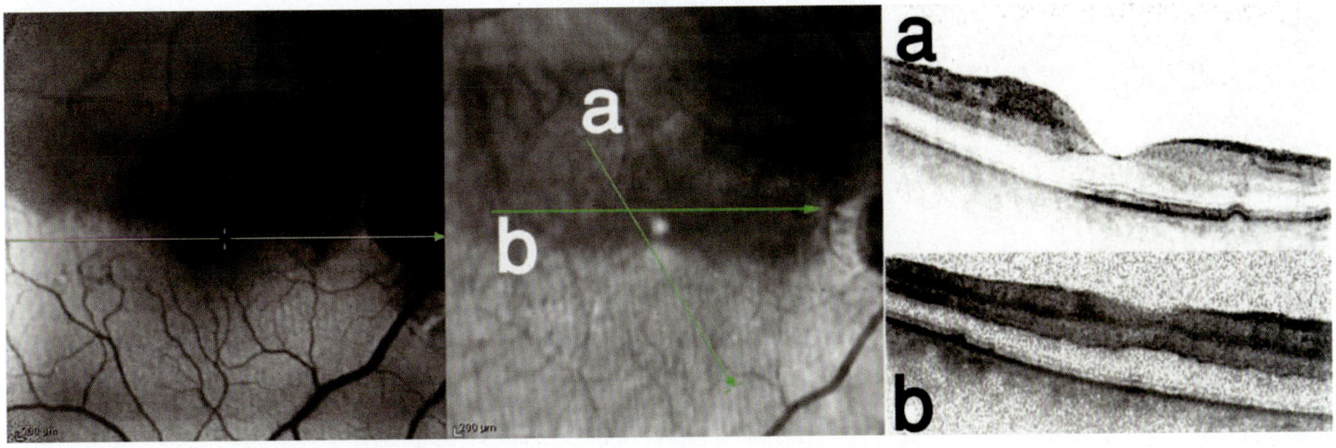

图 3.90 图 3.89 同一例患者的 FAF 和 SLO 图像。分布于黄斑上部分的视网膜上动脉部呈水肿状。在 SLO 图像上可以看出，视网膜厚度的增加与视网膜受累部位的后向反射率降低有关。在 OCT 图像上，增加的内视网膜层的反射率导致 RPE 高反射率降低。视网膜外层的反射率和冷凝作用明显增加。

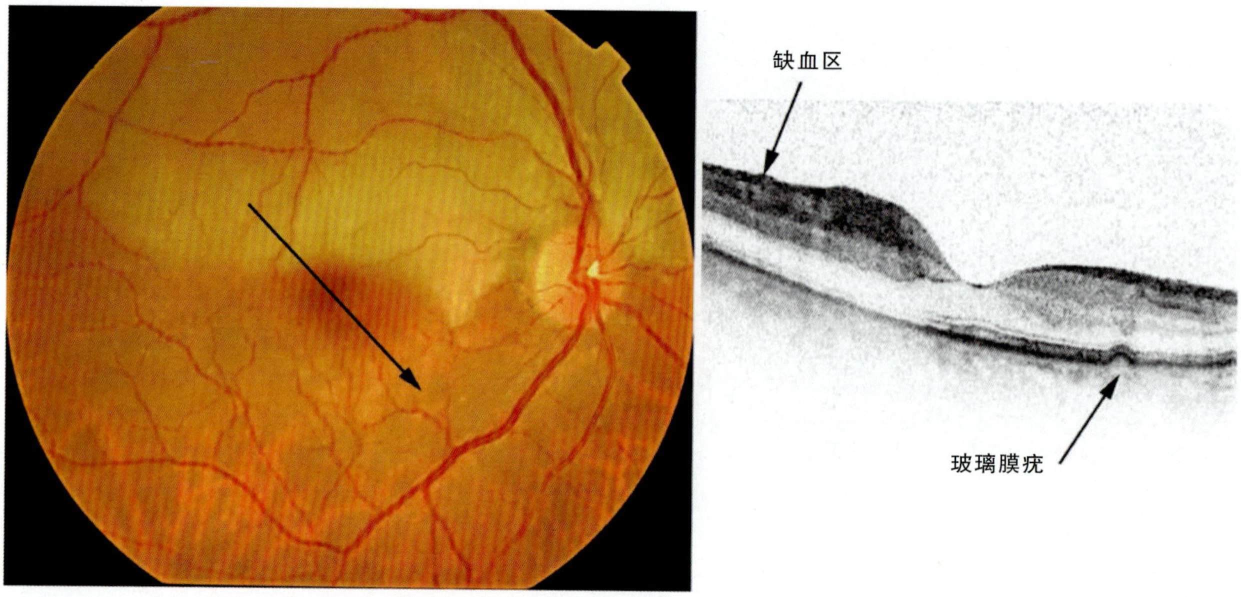

图 3.91 图 3.90 同一例患者的彩色眼底图像。OCT 图像可以看到视网膜内层存在高反射率和一个随年龄变化的玻璃膜疣。

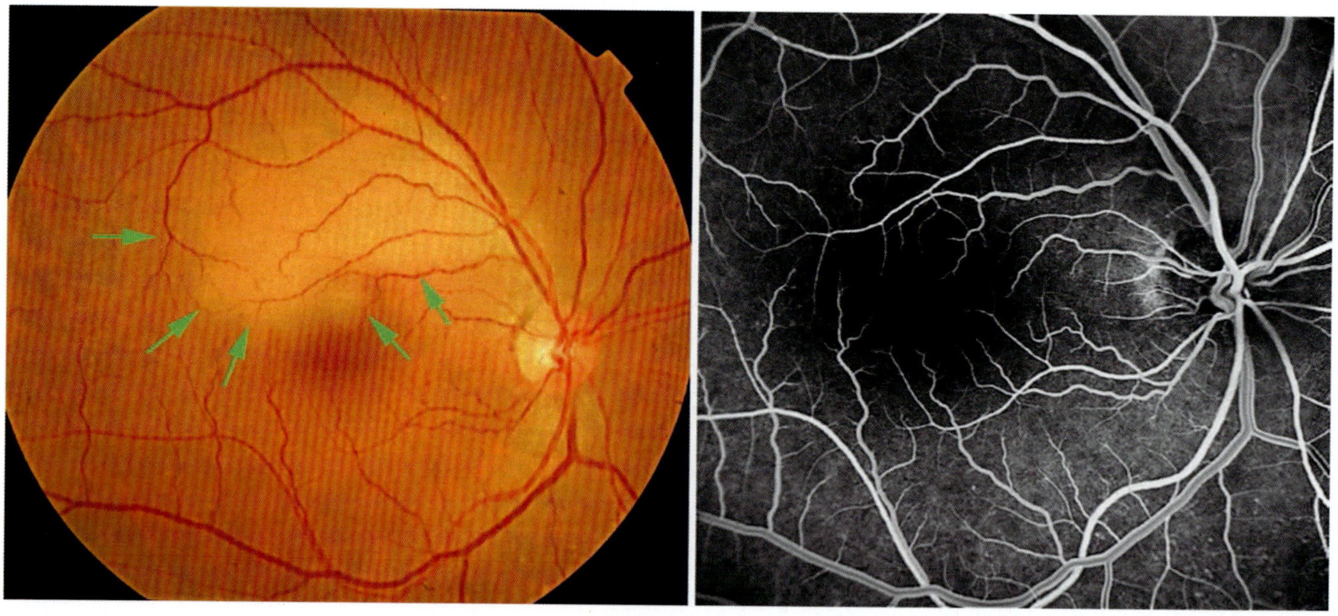

图 3.92 一例 71 岁的男性患者，在近期有视力下降的症状。这是其彩色眼底图像和注射染料 12 秒后的荧光素血管造影的复合图像。颞上视网膜动脉完全灌注开放，但彩色眼底图像（绿色箭头）可见白色水肿的视网膜。

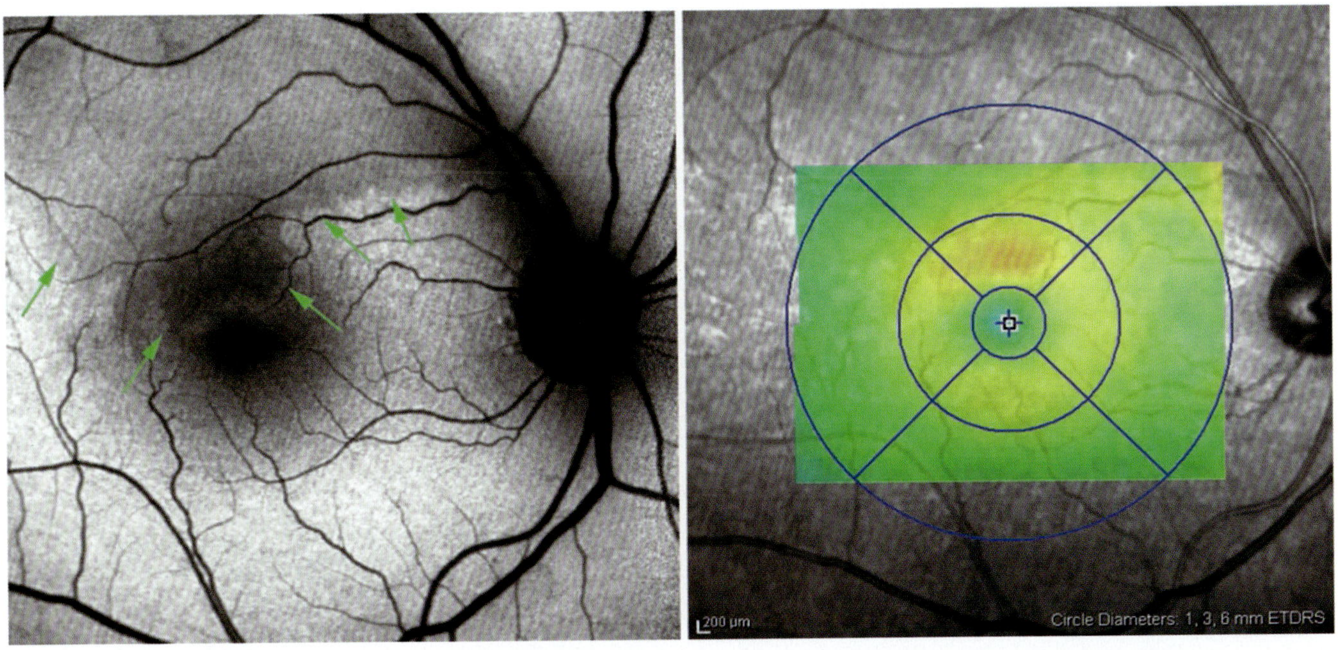

图 3.93　FAF 图像显示水肿区域视网膜(绿色箭头)的低自发荧光。在地形图上,可见上方黄斑轻微增厚。

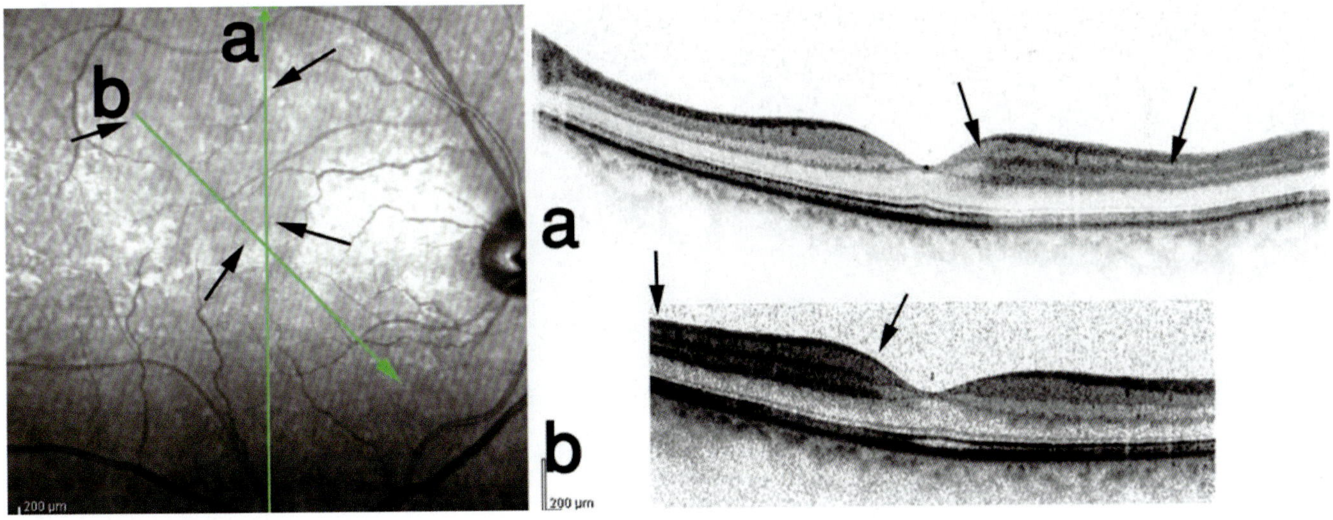

图 3.94　SLO-OCT 图像显示视网膜内层小的局部高反射,这是典型的视网膜动脉阻塞(黑色箭头)。视网膜动脉阻塞有时涉及睫状视网膜动脉。

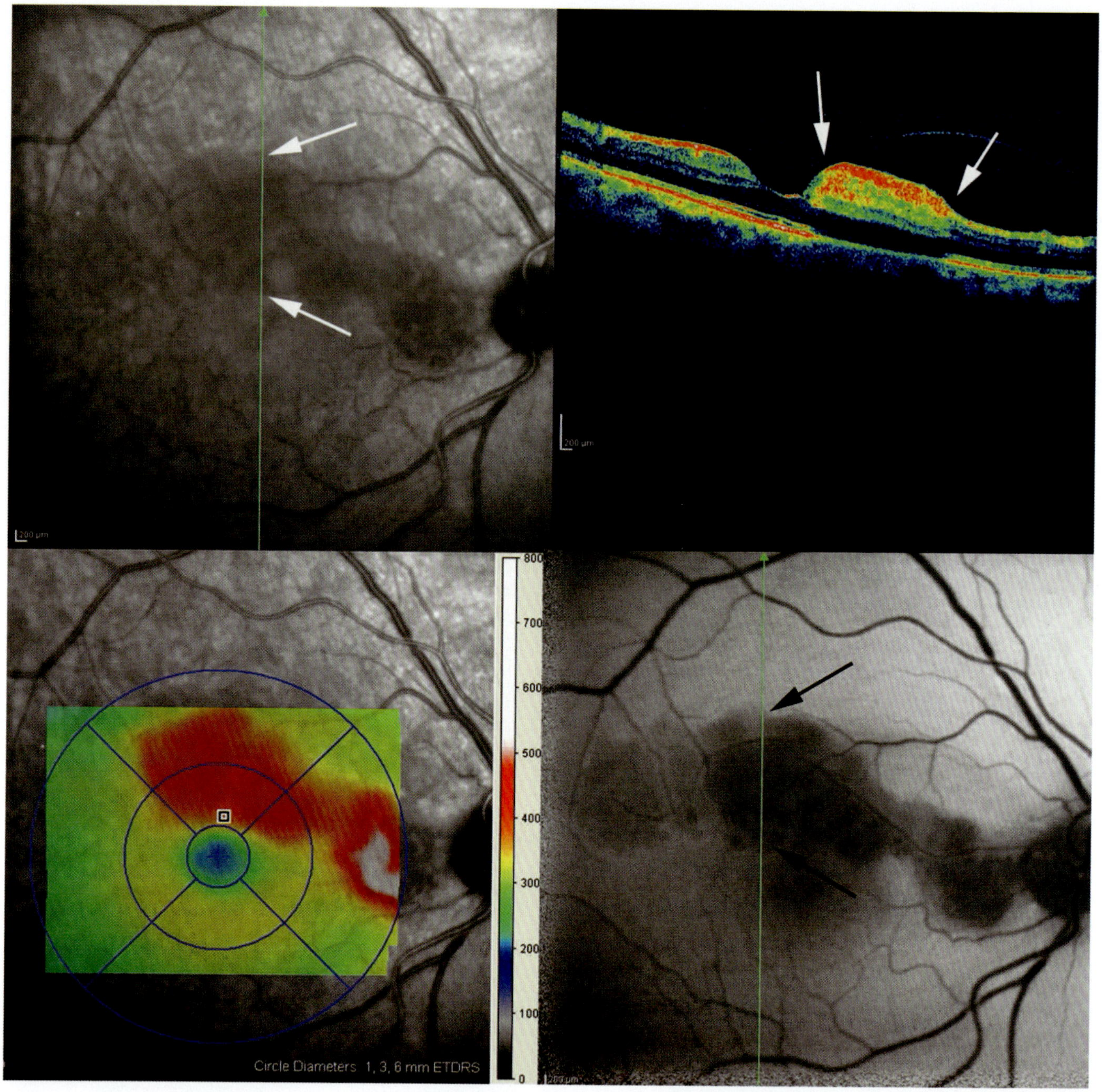

图 3.95 一例 63 岁的男性患者突然视力下降。其 FAF 图像显示在睫状视网膜动脉（箭头）的分布中出现低自发荧光。在 OCT 图像中可以明显地看出局限性视网膜内水肿和高反射。

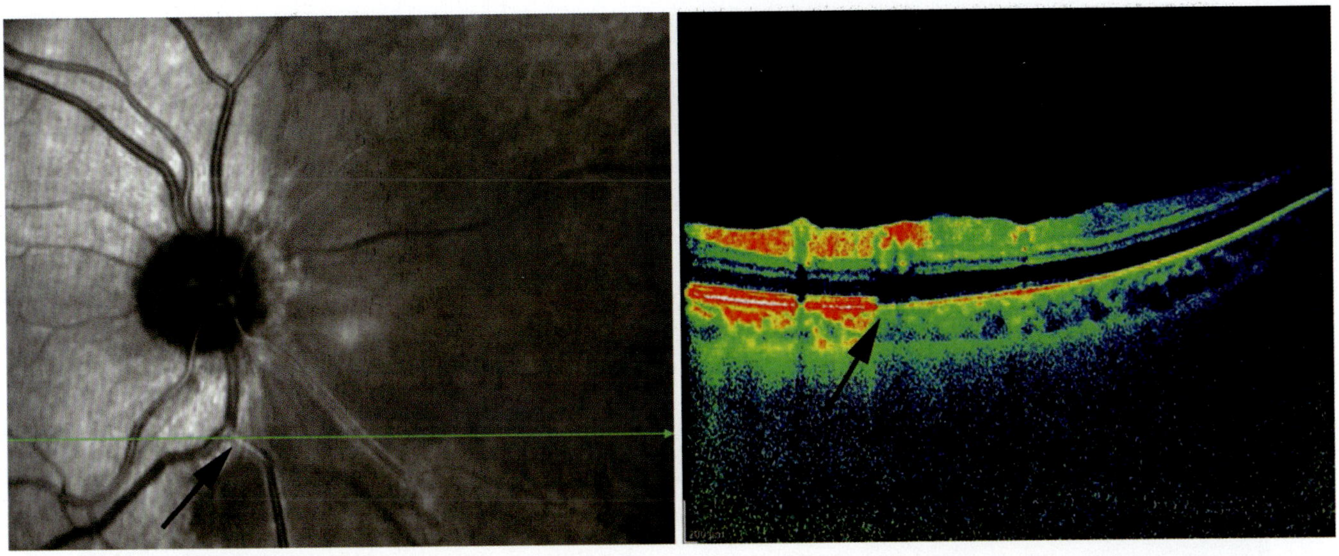

图 3.96 视网膜层增厚不明显。在这些图像中记录视网膜厚度增加和后向散射是很有挑战性的。诊断的关键是视网膜外层的边缘(黑色箭头),它描绘了边缘之间的灌注视网膜和缺血视网膜。此外,视网膜外层如视网膜的 RPE 和 ONL 在视网膜的非灌注部分也会被遮挡。在这个示例中,断点的右侧对应于缺血部分。

3.6.2 视网膜中央静脉伴动脉阻塞

视网膜中央静脉伴动脉阻塞时, OCT 的表现为 CRAO 和 CRVO 特征的结合: 广泛的中心凹水肿、高反射率和内层增厚(图 3.98)。

3.7 类远达性视网膜病变

本病的发病机制是小动脉的阻塞。通过 OCT 扫描视网膜白化区域可以看到从 IPL 到 INL 的高反射信号。视网膜下液不可见。缺血位于深层毛细血管床(即 Purtscher 斑点)[43]。

3.8 特发性旁中心凹毛细血管扩张症

特发性旁中心凹毛细血管扩张症,也被称为旁中心凹毛细血管扩张症(parafoveal telangiectasia,PFT)或黄斑毛细血管扩张症,2A 组是最常见的形式。FAF 成像的早期征象示黄斑色素 (如叶黄素和玉米黄质)减少,其表现为黄斑区正常的自发荧光减弱。OCT 的典型表现为视网膜内假性囊肿形成、椭圆体带破裂、黄斑变薄、视网膜内色素迁移和外视网膜高反射斑。视网膜中层细胞营养缺乏导致光感受器和 Muller 细胞萎缩。

视网膜外层的高反射点在疾病早期出现,并可发生在疾病的各个阶段[48]。结晶脂质沉积在浅表视网膜(即 NFL)中以高反射点出现[48]。囊肿形成是神经退行性过程的一部分 (如在 Muller 细胞和光感受器细胞中),而不是因为血管渗漏;因此囊肿不是圆形的。这一过程与糖尿病和视网膜静脉阻塞的情况形成了鲜明的对比,在这种情况下,视网膜囊肿是圆形的,因为这些疾病的病理生理学涉及视网膜内部血液屏障的破坏和渗出形成。囊肿内的间隙在 OCT[49]时表现为低反射。中心凹囊肿的内部边界可呈薄的悬垂膜。OCT 不能检测此膜,因此黄斑厚度可能被低估[50](图 3.99 至图 3.104)。

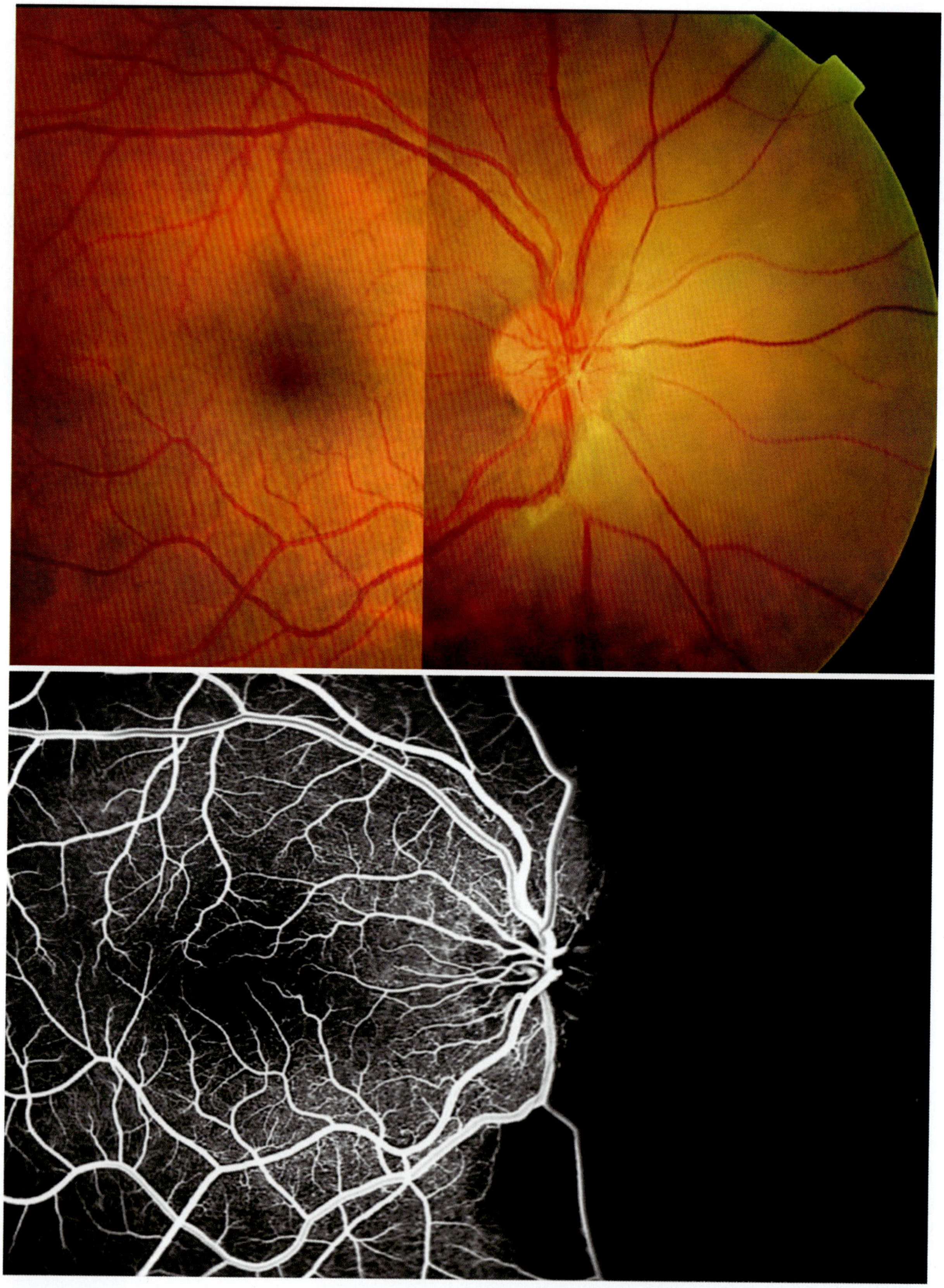

图 3.97 图 3.96 同一例患者的彩色眼底图像和荧光素血管造影图像。鼻侧视网膜白色水肿和鼻侧视网膜内的非灌注区明显。

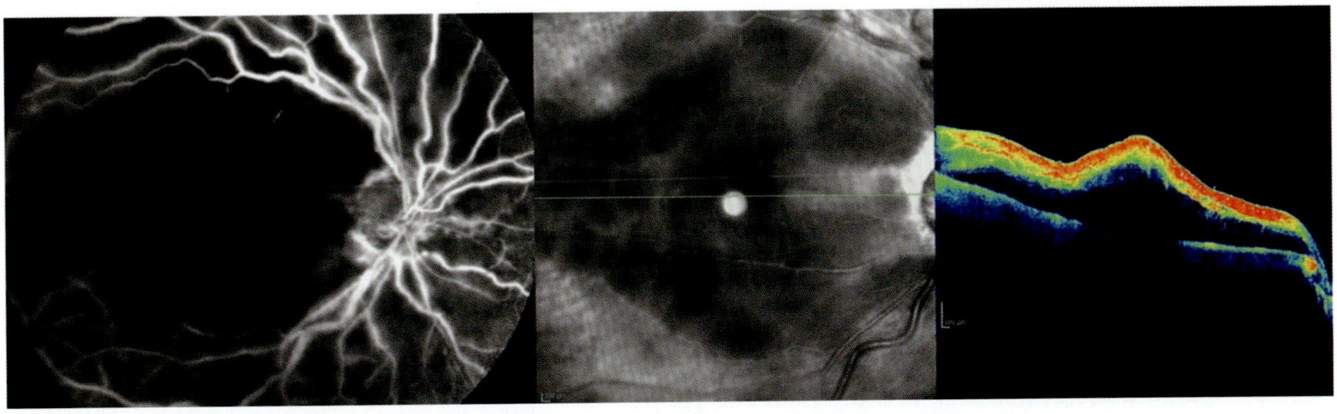

图 3.98　因玻璃体内庆大霉素不良反应引起的视网膜中央静脉伴动脉阻塞患者的荧光素血管造影和 SLO-OCT 图像。荧光素血管造影显示一个完全无血管的黄斑。SLO 图像显示视网膜明显增厚，呈分叶状。OCT 图像显示黄斑广泛增厚，黄斑水肿，视网膜内层强烈高反射。

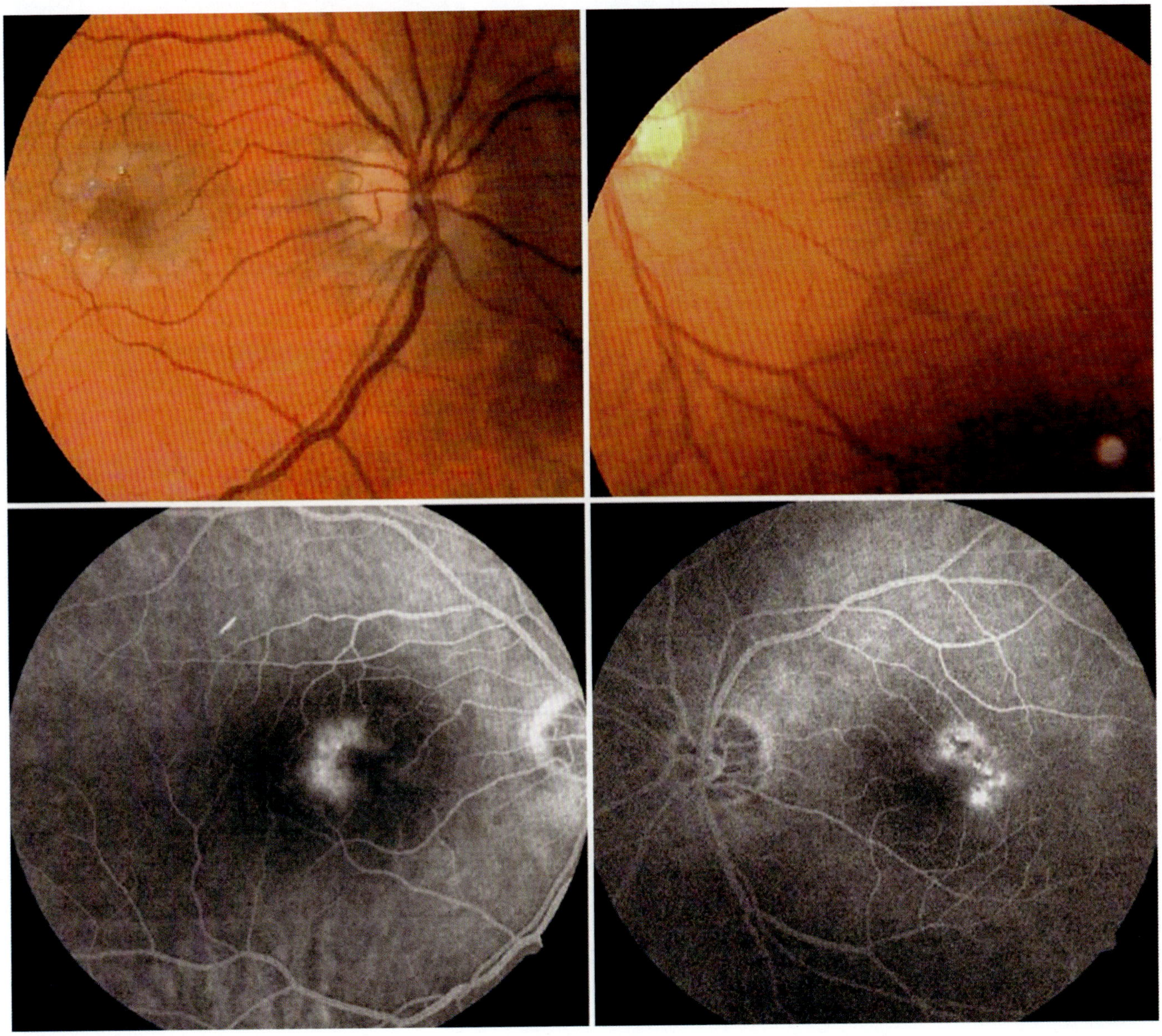

图 3.99　双眼旁中心凹毛细血管扩张症患者的彩色眼底图像和荧光素血管造影。两个黄斑区颞侧的晚期渗漏是非常显著的。

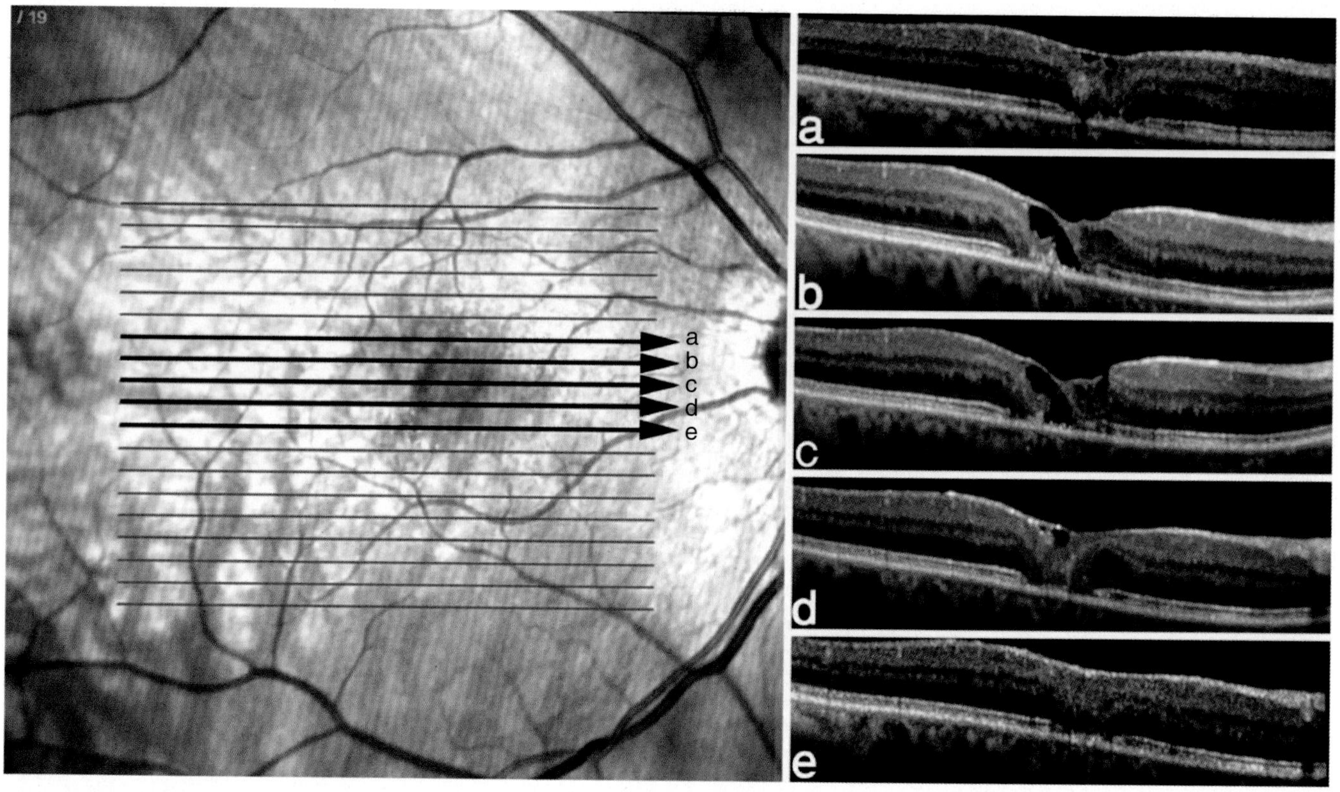

图 3.100 图 3.99 同一例患者右眼多个 OCT 切片图。(a)显示 IS/OS 连接线的丢失，视网膜内色素团块作为高反射视网膜内区域和旁中心凹的囊肿形成。(b)显示视网膜外组织和囊状间隙丢失。(c,d)显示视网膜向外偏移、囊状间隙和明显的椭圆体带破裂。(e)显示视网膜外破裂和椭圆体带破裂。

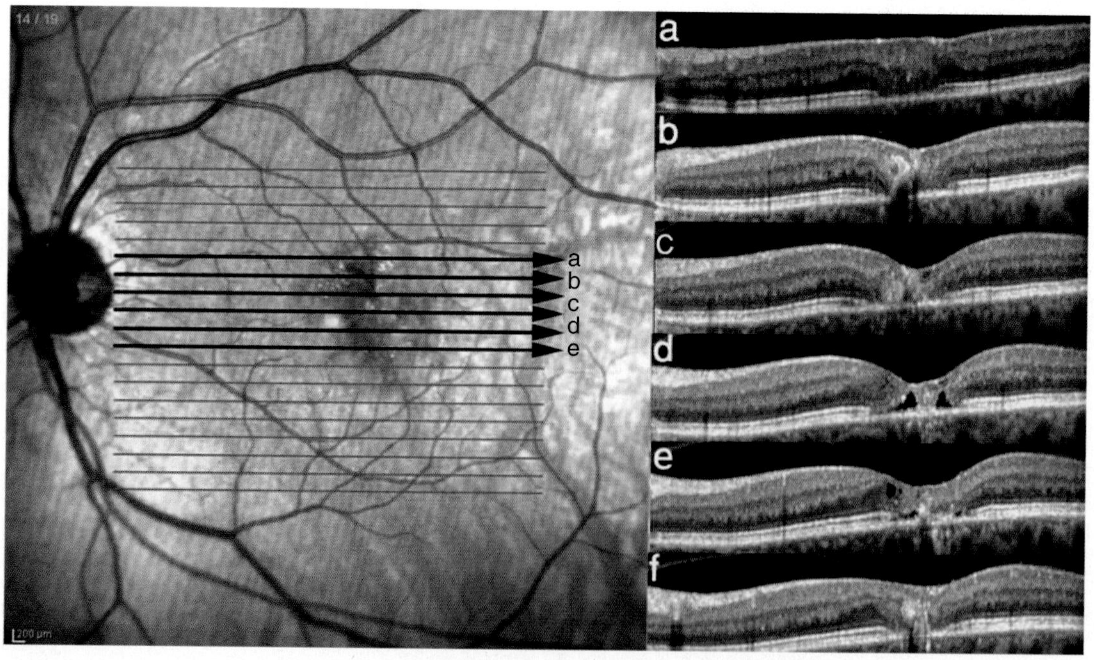

图 3.101 图 3.99 同一例患者的左眼 OCT 图像。(a)显示椭圆体区域破裂，视网膜中央层内视网膜向外偏移和高反射点。(b)显示视网膜色素团块阴影的外层和 IS/OS 连接中断。(c)显示视网膜外的高反射点和视网膜外萎缩，包括外层核膜丢失。(d)显示视网膜外层损失，伴有假性囊肿形成和高反射晶体形成。(e)显示视网膜外萎缩，伴有高反射点和假性囊肿。(f)显示椭圆体带破裂，视网膜内色素团块。

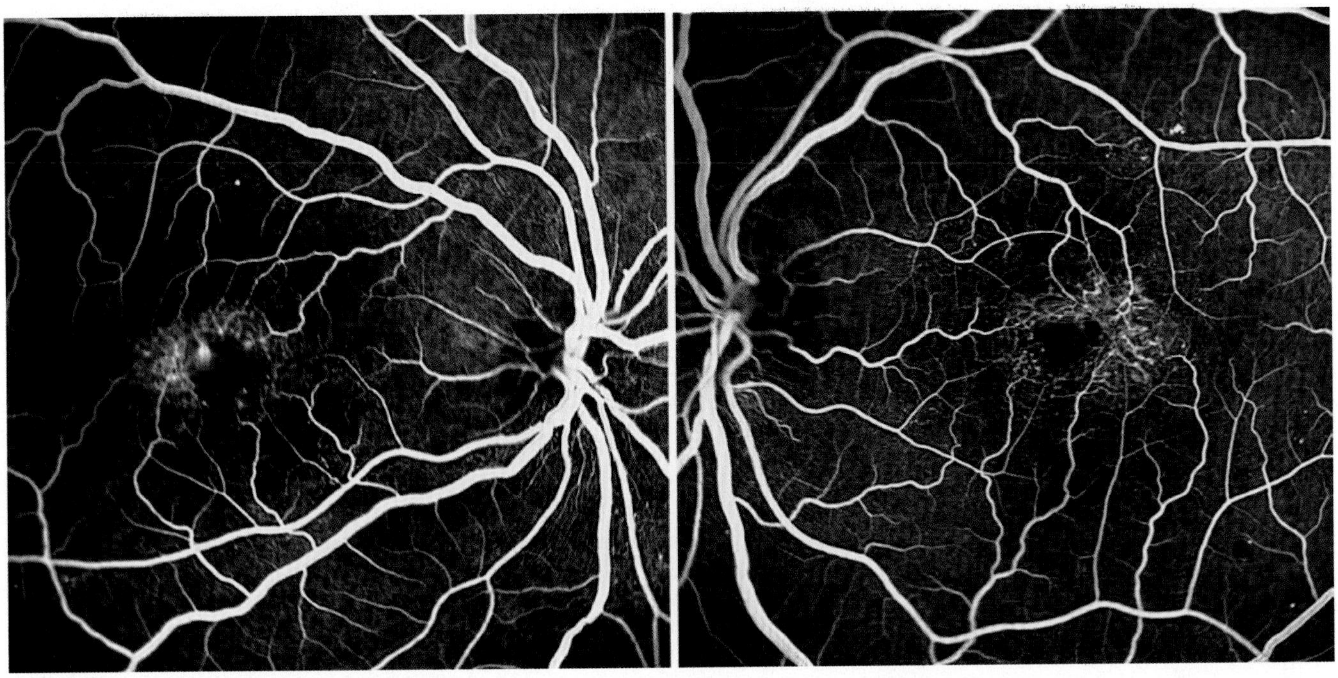

图 3.102　双侧旁中心凹毛细血管扩张症的荧光素血管造影。

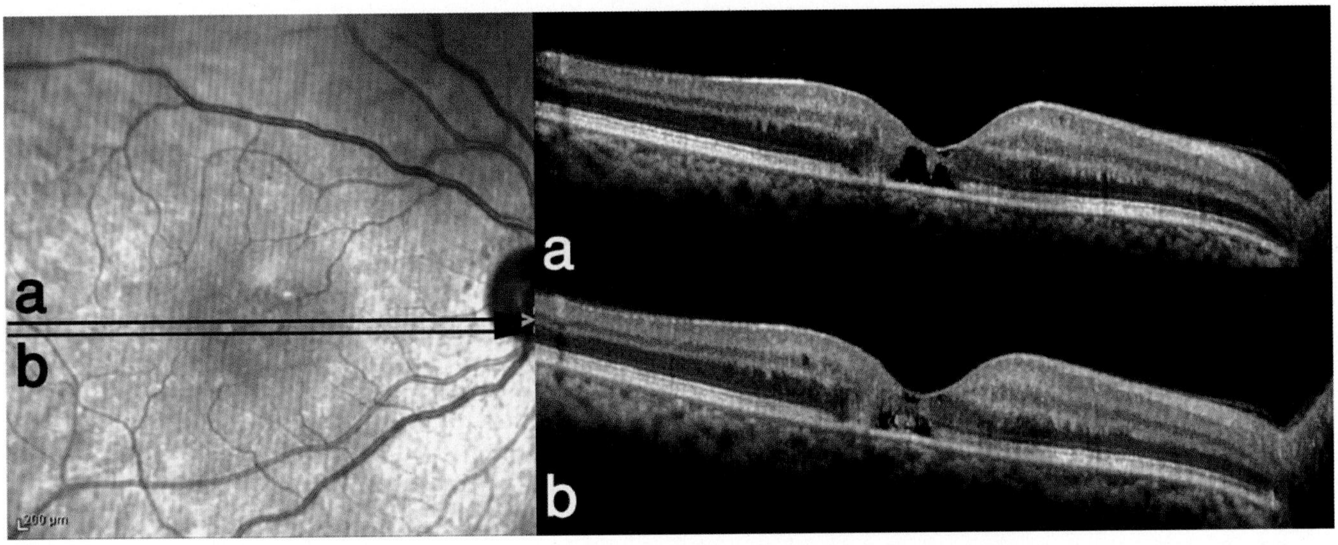

图 3.103　图 3.102 同一例患者右眼 OCT 图像。(a)显示视网膜外组织丢失,包括中心凹处的光感受器,并有一小部分内界膜覆盖。(b)显示外层视网膜丢失,并存在高反射层和假性囊肿。

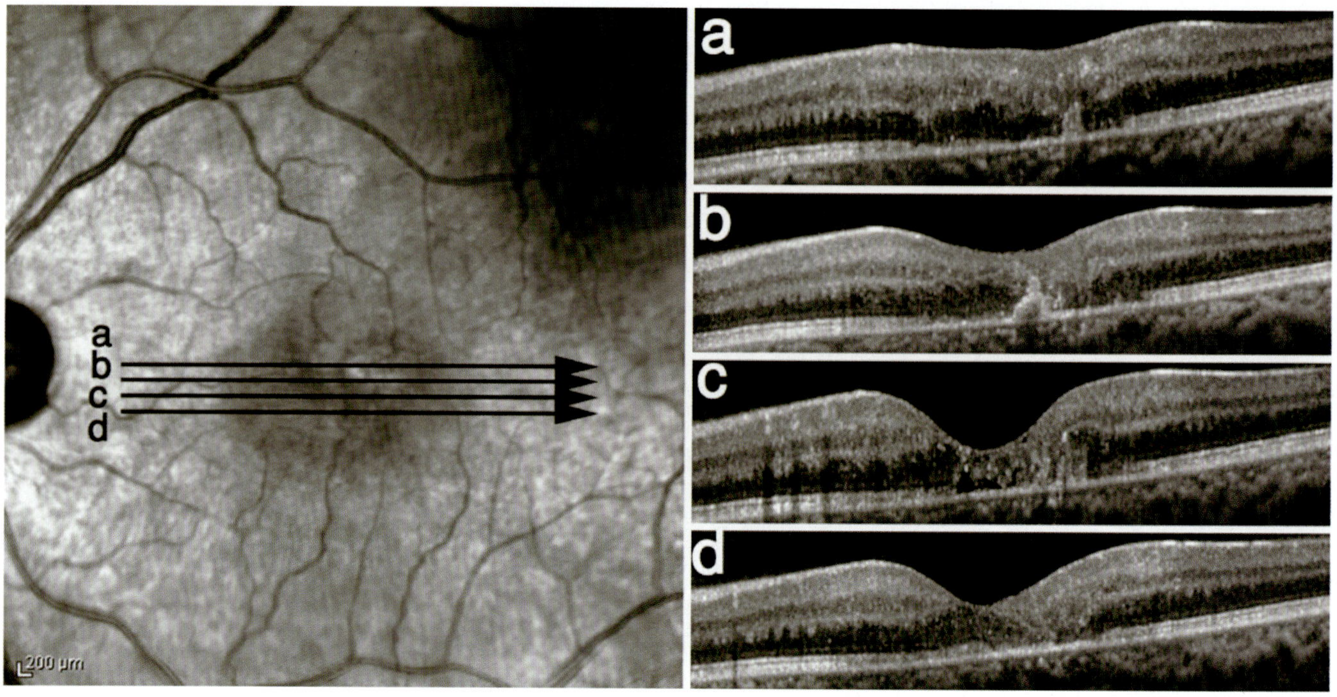

图 3.104 图 3.102 和图 3.103 所示患者左眼的 OCT 图像。(a)和(b)显示椭圆体带破裂，有浅表高反射点和外视网膜高反射沉积。(c)显示全厚度超反射点的视网膜外组织丢失。(d)显示视网膜向外偏离和 IS/OS 连接中断，这可能是在轻度和早期病例中唯一的 OCT 发现。

（刘祖国 译）

参考文献

1. Baskin DE. Optical coherence tomography in diabetic macular edema. Curr Opin Ophthalmol. 2010;21:172–7.
2. Goatman KA. A reference standard for the measurement of macular oedema. Br J Ophthalmol. 2006;90:1197–202.
3. Oshima Y, Emi K, Yamanishi S, Motokura M. Quantitative assessment of macular thickness in normal subjects and patients with diabetic retinopathy by scanning retinal thickness analyser. Br J Ophthalmol. 1999;84:54–61.
4. Brown JC, Solomon SD, Bressler SB, Schachat AP, DiBernardo C, Bressler NM. Detection of diabetic foveal edema, contact lens biomicroscopy compared with optical coherence tomography. Arch Ophthalmol. 2004;122:330–5.
5. Ozdek SC, Erdinç MA, Gürelik G, Aydin B, Bahçeci U, Hasanreisoğlu B. Optical coherence tomographic assessment of diabetic macular edema: comparison with fluorescein angiographic and clinical findings. Ophthalmologica. 2005;219:86–92.
6. Toth CA, Narayan DG, Boppart SA, Hee MR, Fujimoto JG, Birngruber R, et al. A comparison of retinal morphology viewed by optical coherence tomography and by light microscopy. Arch Ophthalmol. 1997;115:1425–8.
7. Massin P, Erginay A, Haouchine B, Mehidi AB, Paques M, Gaudric A. Retinal thickness in healthy and diabetic subjects measured using optical coherence tomography mapping software. Eur J Ophthalmol. 2002;12:102–8.
8. Murakami T, Yoshimura N. Structural changes in individual retinal layers in diabetic macular edema. J Diabetes Res. 2013;2013:920713.
9. Demir M, Dirim B, Acar Z, Yilmaz M, Sendul Y. Central macular thickness in patients with type 2 diabetes mellitus without clinical retinopathy. J Ophthalmol. 2013;2013:767931.
10. Schaudig UH, Glaefke C, Scholz F, Richard G. Optical coherence tomography for retinal thickness measurement in diabetic patients without clinically significant macular oedema. Ophthalmic Surg Lasers. 2000;31:182–6.
11. Browning DJ, McOwen MD, Bowen RM Jr, O'Marah TL. Comparison of the clinical diagnosis of diabetic macular oedema with diagnosis by optical coherence tomography. Ophthalmology. 2004;111:712–5.
12. Hee MR, Puliafito CA, Wong C, Duker JS, Reichel E, Rutledge B, et al. Quantitative assessment of macular oedema with optical coherence tomography. Arch Ophthalmol. 1995;113:1019–29.
13. Otani T, Kishi S, Maruyama Y. Patterns of diabetic macular oedema with optical coherence tomography. Am J Ophthalmol. 1999;127:688–93.
14. Yang CS, Cheng CY, Lee FL, Hsu WM, Liu JH. Quantitative assessment of retinal thickness in diabetic patients with and without clinically significant macular oedema using optical coherence tomography. Acta Ophthalmol Scand. 2001;79:266–70.
15. Moreira RO, Trujillo FR, Meirelles RMR, Ellinger VC, Zagury L. Use of optical coherence tomography (OCT) and indirect ophthalmoscopy in the diagnosis of macular oedema in diabetic patients. Int Ophthalmol. 2001;24:331–6.
16. Koleva-Georgieva D. Optical coherence tomography findings in diabetic macular edema. In: Ola MS, editor. Diabetic retinopathy. Rijeka, Croatia: InTech Open; 2012. ISBN: 978-953-51-0044-7.
17. Kim NR, Kim YJ, Chin HS, Moon YS. Optical coherence tomographic patterns in diabetic macular oedema: prediction of visual outcome after focal laser photocoagulation. Br J Ophthalmol. 2009;93:901–5.
18. Somfai GM, Tátrai E, Ferencz M, Puliafito CA, Debuc DC. Retinal layer thickness changes in eyes with preserved visual acuity and diffuse diabetic macular edema on optical coherence tomography. Ophthalmic Surg Lasers Imaging. 2010;41:593–7.

19. Yanoff M, Fine BS, Brucker AJ, Eagle RC Jr. Pathology of human cystoid macular edema. Survey Ophthalmol. 1984;28(Suppl):505–11.
20. Yasser M, Helmy YM, Atta Allah HR. Optical coherence tomography classification of diabetic cystoid macular edema. Clin Ophthalmol. 2013;7:1731–7.
21. Panozzo G, Parolini B, Gusson E, Mercanti A, Pinackatt S, Bertoldo G, et al. Diabetic macular edema: an OCT-based classification. Semin Ophthalmol. 2004;19:13–20.
22. Maalej A, Cheima W, Asma K, Riadh R, Salem G. Optical coherence tomography for diabetic macular edema: early diagnosis, classification and quantitative assessment. J Clin Exp Ophthalmol. 2012;S2:4.
23. Uji A, Murakami T, Nishijima K, Akagi T, Horii T, Arakawa N, et al. Association between hyperreflective foci in the outer retina, status of photoreceptor layer, and visual acuity in diabetic macular edema. Am J Ophthalmol. 2012;153:710–7.
24. McLeod DS, Lutty GA. High-resolution histologic analysis of the human choroidal vasculature. Invest Ophthalmol Vis Sci. 1994;35:3799–811.
25. Adhi M, Brewer E, Waheed NK, Duker JS. Analysis of morphological features and vascular layers of choroid in diabetic retinopathy using spectral-domain optical coherence tomography. JAMA Ophthalmol. 2013;131:1267–74.
26. Polito A, Del Borrello M, Isola M, Zemella N, Bandello F. Repeatability and reproducibility of fast macular thickness mapping using stratus optical coherence tomography. Arch Ophthalmol. 2005;123:1330–7.
27. Wang H, Chhablani J, Freeman WR, Chan CK, Kozak I, Bartsch DU, et al. Characterization of diabetic microaneurysms by simultaneous fluorescein angiography and spectral-domain optical coherence tomography. Am J Ophthalmol. 2012;153:861–7.
28. Gella L, Raman R, Rani PK, Sharma T. Spectral domain optical coherence tomography characteristics in diabetic retinopathy. Oman J Ophthalmol. 2014;7:126–9.
29. Wali UK, Al KN. Clinical applications of optical coherence tomography in ophthalmology. InTech Open: Rijek, Croatia; 2012.
30. Murata T, Ishibashi T, Inomata H. Immunohistochemical detection of extravasated fibrinogen (fibrin) in human diabetic retina. Graefes Arch Clin Exp Ophthalmol. 1992;230:428–31.
31. Otani T, Kishi S. Tomographic findings of foveal hard exudates in diabetic macular edema. Am J Ophthalmol. 2001;131:50–4.
32. Punjabi OS, Flynn HW Jr, Knighton RW, Gregori G, Couvillion SS, Lalwani GL, et al. Spectral domain optical coherence tomography for proliferative diabetic retinopathy with sub-hyaloid hemorrhage. Ophthalmic Surg Laser Imaging. 2008;39:494–6.
33. Cho H, Alwassia AA, Regiatieri CV, Zhang JY, Baumal C, Waheed N, et al. Retinal neovascularization secondary to proliferative diabetic retinopathy characterized by spectral domain optical coherence tomography. Retina. 2013;33:542–7.
34. Lee CS, Lee AY, Sim DA, Keane PA, Mehta H, Zarranz-Ventura J, et al. Reevaluating the definition of intraretinal microvascular abnormalities and neovascularization elsewhere in diabetic retinopathy using optical coherence tomography and fluorescein angiography. Am J Ophthalmol. 2015;159:101–10.e1.
35. Buabbud JC, Al-latayfeh MM, Sun JK. Optical coherence tomography imaging for diabetic retinopathy and macular edema. Curr Diab Rep. 2010;10:264–9.
36. Sakimoto S, Gomi F, Sakaguchi H, Akiba M, Kamei M, Nishida K. Analysis of retinal nonperfusion using depth-integrated optical coherence tomography images in eyes with branch retinal vein occlusion. Invest Ophthalmol Vis Sci. 2015;56:640–6.
37. Kim CS, Shin KS, Lee HJ, Jo YJ, Kim JY. Sectoral retinal nerve fiber layer thinning in branch retinal vein occlusion. Retina. 2014;34:525–30.
38. McLeod D. Why cotton wool spots should not be regarded as retinal nerve fibre layer infarcts. Br J Ophthalmol. 2005;89:229–37.
39. Schmidt D. The mystery of the cotton-wool spots—a review of recent and historical descriptions. Eur J Med Res. 2008;13:231–66.
40. Kozak I, Bartsch DU, Cheng L, Freeman WR. Hyperreflective sign in resolved cotton wool spots using high-resolution optical coherence tomography and optical coherence tomography ophthalmoscopy. Ophthalmology. 2007;114:537–43.
41. Spaide RF, Lee JK, Klancnik JK Jr, Gross NE. Optical coherence tomography of branch retinal vein occlusion. Retina. 2003;23:343–7.
42. Yamaguchi Y, Otani T, Kishi S. Serous macular detachment in branch retinal vein occlusion. Retina. 2006;26:1029–33.
43. Coady PA, Cunningham ET Jr, Vora RA, McDonald HR, Johnson RN, Jumper JM, et al. Spectral domain optical coherence tomography findings in eyes with acute ischaemic retinal whitening. Br J Ophthalmol. 2015;99:586–92. https://doi.org/10.1136/bjophthalmol-2014-304900.
44. Suzuki M, Minamoto A, Yamane K, Uka J, Aoki S, Mishima HK. Malignant hypertensive retinopathy studied with optical coherence tomography. Retina. 2005;25:383–4.
45. Goldenberg D, Soiberman U, Loewenstein A, Goldstein M. Heidelberg spectral-domain optical coherence tomographic findings in retinal artery macroaneurysm. Retina. 2012;32:990–5.
46. Ikeda F, Kishi S. Inner neural retinal loss in central retinal artery occlusion. Jpn J Ophthalmol. 2010;54:423–9.
47. Ahn SJ, Woo SJ, Park KH, Jung C, Hong JH, Han MK. Retinal and choroidal changes and visual outcome in central retinal artery occlusion: an optical coherence tomography study. Am J Ophthalmol. 2015;159:667–76. pii: S0002-9394(15)00005-7
48. Baumüller S, Issa P, Scholl HP, Schmitz-Valckenberg S, Holz FG. Outer retinal hyperreflective spots on spectral-domain optical coherence tomography in macular telangiectasia type 2. Ophthalmology. 2010;117:2162–8.
49. JH O, Oh J, Togloom A, Kim SW, Huh K. Characteristics of cystoid spaces in type 2 idiopathic macular telangiectasia on spectral domain optical coherence tomography images. Retina. 2014;34:1123–31.
50. CharbelIssa P, Holz FG, Scholl HP. Findings in fluorescein angiography and optical coherence tomography after intravitreal bevacizumab in type 2 idiopathic macular telangiectasia. Ophthalmology. 2007;114:1736–42.

第 4 章

中心性浆液性脉络膜视网膜病变

Ramak Roohipoor, Fatemeh Bazvand, Mohammad Zarei, Fedra Hajizadeh

摘 要

中心性浆液性脉络膜视网膜病变(central serous chorioretinopathy,CSCR)是脉络膜和视网膜色素上皮(RPE)的一种特发性疾病,表现为脉络膜血管通透性增加以及伴随的视网膜神经上皮层积液,通常发生在黄斑部位。本章介绍CSCR是因为OCT在该疾病的诊断、管理政策方面有重要作用,此外还包括了疾病活动期以及慢性期的检测。CSCR具有以下特点:①视网膜浆液性脱离;②色素上皮脱离(PED);③RPE缺陷(凹陷)和突起;④外核层(ONL)变薄;⑤点状沉淀和白色物质析出;⑥光感受器外节延长;⑦视网膜囊肿和积液;⑧光感受器破坏;⑨色素沉积;⑩纤维蛋白反应;⑪脉络膜新生血管;⑫脉络膜增厚。荧光素血管造影(FA)和眼底自发荧光(FAF)成像结果是我们在这里讨论的另一个主题。

CSCR的并发症如继发性脉络膜新生血管和晚期囊样变性在本章中都有适当的示例和案例演示来明确地定义。本节还将阐述治疗以及视网膜永久性病理改变所引起的机体反应。明确界定了增厚脉络膜的深度强化成像和光动力疗法(PDT)治疗后脉络膜的变薄反应。纤维蛋白反应的案例以及妊娠与多次OCT扫描之间的关系在这里也将举例说明。所有这些案例都使用了不同的检测方法,例如吲哚菁绿血管造影(ICGA)和荧光素血管造影(FA)。

4.1 概述

CSCR 是脉络膜和视网膜色素上皮(RPE)的一种特发性疾病。它表现为脉络膜血管通透性增加和视网膜神经上皮层积液,发生在黄斑部位[1]。有报道指出,男性的患病率较高(男女比例为 2.7:7),且年轻人最容易受该病影响[2,3]。CSCR 多样的临床表现和预后,在从无临床症状的预后良好病例到严重的大疱性脱离和预后较差的病例中均有介绍[4]。一般而言,典型的 CSCR 病例有急性临床表现和自然消散。慢性 CSCR 病程至少持续 3 个月[5],虽然一些学者认为活动性疾病至少要达到 6 个月才能定义为“慢性”[6]。

R. Roohipoor, M.D. • F. Bazvand, M.D. • M. Zarei, M.D.
Eye Research Center, Farabi Eye Hospital, Tehran University of Medical Sciences, Tehran, Iran
e-mail: Ramak_Roohipourmoallai@MEEI.HARVARD.EDU; ft1_bazvand@yahoo.com; Zareim@sina.tums.ac.ir

F. Hajizadeh, M.D. (✉)
Noor Ophthalmology Research Center, Noor Eye Hospital, No. 96, Esfandiar Blvd., Vali'asr Ave, Tehran, Iran
e-mail: fhajizadeh@noorvision.com

4.2 光学相干断层扫描结果

光学相干断层扫描(OCT)图像具有多种特征。一些因素会影响到 OCT 的结果,如病程(急性、复发或慢性)和严重程度。CSCR 将表现出以下临床特征:

4.2.1 视网膜浆液性脱离

这是 CSCR 的一个标志性信号,尤其见于黄斑区,可表现在急性或慢性病程中[1,7]。脱离导致视网膜神经上皮层下方出现了一个低反射区域,其两侧为锐角(图 4.1)。

在一些活动性 CSCR 患者中,甚至在造影后期也没有观察到可探测的荧光渗漏。相比之下,OCT 表现为视网膜下积液(图 4.2),这表明 OCT 是评估活动性 CSCR 的最好方法。

重要的是在慢性疾病中查出这种情况,因为未经治疗的患者会由于长期的黄斑中心凹下积液导致感光层被破坏,从而造成视力缺失(图 4.3)。

4.2.2 色素上皮脱离

色素上皮脱离(PED)是另一种常见的现象(患病率为 11.8%~72.2%)[8,9],在 OCT 影像上,视网膜色素上皮出现有低反射中心和宽角边缘的圆顶样隆起(图 4.1)。它们可见于活动性或已恢复的 CSCR(图 4.4)[10]。

色素上皮脱离的形成机制与脉络膜通透性增加导致的静水压增加有关,这将导致视网膜色素上皮功能障碍和积液[1]。在荧光素血管造影(FA)中,通常色素上皮脱离区对应于渗漏点[11]。色素上皮脱离经常发生在浆液性脱离以外的区域[5]。已有报道指出,在慢性和急性病例中存在多发性色素上皮脱离[10]。多发性色素上皮脱离或许是之前的 CSCR 侵袭的信号。

4.2.3 视网膜色素上皮缺陷(凹陷)和突起

在一些 CSCR 患者中,这些缺陷与荧光渗漏点相对应(图 4.3)[11]。Odrobina 等认为在 OCT 影像中泄漏点存在两种类型:视网膜色素上皮突起(图 4.5)和色素上皮脱离(图 4.6)。

对于这些小的 RPE 突起,有报道指出其大致的患病率为 34.5%~94%[8]。其他术语也被提出,例如“不规则视网膜色素上皮”“视网膜色素上皮突出”或“视网膜色素上皮增厚”[11,13]。这些突起有时与邻近的小视网膜向外偏移有关(图 4.6)。Fujimo 等[11]发现在 OCT 图像上的渗漏点位置有明显的视网膜下纤维蛋白渗出物。他们还报道了有 96%的患者视网膜色素上皮异常出现在渗漏点。在 PED 内或其边缘的末梢处即认为是

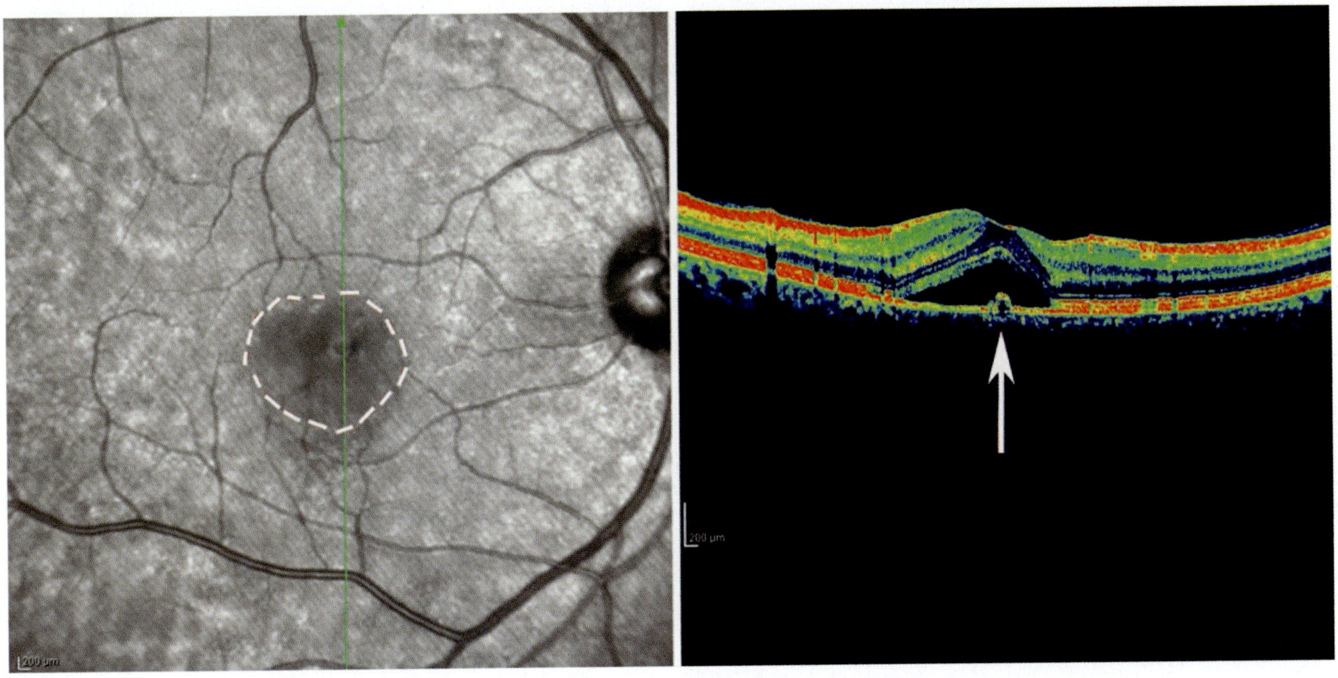

图 4.1　一例在过去几周出现视力下降的 43 岁男性的 SLO-OCT 图像。在 SLO 图像中,圆形的低反射区(白色虚线)对应神经上皮脱离。OCT 影像显示活动性 CSC 的典型特征:视网膜隆起,病变边缘出现锐角,视网膜下出现清晰的或低反射的区域,以及一个小的 RPE 隆起(箭头示),其通常表示渗漏点。

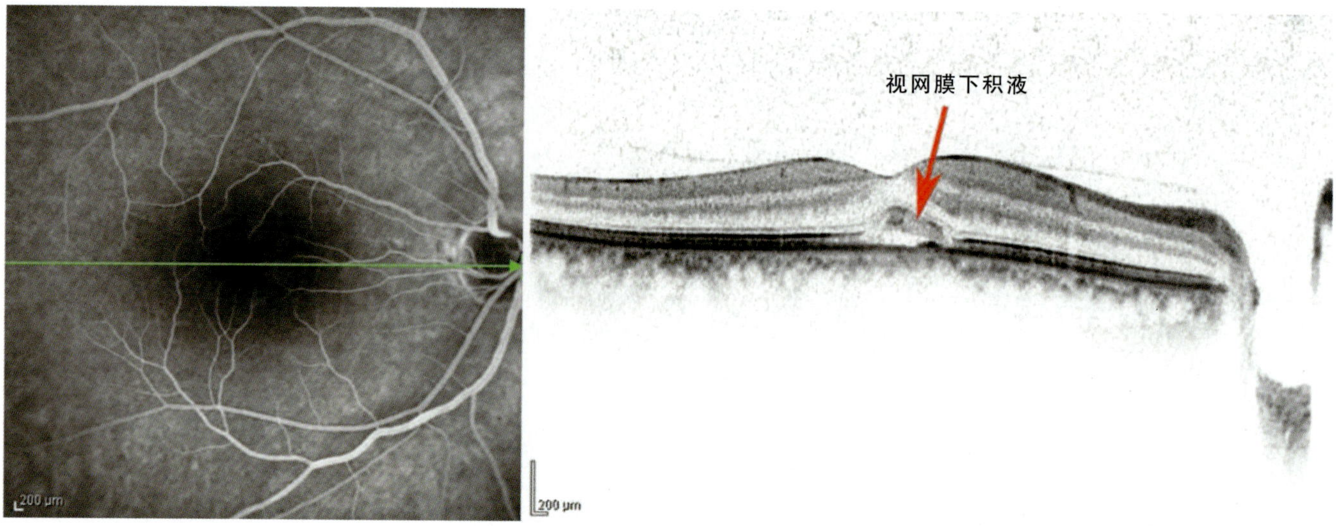

图 4.2 一例眼底荧光素血管造影接近正常的患者(左,注射染料 7 分钟后行荧光素血管造影),尽管视网膜下积液持续存在(右)。

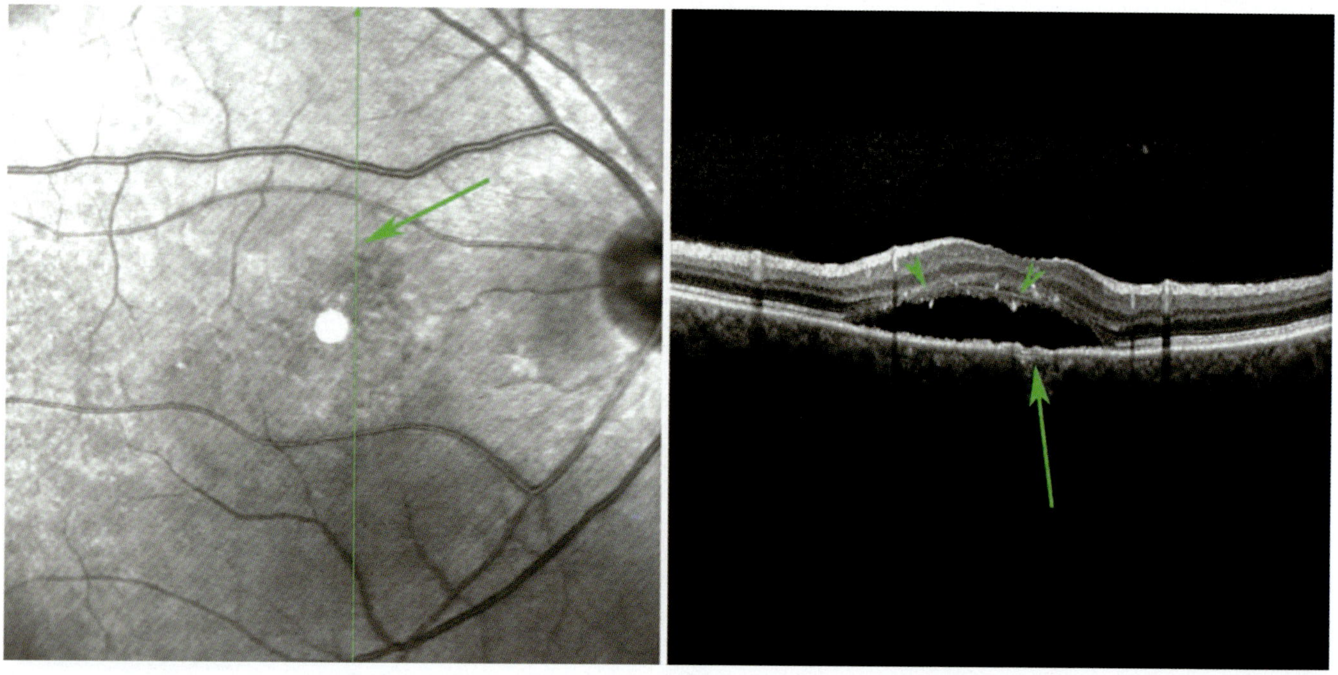

图 4.3 跨越渗漏区的光学相干断层扫描切面。黄斑中心凹下液体提示活动性疾病。光感受器外节延伸提示疾病的长期性(小箭头示)。外核层变薄表明分离区光感受器减少,以及预测即使在接受治疗后视力也会下降。视网膜色素上皮层中的一个小凹陷对应荧光素渗漏部位(绿色箭头示)。

渗漏位置[14]。在活动性 CSCR 的光学相干断层扫描中经常可以发现视网膜色素上皮在渗漏点有小凹陷,这通常见于疾病的急性期(图 4.7)。

4.2.4 外核层变薄

在活动期持续至少 4 个月的情况下,活动性疾病痊愈后将出现视网膜萎缩[15]。CSCR 痊愈后将会观察到外核层变薄,尤其在病程长的病例中(图 4.3 和图 4.8 至图 4.10),这或许能用光感受器细胞凋亡来解释[16]。Matsumoto 等[17]报道了外核层的厚度与视觉灵敏度的关系。

4.2.5 点状沉淀和白色物质

这些沉淀和物质出现的概率为 65%,表现为视网膜下和视网膜内高反射点[18-20]。关于这些点的性质的相关假设包括光感受器外节脱落,巨噬细胞通过吞噬这

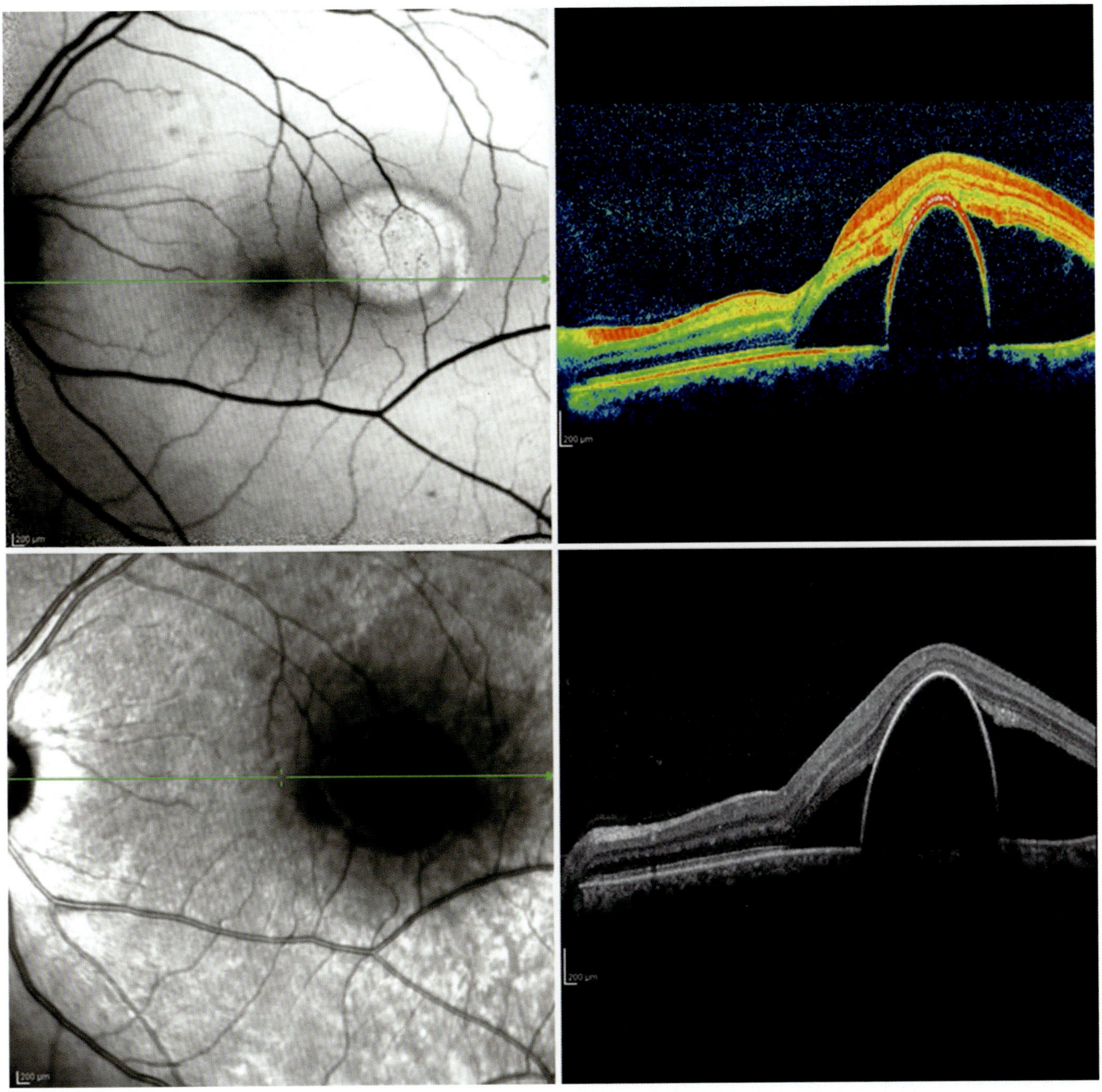

图 4.4 大片色素上皮脱离(PED)是活动性 CSCR 或痊愈后的常见现象。FAF、OCT 和 SLO 图像提示活动性 CSCR 和大片色素上皮脱离。

些物质而肿胀，以及其他物质如纤维蛋白[1](图 4.3)。

4.2.6 光感受器外节延伸

光感受器外节长度定义为内节(IS)与外节(OS)交界处到光感受器尖端之间的距离。在 CSCR 中神经上皮脱离区外节延长并可能延伸到视网膜下区域[16]。这个现象是慢性疾病的标志(图 4.5 和图 4.8)。

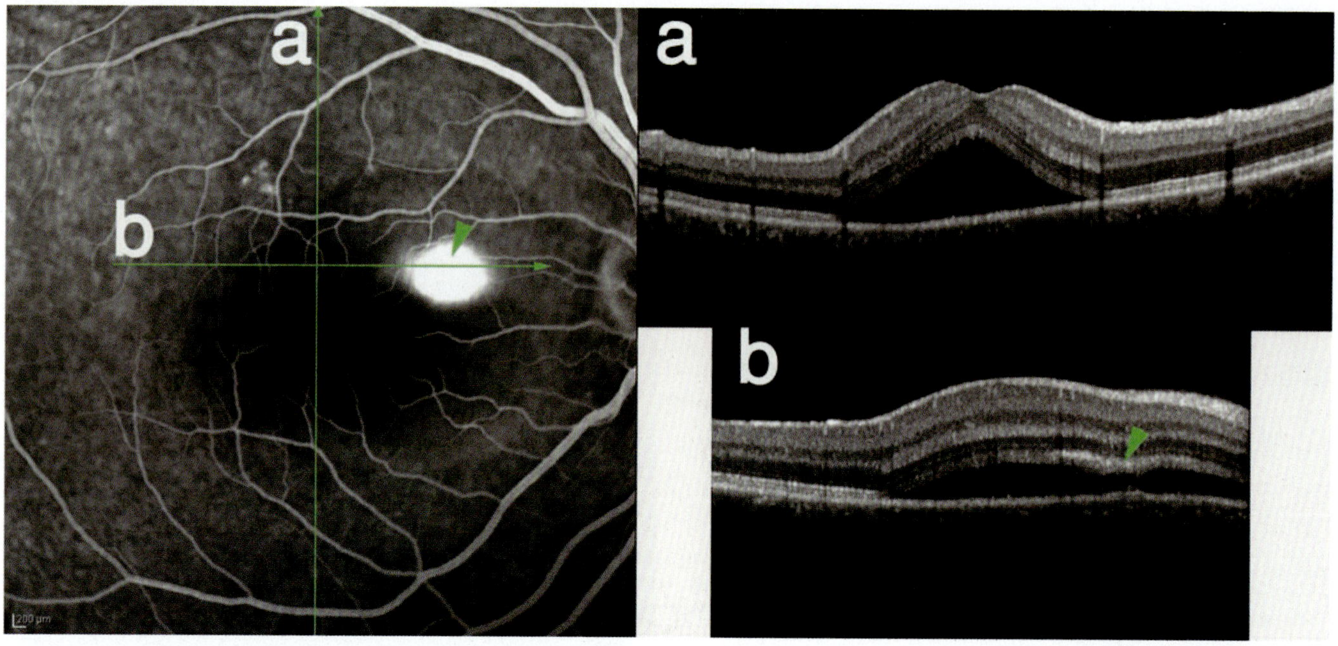

图 4.5 这些图像将视网膜下积液像显示为视网膜下一个低反射区域。在急性 CSCR 中，渗漏点可被查出视网膜色素上皮抬高(三角示)并伴有邻近的偏外侧视网膜偏离。

4.2.7 视网膜囊肿和积液

在 CSCR 患者中一个经典的现象是感觉神经性视网膜下积液。在一些长期慢性活动性疾病患者中，视网膜内液体和囊肿性改变是可见的(图 4.11 至图 4.14)[1]。这些病变显示在中-晚期荧光素血管造影中，与新生血管膜类似。它们可能被误认作 CSCR 并发的新生血管膜。OCT 图像中没有任何新生血管组织来帮助鉴别诊断，尽管可能有视网膜的外部结构(图 4.14)。

退行性变可以在长期慢性病程(至少 6 个月)病例中观察到[21]。在 FA 图像上，这些病变显示出的强荧光可能是由染料集中在视网膜内囊肿中所导致的(图 4.13)。

4.2.8 光感受器的破坏

OCT 图像显示破坏发生在 IS/OS 交界处，特别是在慢性 CSCR 恢复后[12]。该现象与低锥体密度有关，并可影响视觉效果(图 4.8 和图 4.15 至图 4.18)[21]。

4.2.9 色素沉积

在慢性 CSCR 患者的 OCT 图像上，色素沉积可能被认为是由 RPE 异常所导致的高反射病变(图 4.17)。

4.2.10 纤维蛋白反应

发生在严重慢性 CSC 病例中的纤维蛋白积聚是一种罕见的并发症[22]。这种积聚在 OCT 图像上显示为不规则的视网膜下高反射病变。视网膜下细胞外物质蓄积可能会引起 RPE 化生，从而导致纤维化瘢痕形成以及不好的视觉效果[22]。这一过程可能导致新血管形成和 RPE 撕裂[22]。在罕见的情况下，CSCR 表现出纤维蛋白反应(图 4.19 和图 4.20)以及在眼底自发荧光图像上可见一条沉淀线。高反射物质介质(可能是纤维蛋白)在视网膜下区域积聚。这种类型的 CSCR 往往进展迅速，在荧光素血管造影图像上，RPE 缺陷造成染料的晚期渗漏可能会被纤维蛋白掩盖(图 4.19)。

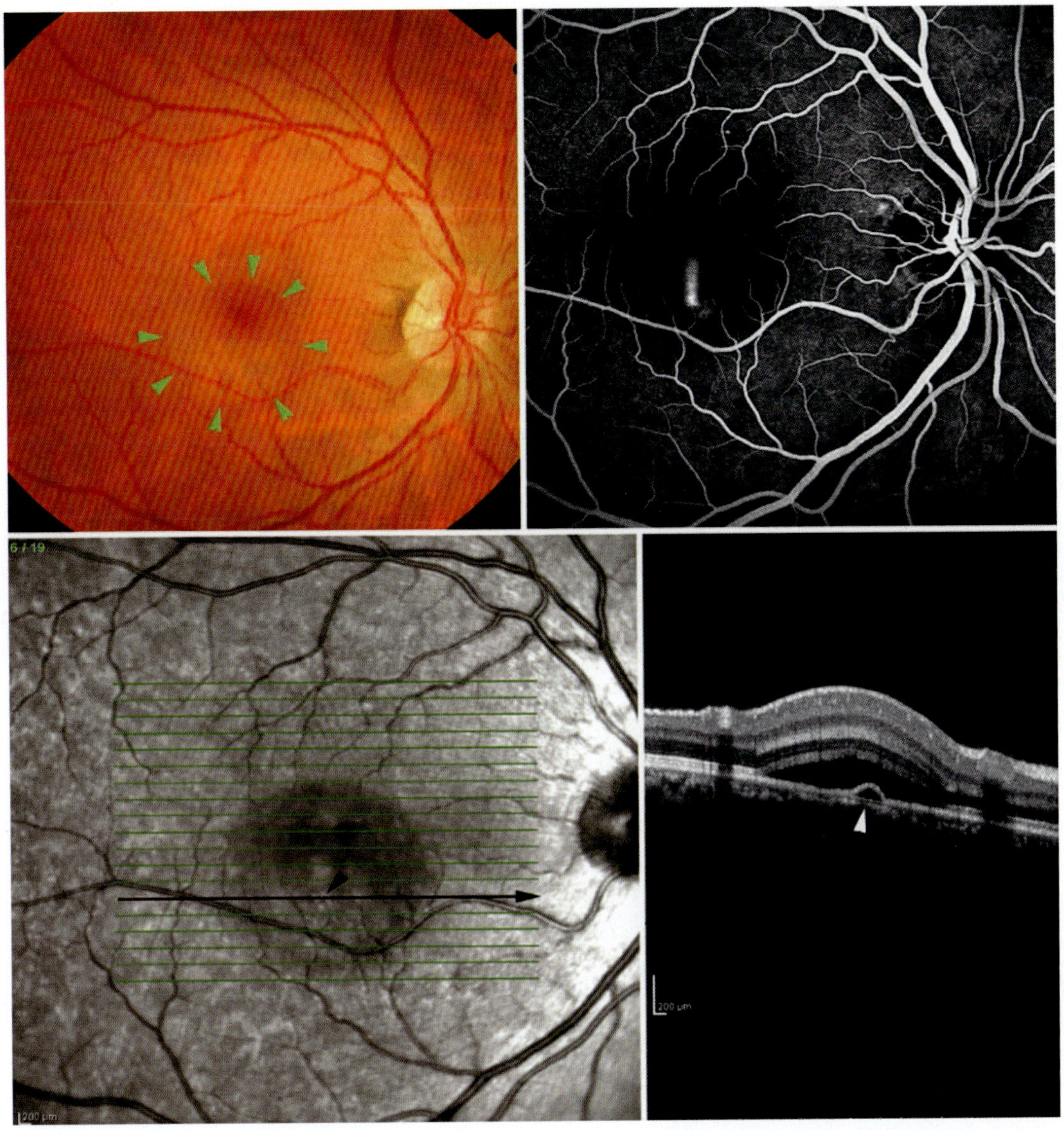

图 4.6　一例 38 岁的男性在过去几周出现视力下降。彩色眼底图像(左上角)显示圆形黄斑中心凹浆液性脱离(三角所划定区域)。荧光素血管造影图像(右上角),在注射染料 247 秒后获得,显示烟囱形态可诊断为 CSCR。激光扫描检眼镜图像(左下角)显示在黄斑中心有圆形抬高,在 OCT 图像上(右下角)一个小的色素上皮脱离显示渗漏的位置(三角示)。

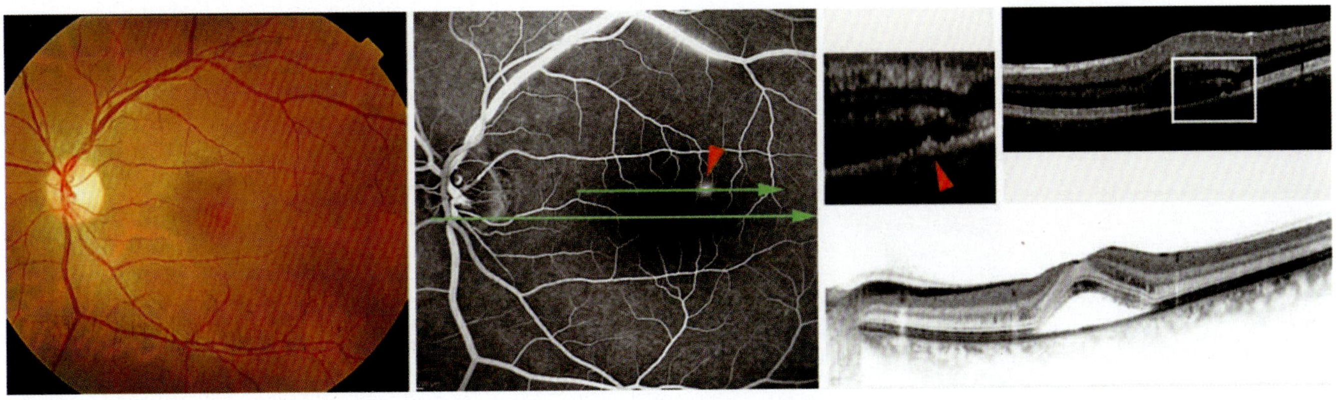

图 4.7　单眼活动性中心性浆液性脉络膜视网膜病变眼底图像、荧光素血管造影和光学相干断层扫描。在渗漏区可见视网膜色素上皮一个小的高反射区。

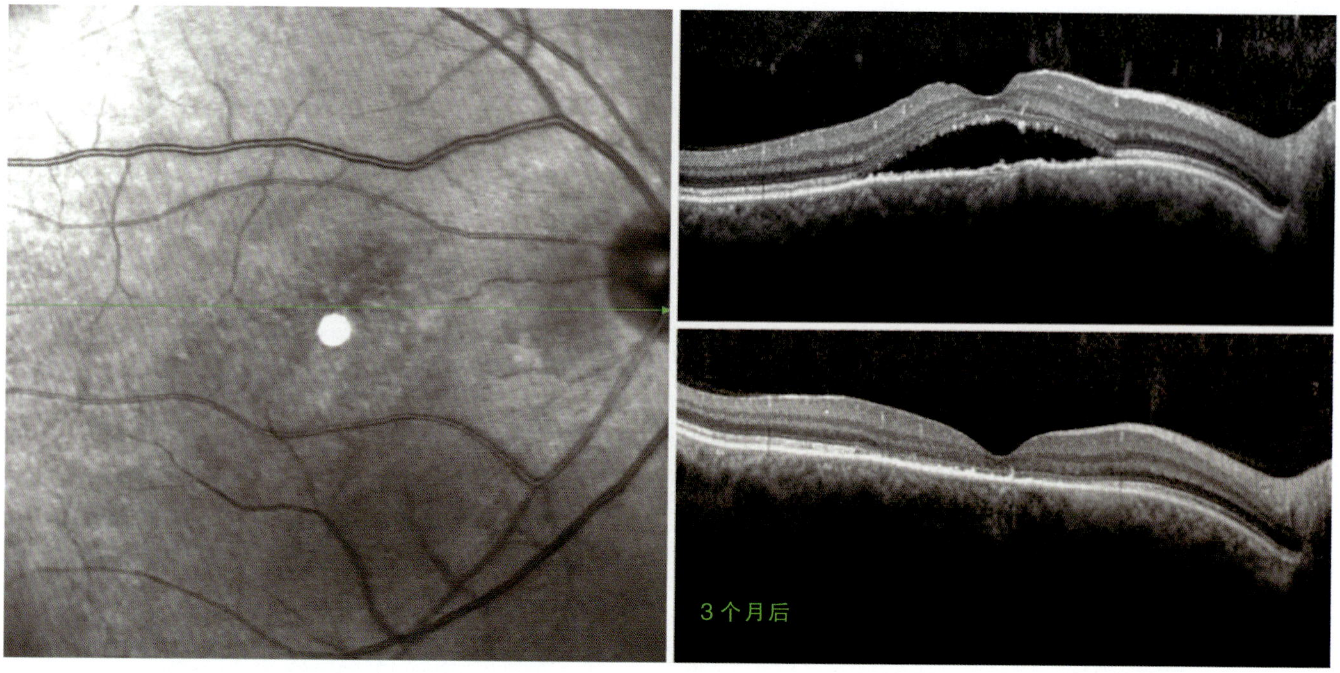

图 4.8 顶端 OCT 切面显示活动期的黄斑。光感受器外节延伸表明疾病的长期性。在接受激光治疗 3 个月,后视网膜下积液完全消失。外核层和感光层变薄导致黄斑中心凹萎缩是长期活动性疾病的结果。

4.2.11 脉络膜新生血管

慢性 CSCR 可能与脉络膜新生血管(CNV)形成有关[1]。

4.2.12 脉络膜增厚

考虑到提出的关于 CSCR 的机制，这个发现是在预料之中的。CSCR 患者双眼 OCT 深度强化成像(EDI-OCT)显示了增厚(图 4.21)[23]。

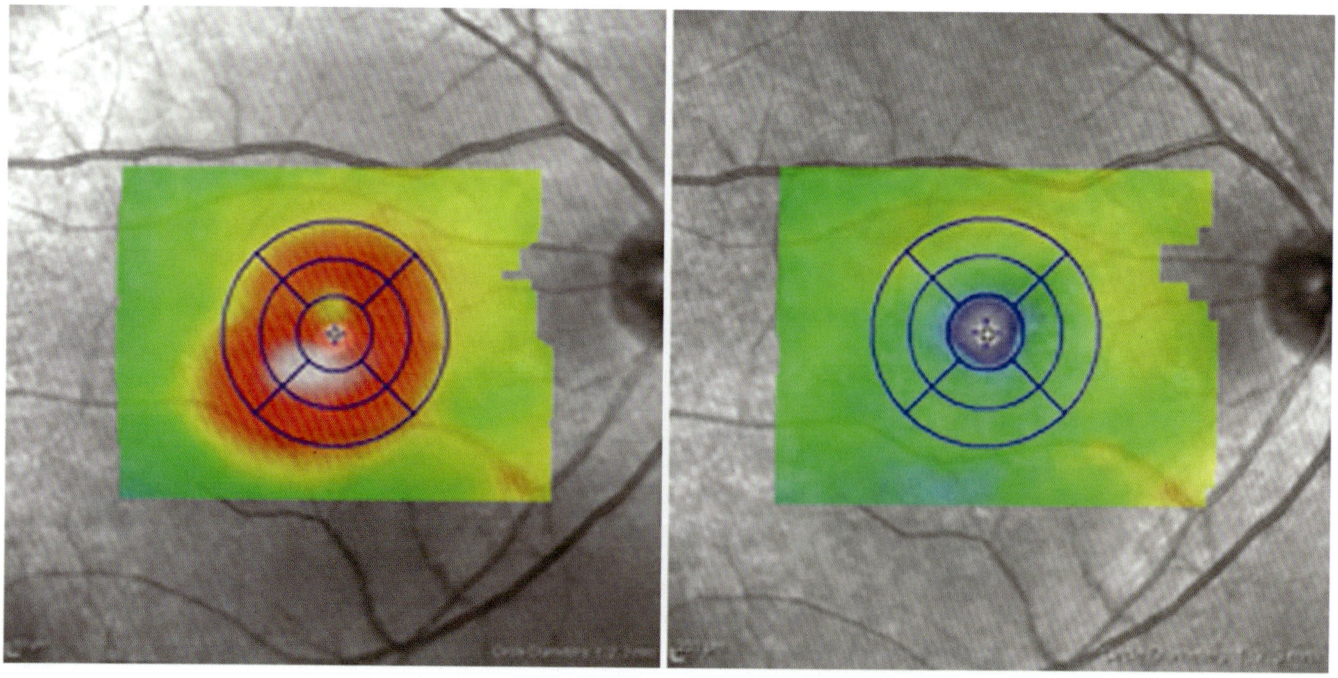

图 4.9 图 4.8 同一例患者的黄斑地形图。左图为疾病活动期,右图为视网膜下积液消失 3 个月后。

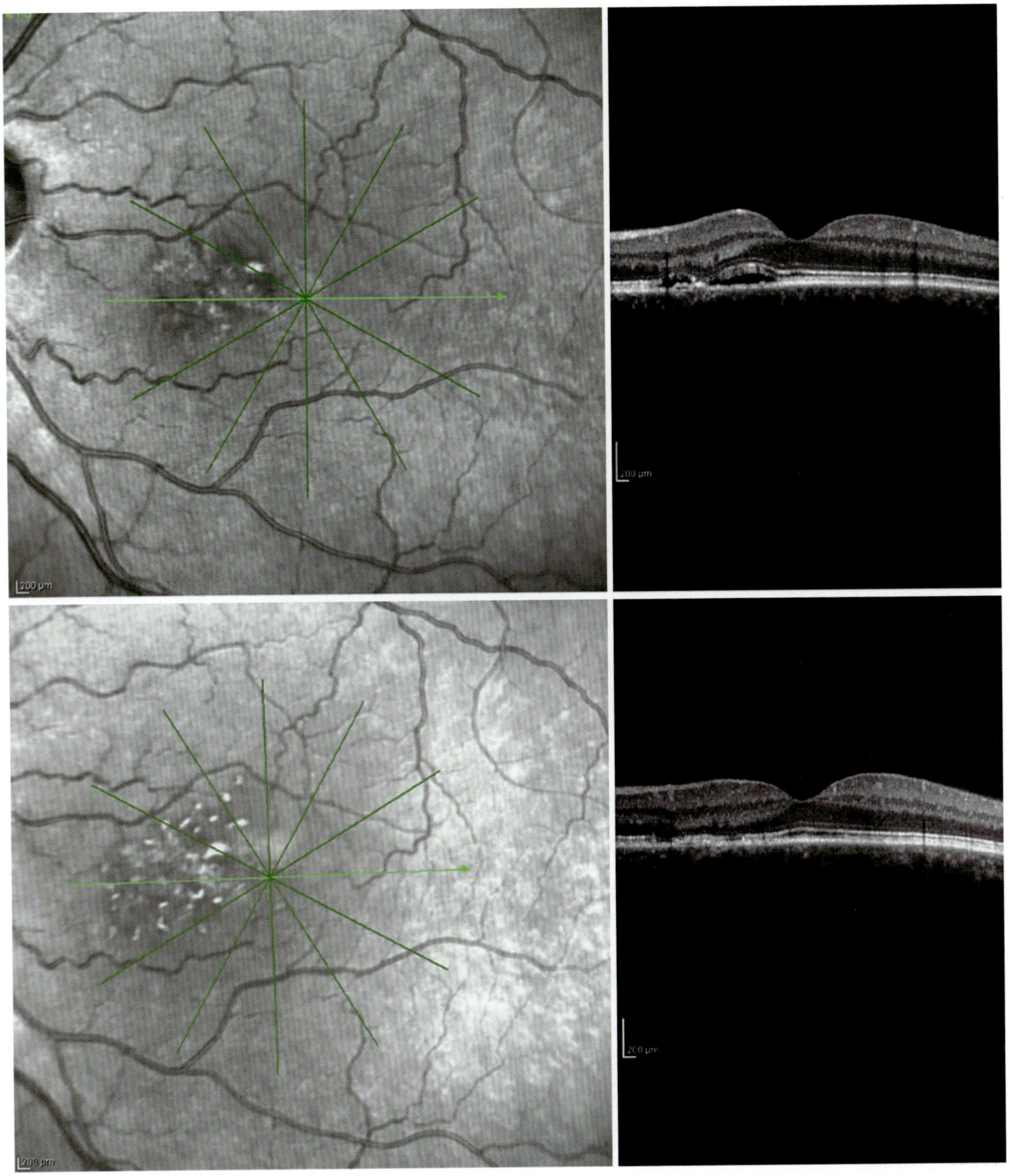

图 4.10　激光治疗前后相隔数月的 OCT 图像。在第二张 SLO 图片中可见激光造成的损伤。在 CSCR 恢复后复位的视网膜通常会显示轻微的萎缩性改变。

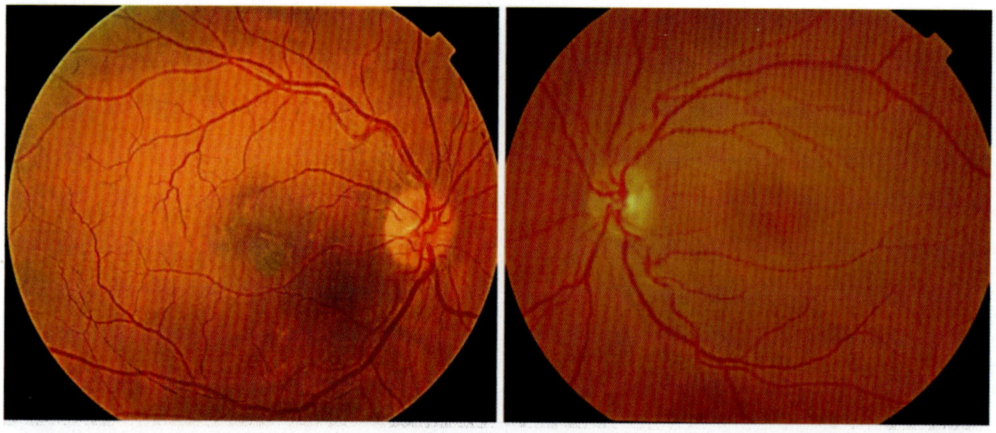

图 4.11 一例 15 年内反复出现 CSCR 的 58 岁男性患者的彩色眼底图像。患者陈述最近得了视物变形症。

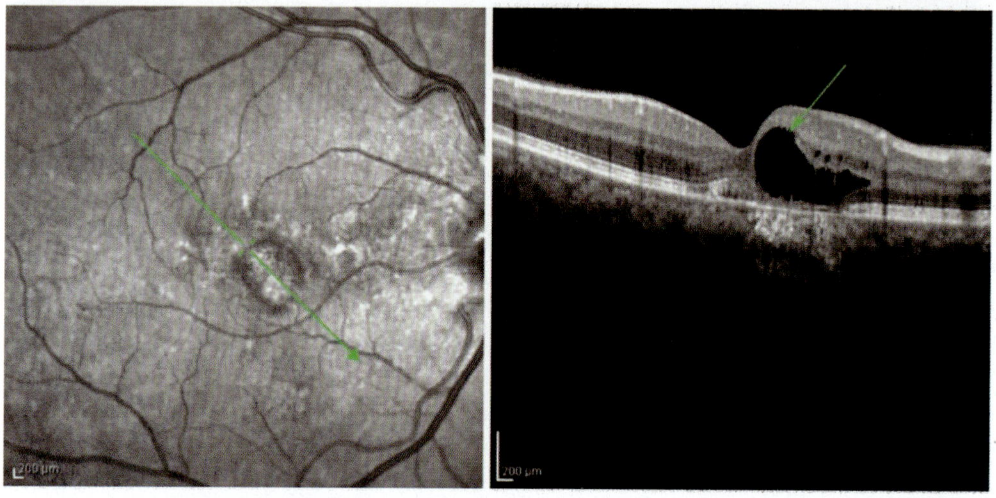

图 4.12 图 4.11 同一例患者的 SLO-OCT 图像。在中心凹旁有一个大的视网膜内囊肿（箭头示）并伴有细胞间纵柱。

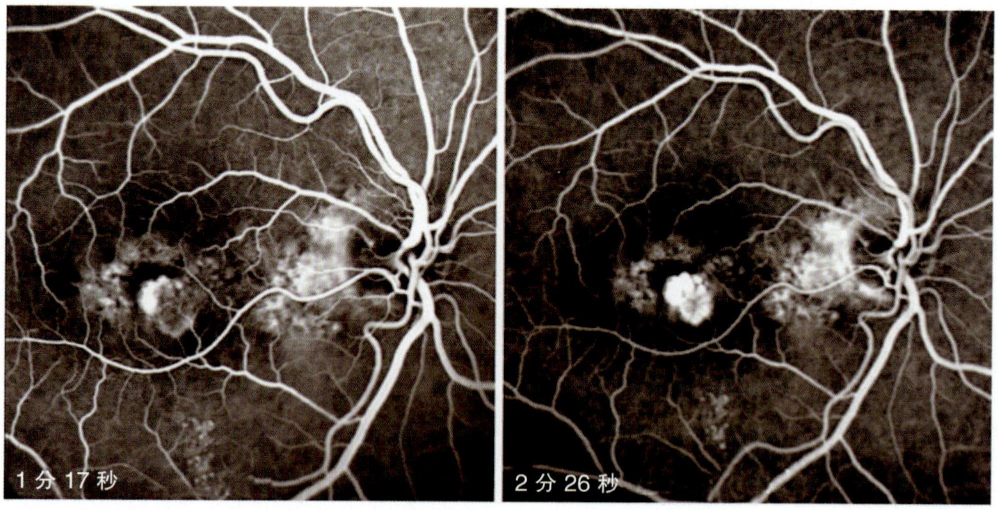

图 4.13 图 4.12 同一例患者的荧光素血管造影图像。荧光模式类似于新生血管膜，却由荧光染料集中在视网膜内囊肿中所致。非常薄的囊壁使得染料可以快速扩散进入囊肿。

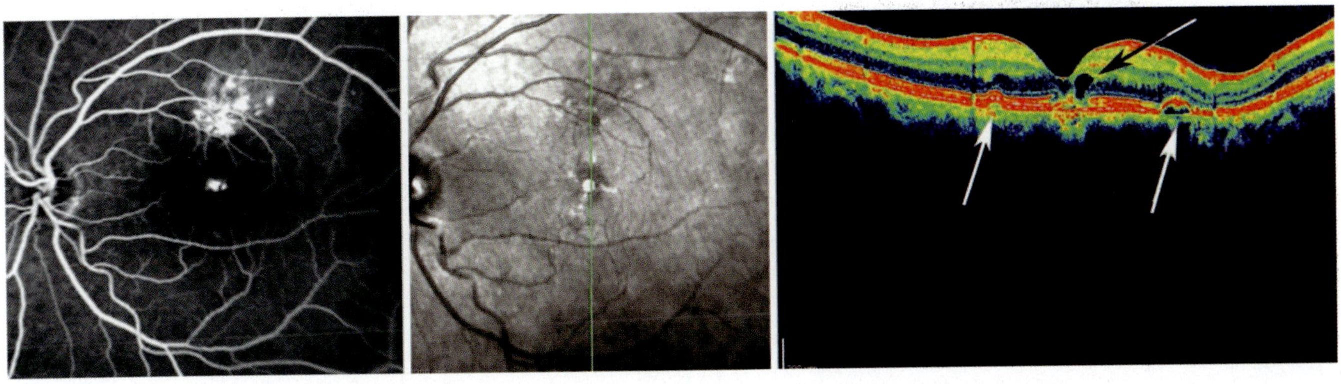

图 4.14　图 4.13 同一例患者的左眼荧光素血管造影和 SLO-OCT 图像。多发性色素上皮脱离（白色箭头示）提示之前的 CSCR 继续侵袭。黑色箭头所示为后囊样变性的小病灶，它对应于 FA 图像上中心凹旁的强荧光点。

4.2.13 无症状眼的体征

在单侧 CSCR 患者中，无症状侧眼 OCT 图像可能显示 RPE 异常，例如 RPE 隆起和色素上皮脱离[9]。

4.3 荧光素血管造影和眼底自发荧光成像的发现

CSCR 患者的荧光素血管造影（FA）描述了多种形态的图像[1,4]：

墨迹样或扩散点是最常见的形态，在早期血管造影中显示为强荧光病灶点。其强度和范围在后期逐渐增加（图 4.22 和图 4.23）。这样的点往往接近色素上皮脱离区。

烟囱样渗漏点或蘑菇样图案是一个从视网膜下空间往上到达视网膜神经上皮层渗漏的病灶点，然后横向扩张（图 4.24）。

在某些病例中，染料渗漏的扩散形式，往往没有明显的渗漏点出现。

FA 的其他结果也进行了阐述，包括荧光素在浆液性脱离区聚集，尤其见于慢性 CSCR 病例及慢性 CSCR 中出现弥散性上皮病变患者[14,24]。

有些学者将 CSCR 分成两种类型：①经典型：RPE 局灶性损伤以及存在与之相关的独立渗漏点；②弥散性视网膜色素上皮病变类型：RPE 广泛性损伤并造成弥散性渗漏[25]。

眼底自发荧光成像（FAF）的发现取决于疾病的慢性长期性[1]。在急性期，可能没有明显的异常或由于代谢的降低和视网膜下积液阻断的影响导致自体荧光过低。几个月后，RPE 细胞凋亡作用的缺乏导致感觉性视网膜外侧边缘光感受器外节积累和高自发荧光的出现[7,24,26]。圆形、粗糙的高自发荧光环，尤其是在视网膜脱离的下方，是视网膜色素上皮过度增长的结果，也是视网膜下积液长期积聚的典型病征（图 4.25 和图 4.26）[18]。

在 FAF 图像上的点状沉淀和白色物质也可以看作强自发荧光病变[26]。有 3 种高自发荧光类型：颗粒型提示部分 RPE 缺失，融合成块状的高自发荧光，以及来自黄斑或视神经盘的急剧下斜的高自发荧光神经纤维束[27]。CSCR 病程与红外光（IR）高/低自发荧光[28]及 RPE 中黑色素变化可能机制相关。

在急性或慢性 CSCR 患者的 FA 图像上，可能观察到一个由可能的 RPE 损伤导致的高自发荧光病灶点（短波自发荧光成像），其对应于一个渗漏点[16,19]。如前所述，在渗漏点的位置，OCT 图像上可能会显示 RPE 隆起，其在红外图像上可能会显示为一个高反射斑点（图 4.27）。

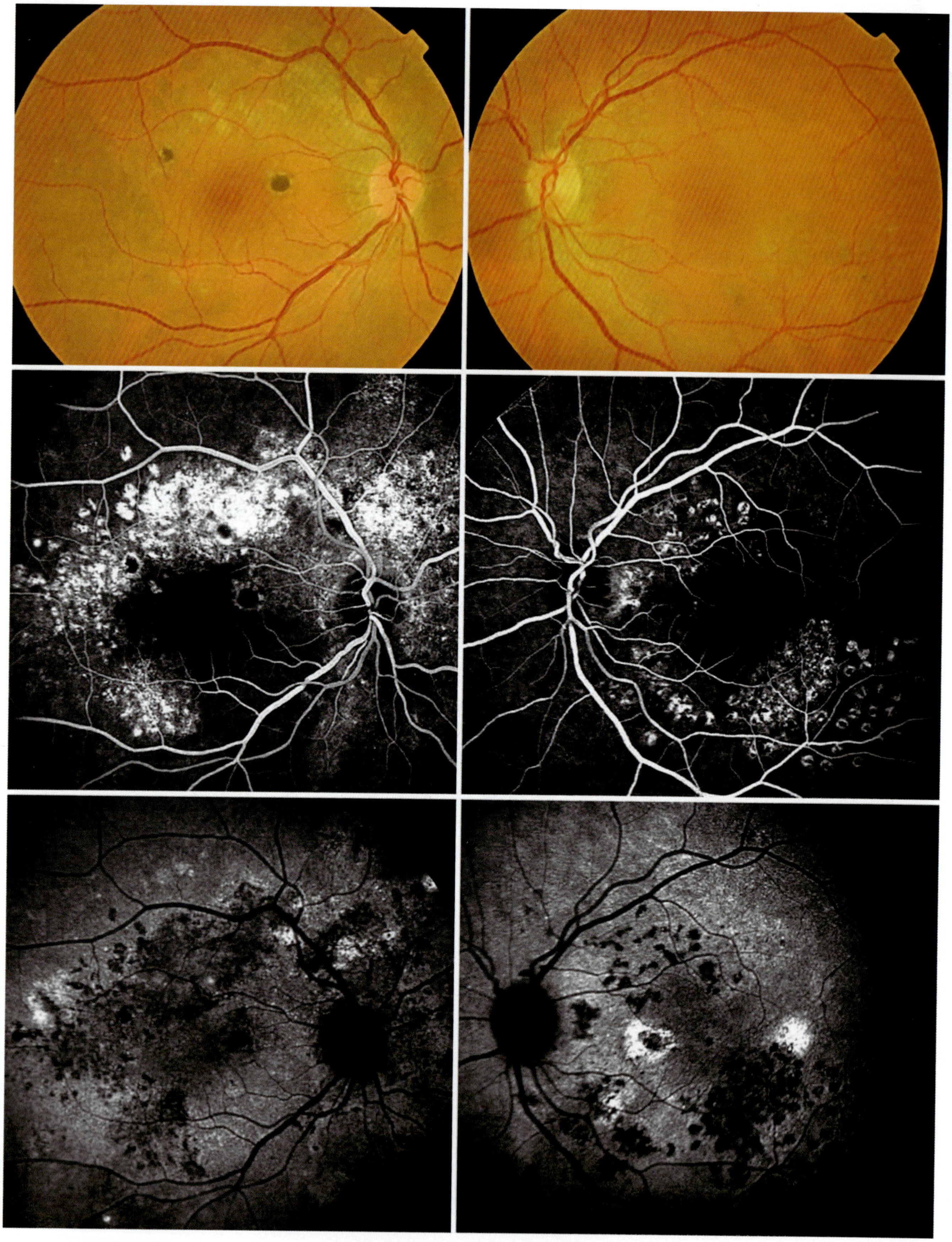

图 4.15 慢性 CSCR 患者的彩色眼底图片，荧光素血管造影和吲哚菁绿血管造影图像。荧光素血管造影显示右眼整个黄斑区域布满强荧光点和病灶。左眼之前的激光损伤后期染色显示为含有弱荧光中心的圆形强荧光点。它们在 ICGA 图像上显示为沿下级血管弓的弱荧光点。

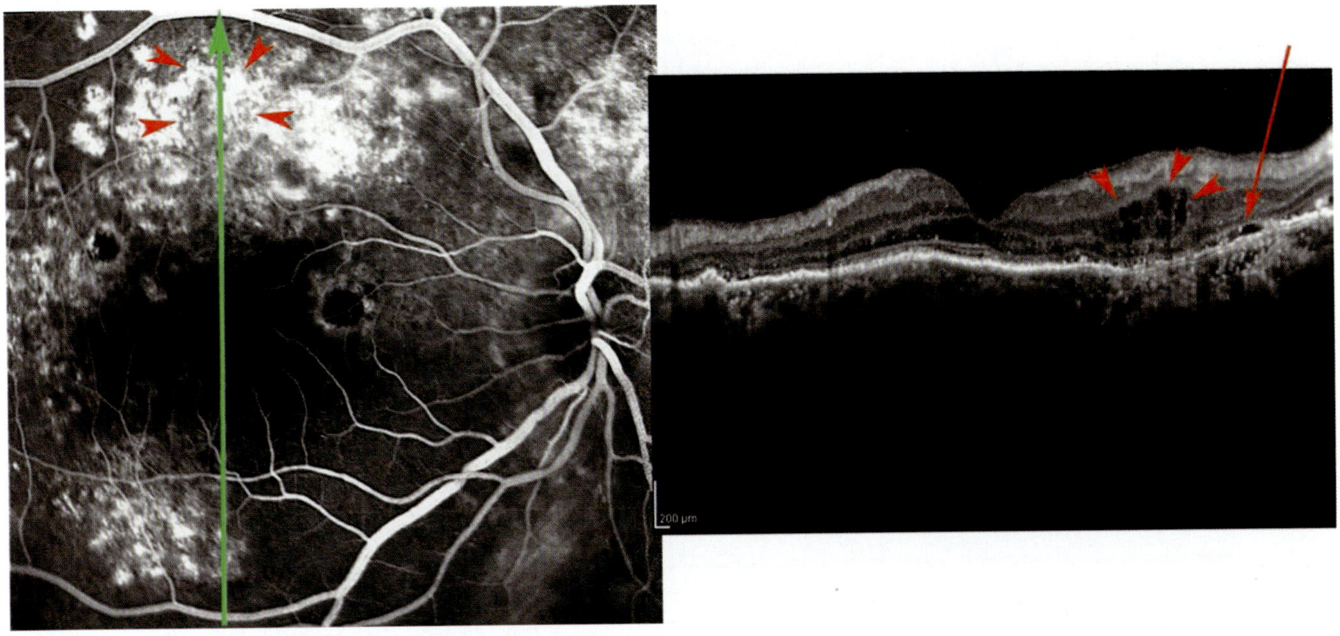

图 4.16　图 4.15 同一例患者的 FA-OCT 图像。后囊样变性(红色箭头示)位于强荧光区域的上方。变性部位附近有少量视网膜下积液提示活动性疾病。

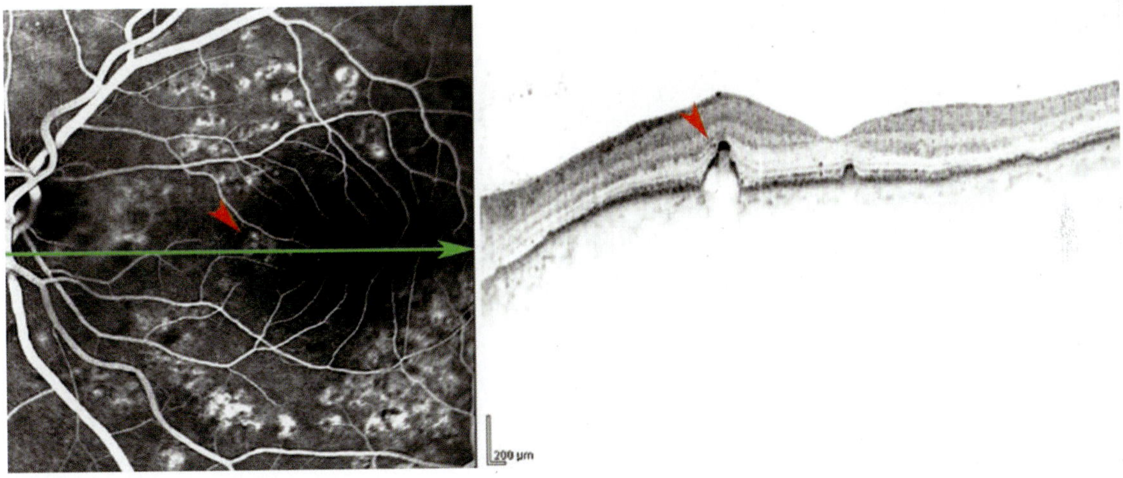

图 4.17　图 4.15 同一例患者的左眼 FA-OCT 图像。未见视网膜下积液。在 FA 图像上,顶端有高反射物质(色素)的小 PED(红色箭头示)与含有弱荧光中心的小的强荧光病变相对应。

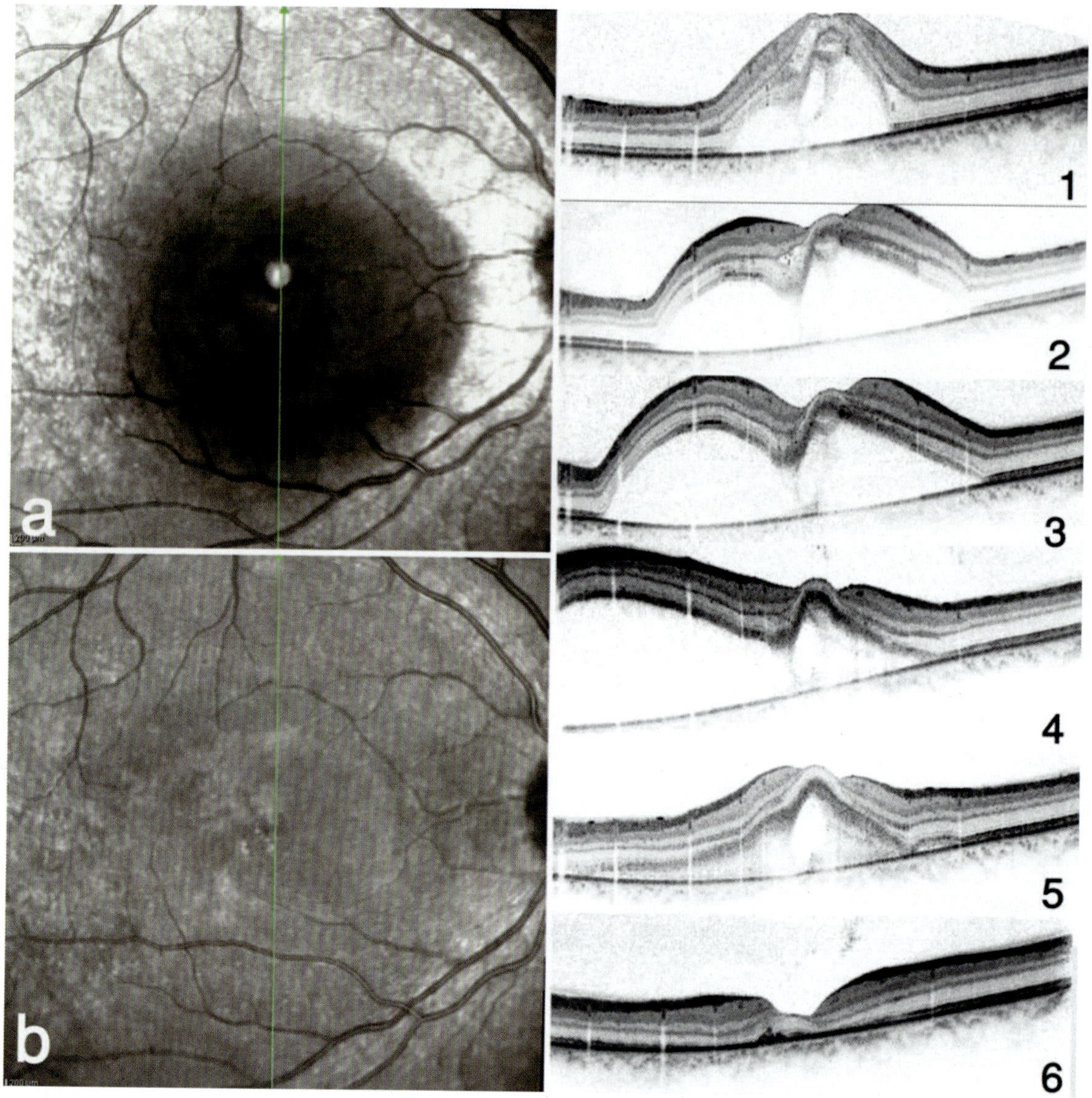

图 4.18 在不同的随访 OCT 图像上显示渗漏点的位置。渗漏点的位置与视网膜的外部结构有关。

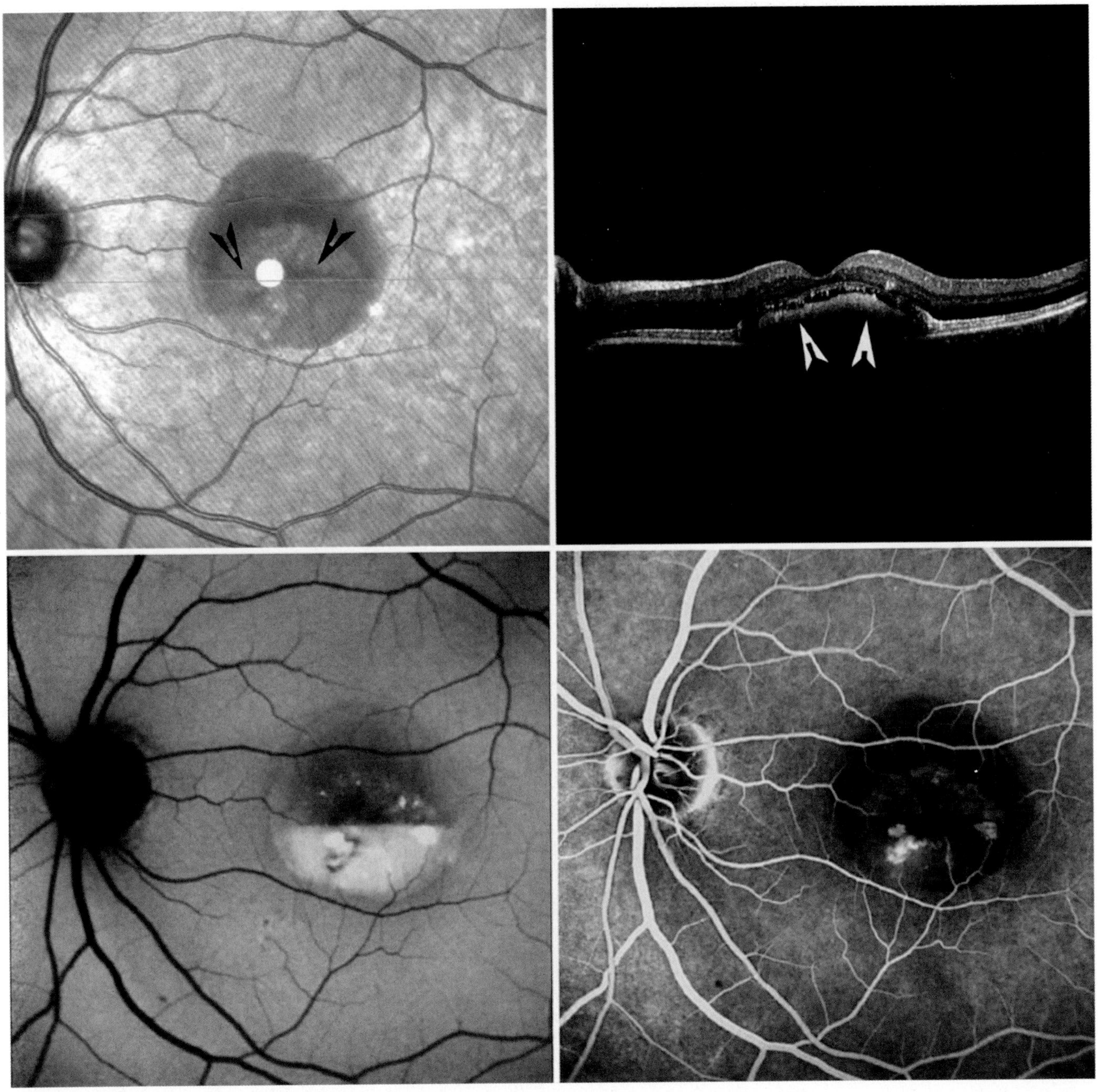

图 4.19　纤维素性 CSCR 患者 SLO-OCT 和 FAF-FA 图像。在 SLO 和 FAF 图像上可见一条沉淀线。OCT 图像显示高反射物质沉积在分离区。沉淀纤维物质的强荧光在 FAF 图像上更为显著。荧光素血管造影图像表现为一条沉淀线并伴有晚期模糊的染料渗漏。对侧眼视力正常以及眼电图(EOG)检查结果在正常范围内。

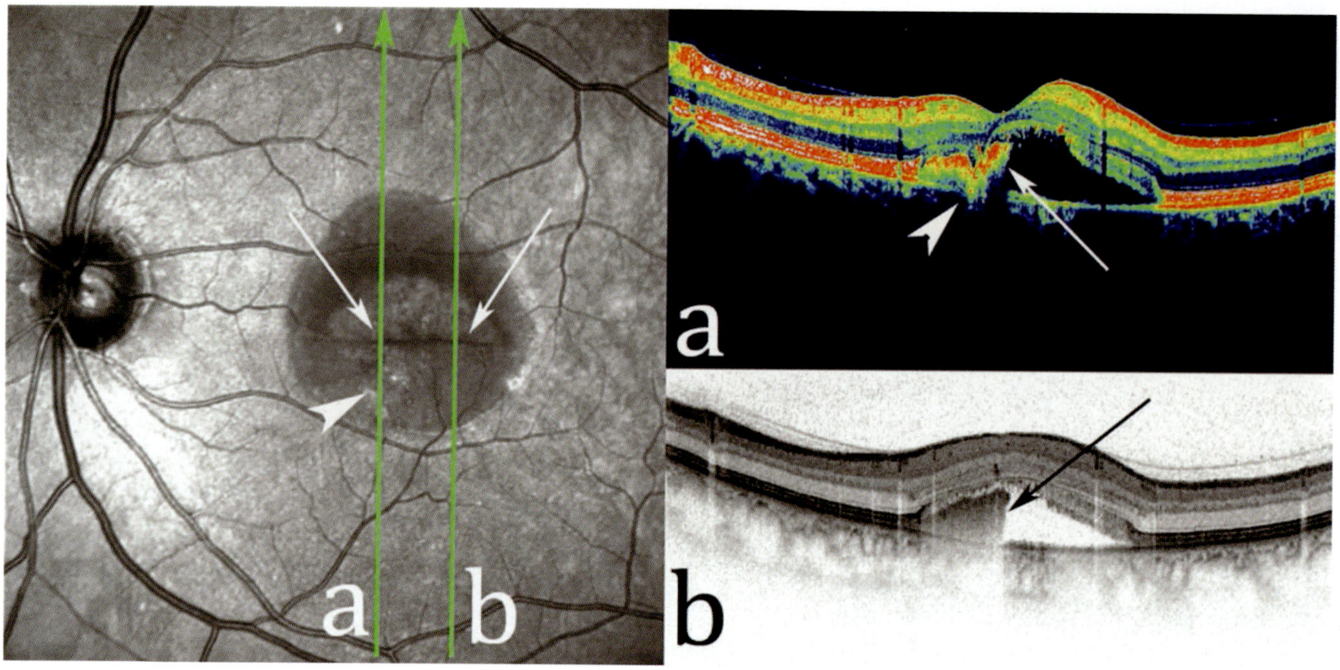

图 4.20 图 4.19 同一例患者的 SLO 和 OCT 图像。显著的高反射物质蓄积(箭头示)伴有沉淀线以及荧光素血管造影图像上显示在渗漏点位置存在视网膜色素上皮断裂(三角示)。

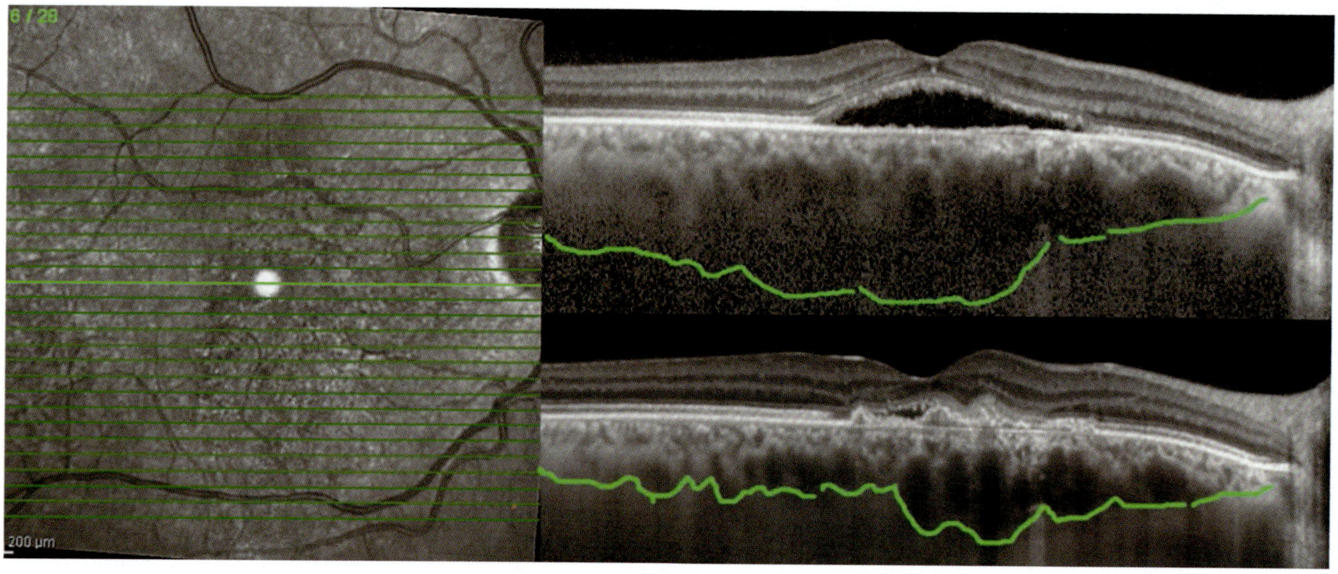

图 4.21 慢性复发性 CSCR 患者的两张 SLO-OCT 图像,上方 OCT 图像为光动力学治疗前扫描所得,下方 OCT 图像为光动力治疗一周后扫描所得。在上方 OCT 图像上,有明显的视网膜下积液和光感受器外节延长伴严重脉络膜增厚(脉络膜的外边界以绿线标示)。下方 OCT 图像显示脉络膜塌陷充血以及视网膜下积液恢复后 RPE 高低起伏。

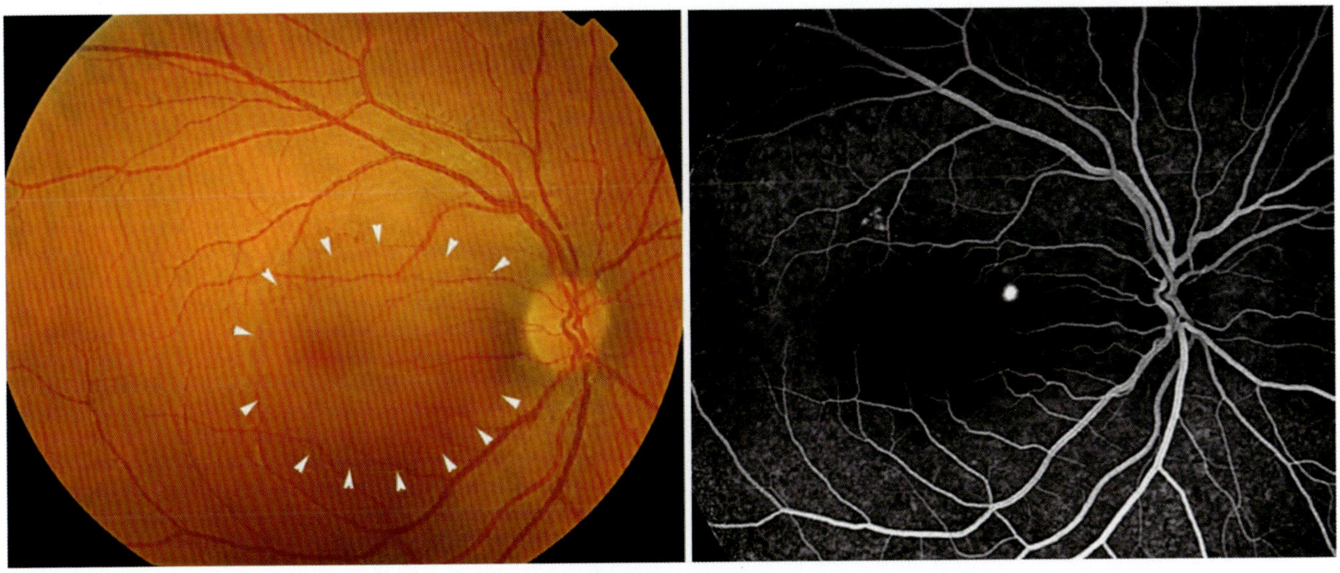

图 4.22 一例主诉在转诊前两周出现视力下降的 29 岁男性的彩色眼底照片和荧光素血管造影(FA)图像(染料注射 1 分 24 秒后获得)。视网膜下积液的范围由白色箭头界定。液体渗漏部位在 FA 图像上显示为强荧光的圆形病灶(墨迹点)。

4.4 进一步研究

OCT 是一个用来监测 CSCR 急性或慢性期的有效方法(图 4.28)。它也能用来评估治疗是否成功(图 4.28 至图 4.31)。

4.5 鉴别诊断

一些疾病例如渗出型老年性黄斑变性(wet-AMD)、脉络膜肿瘤、视盘小凹和 Vogt-Koyanagi-Harada(VKH)综合征可能会被误诊为 CSCR[4],因为脉络膜新生血管也能在 CSCR 的进展中，尤其在慢性病例中[1]。多发性视网膜色素上皮不规则的出现例如不规则色素上皮脱离与渗出性 ARMD 病变类似,使得这两种疾病难以区分(图 4.32 和图 4.33)。

一些发现例如患者年龄、其他一些 AMD 体征和偏侧性或许能有助于鉴别[4]。CSCR 在 OCT 图像上的另一个鉴别诊断是锥体营养不良，尤其在慢性病例中。在长期活动性 CSCR 积液消失后所观察到的后遗症是外核层的缺失和萎缩,类似于锥体营养不良。已痊愈的慢性 CSCR 将会导致黄斑中心凹和旁中心凹区域出现高自发荧光(图 4.34)。

在 FAF 图像上伴有明显分界的“牛眼”图案即可考虑为锥体营养不良(图 4.34)。

有很多多病灶 CSCR 的报道，主要发生在使用了类固醇的患者中[30],这可能会被误诊为 VKH 综合征(图 4.35 至图 4.37)。伴随的全身症状和眼部炎症有利于 VKH 综合征的诊断[4]。

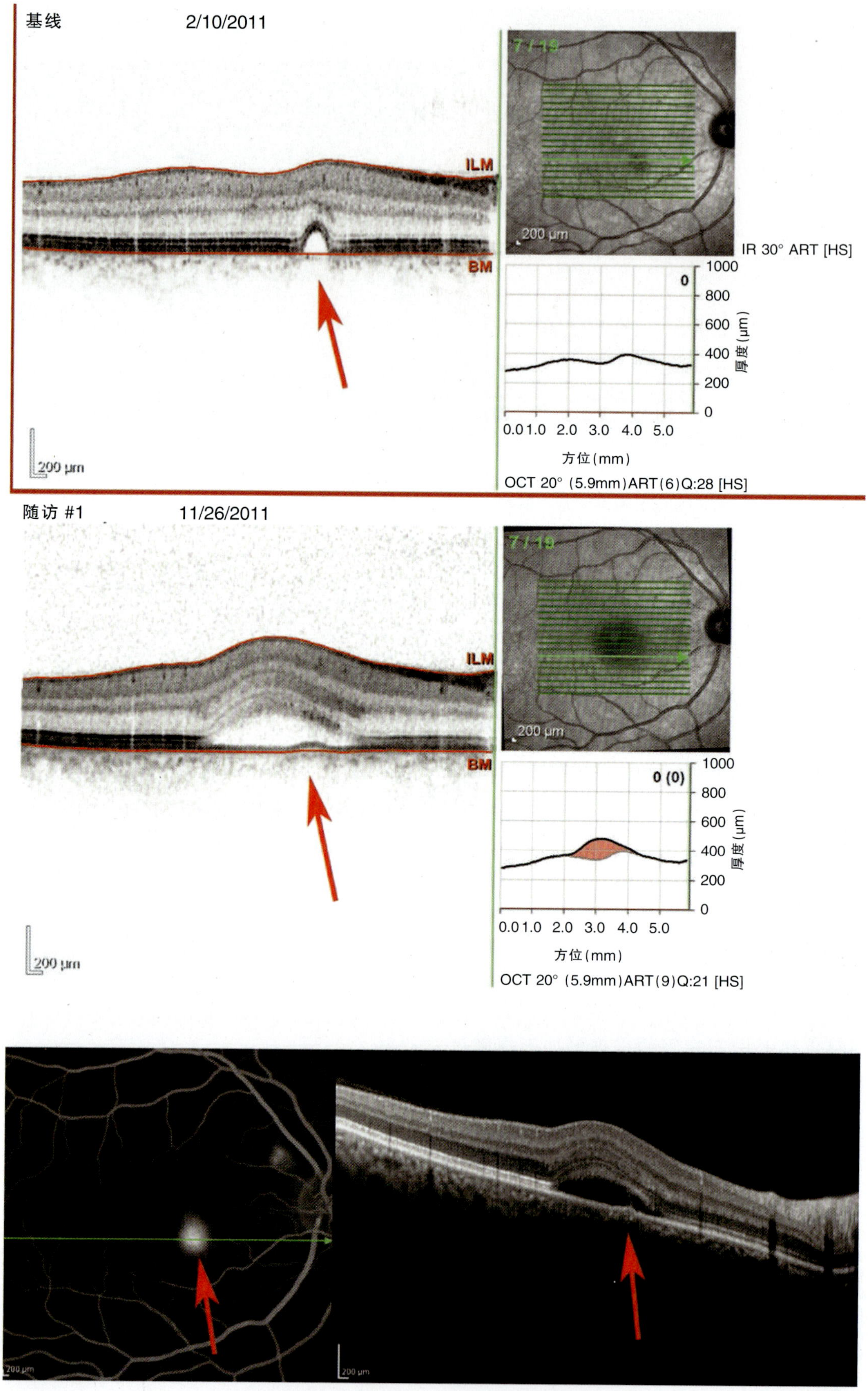

图 4.23　这些图片显示了急性 CSCR 的渗漏点和 RPE 改变(红色箭头示)从急性期的小色素上皮脱落(上方图像)转变为急性期小 RPE 隆起(中、下图像)。

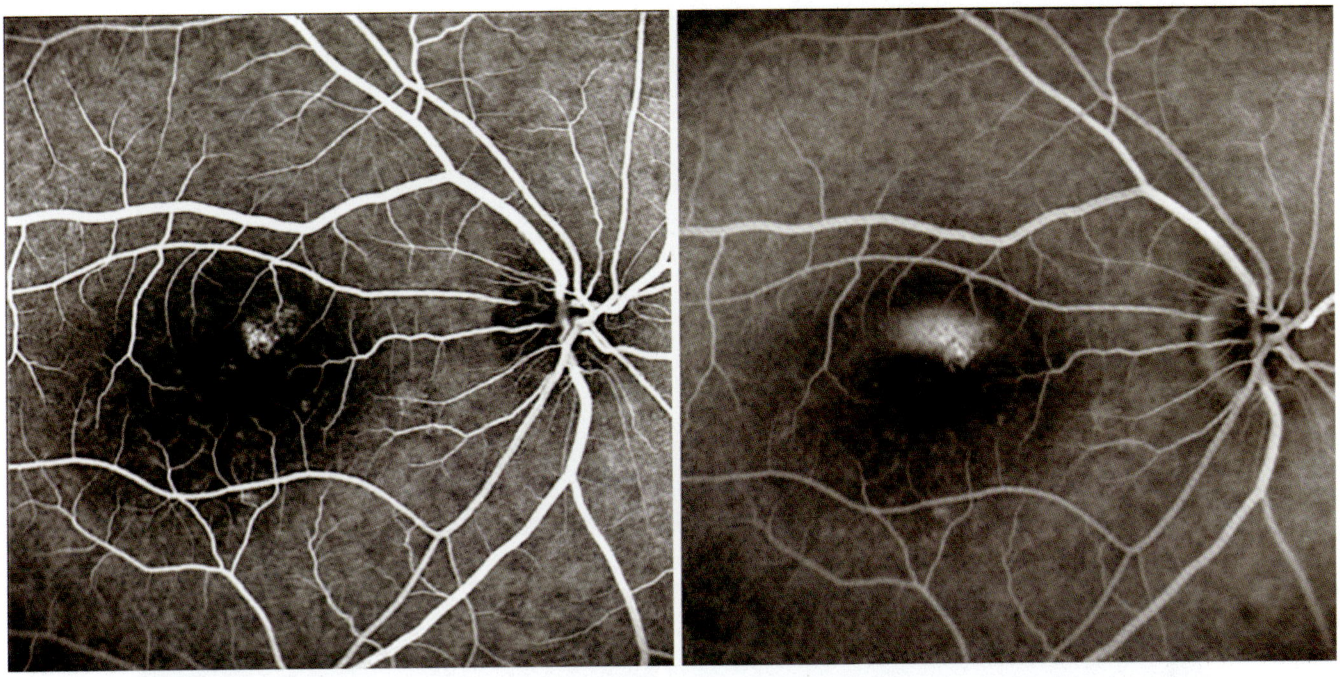

图 4.24　急性期 CSCR 患者荧光素血管造影(左图为注射染料后 3 分钟获得;右图为注射染料后 9 分钟获得)。小的病灶点(扩张点)渗漏随时间增多而增大。

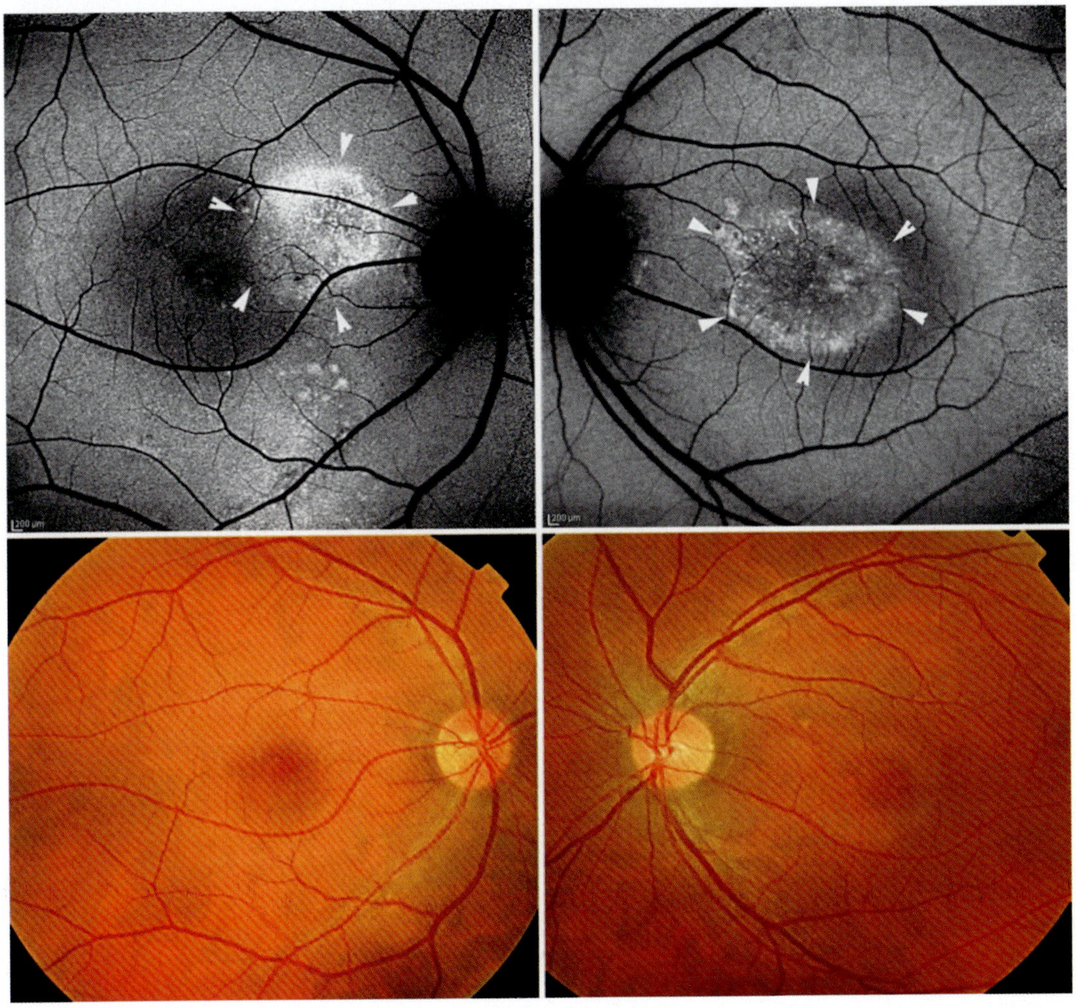

图 4.25　慢性复发性活动性 CSCR 患者的眼底自发荧光造影和彩色眼底图像。圆形、粗糙的高自发荧光区域提示 RPE 生长活跃,这也是长期视网膜下积液的特点(白色三角示)。

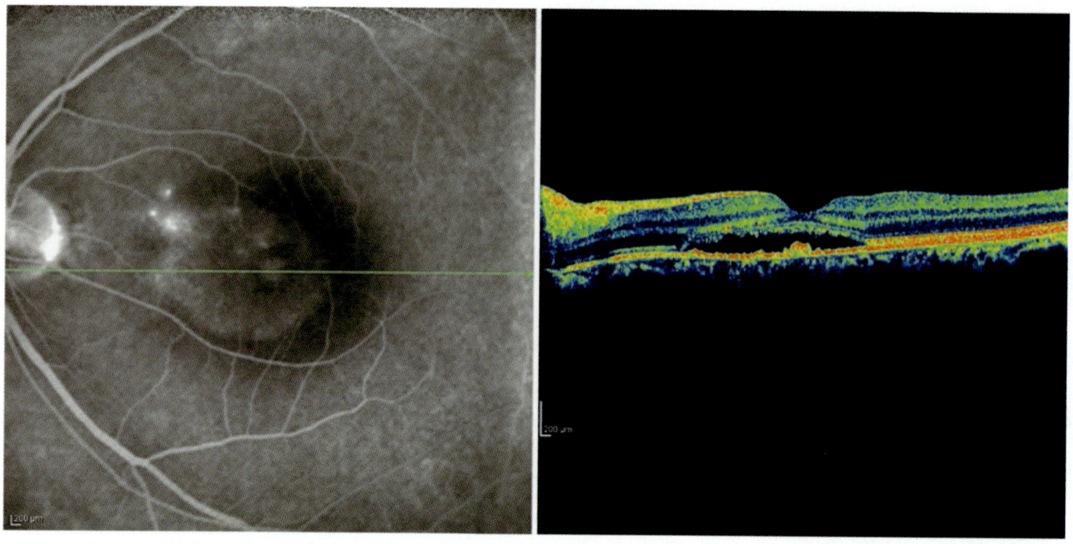

图 4.26 图 4.25 同一例患者的 FA-OCT 图像显示出了渗漏的精确位置以及黄斑中心凹浆液性脱离。

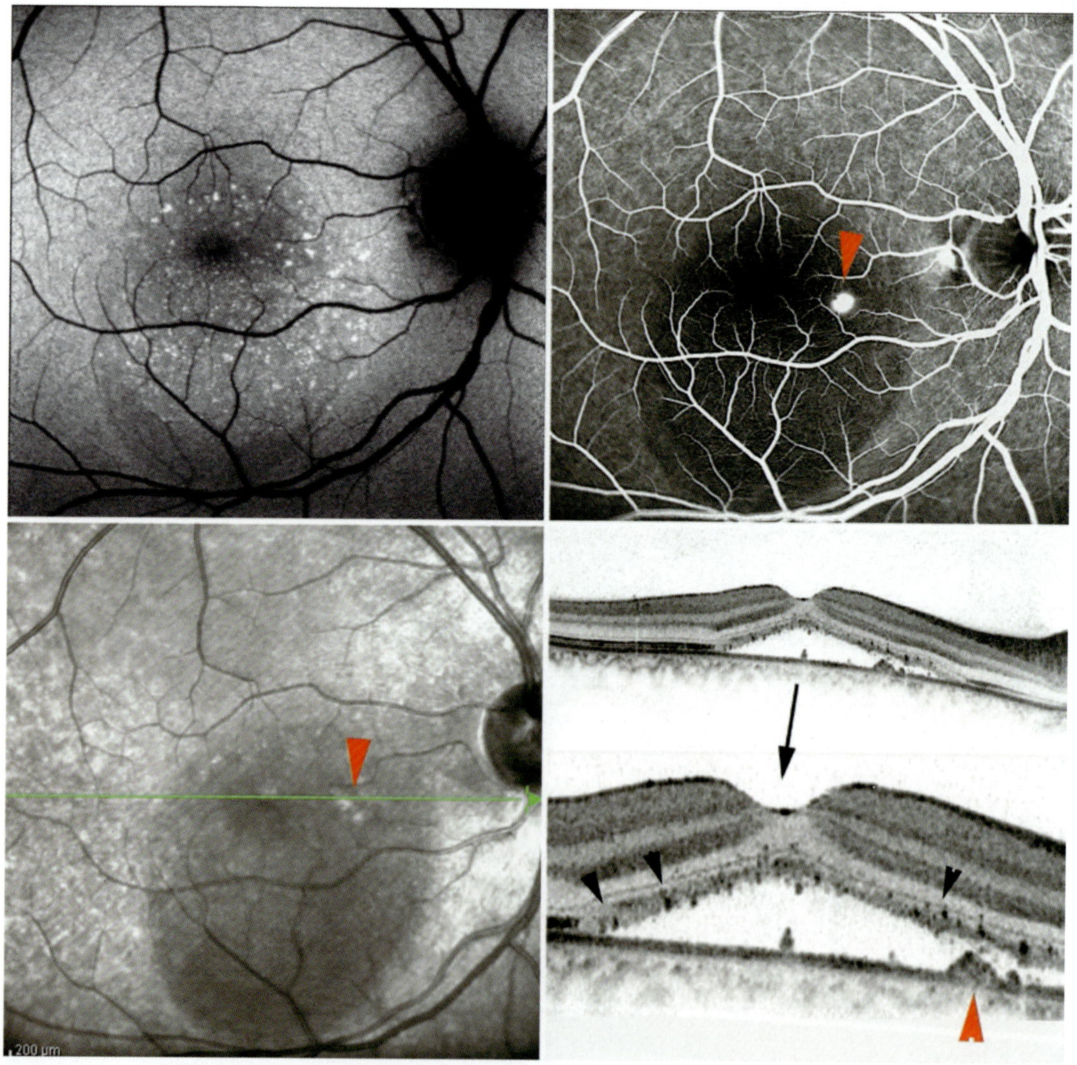

图 4.27 这些图片显示了渗漏位置(红色三角示),其在 FA 图像上显示为一个单独的强荧光点,在红外光(IR)影像上显示为一个高反射点,在 OCT 图像上显示为 RPE 的突起。黑色箭头指向黄斑中心,三角箭头示慢性疾病继发性改变导致的外节延长。

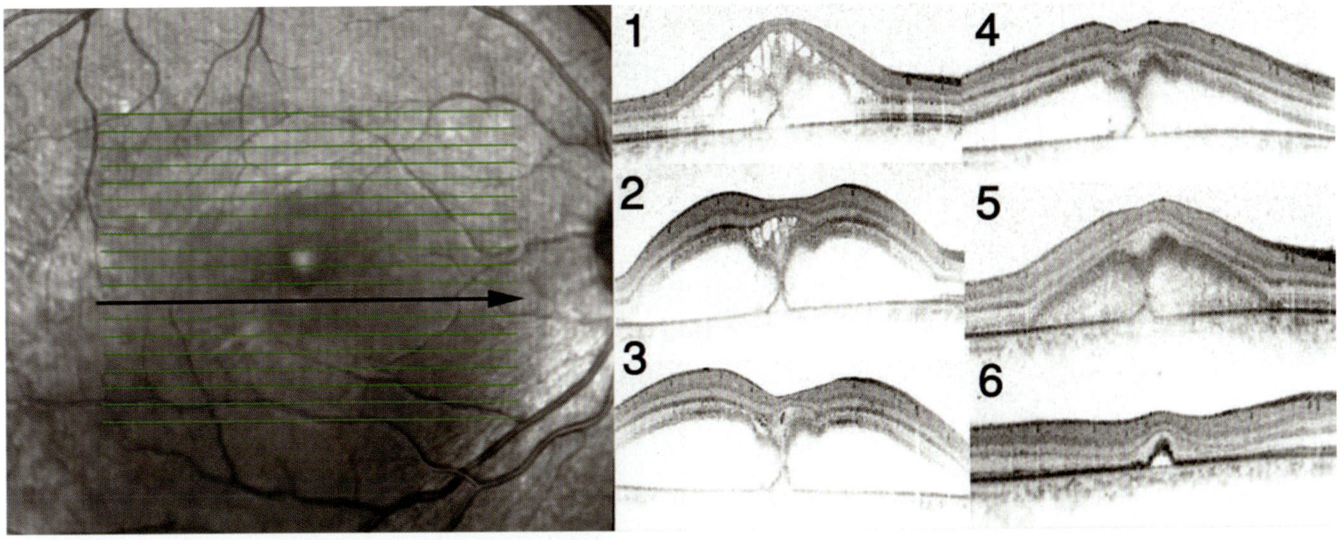

图 4.28　这一系列 OCT 图像显示 CSCR 初始症状出现后 3 小时(1)、4 天(2)、9 天(3)、14 天(4)、34 天(5)以及 77 天(6)。

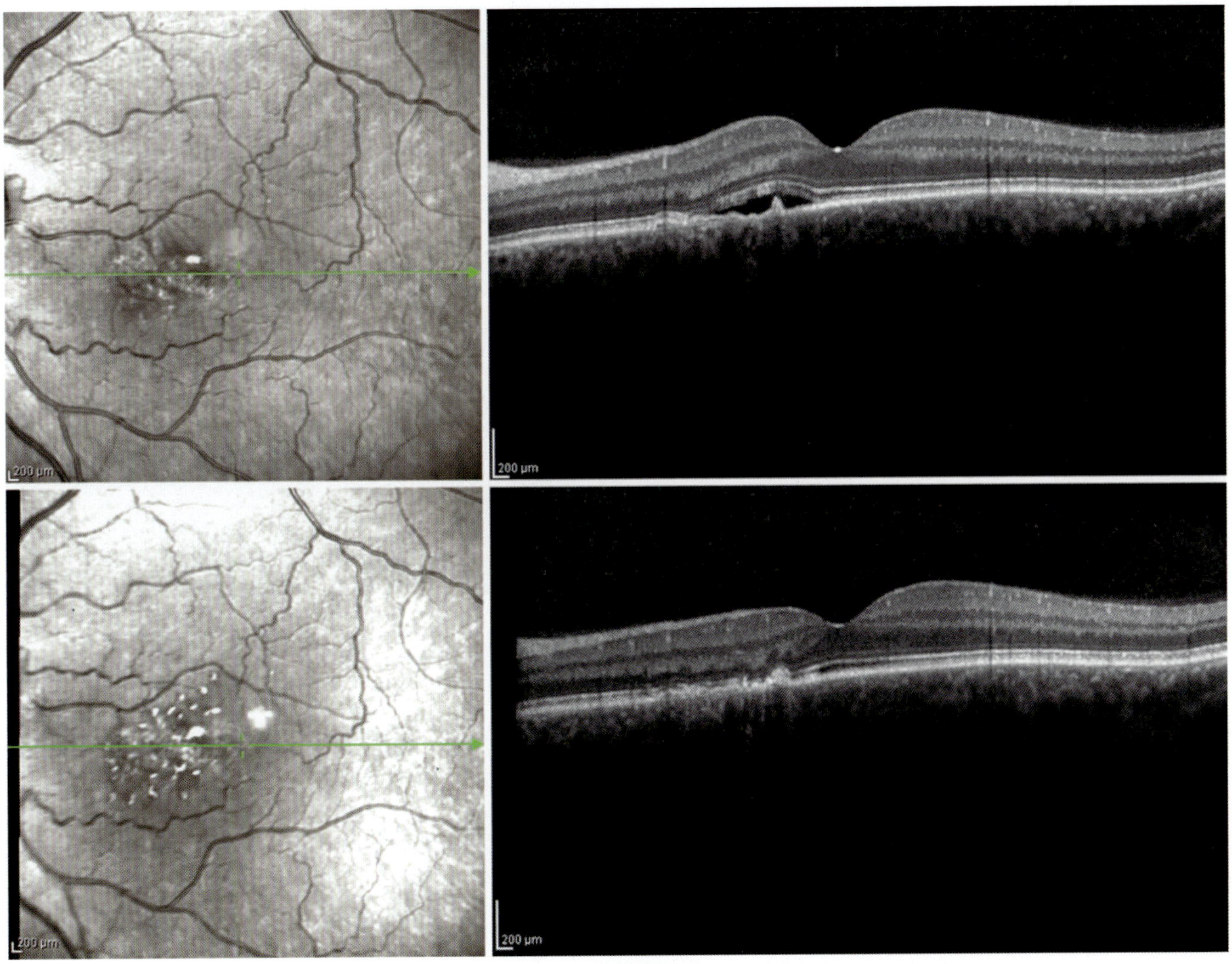

图 4.29　激光治疗后前(上图)和激光治疗后(下图)的 OCT 图像。

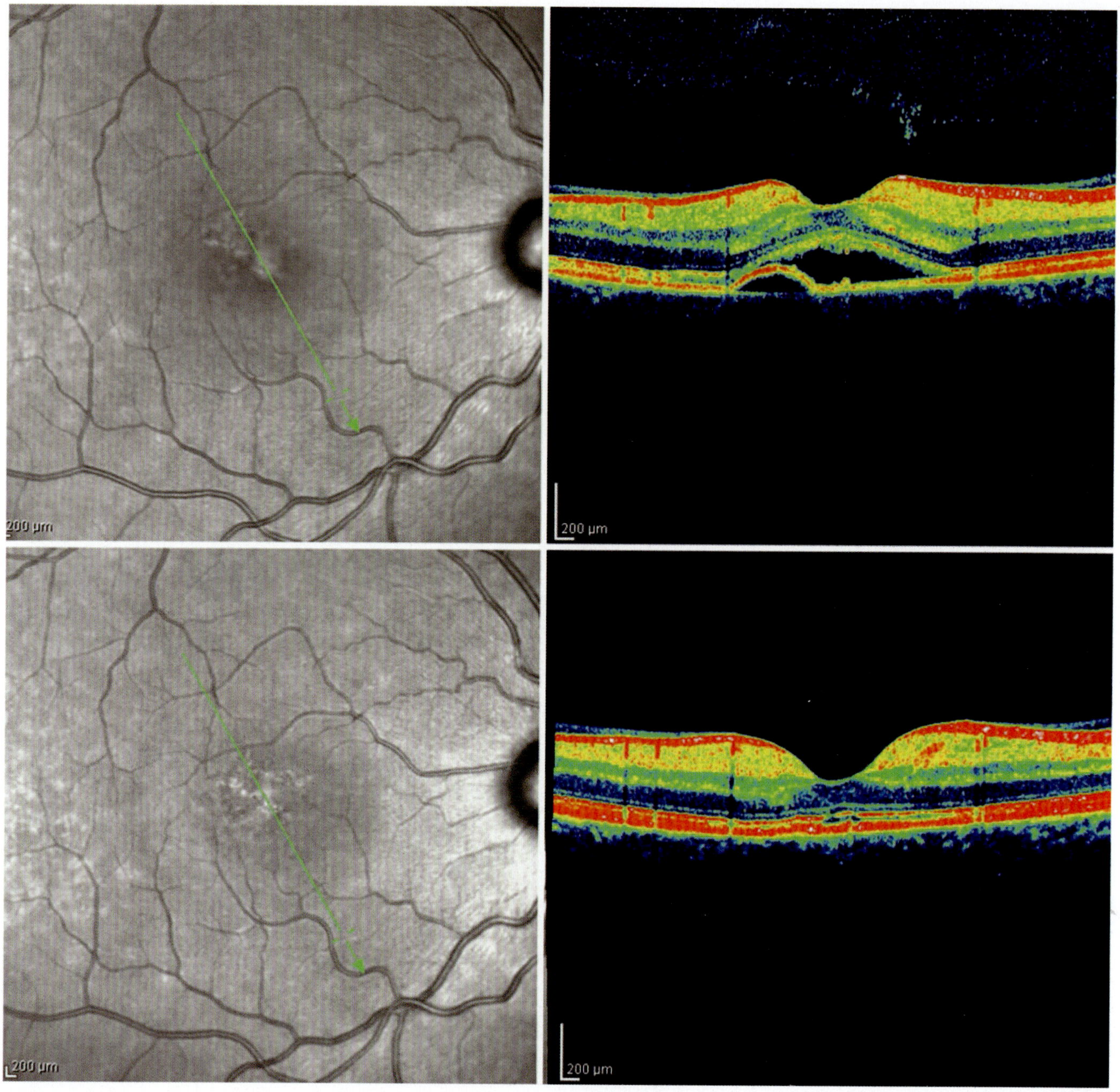

图 4.30 这两张 OCT 图像扫描相隔 50 天，显示了接近恢复的色素上皮脱离和视网膜下积液。

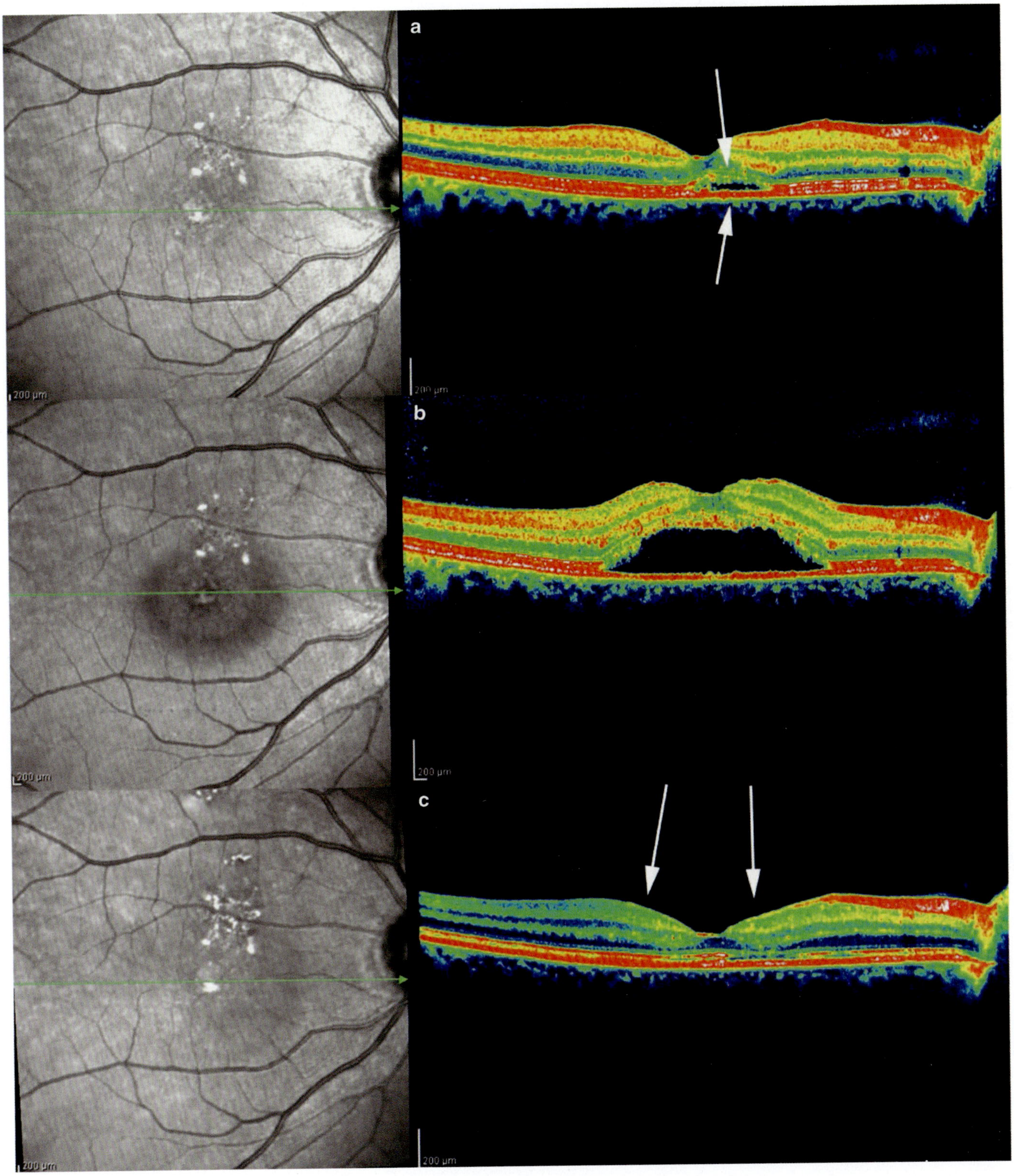

图 4.31　(a)在黄斑中心凹和旁中心凹区域有少量视网膜下积液(白色箭头示)。(b)其次为复发性疾病以及更为严重的视网膜下积液。(c)治疗后浆液性脱离彻底痊愈并伴外核层轻度变薄(白色箭头示)以及黄斑萎缩。

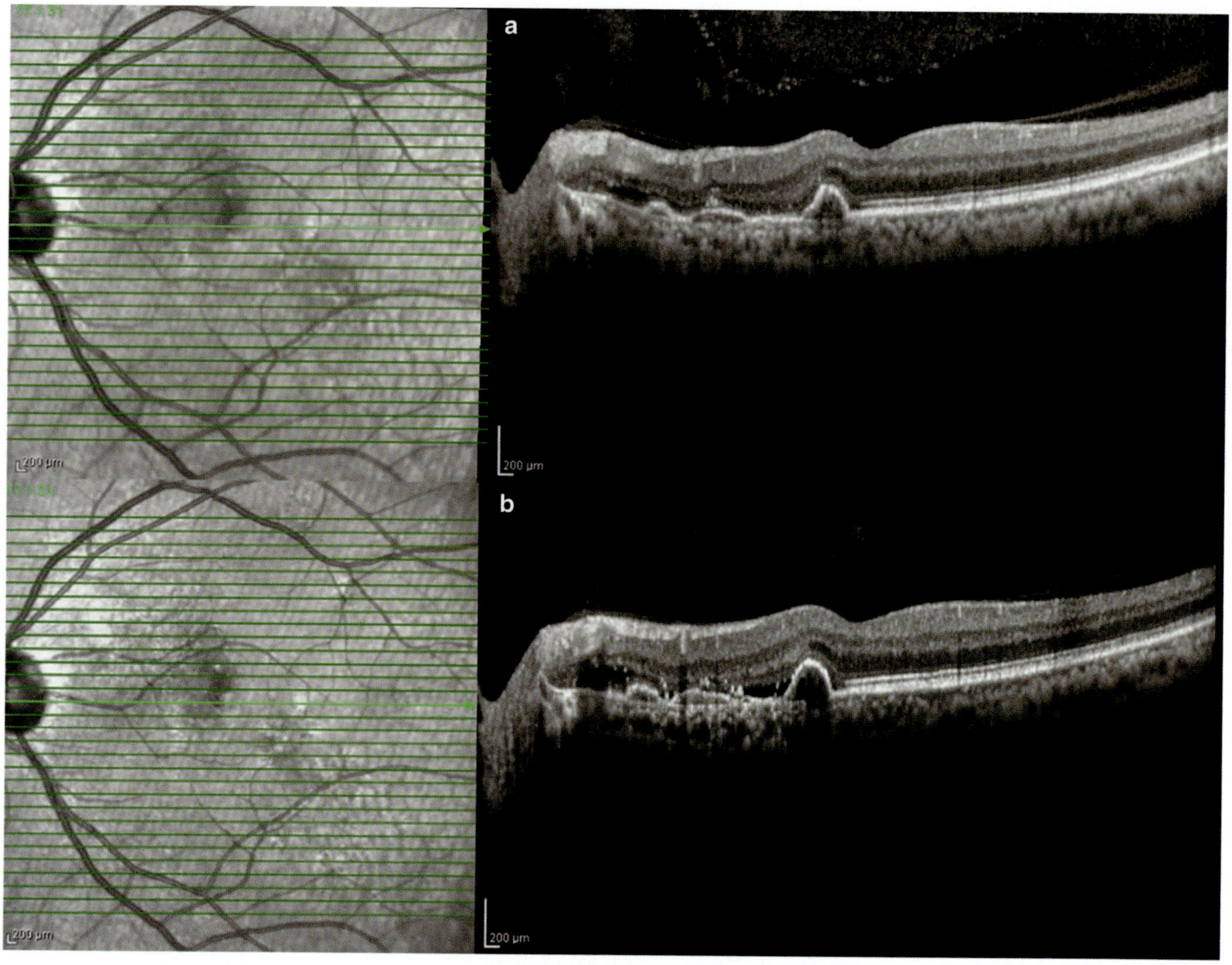

图 4.32 慢性活动性 CSCR(b)治疗痊愈后(a)的 SLO-OCT 图像。多发性视网膜色素上皮不规则伴不规则的色素上皮脱离与渗出型老年性黄斑变性(AMD)类似。

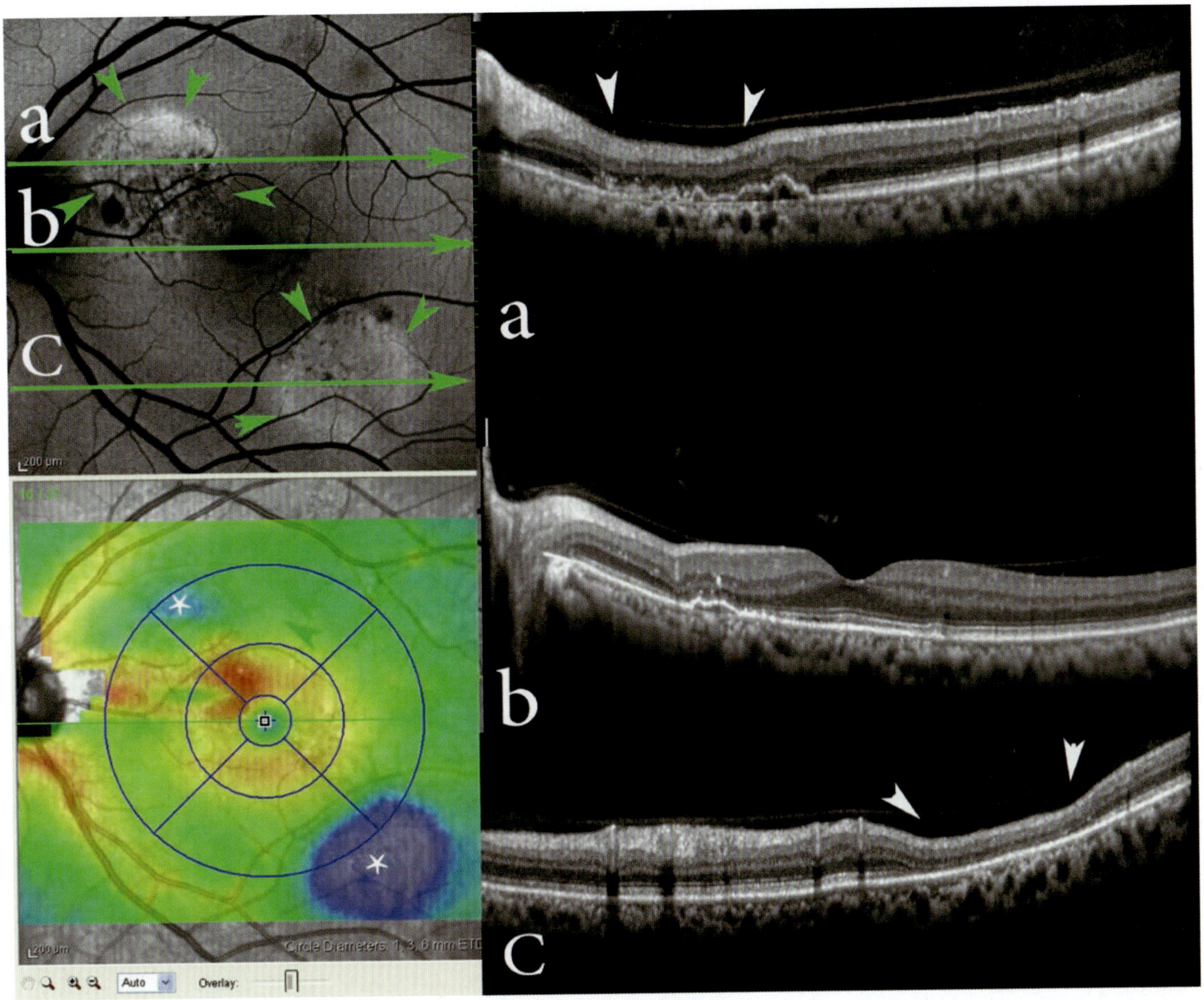

图 4.33　图 4.32 同一例患者的 FAF、OCT 以及厚度图。FAF 图像上多发的、圆形的、高自发荧光区域(绿色三角示)以及外层视网膜萎缩的局部区域与这些高自发荧光病变(白色三角示)相对应，是鉴别新生血管病变的主要线索。

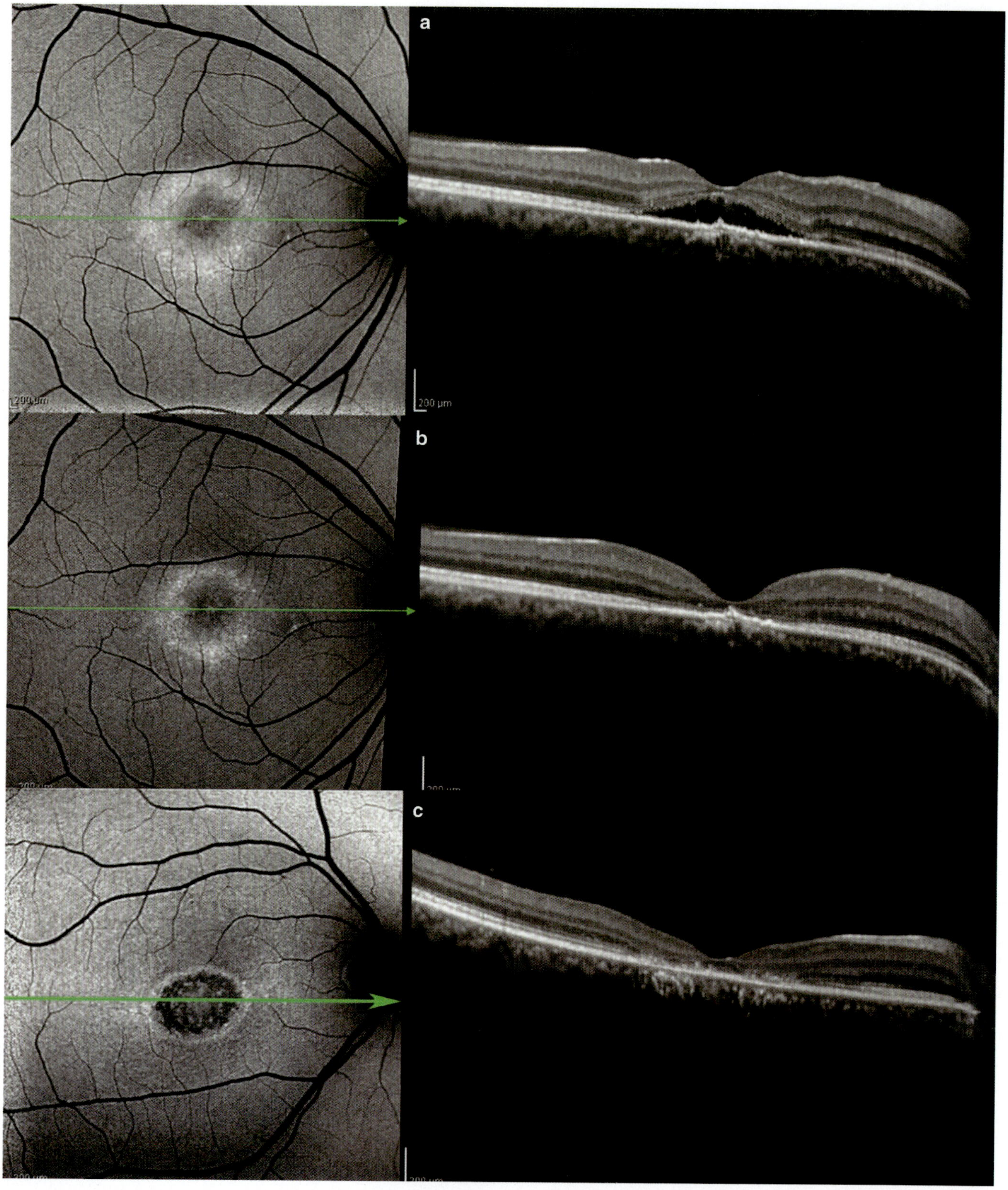

图 4.34 已痊愈 CSCR 的一个鉴别诊断为锥体营养不良。(a)慢性 OCT 患者的 FAF-OCT 图像，在 FAF 图像上可以观察到旁中心凹区明显的高自发荧光。浆液性视网膜脱离在横断面 OCT 图像也很明显。(b)积液消失后，黄斑萎缩性改变伴外核层萎缩与锥体营养不良极其相似。(c)锥体营养不良患者的 FAF-OCT 图像。在 FAF 图像上有特征的"牛眼"图案伴黄斑中心凹光感受器以及外核层缺失便能诊断为锥体营养不良。

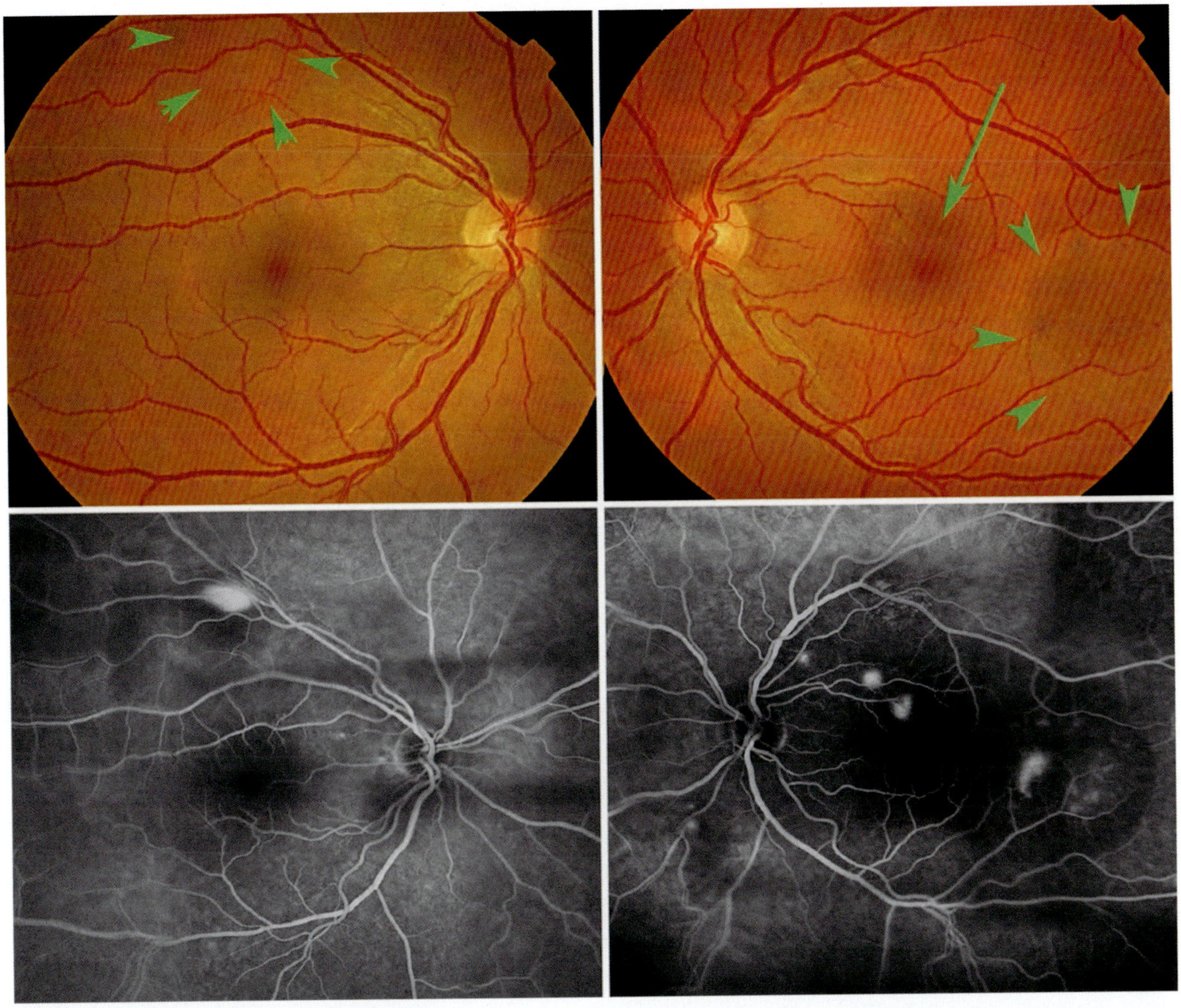

图 4.35　多病灶性 CSCR 患者的彩色眼底图片和荧光素血管造影图像。晚期血管造影中，右眼视网膜下积液区域沿着上级血管弓并伴有大量渗漏。在左眼黄斑中央(箭头示)和颞侧黄斑区(三角示)的两个视网膜下积液病灶伴有明显的多灶性渗漏。

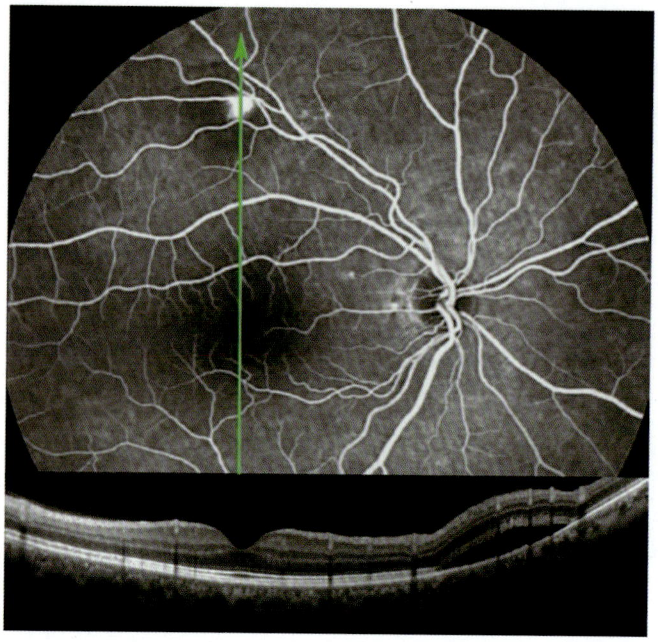

图 4.36 图 4.35 同一例患者的右眼横断面 OCT 图像跨越了渗漏区。在上级血管弓可见视网膜中心凹粘连和浆液性脱离。

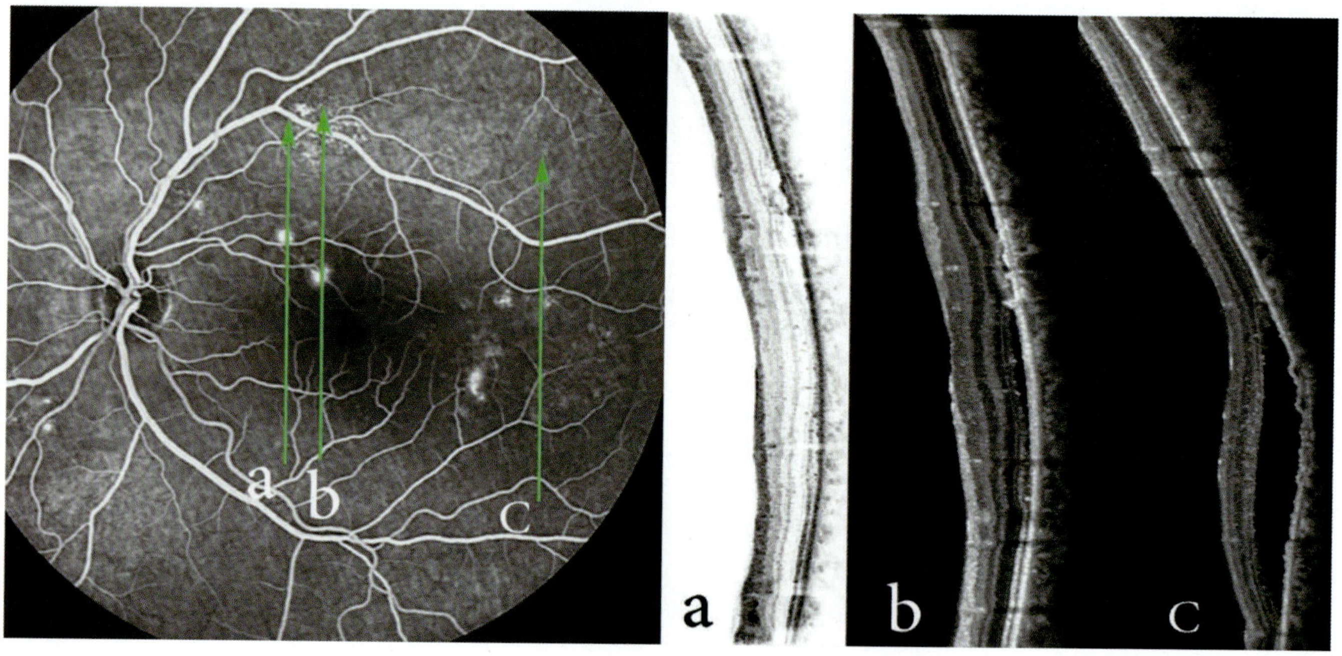

图 4.37 图 4.35 和图 4.36 同一例患者左眼渗漏位置的荧光素血管造影(回流阶段)和多垂直剖面 OCT 图像。低洼浆液区位于黄斑和黄斑外的区域。

(刘康成 李娟 译)

参考文献

1. Nicholson B, Noble J, Forooghian F, Meyerle C. Central serous chorioretinopathy: update on pathophysiology and treatment. Surv Ophthalmol. 2013;58:103–26.
2. Spitznas M, Huke J. Number, shape, and topography of leakage points in acute type I central serous retinopathy. Graefes Arch Clin Exp Ophthalmol. 1987;225:437–40.
3. Tittl MK, Spaide RF, Wong D, Pilotto E, Yannuzzi LA, Fisher YL, et al. Systemic findings associated with central serous chorioretinopathy. Am J Ophthalmol. 1999;128:63–8.
4. Schubert HD, Atebara NH, Kaiser RS, Martidis AA, McCannel CA, Zacks DN, et al. BCSC Retina and vitreous, Vol. 12. San Francisco. American academy of ophthalmology 2014–2015.p. 171–175.
5. Chan WM, Lai TY, Lai RY, Tang EW, Liu DT, Lam DS. Safety enhanced photodynamic therapy for chronic central serous chorioretinopathy: one-year results of a prospective study. Retina. 2008;28:85–93.
6. Yannuzzi LA. Central serous chorioretinopathy: a personal perspective. Am J Ophthalmol. 2010;149(3):361.
7. Spaide RF, Klancnik JM Jr. Fundus autofluorescence and central serous chorioretinopathy. Ophthalmology. 2005;112:825–33.
8. Yu H, Xia GY, Gao MH, Yu J, Zhang YY. Morphologic changes in acute central serous chorioretinopathy evaluated by spectral domain optical coherence tomography. Zhonghua Yan Ke Za Zhi. 2011;47:508–15.
9. Gupta P, Gupta V, Dogra MR, Singh R, Gupta A. Morphological changes in the retinal pigment epithelium on spectral-domain OCT in the unaffected eyes with idiopathic central serous chorioretinopathy. Int Ophthalmol. 2010;30:175–81.
10. Velthoven MEJ, Verbraak FD, Garcia PM, Schlingemann RO, Rosen RB, Smet MDM. Evaluation of central serous retinopathy with en face optical coherence tomography. Br J Ophthalmol. 2005;89:1483–8.
11. Fujimoto H, Gomi F, Wakabayashi T, et al. Morphologic changes in acute central serous chorioretinopathy evaluated by Fourier-domain optical coherence tomography. Ophthalmology. 2008;115:1494–500.
12. Odrobina D, Gozdek P, Maroszyński M, Laudańska-Olszewska I. Microstructural changes in central serous chorioretinopathy documented by spectral-domain optical coherence tomography. Eur Ophthalmic Rev. 2013;7:98–101.
13. Montero JA, Ruiz-Moreno JM. Optical coherence tomography characterization of idiopathic central serous chorioretinopathy. Br J Ophthalomol. 2005;89:562–4.
14. Yannuzzi LA, Slakter JS, Gross NE, et al. Indocyanine green angiographyguided photodymanic therapy for treatment of chronic central serous chorioretinopathy: a pilot study. Retina. 2003;23:288–98.
15. Wang MS, Sander B, Larsen M. Retinal atrophy in idiopathic serous chorioretinopathy. Am J Ophthalmol. 2002;133:787–93.
16. Matsumoto H, Kishi S, Otani T, et al. Elongation of photoreceptor outer segment in central serous chorioretinopathy. Am J Ophthalmol. 2008;145:162–8.
17. Matsumoto H, Sato T, Kishi S. Outer nuclear layer thickness at the fovea determines visual outcomes in resolved central serous chorioretinopathy. Am J Ophthalmol. 2009;148:105–10.
18. Matsumoto H, Kishi S, Sato T, et al. Fundus autofluorescence of elongated photoreceptor outer segments in central serous chorioretinopathy. Am J Ophthalmol. 2011;151:617–23.
19. Spaide RF. Fundus autofluorescence and age-related macular degeneration. Ophthalmology. 2003;110:392–9.
20. Kon Y, Iida T, Maruko I, et al. The optical coherence tomography—ophthalmoscope for examination of central serous chorioretinopathy with precipitates. Retina. 2008;28:864–9.
21. Ojima Y, Tsujikawa A, Yamashiro K, et al. Restoration of outer segments of foveal photoreceptors after resolution of central serous chorioretinopathy. Jpn J Ophthalmol. 2010;54:55–60.
22. Schatz H, McDonald HR, Johnson RN, Chan CK, Irvine AR, Berger AR. Subretinal fibrosis in central serous chorioretinopathy. Ophthalmology. 1995;102:1077–88.
23. Imamura Y, Fujiwara T, Margolis RO, Spaide RF. Enhanced depth imaging optical coherence tomography of the choroid in central serous chorioretinopathy. Retina. 2009;29:1469–73.
24. Teke MY, Elgin U, Nalcacioglu-Yuksekkaya P, Sen E, Ozdal P, Ozturk F. Comparison of autofluorescence and optical coherence tomography findings in acute and chronic central serous chorioretinopathy. Int J Ophthalmol. 2014;7:350–4.
25. Spaide RF, Campeas L, Haas A, Yannuzzi LA, Fisher YL, Guyer DR, et al. Central serous chorioretinopathy in younger and older adults. Ophthalmology. 1996;103:2070–9.
26. Maruko I, Iida T, Ojima A, Sekiryu T. Subretinal dot-like precipitates and yellow material in central serous chorioretinopathy. Retina. 2011;31:759–65.
27. Imamura Y, Fujiwara T, Spaide RF. Fundus autofluorescence and visual acuity in central serous chorioretinopathy. Ophthalmology. 2011;118:700–5.
28. Sekiryu T, Iida T, Maruko I, Saito K, Kondo T. Infrared fundus autofluorescence and central serous chorioretinopathy. Invest Ophthalmol Vis Sci. 2010;51:4956–62.
29. Dinc UA, Tatlipinar S, Yenerel M, Görgün E, Ciftci F. Fundus autofluorescence in acute and chronic central serous chorioretinopathy. Clin Exp Optom. 2011;94:452–7.
30. Stefaniotou M, Vourda E, Katsanos A, Aspiotis M. Multifocal central serous chorioretinopathy associated with steroids in a patients with Myasthenia Gravis. Case Rep Ophthalmol. 2013;4:1–6.

第 5 章 黄斑前膜、黄斑裂孔和玻璃体黄斑牵拉综合征

Fatemeh Bazvand, Ramak Roohipoor, Fedra Hajizadeh

摘　要

黄斑前膜(epiretinal membrane,ERM)是玻璃体视网膜界面疾病之一，大量临床案例表明,在玻璃体视网膜交界处，薄的EMR表现为无血管的透明纤维膜,可伴有轻微褶皱,厚的EMR为具有收缩性的纤维细胞膜,可使黄斑区结构变形。本章将介绍源于玻璃体病变的EMR的病理特点,并分为以下几章:①EMR:本节描述在频域光学相干断层扫描(OCT)监测下的EMR的多种演变及其进展为严重黄斑牵拉性疾病的过程,以及带来的严重并发症,如板层黄斑裂孔。②黄斑裂孔:本节描述黄斑裂孔的分级(Ⅰ~Ⅳ)、裂孔的演变过程、变化和玻璃体切割术、裂孔封闭术的术前及术后感光系统的健康评估。③本节将评估玻璃体表面从黄斑区、视盘区的脱离(完全和不完全)所带来的临床变化。另外,我们将通过长期随访的典型案例来全面阐明玻璃体后脱离(posterior vitreous detachment,PVD)的后遗症。

5.1 黄斑前膜

5.1.1 简介

黄斑前膜(EMR)是一种玻璃体和视网膜交界处的疾病,大量临床案例表明,在玻璃体视网膜交界处，薄的 EMR 表现为无血管的透明纤维膜，可伴有轻微褶皱,厚的 EMR为具有收缩性的纤维细胞膜,可使黄斑区结构变形(图 5.1 和图 5.2)[1]。完全性或部分性 PVD所导致的视网膜内界膜的神经胶质细胞增生并伴细胞外的迁移聚集被认为是 EMR 最可能的形成机制[2]。ERM 分为两类：①先天性或②继发于视网膜疾病,例如葡萄膜炎、眼外伤、视网膜裂孔和视网膜血管性疾病[3]。

ERM 的严重程度取决于患者临床症状的轻重,患者可表现为无症状,也可表现为视力下降、闪光感和视物变形[4,5]。EMR 的 Gass[5]分级包括玻璃纸样 EMR(在黄斑出处未观察到视网膜发生变形，但可观察到玻璃纸样反光)、褶皱玻璃纸样 EMR(由于 EMR 的收缩,导致不规则的褶皱和微血管弯曲,进而可产生视觉症状)、黄斑视网膜前纤维化或 EMR(可观察到厚且不透明的 EMR,伴有完全性视网膜变形和显著的微血管弯曲,临床症状表现为视物变形和视力丧失)。

F. Bazvand, M.D. • R. Roohipoor, M.D.
Eye Research Center, Farabi Eye Hospital,
Tehran University of Medical Sciences, Tehran, Iran
e-mail: f-bazvand@sina.tums.ac.ir;
Ramak_Roohipourmoallai@MEEI.HARVARD.EDU

F. Hajizadeh, M.D. (✉)
Noor Ophthalmology Research Center, Noor Eye Hospital,
No. 96, Esfandiar Blvd., Vali'asr Ave., Tehran, Iran
e-mail: fhajizadeh@noorvision.com

5.1.2 OCT 影像总结

通过使用 OCT 这种非侵入性的检查方法，临床医生根据前膜形成的严重程度、膜的厚度、疾病慢性化进展程度以及前膜与视网膜表层附着点在影像学上的表现得出了大量的结论，其结论包括以下几个方面：

5.1.2.1 强反光性的视网膜表层前膜

在 OCT 上，大部分 EMR 的反射率非常高，而 PVD 的反射率却十分低，所以可通过 OCT 来区分

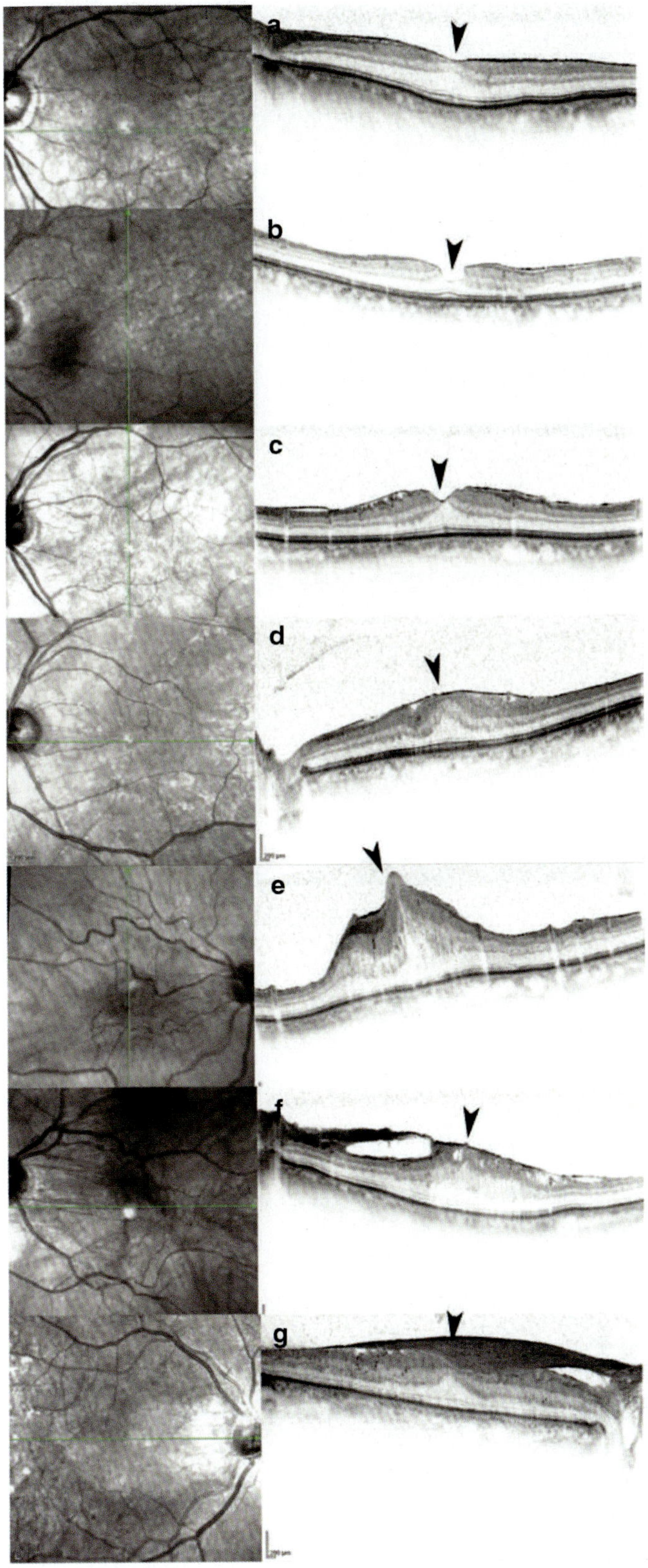

图 5.1　多层 SLO-OCT 图像显示黄斑前膜可以在视网膜上表现出多种结构。图中黑色三角示视网膜中心凹，它在视网膜外核层三角形区域头端的顶点（a~c）在轻微的病变案例中，特别是在中心凹结构完整且中心凹前膜厚度最薄的案例（c）中，视力几乎不受影响。（d）EMR 有时可与中心凹连接，并导致一定的牵拉性中心凹前膜增厚和水肿，这种类型可伴随着视力上的细微变化。（e）牵拉性黄斑病变末期可出现视力明显下降和中心凹变形。（f）多层型 EMR 以严重的黄斑牵拉和中心凹水肿为特点，且与黄斑部鼻侧有着明显的桥状连接，并导致黄斑畸变。（g）多层纤维性 EMR 嵌入视网膜组织，该类型常伴有严重的视力障碍。

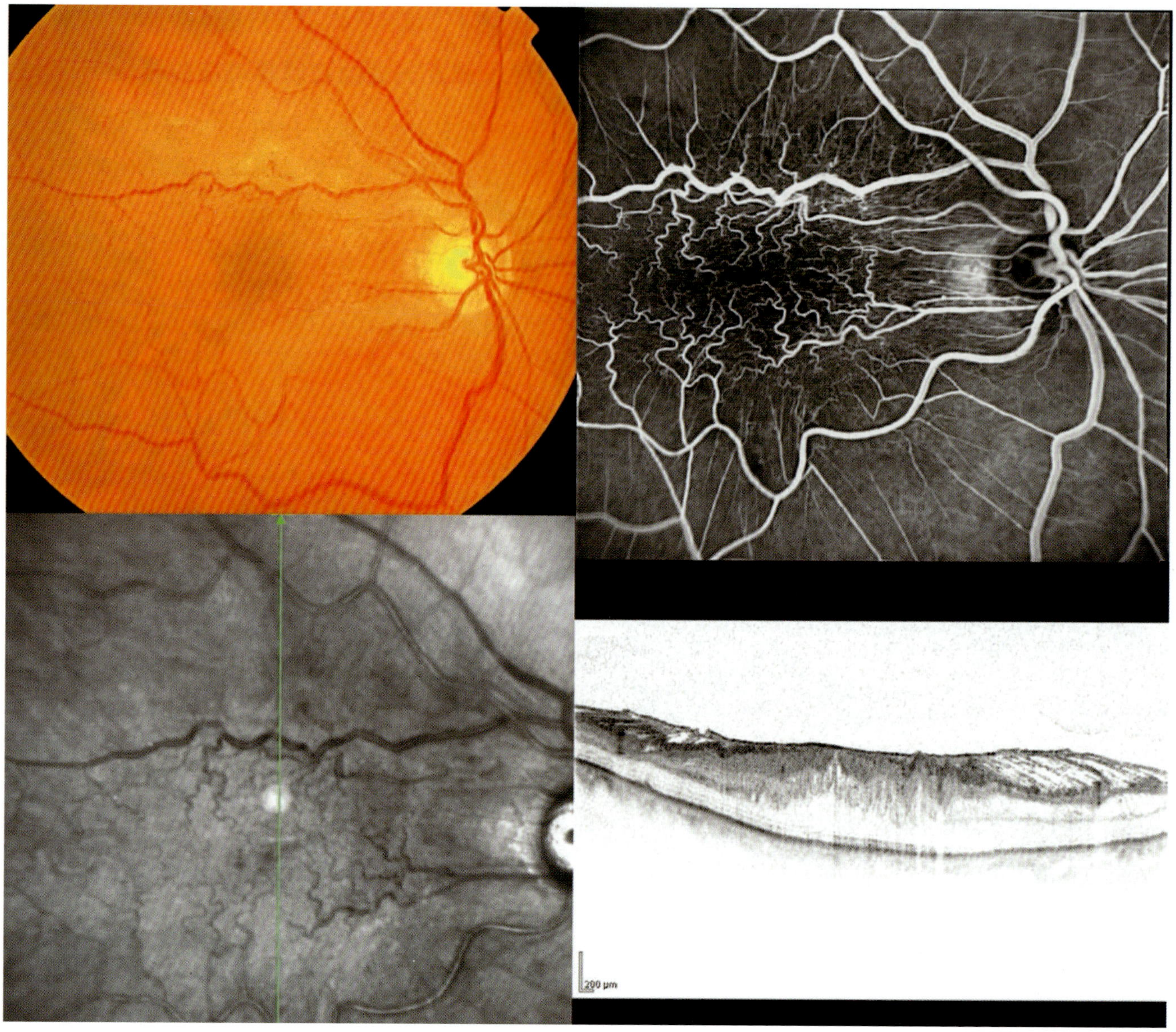

图 5.2 图像显示由多层型 EMR 所导致的牵拉性黄斑病变，可见明显的中心凹增厚和畸变。

EMR 和 PVD[6]。

5.1.2.2 视网膜表面褶皱

ERM 牵拉可能导致血管畸形(5.1c)。视网膜前的多层透明褶皱(图 5.3)表明 EMR 的收缩会造成血管弯曲。

5.1.2.3 视网膜中心凹变浅

EMR 可能导致中心凹变浅，进而导致中心凹暴露困难。因为 OCT 是通过找到视网膜外核层的三角形低反射区域来定位视网膜中心凹(图 5.1a 和图 5.3)。

5.1.2.4 黄斑水肿

由于视网膜内表面的牵拉作用和中心凹周围的微血管渗出，黄斑水肿表现为视网膜的弥散增厚或囊性改变(图 5.1e、图 5.4 和图 5.5)[3]。视觉功能的受损与黄斑增厚是相关的[7]。

5.1.2.5 假性裂孔和板层裂孔

假性裂孔和板层裂孔的特点都是在 EMR 上出现了裂孔，且与完整的视网膜感觉层相连接，并且视网膜上没有任何缺损(图 5.4a)[3]。黄斑裂孔在视网膜感觉层上表现出不完全缺损且未累及感光细胞，并伴有中心凹的不平整(图 5.6)[3,8]。黄斑性裂孔常与 EMR 的形成有关[8]。

5.1.2.6 牵拉性黄斑病变

牵拉性黄斑病变常合并中心凹的囊性病变，临床

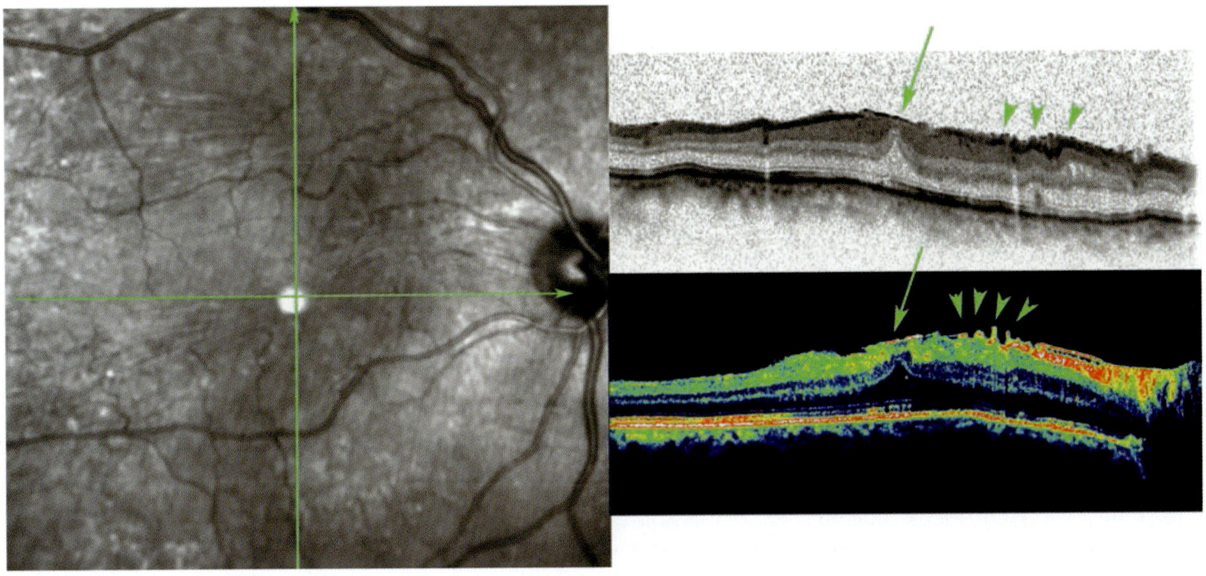

图 5.3　SLO 图像显示视网膜表层有薄的多层褶皱。OCT 图像显示中心凹扁平(箭头示),在视网膜表层有薄的多层褶皱(三角示)。这些褶皱常提示 EMR 的存在。在中心凹变平和黄斑畸变的情况下,定位中心凹将会变得困难。在 OCT 上通过找到视网膜外核层的三角形低反射区域来定位视网膜中心凹(箭头示)。

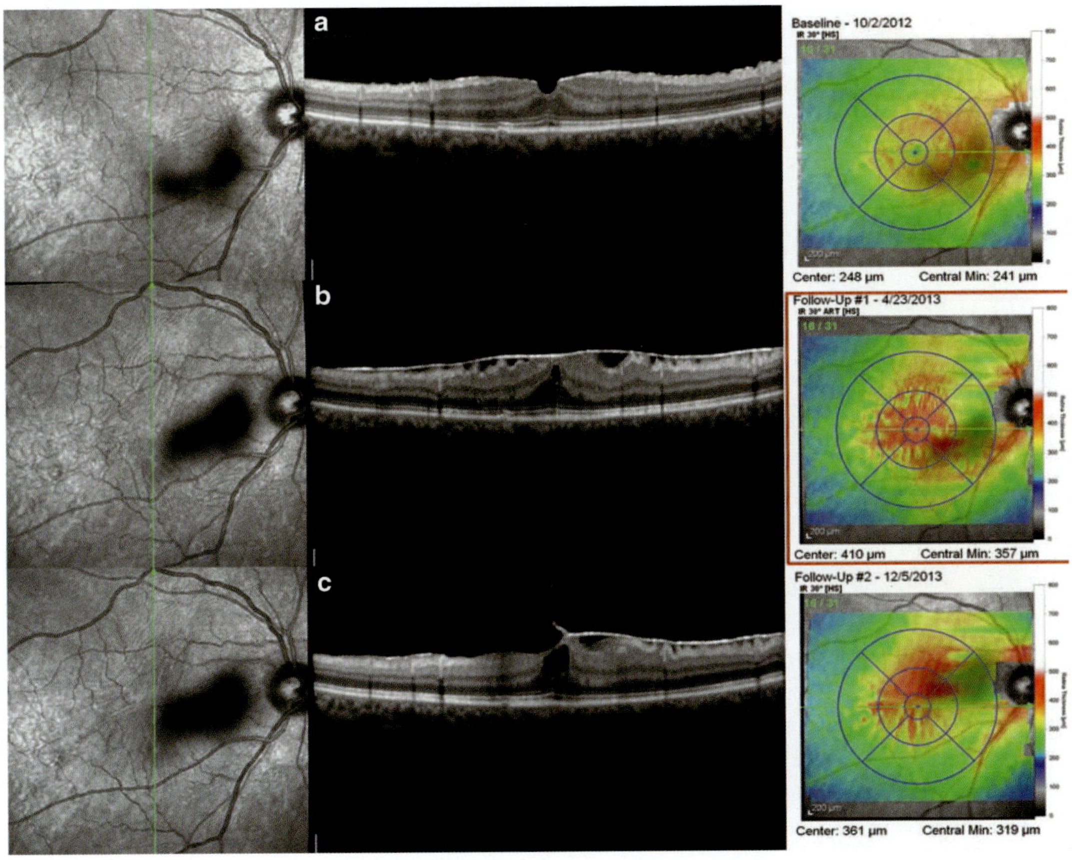

图 5.4　这一系列 OCT 图像显示 EMR 在 14 个月病程内的进展和变化。(a)黄斑假性裂孔,不伴有中心凹感光细胞损伤。(b)横跨中心凹的桥样前膜,伴有中心凹的变平和增厚。(c)部分 EMR 的暂时性自然分隔,使变厚的黄斑区暂时消退。

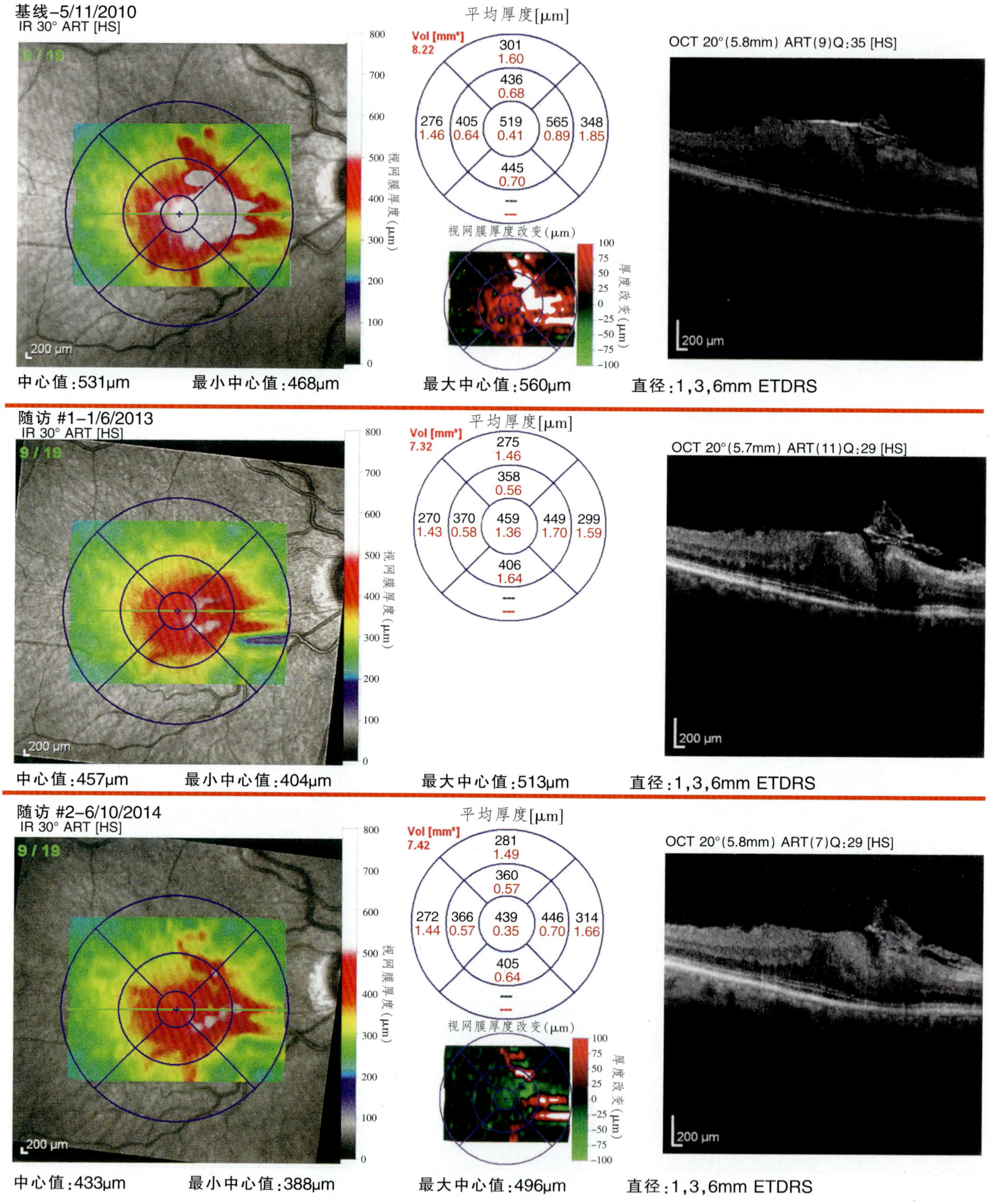

图 5.5 这些是准备行睫状体扁平部玻璃体切割术和前膜移除患者的 OCT 图像和角膜地形图。这位患者之前未行外科手术治疗。术后两年复查,患者视力和角膜地形图经自然恢复后有所好转。最后一次随访的结果与第一次就医的检查结果相比而言,患者视网膜的厚度有所降低,而在 EMR 中,特别是原来的部分分离区域的情况也有所改善。

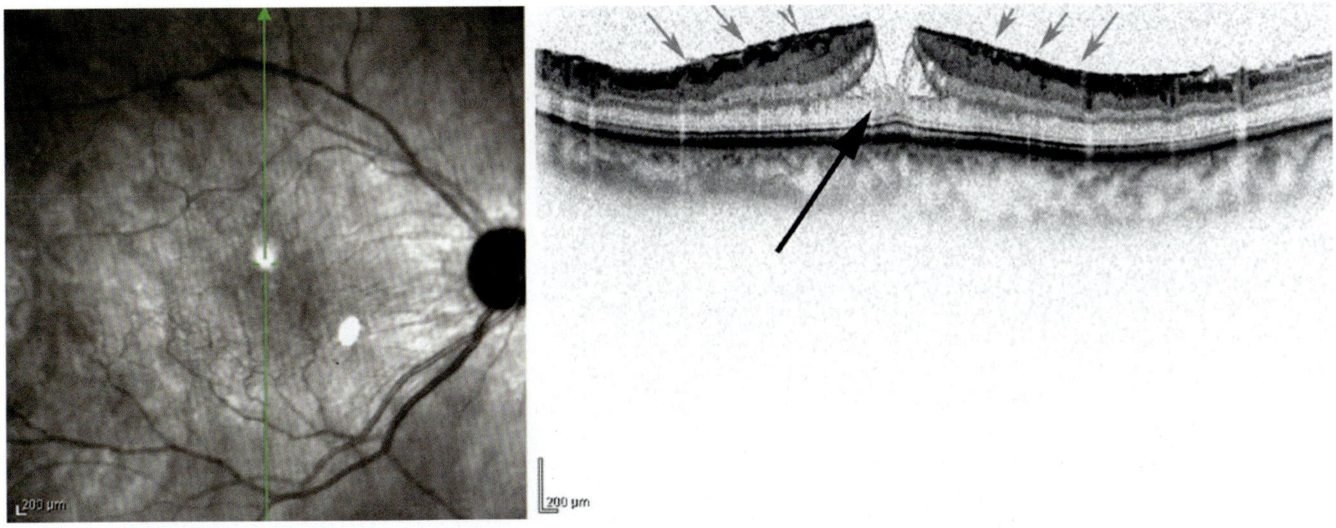

图 5.6　该患者的 SLO-OCT 的图像可看出 EMR 在视网膜中心凹处产生了切线方向的牵拉力(灰色箭头),并形成了黄斑裂孔(黑色箭头)。

症状表现为视力障碍和视物变形(图 5.1 至图 5.8)。手术移除 EMR 与视力的提高、中心凹结构的恢复相关[9]。术后 3 个月，视网膜中心凹的解剖结构可逐步恢复，患者的视力也会相应地提高[10]。

5.1.2.7 视网膜内层和外层畸变

眼外伤是继发性 EMR 的原因之一。慢性 EMR 也能影响视网膜的内外层结构。图 5.8 显示与光感受器的破坏、牵拉性黄斑病变和厚层黄斑病变相关的重型黄斑畸变。

5.2 黄斑裂孔

5.2.1 概述

黄斑裂孔是指累及视网膜黄斑区的局限性全层缺损[3]。虽然黄斑裂孔的发病机制仍未阐明,但玻璃体视网膜交界处的畸变和玻璃体的牵拉作用被认为是可能的发病机制[11]。

Gass 分级如下：Ⅰ级,中心凹变浅且黄斑区有一大小为 100~200μm 的黄色斑点,为ⅠA 级,若黄斑区为一大小为 200~350μm 的环状结构,为ⅠB 级(图 5.9);Ⅱ级,直径<400μm 的全层黄斑裂孔,表现为中央呈圆形,周边呈椭圆形的不规则形状;Ⅲ级,直径>400μm 的全层黄斑裂孔;Ⅳ级,直径>400μm 的黄斑裂孔,合并完全性 PVD[12-14]。

5.2.2 OCT 影像总结

通过 OCT 可进行黄斑裂孔的分级、术后视力的预后评估与术后黄斑裂孔闭合的观察[3]。不同阶段的 OCT 影像学表现可分为以下几个时期(图 5.9 和图 5.10)[12,15]:

ⅠA 期:视网膜外层劈裂,如圆锥体外段后端的分离。

ⅠB 期:ⅠA 期的视网膜外层劈裂延展,但未累及视网膜内层和中心凹顶点。

Ⅱ期:全层小型裂孔与玻璃体后部粘连。

Ⅲ期:全层巨大裂孔,伴有膜覆盖。

Ⅳ期:全层巨大裂孔伴完全性 PVD。

黄斑裂孔的其他影像学表现还包括玻璃体黄斑牵拉(VMT)、视网膜下积液和视网膜内囊性改变[8]。

通过 OCT 的影像表现,如果裂孔的周围仍有黄斑区的内感光层和外感光层(椭圆体带区),那么患者的视力预后良好,若内感光层和外感光层以及外界膜缺损,则患者的视力预后不良(图 5.11)[16]。

黄斑裂孔的封闭分为两种类型:第一类为裂孔完全封闭,且黄斑区的视网膜层次完整连续(图 5.11);第二类的黄斑处视网膜组织出现缺损[17,18]。

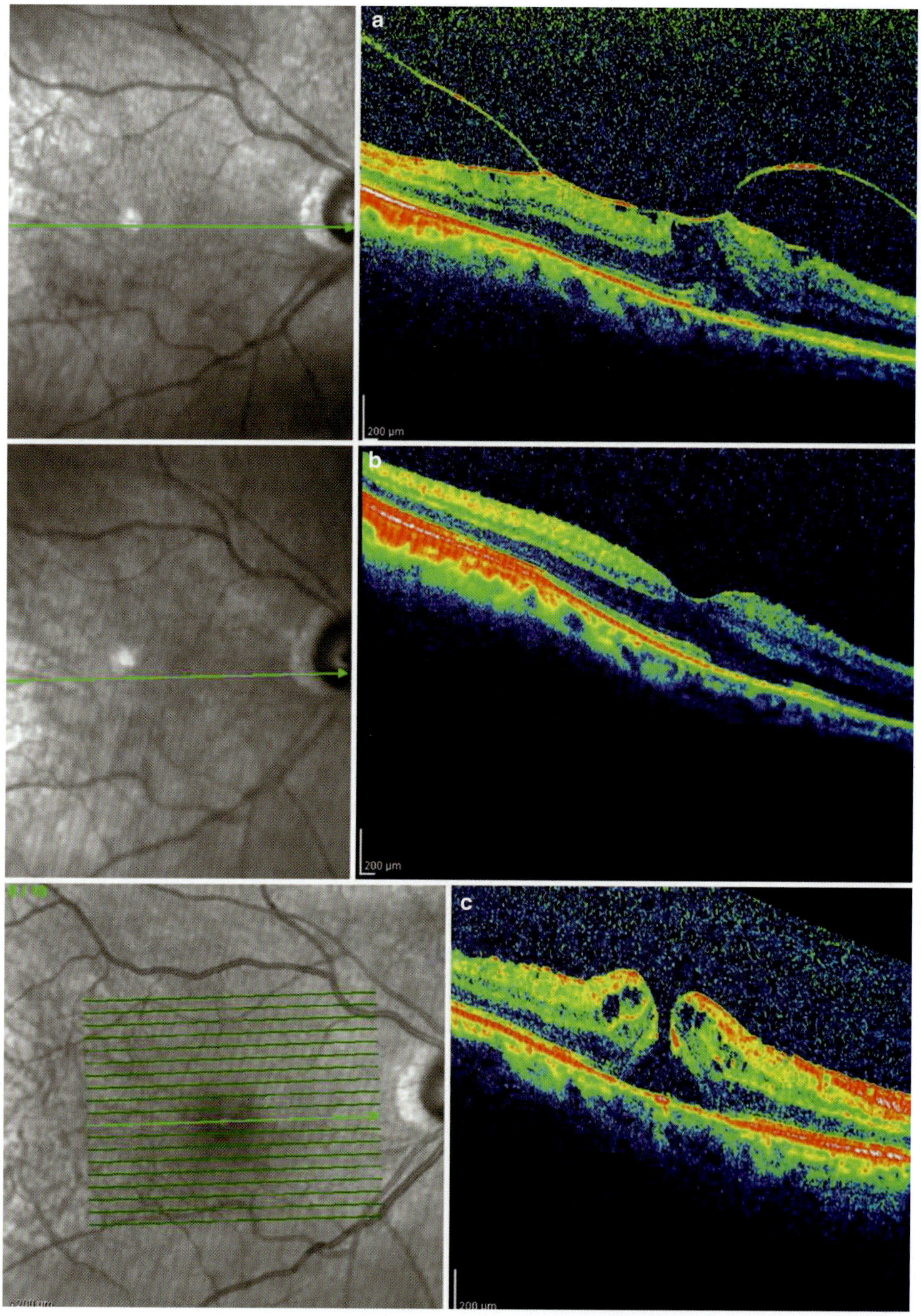

图 5.7 这是一例主诉为右眼视力障碍的 71 岁男性患者的 OCT 图像。(a)开始的 OCT 图像显示 EMR 受后玻璃体牵拉,同时在视网膜的中心凹处有囊性改变。(b)玻璃体切割术后 3 个月手术切除了前膜和后玻璃体牵拉,中心凹恢复了原来的形状和解剖结构。(c)玻璃体切割术后 5 个月,该患者因视力的急剧下降再次就诊。OCT 图像显示黄斑裂孔的形成。

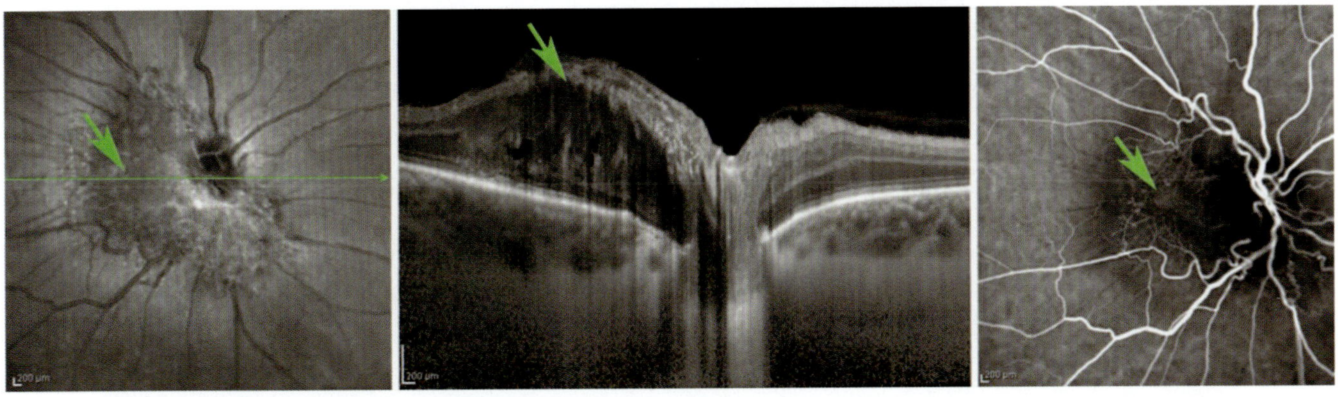

图 5.8　以上为一例年轻男性患者的 SLO-OCT-FA 图像，既往有眼外伤病史，可见明显的黄斑移位，牵拉性黄斑病变合并黄斑增厚，感觉神经层缺损以及较厚的多层 EMR 的影像学改变。

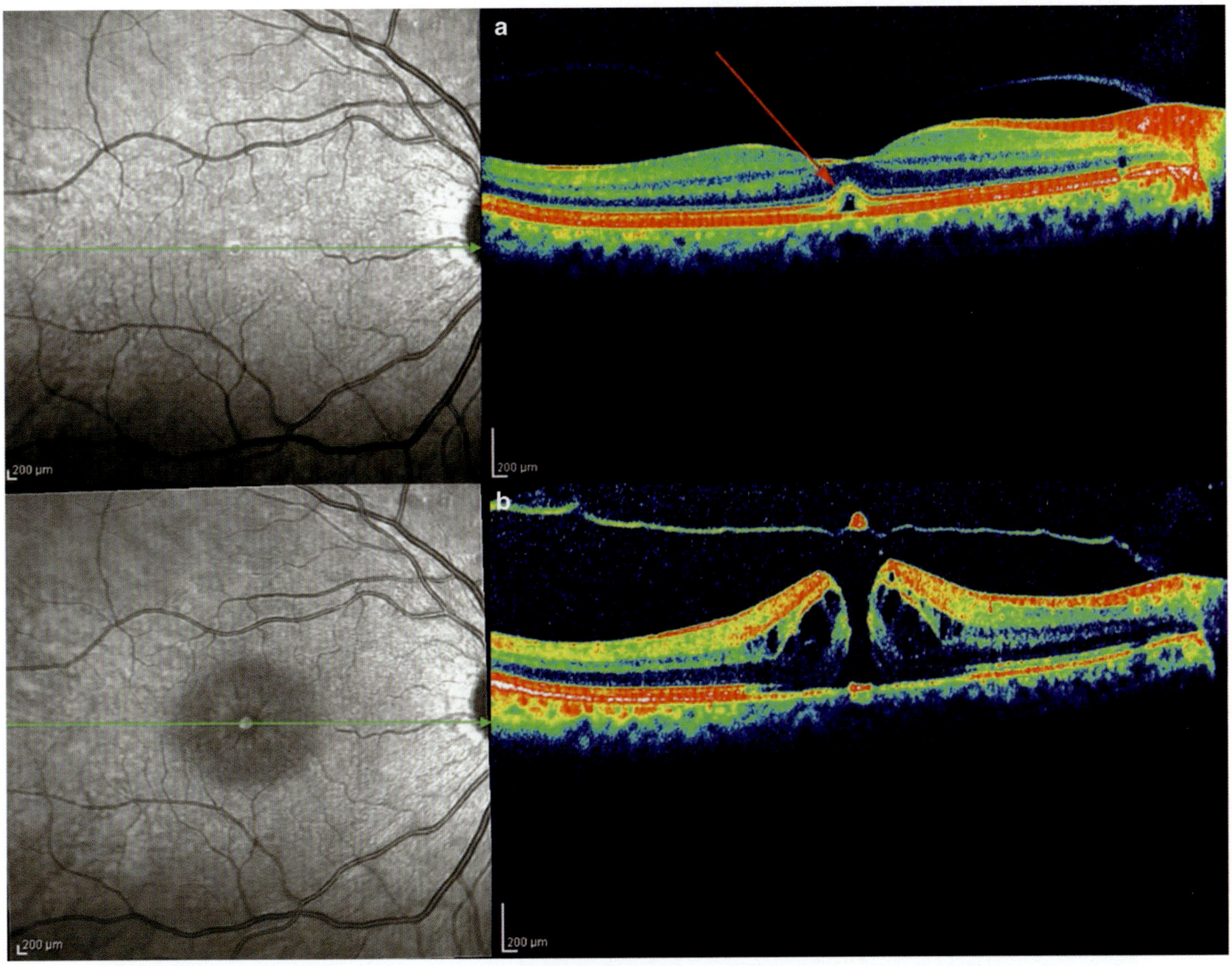

图 5.9　这两幅 SLO-OCT 图像显示黄斑裂孔 Ⅰ A 期和黄斑裂孔 Ⅰ B 期的疾病进展过程，4 个月后病变累及视网膜全层。

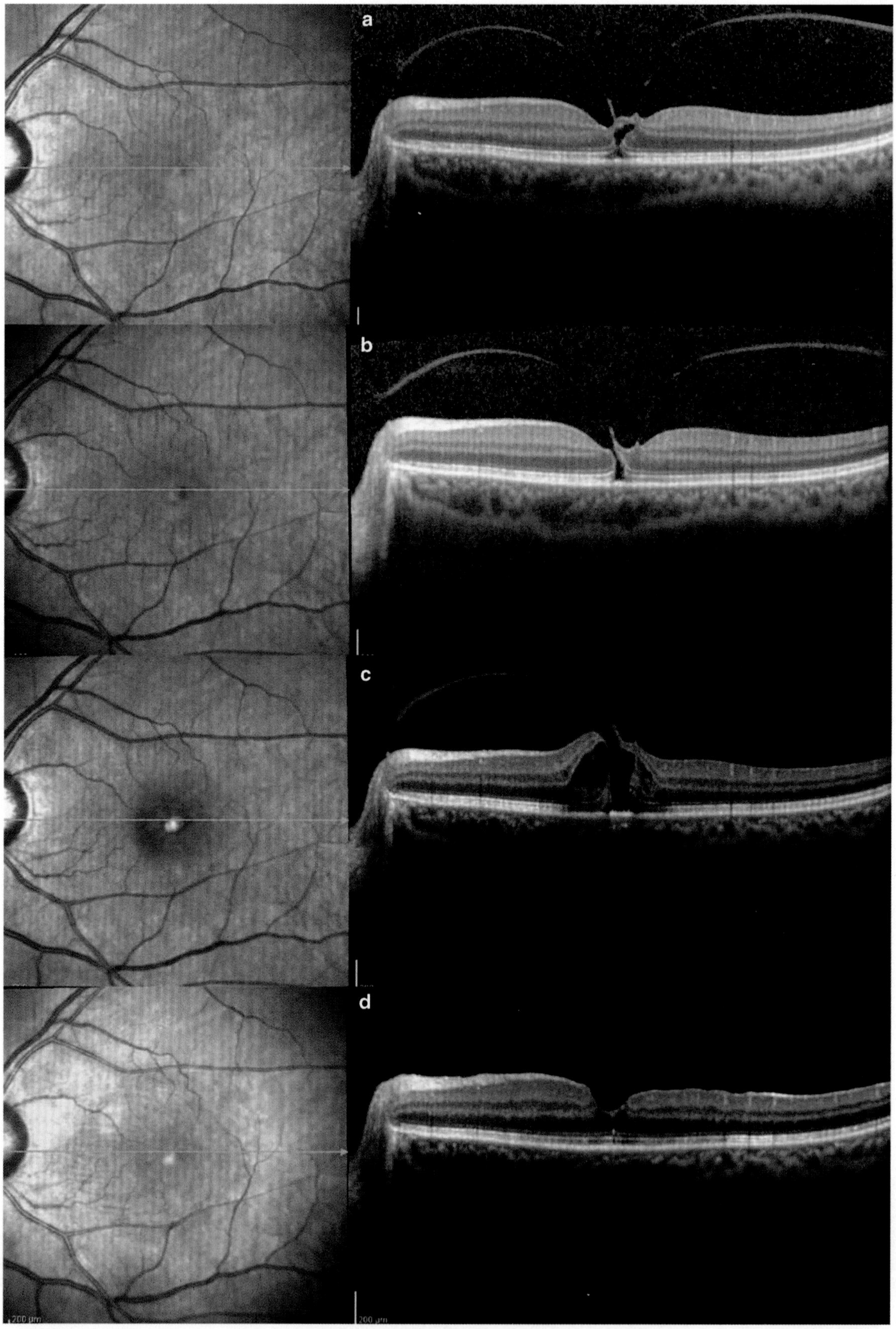

图 5.10 黄斑裂孔各个时期的影像表现：(a) ⅠB 期，后玻璃体对黄斑部的牵拉造成了黄斑处全层视网膜的囊性改变。(b) 中心凹囊变区顶点处的细小孔洞导致了黄斑区全层裂孔的形成。(c) Ⅱ期，黄斑裂孔的中央直径不断增大，伴裂孔周边组织囊性改变。在裂孔的右边有一小块组织与后玻璃体相粘连。(d) 经玻璃体切割和内界膜剥离后，黄斑裂孔会完全封闭，视网膜外表层(包括内感光层和外感光层以及外界膜)会得到修复。

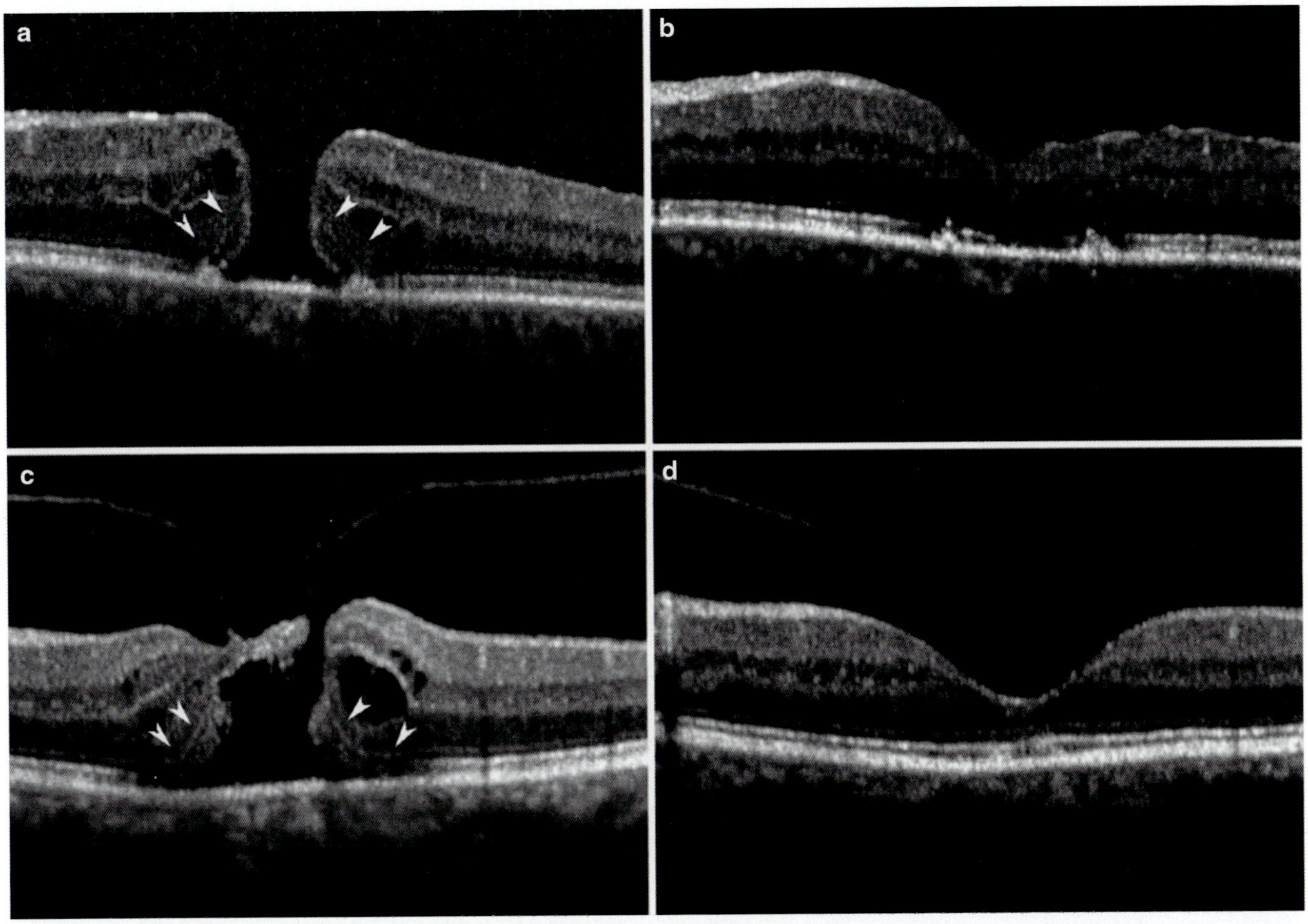

图 5.11　(a,b)该两图显示经黄斑裂孔封闭治疗后，患者视力无明显改善的 OCT 图像。(a)在裂孔抬起部的边缘可见明显变薄和消失的内感光层与外感光层(在椭圆体区)以及外界膜(白色三角示)。(b)虽然经黄斑裂孔关闭术治疗，但黄斑外层的缺失和内外感光层以及外界膜的消失仍提示患者视力的预后不良。(c,d)经黄斑裂孔封闭治疗后，患者视力有明显改善的 OCT 图像。(c)在裂孔周围的内感光层和外感光层仍然存在(白色三角示)。(d)经完全性的封闭治疗后，黄斑区的内感光层和外感光层以及外界膜得到修复，患者的视力得到了较好的提升。

5.3 玻璃体后脱离和玻璃体黄斑牵拉综合征

5.3.1 简介

在视网膜的病理学中，玻璃体畸变和异常的 PVD 是形成黄斑裂孔、视神经功能障碍、EMR、视网膜脱离和玻璃体视网膜牵拉综合征的主要原因[19-23]。在本节中，我们将通过一个病案来讨论 PVD 在早期、中期和完全脱离等不同时期中的病程进展和最终结果的影响。

不完全或部分 PVD 最早可在发生在 40 岁左右，病变始于近中心凹的一个象限(通常是上象限)[24-30]，在中心凹和视盘区能持续较长的时间，最终会转变为完全性 PVD[31]。大多数人中的年龄相关性 PVD 是无症状的，但可以并发一系列的黄斑区和视盘区的病理改变，它们大体上与剩余玻璃体的牵拉作用的大小和强度有关，这些病理改变可表现出玻璃体积血、视网膜或视盘区积血、视网膜裂孔和孔源性视网膜脱离[32-35]。

5.3.2 OCT 影像总结

与简单放大眼底的检查相比，OCT 对诊断黄斑区的 PVD[36]和评估 PVD 对黄斑区的影响是更佳的检查方法。由于 OCT 的纵向分辨率可达到 5~7μm，所以黄斑区病变导致的微小视力变化都可被发现。PVD 能使黄斑区产生不同的病变(图 5.12 至图 5.34)，如 VMT、MH、黄斑区外层的微孔组织和中心凹的中心组织分离。后两种病变分别由 Tanner 等[37]和 Takahashi 等[38]进行详细的讲解。

内界膜处不完全 PVD 造成了一系列的后果，如：

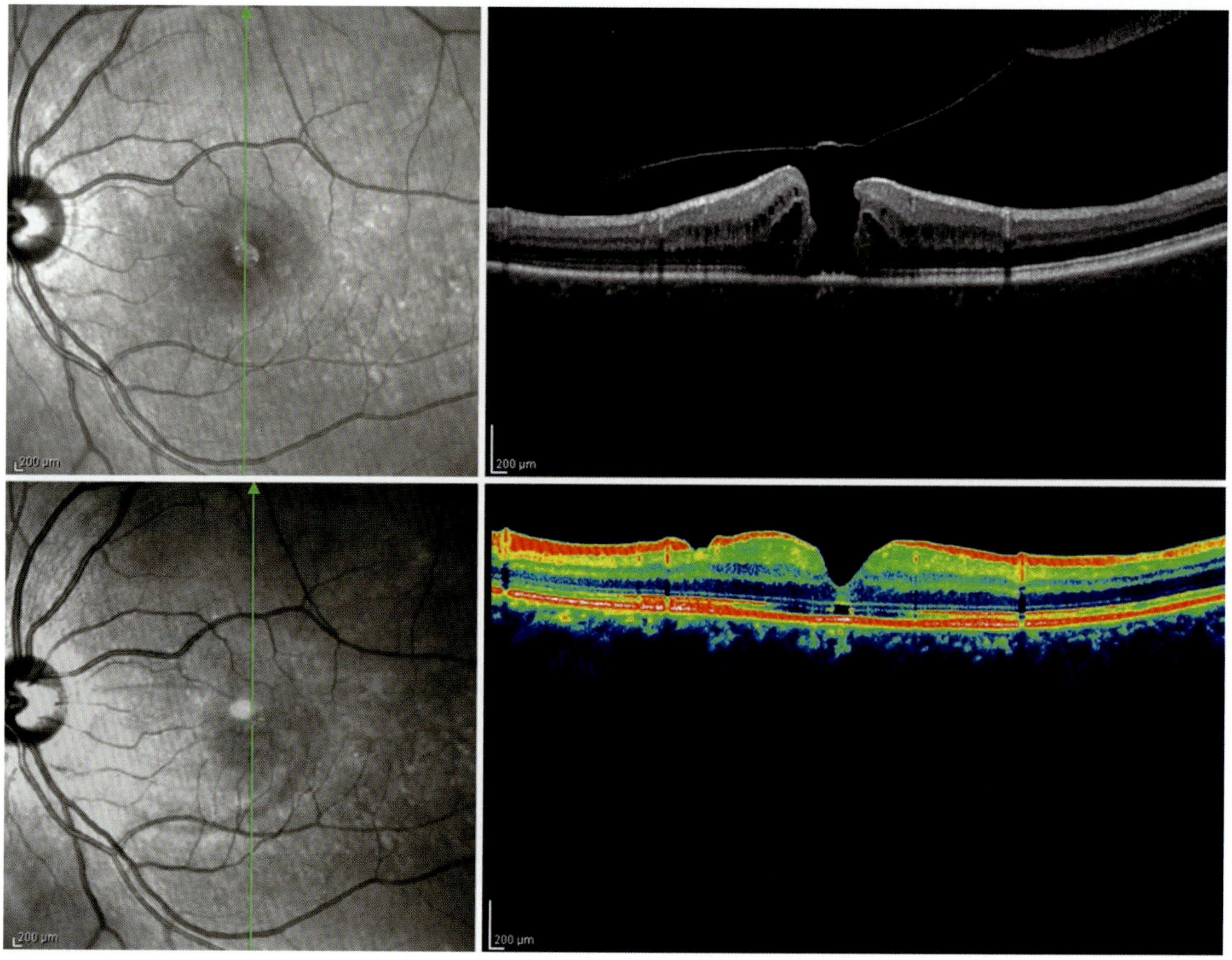

图 5.12 患者，女，56 岁，既往有左眼的全层黄斑裂孔，后行黄斑裂孔封闭治疗术。这是分别为术前和术后相同位置和相同分辨率的 SLO-OCT 的图像。黄斑区视网膜的全层分离常伴有视网膜周边的囊性病变以及玻璃体后部和中心凹的完全分离。经手术治疗后，虽然视网膜的连续性会恢复，但手术也会导致中心凹的视网膜外层有少许缺损。

①玻璃体黄斑粘连(VMA，玻璃体后部和黄斑区内界膜的不完全粘连，不伴有可见的视网膜病变[32])；②VMT，玻璃体后部和黄斑区的部分粘连，并形成牵拉力，导致视网膜结构的改变(如视网膜畸变、视网膜内的囊性病变伴或不伴有内界膜的破坏)，以及视力障碍等临床症状。不完全性 PVD 进一步分为以下两类：斑状粘连(≤1500μm)和片状粘连(>1500μm)[32,39,40]。在视网膜上方若出现了游离的壳盖，则意味着完全性玻璃体黄斑牵拉的形成(图 5.22)[41-43]。

黄斑区的中央组织的缺损，能够解释 PVD 的患者存在持续的视力轻微缺损以及黄斑萎缩的原因。这些患者可能会经历黄斑裂孔和玻璃体黄斑牵拉(图 5.12、图 5.13、图 5.22、图 5.23、图 5.25 和图 5.30 至图 5.33)的自然恢复过程(图 5.16、图 5.17、图 5.22 和图 5.23)[44,45]。玻璃体后部对黄斑区的长时间牵拉导致中心凹视网膜结构变化和光感受层的破坏(图 5.14、图 5.15 和图 5.26 至图 5.29)。Odrobina 等[46]先前报道玻璃体黄斑牵拉的自发性消退也是存在的。伴随着玻璃体牵拉的消退，黄斑区视网膜厚度较前变薄，中心视力得到极大的恢复。基于这一发现，Odrobina 等建议手术治疗 VMT 综合征的时间可推迟 4~6 个月[46]。Rodriguez 等[47]先前报道发现同一个患者罹患 VMT 综合征的眼睛与罹患全层黄斑裂孔的对侧眼之间的相关联系。在 Odrobina 等[46]的研究中，9/19 的患者在随访的 8 个月内出现了 VMT 的自发性消退。Kumagai 等[48]指出，双眼的玻璃体牵拉是相似的，在向 PVD 的发展过程中，两眼也会产生相近的病变。就伴有 VMA 的黄斑中心凹畸变的发生率而言，单侧黄斑裂孔组的同侧眼畸变

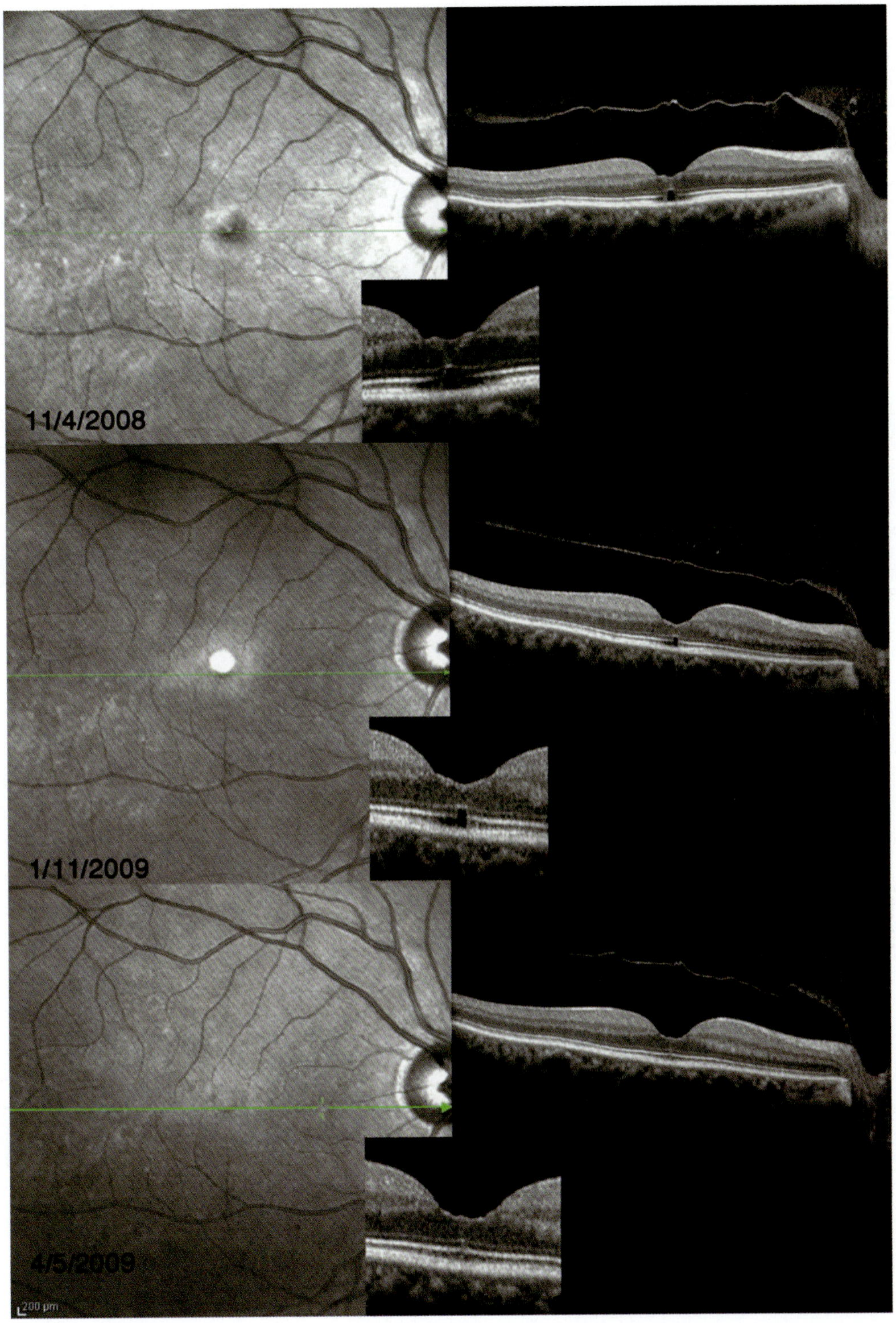

图 5.13　这些图像是图 5.12 同一例患者的右眼 SLO-OCT 图像。患者右眼也出现了视力障碍。最上层图像可见，黄斑中心凹处存在轻微的压缩。此时患者的视力为 20/30。图像也可以明显看到中心凹的外表层破坏和中心凹下感觉神经层分离（或者中心凹下外核层的轻微劈裂）。当病情发展到两个月后（中期），裂孔缩小，并且中心凹下组织的破坏程度较前稍有好转。最下层图像（大概 5 个月后）表明，尽管黄斑区仍存在类似中心凹缝样的细小畸变，但患者的视力提高，中心凹恢复到了以前的形态，这个时期患者的视力恢复到了正常时的 20/20。

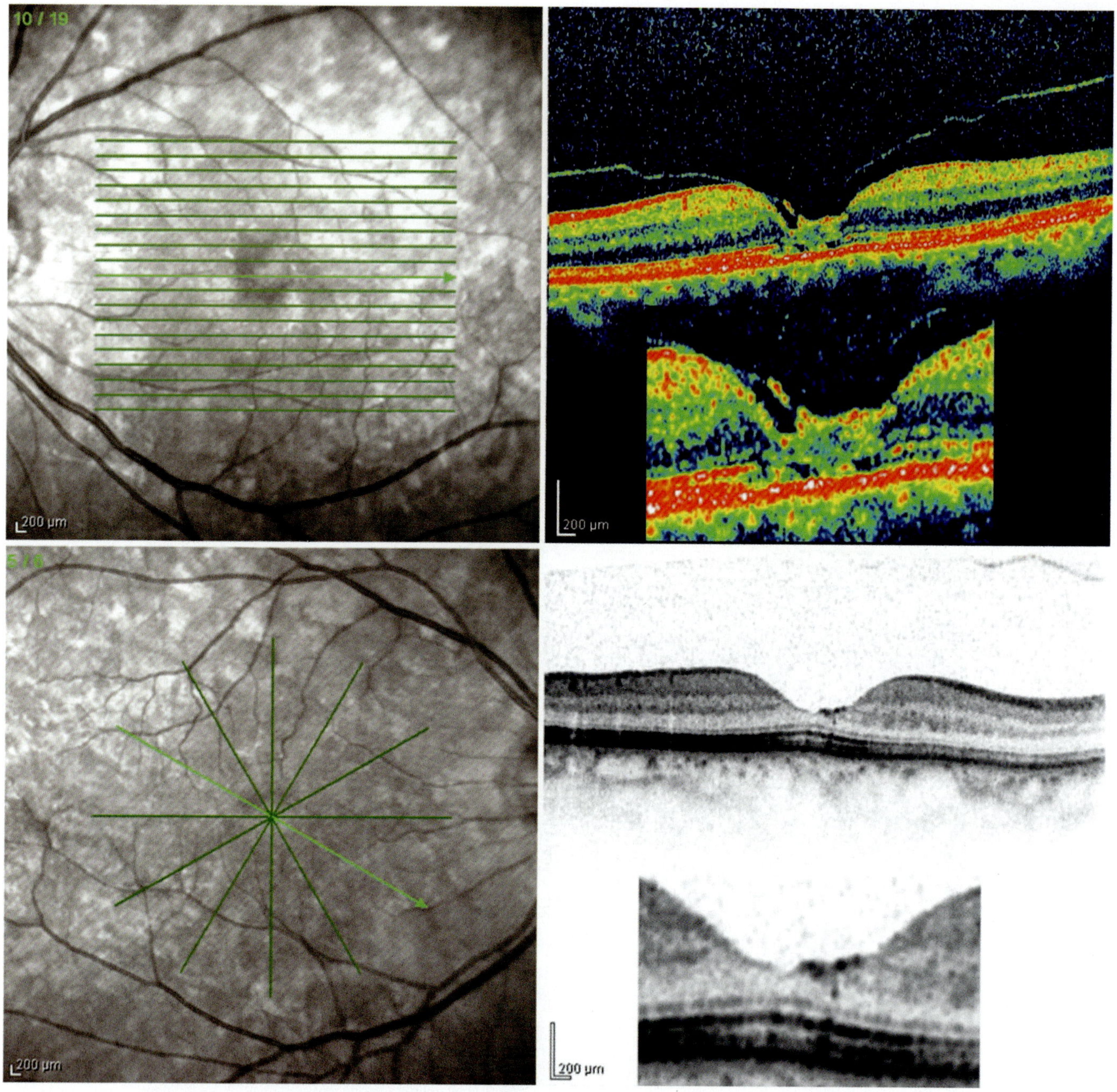

图 5.14 患者，女，59 岁，4 年前左眼的视力开始下降，右眼的最佳矫正视力为 20/20，左眼的为 20/80。上层的影像图为中心凹的 OCT 水平方向扫描，图像可见中心凹与玻璃体后部的持续粘连，且中心凹的光感受层缺损。黄斑区结构错乱和牵拉带的改变与不完全性后玻璃体脱离所引起的持续牵拉以及黄斑区反牵拉存在一定的关联，下层影像显示右眼玻璃体完全性脱离，中心凹有轻微的结构改变。中心凹除了视网膜的全层劈裂外，也会有黄斑区扩大和萎缩改变。

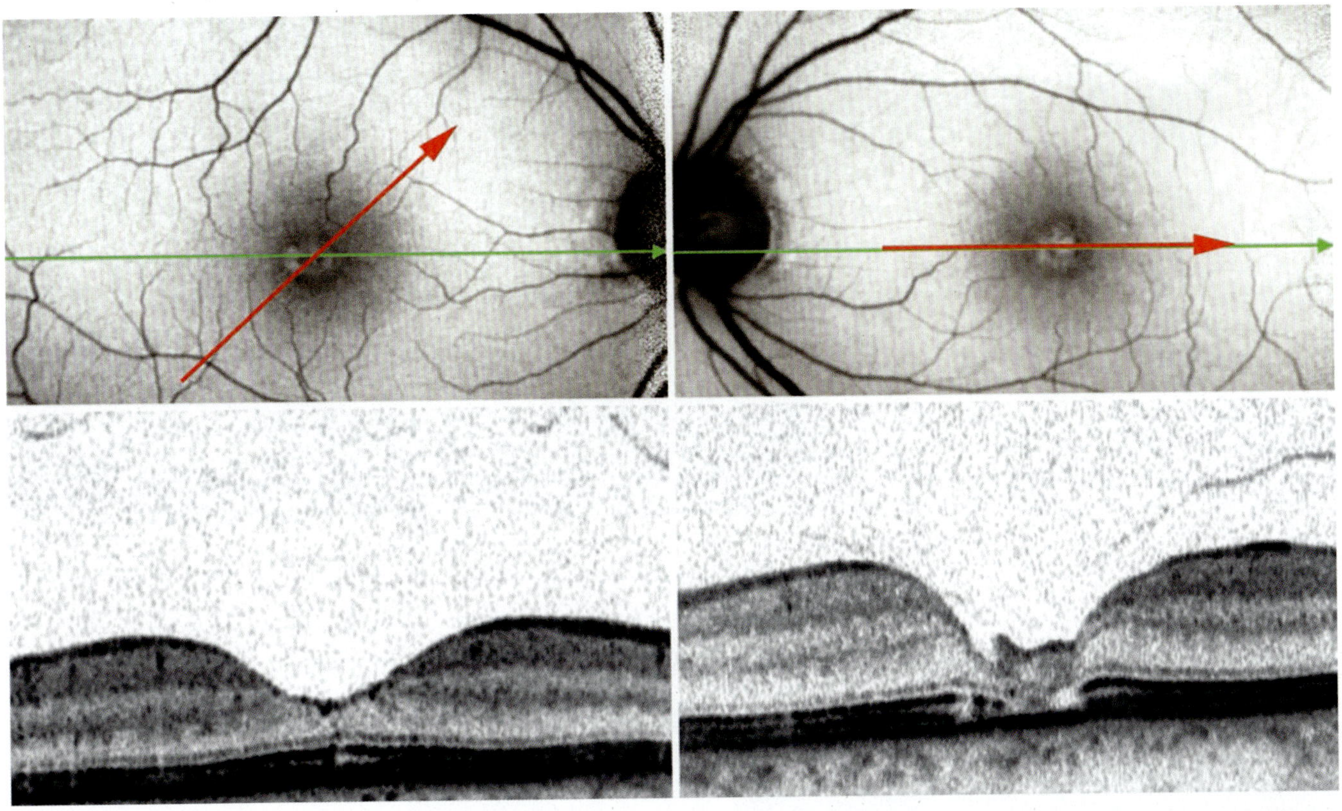

图 5.15　此为图 5.14 同一例患者双眼的眼底荧光素血管造影的影像。右眼可见完全性 PVD，由黄斑区持续性牵拉所造成的。而左眼的荧光造影变化更明显，超荧光素血管造影在一定程度上可能会导致中心凹感光细胞的死亡和中心凹叶黄素的丢失。中心凹与玻璃体的牵拉连接带在图像上也清晰可见。

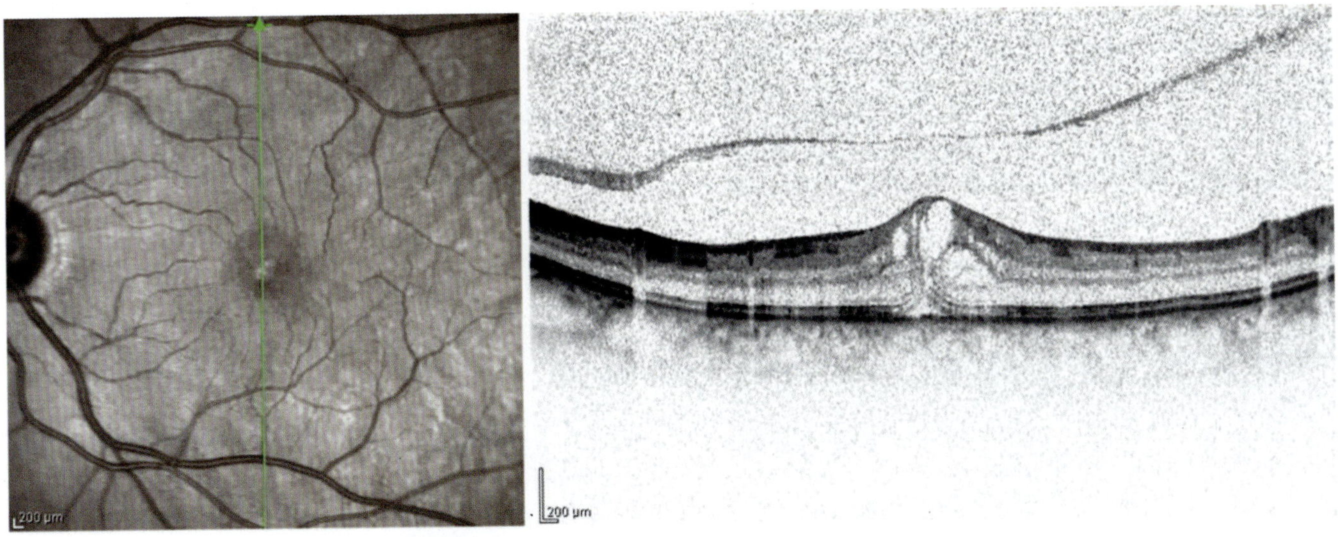

图 5.16　患者，男，54 岁，左眼视力下降（左眼视力为 20/40）。上层图像显示黄斑水肿和多层类囊性改变的病变部位。几个月后，病变部位有了显著的改善，左眼视力提高至 20/25，但仍可见分离的玻璃体后部与水肿黄斑区之间的微小间距。下层图像示中心凹的形态恢复，但中心凹的外层存在细微劈裂及囊性变。（待续）

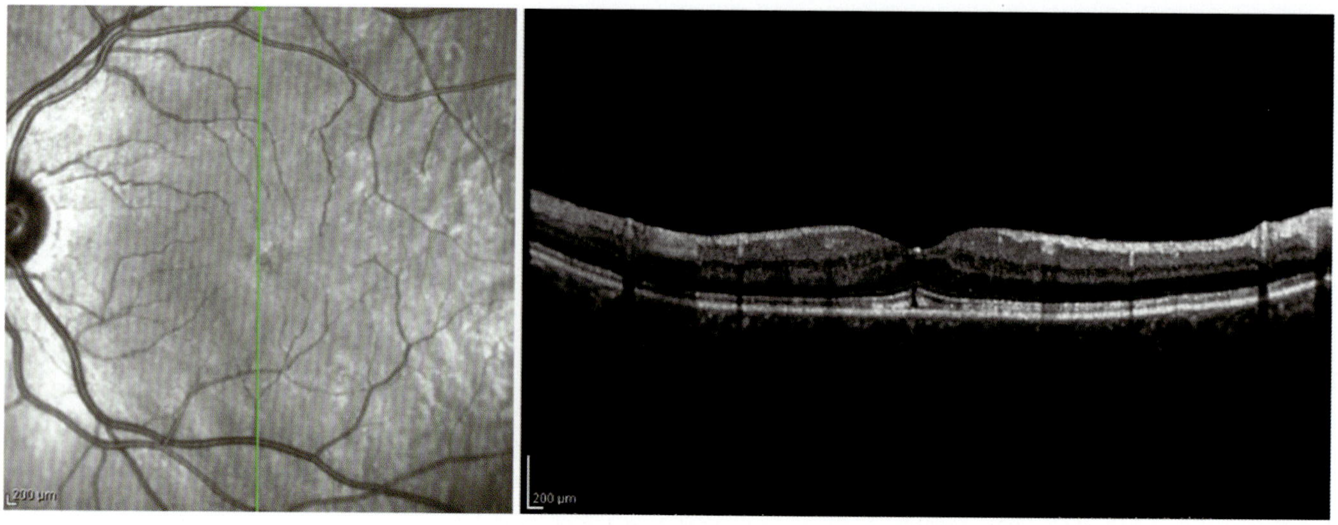

图 5.16(续)

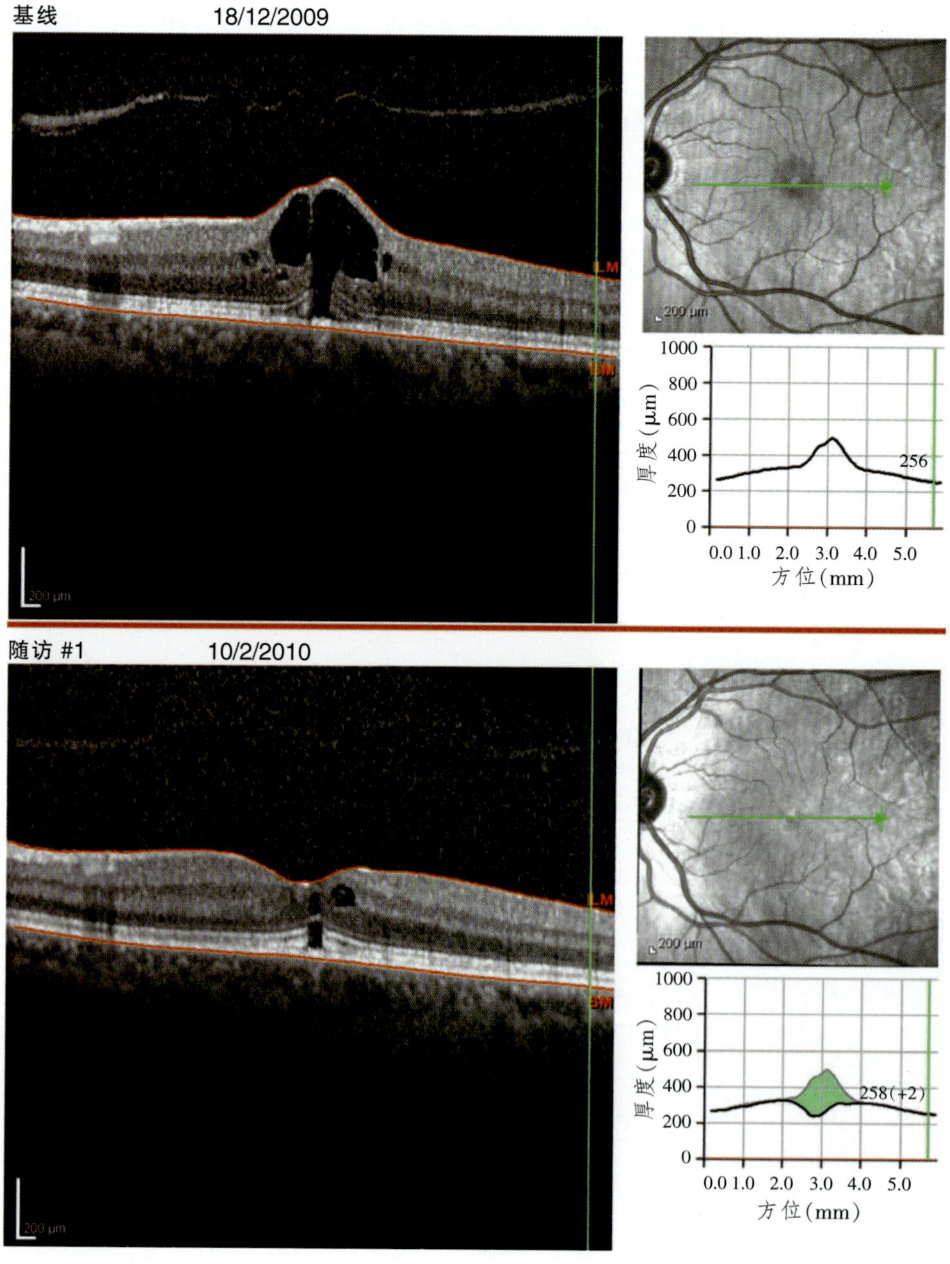

图 5.17 这是图 5.16 同一例患者在随访期间的另一组 OCT 图像(水平向),图中中心凹的囊性变的病变部位更加清楚。

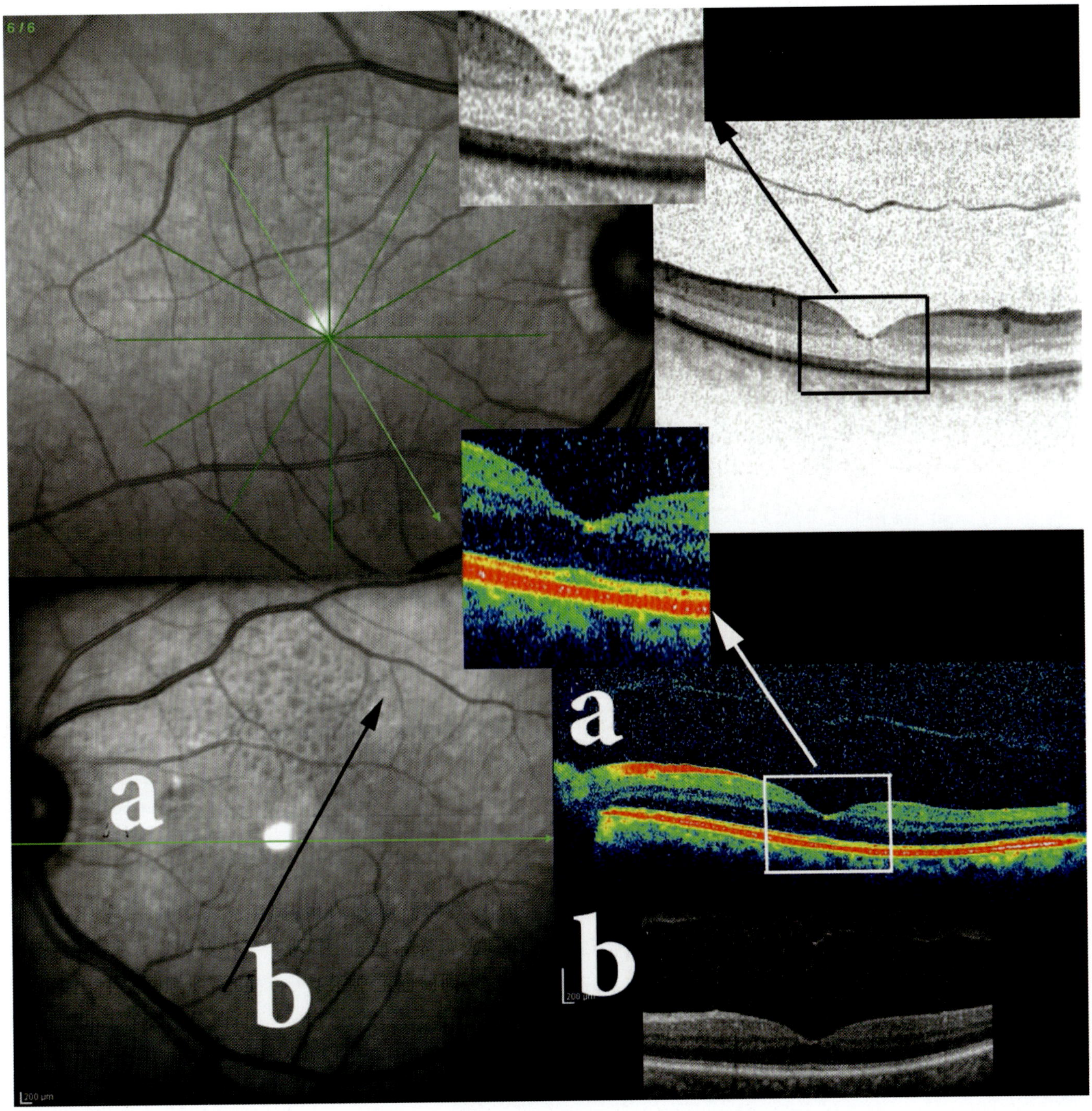

图 5.18　患者，男，71 岁，其主诉为双眼近期出现轻微的视力下降和视力障碍。在 SLO-OCT 影像可见，由于老年性黄斑变性基础病变，在黄斑区上部可见许多玻璃膜疣。患者的右眼可见玻璃体后分离，伴轻度浓缩和黄斑裂缝。患者左眼黄斑区下部可见中心凹的深度轻度增加。

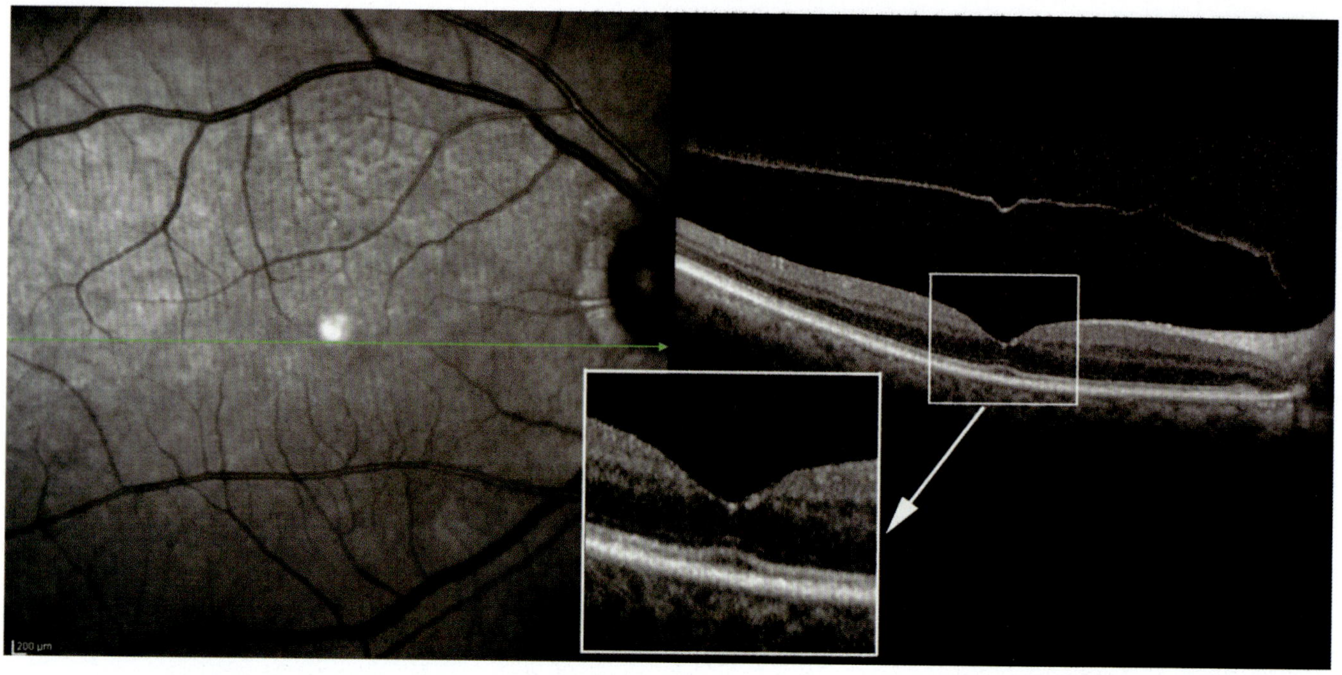

图 5.19 图 5.18 同一例患者的影像表现，右眼黄斑区可见玻璃体后分离，伴轻度浓缩和黄斑裂缝。

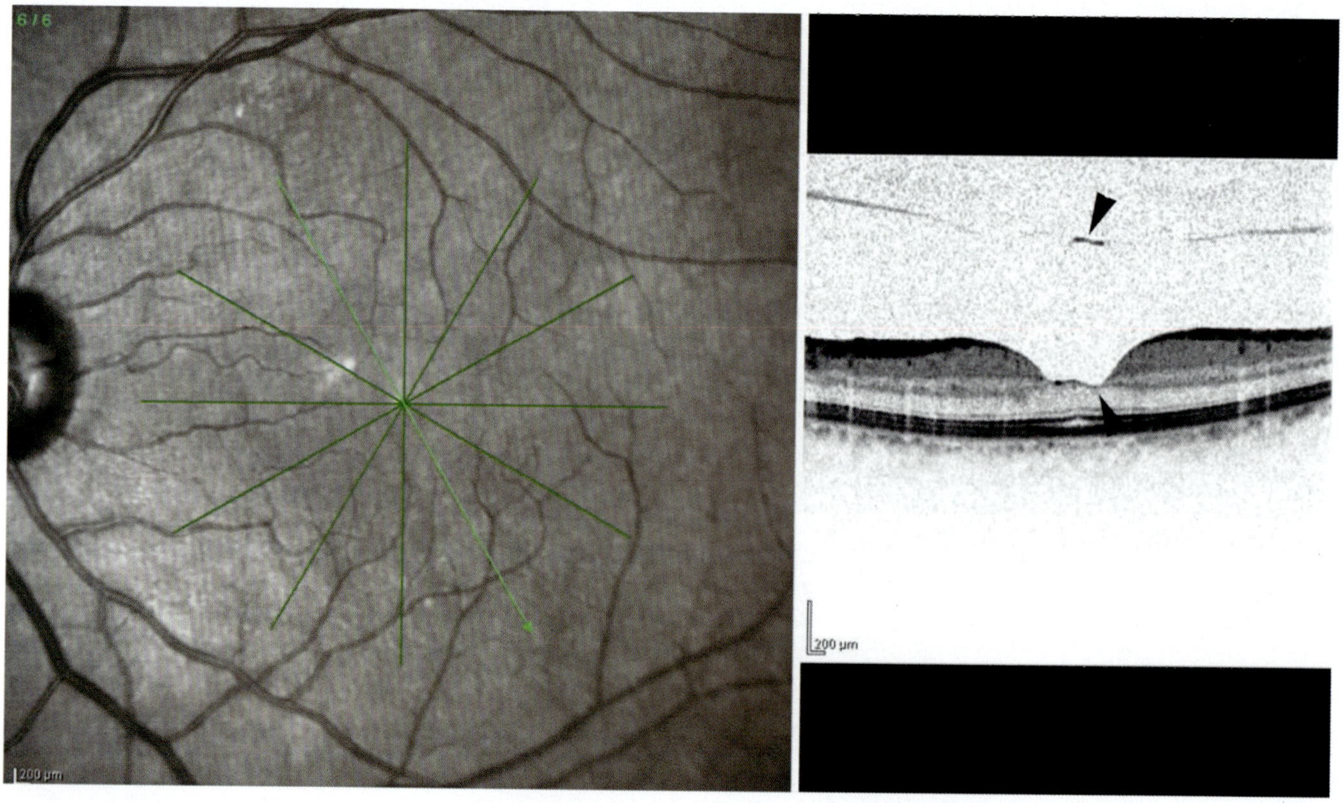

图 5.20 患者，女，56 岁，主诉为几个月前开始出现视力模糊，右眼的最佳矫正视力为 20/30，左眼为 20/25。纵向 B-扫描显示玻璃体与中心凹完全分离和左眼黄斑区微小缺损(三角示)。

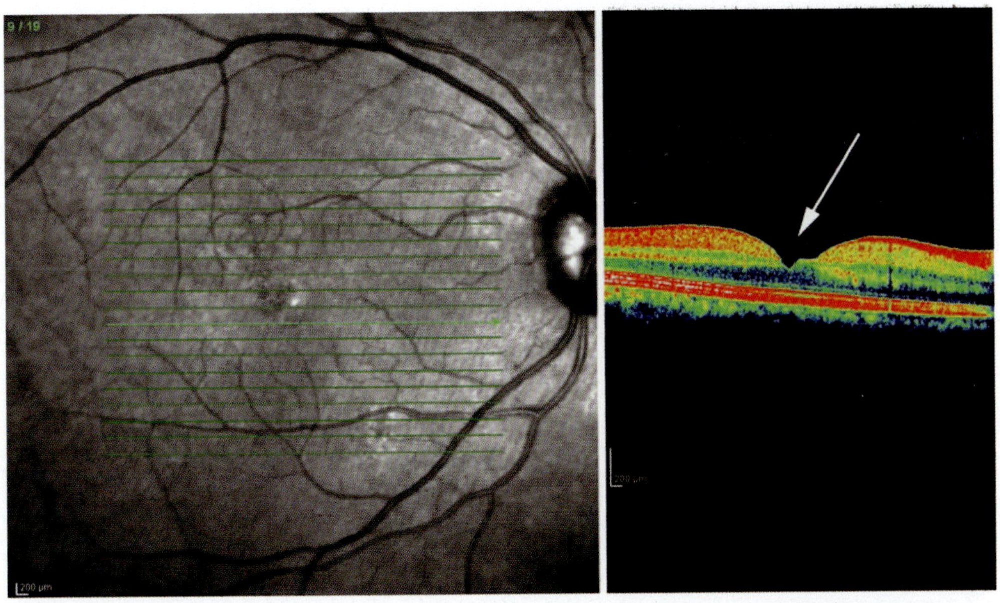

图 5.21　图 5.20 同一例患者，右眼黄斑区的中心凹处缺损（白箭头示）较左眼更为明显。

的发生率（17%）要明显高于其他组（0%~2%）。在 Niwa 等[11]关于玻璃体分离累及双眼，特别是在黄斑裂孔的演变过程中的研究中指出，从单侧眼黄斑裂孔累及对侧眼的全层黄斑裂孔的发病率为 11%。这些结论表明健侧眼球也可表现出同样的牵拉性改变，甚至在某些条件下也可发展至全层黄斑裂孔。

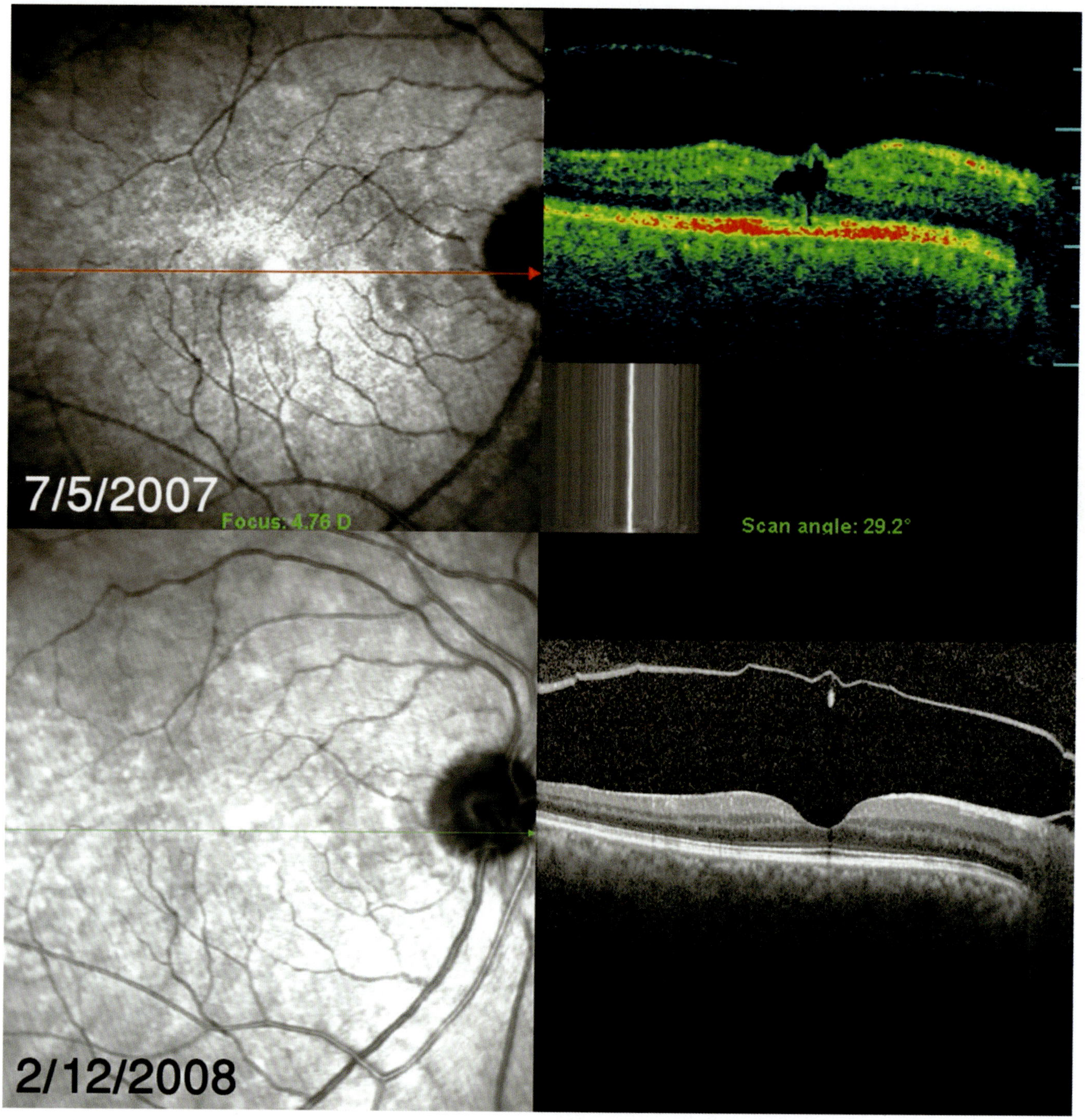

图 5.22 患者，男，55 岁，几个月前出现视力下降，后视力自发提高(20/20)。上层的影像可见玻璃体黄斑牵拉，并达到了 I 期黄斑裂孔。出现在中心凹的顶点处的一小块薄壁为中心凹组织的一部分，且仍附着于视网膜，病情进展到了黄斑裂孔的 I B 期。9 个月后，玻璃体开始完全脱离，中心凹也开始恢复为原有结构。外层组织开始相互重新连接。中心凹的微小全层缺损其实是皱缩的玻璃体在黄斑区的投影所造成的伪影。

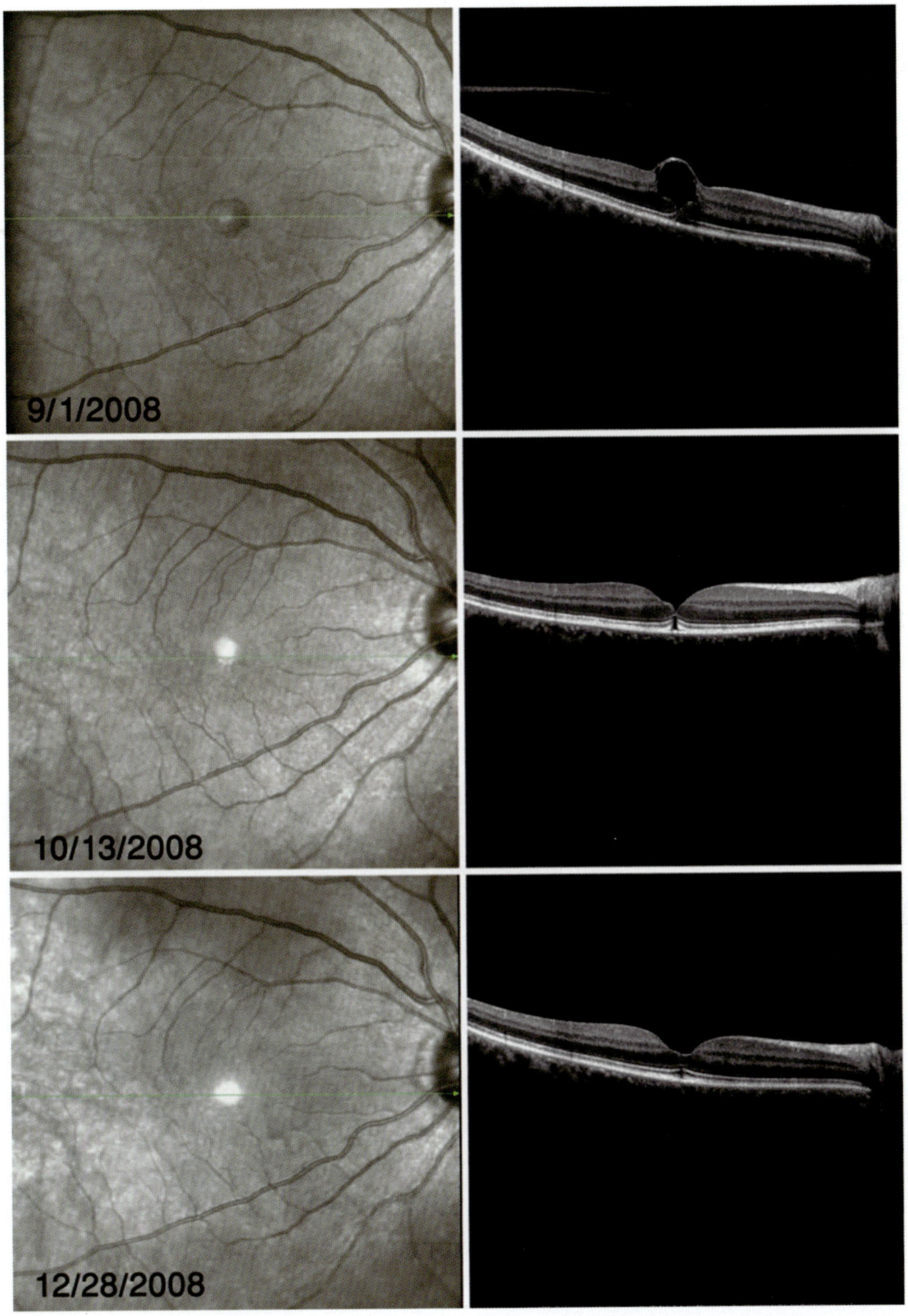

图 5.23　患者，女，57 岁，主诉为几个月后出现中央盲点的缩小。最上层的为 Ⅰ 期黄斑裂孔的影像，视力为 20/200。43 天后，玻璃体开始出现完全性脱离（中间的图像）。在中心凹处可见细小且狭长的裂缝，视力为 20/40。最下层图像中（两个半月后所拍摄），虽然患者的视力及中心凹的结构恢复正常，但患者的中心凹外表面出现了细小的缺损。

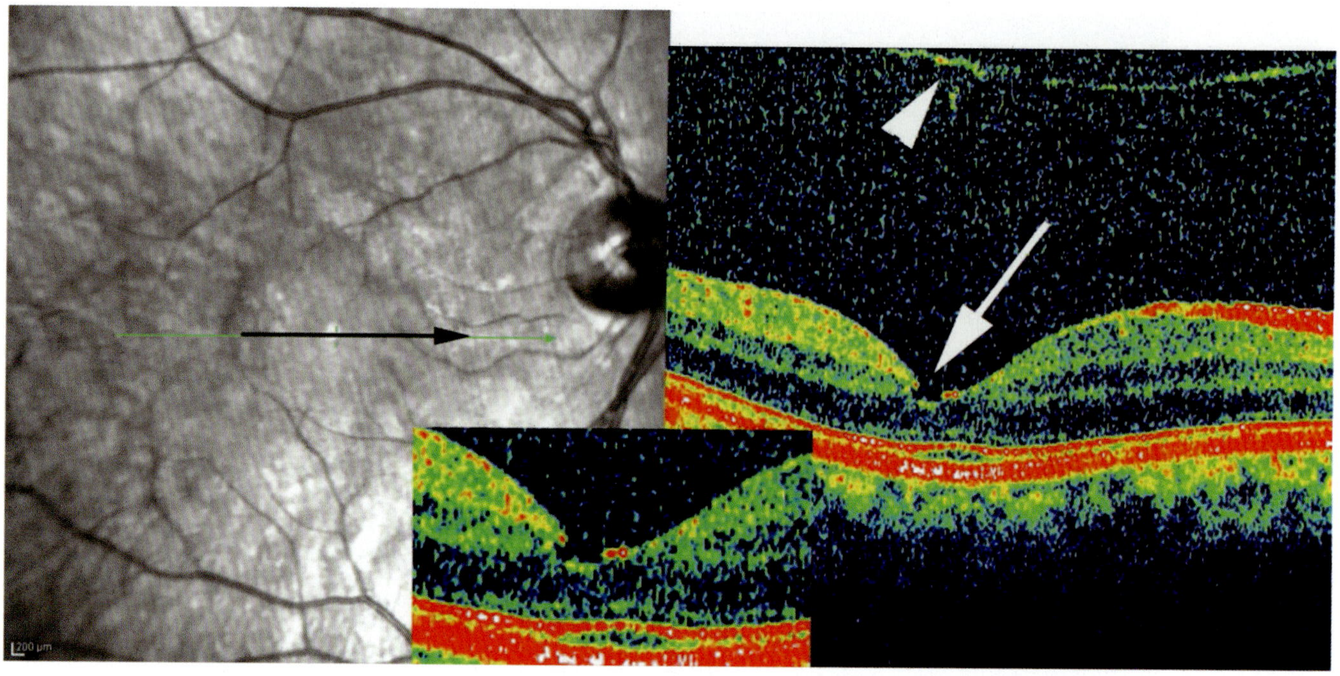

图 5.24　患者，男，61 岁，主诉为因白内障后视力下降（视力为 20/80，经白内障手术治疗后，患者的视力恢复到了 20/20）。玻璃体后分离造成了黄斑组织的微小缺损，在影像学中表现为一小块中心凹组织的缺损，伴玻璃体浓缩。

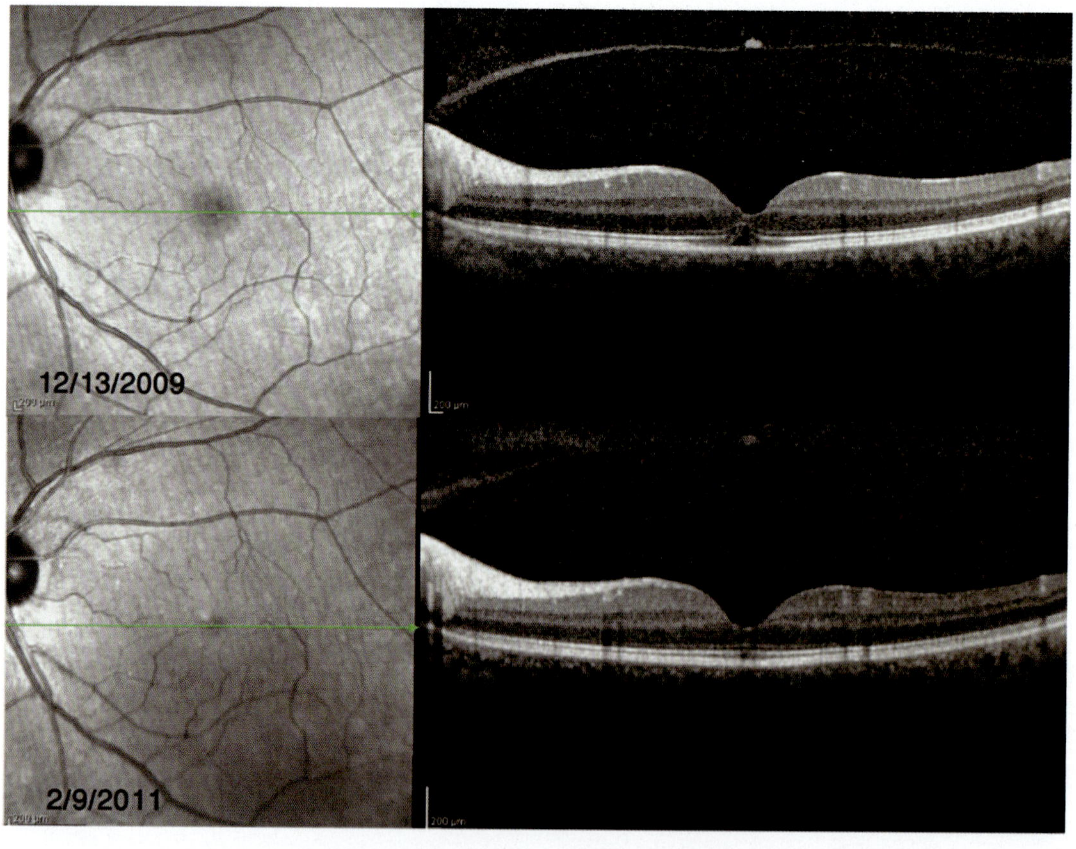

图 5.25　患者，女，58 岁，主诉为左眼视力突然下降，左眼的最佳矫正视力为 20/200；14 个月后，患者的视力恢复到 20/30。上层图像可见中心凹下视网膜感觉神经层分离，玻璃体后部黏附少量的视网膜组织。当患者的视力恢复至正常时，下层影像图可见中心凹处神经感觉层的结构恢复正常，也可发现光感受层在图像中呈低反射率，外表层呈高反射率。

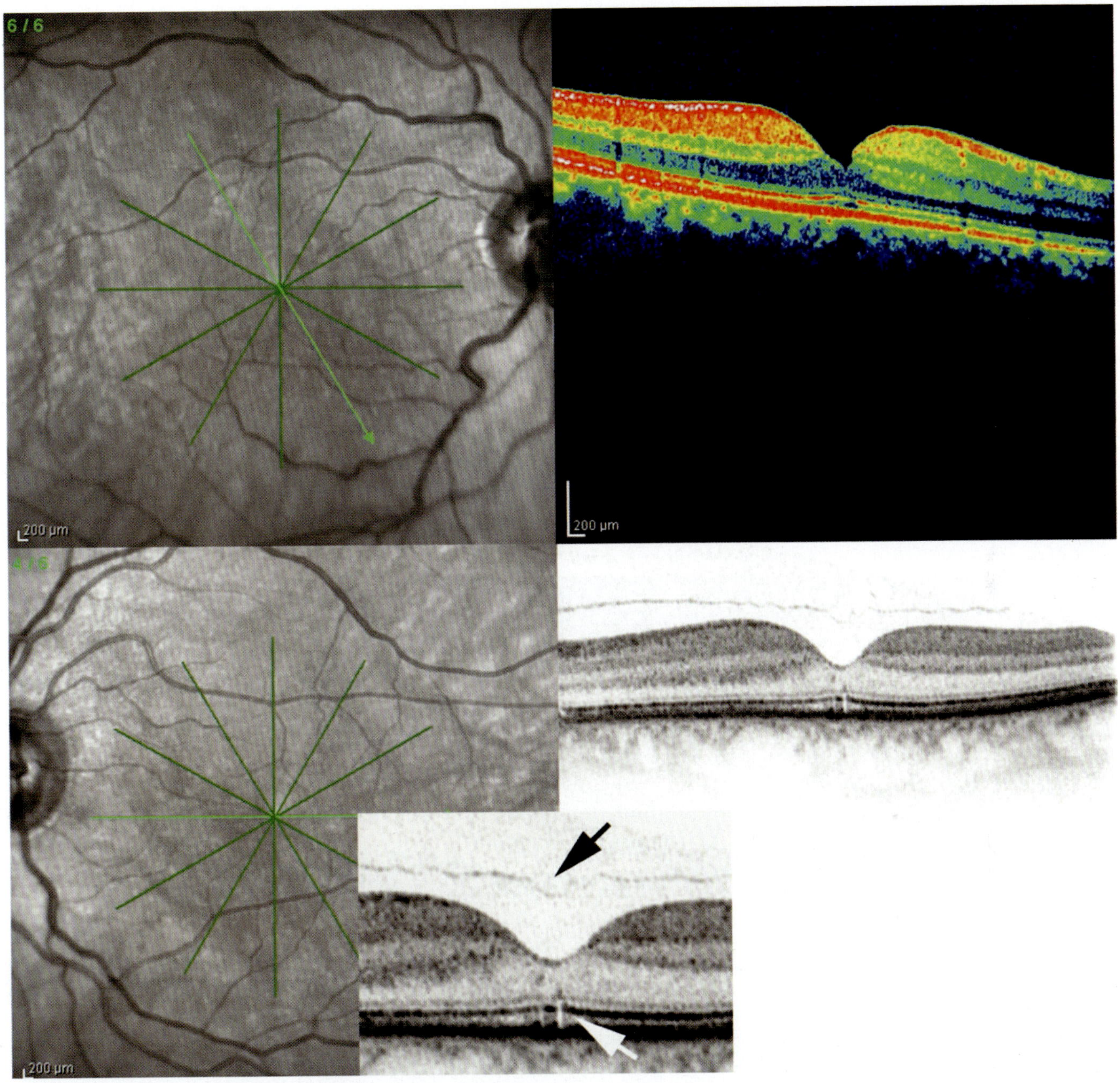

图 5.26　患者，女，67 岁，双眼出现轻微视力模糊（双眼视力 20/25）。上层的图像显示右眼黄斑区细小凹陷和内表层缺损。下层图像显示玻璃体后部与中心凹间有一线状物，该线状物附着于中心凹处（黑色箭头）。中心凹外表层的缺损（白色箭头）可能为中心凹处长期受牵拉所致。

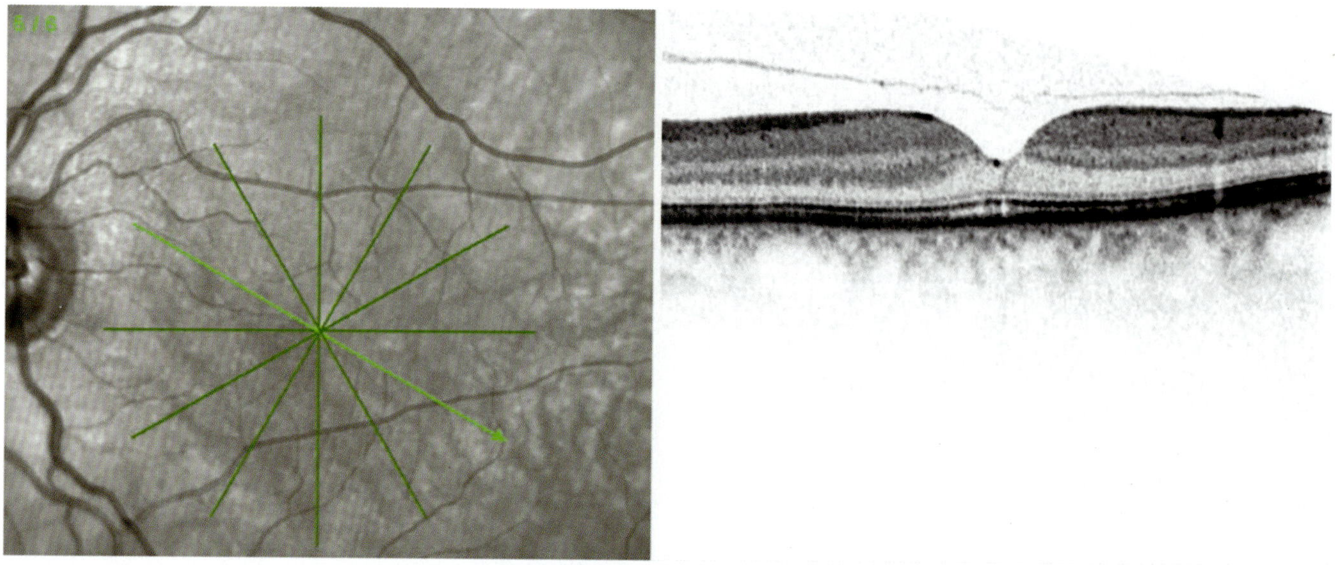

图 5.27　此为图 5.26 中同一例患者左眼的另一张影像图片，该图像可见中心凹裂缝和清楚的外表层缺损。

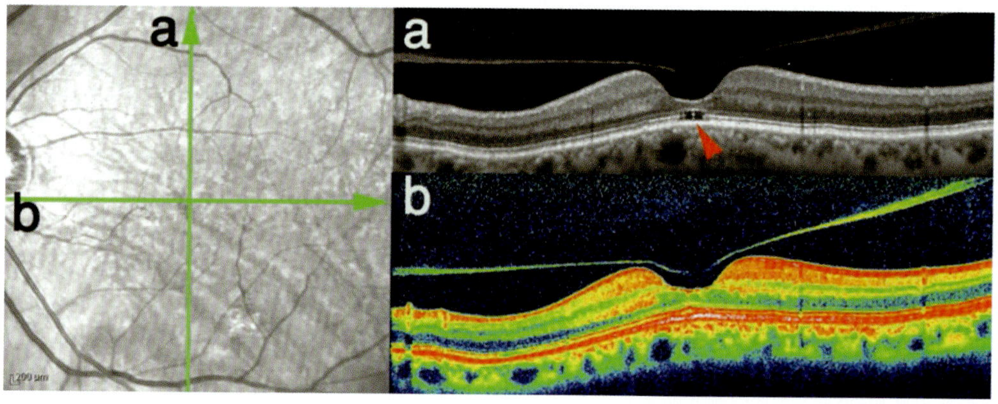

图 5.28　患者，女，65 岁，右眼的最佳矫正视力为 20/30，左眼为 20/40。纵向水平方向(b)的和垂直方向(a)的 B 超可见一薄的玻璃体样线状物与中心凹的基底部连接，线状物的长期牵拉和光感受层的破坏导致了中心凹的增宽和变薄。

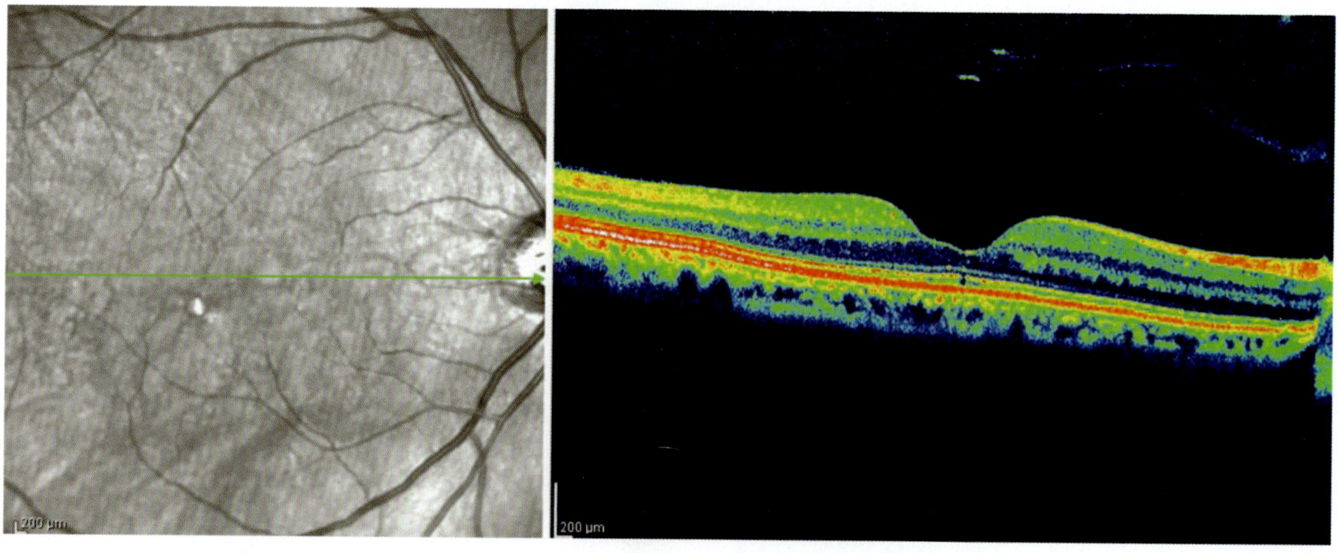

图 5.29　此为图 5.28 同一例患者的右眼影像图，可见中心凹的增宽和光感受层的细小缺损。在中心凹的上方，有一小部分视网膜仍与完全分离的玻璃体相连。

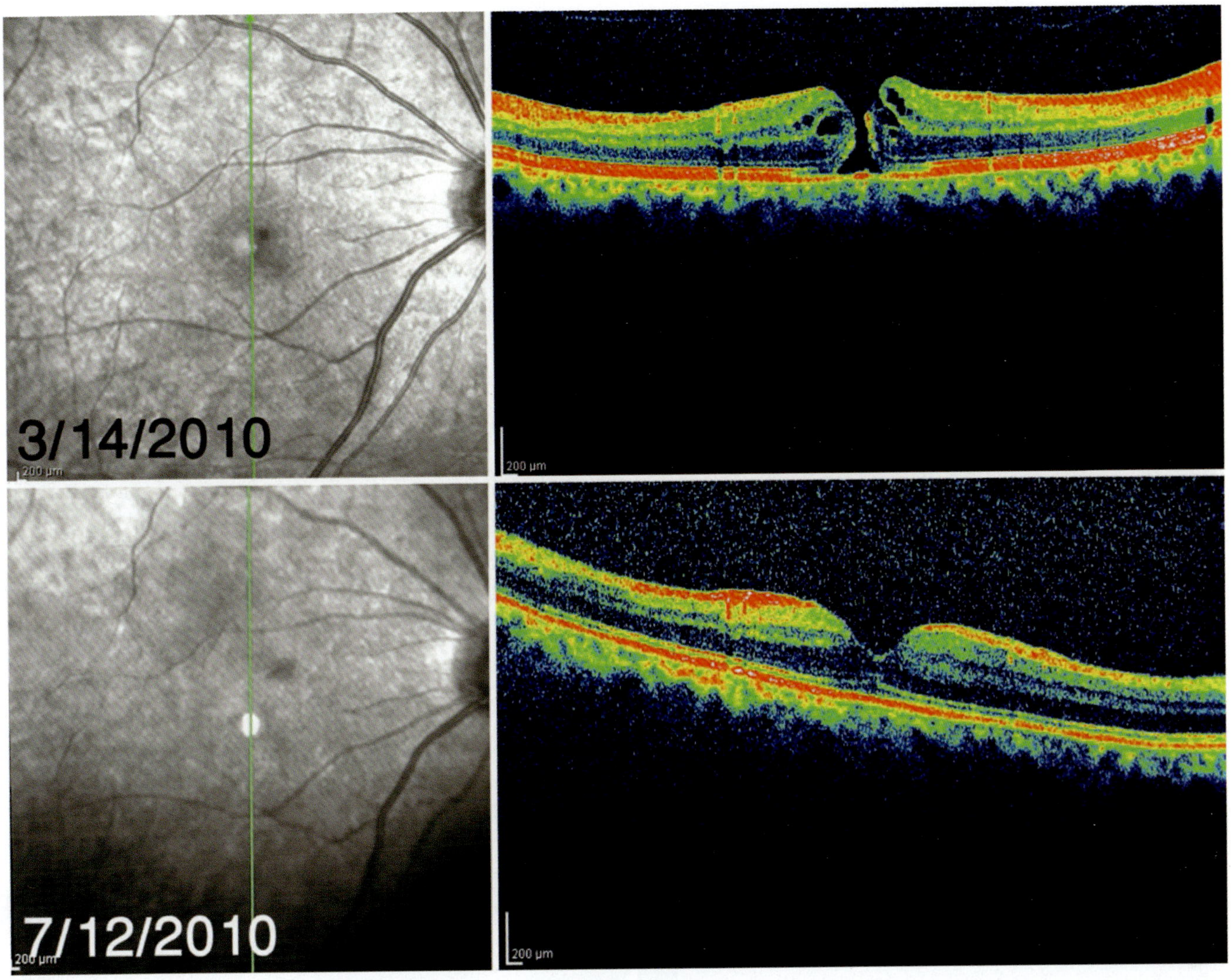

图 5.30　患者，女，68 岁，几个月前右眼视力出现明显下降(右眼最佳矫正视力为 20/120)。上层图像为水平方向扫描中心凹的 B-扫描图像，图像显示黄斑区水肿和囊性病变区域的边缘出现全层裂孔。4 个月后，患者右眼视力自行恢复至 20/30。在 OCT 的图像上则表现为黄斑裂孔的完全封闭，伴有疾病带来的轻微光感受层病变。

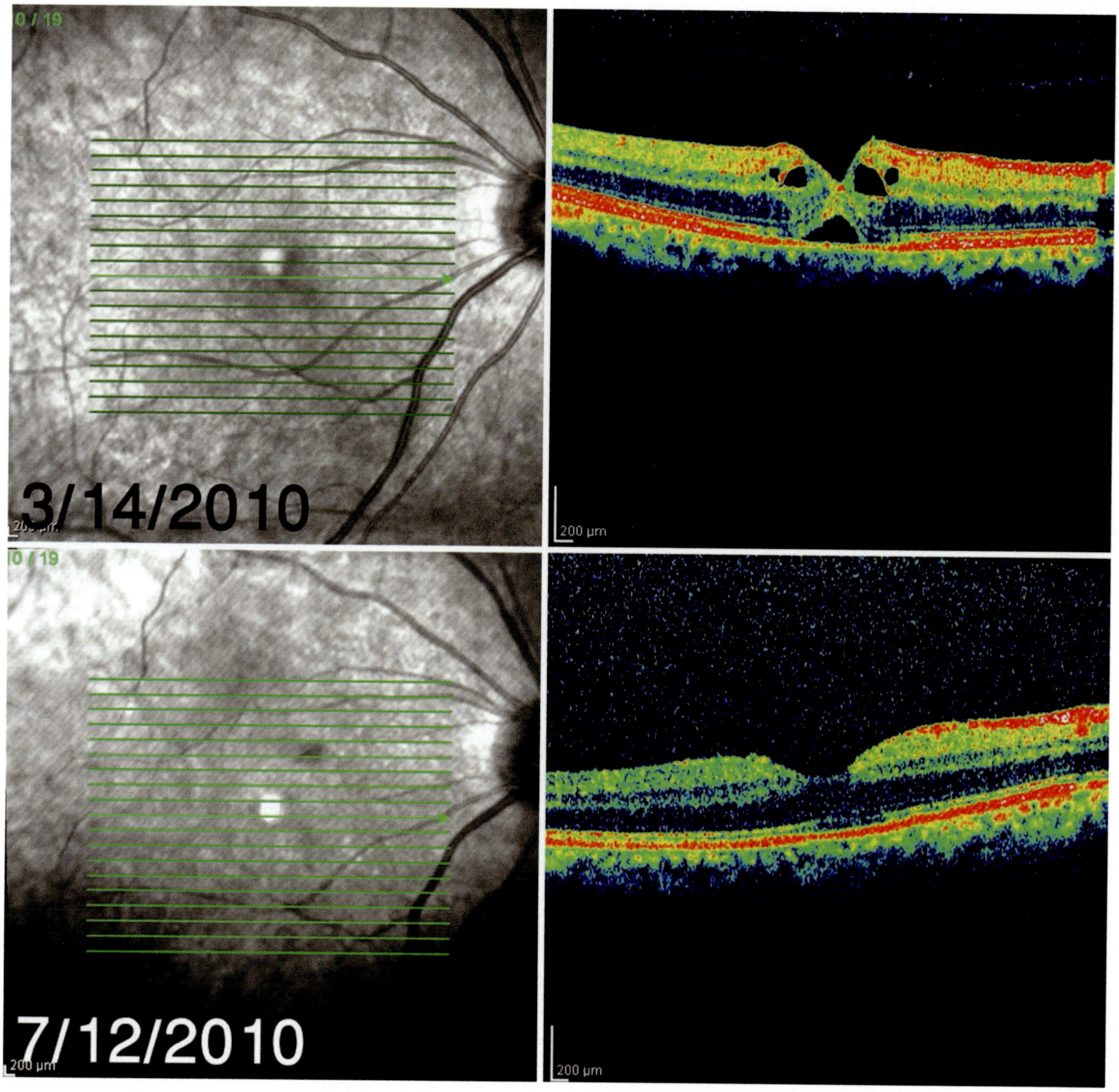

图 5.31 此为图 5.30 同一例患者 4 个月后的 OCT 的水平扫描图像，图中可见黄斑裂孔的完全封闭，随后，光感受层也仅轻微变薄和畸变。

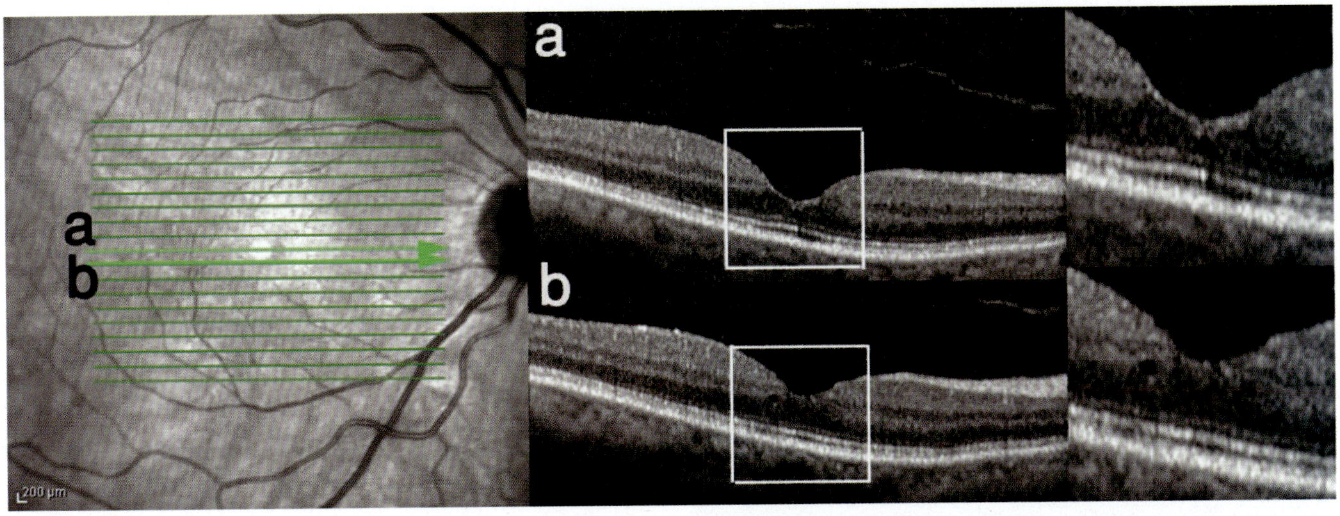

图 5.32　患者，女，59 岁，左眼近期出现视物变形，左眼的最佳矫正视力为 20/40，右眼为 20/20。(a) 玻璃体开始出现完全性分离，并伴有视网膜外表层劈裂。(b) 玻璃体对中心凹的牵拉导致了中心凹周围的点状囊性病变。

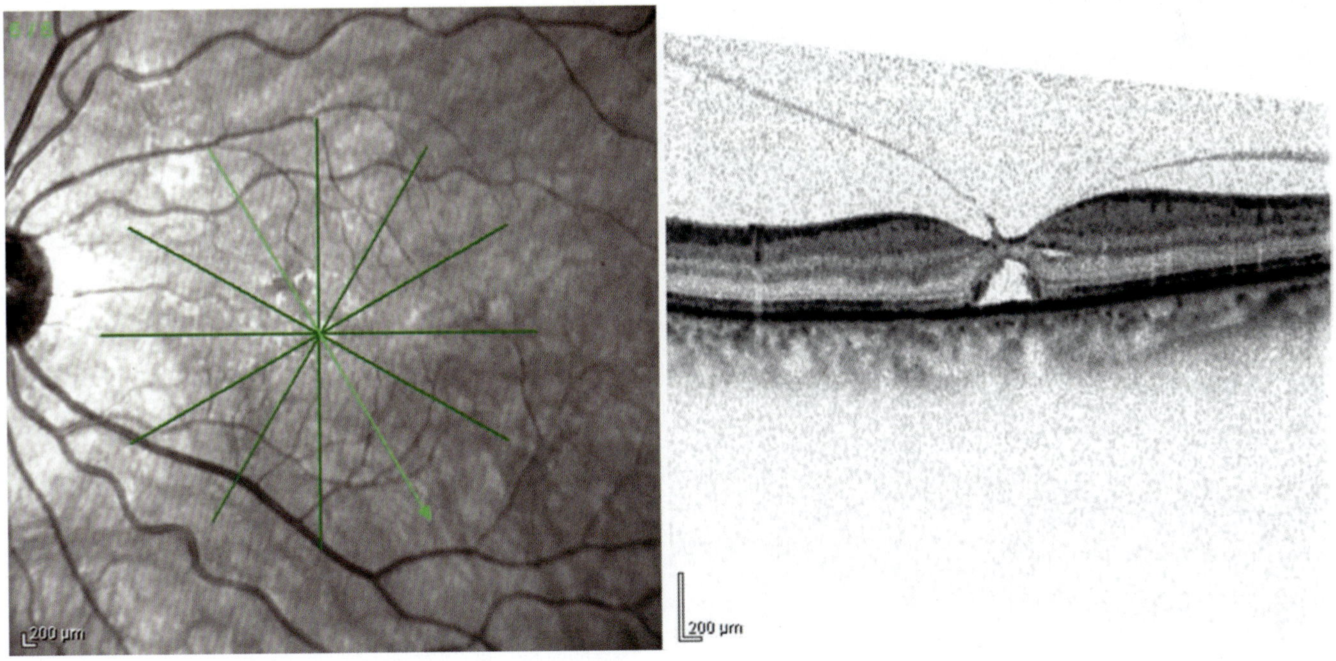

图 5.33　此为图 5.32 同一例患者的影像图片，Ⅰ期的黄斑裂孔的形成是由不完全 PVD 对中心凹持续牵拉造成的，持续牵拉会导致中心凹下视网膜感觉神经层分离和Ⅰ期黄斑裂孔的形成，也会在中心凹形成视网膜峰状突起。

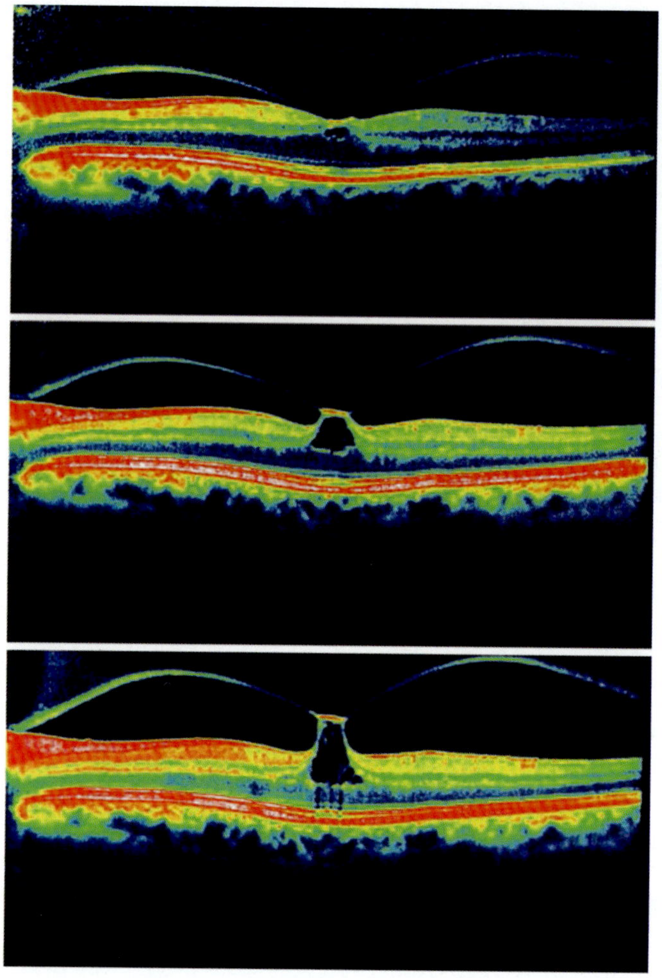

图 5.34 这系列的 OCT 图像可观察到黄斑玻璃体牵拉病变的 9 个月恶化过程。

（李清海 杨启晨 译）

参考文献

1. Roh M, Eliott D. Internal limiting membrane peeling during idiopathic epiretinal membrane removal: literature review. Int Ophthalmol Clin. 2015;55:91–101.
2. Appiah AP, Hirose T, Kado M. A review of 324 cases of idiopathic premacular gliosis. Am J Ophthalmol. 1988;106(5):533.
3. Barak Y, Ihnen MA, Schaal S. Spectral domain optical coherence tomography in the diagnosis and management of vitreoretinal interface pathologies. J Ophthalmol. 2012;2012:876472.
4. SC B, Kuijer R, Li XR, Hooymans JM, Los LI. Idiopathic epiretinal membrane. Retina. 2014;34:2317–35.
5. Gass JDM. Macular dysfunction caused by epiretinal membrane contraction. In: Stereoscopic atlas of macular diseases: diagnosis and treatment. vol 2. 4th ed. St. Louis: Mosby; 1997. p. 938–50.
6. Mirza RG, Johnson MW, Jampol LM. Optical coherence tomography use in evaluation of the vitreoretinal interface: a review. Surv Ophthalmol. 2007;52:397–421.
7. Aso H, Iijima H, Imai M, Gotoh T. Temporal changes in retinal thickness after removal of the epiretinal membrane. Acta Ophthalmol. 2009;87:419–23.
8. Huang LL, Levinson DH, Levine JP, Mian U, Tsui I. Optical coherence tomography findings in idiopathicmacular holes journal of ophthalmology. J Ophthalmol. 2011;2011:928205. https://doi.org/10.1155/2011/928205,1–4.
9. Wong JG, Sachdev N, Beaumont PE, Chang AA. Visual outcomes following vitrectomy and peeling of epiretinal membrane. Clin Experiment Ophthalmol. 2005;33:373–8.
10. Hartmann K, Schuster AK, Bartsch DU, Kim JS, Chhablani J, Freeman WR. Restoration of retinal layers after epiretinal membrane peeling. Retina. 2014;34:647–54.
11. Niwa H, Terasaki H, Ito Y, Miyake MY. Macular hole development in fellow eyes of patients with unilateral macular hole. Am J Ophthalmol. 2005;140:370–5.
12. Lowe RJ, Gentile RC. Application of optical coherence tomography and macular holes in ophthalmology. In: Kawasaki M, editor. Optical coherence tomography. Croatia: INTECH; 2013. p. 49–77.
13. Johnson RN, Gass DM. Idiopathic macular holes: observations, stages of formation, and implications for surgical intervention. Ophthalmology. 1988;95:917–24.
14. Gass JD. Reappraisal of biomicroscopic classification of stages of development of a macular hole. Am J Ophthalmol. 1995;119:752–9.
15. Takahashi A, Nagaoka T, Yoshida A. Stage 1-A macular hole: a prospective spectral-domain optical coherence tomography study. Retina. 2011;31:127–47.
16. Chang LK, Koizumi H, Spaide RF. Disruption of the photoreceptor inner segment-outer segment junction in eyes with macular holes. Retina. 2008;28:969–75.
17. Kang SW, Ahn K, Ham DI. Types of macular hole closure and their clinical implications. Br J Ophthalmol. 2003;87:1015–9.
18. Tornambe PE, Poliner LS, Cohen RG. Definition of macular hole surgery end points: elevated/open, flat/open, flat/closed. Retina. 1998;18:286–7.
19. Takahashi A, Yoshida A, Nagaoka T, Kagokawa H, Kato Y, Takamiya A, et al. Macular hole formation in fellow eyes with a perifoveal posterior vitreous detachment of patients with a unilateral macular hole. Am J Ophthalmol. 2011;151:981–9.
20. Richardson PS, Benson MT, Kirkby GR. The posterior vitreous detachment clinic: do new retinal breaks develop in the six weeks following an isolated symptomatic posterior vitreous detachment? Eye. 1999;13:237–40.
21. Katz B, Hoyt WF. Gaze-evoked amaurosis from vitreopapillary traction. Am J Ophthalmol. 2005;139:631–7.
22. Sebag J, Gupta P, Rosen RR, Garcia P, Sadun AA. Macular holes and macular pucker: the role of vitreoschisis as imaged by optical coherence tomography/scanning laser ophthalmoscopy. Trans Am Ophthalmol Soc. 2007;105:121–9.
23. Sarrafizadeh R, Hassan TS, Ruby AJ, Williams GA, Garretson BR, Capone A Jr, et al. Incidence of retinal detachment and visual outcome in eyes presenting with posterior vitreous separation and dense fundus-obscuring vitreous hemorrhage. Ophthalmology. 2001;108:2273–8.
24. Foos RY. Posterior vitreous detachement. Trans Am Acad Ophthalmol Otolaryngol. 1972;76:480–97.
25. Avila MP, Jalkh AE, Murakami K, Trempe CL, Schepens CL. Biomicroscopic study of the vitreous in macular breaks. Ophthalmology. 1983;90:1277–83.
26. Sebag J, Balazs EA. Human vitreous fibres and vitreoretinal disease. Trans Ophthalmol Soc U K. 1985;104:123–8.
27. Grignolo A. Fibrous components of the vitreous body. Arch Ophthamol. 1952;47:760–74.
28. Eisner G. Clinical anatomy of the vitreous. In: Jakobiec FA, editor. Ocular anatomy, embryology, and teratology. Philadelphia: Harper & Row; 1982. p. 413–7.
29. Fine BS, Yanoff M. Ocular histology: a text and atlas. 2nd ed. Hagerstown: Harper & Row; 1979. p. 134–6.
30. Tolentino FI, Schepens CL, Freeman HM. Vitreoretinal disorders: diagnosis and management. Philadelphia: WB Saunders; 1976. p. 400–12.
31. Uchino E, Uemura A, Ohba N. Initial stages of posterior vitreous detachment in healthy eyes of older persons evaluated by optical coherence tomography. Arch Ophthalmol. 2001;119:1475–9.
32. Johnson MW. Posterior vitreous detachment: evolution and com-

plications of its early stages. Am J Ophthalmol. 2010;149:371–82.e1.
33. Novak MA, Welch RB. Complications of acute symptomatic posterior vitreous detachment. Am J Ophthalmol. 1984;97:308–14.
34. Lindner B. Acute posterior vitreous detachment and its retinal complications. Acta Ophthalmol. 1966;87(Suppl):1–108.
35. Jaffe NS. Complications of acute posterior vitreous detachment. Arch Ophthalmol. 1968;79:568–71.
36. Hoehn F, Mirshahi A, Hattenbach LO. Optical coherence tomography for diagnosis of posterior vitreous detachment at the macular region. Eur J Ophthalmol. 2009;19:442–7.
37. Tanner V, Chauhan DS, Jackson TL, Williamson TH. Optical coherence tomography of the vitreoretinal interface in macular hole formation. Br J Ophthalmol. 2001;85:1092–7.
38. Takahashi A, Ishiko S, Nagaoka T, Kato Y, Kameyama D, Yoshida A. Macular microhole of the outer retinal defect with a perifoveal posterior vitreous detachment. Ophthalmic Surg Lasers Imaging. 2010;9:1–4.
39. Koizumi H, Spaide RF, Fisher YL, Freund KB, Klancnik JM Jr, Yannuzzi LA. Three-dimensional evaluation of vitreomacular traction and epiretinal membrane using spectral-domain optical coherence tomography. Am J Ophthalmol. 2008;145:509–17.
40. Sonmez K, Capone A Jr, Trese MT, Williams GA. Vitreomacular traction syndrome: impact of anatomical configuration on anatomical and visual outcomes. Retina. 2008;28:1207–14.
41. Stalmans P, Duker JS, Kaiser PK, Heier JS, Dugel PU, Gandorfer A, et al. OCT-based interpretation of the vitreomacular interface and indications for pharmacologic vitreolysis. Retina. 2013;33:2003–11.
42. Chang LK, Fine HF, Spaide RF, Koizumi H, Grossniklaus HE. Ultrastructural correlation of spectral-domain optical coherence tomographic findings in vitreomacular traction syndrome. Am J Ophthalmol. 2008;146:121–7.
43. Haouchine B, Massin P, Gaudric A. Foveal pseudocyst as the first step in macular hole formation: a prospective study by optical coherence tomography. Ophthalmology. 2001;108:15–22.
44. Michalewska Z, Cisiecki S, Sikorski B, Michalewski J, Kałuzny JJ, Wojtkowski M, et al. Spontaneous closure of stage III and IV idiopathic full-thickness macular holes—a two-case report. Graefes Arch Clin Exp Ophthalmol. 2008;246:99–104.
45. Win PH, Young TA. Spontaneous macular hole closure in bilateral macular holes. Semin Ophthalmol. 2007;22:167–9.
46. Odrobina D, Michalewska Z, Michalewski J, Dzięgielewski K, Nawrocki J. Long-term evaluation of vitreomacular traction disorder in spectral-domain optical coherence tomography. Retina. 2011;31:324–31.
47. Rodríguez A, Infante R, Rodríguez FJ, Valencia M. Spontaneous separation in idiopathic vitreomacular traction syndrome associated with contralateral full-thickness macular hole. Eur J Ophthalmol. 2006;16:733–40.
48. Kumagai K, Hangai M, Larson E, Ogino N. Vitreoretinal interface and foveal deformation in asymptomatic fellow eyes of patients with unilateral macular holes. Ophthalmology. 2011;118:1638–44.

第 6 章 视盘异常

Fedra Hajizadeh

摘 要

本章介绍各种眼部疾病中和视盘相关的变化以及异常情况。本章分为以下几节：①视盘凹陷及其继发性视网膜劈裂。视盘凹陷黄斑病变中OCT多数情况下表现为视网膜外层脱离和视网膜劈裂。②青光眼是本章最重要的部分，它描述了青光眼中可以检测到的不同变化，重点解释了视网膜神经纤维层(RNFL)厚度分布的变化。OCT在评估青光眼疾病时使用以下4个参数：a.视盘旁RNFL(视网膜神经纤维层)参数；b.视盘参数；c.黄斑参数；d.血流动力学参数。图像采集和解释中的难点和伪影将得到充分讨论。③在视盘区域和视网膜的其他部分有髓神经纤维层。在OCT中，因为有髓鞘的神经几乎可以完全反射光线，所以我们总是能观察到具有高度反射的表面，而下面的组织显示出很强的阴影。④前部缺血性视神经病变 (anterior ischemic optic neuropathy，AION)。在早期的AION中，OCT显示RNFL厚度显著增加，然后进入停滞期，在6个月内出现萎缩。⑤视盘玻璃膜疣，这是一种进行性疾病；大多数情况下会出现RNFL的丢失并在视野检查中显示视野的缺损。OCT图像上的“块状颠簸”内部反射明确显示了玻璃膜疣的存在。⑥介绍视神经盘炎和视盘水肿的其他辅助检查以及区分视神经盘炎和视盘水肿的方法。

6.1 视盘凹陷

视盘凹陷异常、牵牛花征和视盘缺损是先天性视盘闭合异常的不同表现之一(图 6.1 至图 6.15)[1]。筛板的缺陷引起异常视网膜形成疝与蛛网膜下腔连接是主要病因[2]。视盘凹陷发生率为 1/11 000[3]。男性和女性患病的概率一致，15%的病例会出现双眼受累[4]。这是一种散发性疾病，但可以在家族中群发。

在眼底镜检查中，视盘的颞下部分多见灰色椭圆形孔状凹陷[3,5](图 6.1)。视盘凹陷可能无症状(图 6.6 和图 6.7)，并在常规眼科检查中发现，或可能与视野缺损、盲点扩大或旁中央弓形暗点相关[6,7]。然而，25%~75%的视盘凹陷患者最终在三四十岁时出现黄斑病变[4,6,8,9]。

除可能发生的玻璃体后脱离外，没有已知的诱发黄斑病变的易感因素[1,3,10]。黄斑病变与视网膜内和视网膜下积液相关，伴随视力等于或小于 20/70[3]。

光学相干断层扫描(OCT)成像在视神经黄斑病变中表现为 79.17%的病例有外层视网膜层脱离和视网膜劈裂(图 6.2 至图 6.4、图 6.12、图 6.13、图 6.15a 和图 6.15c)，12.5%的病例仅有外层视网膜脱离 (图 6.10、图 6.11 和图 6.14)，8.33%的病例仅见视网膜劈裂(图 6.8

F. Hajizadeh, M.D.
Noor Ophthalmology Research Center, Noor Eye Hospital,
No. 96, Esfandiar Blvd., Vali'asr Ave, Tehran, Iran
e-mail: fhajizadeh@noorvision.com

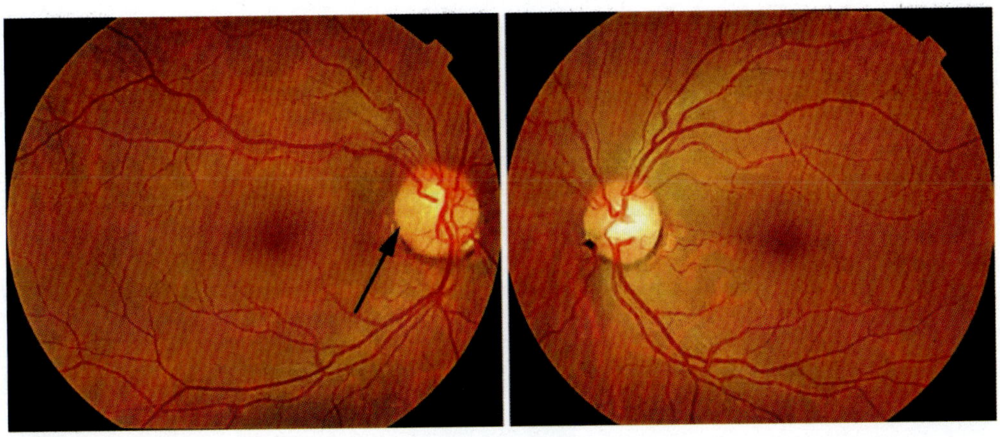

图 6.1 图像显示一例40岁女性从几个月前开始右眼视力出现下降的彩色眼底照片。在右眼视盘的颞侧有一个圆形凹陷病变(黑色箭头),这是一个小的视盘凹陷。

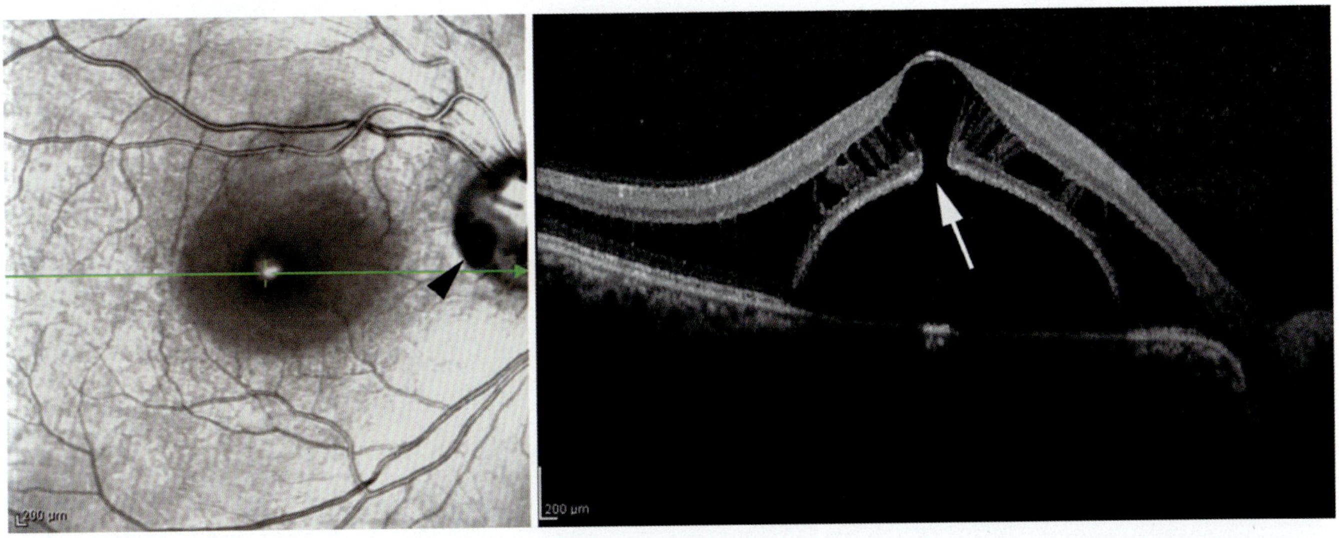

图 6.2 SLO-OCT来自图6.1的同一例患者。黄斑中心的反光增强区域表示黄斑增厚。在OCT横断面,存在穹顶形黄斑和中心凹水肿,其和视网膜色素空间和视网膜下积液相似。垂直的柱状结构在外核层和外丛状层的边界,是由于视盘凹陷引起的劈裂的典型表现。连接视网膜内间隙和视网膜下间隙(外层孔)的通路(白色箭头)通常在OCT图像上可见。

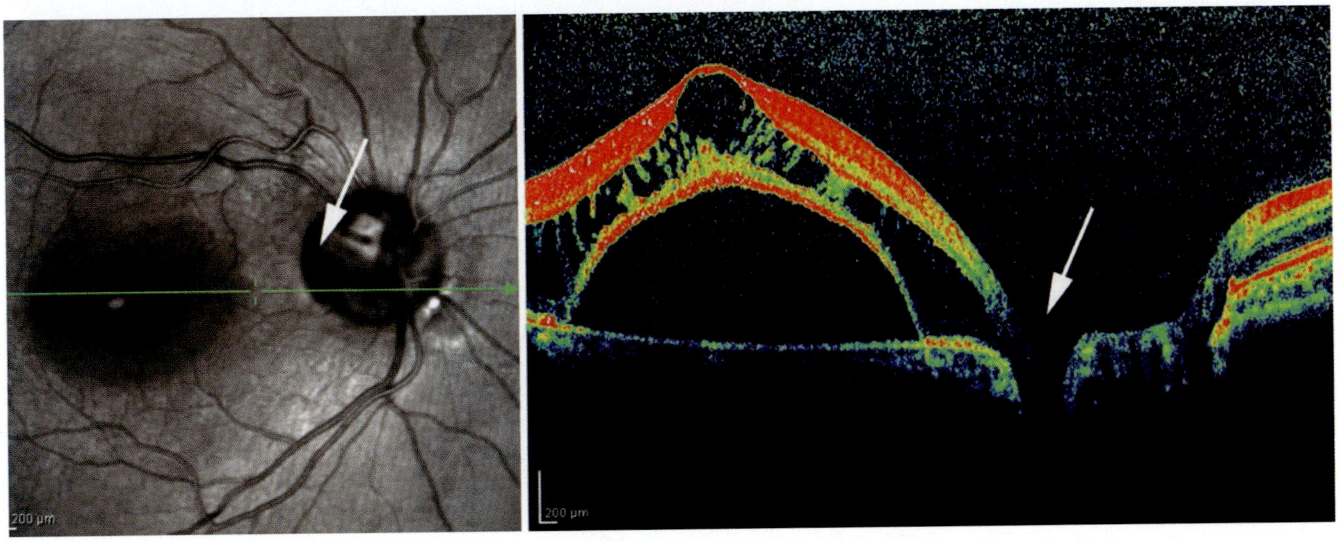

图 6.3 在水平穿过视盘凹的另一部分中,可以看到视盘凹的位置(白色箭头)。视网膜层垂直柱状结构的劈裂和视网膜下空间也很明显。

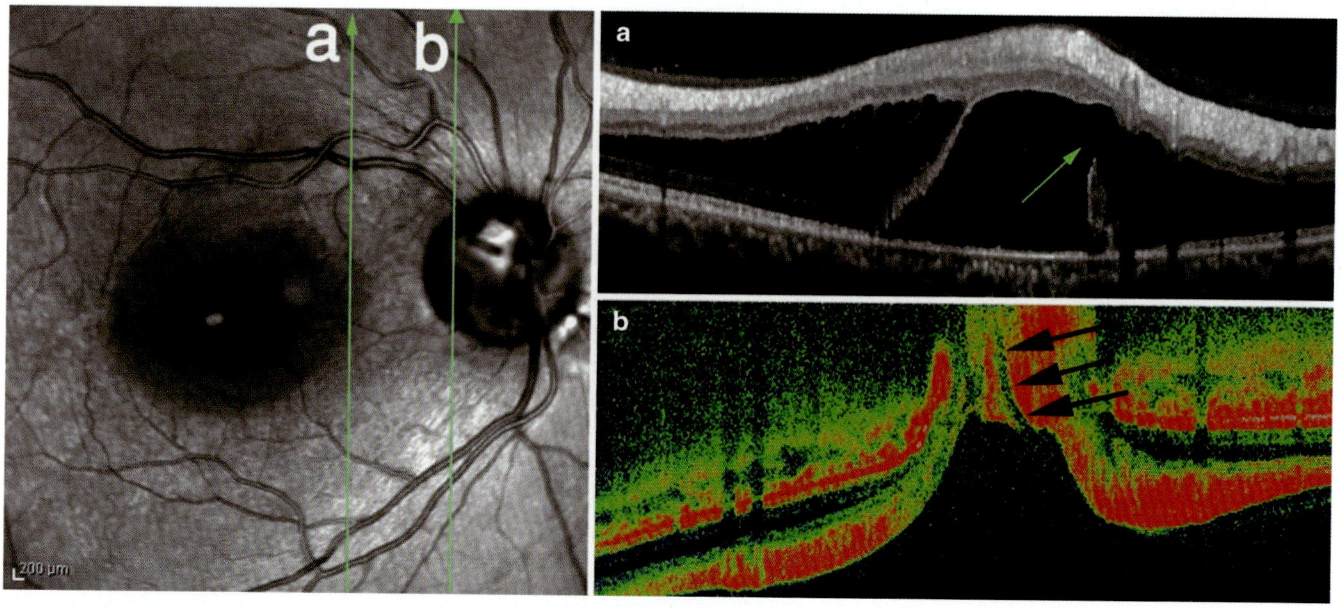

图 6.4 使用 EDI-OCT 方法，一个垂直穿过视盘凹的部分。(a)部分揭示了另一个内部视网膜空间连接到视网膜下腔的区域。(b)部分显示视盘凹的路径。OCT 图像上坑的最外面部分及其底部位置分辨不清。

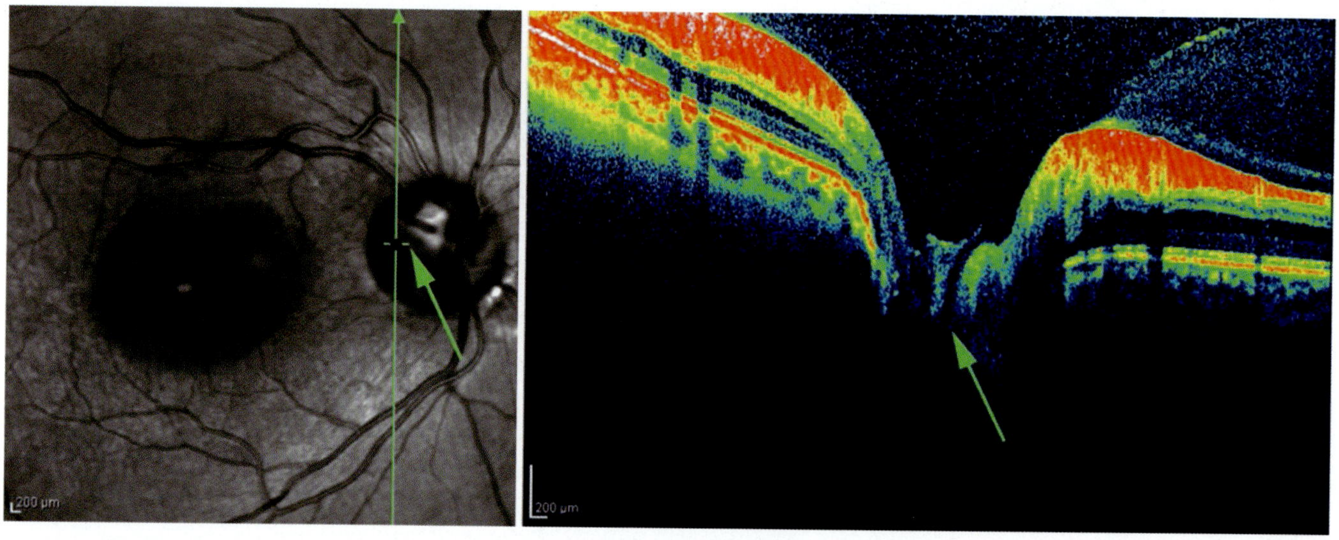

图 6.5 图像显示光学坑路径的垂直方向(箭头)。

和图 6.15b)[11]。外层孔(介于劈裂和浆液性脱离之间)发生在大约 73%的黄斑病变病例中(图 6.2、图 6.4、图 6.12 和图 6.15c)。劈裂经常涉及多个层次[11]。

在一些患者中，由于长期疾病，内壁层溶解并丢失，并且仅残留部分结构。看起来像一个后极部视网膜脱离，和病理性近视的临床表现相似。然而，这种残留结构的存在可能有助于分化(图 6.14)。

6.2 青光眼

青光眼是一种多因素视神经病变，主要由眼内压升高引起。青光眼的早期发现对于视力的保留至关重要，因为一旦发生损害，将是永久性的。不幸的是，目前还没有用于早期发现和监测青光眼视神经病变的金标准。

频域光学相干断层扫描(SD-OCT)可能是目前临床上应用最广泛的，许多研究已经评估了不同软件在不同 OCT 设备中进行不同测量的准确性和可重复性。最混杂的因素可能在于与青光眼变化重叠的正常眼结构的变化。

频域 OCT 可以通过以下 4 个参数评估青光眼[12]：

(1)视盘周围视网膜神经纤维层参数。

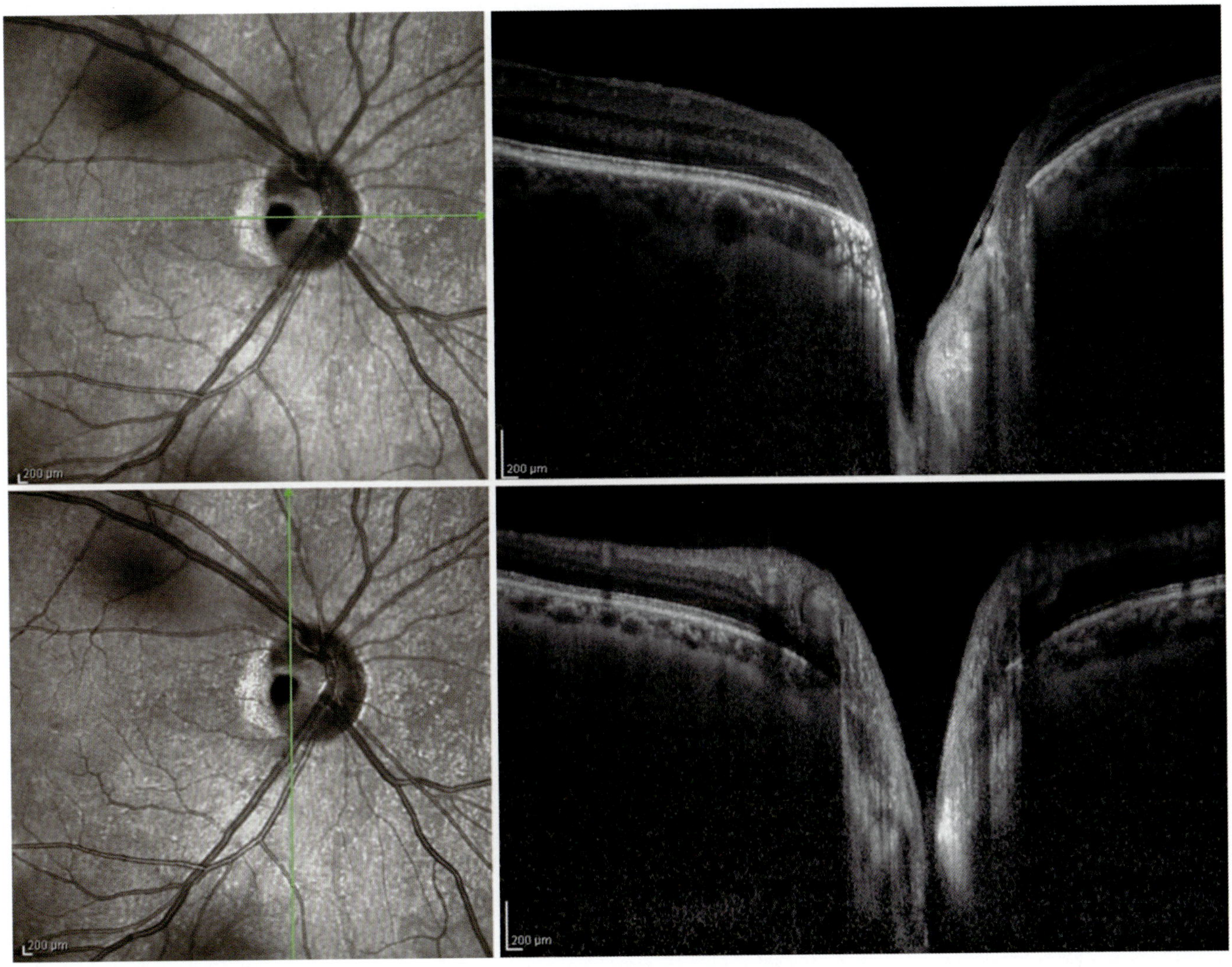

图 6.6　这两个横断面 EDI-OCT 扫描穿过一个视盘凹，说明了凹坑的深度和解剖结构。在传统的 OCT 中，视盘凹的方向不完全可见。未见浆液性脱离和视觉障碍。

(2)视神经盘参数。

(3)黄斑参数。

(4)血流动力学参数。

这些测试的价值已经通过曲线下面积(AUC)进行了评估，AUC 是衡量参数能够区分患病组和健康组程度的指标。随着 AUC 值接近 1，用于区分正常和疾病状态的能力也随之增强。

6.2.1 视盘周围神经纤维层参数

首先，SD-OCT 被用于评估视网膜神经纤维层(RNFL)，因为它可以在接近视盘位置时测量视网膜神经节细胞轴突厚度(即 RNFL 厚度分布图)。然而，眼眶扭曲如葡萄肿、黄斑前膜或其他结构改变可能使这种测量不准确。在 OCT 中，视盘中心的圆圈(特别是在视网膜的血管入口处)提示视盘周围的 RNFL 厚度分布地形图，并且可能比视野更早地显示眼底破坏性变化(图 6.16 至图 6.24)。

在 OCT 中，即使 RNFL 平均厚度的数量在正常范围内，神经纤维层压痕(图 6.17)和凹陷间隙也可能是早期损伤的标志。Shin 等[13,14]描述了 RNFL 缺失体积偏差(即估计失去的 RNFL)用于早期检测青光眼，具有较高的灵敏度、特异性和 AUC(与平均 RNFL 厚度相比)。Liu 等[15]证实青光眼患者的对侧正常眼(通过视野和视盘检查评估)中的神经纤维层的损失表明 OCT 比其他检测早期青光眼的方法更敏感。

6.2.2 视神经盘参数

不同的 OCT 设备[Spectralis(Heidelberg Engineering，Heidelber，Germany)，Cirrus (Carl Zeiss，Inc.Jean，Germany)，RTVue (Optovue，Inc.，Fremont，CA，USA) 和

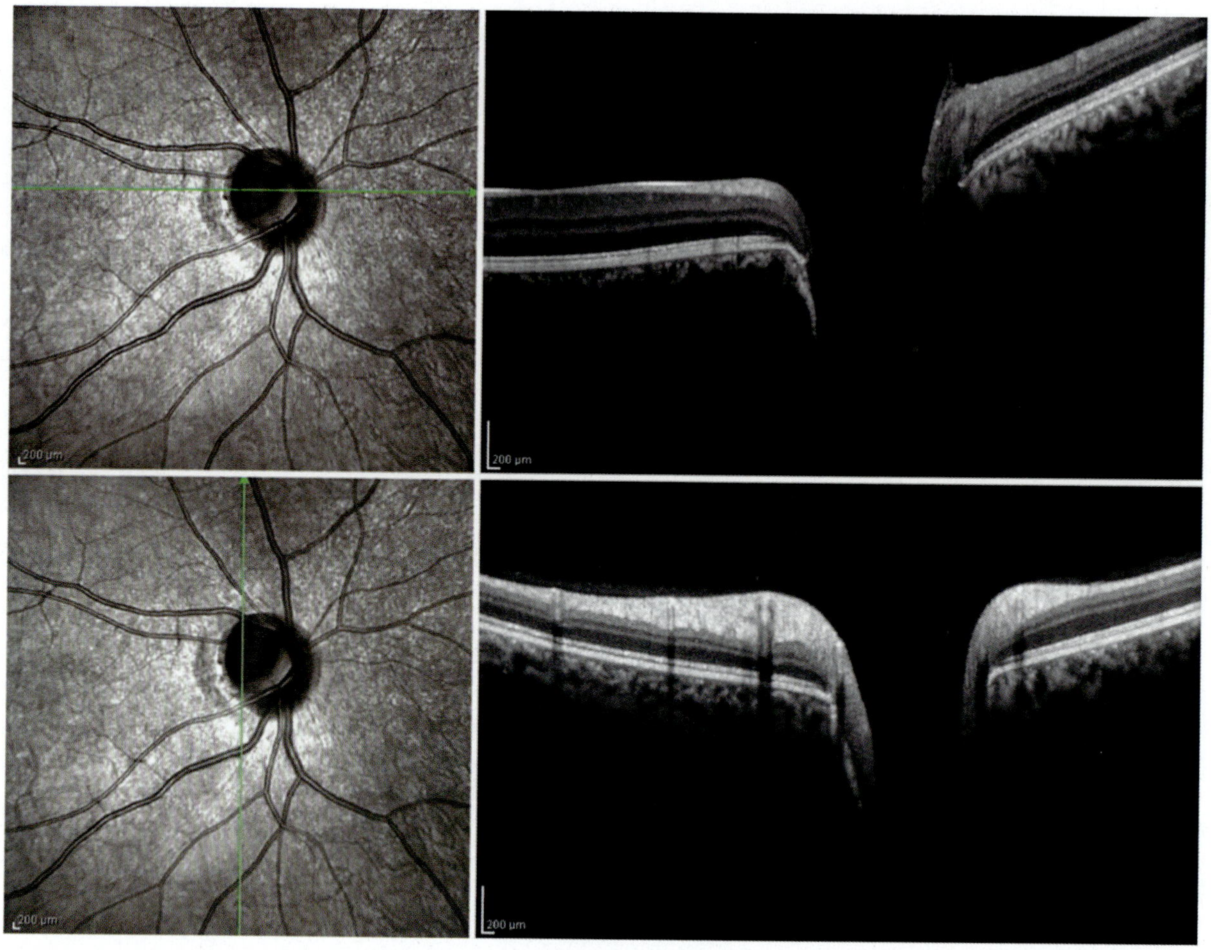

图 6.7 没有视网膜下积液的大视盘凹陷。这两个横截面 EDI-OCT 图像显示视盘凹的直径，但没有定义其终点。

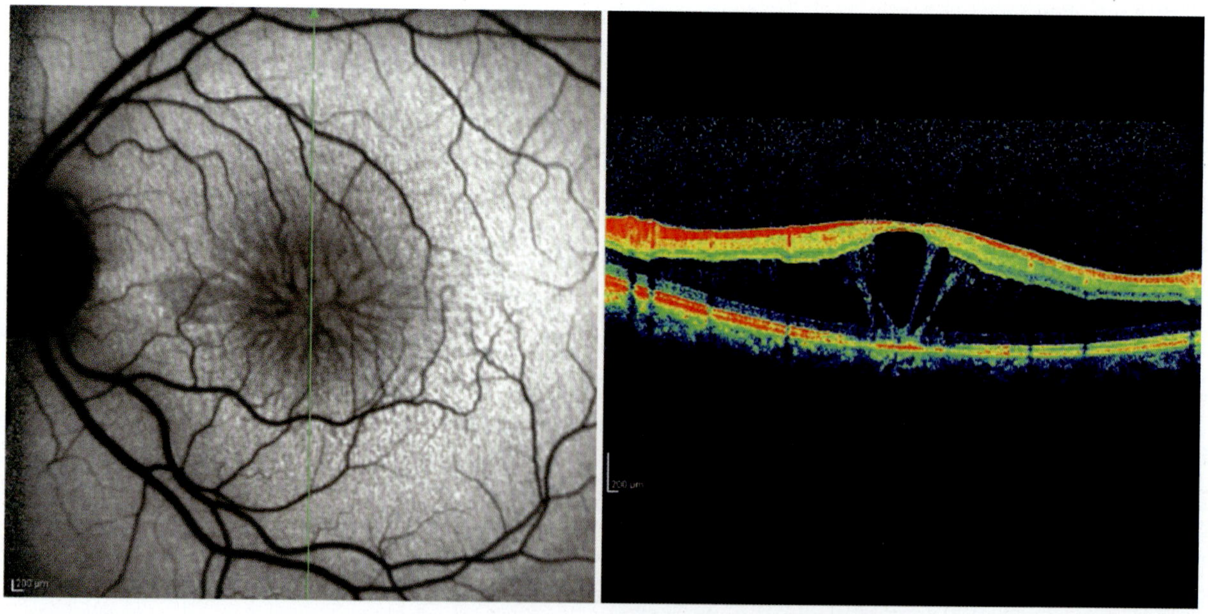

图 6.8 这幅眼底图像来自一例 28 岁男性，他左眼视力近期出现下降。横截面水平 OCT 和眼底自发荧光的复合图像显示视网膜处柱。状结构的劈裂，其主要在中心凹处最严重。在 FAF 中，车轮模式能更清楚地显示视网膜劈裂。

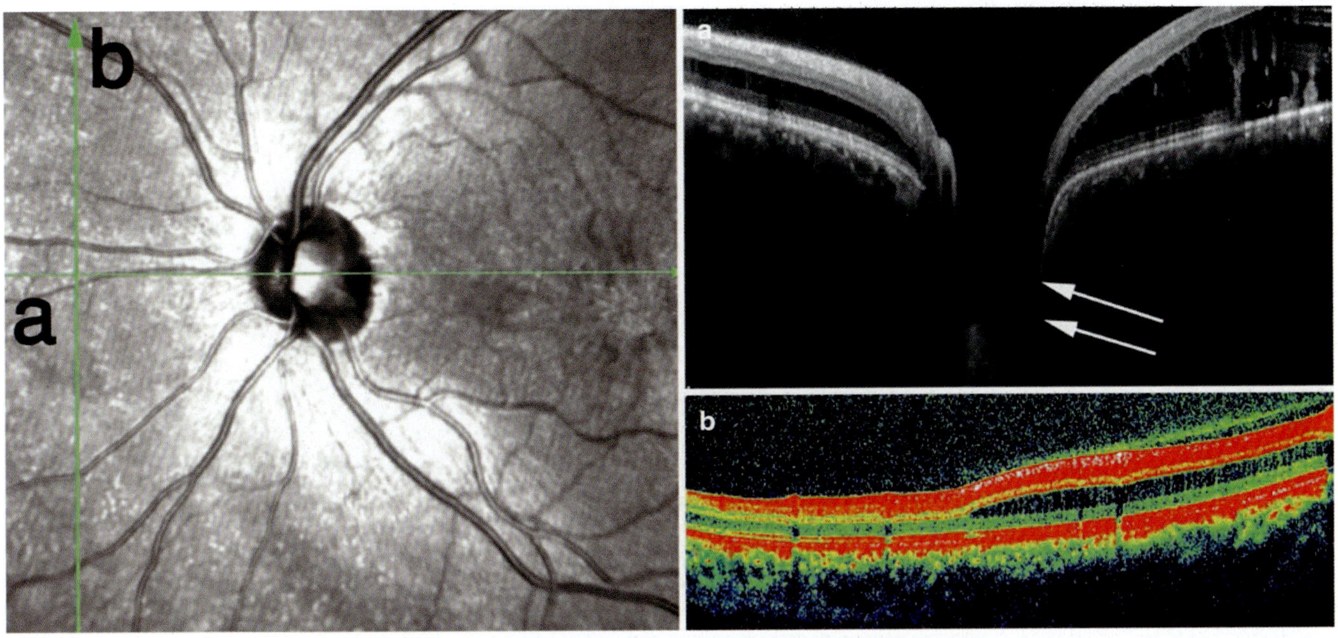

图 6.9　图 6.8 同一例患者的另一张视图中，穿过视盘凹的部分(a)显示视神经深部的狭长通道(白色箭头)。(b)部分显示了劈裂的确切位置，它位于外核层和外丛状层的边界。

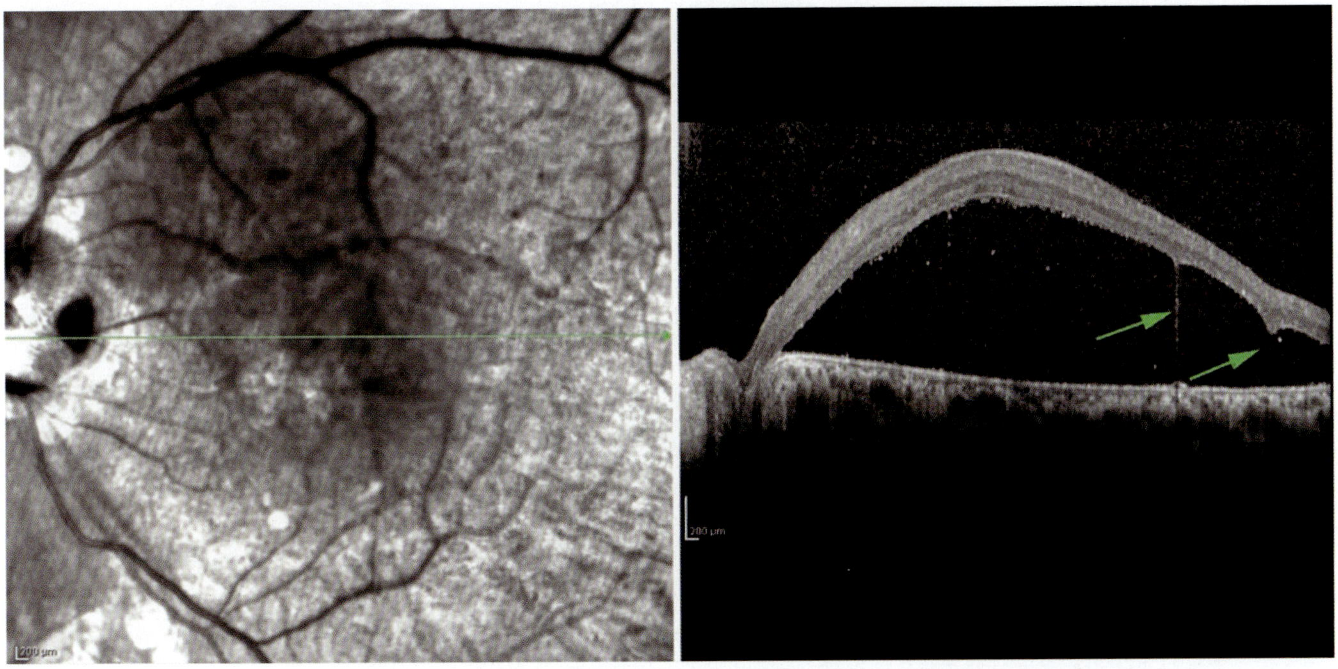

图 6.10　SLO-OCT 图像显示视网膜颞侧边缘有明显的视盘凹陷的视网膜间壁残留。

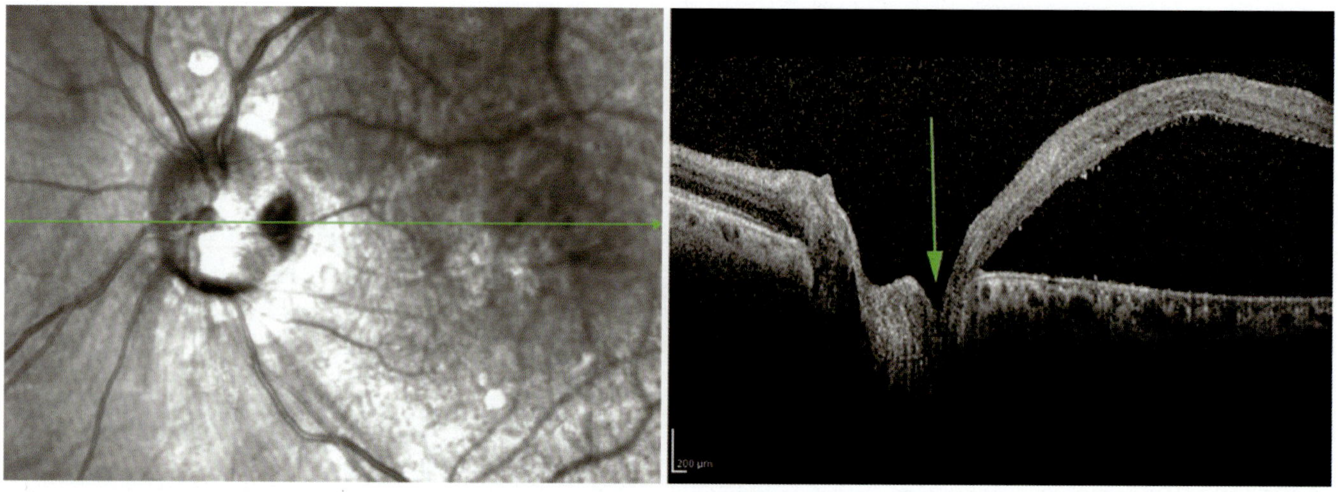

图 6.11 具有未确定的末端和相邻的浆液性视网膜脱离的病变深度可以诊断视盘凹陷(箭头)。

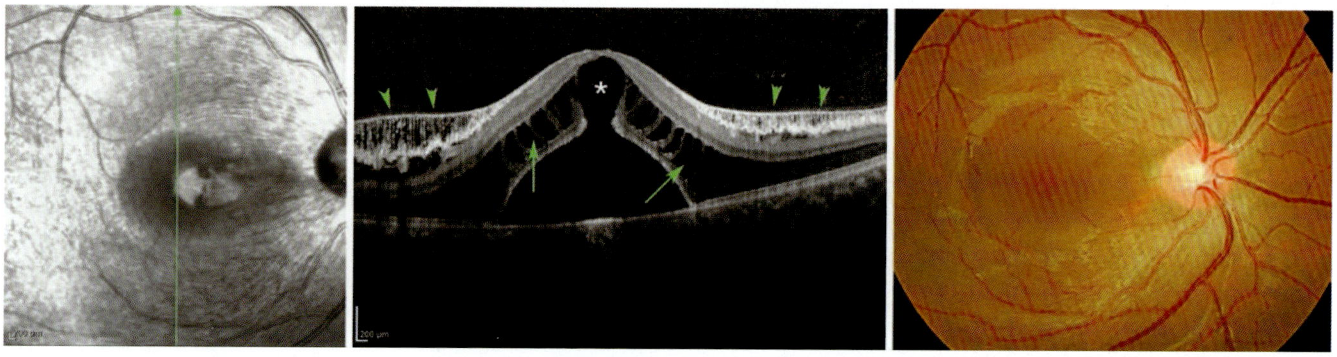

图 6.12 患有视盘凹陷相关性中心凹劈裂的患者的彩色眼底图像和 SLO-OCT 图像。劈裂存在于包含内界膜(三角)和外核层(箭头)的大多数层中。浆液渗入视网膜组织中心凹区导致大的中心凹囊肿(星号)。大的中心凹下部浆液脱离也是可见的。

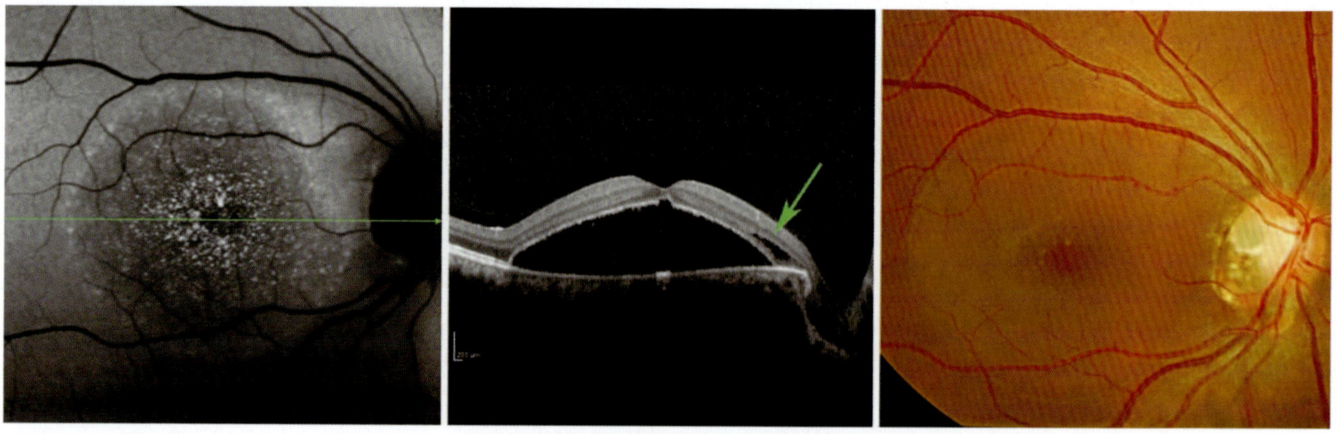

图 6.13 患有视盘凹陷和浆液性黄斑脱离患者的彩色眼底图像和自发荧光以及 OCT 图像。这种类型的脱离可能与慢性活动中心性浆液性脉络膜视网膜病变误诊,特别是在 FAF 图像中出现的超荧光点。视神经凹处视网膜脱离的主要特征是劈裂的存在,即使在一个小区域(在这例患者,大部分在视盘区域附近,箭头)。

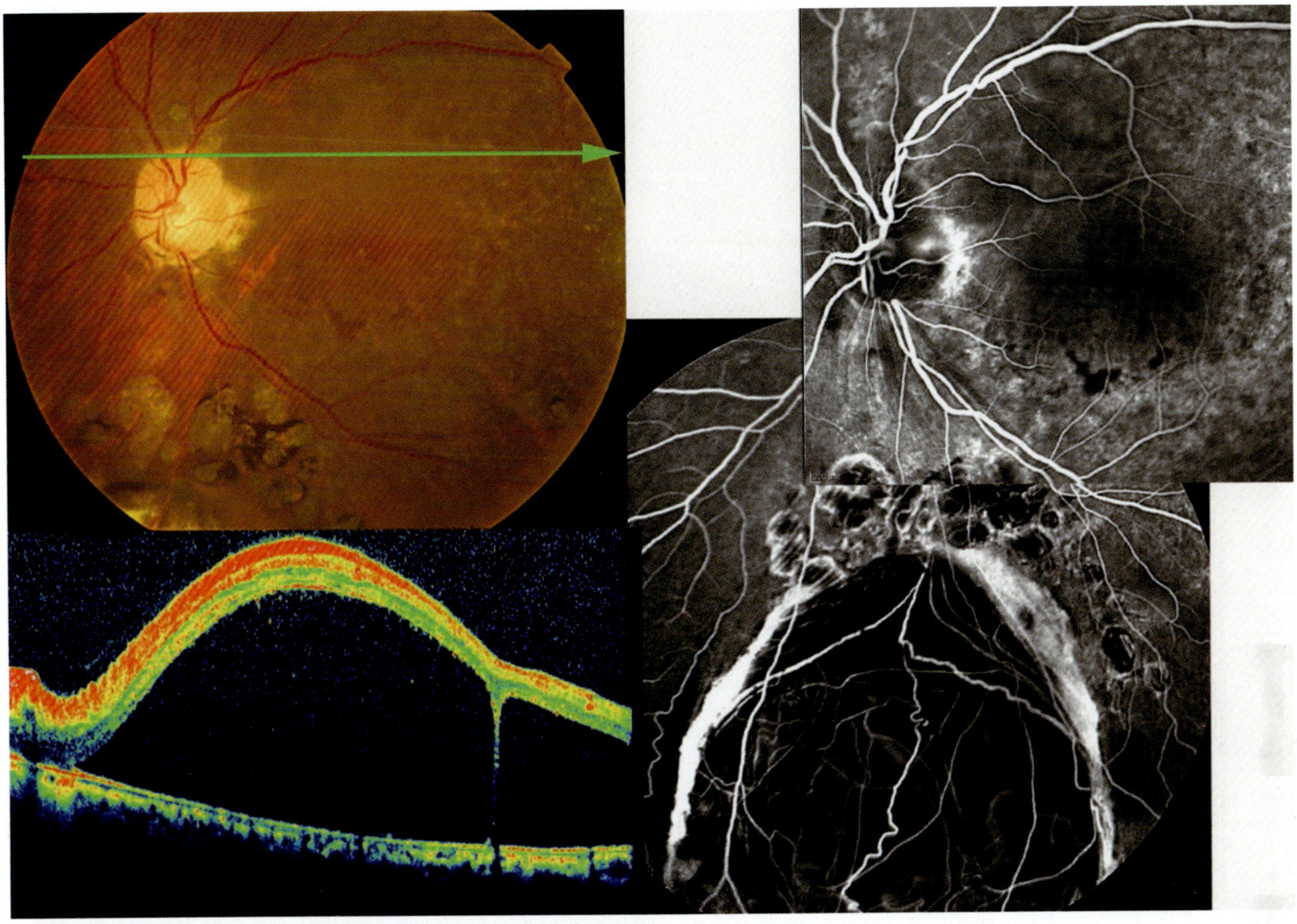

图 6.14　视盘凹陷通常与其他异常如视网膜脉络膜瘤相关联，如这个患者所表现的一样。图像显示视盘凹陷可能伴有其他视网膜异常，如下部视网膜缺损。小片段视网膜层柱状列连到视网膜的后部。

Topcon（Topcon Medical Systems，Tokyo，Japan）]可以更准确地评估其他视盘参数，以检测和监测青光眼。Spectralis 青光眼模块高级版（海德堡工程）能够分析 RNFL 厚度、视盘（ONH）和后极不对称。最新的系统评估黄斑厚度随着时间的改变和双眼之间黄斑体积的不对称性而变化。该软件使用布鲁赫膜开口（BMO）和中心凹作为测量不同象限中视盘边缘的解剖标志。Spectralis 青光眼模块使用 BMO 和中心凹到 BMO（FoBMO）轴作为稳定的解剖标志，以更好和更精确地测量 ONH 边缘和 NFL 厚度轮廓。在 Chauhan 研究中测量的 FoBMO 中值角和 BMO 面积分别为-6.7°和 1.74 mm^2[16]。这些参数与年龄和眼轴无关。

6.2.2.1 Bruch 膜开口–最小边缘宽度

Bruch 膜开口–平均最小边缘宽度（BMO-MRW）（图 6.16）受年龄（-1.34μm/y）的影响[16]。蔡司系统（Carl Zeiss，Inc）使用中心凹到椎间盘角（FoDi）作为稳定的标志，其在正常个体中测得约为-7.4°，在近视患者中为 7.1°，在 Mwanza 研究中青光眼患者为 7.6°[17]。使用这些参数（FoDi 或 FoBMO）调整 RNFL 厚度轮廓使得 RNFL 厚度测量值变化较小且对于青光眼的诊断更准确。

6.2.3 黄斑参数（图 6.18、图 6.20 和图 6.22）

包含最高浓度视网膜神经节细胞（约占整个视网膜的 50%）的黄斑厚度测量值也可以作为神经节细胞丢失的指标，并且可用于青光眼检测和（或）疾病进展监测。

6.2.4 使用视网膜神经纤维层轮廓的缺陷

许多研究主要通过蔡司设备测量视盘参数和周围神经纤维层都获得了较高的 AUC[18]。在 Micweeni 等的综述研究中[19]，其评估了 106 项研究，关于 OCT 对视盘成像的诊断能力、海德堡视网膜断层扫描（HRT）、

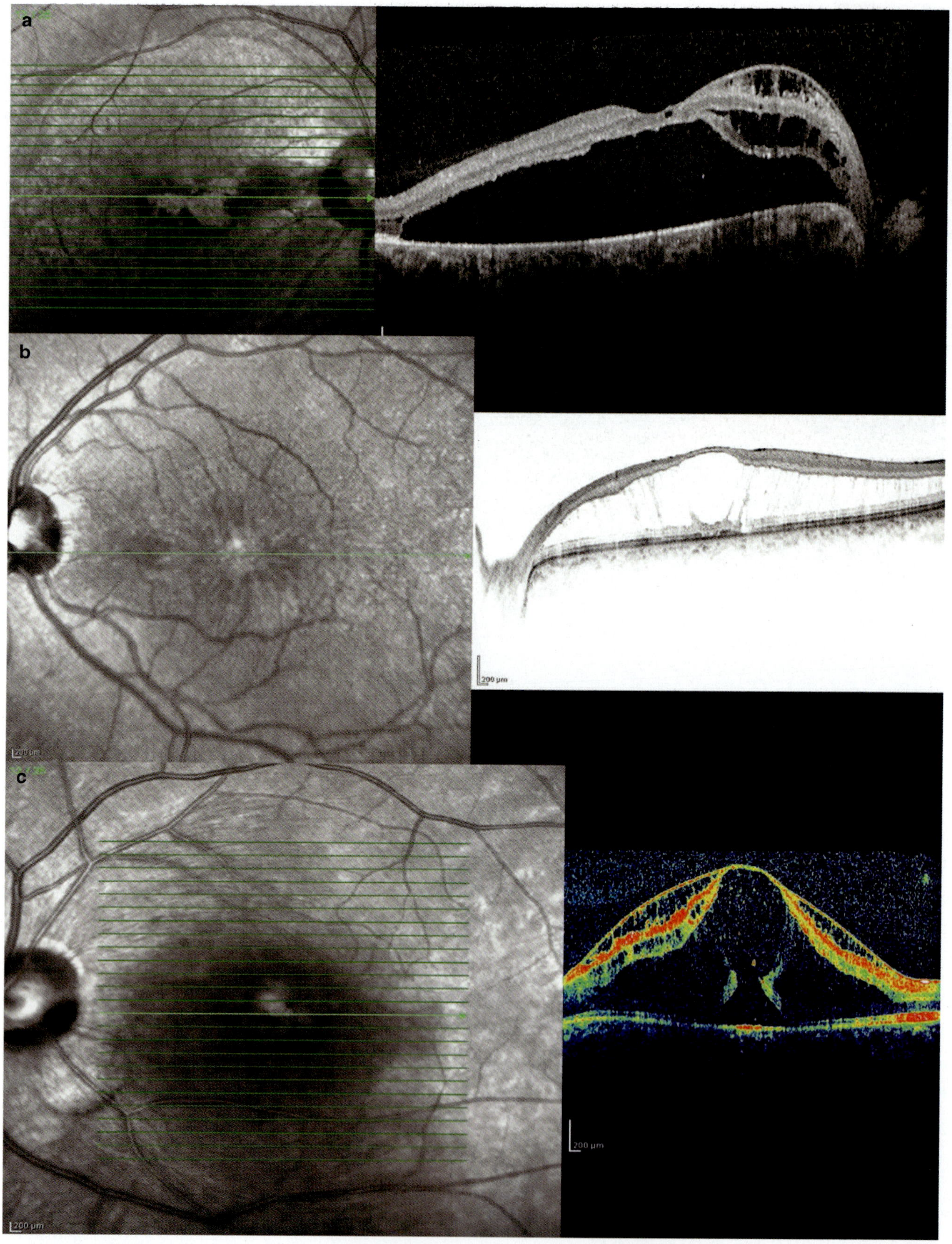

图 6.15 视盘黄斑病变中视网膜劈裂和视网膜脱离的多种模式。(a)中心凹鼻侧小面积的劈裂可以帮助区别继发于活动性中心性浆液性脉络膜视网膜病变的浆液性脱离。(b)在黄斑区域存在一个具有规则排列的裂孔空间的视盘凹陷,其主要局限于外核层外丛状层界面,可以帮助和严重的长期囊样黄斑水肿进行区分。(c)视网膜内部的裂孔空间,伴有大的中央中心凹囊肿,与中心凹下浆液性脱离相连,并且视盘凹陷的存在使其与严重的囊样黄斑水肿区分开来。

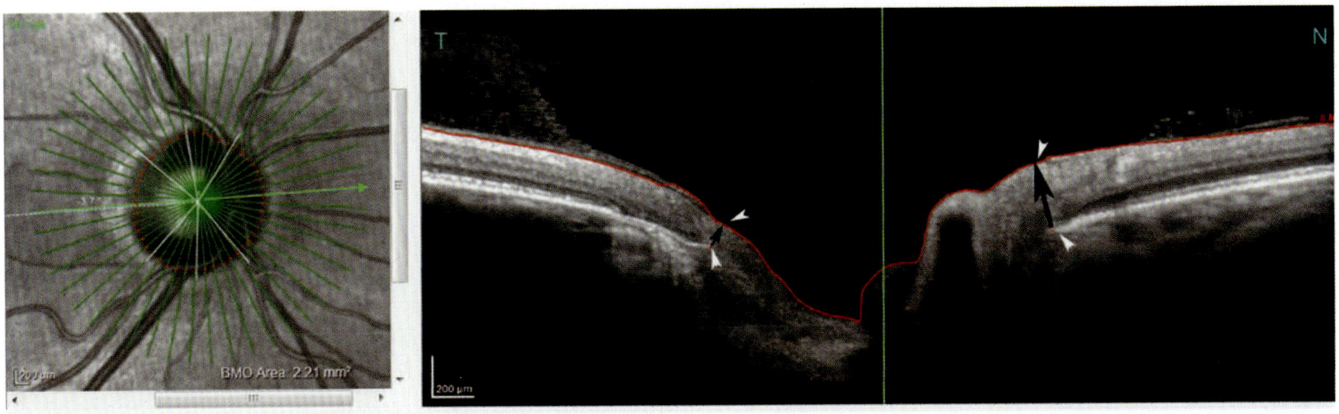

图 6.16　Bruch 膜开口-最小边缘宽度(BMO-MRW)由视盘边缘(三角之间)的箭头指示。BMO-MRW 是指在布鲁赫膜的边缘和进入视盘的神经纤维轴突的内部之间的垂直距离。

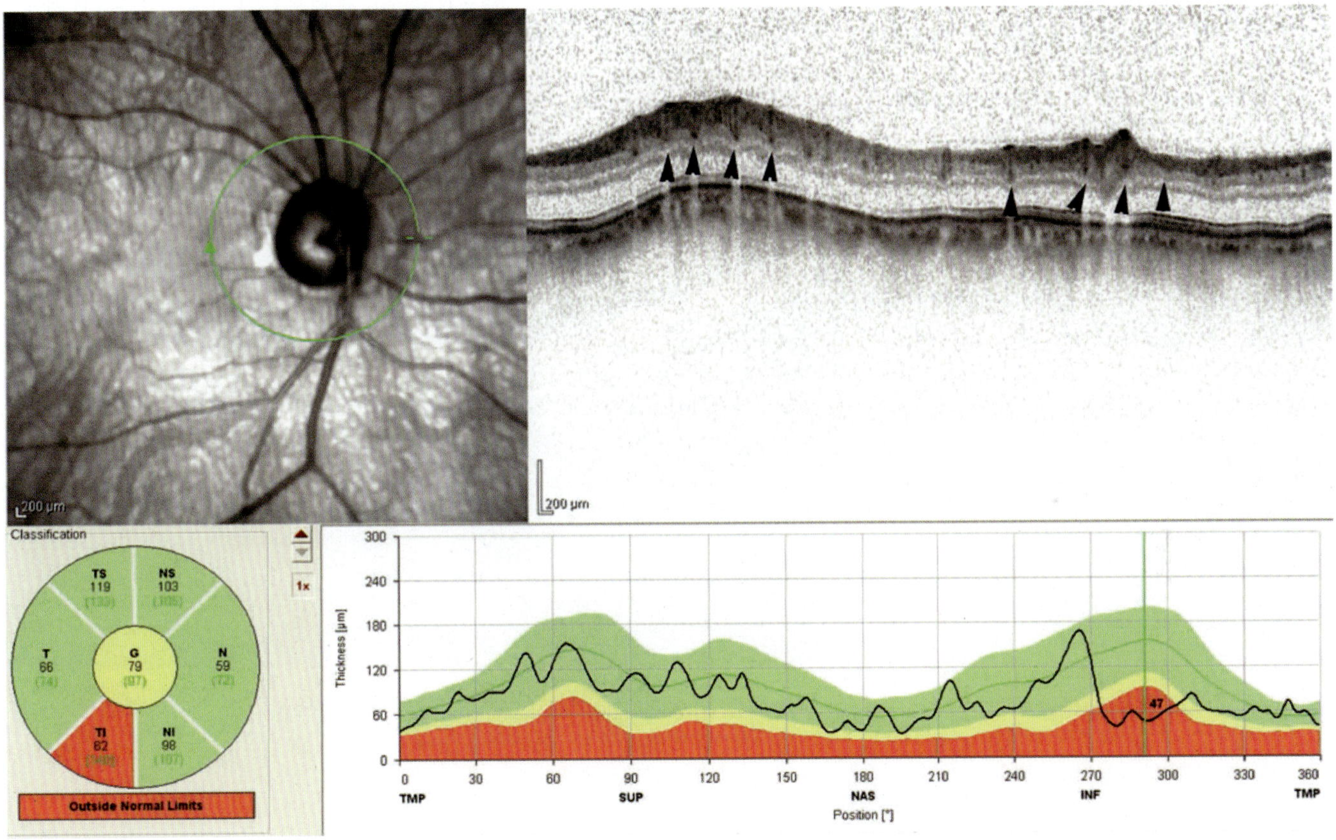

图 6.17　OCT 环扫图像显示神经纤维层的多个凹陷，其由视网膜血管装置检测到，并显示它们之间的凹陷(黑色三角)。这一发现表明神经纤维层损伤主要是由于青光眼视神经病变。下半部分的变化最为突出。在图的下部，视网膜神经纤维层厚度曲线示较薄的平均神经纤维层厚度。

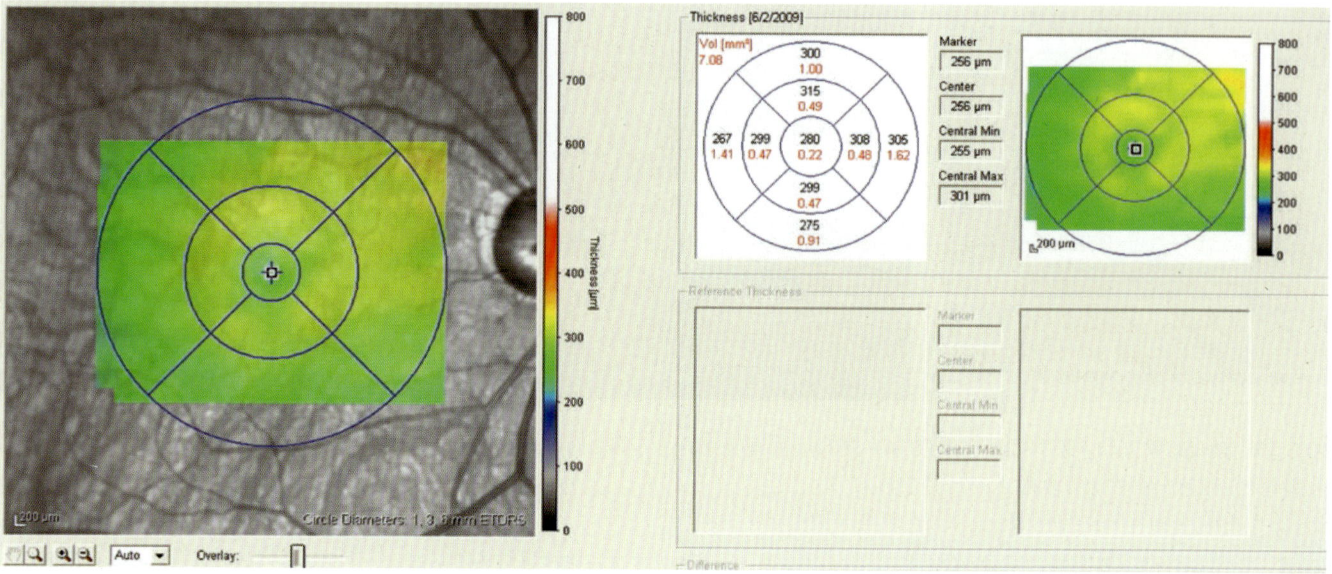

图 6.18 地形图为来自图 6.17 的患者，显示轻度至中度黄斑萎缩，尤其是在中心凹下区域。这通常是 OCT 的另一个发现（即黄斑参数），伴有青光眼性视神经损害。

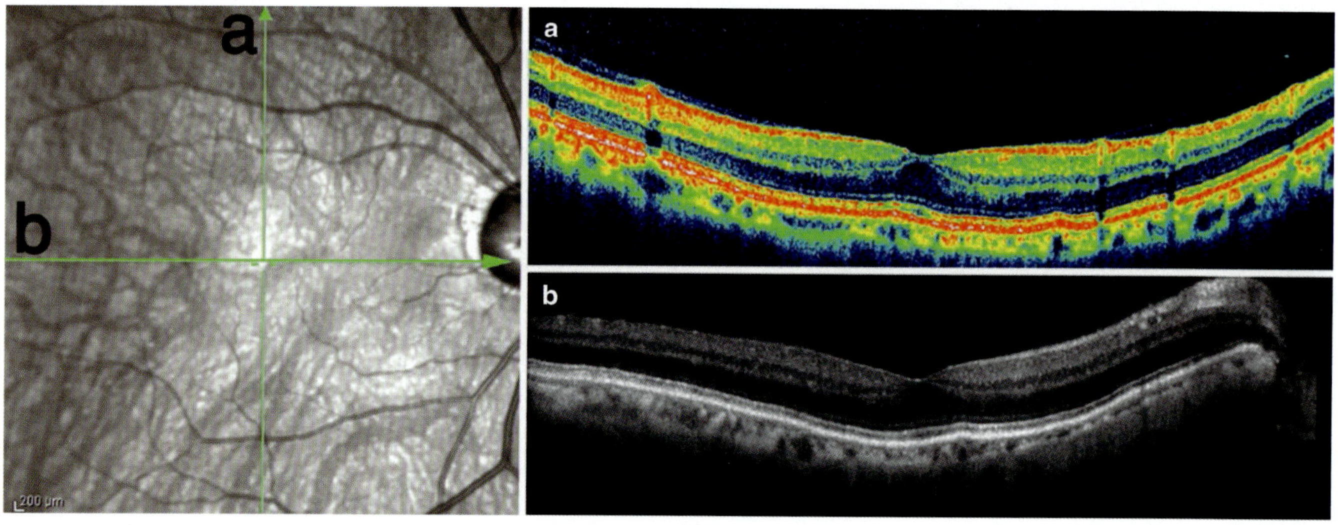

图 6.19 同一例患者的(a)垂直和(b)水平横截面 OCT 图像，显示由于视神经纤维层和神经节细胞层最内层的损失而出现黄斑中心凹曲线的丢失和黄斑扁平化。由于通常在其中心没有神经节细胞复合物，因此中心凹厚度得以保留。

青光眼诊断(GDx)扫描和青光眼视神经纤维层厚度测量，研究人员得出结论，认为单独使用这些模式由于高估了每次测试的准确性而可能不足以检测和监测青光眼，并且每次测试具有几乎相同的准确度。因此，我们强烈建议临床医生不应该仅仅依靠这些检测来诊断青光眼，还应该让患者进行进一步的评估，例如视野检查。还应该考虑其他检查，仔细地密切关注可疑的青光眼病例，以避免遗漏早期青光眼的检出病例（图 6.25 至图 6.32）。

6.2.5 与青光眼 OCT 变化类似的疾病

有些疾病可能会导致类似青光眼的 NFL 改变。最常见的是老年性视网膜血管阻塞。血管阻塞后的内层慢性缺血导致内层视网膜萎缩，包括 NFL，其可导致类似于青光眼的改变。前部缺血性视神经病变(AION)是另一种可能导致 NFL 萎缩和改变的病因。重度视网膜周边激光治疗（例如糖尿病视网膜光凝）也可能导致 NFL 较薄。脑部压迫性病变如脑肿瘤、多发性硬化

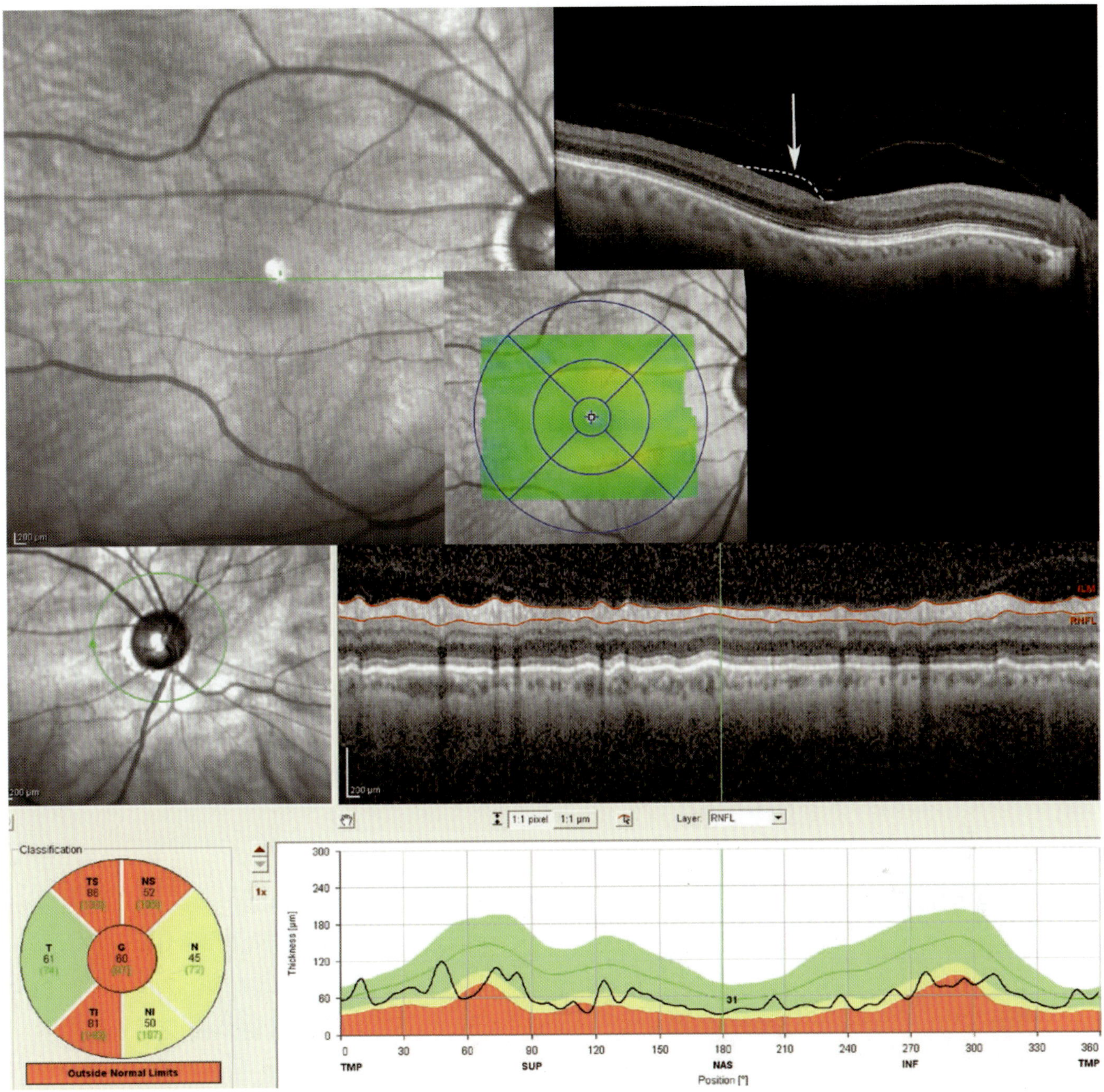

图 6.20 这组图像来自晚期青光眼患者的纵向横切 OCT 影像图。白色虚线下面的区域表示在中心凹区域的神经节细胞复合体丢失的情况。地形图显示广义的黄斑萎缩。RNFL 厚度剖面图显示明显的变薄和萎缩。

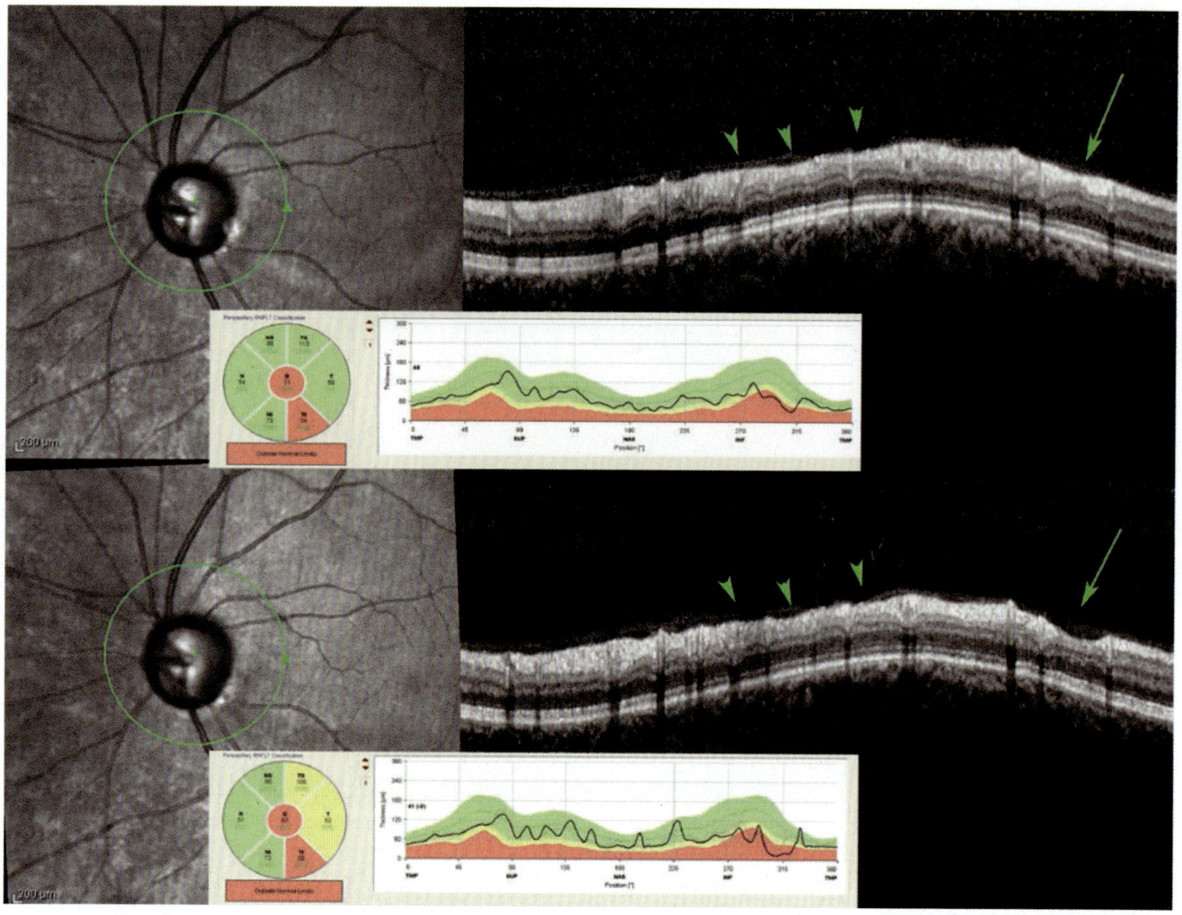

图 6.21 在 3.5 年随访中采集的患者两个连续视网膜神经纤维层厚度分布图。颞上区局部视神经纤维层丢失（箭头）以及在鼻侧出现更广泛的丢失（三角）都可以通过 OCT 检测到。

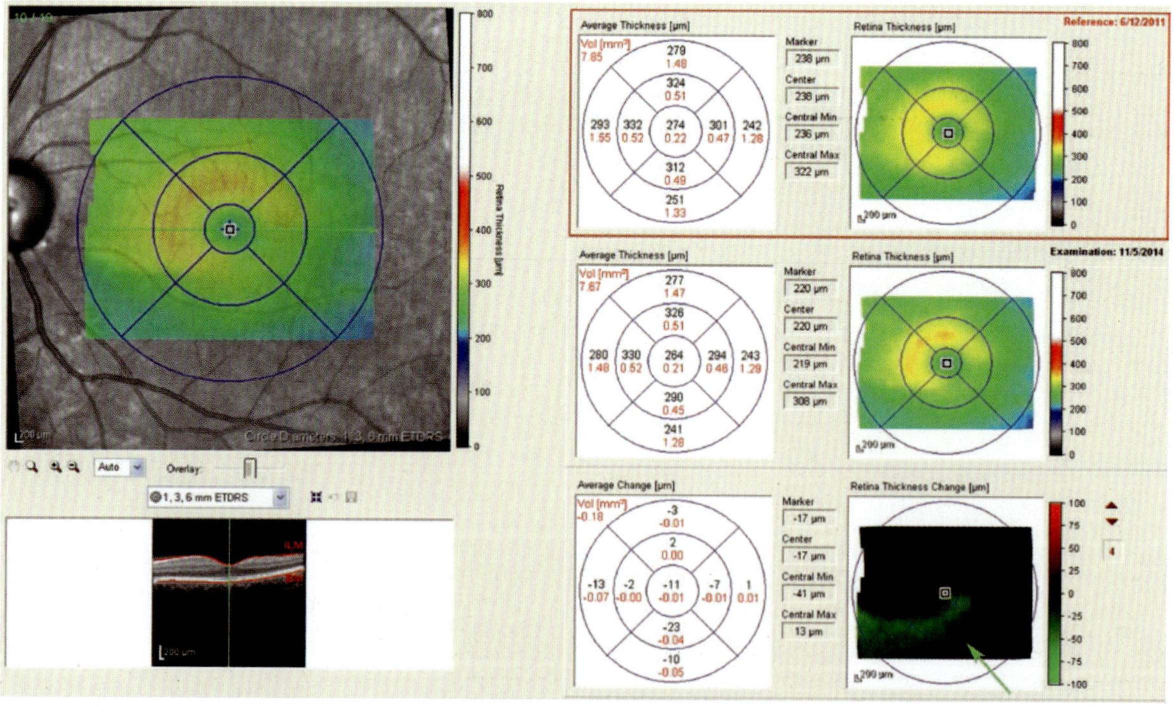

图 6.22 图 6.21 同一例患者的随访地形图显示视网膜厚度变化图中黄斑体积减小（箭头）。

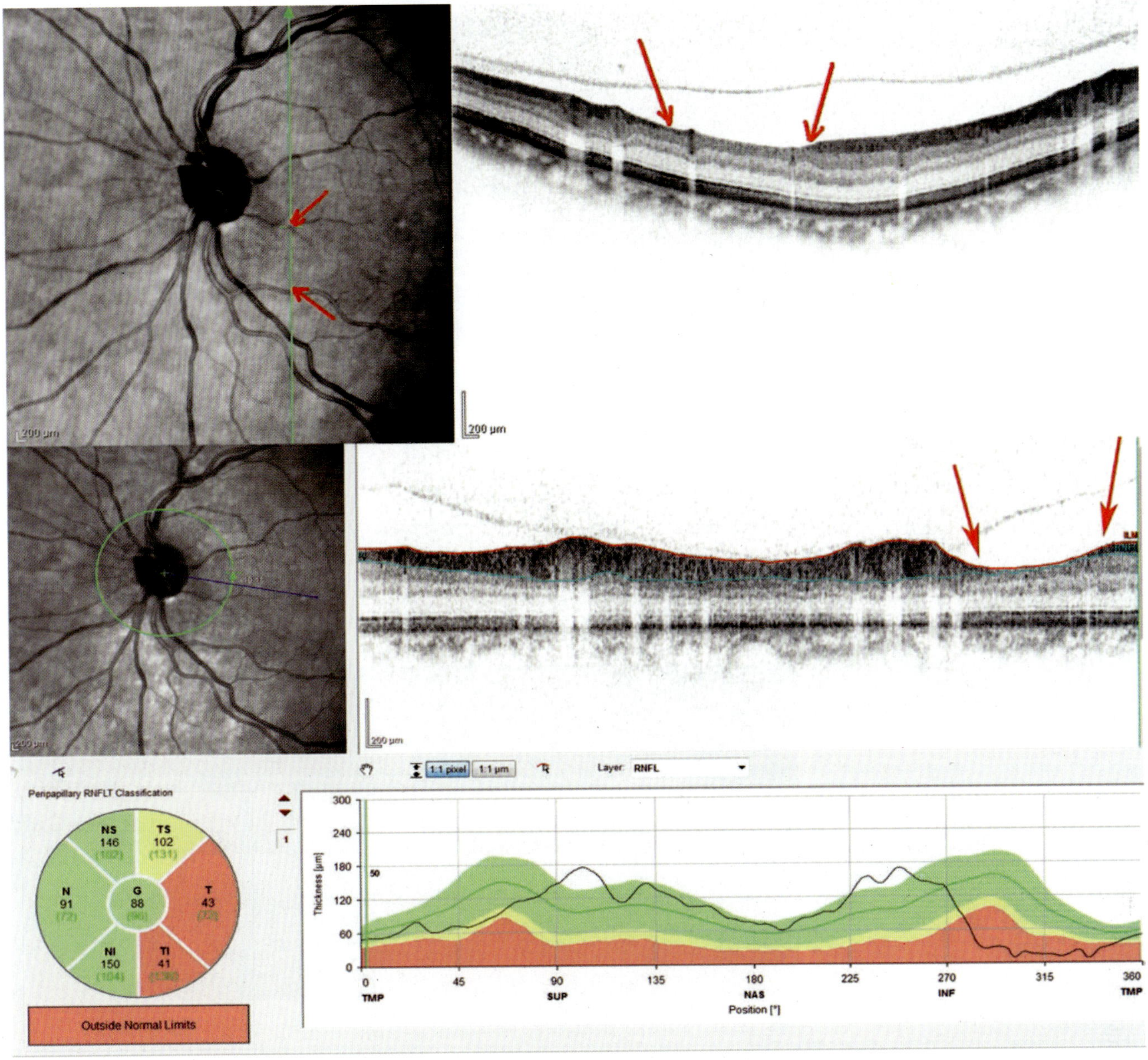

图 6.23　SLO-OCT 图像来自青光眼和局部视神经纤维层丢失的患者(箭头之间的区域)。

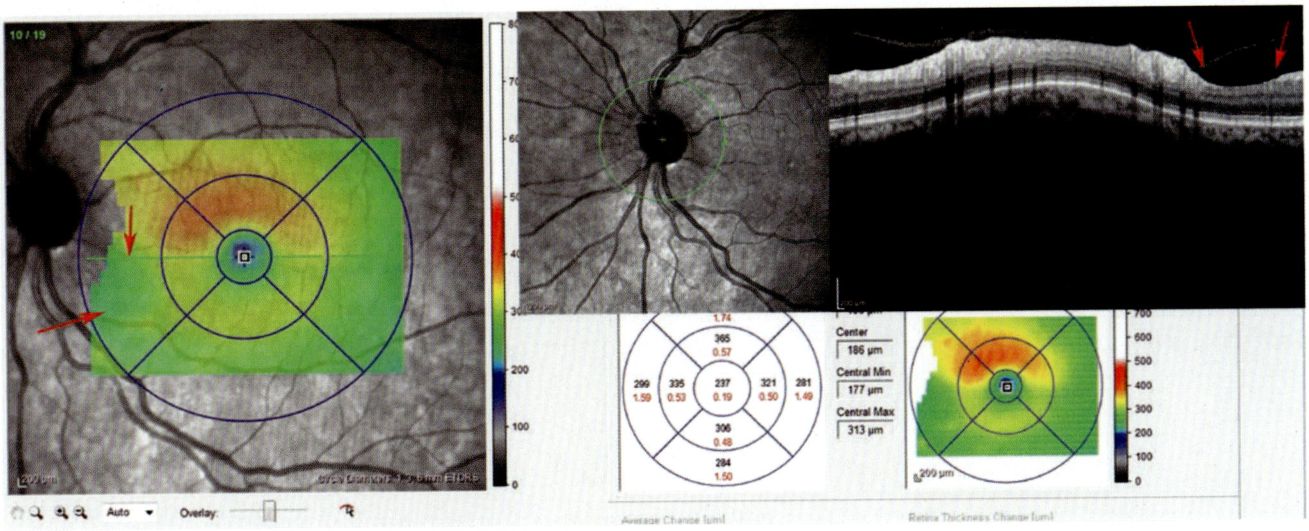

图 6.24　图 6.23 同一例患者的地形视网膜厚度图。下部的黄斑变薄继发于神经节细胞复合体的萎缩。

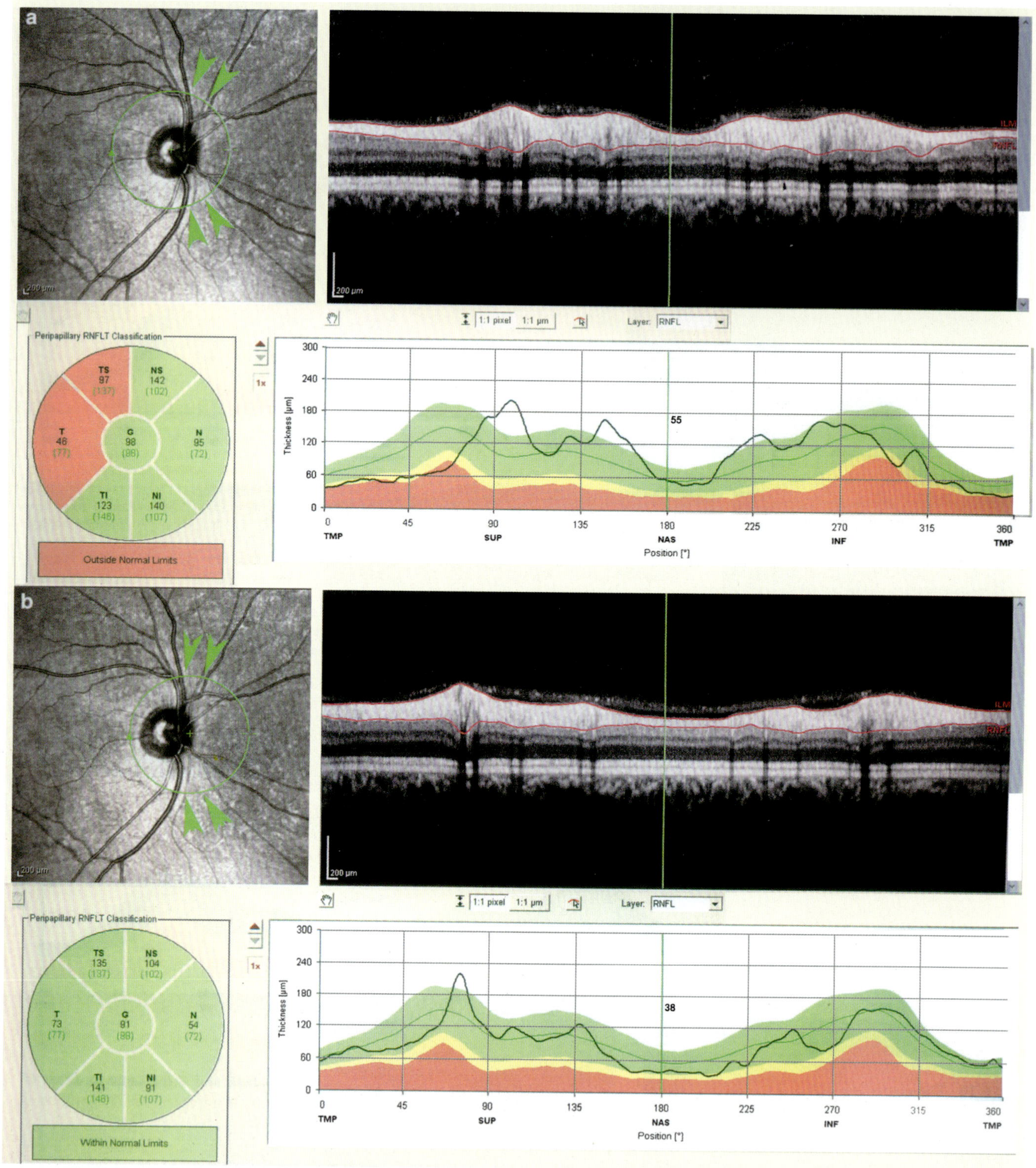

图 6.25 视网膜神经纤维层轮廓在 OCT 图像上显示双峰模式。这种模式取决于神经纤维放射的位置、扩散和厚度以及从视盘部退出的方向。(a)正常的神经纤维层厚度分布由于距视盘光学辐射(绿色三角)的距离较大而错误地显示异常模式。(b)将圆圈调整到鼻侧后,可以获得正常的厚度轮廓图。这也可能发生在异常的视盘上,例如视盘倾斜、视盘周围的后葡萄肿以及其他盘周围畸形。

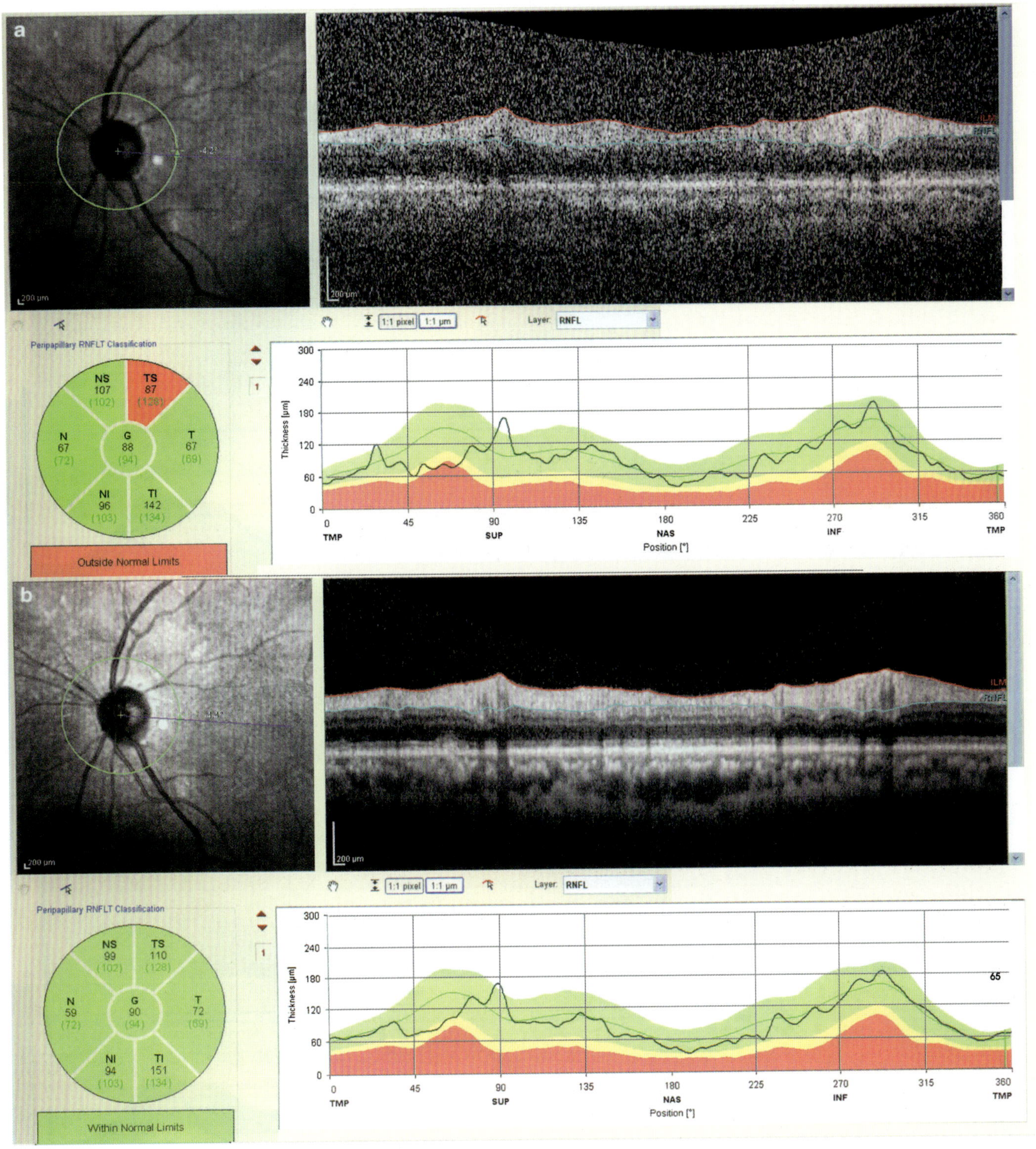

图 6.26 OCT 的质量影响神经纤维层厚度的分布结果。(a)由于图像质量差而具有相当大的信噪比会导致异常曲线。(b)具有高质量图像的同一例患者和相同位置的正常曲线。

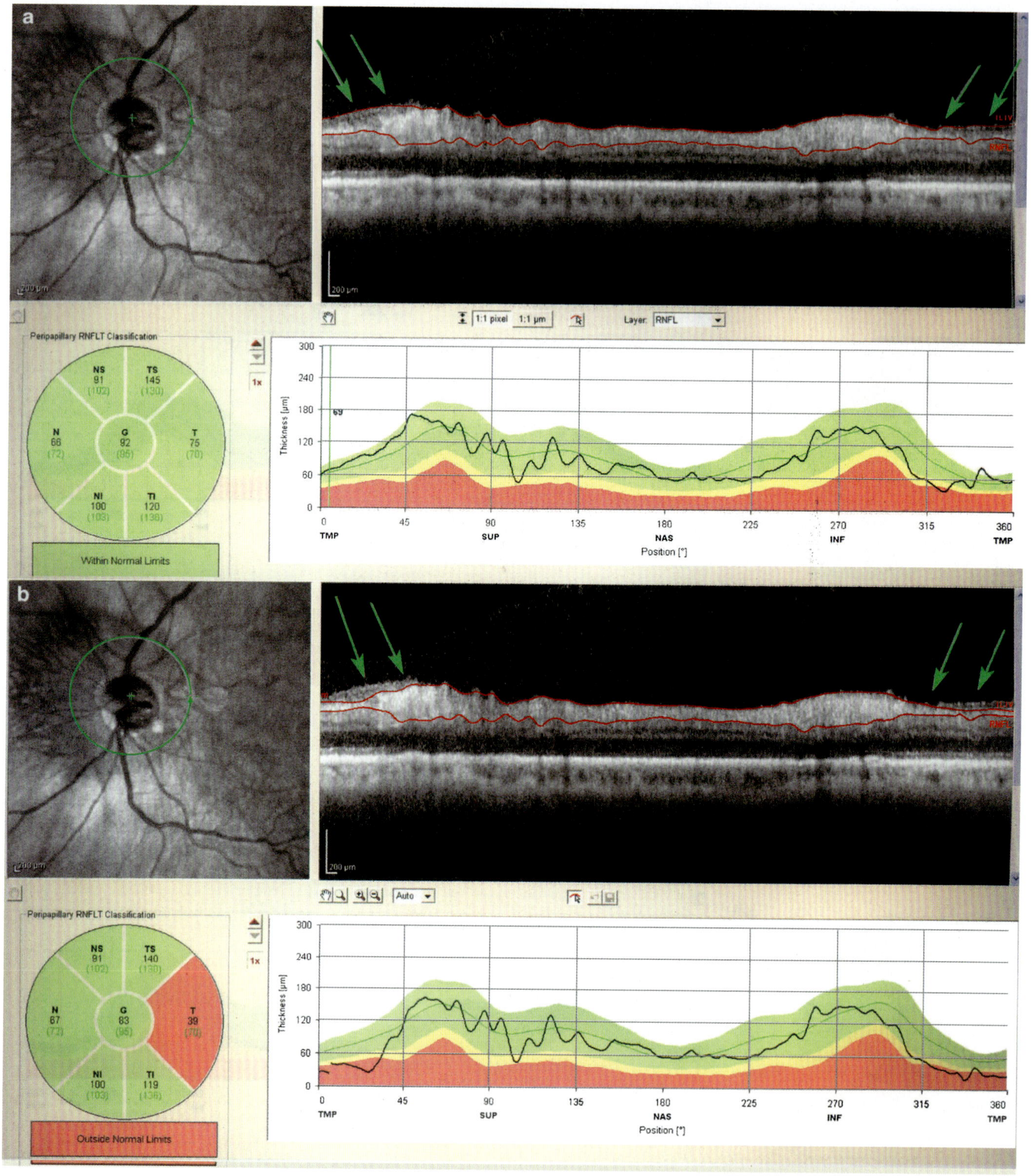

图 6.27　视盘周围区域的视网膜前膜可影响神经纤维层厚度分布。(a)视网膜前膜和视网膜表面的皱褶导致信噪比的降低使得伪影被错误识别。(b)在颞侧区(箭头)手动校正后,检测到相当多的颞侧神经纤维层。

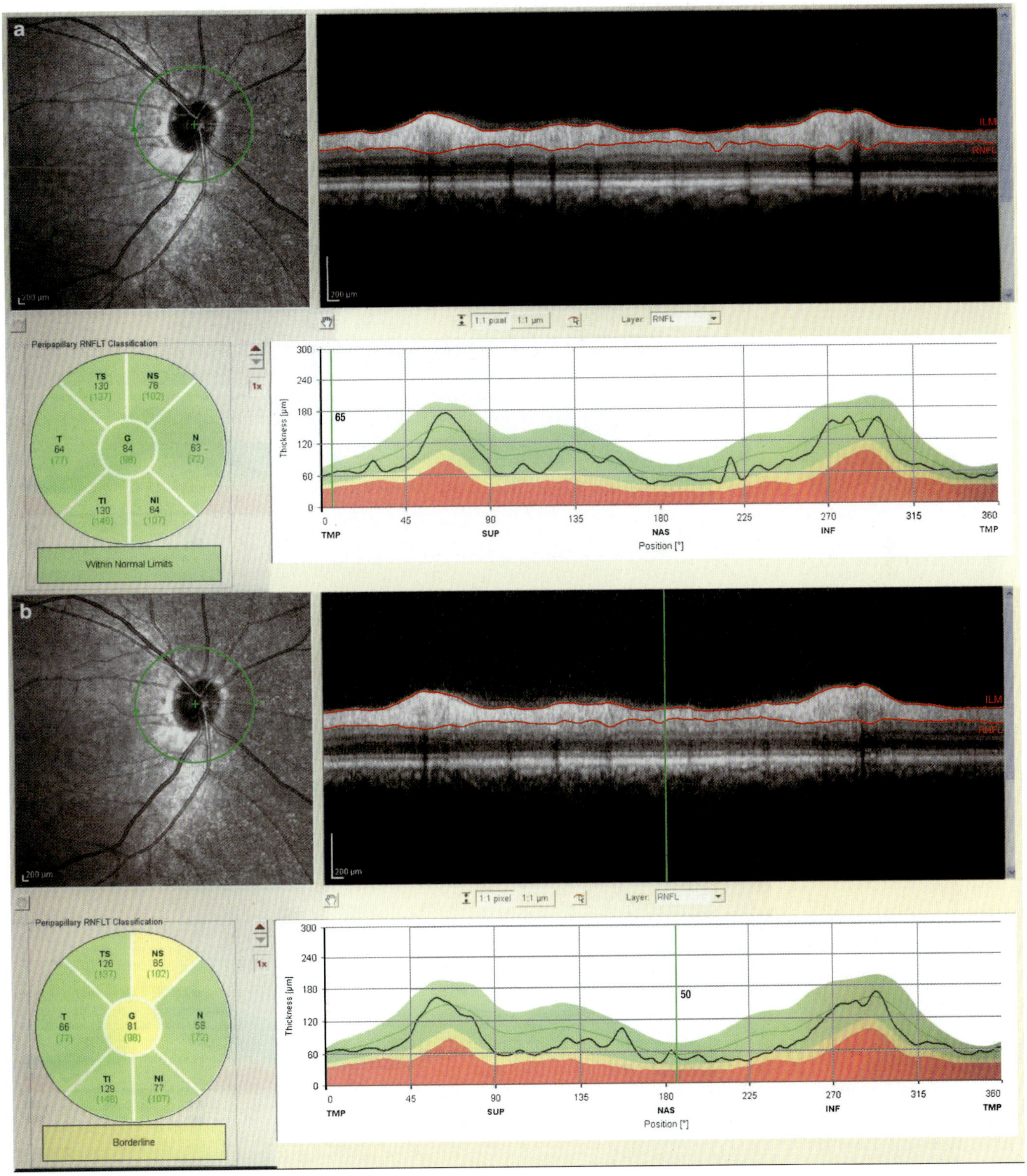

图 6.28　某些设备中的 OCT 图像输出源于图像的多次叠加。在视网膜神经纤维层厚度分布评估中，平均结果导致错误地评估层次更厚。(a)15 幅图像的平均值接近正常的厚度轮廓。(b)图像由 9 幅图像构成；然而，平均厚度更薄且不正常。在这种情况下，具有较低平均值的图像可能更可靠。

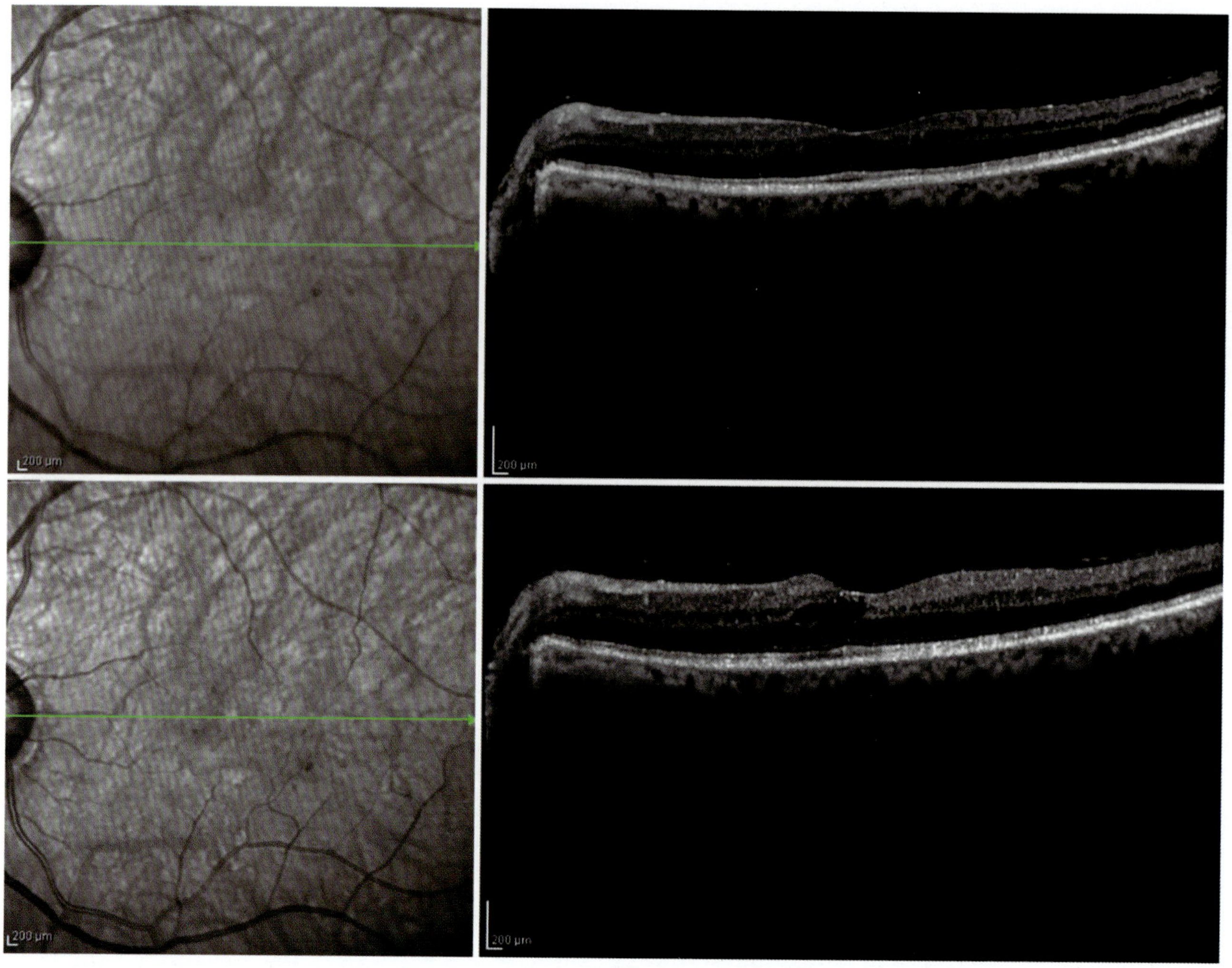

图 6.29 这两个随访 OCT 图像显示患有青光眼的患者左眼轻度糖尿病性黄斑水肿的进展。

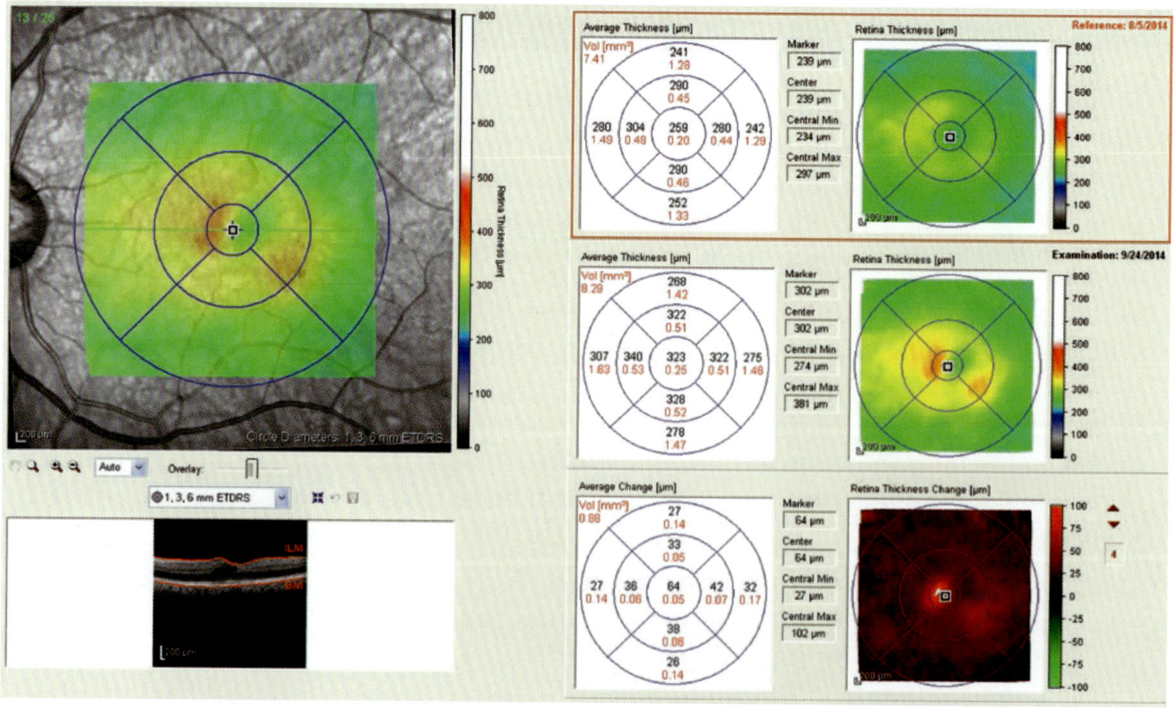

图 6.30 图 6.29 同一例患者的随访地形图显示黄斑增厚。厚度变化图显示弥散的反射红色。

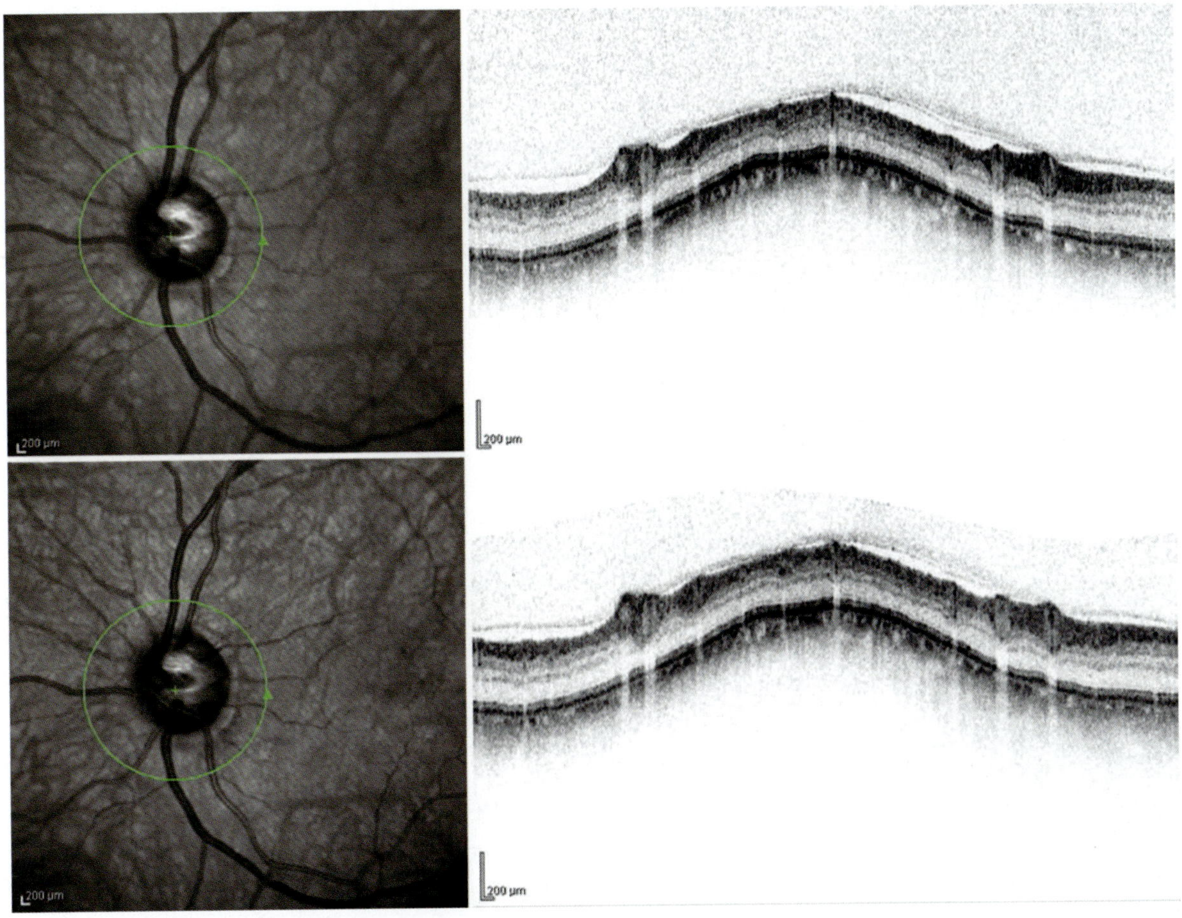

图 6.31 图 6.29 同一例患者的视盘周围区域的神经纤维层厚度显示增厚(下图),这是液体滞留的结果。

症、慢性消退性盘炎或视盘水肿均可导致与青光眼类似的 NFL 厚度改变。

6.3 有髓视网膜神经纤维层

有髓视网膜神经纤维层(MRNFL)是在筛板以及视网膜外有神经纤维层的有髓神经纤维层,其具有灰白色外观和羽毛状边界。在眼科检查中,MRNFL 表现为边缘磨损的深白色离散病灶。在周边部分,它们显示出羽毛状外观。这一现象可能是由于视神经通过筛板进入眼球的异常髓鞘形成[20]。这种异常的发生率在正常人群中间为 0.57%~1%[20,21]; 其在 7.7%的病例中是双侧发病[20]。

大部分情况下(66%)与视盘不连续(主要位于颞下区)。然而,在 33%的病例中,它位于视盘(主要在上级部位)[20,21]。有髓神经视网膜神经纤维层通常是在正常视力的眼科检查期间偶然发现的。然而,它有时可能是高度近视、弱视以及 MRNFL 综合征的一部分表现[22]。MRNFL 病变在一个人的一生中是静止的,很少发生变化。

在 OCT 中,MRNFL 总是具有高反射表面,并因为有髓鞘的神经片几乎可以完全反射光线,下面的组织上会产生较强的阴影(图 6.33 至图 6.36)。如果这种病变与视盘相邻,可以在髓鞘区域表面发现一些囊肿样空间。

视野缺损和视力下降也与这种情况有关[23]。由于受影响区域的脂质含量高,红色和红外图像将显示出白色外观的病变。在自发荧光中,可以发现深色的暗区,其与通过其上的脂质层检测脂质体的堵塞相关[24]。

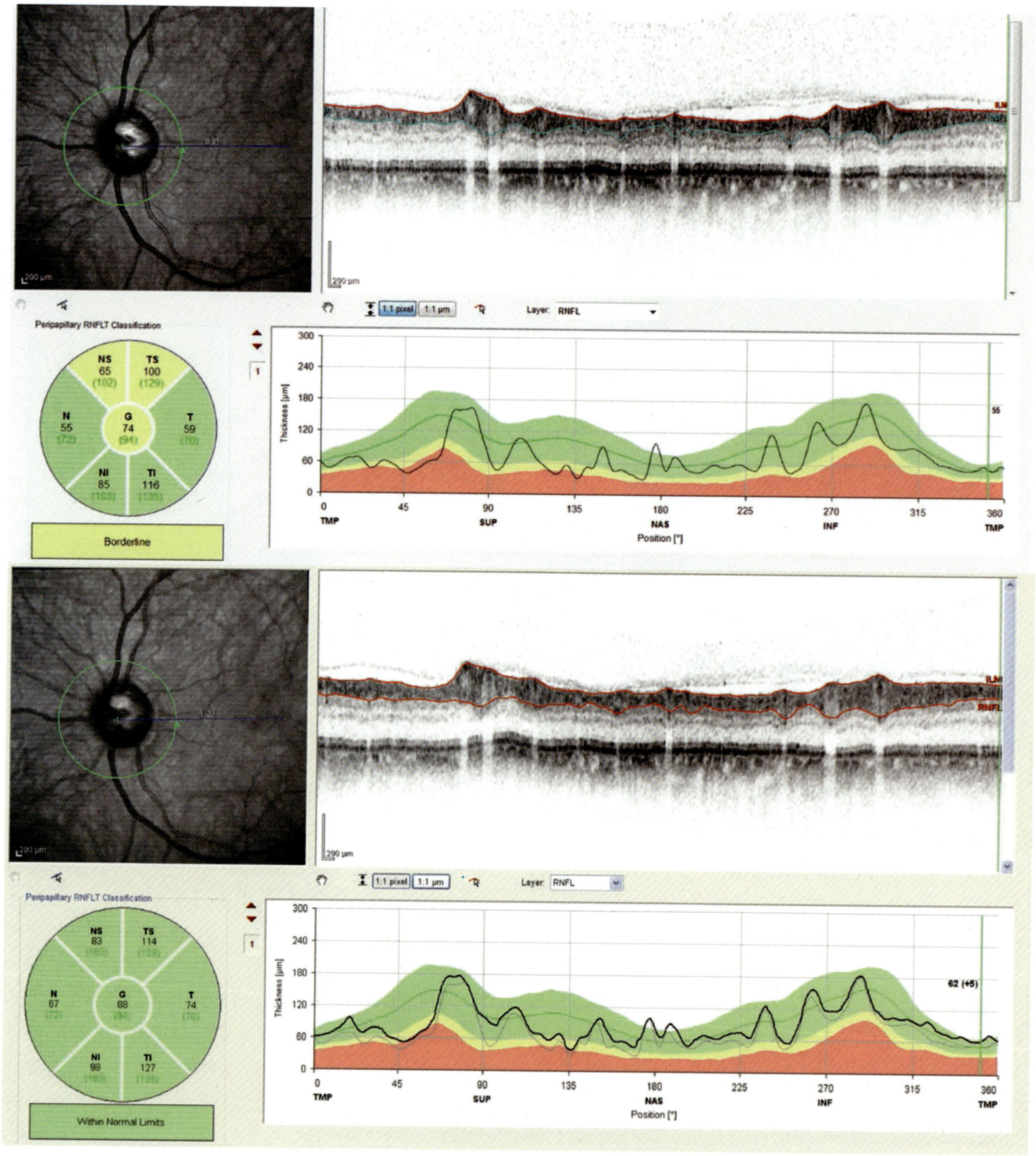

图 6.32　图 6.29 同一例患者的 RNFL 厚度分布在黄斑增厚和水肿前后的对比图。上方图片显示 RNFL 变薄和边界厚度。下方图片显示一个正常的 RNFL 厚度分布——黄斑增厚和水肿后，并出现了相当程度的视神经纤维层增厚。

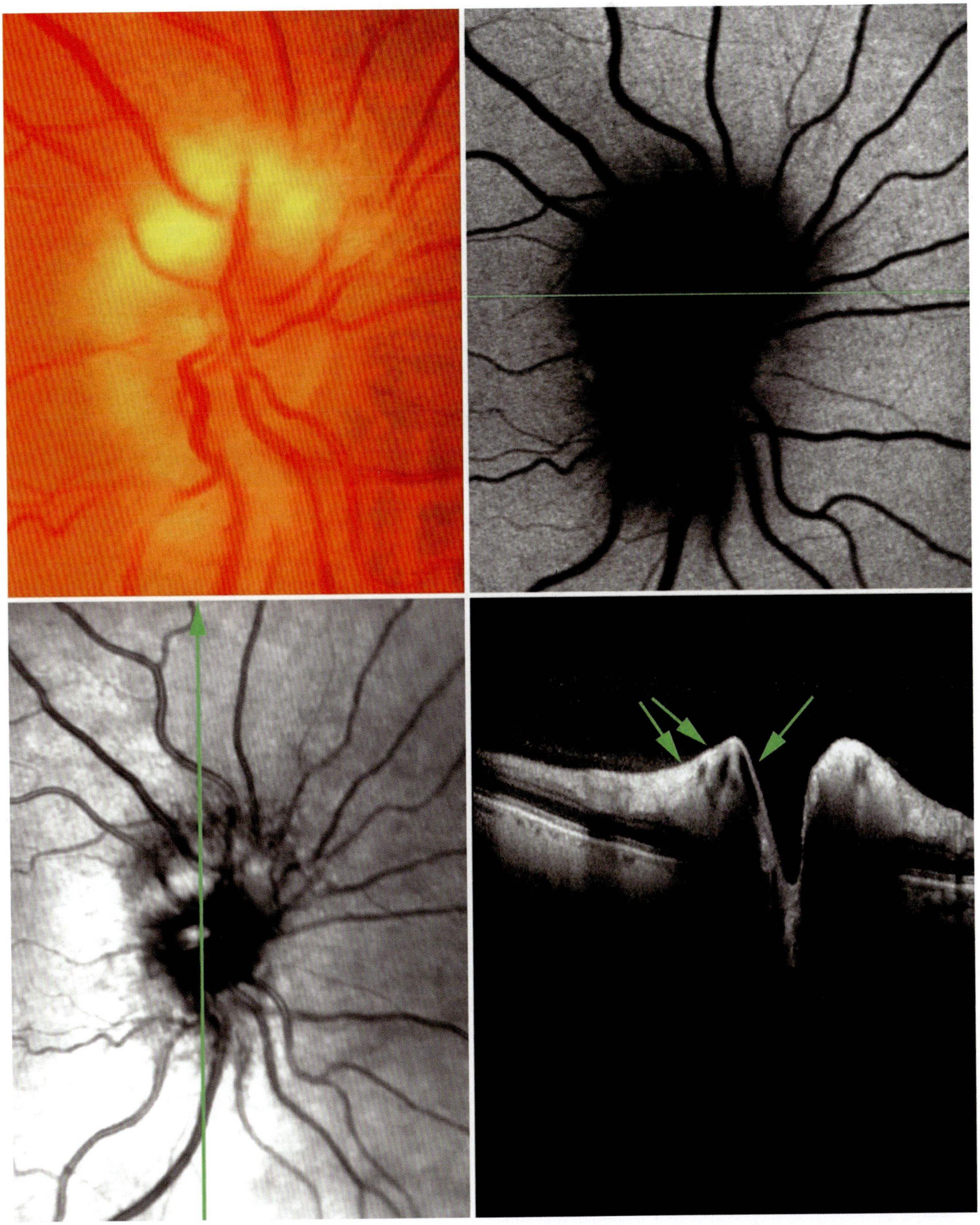

图 6.33　这是一例 68 岁患者最佳矫正视力为 20/30 的有髓神经视盘的彩色视盘照片和眼底自发荧光(FAF)视图。FAF 图像中的低反射性是由于髓磷脂对 RPE 脂褐素的屏障作用。在 OCT 图像中,外部结构上具有强烈阴影的高反射显著。有时可以在这些异常中发现小的浅表囊样空间(箭头)。

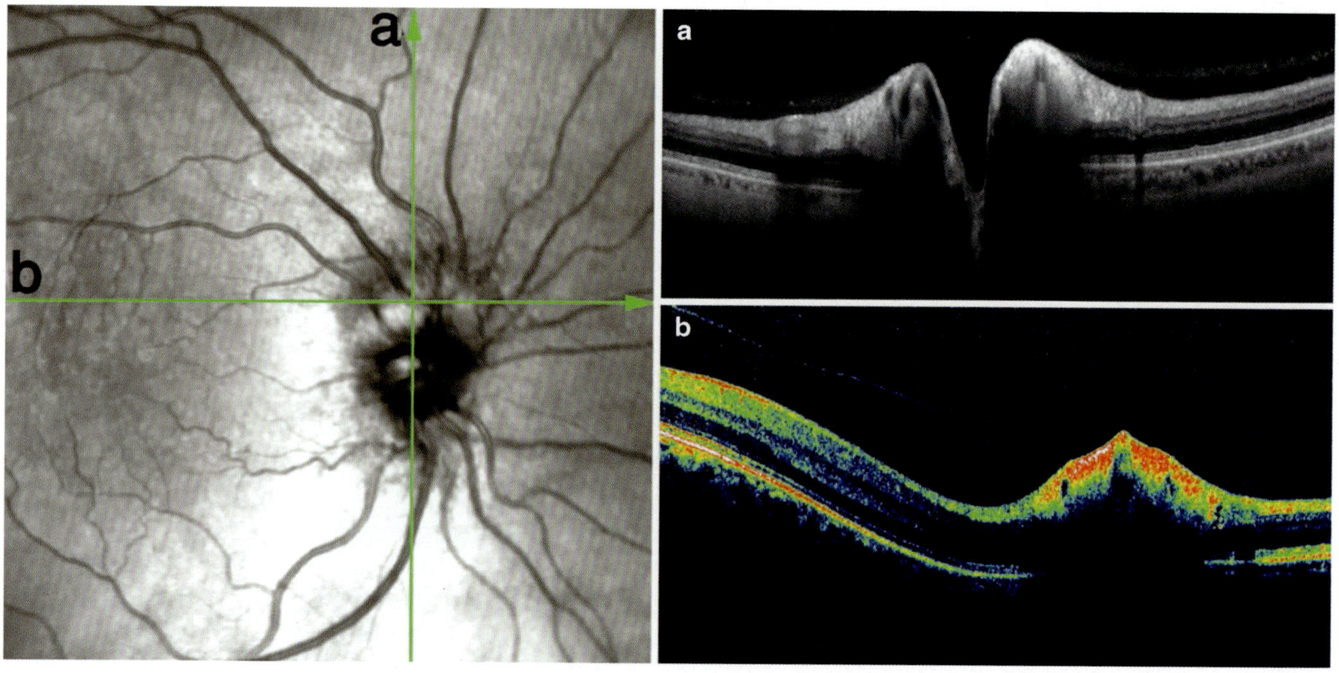

图 6.34 垂直(a)和纵向(b)横截面 OCT 图像显示升高的视盘内部部分高反射。在某些病例中区分有髓神经纤维层与视盘水肿以及视神经盘炎可能很困难。多囊性空间也是与这种异常相关的标志。

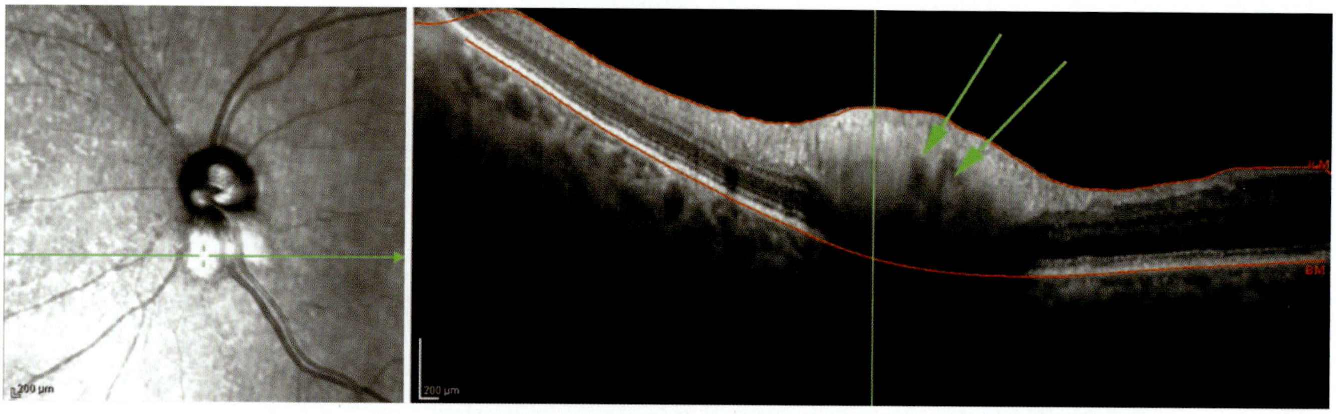

图 6.35 穿过不同患者的有髓神经纤维层部位的纵向 OCT 部分。低反射性空间,可能是小的囊性空间,位于病变的中间部位(箭头)。

6.4 前部缺血性视神经病变

前部缺血性视神经病变是视盘灌注完全或部分受损的结果。在 AION 中,早期的 OCT 成像显示 NFL 厚度显著增加,然后进入稳定期,最后在 6 个月内出现萎缩[25]。NFL 的损失与青光眼非常相似,有时很难和青光眼区分。然而,在非动脉性 AION(NAION)中,患者的内部区域,与青光眼患者相比,神经节细胞层和内丛状层(GCIPL)显著更薄(图 6.37 至图 6.43)[26]。

在 NAION 中,黄斑中的神经节细胞层的焦点丢失量(FLV)和全部损失量(GLV)是显著的。这些发现在 NAION 病例中检测神经节细胞丢失具有良好的重复性[27]。Schuster 等[28]发现单侧 NAION 患者双眼的黄斑脉络膜厚度明显低于正常人。

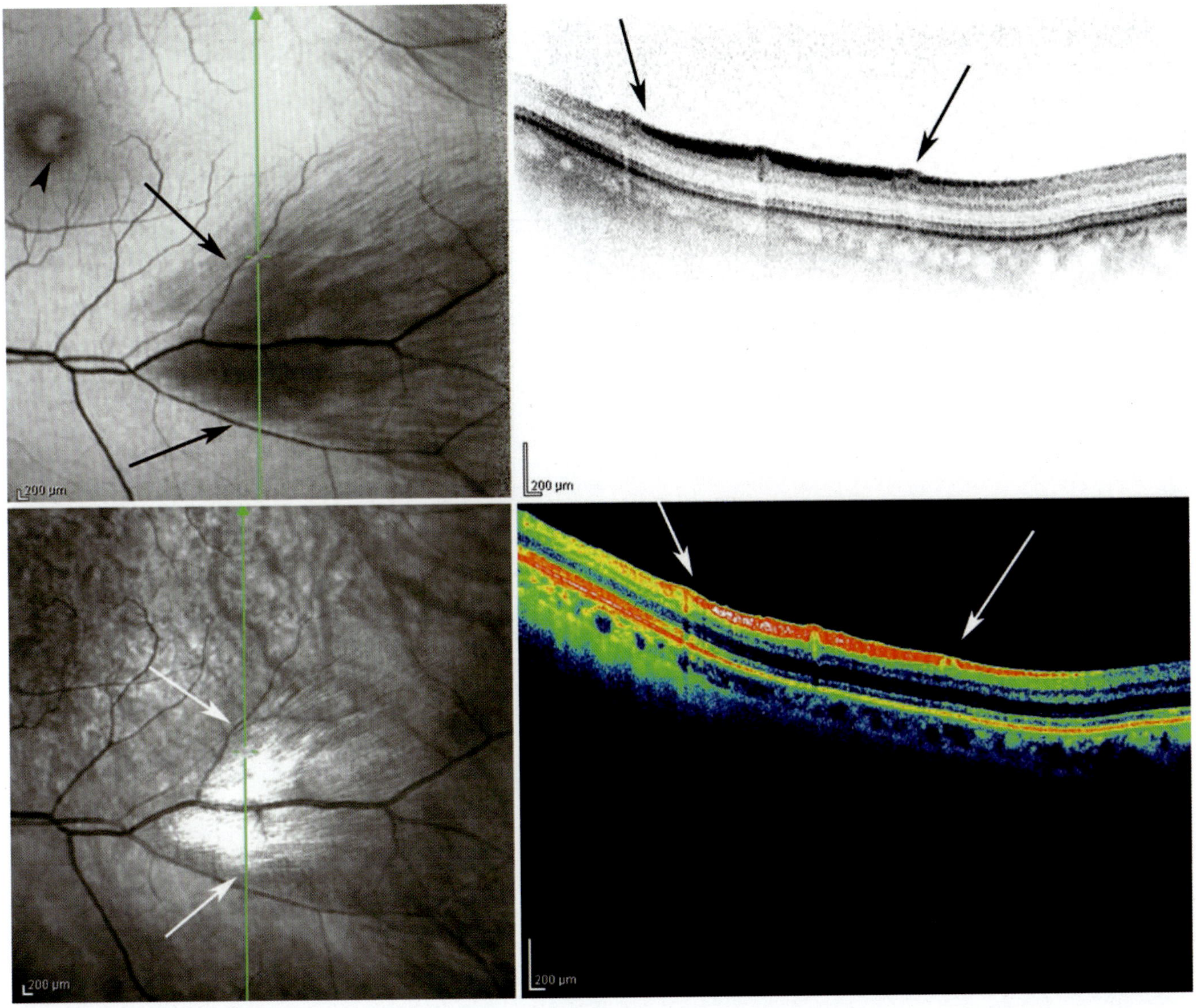

图 6.36　(a)颞下黄斑(这种异常的常见位置)有髓神经纤维层的眼底自发荧光(FAF)和 OCT 图像。它导致 FAF 图像上的低反射性和 OCT 图像上的神经纤维层的高反射(黑色箭头)。中心凹区域的某些部分也是可见的(黑色箭头)。(b)在 SLO 图像中,有髓神经纤维层的特征在于高反射性羽毛状碎片(在白色箭头之间)。

6.5 视盘玻璃膜疣

视盘玻璃膜疣或视盘玻璃膜疣(ONHD)可能是由于视盘内黏蛋白和黏多糖的积累,并伴随进行性钙化的结果。属于视盘的良性先天性异常[29,30]。ONHD 的发病率为 2.4%,其中 13%的病例双侧发生病变[29],表现为常染色体显性遗传[31]。这一病变可能是由轴突代谢异常引起的,最终导致细胞内线粒体钙化[32]。随着轴突的老化和萎缩,覆盖其上的玻璃膜疣在眼科检查中变得更加明显[33]。视盘玻璃膜疣是一种进行性疾病,大多数患者失去 NFL 并在视野检查中显示出视野的缺损。隐蔽的盘状玻璃膜疣有时难以与视盘水肿区分开来。在这种情况下,OCT 检查会有所帮助。

OCT 图像上出现的“块状颠簸”内部反射明显显示了玻璃膜疣的存在;相反,高位盘水肿的内侧部分是光滑的低反射区[34]。沿着 RNFL 厚度曲线增加的视网膜下低反射空间(SHYPS)也有助于区分这两种情况;视盘水肿出现了显著的加重[34]。在颅内压升高时,也可以观察到视盘周围 RPE 的瞬时偏转,可能是良好的鉴别标志[35,36]。

眼底自发荧光(FAF)成像是可以帮助诊断 ONHD 的另一种方式(图 6.44 至图 6.47)。视盘的高自发荧光对于 ONHD 是有诊断价值的,而视盘水肿会增加盘状低自发荧光区域。B-扫描也是鉴别和诊断隐蔽玻璃疣的最佳方法[37,38]。

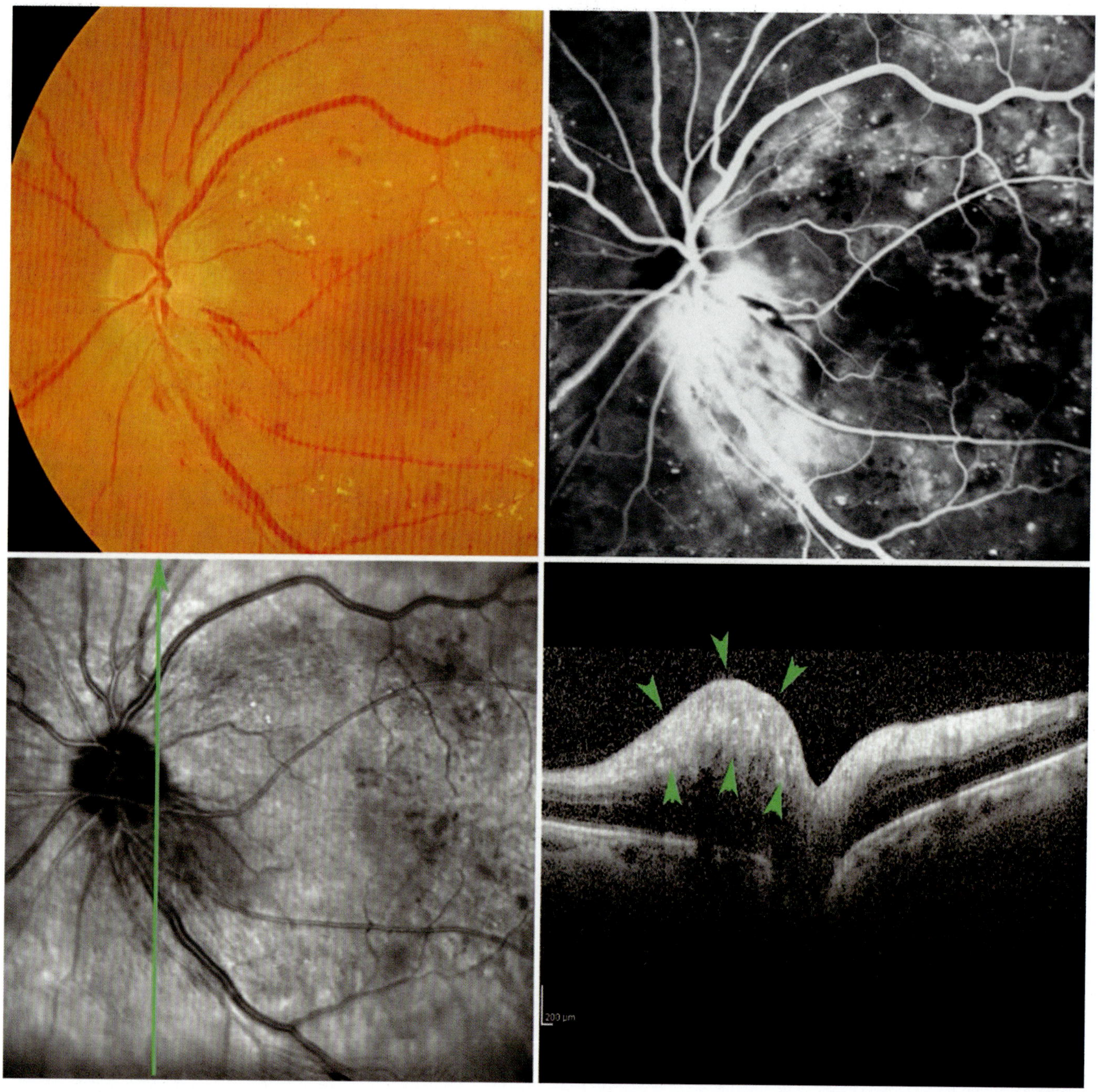

图 6.37 该复合影像来自一例有 15 年糖尿病病史的男性患者,他的左眼视力突然出现下降。在视盘颞下边缘出现白色水肿,伴有火焰形状的出血和视盘边缘模糊。在荧光素血管造影的再循环阶段，渗漏和这个区域的高荧光是明显的。SLO 图像显示低反射。OCT 图像显示视神经纤维层带的区域抬高和增厚(三角之间的区域)。

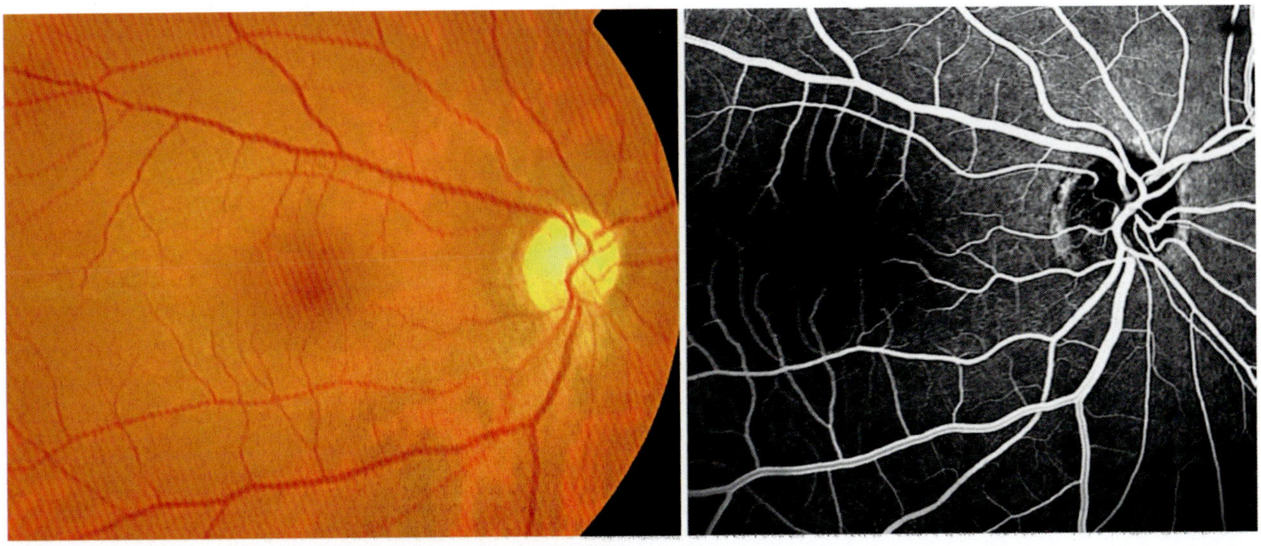

图 6.38 来自一例 56 岁男性的彩色眼底照片和荧光素血管造影图，患者约在 6 个月前突然出现视力急剧下降。他被诊断为 AION,在此期间他的视力出现部分提高。在荧光素血管造影中,视盘上部的循环受损显著。

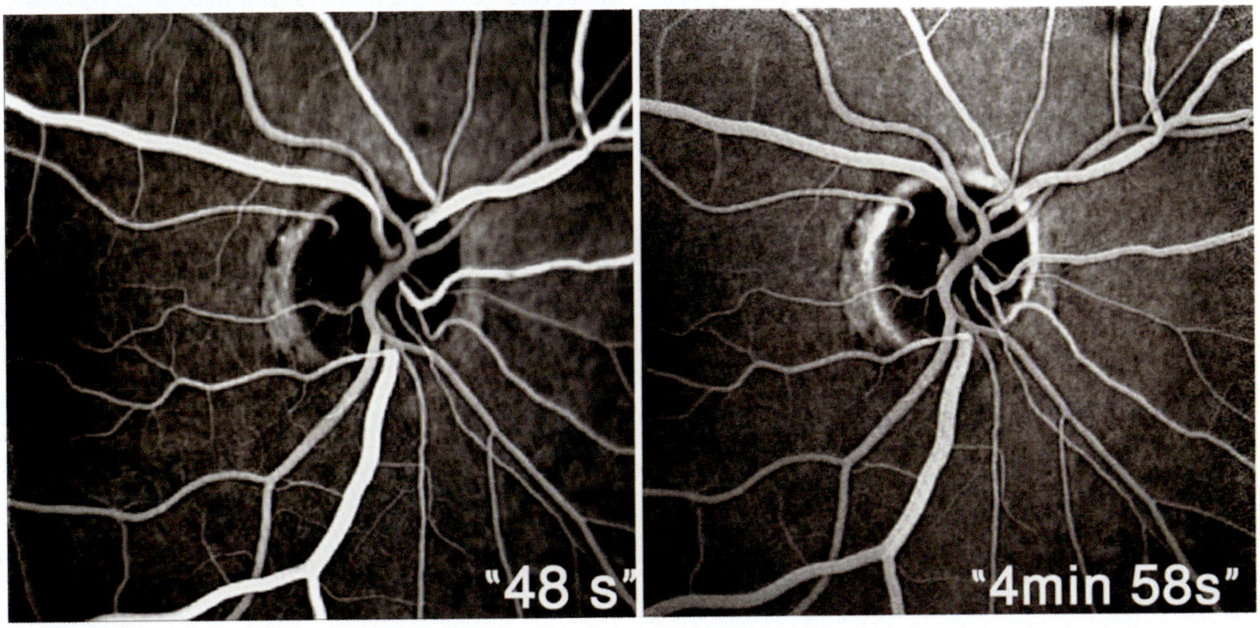

图 6.39 在注射荧光染料 48 秒、4 分钟和 58 秒后的荧光素血管造影图像(图 6.38 同一例患者)。即使在再循环阶段,视盘上部也未见灌注。

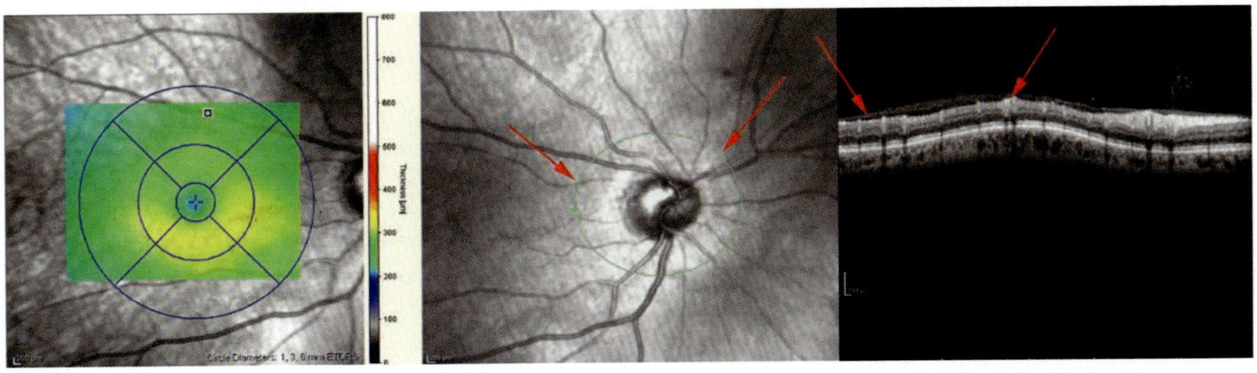

图 6.40 黄斑地形图(图 6.38 同一例患者表现出严重的萎缩和变薄情况)。圆形 OCT 也显示出视神经纤维层明显变薄。OCT 上的这些表现也在长期的视网膜分支静脉阻塞中可见。

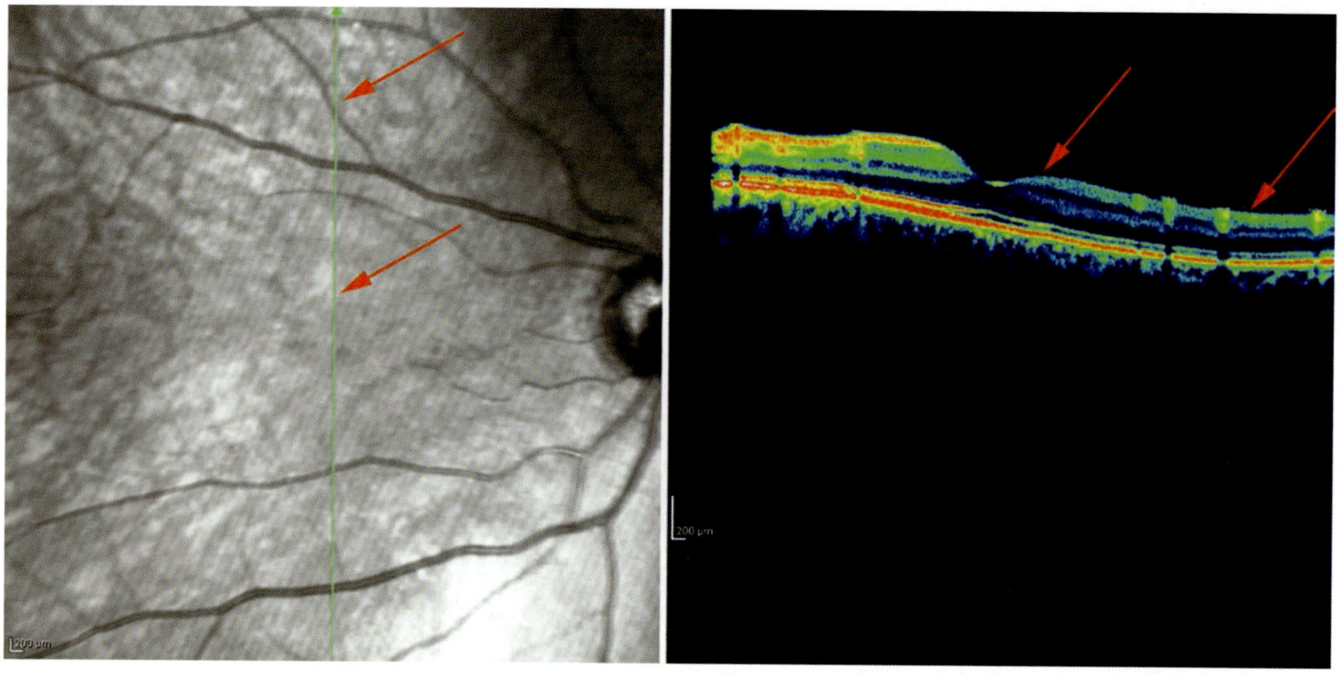

图 6.41 垂直纵切面 OCT 图像(图 6.38 同一例患者)显示出严重的黄斑萎缩,其主要由内层尤其是神经节细胞复合体的丢失引起。

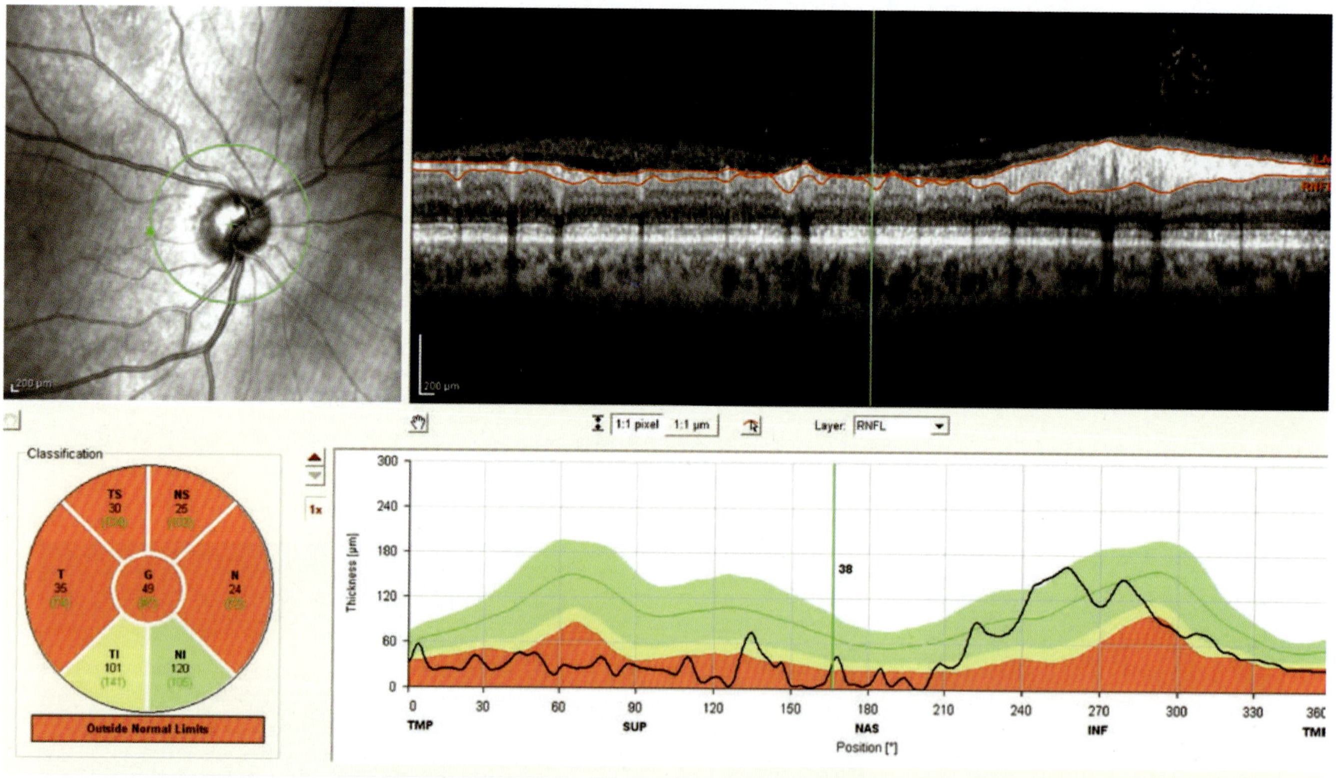

图 6.42 视网膜神经纤维层厚度曲线(图 6.38 同一例患者)超出了上图中的正常范围。双峰图案结构出现损害是由于上部纤维的损失。

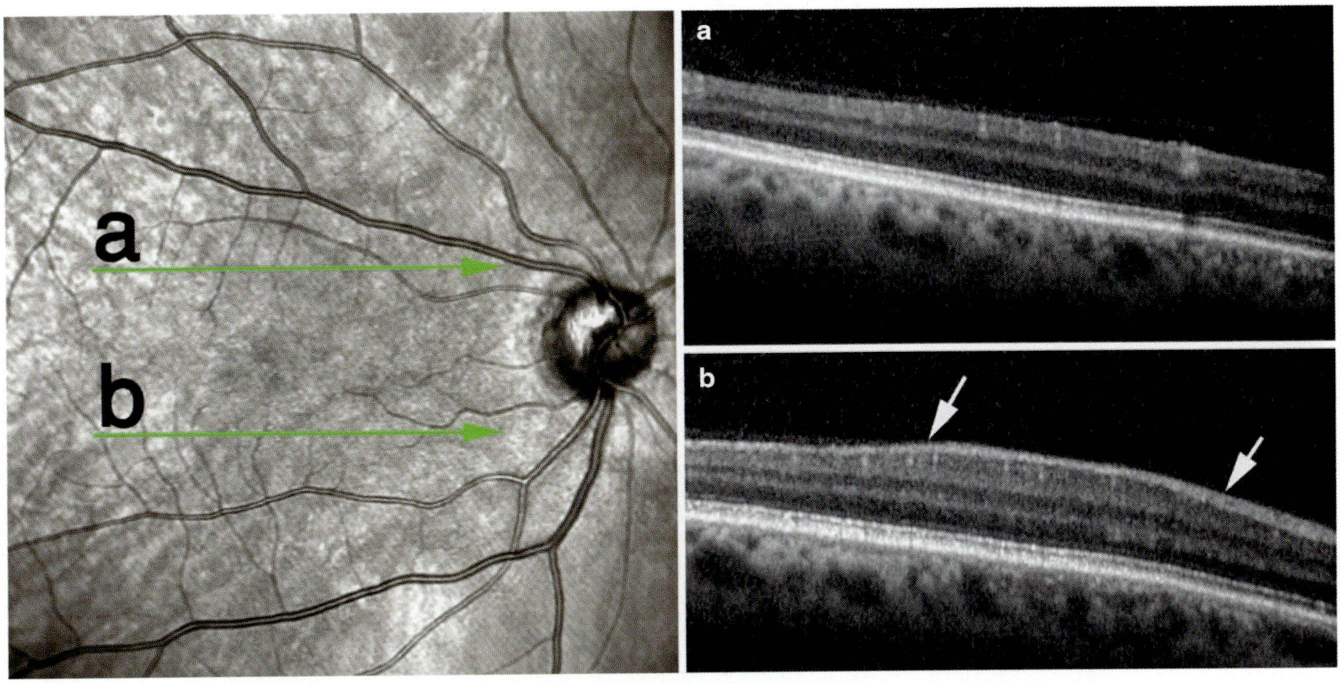

图 6.43　两个纵向水平横截面 OCT 图像(图 6.38 同一例患者)在距中心凹等距离的两侧拍摄。(a)部分(上图)显示视神经纤维层的萎缩以及丢失，和内丛状层的视神经节细胞层与箭头区域之间的(b)部分对比情况。

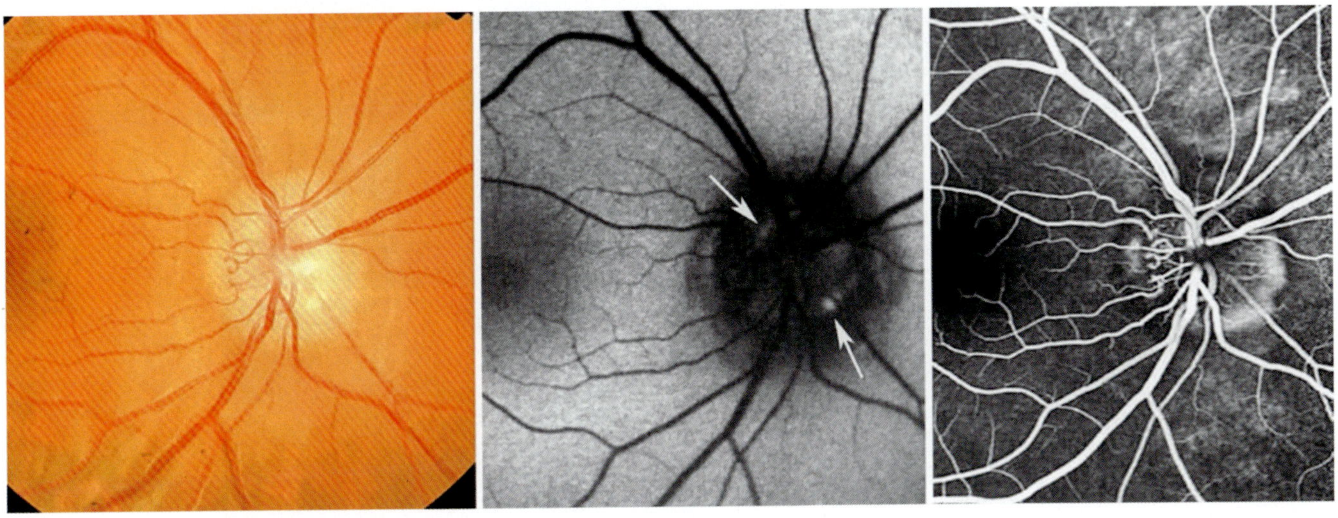

图 6.44　染料注射 10 分钟后，视盘的玻璃膜疣彩色眼底照片和 FAF 以及荧光素血管造影图像。在彩色眼底图像上可见明显的白色羽毛状假水肿和视盘隆起。缺乏充盈的视网膜血管丛和出血可以将其与视盘水肿或视盘炎相区分。在 FAF 图像上，视盘上在 FAF 图像上，视盘上的高自发荧光区域(白色箭头)提示视盘上类玻璃膜疣物质的积聚。在荧光素血管造影的晚期没有出现渗漏可能是另一个用于区分它与炎症或视盘水肿的标志。

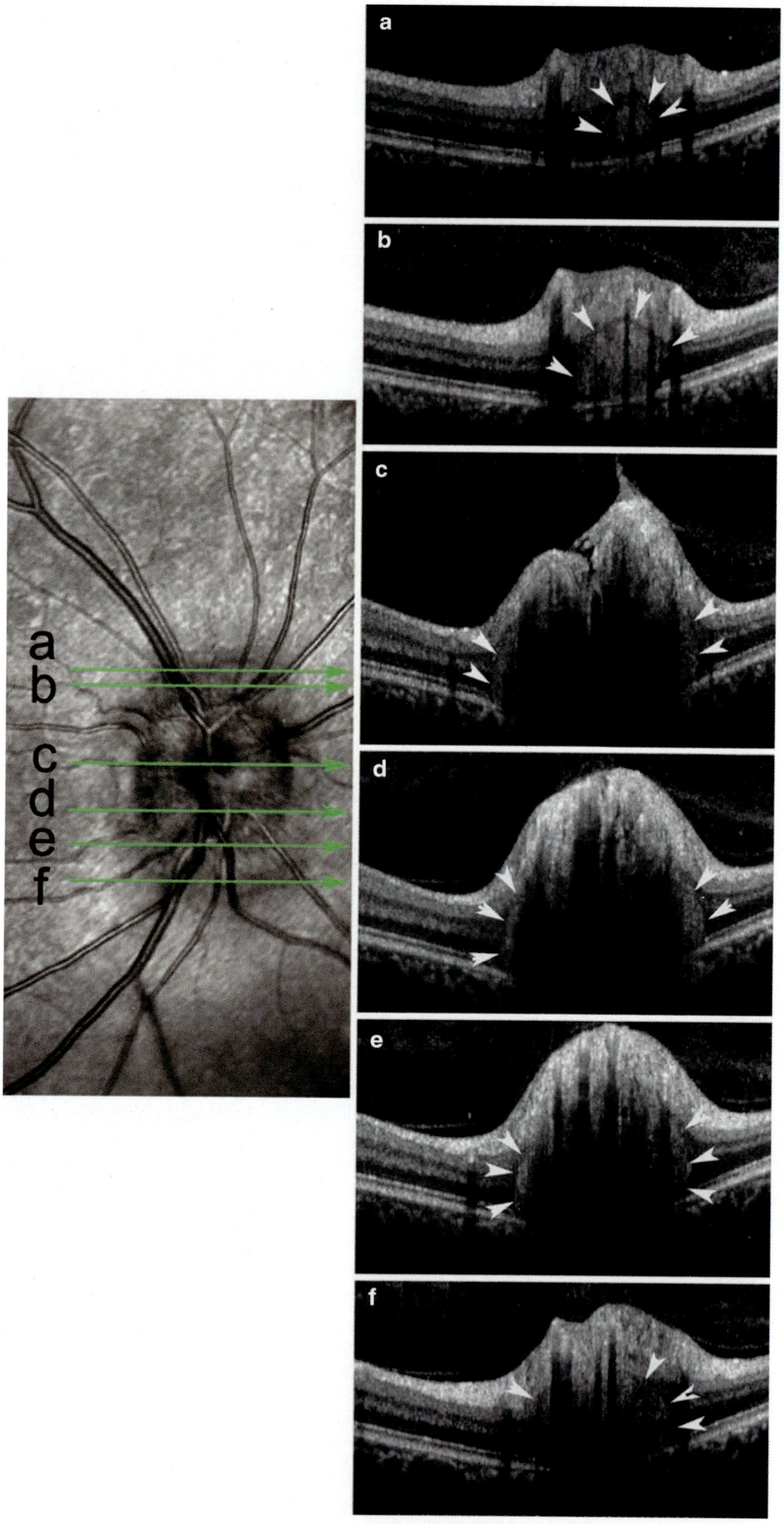

图 6.45 来自视盘玻璃膜疣不同部分的多重 OCT 图像(a~f)。白色三角标明在视盘区积聚的高反射物质的外部边界,如玻璃膜疣。

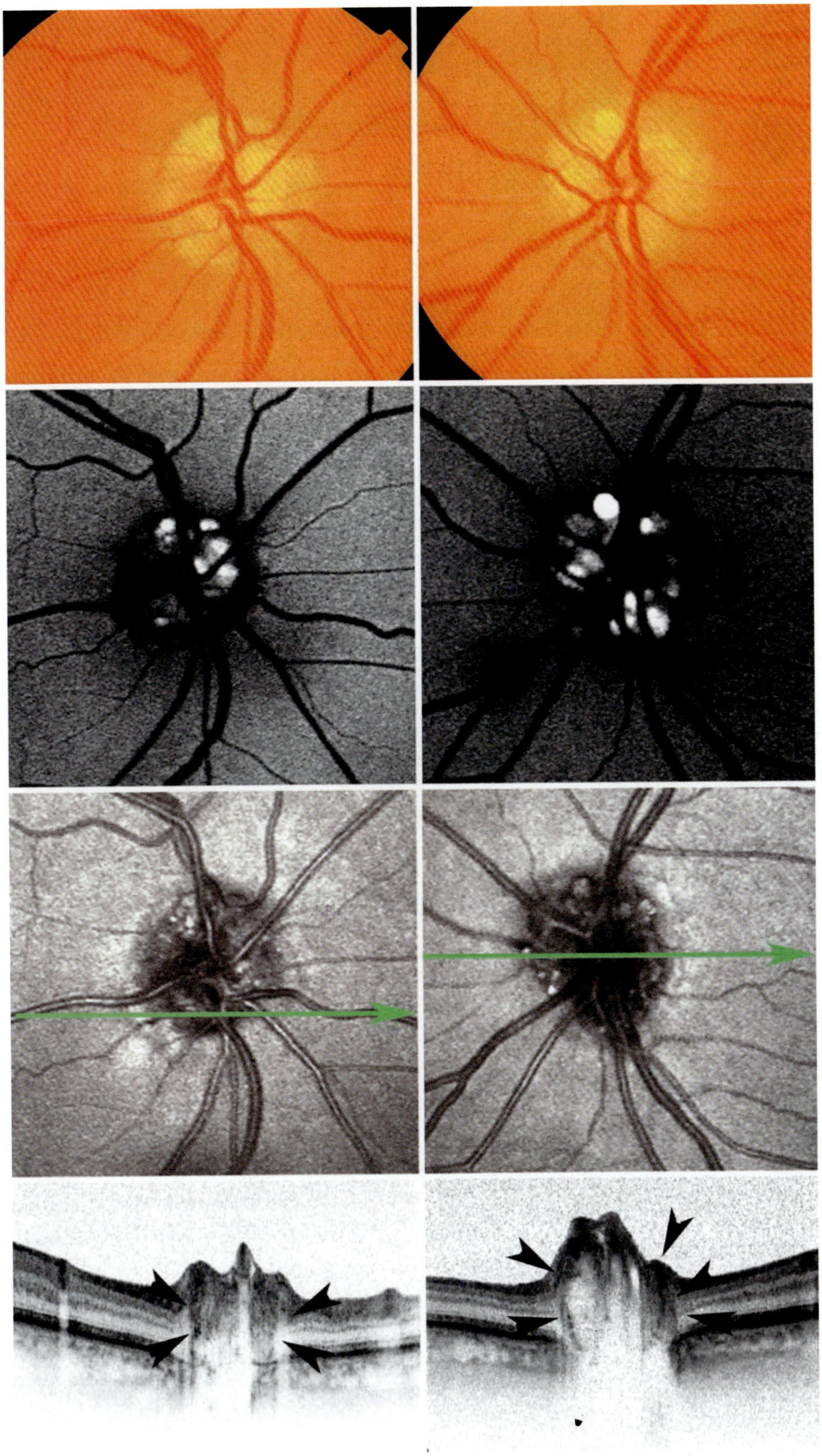

图 6.46 这些复合图像来自患有继发于青光眼的视神经纤维层丢失的患者。彩色眼底照片显示在视盘水平分叶上呈闪亮珍珠样的外观。眼底自发荧光图像显示视盘的强荧光，这是视盘玻璃膜疣的标志。该 SLO-OCT 图像显示在视盘周围的视网膜深部有内部震源的中等强度反射物质(黑色三角示)。

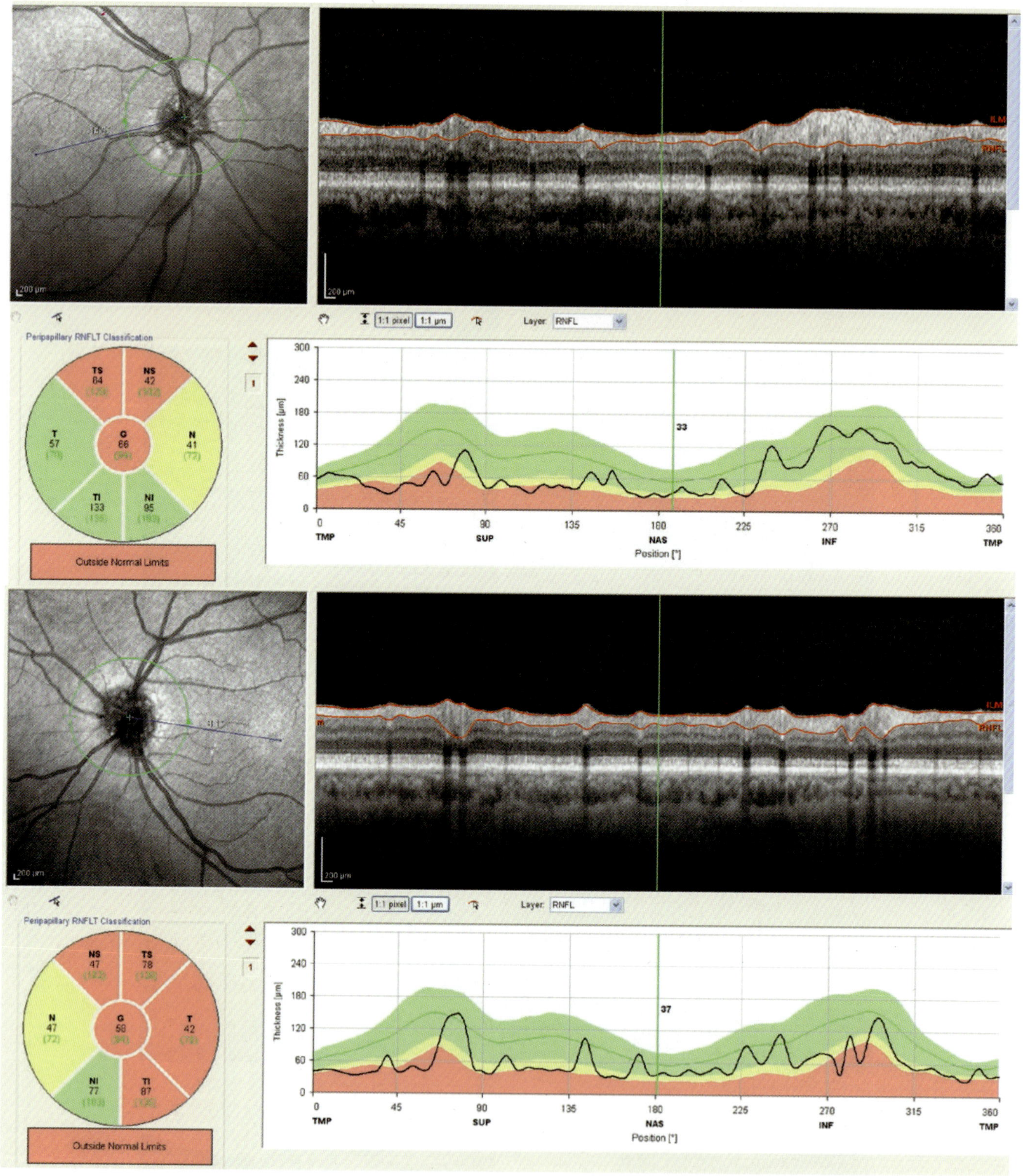

图 6.47 图 6.46 同一例患者的视网膜神经纤维层厚度分布图显示视神经纤维层的减少和萎缩。

6.6 视神经盘炎和视盘水肿

在一些患者中，由于它们相似的眼底外观，区分视盘炎和视盘水肿非常困难。43.3%的视神经盘水肿患者出现了周围 RNFL 厚度的增加，而假性视盘水肿患者只有 9.7%。视盘水肿通常在所有象限中显示出更厚的 NFL（图 6.48 和图 6.49）[34]。在一项研究中，鼻侧 RNFL 测量对于区分视盘水肿与假性视盘水肿具有最高的诊断价值[39]。

另一个因素是测量视网膜低反射层空间（SHYPS）的厚度，这种改变在视盘水肿中更显著[34]。在视盘水肿的慢性阶段，有时只有极度变薄的视神经纤维层。在视神经纤维层变薄的情况下（图 6.50 至图 6.54），临床医生应该考虑颅内病因。

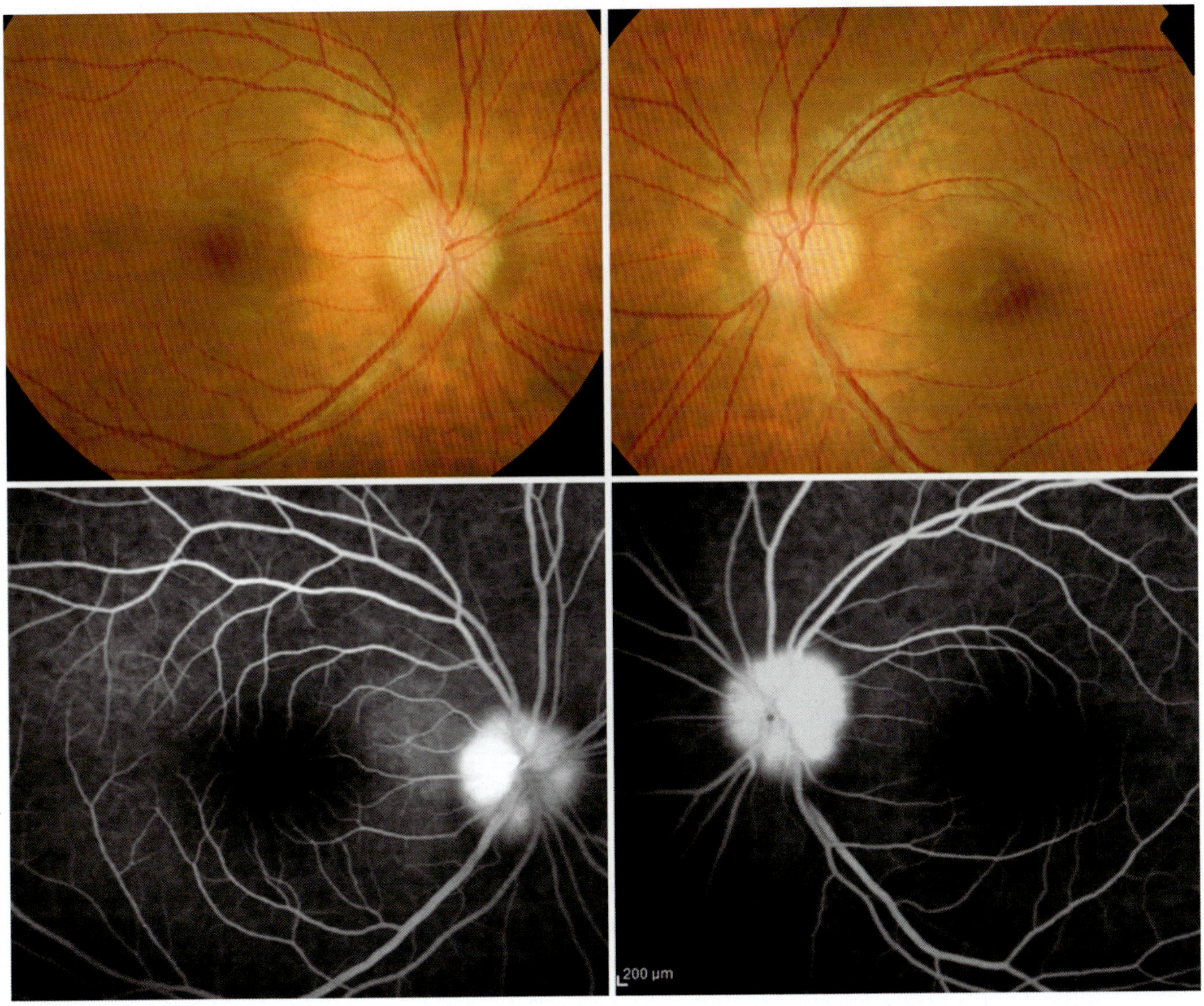

图 6.48　视盘水肿患者的眼底彩色图像和晚期的荧光素血管造影。严重的晚期渗漏在图像上表现明显。图像上没有周边视网膜血管炎和血管渗漏的证据。

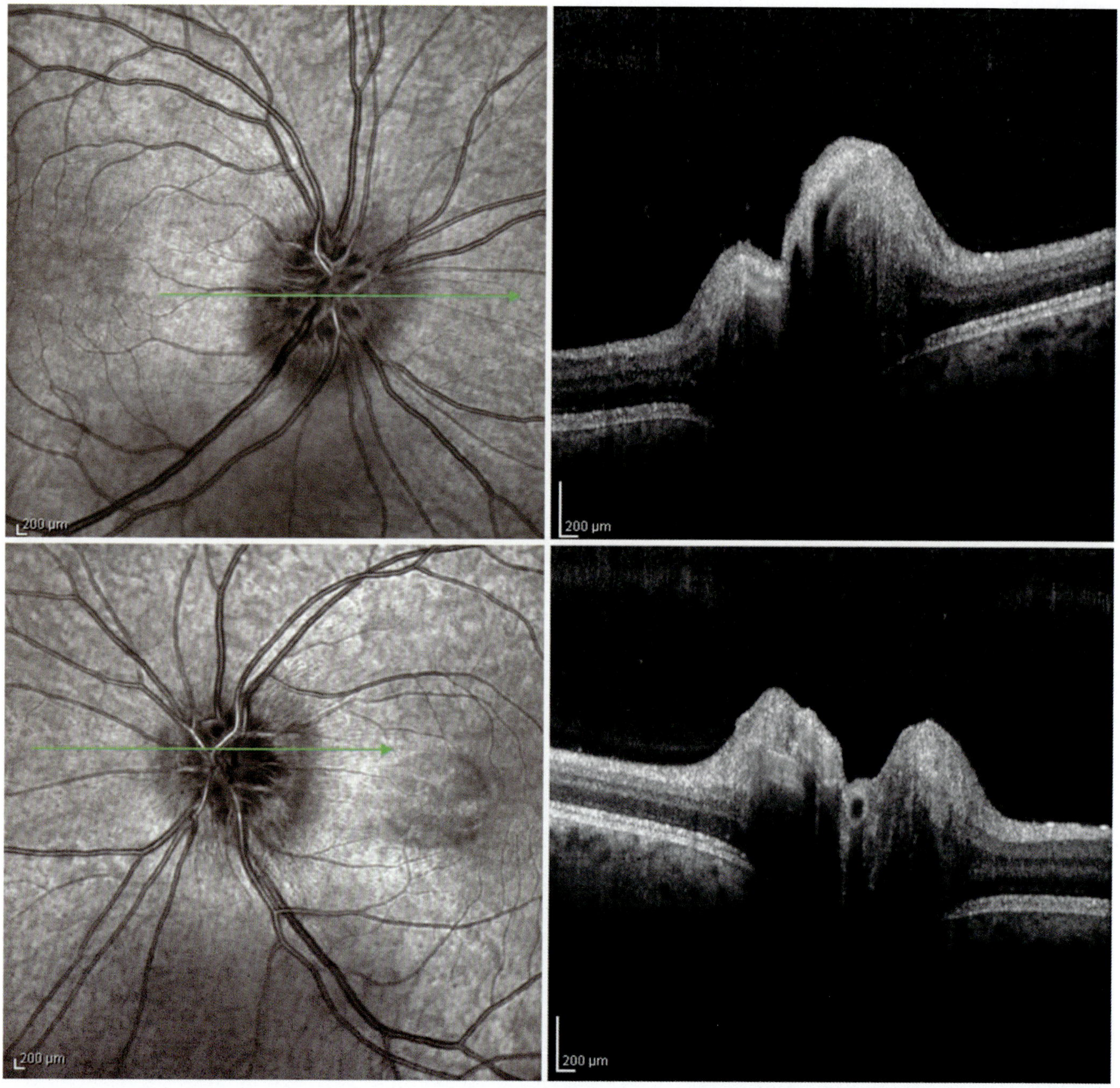

图 6.49 图 6.48 同一例患者双眼的 SLO-OCT 图像。视盘的边缘和中心部分显示隆起。

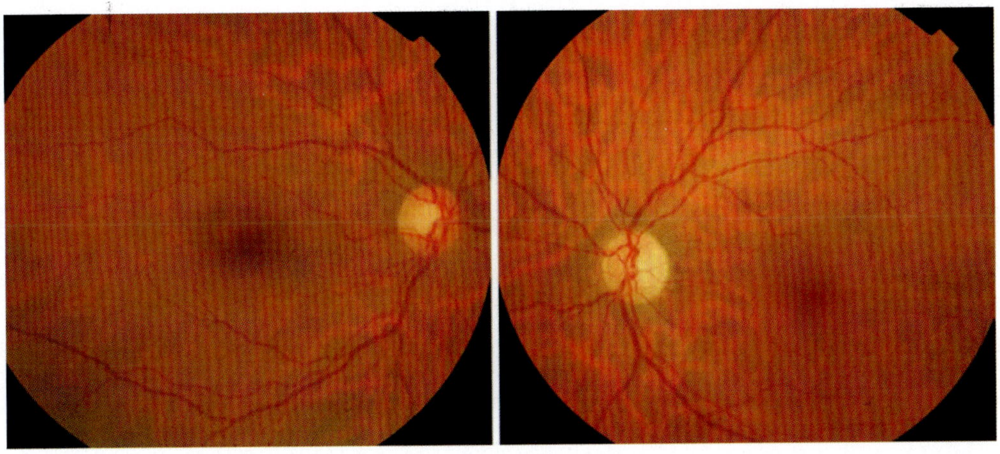

图 6.50 来自一例56岁的女性近期出现左眼视力下降(低于20/200)的彩色眼底照片。除了轻度颞侧左眼视神经盘苍白外,她的眼科检查结果均正常。没有高血压、糖尿病或其他全身性疾病的证据。

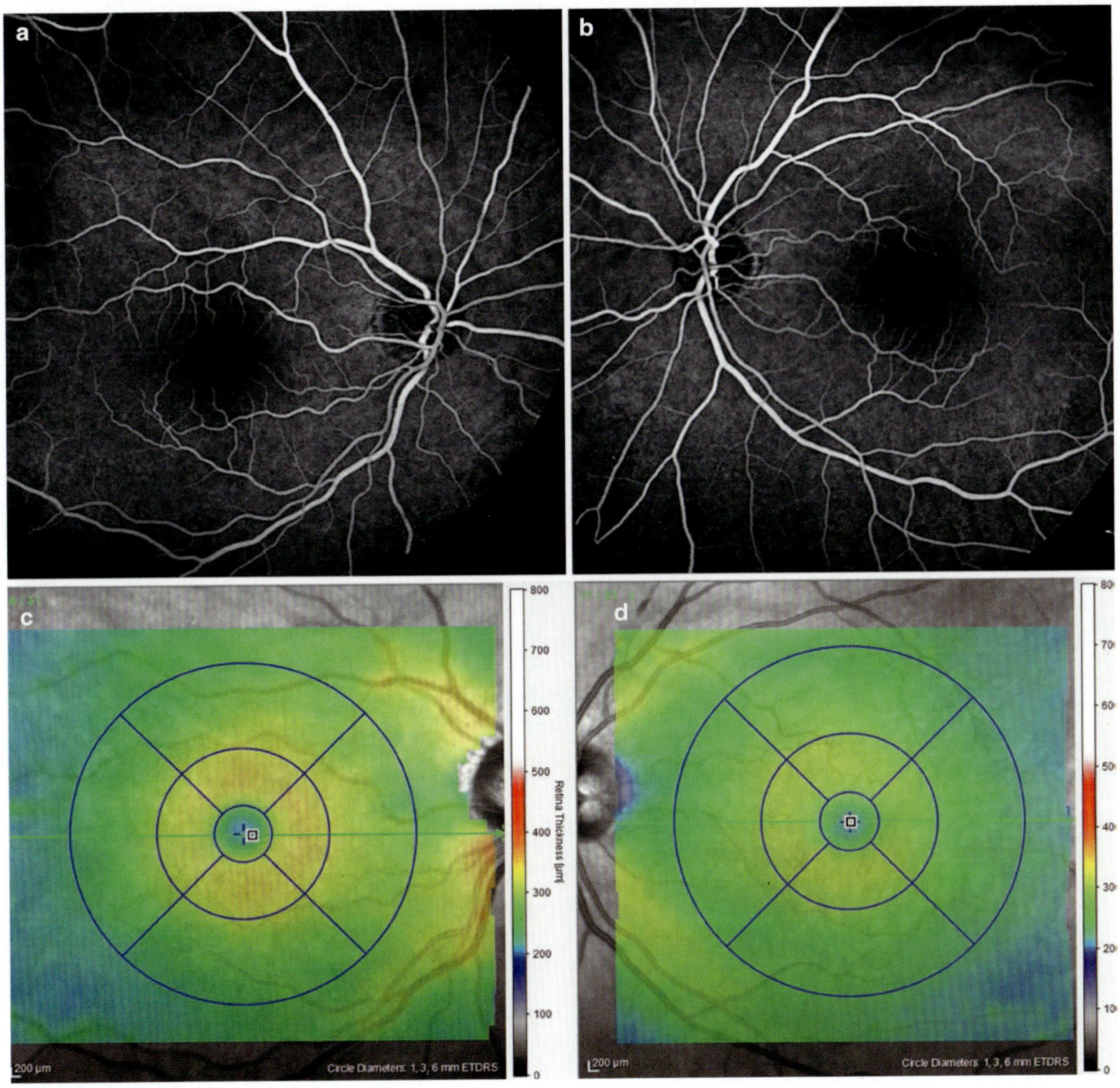

图 6.51 (a,b)图6.50同一例患者的荧光素血管造影在双眼中均不显著。左眼黄斑比右眼黄斑薄,厚度差异较小。(c,d)地形图显示左侧神经节细胞复合体丢失。

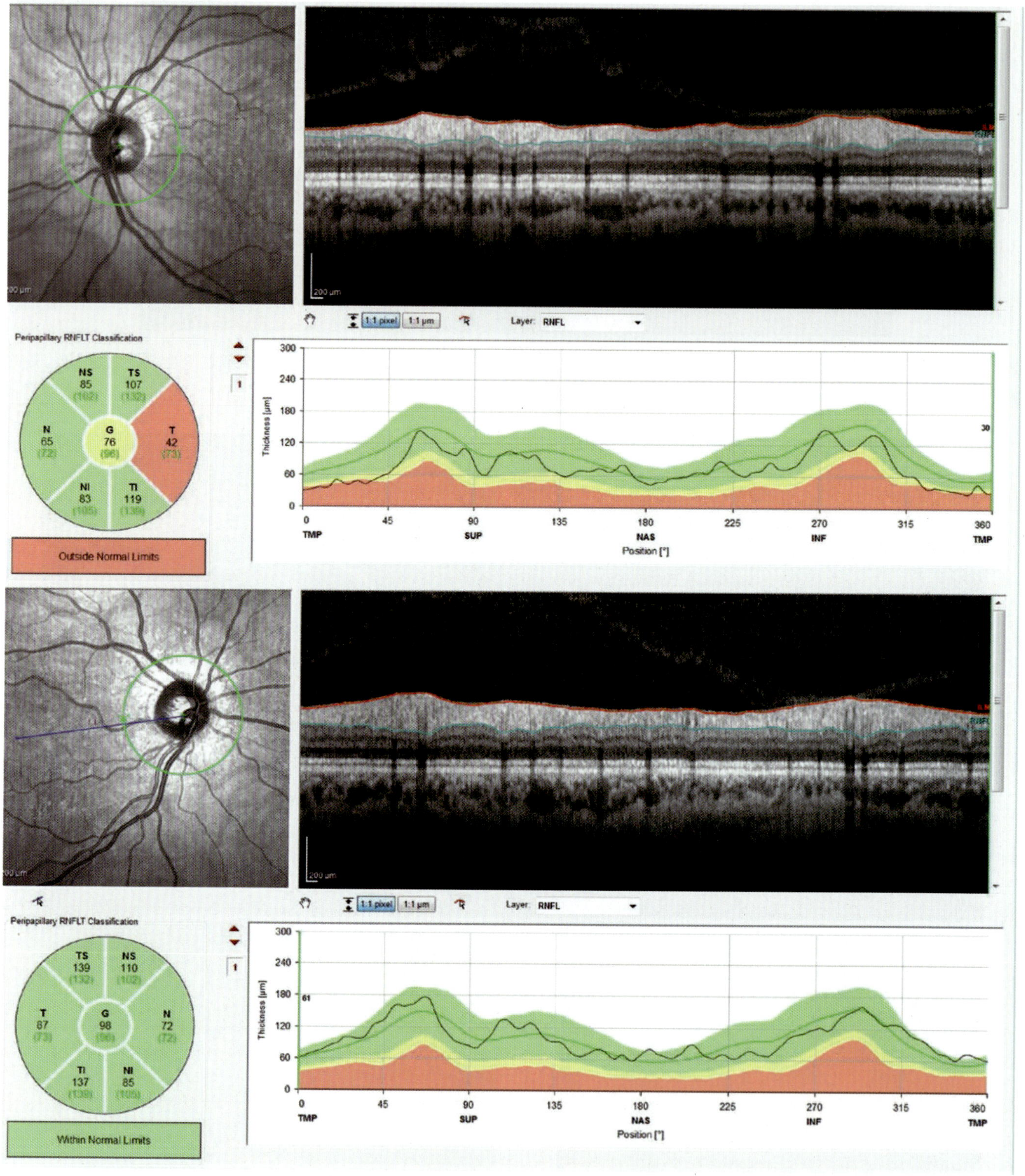

图 6.52 图 6.50 同一例患者的视网膜神经纤维层厚度曲线显示左眼颞侧神经纤维层明显变薄。右侧显示正常厚度。

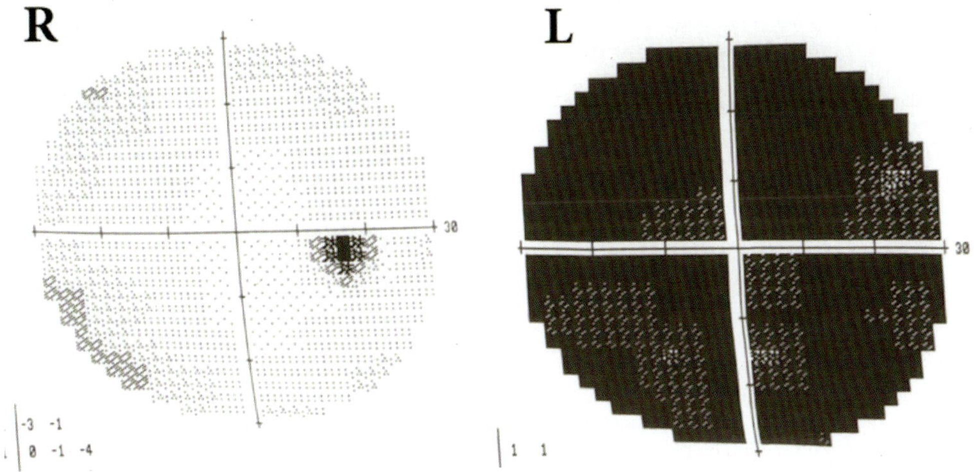

图 6.53　视野(图 6.50 同一例患者)的结果显示左侧视野几乎完全丧失。

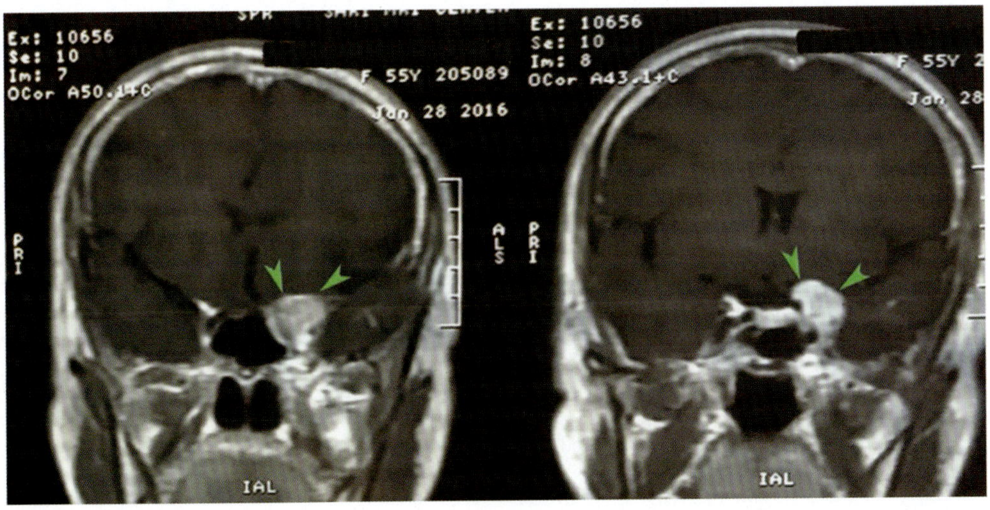

图 6.54　用钆进行脑磁共振成像(图 6.50 同一例患者)显示一个在左中颅窝的所有序列中的轴外等信号强度的肿块病变。它大致测量为 25mm×20mm×18mm 范围,图像信号增强,并有一个硬脑膜尾,与蝶骨脊膜脑膜瘤兼容。左侧视神经和颈内动脉被病变包裹,延伸至海绵窦。在神经纤维层变薄的情况下,特别是在 OCT 图像的颞侧,应严格进行神经系统检查以排除颅内病因。

(吴园园　闵幼兰　译)

参考文献

1. Jain N, Johnson MW. Pathogenesis and treatment of maculopathy associated with cavitary optic disc anomalies. Am J Ophthalmol. 2014;158:423–35.
2. Ferry AP. Macular detachment associated with congenital pit of the optic nerve head. Pathologic findings in two cases simulating malignant melanoma of the choroid. Arch Ophthalmol. 1963;70:346–57.
3. Georgalas I, Ladas I, Georgopoulos G, Petrou P. Optic disc pit: a review. Graefes Arch Clin Exp Ophthalmol. 2011;249:1113–22.
4. Brodsky MC. Congenital optic disk anomalies. Surv Ophthalmol. 1994;39:89–112.
5. Theodossiadis GP, Panopoulos M, Kollia AK, Georgopoulos G. Long-term study of patients with congenital pit of the optic nerve and persistent macular detachment. Acta Ophthalmol. 1992;70:495–505.
6. Brown GC, Shields JA, Goldberg RE. Congenital pits of the optic nerve head. II. Clinical studies in humans. Ophthalmology. 1980;87:51–65.
7. Shah SD, Yee KK, Fortun JA, Albini T. Optic disc pit maculopathy: a review and update on imaging and treatment. Int Ophthalmol Clin. 2014;54:61–78.
8. Bonnet M. Serous macular detachment associated with optic nerve pits. Graefes Arch Clin Exp Ophthalmol. 1991;229:526–32.
9. Kranenburg EW. Crater-like holes in the optic disc and central serous retinopathy. Arch Ophthalmol. 1960;64:912–24.
10. Brockhurst RJ. Optic pits and posterior retinal detachment. Trans Am Ophthalmol Soc. 1975;73:264–91.
11. Sanghi G, Padhi TR, Warkad VU, Vazirani J, Gupta V, Dogra MR, et al. Optical coherence tomography findings and retinal changes after vitrectomy for optic disc pit maculopathy. Indian J Ophthalmol. 2014;62:287–90.
12. Mwanza JC, Budenz DL. Optical coherence tomography platforms and parameters for glaucoma diagnosis and progression. Curr Opin

Ophthalmol. 2016;27:102–10.
13. Shin JW, Uhm KB, Seong M. Retinal nerve fiber layer defect volume deviation analysis using spectral-domain optical coherence tomography. Invest Ophthalmol Vis Sci. 2015;56:21–8.
14. Shin JW, Uhm KB, Seong M, Lee DE. Retinal nerve fiber layer volume measurements in healthy subjects using spectral domain optical coherence tomography. J Glaucoma. 2014;23:567–73.
15. Liu T, Tatham AJ, Gracitelli CP, Zangwill LM, Weinreb RN, Medeiros FA. Rates of retinal nerve fiber layer loss in contralateral eyes of glaucoma patients with unilateral progression by conventional methods. Ophthalmology. 2015;122:2243–51.
16. Chauhan BC, Danthurebandara VM, Sharpe GP, Demirel S, Girkin CA, Mardin CY, et al. Bruch's membrane opening minimum rim width and retinal nerve fiber layer thickness in a normal white population: a multicenter study. Ophthalmology. 2015;122:1786–94.
17. Mwanza JC, Lee G, Budenz DL. Effect of adjusting retinal nerve fiber layer profile to fovea-disc angle axis on the thickness and glaucoma diagnostic performance. Am J Ophthalmol. 2016;161:12–21.11-2. pmid: 26387935.
18. Bussel II, Wollstein G, Schuman JS. OCT for glaucoma diagnosis, screening and detection of glaucoma progression. Br J Ophthalmol. 2014;98(Suppl 2):ii15–9.
19. Michelessi M, Lucenteforte E, Oddone F, Brazzelli M, Parravano M, Franchi S, et al. Optic nerve head and fibre layer imaging for diagnosing glaucoma. Cochrane Database Syst Rev. 2015;(11):CD008803.
20. Straatsma BR, Foos RY, Heckenlively JR, Taylor GN. Myelinated retinal nerve fibers. Am J Ophthalmol. 1981;91:25–38.
21. Kodama T, Hayasaka S, Setogawa T. Myelinated retinal nerve fibers: prevalence, location and effect on visual acuity. Ophthalmologica. 1990;200:77–83.
22. Tarabishy AB, Alexandrou TJ, Traboulsi EI. Syndrome of myelinated retinal nerve fibers, myopia, and amblyopia: a review. Surv Ophthalmol. 2007;52:588–96.
23. Lam AK, Pang PC. The effect of myelination on perimetry and retinal nerve fibre analysis. Clin Exp Optom. 2000;83:4–11.
24. Shelton JB, Digre KB, Gilman J, Warner JEA, Katz BJ. Characteristics of myelinated retinal nerve fiber layer in ophthalmic imaging: findings on autofluorescence, fluorescein angiographic, infrared, optical coherence tomographic, and red-free images. JAMA Ophthalmol. 2013;131:107–9.
25. Contreras I, Noval S, Rebolleda G, Muñoz-Negrete FJ. Follow-up of nonarteritic anterior ischemic optic neuropathy with optical coherence tomography. Ophthalmology. 2007;114:2338–44.
26. Fard MA, Afzali M, Abdi P, Yasseri M, Ebrahimi KB, Moghimi S. Comparison of the pattern of macular ganglion cell-inner plexiform layer defect between ischemic optic neuropathy and open-angle glaucoma. Invest Ophthalmol Vis Sci. 2016;57:1011–6.
27. Gonul S, Koktekir BE, Bakbak B, Gedik S. Comparison of the ganglion cell complex and retinal nerve fiber layer measurements using Fourier domain optical coherence tomography to detect ganglion cell loss in non arteritic anterior ischaemic optic neuropathy. Br J Ophthalmol. 2013;97:1045–50.
28. Schuster AK, Steinmetz P, Forster TM, Schlichtenbrede FC, Harder BC, Jonas JB. Choroidal thickness in nonarteritic anterior ischemic optic neuropathy. Am J Ophthalmol. 2014;158:1342–7.
29. Friedman AH, Henkind P, Gartner S. Drusen of the optic disc. A histopathological study. Trans Ophthalmol Soc U K. 1975;95:4–9.
30. Golnik K. Congenital optic nerve anomalies. Curr Opin Ophthalmol. 1998;9:18–26.
31. Antcliff RJ, Spalton DJ. Are optic disc drusen inherited? Ophthalmology. 1999;106:1278–81.
32. Tso MO. Pathology and pathogenesis of drusen of the optic nervehead. Ophthalmology. 1981;88:1066–80.
33. Spencer TS, Katz BJ, Weber SW, Digre KB. Progression from anomalous optic discs to visible optic disc drusen. J Neuroophthalmol. 2004;24:297–8.
34. Johnson LN, Diehl ML, Hamm CW, Sommerville DN, Petroski GF. Differentiating optic disc edema from optic nerve head drusen on optical coherence tomography. Arch Ophthalmol. 2009;127:45–9.
35. Kupersmith MJ, Sibony P, Mandel G, Durbin M, Kardon RH. Optical coherence tomography of the swollen optic nerve head: deformation of the peripapillary retinal pigment epithelium layer in papilledema. Invest Ophthalmol Vis Sci. 2011;52:6558–64.
36. Sibony P, Kupersmith MJ, Rohlf FJ. Shape analysis of the peripapillary RPE layer in papilledema and ischemic optic neuropathy. Invest Ophthalmol Vis Sci. 2011;52:7987–95.
37. Kurz-Levin MM, Landau K. A comparison of imaging techniques for diagnosing drusen of the optic nerve head. Arch Ophthalmol. 1999;117:1045–9.
38. Boldt HC, Byrne SF, DiBernardo C. Echographic evaluation of optic disc drusen. J Clin Neuroophthalmol. 1991;11:85–91.
39. Bassi ST, Mohana KP. Optical coherence tomography in papilledema and pseudopapilledema with and without optic nerve head drusen. Indian J Ophthalmol. 2014;62:114651.

第 7 章 眼部肿瘤

Nazanin Ebrahimiadib, Fedra Hajizadeh

摘　要

本章生动地介绍了一系列眼部肿瘤的增强深度成像（enhanced-depth imaging, EDI）和传统OCT图像。首先介绍眼内最常见的肿瘤——脉络膜色素痣，然后介绍脉络膜黑色素瘤。尽管脉络膜黑色素痣与脉络膜黑色素瘤有许多相似之处，但其不同点也在本章中加以强调。星形细胞瘤是另外一种来源于视神经纤维层的眼内肿瘤，它也有不同的亚型。书中展示了星形细胞瘤的典型图片。脉络膜骨瘤在OCT上显示有骨片及骨管，这代表了特殊的脉管结构。另外，脉络膜血管瘤有两种形式(局限和弥散)，视盘周围也会有肿瘤。超声、ICGA以及FA能够帮助验证肿物的性质。脉络膜转移癌在FA和ICGA上没有显著特征，与之相反，OCT可显示眼内肿瘤在RPE层的崎岖不平。视盘黑色素细胞瘤和错构瘤十分罕见，在本章最后展示了OCT图片。

7.1 单纯脉络膜色素痣

单纯脉络膜色素痣，也叫作眼部雀斑，经常在常规检查中发现，比恶性黑色素瘤更常见。它来源于脉络膜血管旁的色素组织(图 7.1)。

OCT 上阴影显示了大量色素痣的位置[1](图 7.2)。

其他可能伴有脉络膜色素痣的 OCT 表现为：视网膜内水肿或视网膜下积液，在慢性病例中，脉络膜毛细血管层变薄；视网膜色素上皮层小结节、增生性改变(RPE)、玻璃膜疣；视网膜色素上皮脱离(PED)；椭圆体带不规则；RPE 以及感光细胞萎缩；外界膜(ELM)、外核层(ONL)、外丛状层(OPL)以及内界膜(INL)不规则、囊状视网膜变性；外丛状层蜂窝状改变。这些将破坏视网膜功能以及造成视网膜劈裂。脉络膜色素痣很少发展成为 1 型或者 2 型脉络膜新生血管，如果发生了，则代表一个良性的病变过程[2]。

视网膜下积液是色素痣生长的危险信号。其主要积聚在病变部位，其次受重力影响。在扫描过程中，黑色素细胞等病变部分在眼底扫描过程中十分重要[3]。

7.2 星形细胞瘤

视网膜星形细胞错构瘤来源于视网膜神经纤维层。这种类型肿瘤呈进行性发展，并被分为 4 种类型：

类型 1：形状扁平并且位于神经纤维层内。

类型 2：稍稍隆起并有视网膜牵拉。

类型 3：涉及内层及外层视网膜并有虫咬状透明区

N. Ebrahimiadib, M.D. (✉)
Eye Research Center, Farabi Eye Hospital, Tehran University of Medical Sciences, Tehran, Iran
e-mail: nazanin.ebrahimiadib@gmail.com

F. Hajizadeh, M.D.
Noor Ophthalmology Research Center, Noor Eye Hospital, No. 96, Esfandiar Blvd., Vali'asr Ave, Tehran, Iran
e-mail: fhajizadeh@noorvision.com

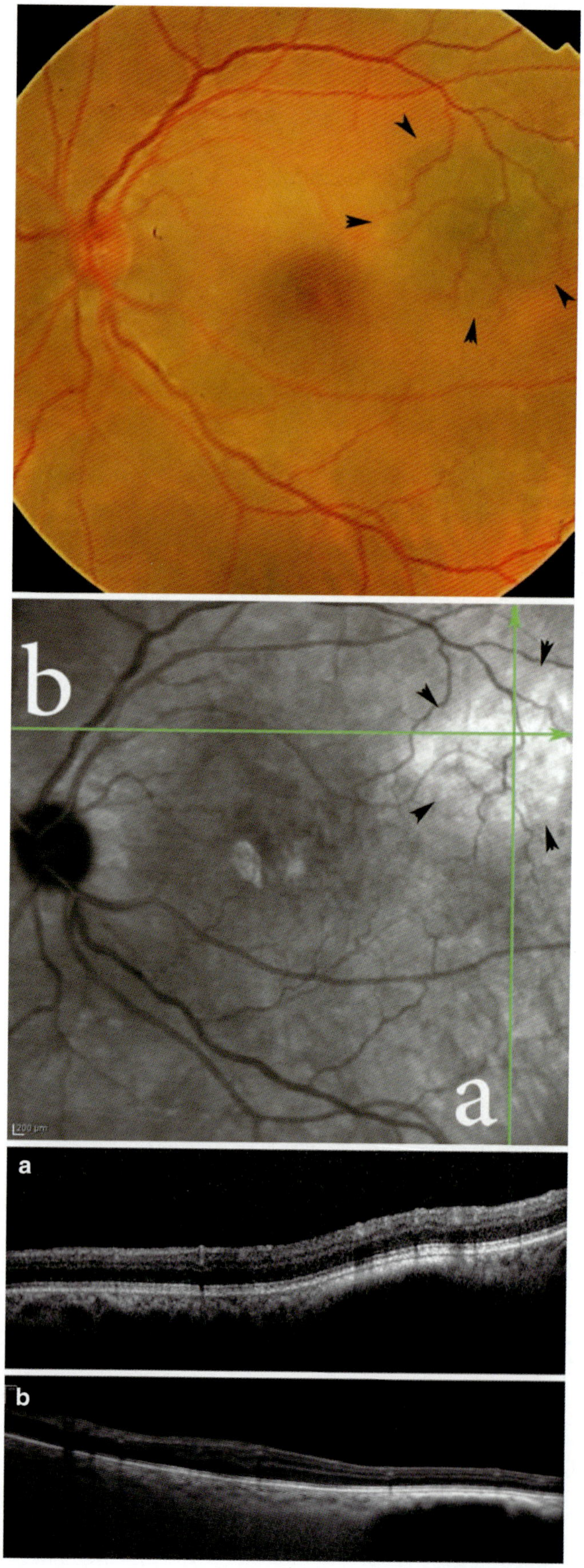

图 7.1 从彩色眼底照相中可见，黄斑颞上方有一脉络膜黑色素痣（黑色三角示）。在 SLO 图像中，其显示强荧光。(a)OCT 的纵截面上显示脉络膜局灶隆起以及浅层的高信号。视网膜下或者视网膜内液体以及其他病灶。(b)这张高分辨率 EDI-OCT 图片显示水平线上肿瘤病灶下方遮蔽信号以及浅层高反射。

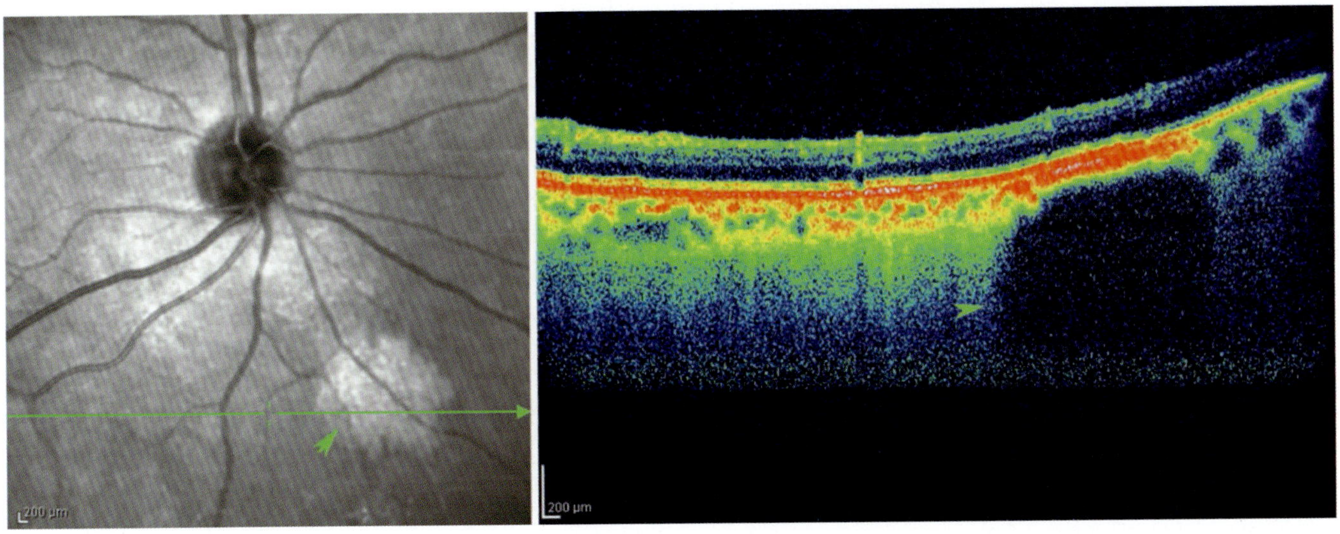

图 7.2 SLO-OCT 显示视盘鼻下方的脉络膜色素痣。在 SLO 图像上,色素痣显示高反射区。在 EDI-OCT 图像上,其显示了脉络(箭头示),也验证了肿瘤所在位置。

提示钙化且肿瘤表面为桑葚状外观。

类型 4:肿瘤内形成空洞。

7.3 脉络膜黑色素瘤

增强深度成像型光学相干断层扫描 (EDI-OCT) 是诊断小型脉络膜黑色素瘤的有效方法。与 EDI-OCT 相比,超声测得肿瘤厚度高 55%。小型脉络膜黑色素瘤的主要 EDI-OCT 特征是肿瘤厚度增加、视网膜下积液、视网膜下脂褐脂沉积、感光细胞受损、RPE 和外层视网膜萎缩、内层视网膜不规整和变性和视网膜内积液[5]。脉络膜黑色素瘤和脉络膜色素痣有相似之处,比如视网膜下阴影和对脉络膜毛细血管层的挤压变薄[1]。

受损的感光细胞积聚在视网膜下积液中,感光细胞水肿,呈自发荧光。另一个理论是,它们是含有脂褐质

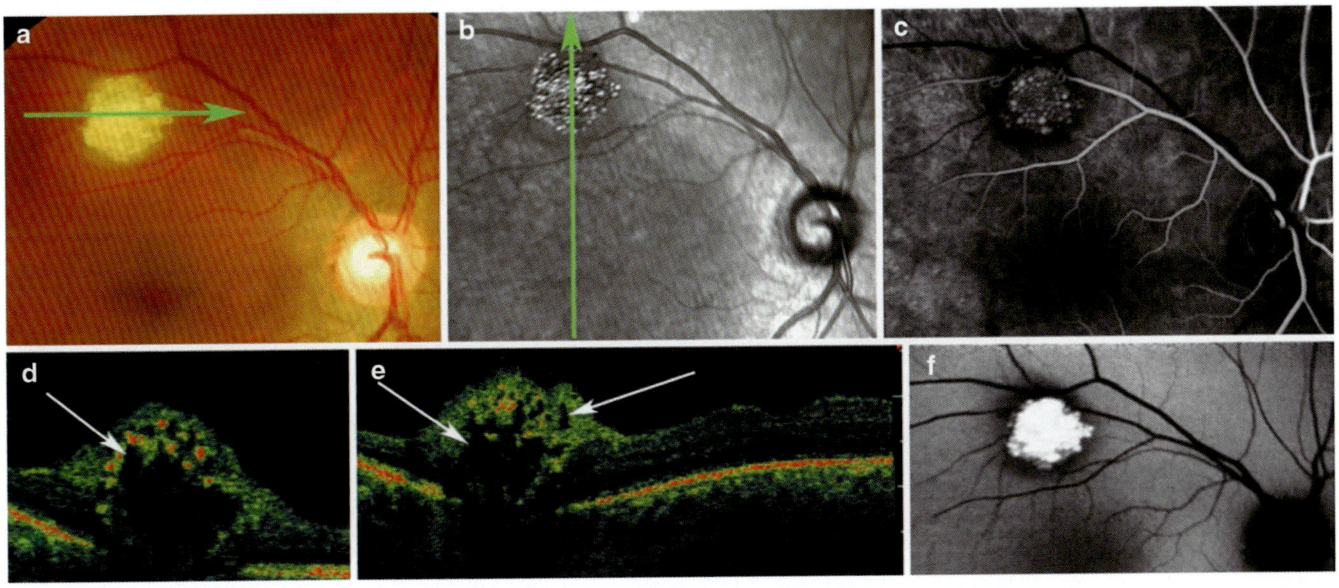

图 7.3 (a)通过眼科常规检查偶然发现无症状星形细胞瘤的眼底照相。(b)SLO 图像显示典型的成簇形状。(c)早期荧光显示肿瘤区域强荧光。随着荧光剂代谢以及仪器的敏感性,早期高荧光随即消失。(d,e)显示 OCT 双时域图像(OCT/SLO; OTI,Toronto,ON,Canada)包括对肿瘤横向及纵向扫描。它显示了肿瘤区域的虫噬状空洞(或桑葚状外观)(白色箭头示)。病变在后部区域形成投影。(f)FAF 图像显示星形细胞瘤的强烈高荧光图像。

的巨噬细胞[1]。它们积聚在视网膜下，并且呈强自发荧光。感光细胞的萎缩以及消失可以帮助估计脱离时间[5]。

光学相干断层扫描对于估计肿瘤的生长十分有帮助。若视网膜厚度高于浆液性视网膜脱离高度，这是肿瘤生长和活动的标志，而慢性视网膜病变如视网膜囊肿以及视网膜变薄，则肿瘤处在休眠状态[5]。此外，RPE 活动状态有助于预测肿瘤的活动性。视网膜色素上皮增厚、不规则、增生、骨化生和纤维组织化生，这些都代表肿瘤活动性较弱，而脂褐素的存在与肿瘤的活动性相关[6](图 7.4 至图 7.11)。早期玻璃体肿瘤细胞播散，OCT 可见玻璃体中的高反射信号。

7.4 脉络膜骨瘤

脉络膜骨瘤是一种迷芽瘤型肿瘤由成熟骨引起的脉络膜病变(图 7.12)。

EDI-OCT 显示脉络膜骨瘤存在骨管以及骨片结构。骨板在 EDI-OCT 上表现为高反射率的层状线，而骨瘤内的新生血管表现为小管[1,7](图 7.13 至图 7.15)。肿瘤呈海绵状外观取代了脉络膜毛细血管层。当肿瘤在钙化阶段，其逐渐变厚和变光滑以及变成橘色表面。当肿瘤在去钙化阶段，其逐渐变薄和变成灰色以

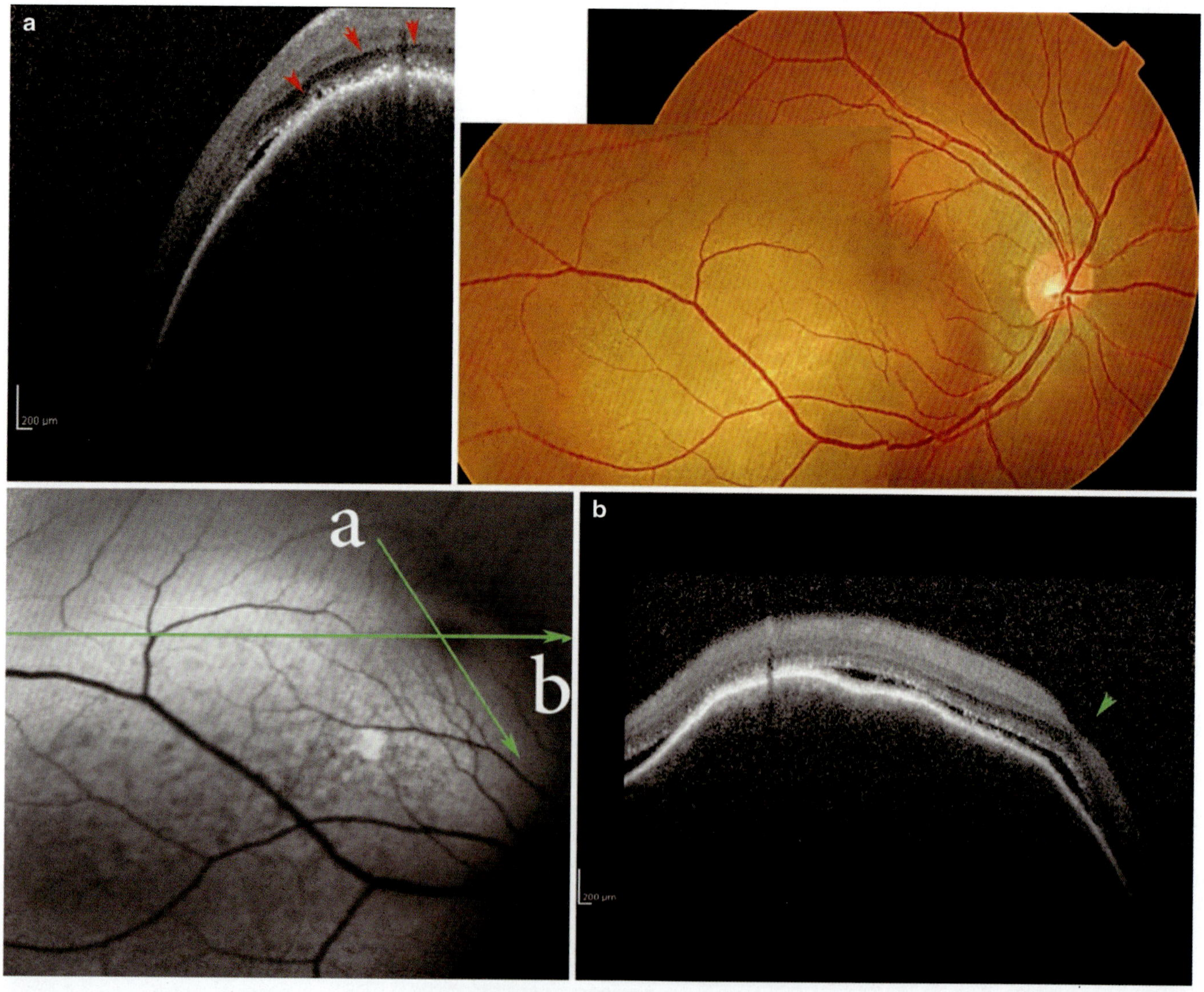

图 7.4 一个巨大隆起的脉络膜黑色素瘤。a 线和 b 线均穿过了黄斑中心。(a)脉络膜黑色素瘤的特点为视网膜下积液积聚以及多个强反射光点(红色三角示)。(b)黄斑中心凹隆起(绿色三角示)以及视网膜下积液积聚。

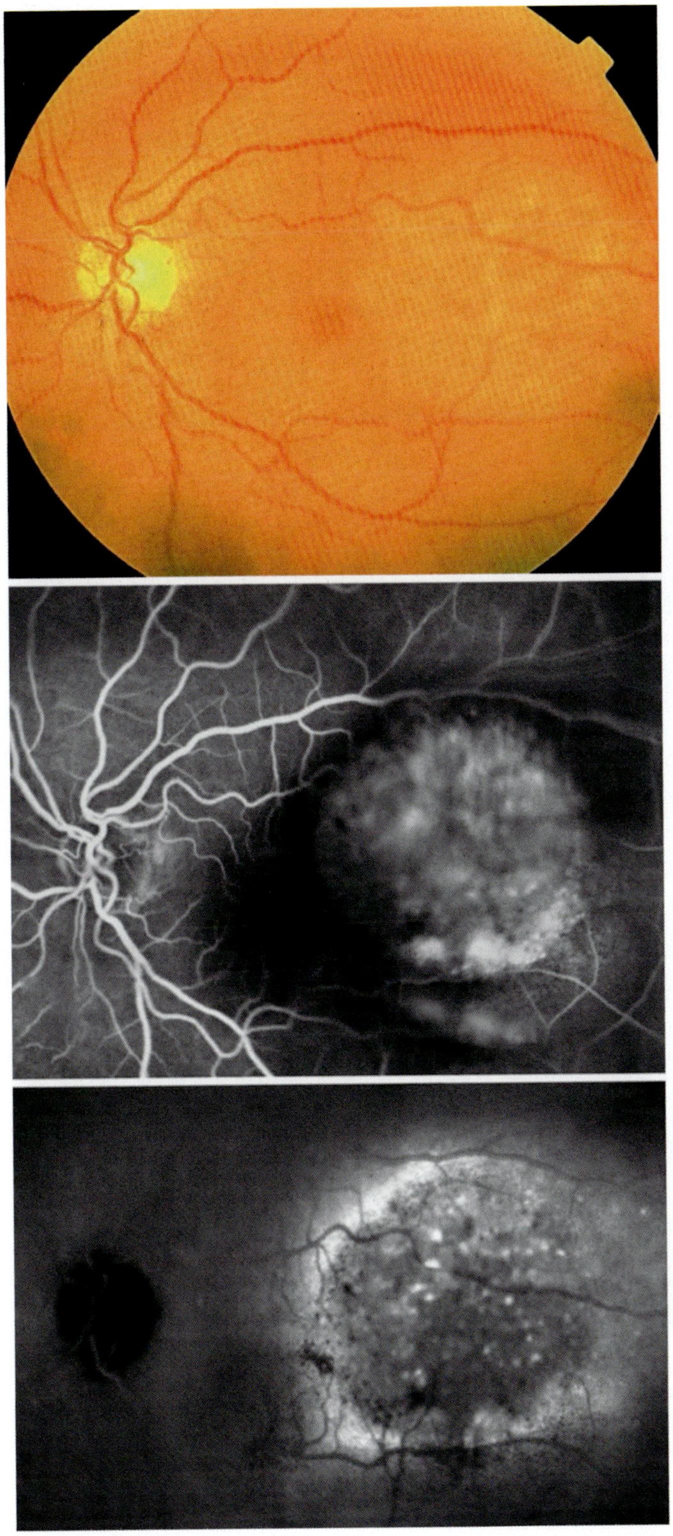

图 7.5　(a)这是一例 66 岁妇女的左眼彩色眼底照相，患者主诉近期左眼视力下降，彩色眼底照相显示在靠近黄斑中心后极部有一巨大的低色素病灶。(b)在荧光造影晚期染料积存，黄斑区颞侧有一巨大的圆形强荧光区域。(c)吲哚菁绿血管造影晚期在瘤体外周呈强荧光，而瘤体中心有大片弱荧光区域。

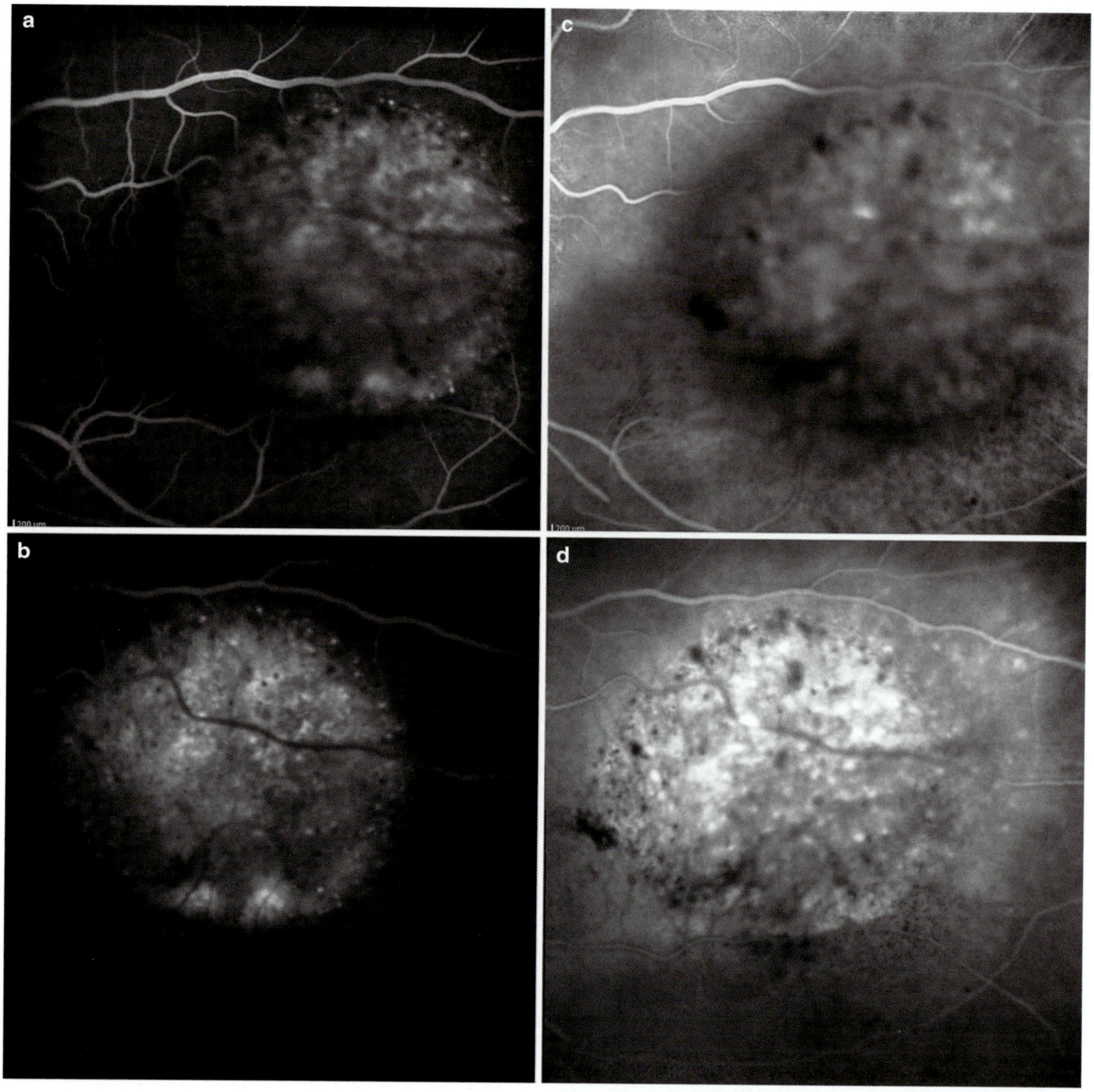

图 7.6 (a)荧光造影静脉期显示荧光染料积存以及分布不均匀,强荧光处显示病变位置。(b)回流期显示视网膜血管染料排空,而瘤体内染料积存。(c,d)中后期的吲哚菁绿血管造影显示脉络膜血管以及瘤体组织内染料的积存。

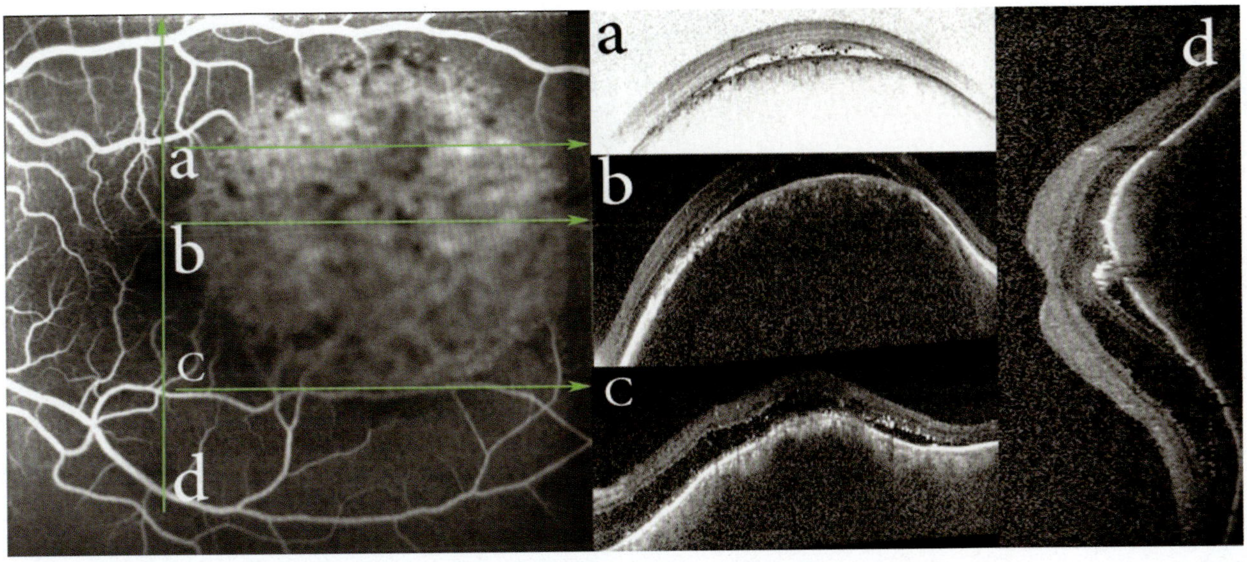

图 7.7 眼底荧光造影和 OCT 检查肿瘤。(a)传统 OCT 扫描证实了橘红色染料部分正是视网膜下沉着物,以及视网膜下积液清晰可见。(b)EDI-OCT 图像显示隆起的脉络膜下伴随阴影,脉络膜毛细血管压缩。清晰可见的是 RPE 细胞变肥大以及视网膜下积液。(c)扫描肿瘤下方,EDI-OCT 图像可见视网膜下积液,视网膜水肿呈囊状改变类似于外核层劈裂。(d)EDI-OCT 扫描黄斑区视网膜可见视网膜内及视网膜下积液,RPE 细胞肥大,视网膜下沉积物。

及高反射信号的不规则表面。在肿瘤上方的视网膜和 RPE 层结构是正常的,除非发生去钙化,黄斑区肿瘤导致外层视网膜和 RPE 层结构紊乱以及视力的下降。肿瘤可以自发性发生去钙化,这与肿瘤的生长位置有关[8]。根据肿瘤的钙化数量,骨瘤可以发生异构性改变。

7.5 脉络膜及视盘血管瘤

脉络膜血管瘤是一种良性血管性错构瘤,分为局限性和弥散性(图 7.16 至图 7.26)。

OCT 图像显示了脉络膜血管瘤有真正的血管内皮以及呈圆形轮廓。与其他类型的脉络膜肿瘤相比,它扩张了小、中、大型脉络膜血管,而不是压缩这些血管。扩大了脉络膜血管管腔,增加了 Haller 以及 Sattler 层。特别是中央区域阴影常常遮挡下方脉络膜图像。然而在肿瘤周边脉络膜血管扩张得更显著[9](图 7.17)。

脉络膜血管瘤在 MRI 中 T_1 图像上与玻璃体相比是高信号,T_2 图像是等信号,而其他肿瘤在 T_1 上是低信号[10]。局限型脉络膜血管瘤常常伴随同侧面部血管瘤(Sturge Weber 综合征)[10]。

血管瘤新鲜病灶在 FAF 图像上为高自发荧光,而治疗或萎缩后血管瘤或 RPE 增生后为低自发荧光[1](图 7.18)。

作为来源于脉络膜的肿瘤,EDI-OCT 以及 ICG 是诊断和监测的最佳办法(图 7.19 至图 7.25)。光动力疗法(PDT)是治疗典型病例的最佳治疗手段(图 7.22 和图 7.23)。

脉络膜血管瘤在 B-扫描上表现为实性,在 A-扫描上表现为强反射[9](图 7.26)。

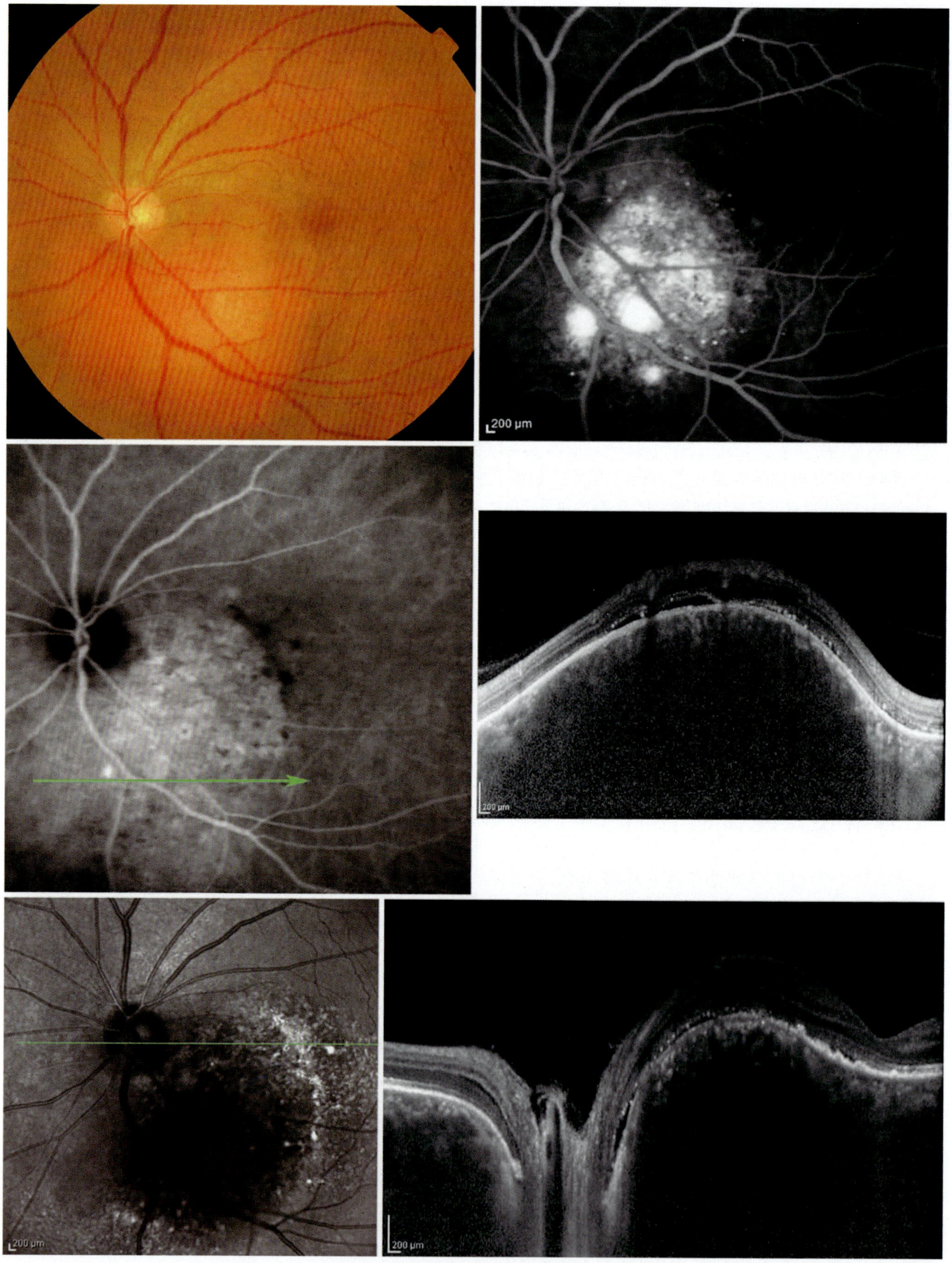

图 7.8 恶性黑色素瘤的彩色眼底照片，及 FA、ICGA 和 EDI-OCT 图像。视网膜下积液明显，这与视网膜/视网膜色素上皮界面的内高反射点相关，呈光滑圆顶状隆起。

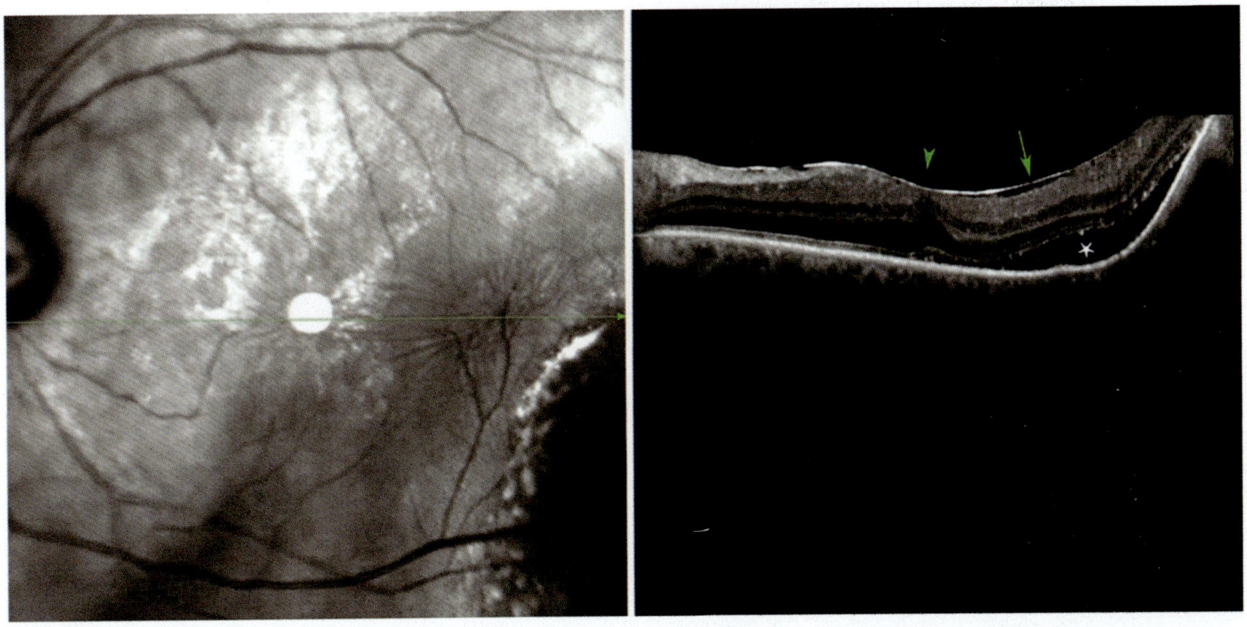

图 7.9　SLO-OCT 图像来源于一例 63 岁主诉近期左眼视力下降(OS 20/50)的男性。SLO 图像可见视网膜皱褶,与之相比较 OCT 图像(绿色箭头)可见视网膜前膜,这导致黄斑中心凹(绿色三角)的消失。黄斑区的颞下方的脉络膜黑色素瘤在 SLO 图像上显示高反射信号以及视网膜下积液(星号)。

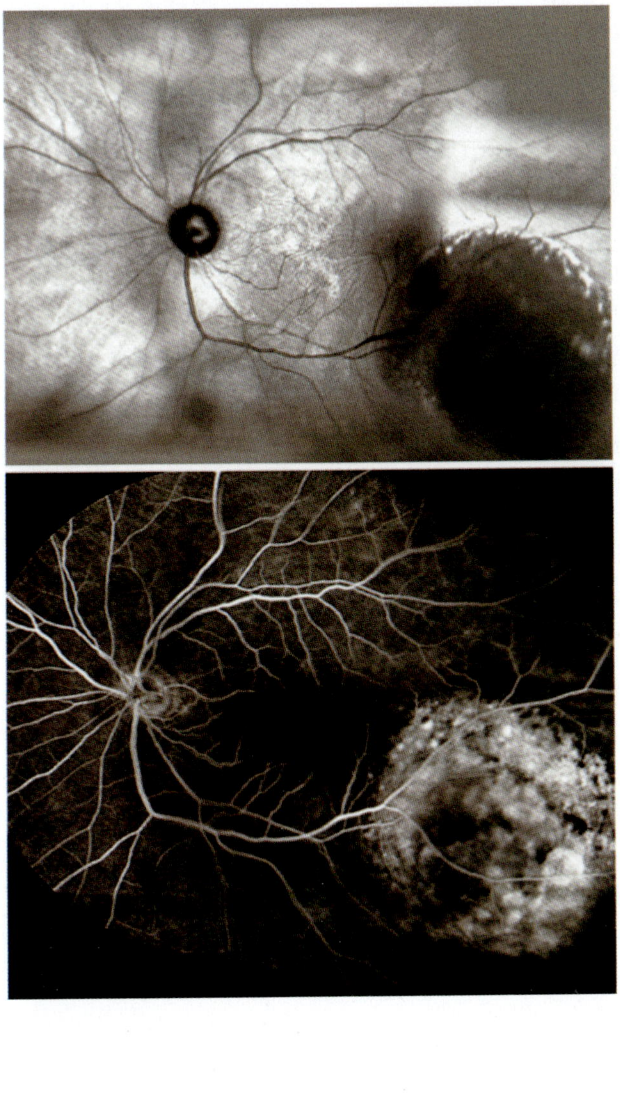

图 7.10　SLO 以及荧光素血管造影图像显示颞下方的巨大肿物伴有荧光染料的渗漏和积存。

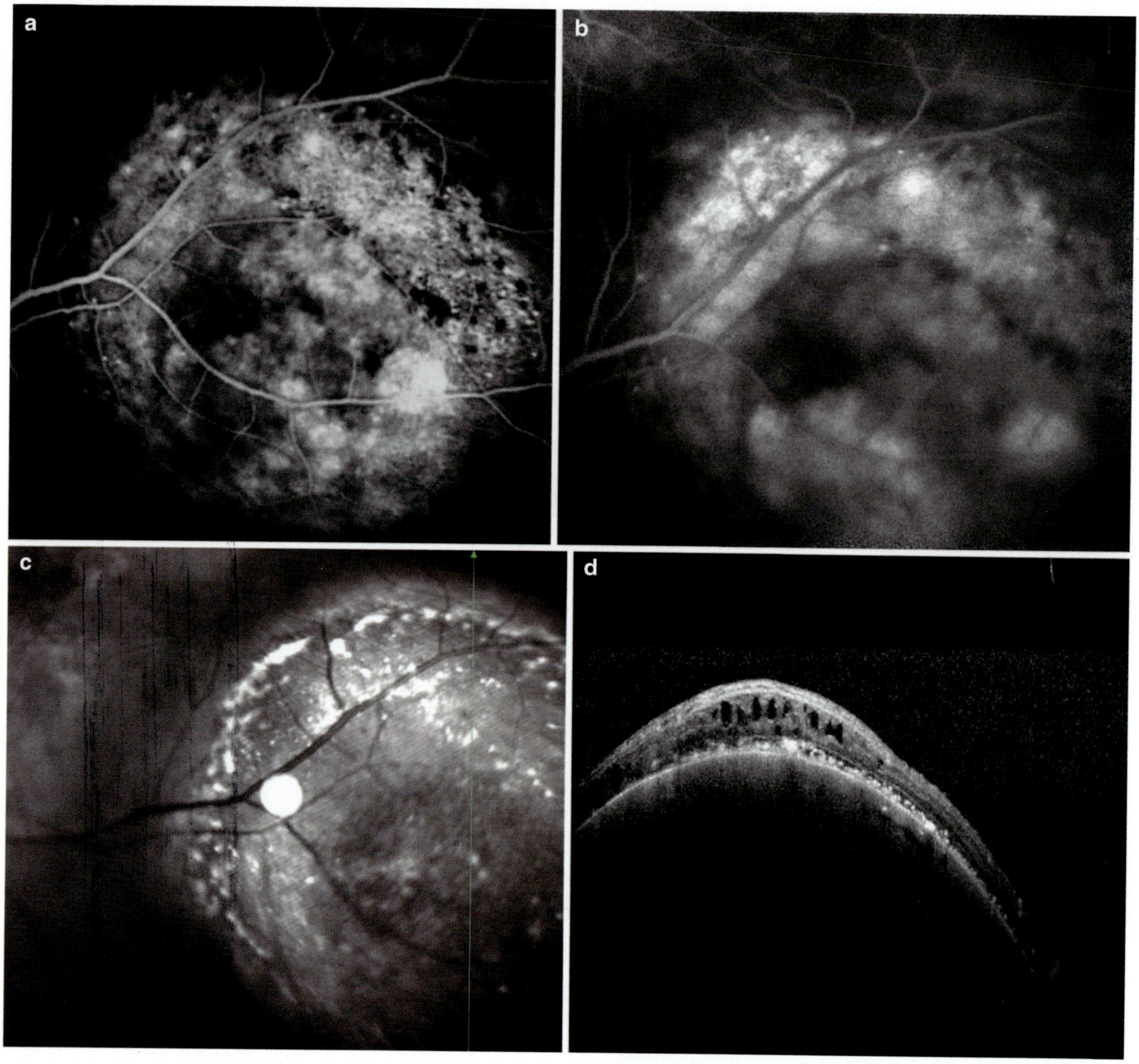

图 7.11 荧光素血管造影在注射造影剂后 2 分钟(a)和 10 分钟(b)图像显示肿物区不规则的强荧光以及染料积存。(c)SLO 图显示 RPE 的增生以及视网膜的囊性改变。图像(d)图显示肿物边界表层高荧光以及 RPE 的增生。

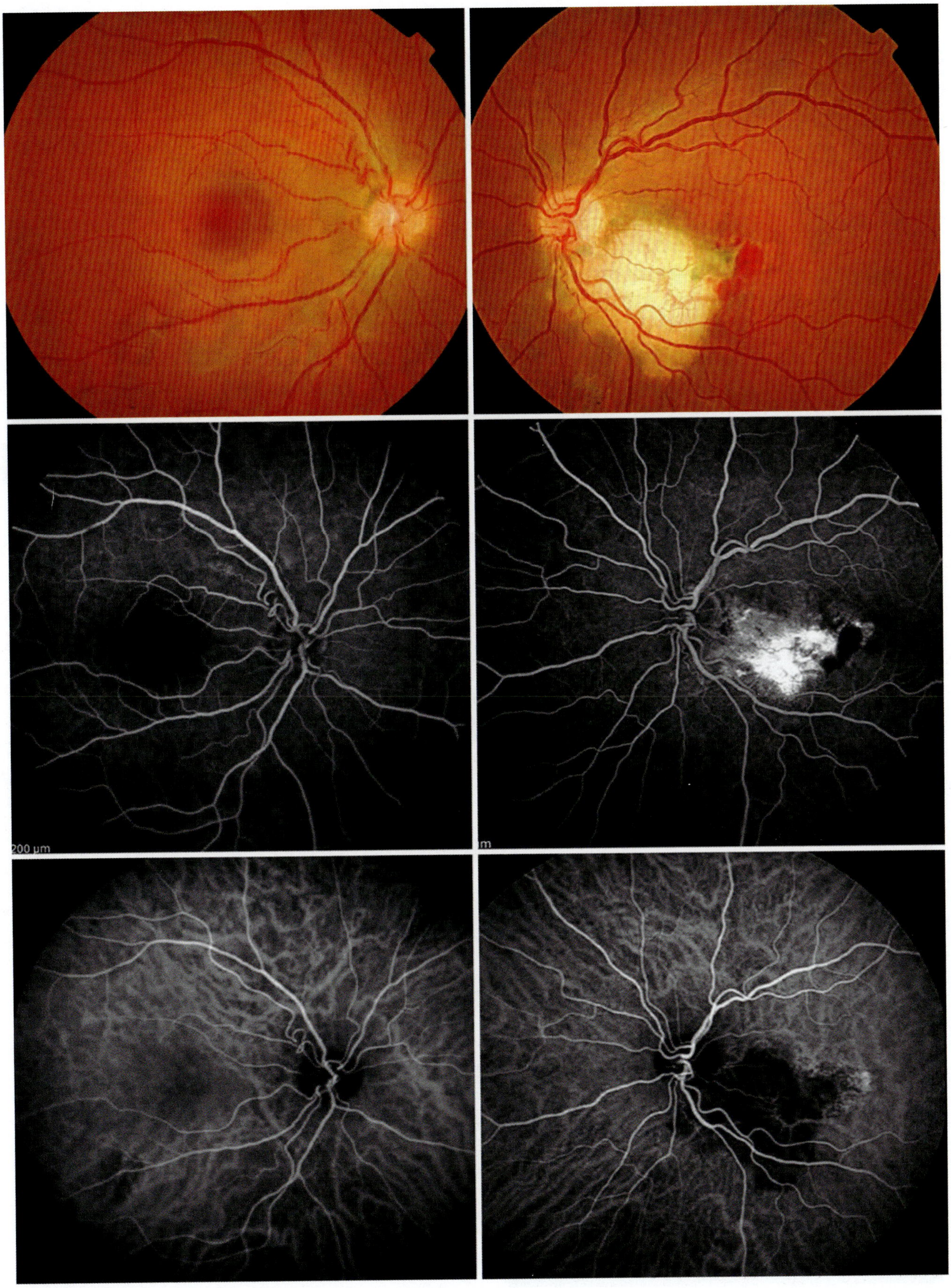

图 7.12　彩色眼底照相、FA、ICG 图像均来源于同一例 24 岁女士，主诉近几年左眼视力下降。视盘旁有一白色病灶，病灶周围有小片出血。FA 图像显示左眼晚期有明显渗漏。

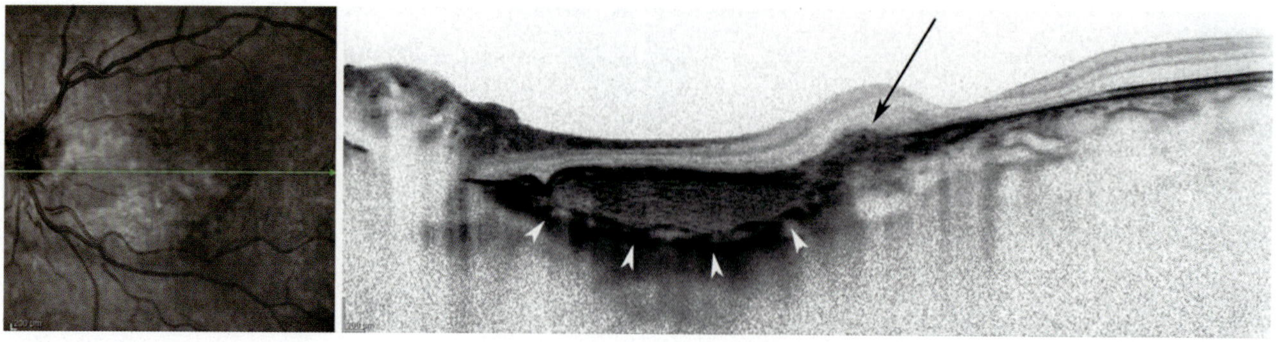

图 7.13 SLO-EDI-OCT 对脉络膜骨瘤的高分辨率成像(白色三角示)。肿瘤已经经过钙化,覆盖在视网膜以及 RPE 层之上,因此,它表现为厚、层状、高反射率、表面光滑和轻度萎缩。视力未受影响(20/20)。新生血管在颞侧视网膜边缘(黑色箭头),视网膜内以及视网膜下积液并不存在。

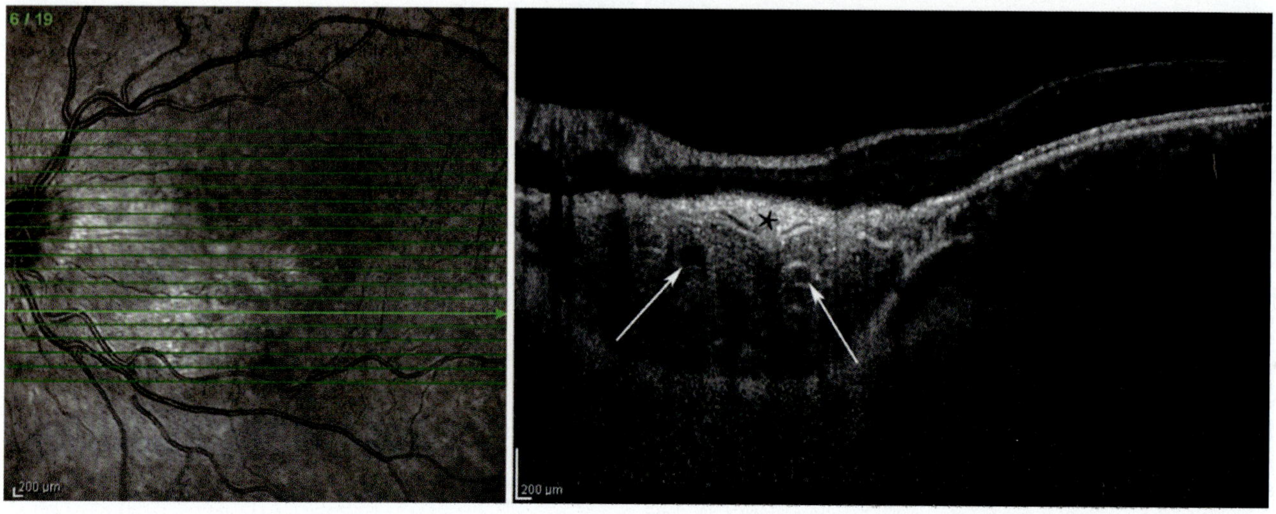

图 7.14 EDI-OCT 横断扫描图像来源于同一例患者,图 7.13 示肿瘤的边界和瘤腔(白色箭头示),以及肿瘤钙化组织的层状结构(星号示)。

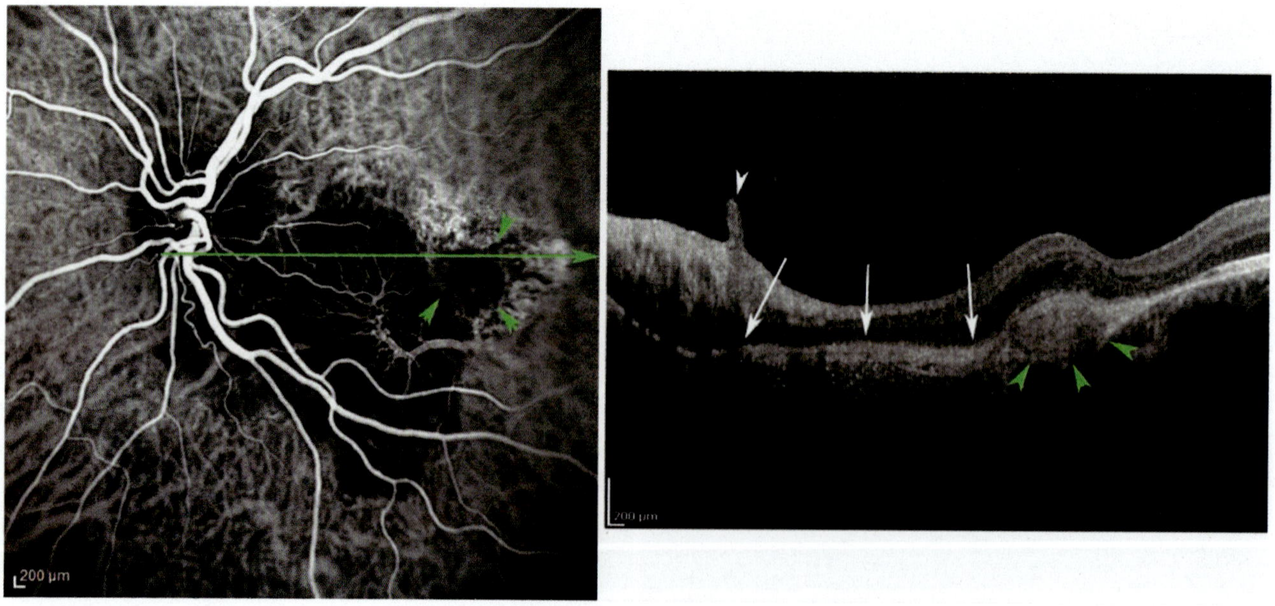

图 7.15 ICG 以及 OCT 对新生血管膜扫描图像(绿色三角)。OCT 显示肿瘤表面少许阴影(白色箭头示)。视盘旁隆起性病变是扭曲的视网膜血管(白色三角)。

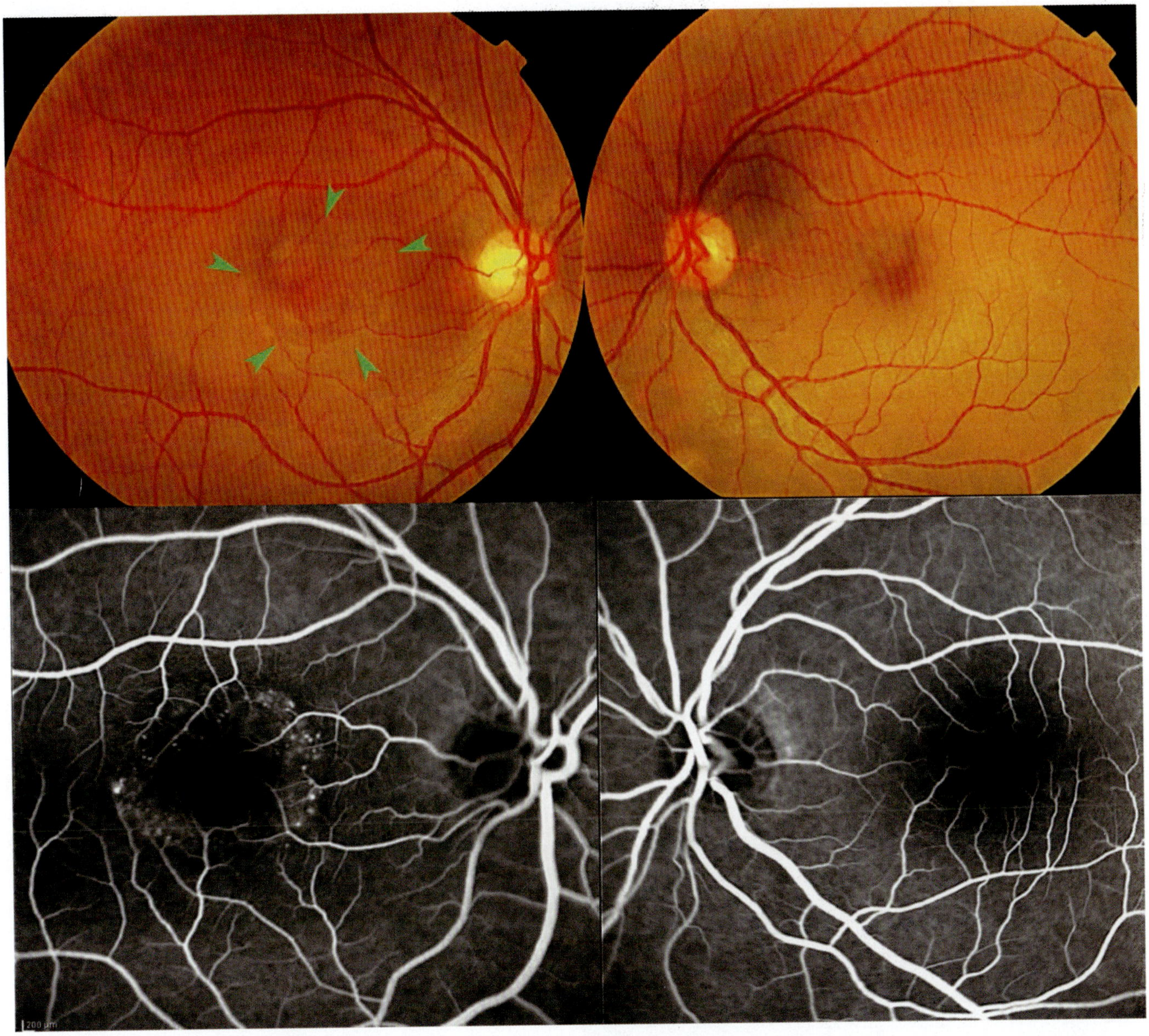

图 7.16　彩色眼底照相及荧光造影图片均来源于一例 39 岁女士，并主诉近期右眼视力下降。绿色箭头示右眼黄斑区视网膜隆起。荧光造影后期可见点状荧光渗漏。

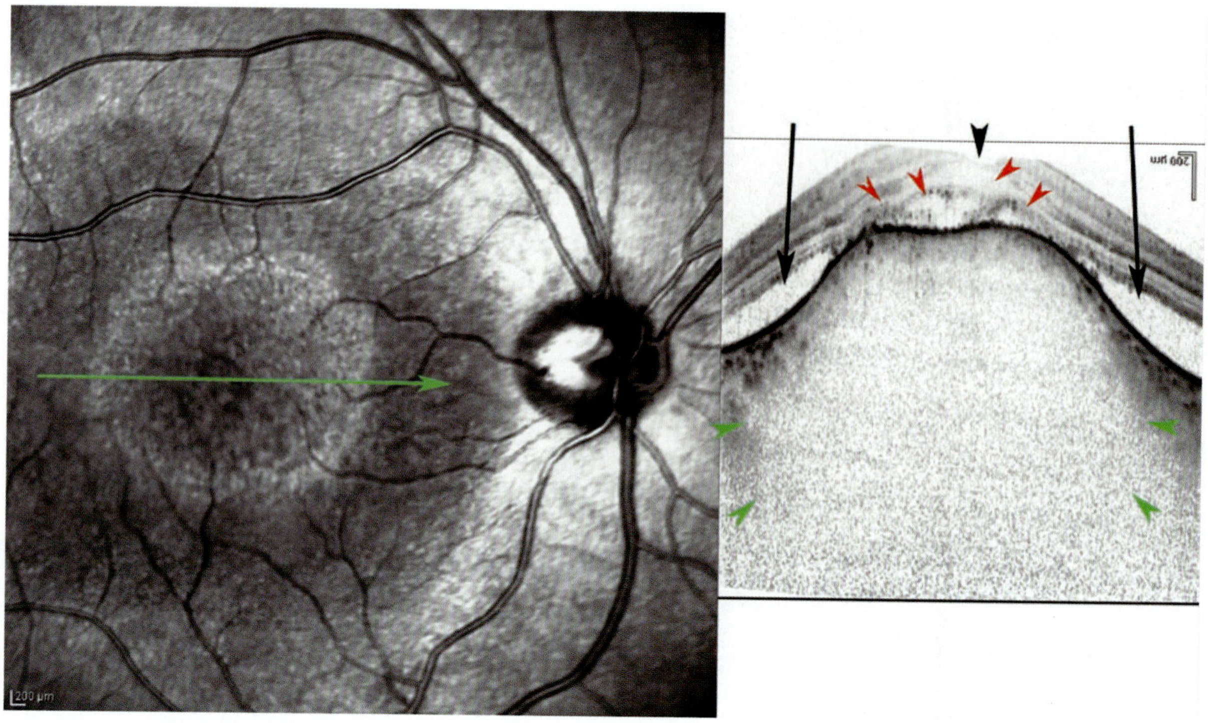

图 7.17 图 7.16 同一例患者的 SLO 图像显示反映中心黄斑上的圆形高反射病灶周围的视网膜下积液的低反射晕。EDI-OCT 图像显示一个巨大的低反射性脉络膜肿块(绿色三角),它抬高了中心凹(黑色三角),视网膜下积液(黑色箭头)围绕着它。肿瘤顶部可见囊性视网膜水肿和外层视网膜紊乱(红色三角)。

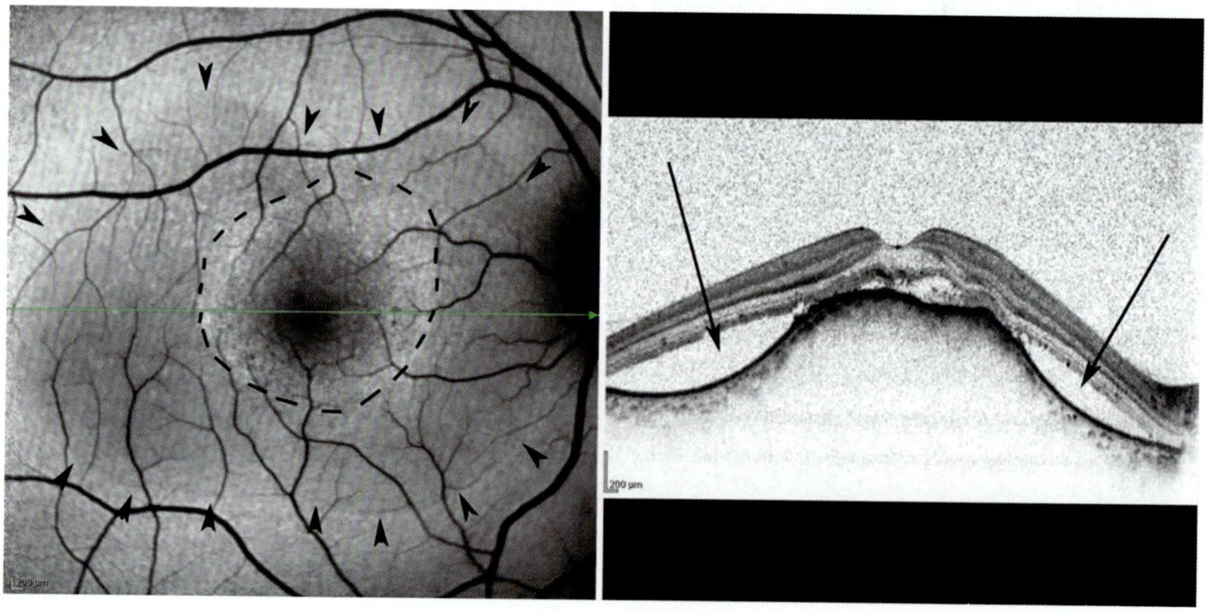

图 7.18 FAF 图像清晰地显示了视网膜下积液(黑色三角)以及肿瘤(虚线示)。OCT 图像上可见血管瘤隆起,轮廓平滑,与之相对应的 FAF 图像上可见高自发荧光区域。FAF 图像上血管瘤周围视网膜下积液(黑色箭头示)显示局部低自发荧光。

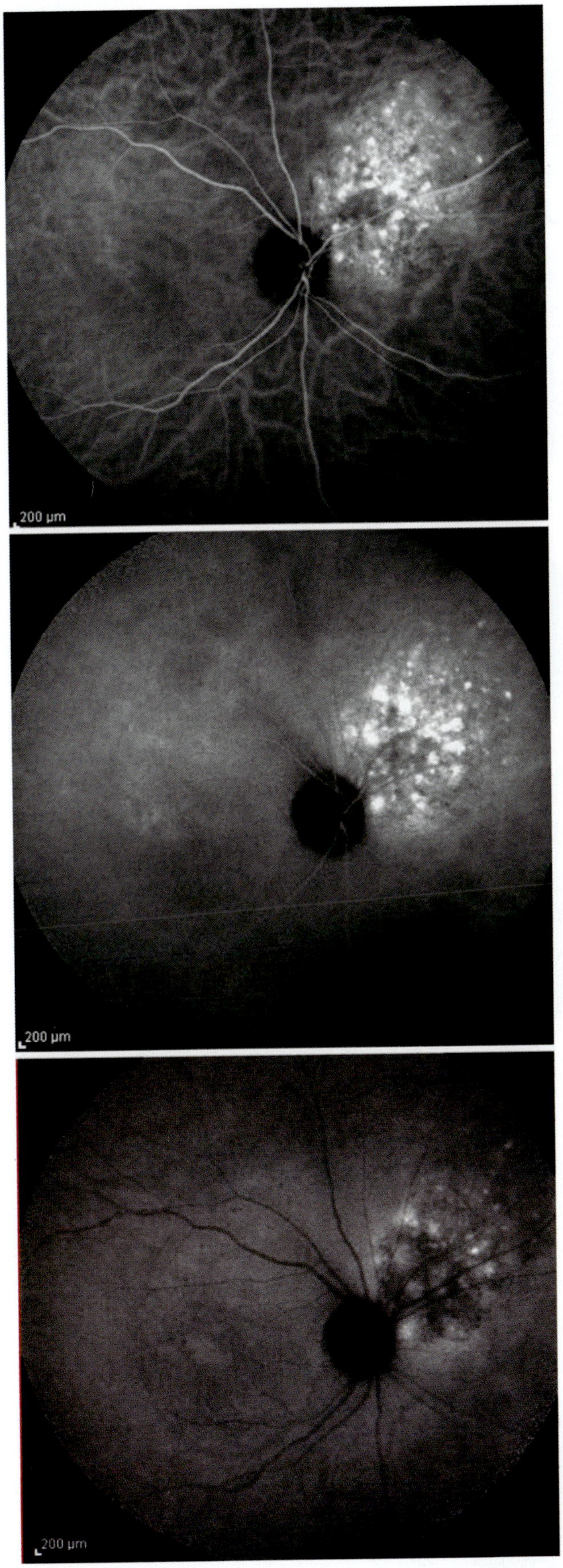

图 7.19 视盘周围巨大血管瘤。这几张 ICGA 图像均来源于一例 46 岁男士，主诉右眼近期视力下降。早期强荧光以及晚期的荧光素代谢和冲刷现象(中心区的弱荧光以及肿瘤周边的强荧光)很明显。

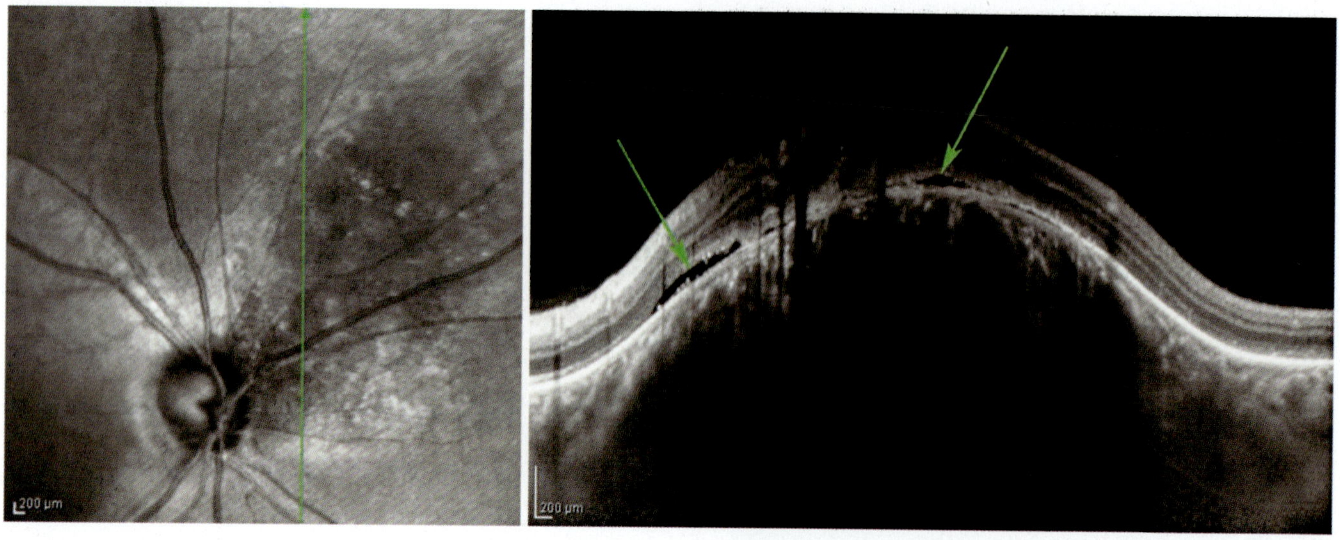

图 7.20 EDI-OCT 图像显示巨大脉络膜肿瘤的视网膜内及视网膜下积液(绿色箭头)以及视网膜结构紊乱。

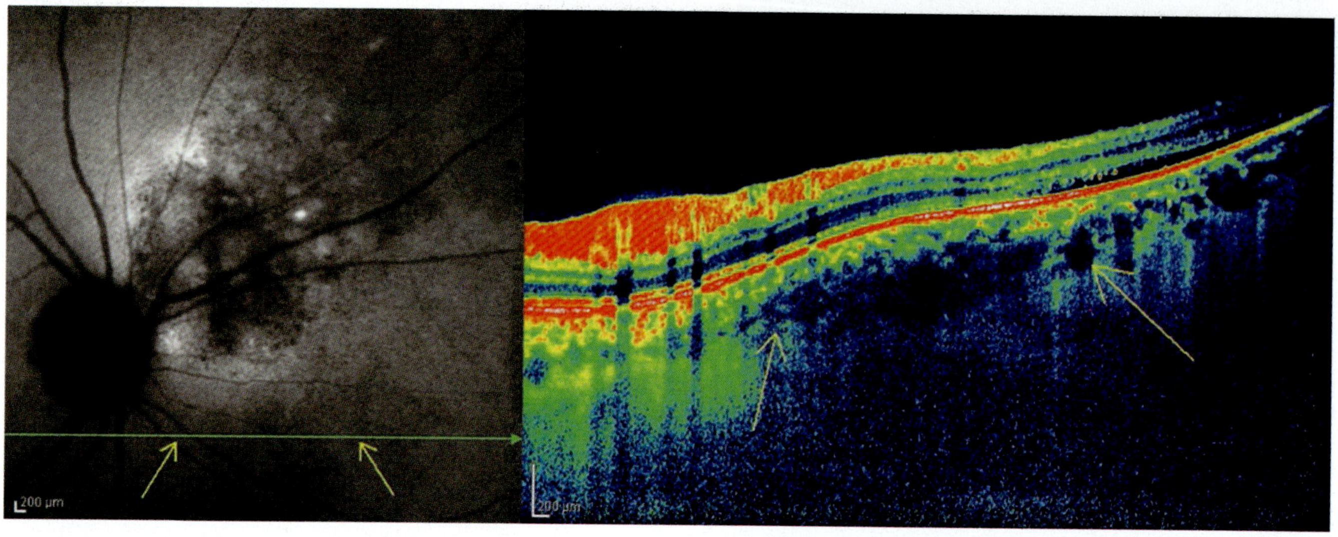

图 7.21 EDI-OCT 可比 ICGA 更好地监测肿瘤的生长。脉络膜血管瘤的血管扩张以及阴影的显示在 EDI-OCT 上比 ICGA 更明显。

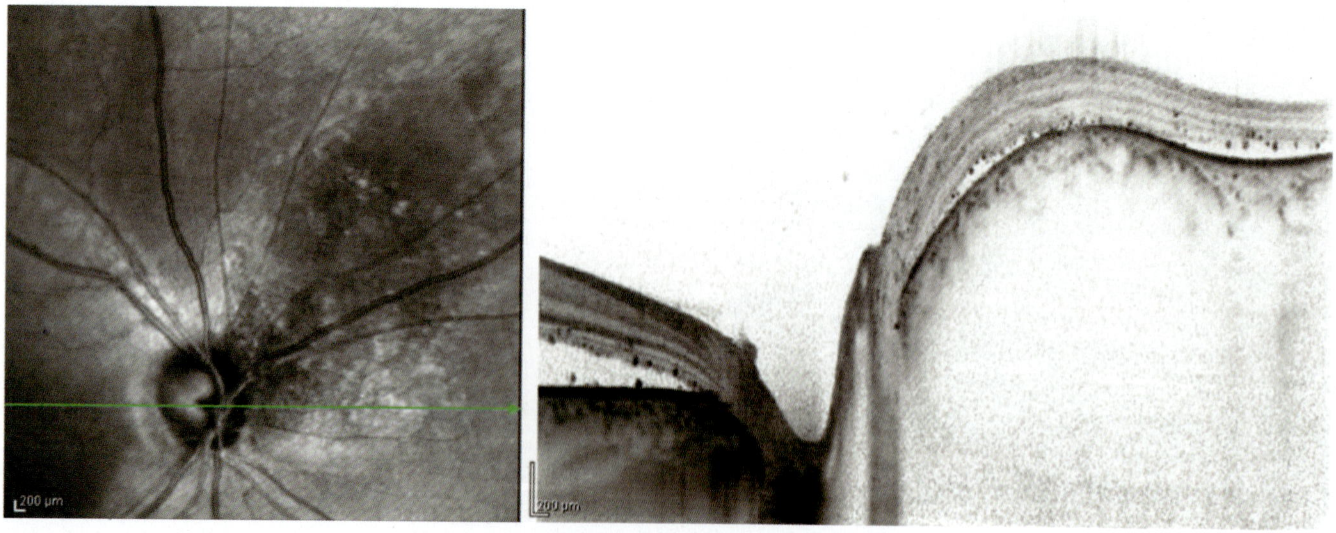

图 7.22 这两张 EDI-OCT 图像显示光动力治疗前和治疗后的图像。上图显示隆起的肿瘤以及视网膜下积液,以及粗糙不平的光感受器。下图显示肿瘤体积的缩小。(待续)

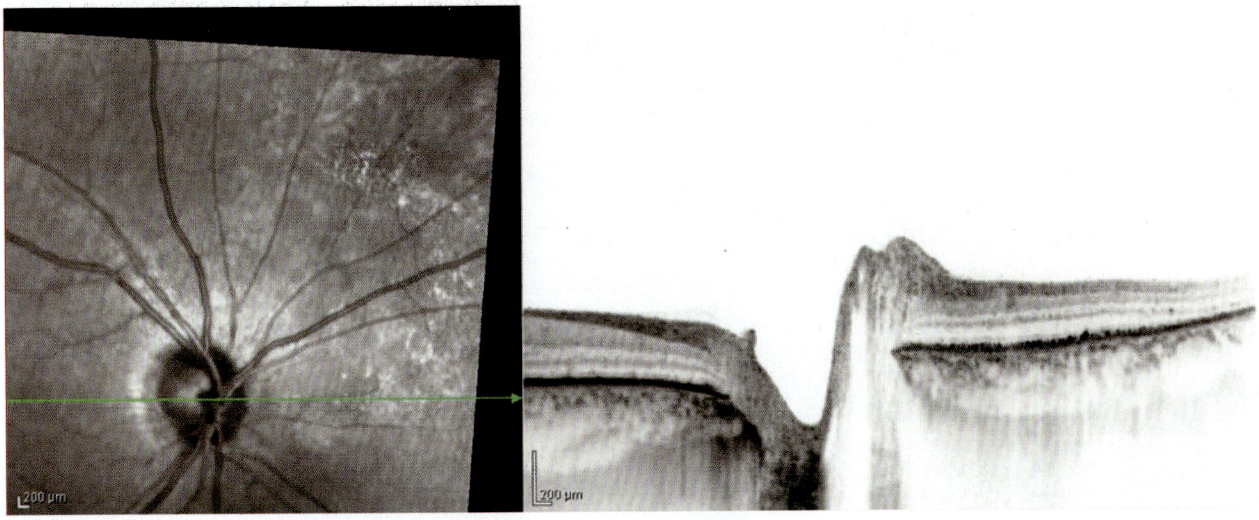

图 7.22(续)

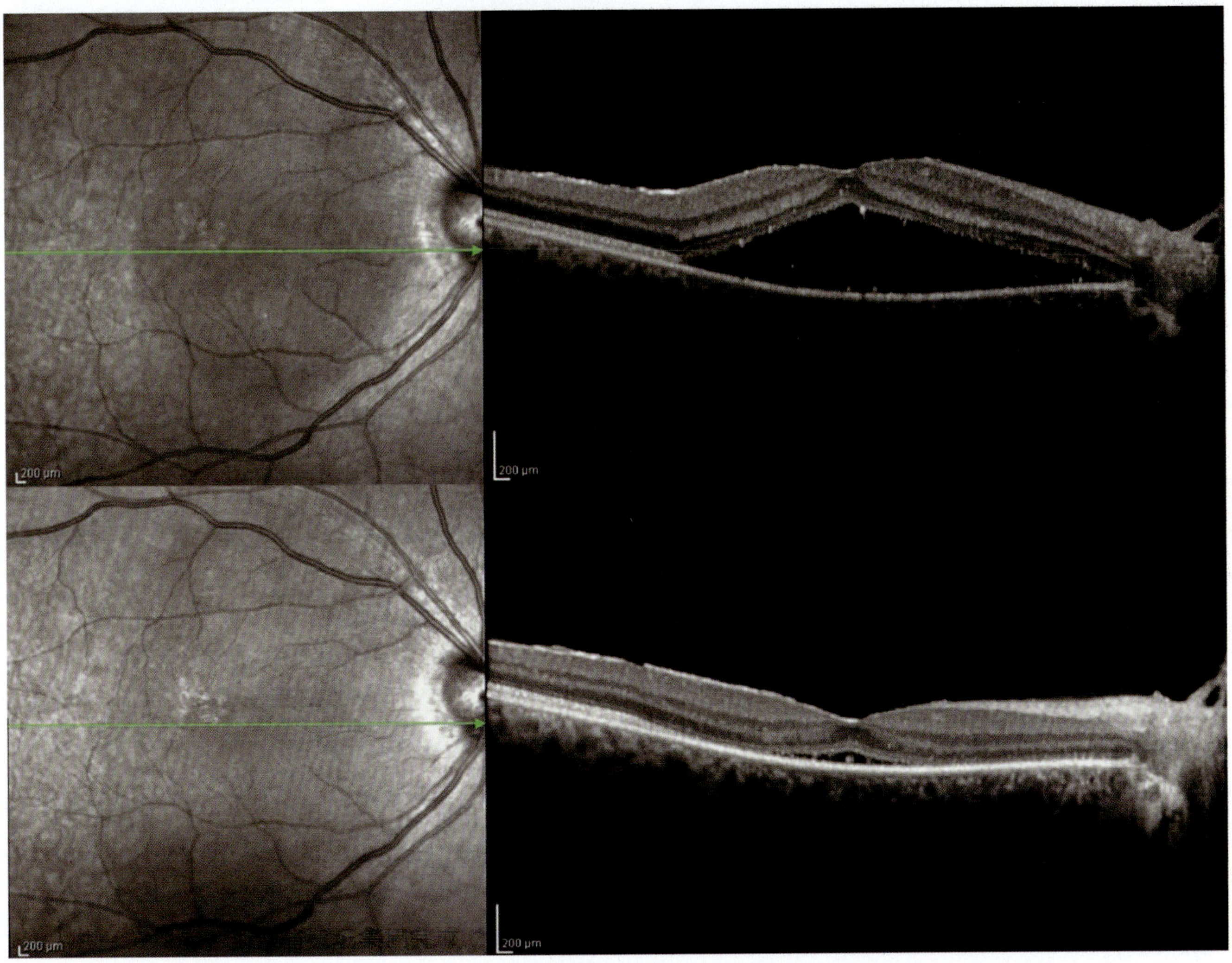

图 7.23 光动力治疗后,视网膜下积液显著吸收以及仅伴随残余的视网膜神经上皮微小脱离。

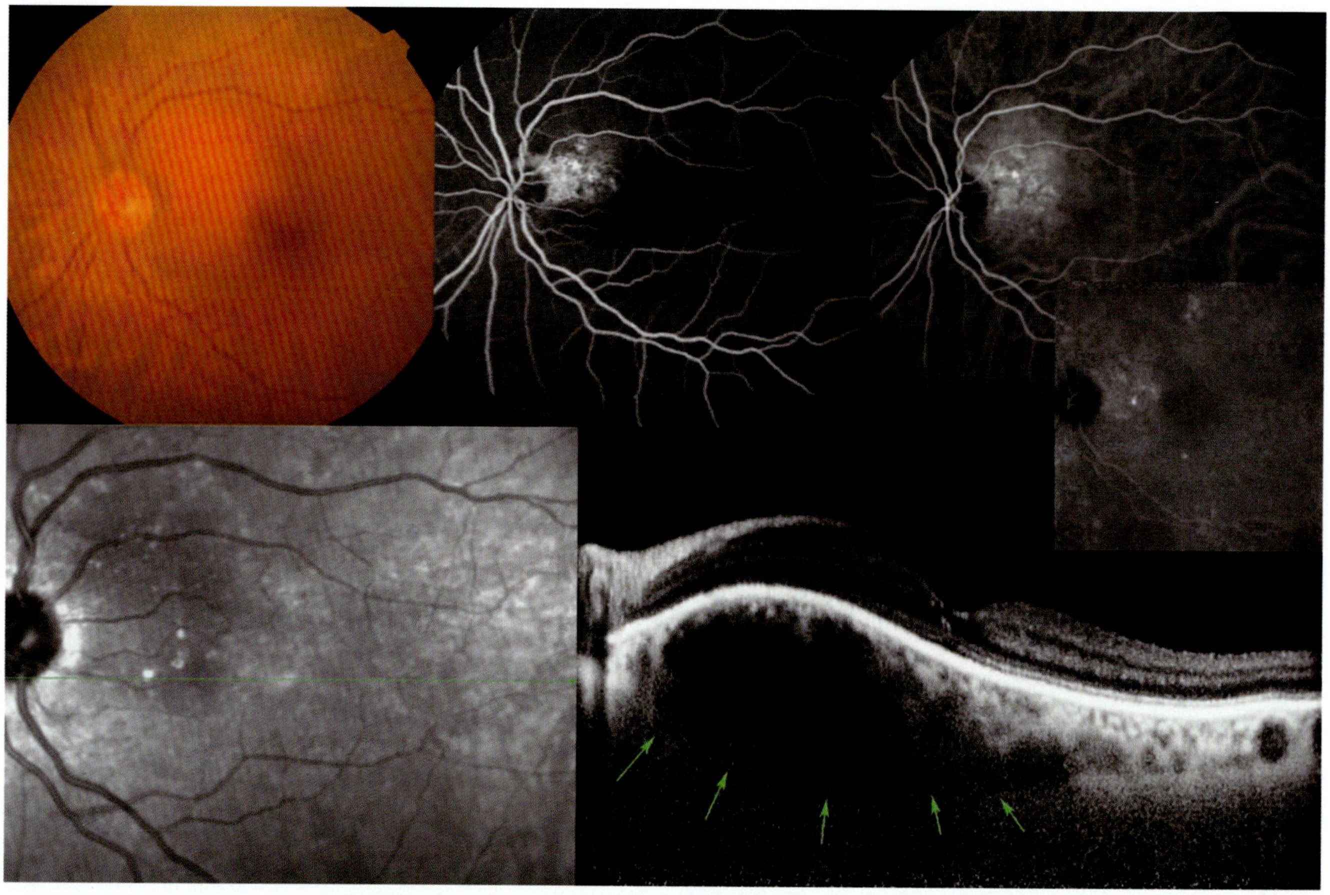

图 7.24 一例 73 岁女士的彩色眼底照相，主诉为左眼近期视力下降(20/50)。眼底照相可见视盘颞侧一橘红色肿物。晚期荧光造影显示视盘颞侧强荧光(早期可见强荧光以及晚期荧光素渗漏及着染)。ICG 中期为强荧光，晚期荧光素代谢(右侧小图像为 ICG 中期图像)。SLO-EDI-OCT 成像显示视网膜中心凹下和视盘附近低信号病变增加(绿色箭头)。

7.6 眼内转移癌

荧光血管造影对鉴别脉络膜转移癌十分有效(图 7.27)。然而，EDI-OCT 在发现脉络膜病灶方面占主导地位。EDI-OCT 更多地用于诊断脉络膜肿瘤和监测脉络膜肿瘤的治疗情况。其中得到信息的详尽程度是其他仪器所不能达到的。视网膜下积液的吸收以及恢复正常视网膜结构是治疗有应答的标志。

Torres 等[11]研究表明，增强深度成像光谱域光学相干(EDI-SD-OCT)可以清楚地区分肿瘤与正常脉络膜组织的边界。Torres 研究揭示了黑色素瘤可见脉络膜血管有同质中度的反光带，为模糊的脉络膜血管和内层巩膜，而非黑色素瘤和脉络膜黑色素瘤在脉络膜前段显示为阴影。脉络膜血管瘤主要特征是不带阴影、低反射信号，而脉络膜转移癌在脉络膜深处为低反射信号以及伴随有脉络膜上腔的扩大(图 7.28)。

脉络膜转移癌临床上为无色素(如，黄色)肿瘤并伴随有视网膜下积液。通过 OCT 检测，肿瘤的常见位置为后极部。EDI-OCT 能够清楚地检测到临床特征不明显的脉络膜转移癌[12]。

脉络膜转移癌为不规则表面，类似花椰菜，在 EDI-OCT 上表现为阴影。此外，还有视网膜下积液、RPE 萎缩、光感受器结构紊乱[1]。然而，内层视网膜结构保持良好 (图 7.29 至图 7.32)。

脉络膜转移癌多发生在脉络膜外层，挤压脉络膜毛细血管，造成脉络膜大血管以及毛细血管的萎缩[13]。

肿瘤的视网膜色素上皮细胞团在 OCT 图像上表现为高反射信号也伴随视网膜下积液聚集 (图 7.30)。这些斑点有可能是脱落的光感受器、肿瘤细胞或者黑色素颗粒[10]。转移癌治疗后隆起的癌组织变平，仍为高反射信号，类似于组织纤维化[14]。

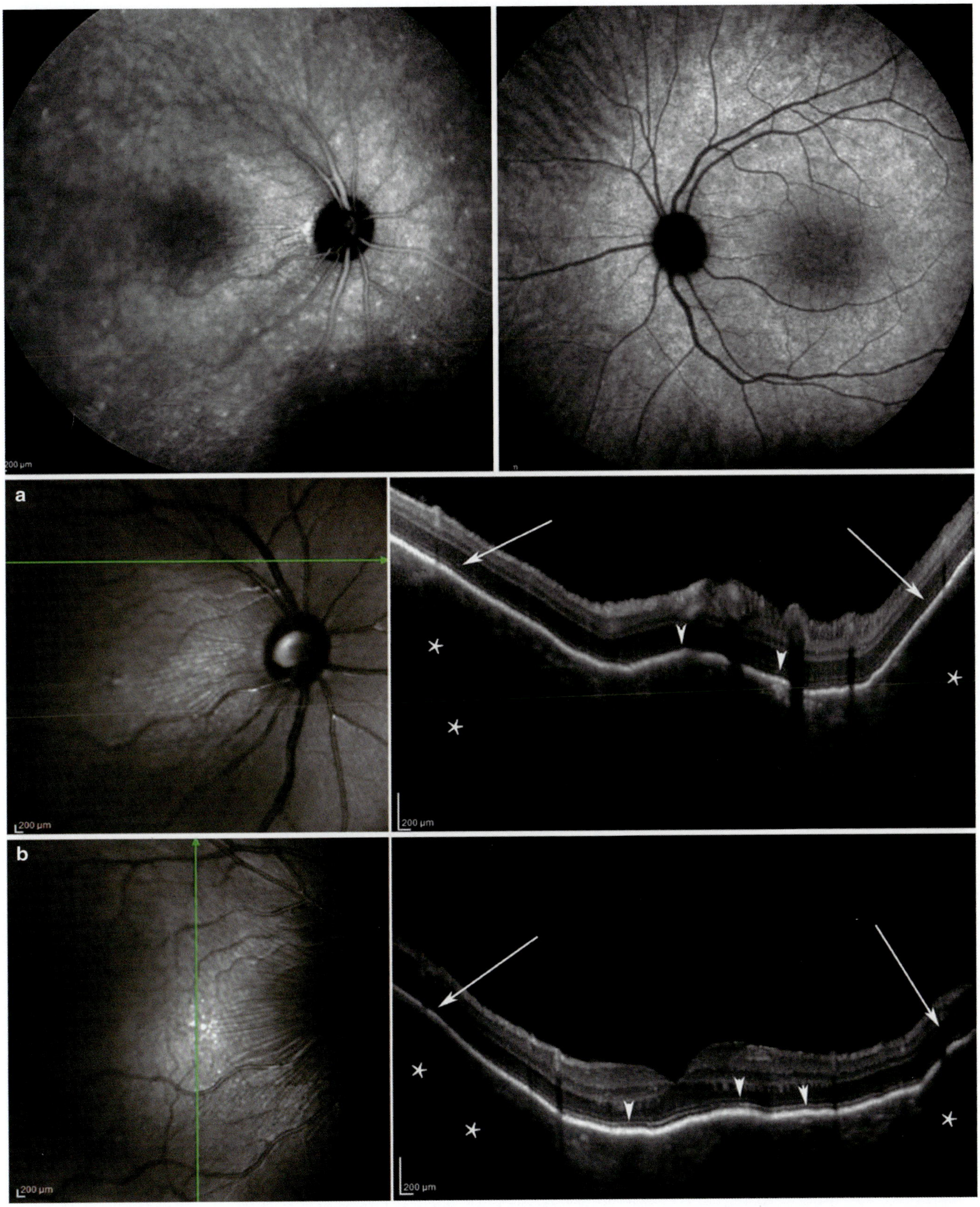

图 7.25　ICGA 图像（最上方）为一例 16 岁姑娘，其主诉近期右眼视力下降，可见右眼视盘旁点状强荧光。SLO 图像（A-扫描和 B-扫描）可见视盘周围多重脉络膜皱褶。黄斑旁隆起区域为低反射信号（星号及白箭头示）。（a）EDI-OCT 成像显示有多个脉络膜病变的阴影，这导致视网膜表面的凹凸和整体升高（白色箭头）。（b）EDI-OCT 扫描穿过视网膜中心凹，显示视网膜外层和 RPE 不规则凹凸，中心凹两侧脉络膜有多处低信号病变。（此病例中 OCT 和 EDI-OCT 不具有诊断意义。）

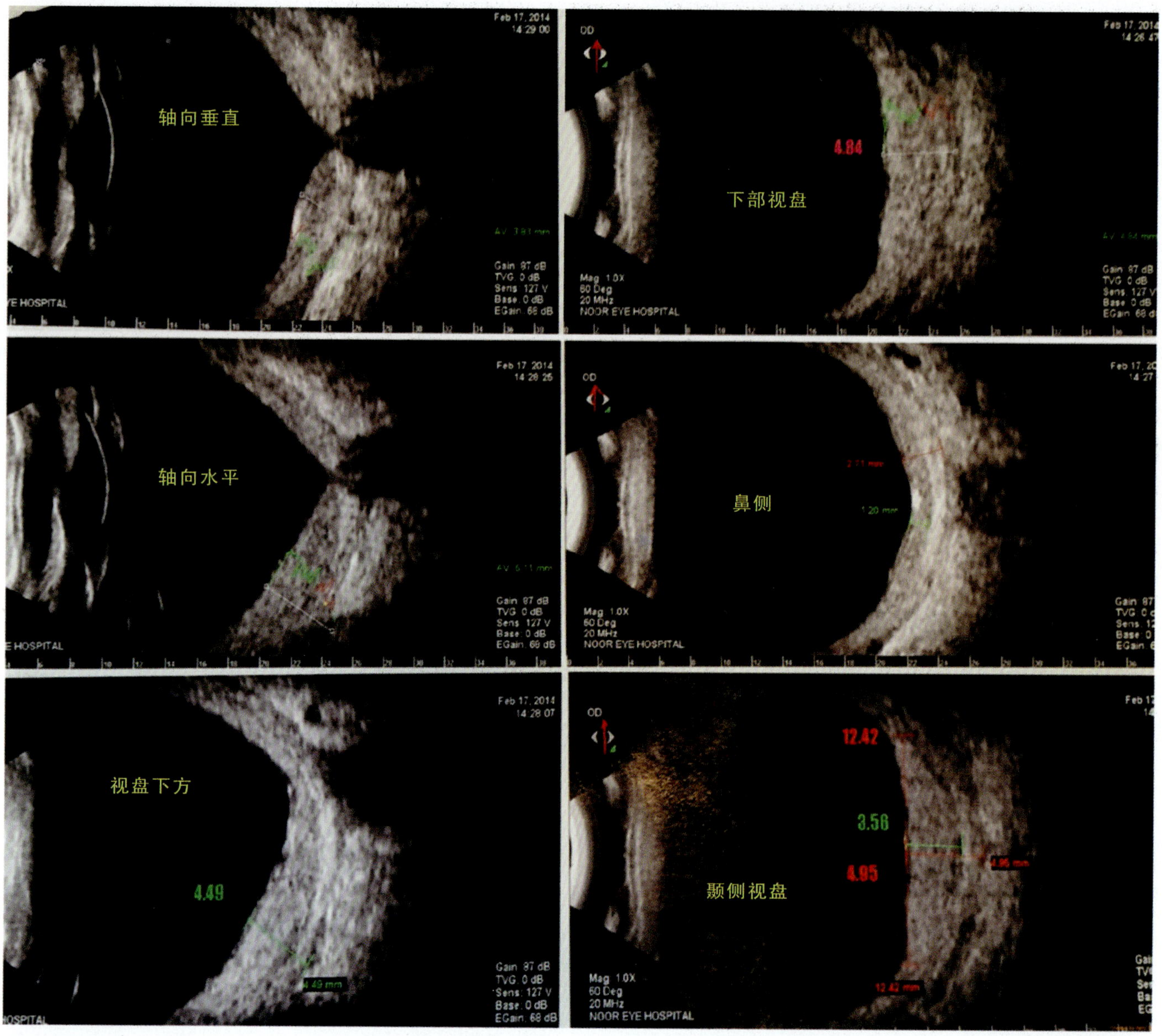

图 7.26　超声生物显微镜对同一例患者的扫描图像。图 7.25 显示一例弥散性脉络膜血管瘤。围绕视盘周围各个方位的脉络膜均增厚。

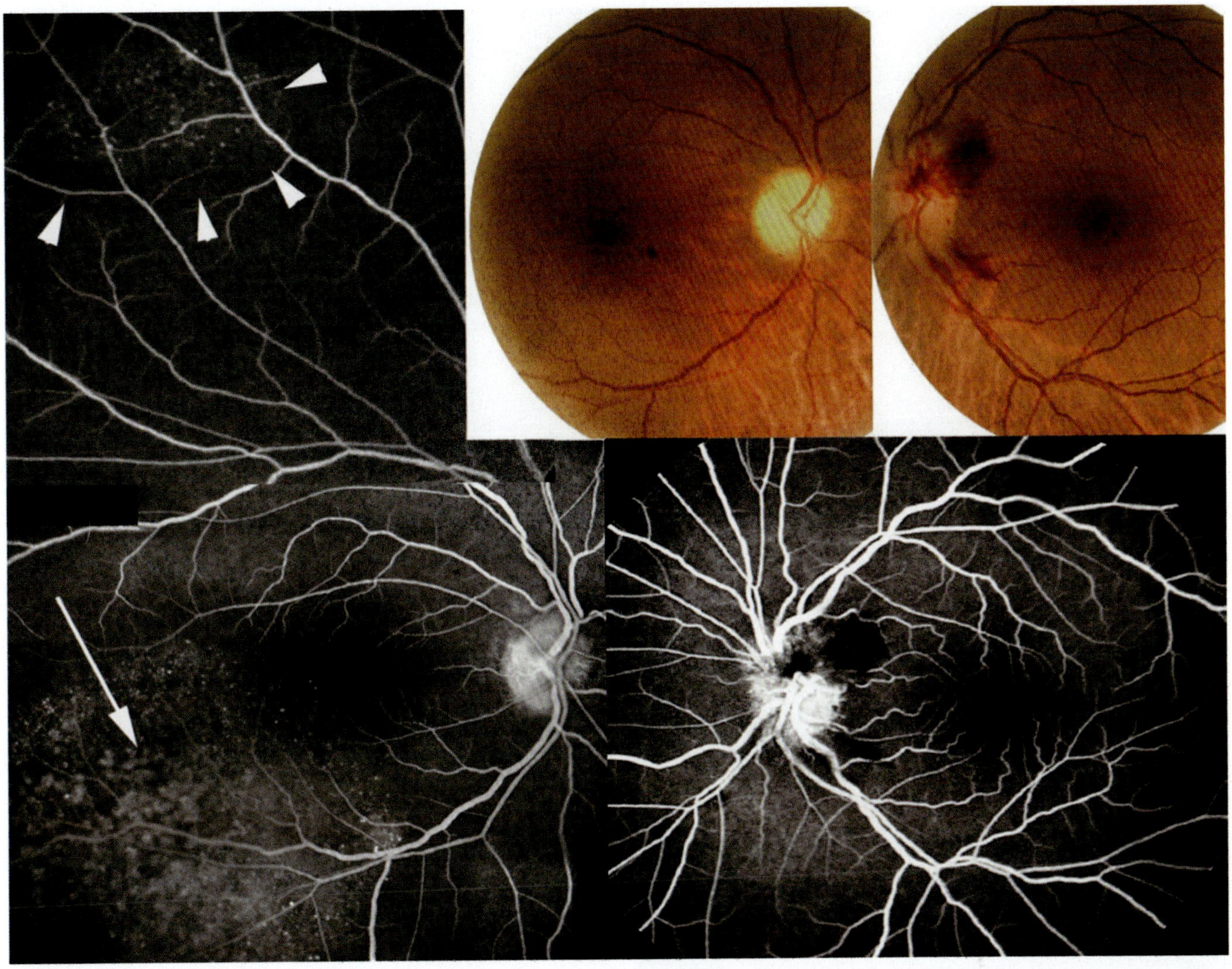

图 7.27　这些图片均来源于一例乳腺癌转移至脉络膜以及视盘的患者。右眼荧光造影图可见两处病灶，白色三角示周边视网膜以及黄斑周围病灶。左眼视力丧失更加显著，可见视盘水肿以及视盘周围出血。

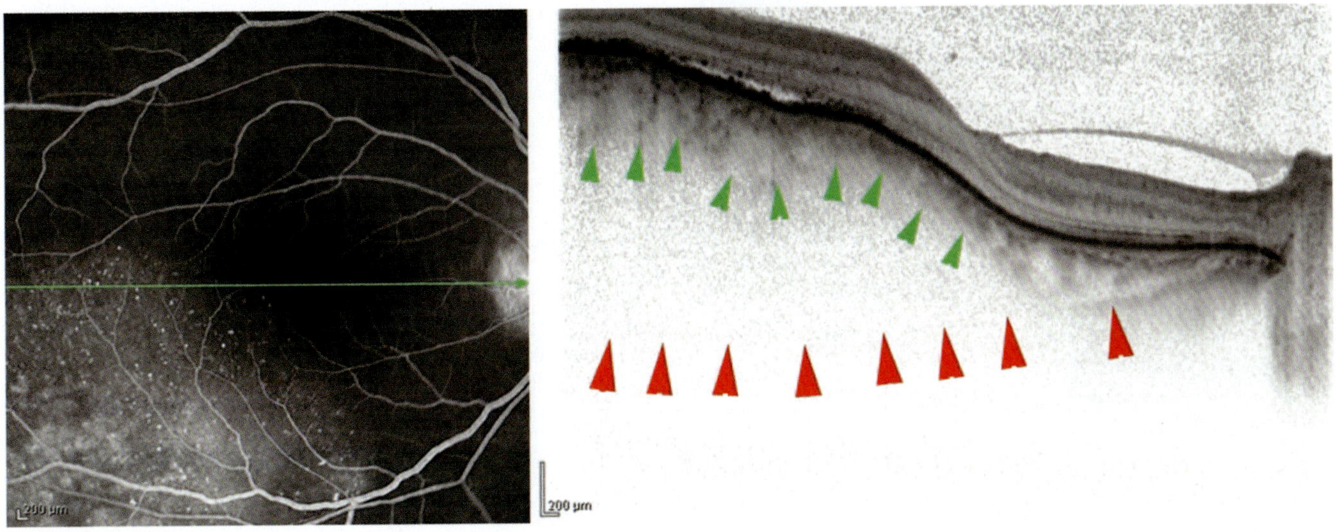

图 7.28　EDI-OCT 图像显示扫描区域肿瘤的轮廓(红色三角示)。在 EDI-OCT 图像上肿瘤为低反射信号，并推向视网膜层(绿色三角示)。可见脉络膜上腔扩大(红色及绿色三角之间)以及显著的视网膜下积液。

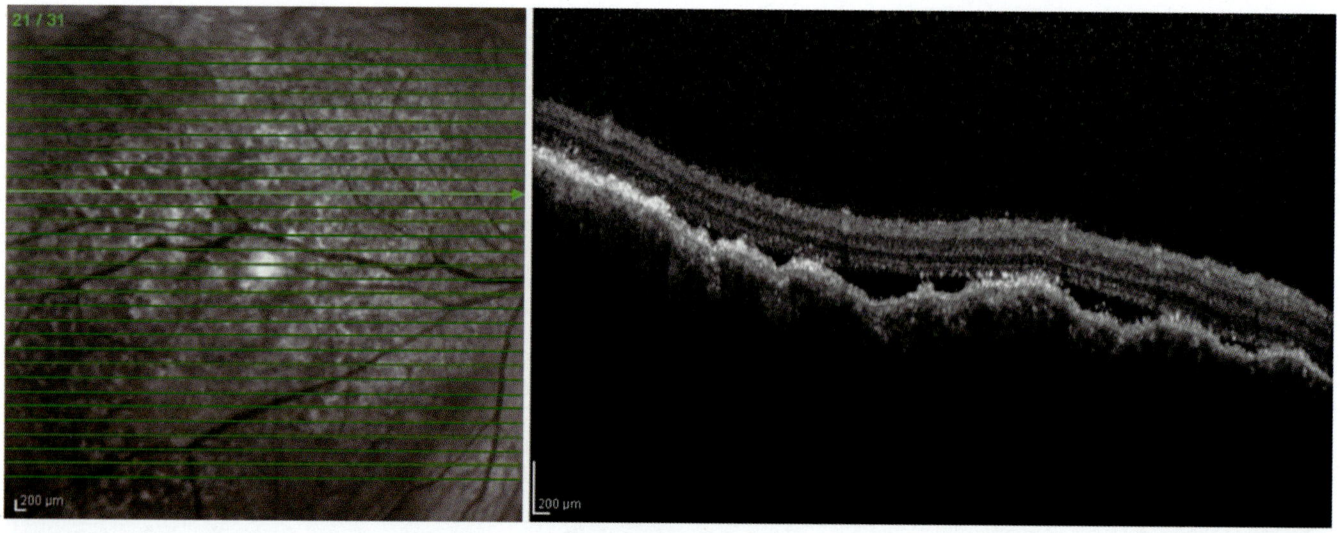

图 7.29 EDI-OCT 显示脉络膜转移癌的不同图像：视网膜凹凸不平、RPE 层高反射信号以及视网膜下积液，而内层视网膜结构良好。

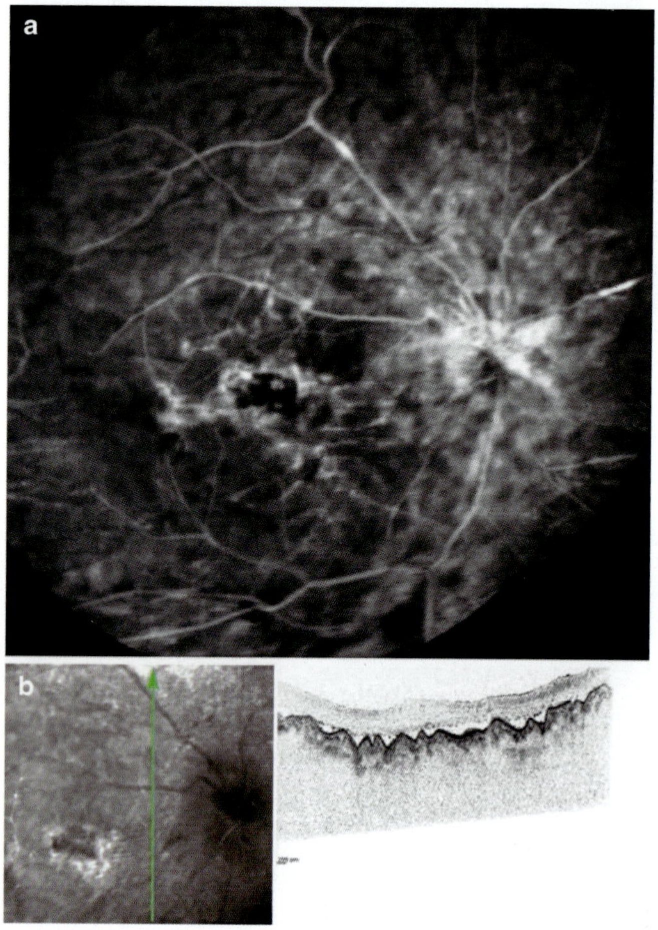

图 7.30 (a)荧光造影图像为一例视力严重丧失、脉络膜转移癌、视盘水肿患者。荧光素弥散性渗漏，晚期视盘周围明显着染。(b)SLO-OCT 对黄斑及视盘的垂直扫描显示在肿瘤顶端 RPE 层呈波浪状及为高反射信号，光感受器结构紊乱，视网膜下积液积聚。

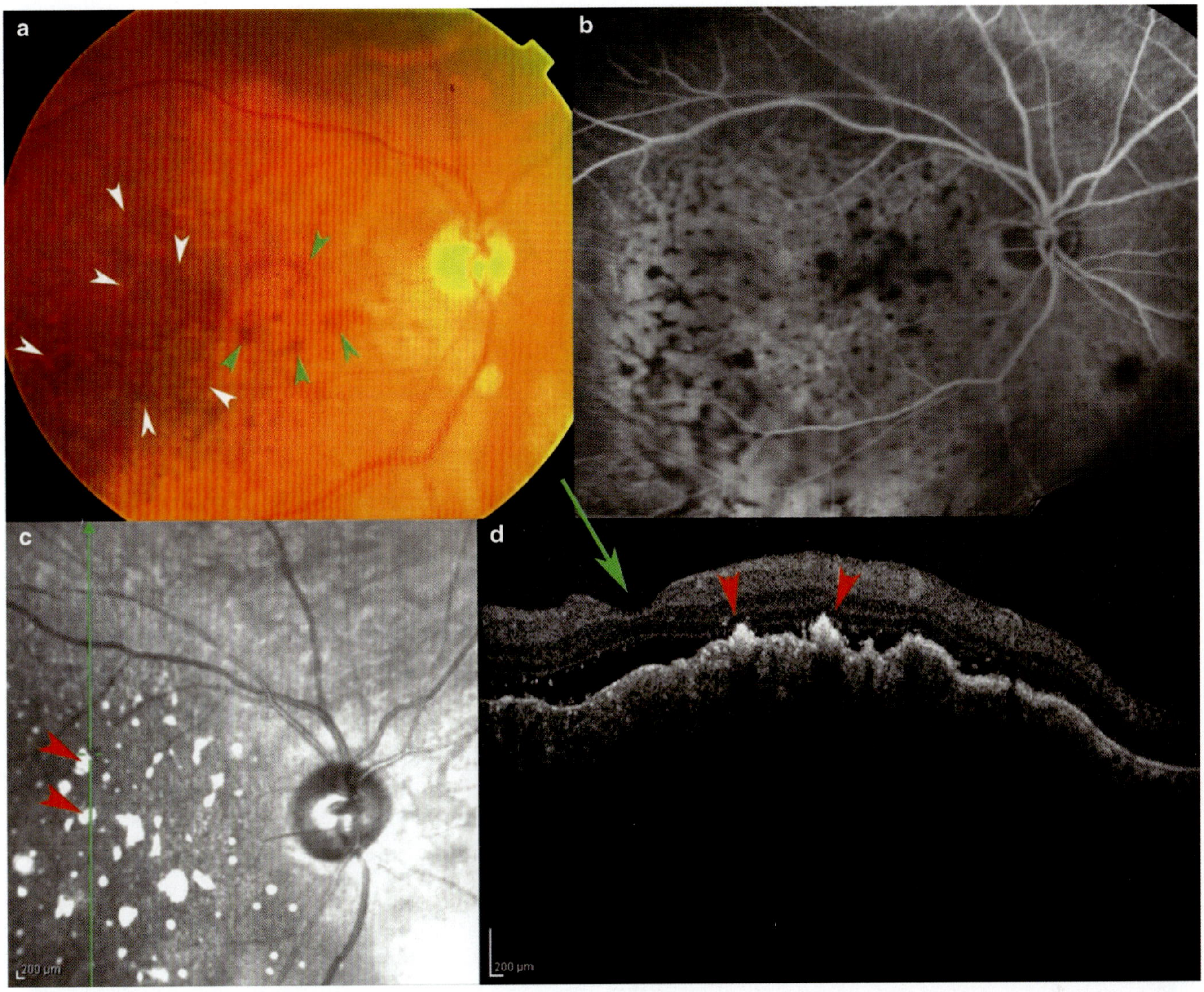

图 7.31　图像来源于一例乳腺转移癌患者，伴随右眼视力下降。(a)眼底彩照可见显著的斑点状出血(绿色三角)以及色素累积(白色三角。(b)FA 图像上可见弱荧光点以及点状 tigeroid 荧光渗漏。(c)SLO 图像可见在隆起的肿瘤区域密集点状高信号。(d)OCT 图像可见黄斑区隆起的肿瘤可见凹凸不平的 PRE 层[14]。由于阴影的遮挡，外层视网膜显示模糊。RPE 层及外层视网膜结构被破坏，RPE 细胞肥大(红色三角)[1,12]。

7.7 视盘黑色素细胞瘤

视盘黑色素细胞瘤是一种典型结节性肿块，局灶隆起以及表面为高信号。色素沉着在 OCT 上表现为局灶阴影。肿瘤越厚，浅表面信号越弱(图 7.33)。玻璃体内信号表明肿瘤细胞播散在玻璃体腔中[15]。

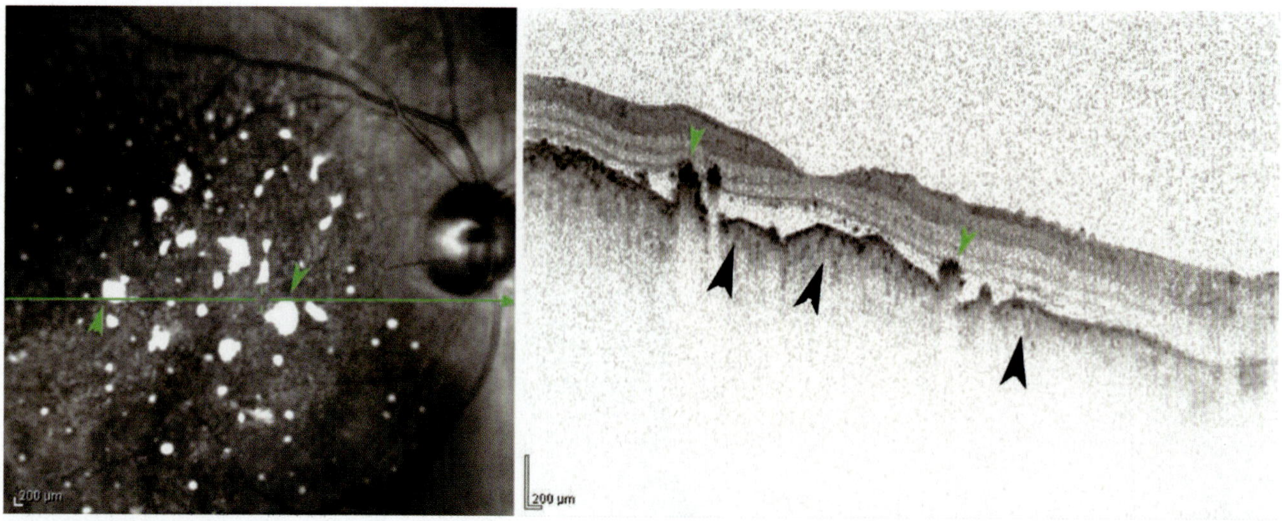

图 7.32 SLO-OCT 对黄斑中心凹扫描图像(图 7.31)可见 RPE 层呈波浪状(黑色三角)、视网膜下积液、光感受器结构紊乱。视网膜下至 RPE(绿色三角)层间高反射点对应的正是 SLO 图像上的高反射点,这正是脉络膜转移癌的特点。

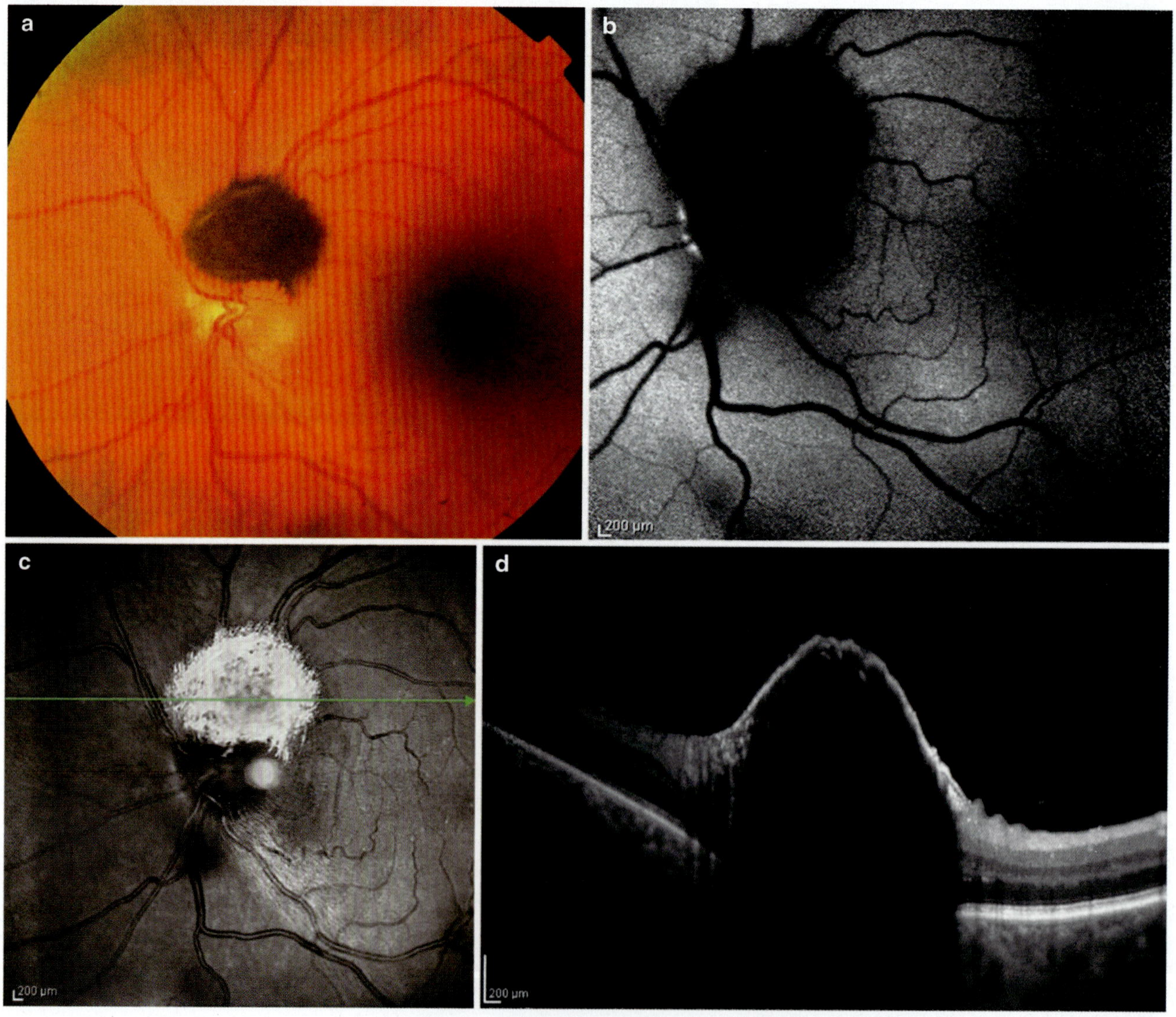

图 7.33 (a)彩色眼底照相显示一例无症状视盘黑色素瘤。(b)FAF 图像显示低自发荧光。(c)SLO 图像显示羽毛状高反射信号。(d)色素沉着区域在 EDI-OCT 图像上为阴影,肿瘤表面呈波浪状,不规则[16]。

(吴晓蓉 邵毅 译)

参考文献

1. Shields CL, Pellegrini M, Ferenczy SR, Shields JA. Enhanced depth imaging optical coherence tomography of intraocular tumors: from placid to seasick to rock and rolling topography—the 2013 Francesco Orzalesi Lecture. Retina. 2014;34:1495–512.
2. Papastefanou VP, Nogueira V, Hay G, Andrews RM, Harris M, Cohen VM, Sagoo MS. Choroidal naevi complicated by choroidal neovascular membrane and outer retinal tubulation. Br J Ophthalmol. 2013;97:1014–9.
3. Krema H, Habal S, Gonzalez JE, Pavlin CJ. Role of optical coherence tomography in verifying the specificity of ultrasonography in detecting subtle subretinal fluid associated with small choroidal melanocytic tumors. Retina. 2014;34:360–5.
4. Serafino M, Pichi F, Giuliari GP, Shields CL, Ciardella AP, Nucci P. Retinal astrocytic hamartoma: spectral domain optical coherence tomography classification and correlation with tuberous sclerosis complex. J AAPOS. 2013;17:e27.
5. Shields CL, Kaliki S, Rojanaporn D, Ferenczy SR, Shields JA. Enhanced depth imaging optical coherence tomography of small choroidal melanoma: comparison with choroidal nevus. Arch Ophthalmol. 2012;130:850–6.
6. Shields CL, Bianciotto C, Pirondini C, Materin MA, Harmon SA, Shields JA. Autofluorescence of orange pigment overlying small choroidal melanoma. Retina. 2007;27:1107–11.
7. Shields CL, Arepalli S, Atalay HT, Ferenczy SR, Fulco E, Shields JA. Choroidal osteoma shows bone lamella and vascular channels on enhanced depth imaging optical coherence tomography in 15 eyes. Retina. 2015;35:750–7.
8. Shields CL, Perez B, Materin MA, Mehta S, Shields JA. Optical coherence tomography of choroidal osteoma in 22 cases: evidence for photoreceptor atrophy over the decalcified portion of the tumor. Ophthalmology. 2007;114:e53–8.
9. Rojanaporn D, Kaliki S, Ferenczy SR, Shields CL. Enhanced depth imaging optical coherence tomography of circumscribed choroidal hemangioma in 10 consecutive cases. Middle East Afr J Ophthalmol. 2015;22:192–7.
10. Say EA, Shah SU, Ferenczy S, Shields CL. Optical coherence tomography of retinal and choroidal tumors. J Ophthalmol. 2010;2011:385058.
11. Torres VL, Brugnoni N, Kaiser PK, Singh AD. Optical coherence tomography enhanced depth imaging of choroidal tumors. Am J Ophthalmol. 2011;151:586–93.
12. Shields CL, Manalac J, Das C, Saktanasate J, Shields JA. Review of spectral domain enhanced depth imaging optical coherence tomography of tumors of the choroid. Indian J Ophthalmol. 2015;63:117–21.
13. Al-Dahmash SA, Shields CL, Kaliki S, Johnson T, Shields JA. Enhanced depth imaging optical coherence tomography of choroidal metastasis in 14 eyes. Retina. 2014;34:1588–93.
14. Demirci H, Cullen A, Sundstrom JM. Enhanced depth imaging optical coherence tomography of choroidal metastasis. Retina. 2014;34:1354–9.
15. Shields CL, Perez B, Benavides R, Materin MA, Shields JA. Optical coherence tomography of optic disc melanocytoma in 15 cases. Retina. 2008;28:441–6.
16. Finger PT, Natesh S, Milman T. Optical coherence tomography: pathology correlation of optic disc melanocytoma. Ophthalmology. 2010;117:114–9.

第 8 章 病理性近视

Fedra Hajizadeh

摘　要

病理性或退行性近视是全世界最常见的致盲原因之一。视觉障碍是相关的，它在亚洲人群中更为普遍。随着眼轴长度和近视度数的增加，眼球和眼结构有多处解剖学改变，最近OCT更好地说明了这一点。本章我们首先讨论眼球壁畸变对图像质量的影响和OCT图像的分析。然后，我们阐明了近视眼的各种眼部变化。本章分为以下几节。①眼畸变对OCT设备输出的影响。临床特点细分为：②血管微褶皱；③牵拉性黄斑病变，玻璃体牵拉，视网膜劈裂和黄斑劈裂；④黄斑部视网膜脱离；⑤全层黄斑裂孔；⑥视盘周围萎缩灶透见脉络膜；⑦伴有层状孔、囊肿和其他血管异常；⑧脉络膜新生血管形成；⑨变薄的脉络膜和大的巩膜萎缩灶；⑩圆顶状黄斑；⑪黄斑 Bruch膜缺损；⑫视网膜神经纤维层厚度的变化和纵断面图像的分析。

病理性或退行性近视是世界上最常见的致盲原因之一，发病率为 0.9%~3.1%。与近视相关的视觉障碍在亚洲人口中(0.2%~1.4%)相对于欧洲人口中(0.1%~0.5%)略为普遍[1]。

8.1 眼的结构变化

随着眼球长度和近视度数的增加，眼球和眼结构发生了多处解剖学改变，最近通过光学相干断层扫描(OCT)得到了更好的分析(图 8.1 和图 8.2)。血管微褶皱、异常玻璃体牵拉可导致牵拉性黄斑病变和不完全的玻璃体黄斑中心凹牵拉，黄斑内节/外节(IS/OS)连接中断，Bruch 膜缺损，视网膜和黄斑中心凹劈裂，后黄斑脱离，全层和板层黄斑裂孔，脉络膜萎缩灶透见巩膜，伴有囊肿和板层裂孔，脉络膜新生血管、变薄的脉络膜巩膜和圆顶状黄斑是高度近视眼最常见的表现。

高度近视眼的异常黄斑病变率为 22.4%，如果伴有后巩膜葡萄肿，可高达 53.65%[2]。

在北京的一项研究中[3]调查了很多高度近视群体(6530 眼为代表)，在 OCT 中最常见的发现是黄斑劈裂(0.8%)，其次为不完全性玻璃体后脱离(PVD；0.7%)、光感受器 IS/OS 层断裂(0.6%)、视网膜前膜(0.6%)、黄斑 Bruch 膜缺损(0.3%)、视网膜色素上皮层增生(RPE；0.2%)、玻璃体黄斑中心凹牵拉(0.2%)和黄斑裂孔(0.1%)。其中，IS/OS 连接层的中断、视网膜前膜和黄斑裂孔均与低视力显著相关。

8.2 血管褶皱

视网膜血管微褶皱可以在 20%~44.6%退行性近视[4,5]中发生，可由视网膜血管的失活和随着时间的推

F. Hajizadeh, M.D.
Noor Ophthalmology Research Center, Noor Eye Hospital,
No. 96, Esfandiar Blvd., Vali'asr Ave., Tehran, Iran
e-mail: fhajizadeh@noorvision.com

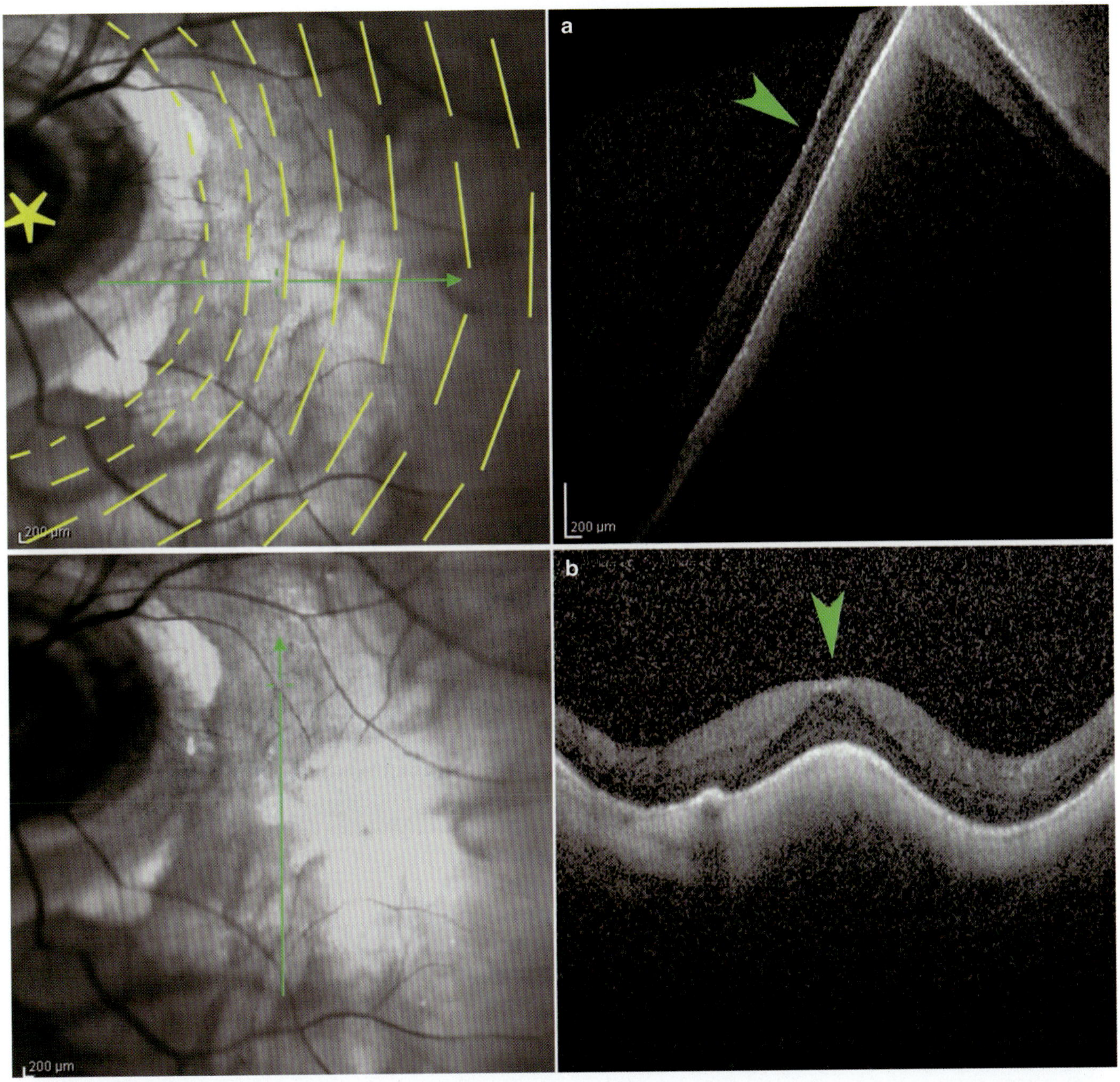

图 8.1　高度近视眼 OCT 图像的质量取决于最深处后巩膜葡萄肿的中心和位置，以及距离黄斑中心的距离。视神经盘通常是在葡萄肿中心（本例黄星）。(a)因此，激光瞄准光束和 B-扫描表面之间的角度可以达到平行的位置创建近乎垂直的 OCT 图像。(b)在垂直扫描时，这个角度几乎垂直，临床医生可以有近水平的中心凹和 OCT 图像。因此，在伴有后巩膜葡萄肿的患者中，想取得可读性的和有价值的图像，采集图像的角度是非常重要的。在扫描(a)中黄斑中心（三角）不能得到很好的评价，但在扫描(b)中通过对结构的更精确的描述，得到了更好的图像。

移和眼球的变性和扩张造成的内层视网膜扩张引起。他们首先在玻璃体切割术中发现近视劈裂和玻璃体后脱离，随后用 OCT 描述（图 8.3）。

8.3 牵拉性黄斑病变、玻璃体牵拉、视网膜劈裂和黄斑劈裂

牵拉性黄斑病变是在高度近视眼中发生的一组变化，导致视网膜增厚和劈裂，能够在视网膜各层组织发生并产生病理改变，造成如内界膜（ILM）脱离、视网膜劈裂和黄斑劈裂（图 8.4 至图 8.6）。这些变化不能和视网膜脱离区分，直至 1999 年，Takano 和 Kishi[6]用 OCT 报道了这些变化。内界膜 ILM 脱离发生在 6%的高度近视患者[4]，而主要是由视网膜内层的不可塑性和刚性所致。视网膜前膜发生率约为 11.2%[2]。有时很难区分一个厚的脱离的内界膜和视网膜前膜。

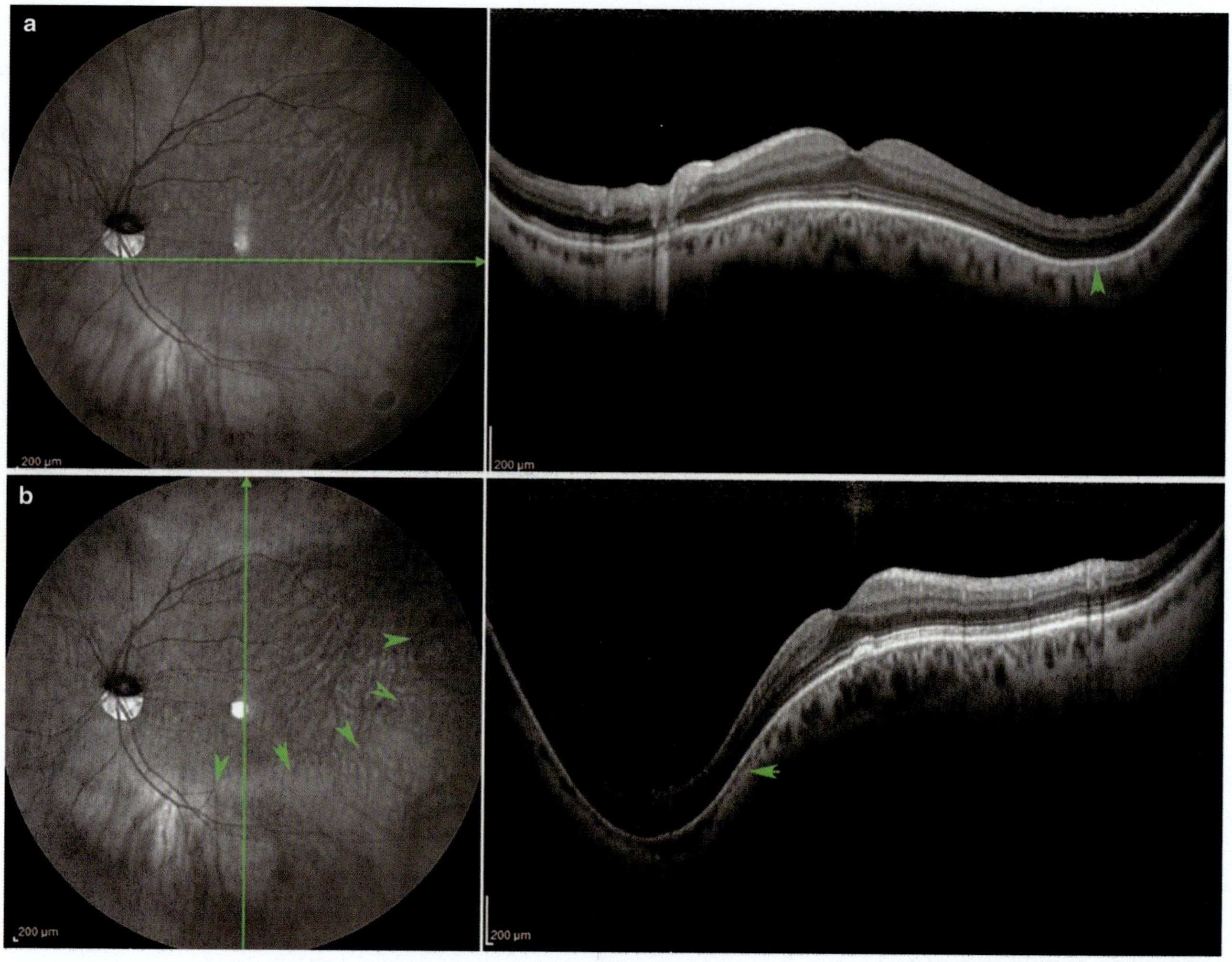

图 8.2 本例后巩膜葡萄肿是不规则的，沿下血管弓向深处。它的边界由三角表示(下图)。(a,b)的图像质量相差很大。因此，在近视患者中，对多个方向和角度进行评估是非常重要的。

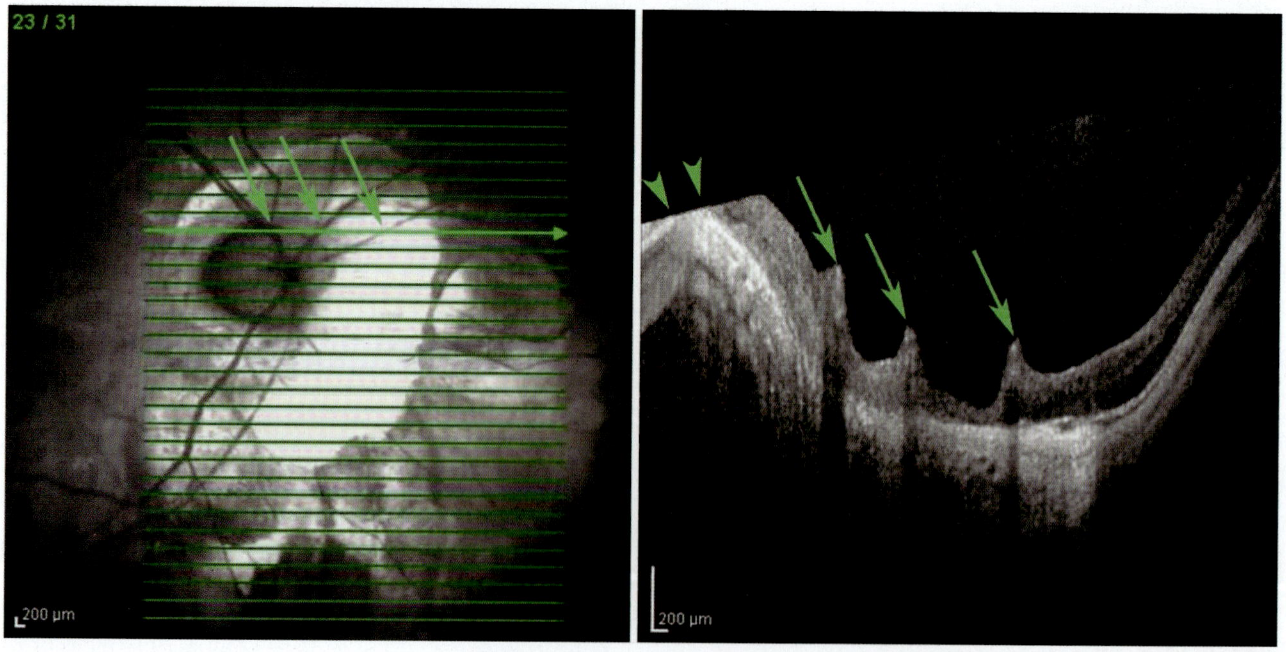

图 8.3 多个血管微褶皱(箭头)经常可以在视盘周围区域和沿大血管出现，如图。大而深的后巩膜葡萄肿反射皱褶可在 OCT 图像的左上角看到(三角)。

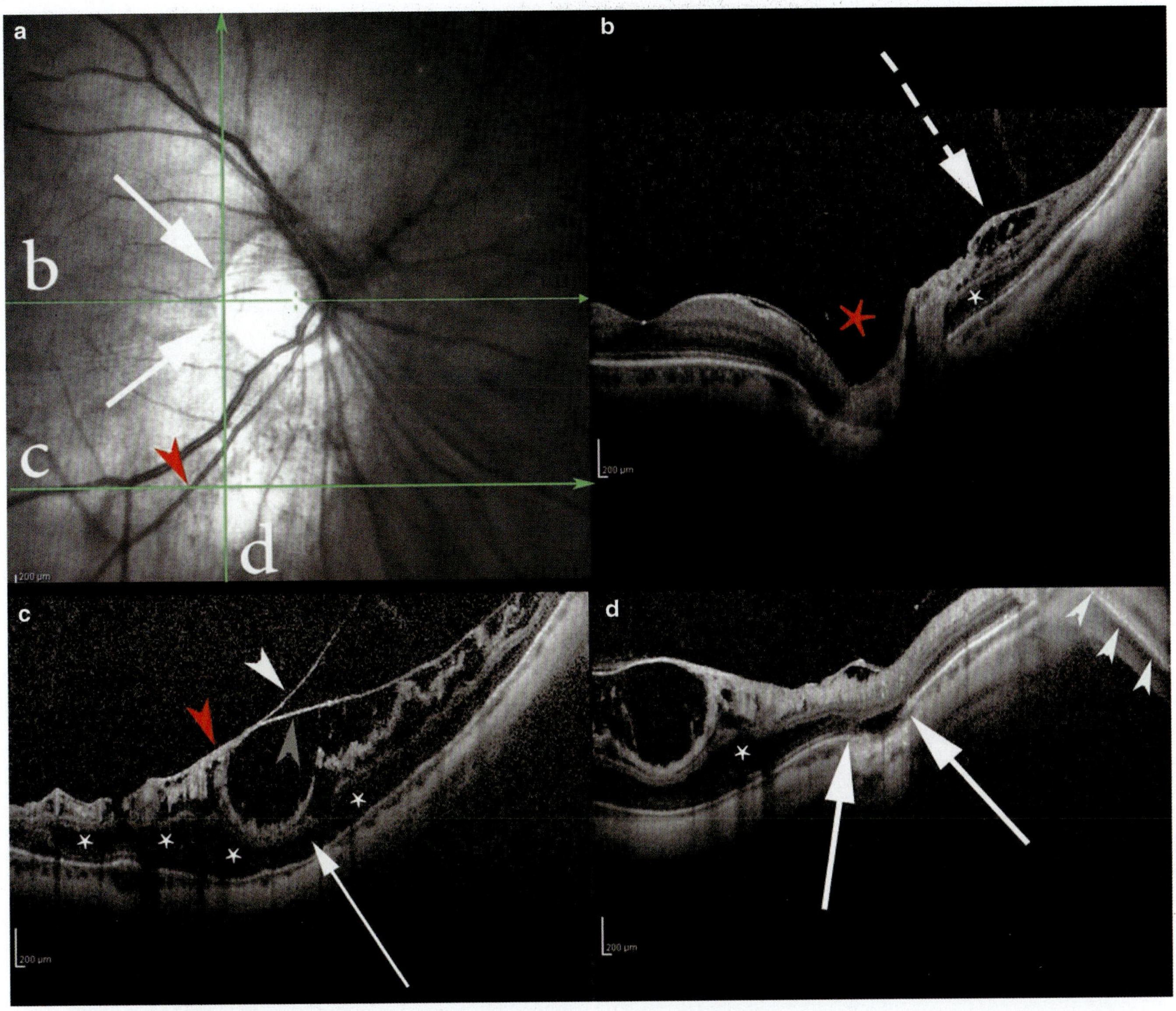

图 8.4　(a)SLO 图像显示视盘周围的新月形。(b)红星在视盘凹陷中。内界膜(ILM)脱离(虚线箭头)早期视网膜劈裂(白色星号)在视盘周边区域是显著的。(c)异常玻璃体牵拉(灰色和白色三角)与牵拉性视网膜牵拉和血管皱褶(红色三角)和 ILM 脱离伴随大面积的劈裂(白色箭头和白色星号)是可见的。(d)在外核层大的低反射裂缝(白色星号)表明早期视网膜劈裂。白色的箭头之间的小空心空间代表视盘周围脉络膜萎缩的角落。白色箭头示镜影。

视网膜劈裂和黄斑劈裂在 13.5%~14.65%近视眼中发生[2,4]。视网膜增厚最初开始于外核层的低反射和增厚。它最终涉及其他层。严重的切线牵拉力和内界膜增厚以及轴向长度增大可能导致内层断裂、黄斑中心凹断裂、腔裂，形成板层裂孔。随着牵拉的进展，可形成全层孔和视网膜脱离。

52%视网膜劈裂的近视患者有整个黄斑的劈裂。伴随视网膜劈裂的异常 OCT 包括:24%光感受器(PR)脱离，34%椭圆体带中断，板层黄斑孔占 26%和全层黄斑裂孔占 16%。28%视网膜劈裂的眼睛若干年之后最终将经历一次视力下降。这一发现表明，大多数近视伴有视网膜劈裂的患者长时间保持稳定。有整个黄斑劈裂的患者随着时间的推移大多会恶化，早期的患者应考虑手术[7]。

8.4 黄斑视网膜脱离

黄斑视网膜脱离可能是一种孤立的病，或可伴有黄斑劈裂、板层裂孔和全层黄斑裂孔(7.5%)。18.5%的变性近视患者可检出黄斑视网膜脱离[4]。由于视网膜脱离的主要病因是切向和前后向牵拉力分离了视网膜和 RPE 层，因此通常找不到孔(图 8.7)。

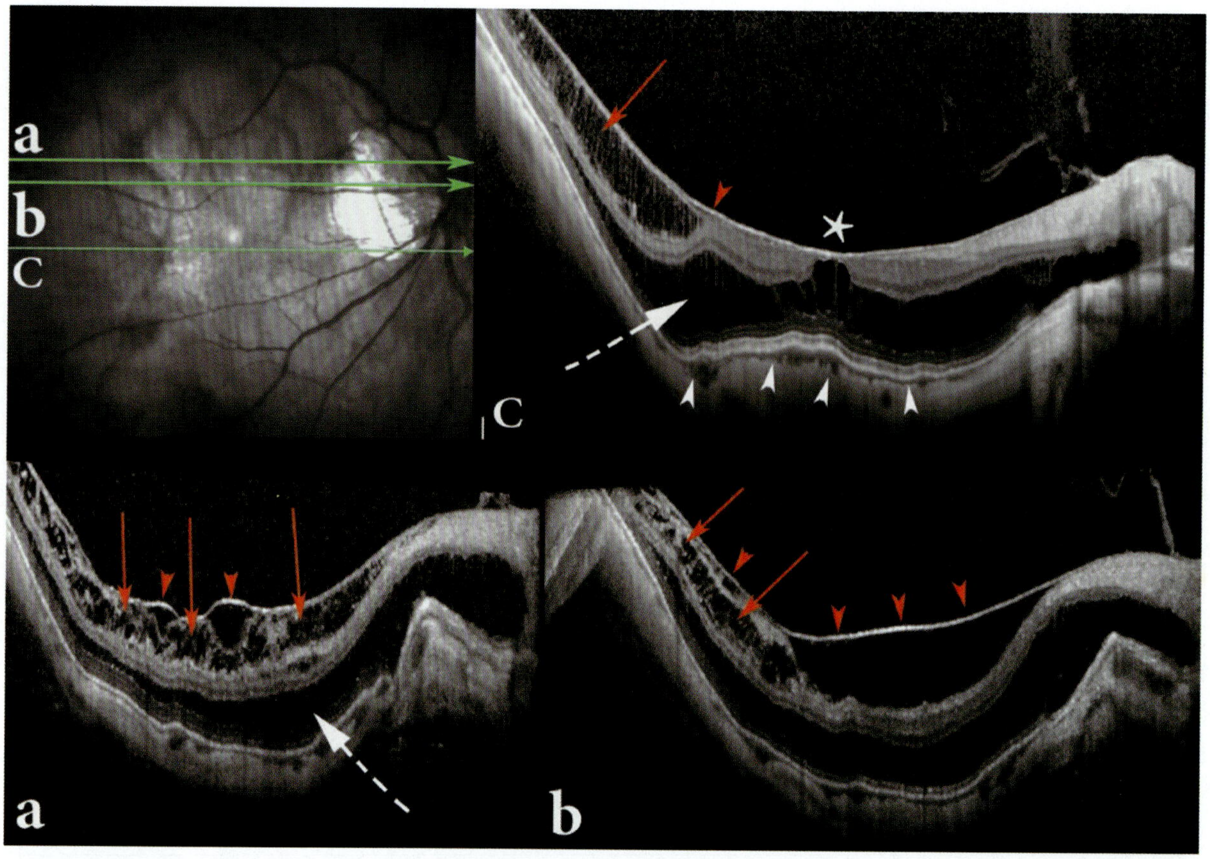

图 8.5 所有的 OCT 图像(a~c)在外层视网膜可以看出明显的劈裂——外层视网膜低反射间隙的增厚并可见纵向连接(白色虚线箭头)和厚的玻璃体皮质异常伴玻璃体劈裂(红色三角),并附着于视网膜内层某些部分产生牵拉。ILM 剥离(红色箭头)清晰可见,可区别于玻璃体劈裂。黄斑中心凹用白色星号表示(c)。白色箭头示一个非常薄的膜的外边界(c)。

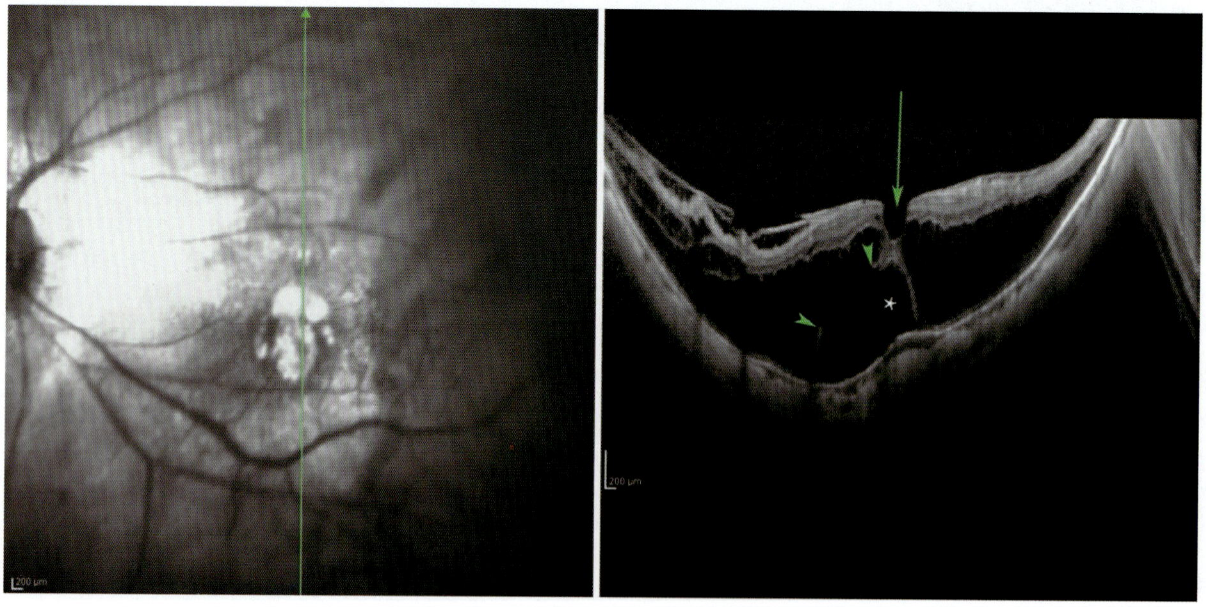

图 8.6 一个大的黄斑劈裂表现为在黄斑外层视网膜一个大的低反射间隙,并有纤细的纵向连接。黄斑区视网膜脱离(白色星号)与继发的极薄的内界膜劈裂(三角所示)恶化于预先存在的眼病和一个小的板层裂孔(绿色箭头)。

8.5 黄斑全层孔

病理性近视眼黄斑裂孔的发生率为 1.5%[4]。它可能是一个单独的病或与其他牵拉变化如黄斑劈裂有关。它也可伴发于视网膜脱离(图 8.7 和图 8.8)。

8.6 视盘周围空洞

病理性近视视盘周围的视网膜脱离(PDPM),也称为视盘视网膜色素上皮脱离,发生在 5%~11%的高度近视眼中[4,8]。它与青光眼样视野缺损相关[8]。

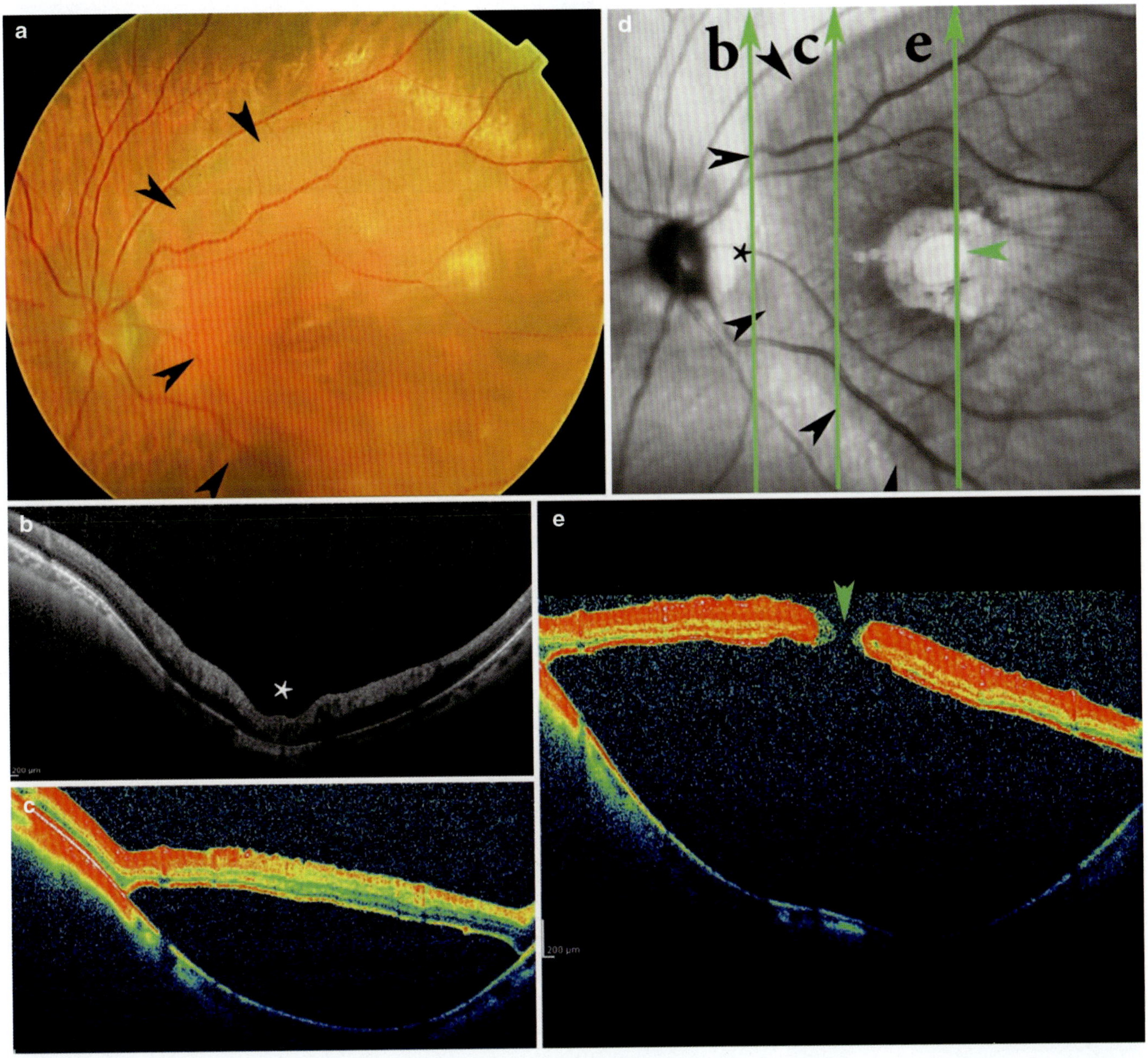

图 8.7 (a)彩色眼底照片显示在后极部一个隆起的、暗淡的圆形区域(黑色三角划定)和黄斑裂孔。(b)断层 OCT 显示脱离区以外的视盘的浅凹陷(白色星号)。(c)图像清晰显示视网膜脱离。视网膜的外边界,一条高反射带并缺乏纵向连接,由此可以与这种情况下视网膜劈裂区分。(d)视网膜脱离的区域形成了一个低反射圆区(黑色三角)与黄斑裂孔(绿色三角)。(e)由于激光瞄准光束反射的衰减,可以勉强看到葡萄肿的最深部分。大的后极部的视网膜脱离并黄斑全层孔(绿色三角)可以清晰显示。

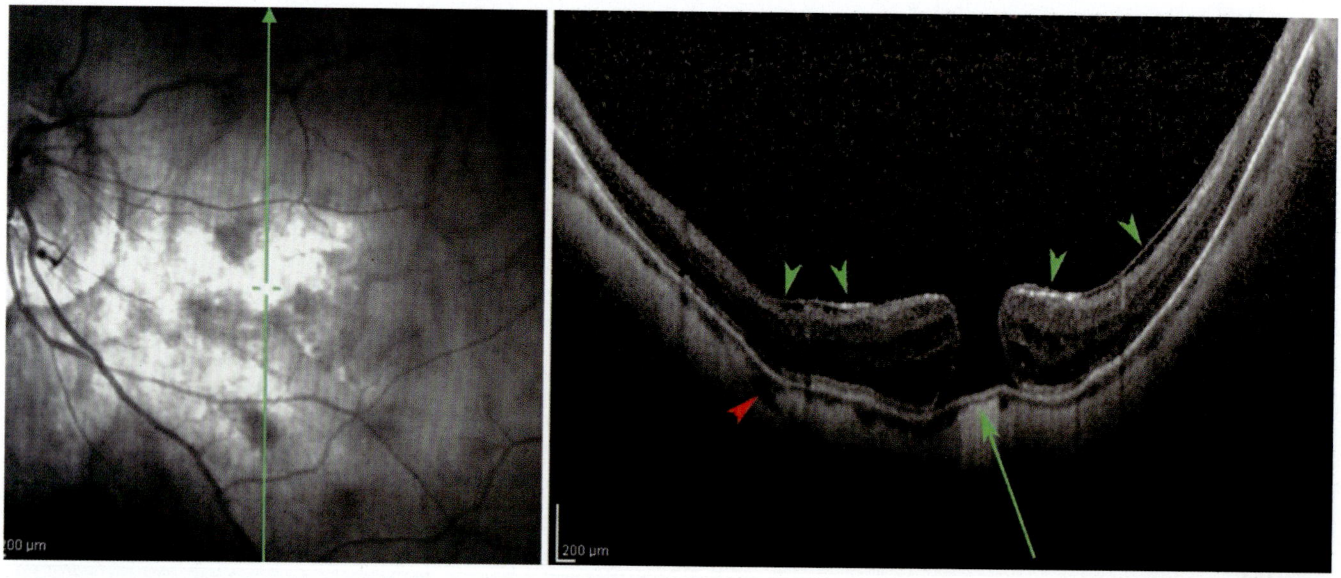

图 8.8 深的后巩膜葡萄肿伴有黄斑全层裂孔和底部高反射区(绿色箭头)。视网膜前膜或残留的玻璃体皮质(绿色三角)可能是造成这种情况的主要原因。图上清晰可见一个小的睫状血管进入薄的脉络膜(红色三角)。

52.5%患有视盘周围巩膜葡萄肿的患者肯定有这种异常[9]。在 OCT,低反射间隙存在于视盘周围区 RP 层下。病理性近视的视盘周围视网膜脱离也可在视盘周围浅层巩膜葡萄肿正常眼中发现(图 8.9)。

8.7 伴有板层裂孔、囊肿和其他血管异常

伴有裂孔,也称为伴有视网膜内层缺陷(PIRD),可以在轻中度近视甚至有牵拉性黄斑病与视网膜前膜的正常人群中出现[10](图 8.10 和图 8.11)。这些异常是由于异常和不完全的玻璃体后脱离和玻璃体劈裂引起的血管旁囊肿。随着囊肿的进一步牵拉和剥脱,板层裂孔形成,可以增强 ILM 膜增生、牵拉脱离,并可与黄斑劈裂发生率高相关。退行性近视患者中的 1.5%~49.5%伴有血管旁囊肿[4,5]。26.8%伴有裂孔(板层裂孔)[5]。44%板层裂孔与 ILM 的脱离相关。板层裂孔也可以有视野缺损[10]。

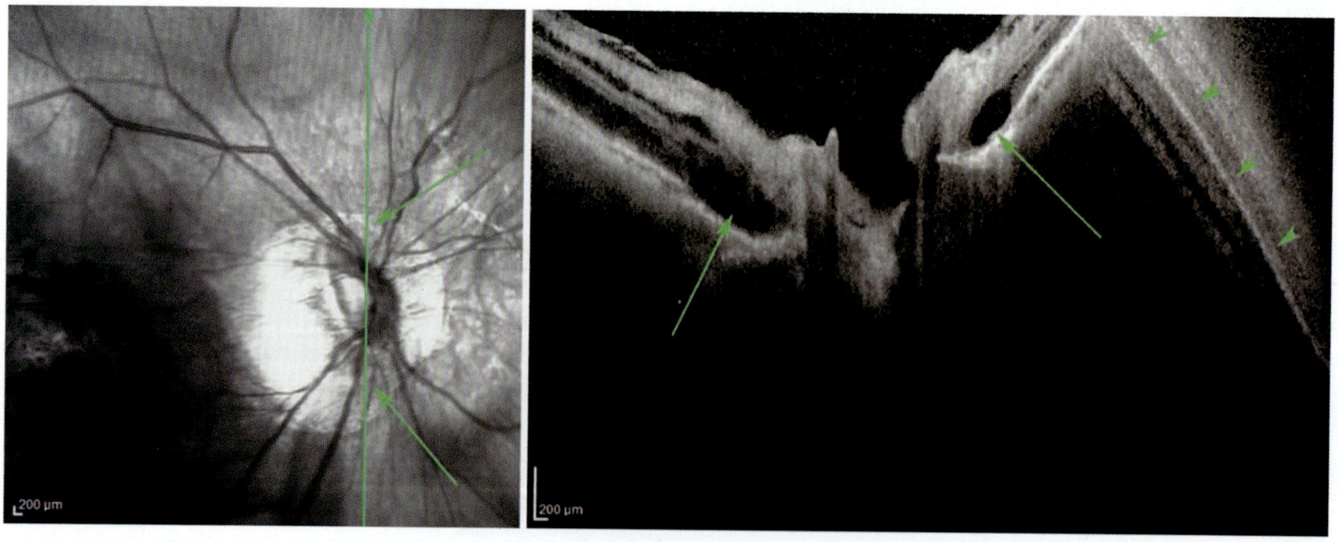

图 8.9 视盘周围空洞显示为两个邻近视盘的低反射空间(绿色箭头)。镜影在图像的上缘是显著的(绿色三角)。

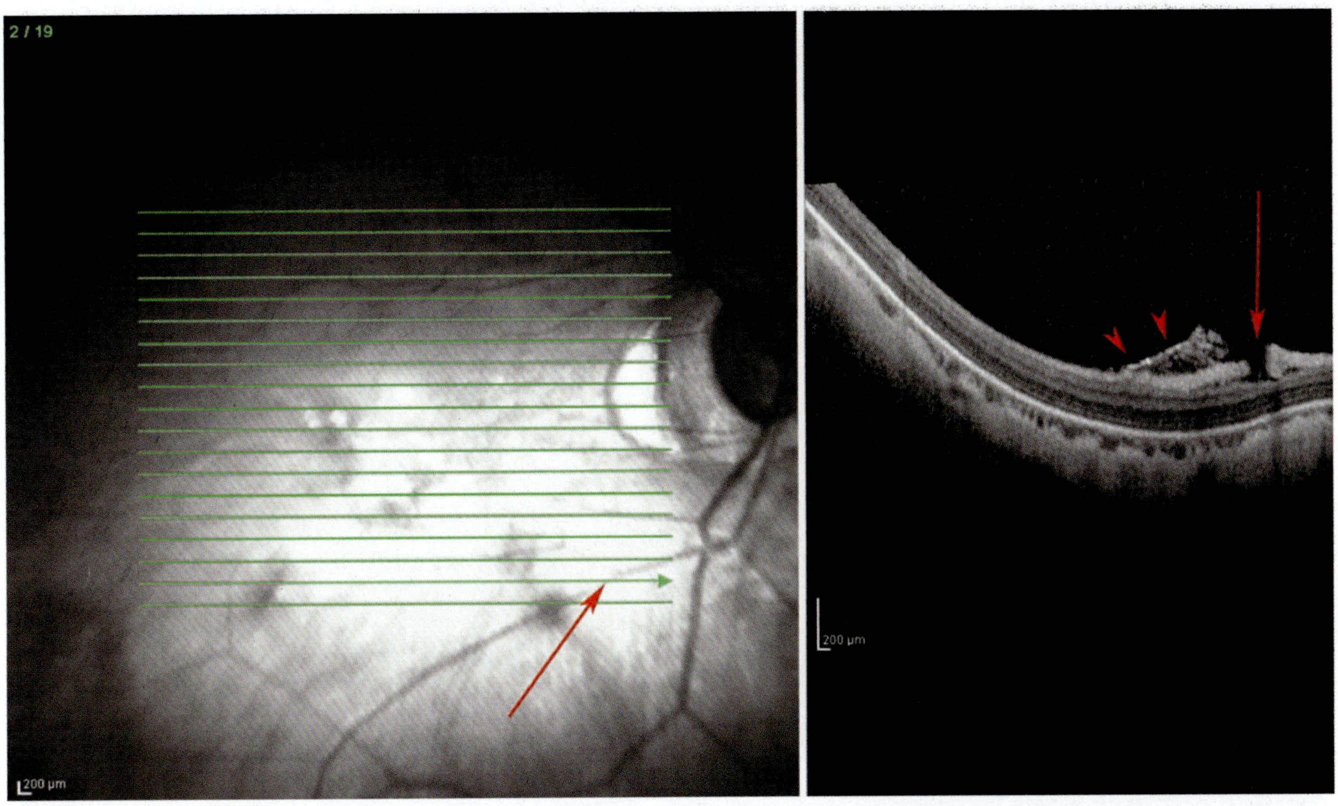

图 8.10 横截面 OCT 横贯一个中型的视网膜血管，显示伴有板层裂孔（红色箭头）。ILM 剥离相邻孔明显，可能有助于孔的形成（红色三角）。

8.8 脉络膜新生血管

5.2%~11.3% 的病理性近视患者最终会形成新生血管，15%例为双侧[1]。然而，在 50 岁以下的患者中，变性近视是脉络膜新生血管（CNV）最常见的致病因素[11]（图 8.12）。因此，CNV 可发生于轻度至高度近视，不伴随任何退行性变[12,13]。

随着时间的推移，视力恶化将几乎发生在所有活动性 CNV 的患者身上，CNV 及黄斑中心凹下且年龄较大的患者预后较差[1]。在荧光素血管造影中，通常有一个典型的征象[14]。在这种情况下，最好有一个基线 OCT 来监测治疗。

在 OCT 上，视网膜下中高反射团与视网膜紧密相连，类似于 2 型 CNV（图 8.13）。最突出的特征是视网膜下积液极少。视网膜下的任何团状组织都应引起对脉络膜新生血管膜的警惕，甚至在视网膜下积液较少的情况下（图 8.14）。伴有视网膜下出血的漆样裂纹也可以导致一个类似于近视型 CNV 的模式，两者应有所区别，因为它们需要不同的治疗方法[16]。临床医生可能会使用荧光素血管造影（FA）和吲哚菁绿血管造影（ICGA）来加以区分。因此，在视网膜下出血的情况下，FA 和 ICGA 对漆裂纹可以有效地做出鉴别诊断。

8.9 变薄的脉络膜和大的巩膜萎缩灶

在高度近视眼中脉络膜显著变薄[17-19]。在不同的研究中，黄斑中心凹下脉络膜厚度一般在 93~100.5μm 之间[17-19]。脉络膜在黄斑鼻侧较薄，上部较厚[17]。它也受年龄的影响，因为在高度近视眼中脉络膜厚度每年减少 1μm[17]（图 8.15）。脉络膜厚度也取决于眼轴，随着眼轴每长 1mm，脉络膜变薄约（25.9±2.1）μm[20]（图 8.16）。

Usui 等[21]测量正常眼压性青光眼（NTG）近视脉络膜厚度，认为脉络膜显著变薄，并可作为这些患者的诊断参数。

8.10 圆顶状黄斑

黄斑部巩膜增厚引起的圆顶状黄斑，可能与 PED 和 CNV 有关[22]。它也可能是黄斑周围的视网膜巩膜变薄的结果，这几乎使中心凹处巩膜的较邻近地区增厚，结果在上和下凹形成一个桥中心的凹，使得巩膜外翻

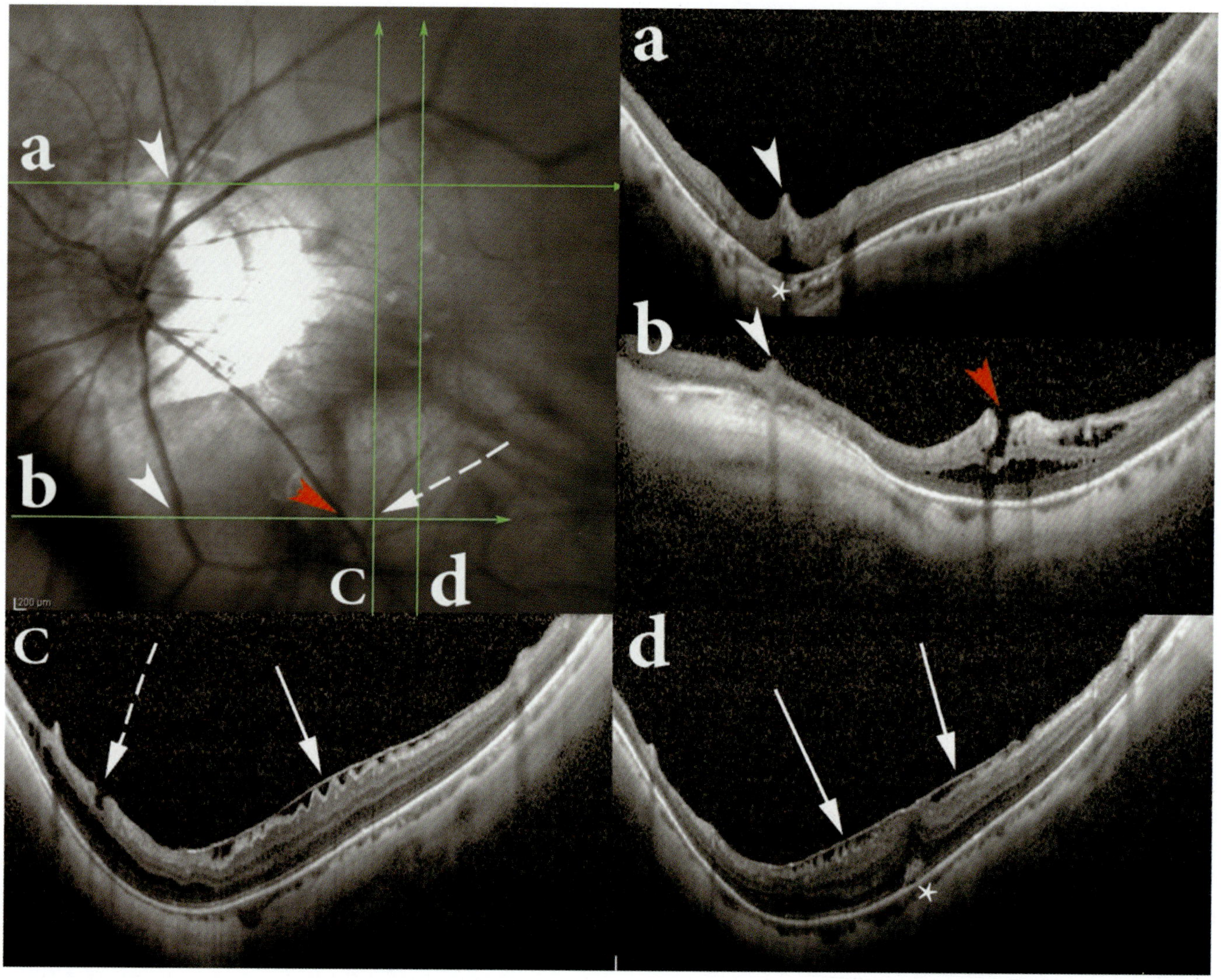

图 8.11　(a)向上的、分叉的血管皱褶(白色三角)所示的是一个空腔,在它下面有一个小的视盘周围空化(白色星号)。(b)血管皱褶(白色箭头)与伴有板层裂孔(红色三角),其下有劈裂,为低反射裂隙。(c)视网膜前膜形成内层视网膜的起伏(白色箭头)和伴有层状孔(虚线箭头)。(d)视网膜前膜(白色箭头)使黄斑中心凹变平,发生牵拉性黄斑病变和中心凹下视网膜脱离(白色星号)。

(图 8.17)。

8.11 黄斑部 Bruch 膜缺损

黄斑 Bruch 膜缺损的特征是 Bruch 膜、视网膜色素上皮层、光感受器细胞层、脉络膜毛细血管层呈片状分布缺损,在高度近视的患病率约为 10.4%[23]。高度近视眼的斑片状萎缩灶与黄斑部 Bruch 膜缺损 96%相关[24]。如果中心凹受影响,这一结果几乎总是伴有视力的下降。

8.12 视网膜神经纤维层

视网膜神经纤维层(RNFL)厚度曲线测量,近视患者比正常人低,特别是在 2 点位[25]。神经纤维层厚度随轴向直径的增大而减小。

Choi 等[26]认为下方视网膜神经纤维层和颞下神经节细胞内丛状层(GCIP)是判别高度近视眼青光眼的最佳参数(图 8.18)。

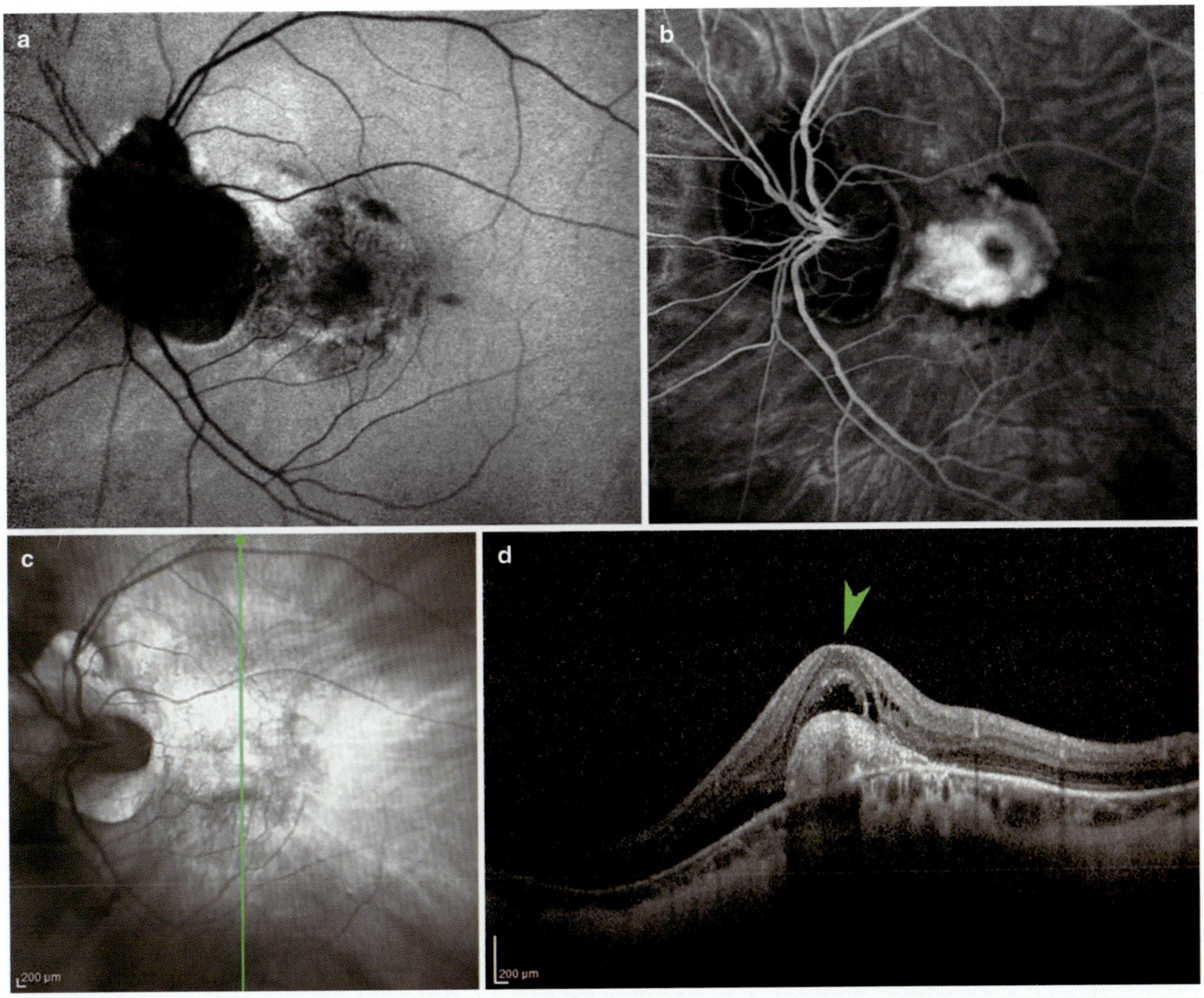

图 8.12　(a)FAF 图像显示视盘旁的低反射区和黄斑中心凹的黑点。(b)荧光素血管造影(FA)在晚期呈现强荧光渗漏的新生血管，通常是近视 CNV 中的典型。由于视网膜和视网膜色素上皮层(RPE)变薄，FA 后期类似于 ICGA。(c)激光扫描检眼镜检查同一患者。(d)这是在近视患者中典型的新生血管。大量向上隆起的高反射从脉络膜挤压到视网膜下间隙。有时视网膜下积液很少，但视网膜内浸润和光感受器破坏往往存在。黄斑中心凹向上隆起(绿色三角)往往引起视力的下降。

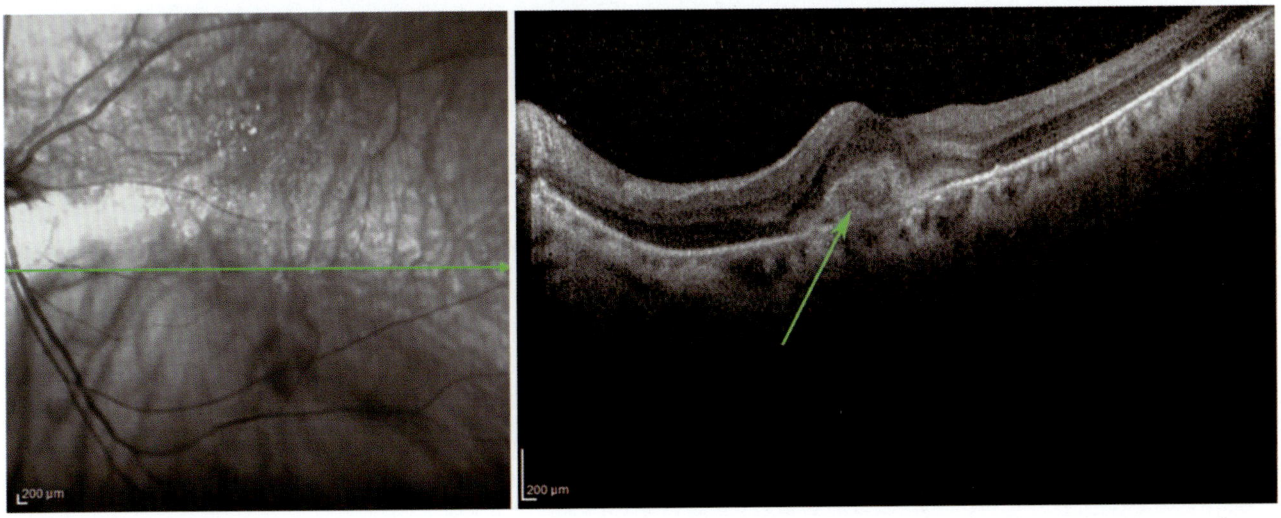

图 8.13　这是高度近视眼早期新生血管的常见形式。在 Bruch 膜上的一个小的破坏区探测到新生血管组织的侵袭(绿色箭头)，在视网膜下可见外层视网膜的破坏和较少视网膜下积液形成。

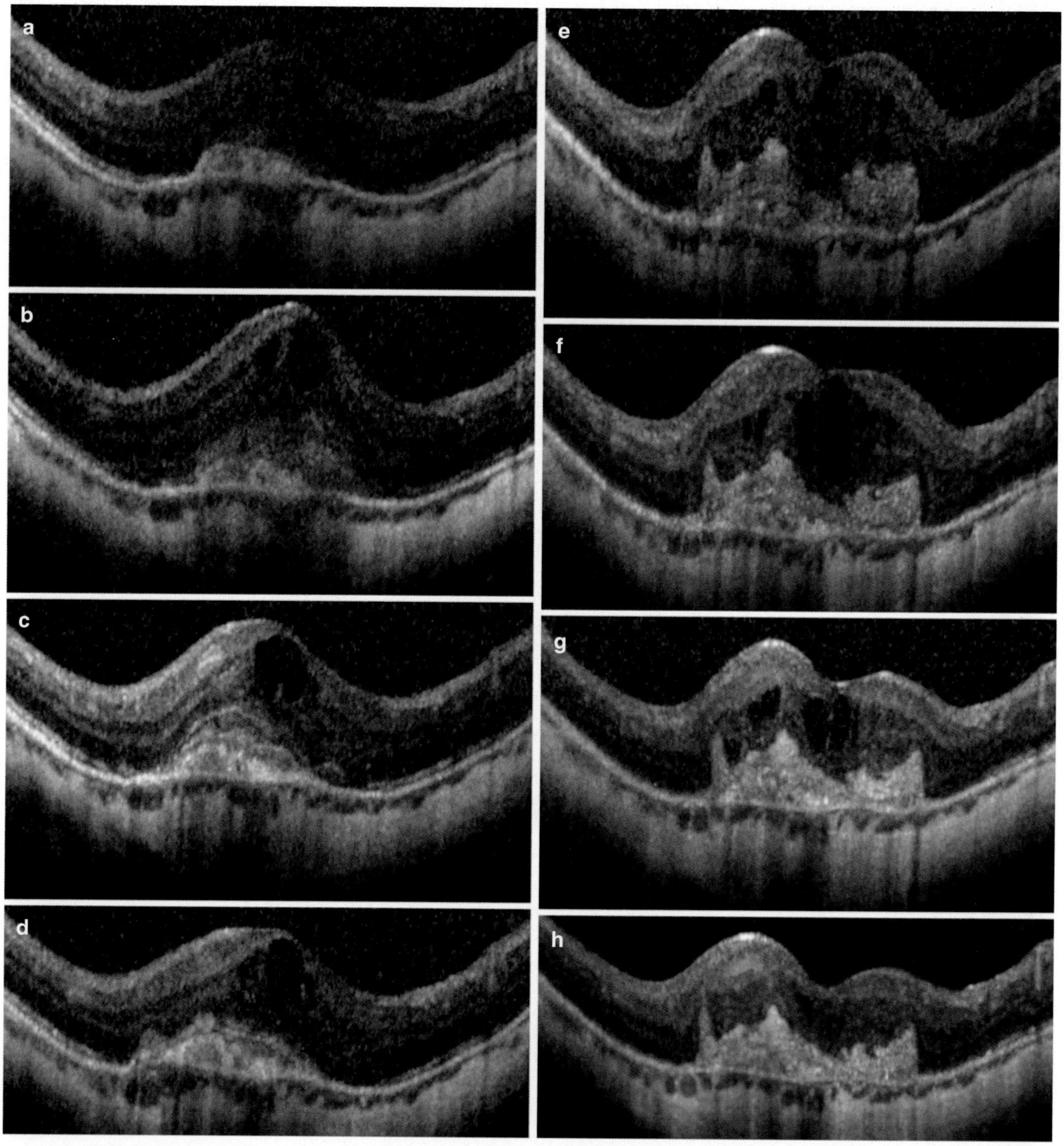

图 8.14 近视 CNV 的演变与治疗。从(a~h)可见在黄斑中心凹下有小的团状中低反射组织，边界不清，神经上皮层间有小的囊状液性暗区，并不断增大，反射增强逐渐形成瘢痕组织，边界不规则、不清晰，并有光感受器功能障碍与缺失。

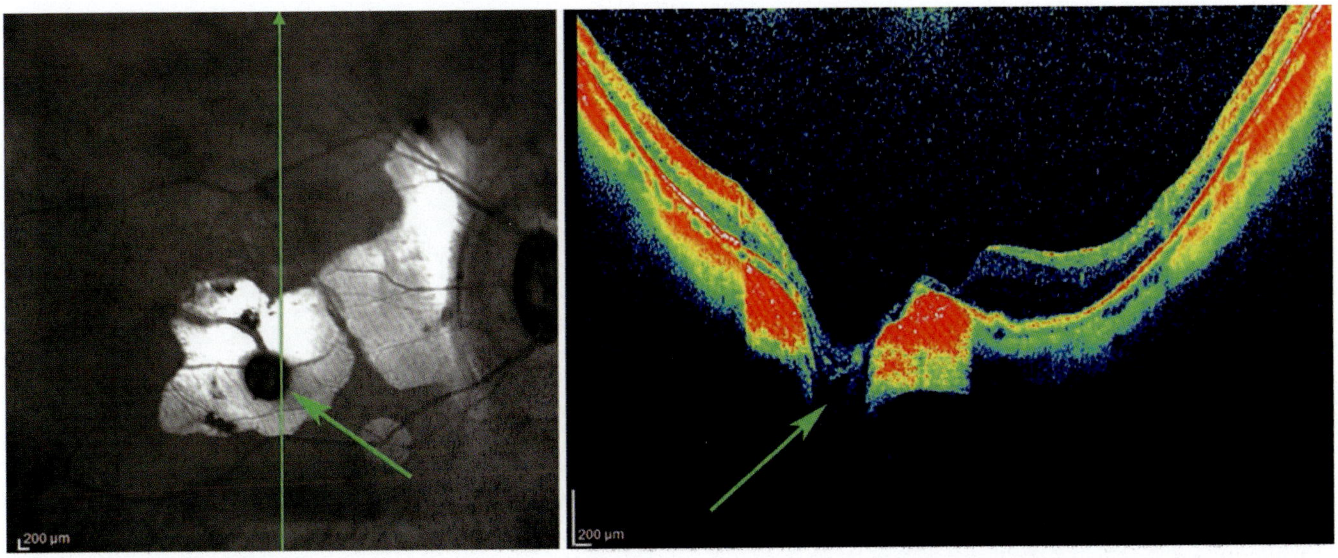

图 8.15 由于某些近视患者的脉络膜和巩膜变薄,有时睫状血管进入眼睛时会出现大洞。这在 OCT 图像上造成了一个巨大的巩膜缺损(绿色箭头)。

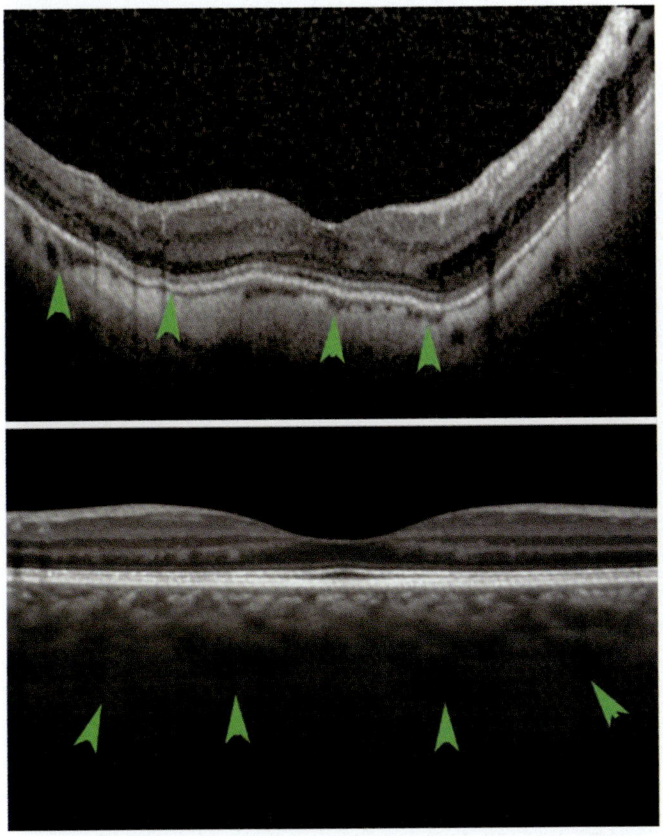

图 8.16 上图是一个高度近视眼,清楚地显示一个深的、不规则的后巩膜葡萄肿与脉络膜的显著变薄。绿色三角示外部边界。早期劈裂也在中心凹的右侧显示。它表现为外核层低反射区的增厚。下图是正常人的毛细血管和大血管区的界限,绿色三角示正常脉络膜。

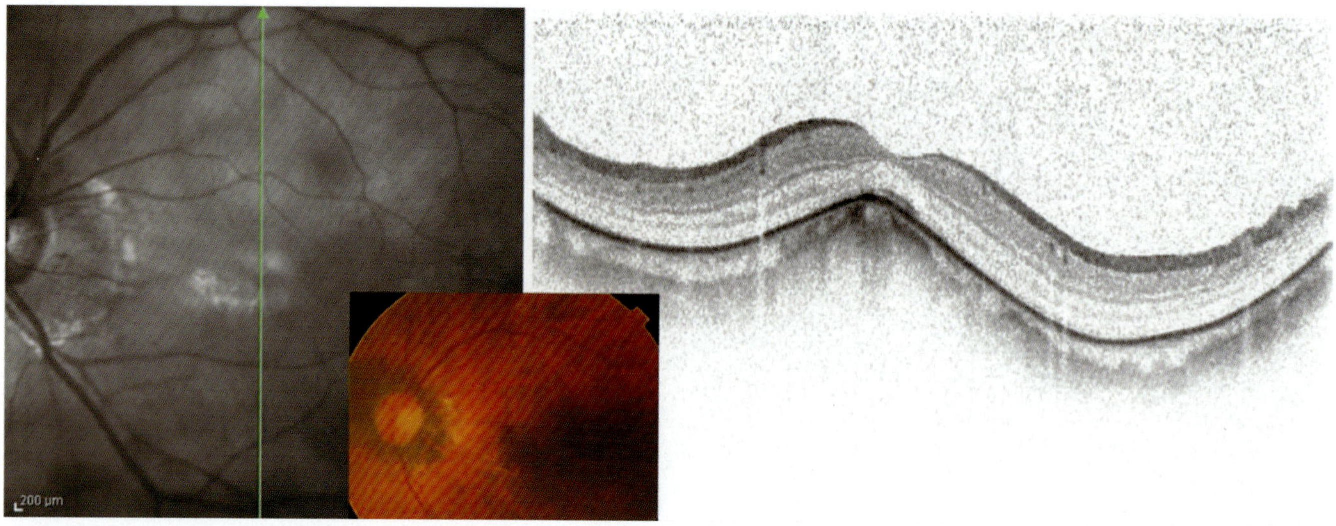

图 8.17 在这例高度近视患者，视盘周围萎缩灶、黄斑中心凹视网膜色素上皮层的变化是显著的。典型的伴有脉络膜变薄的圆顶状黄斑。

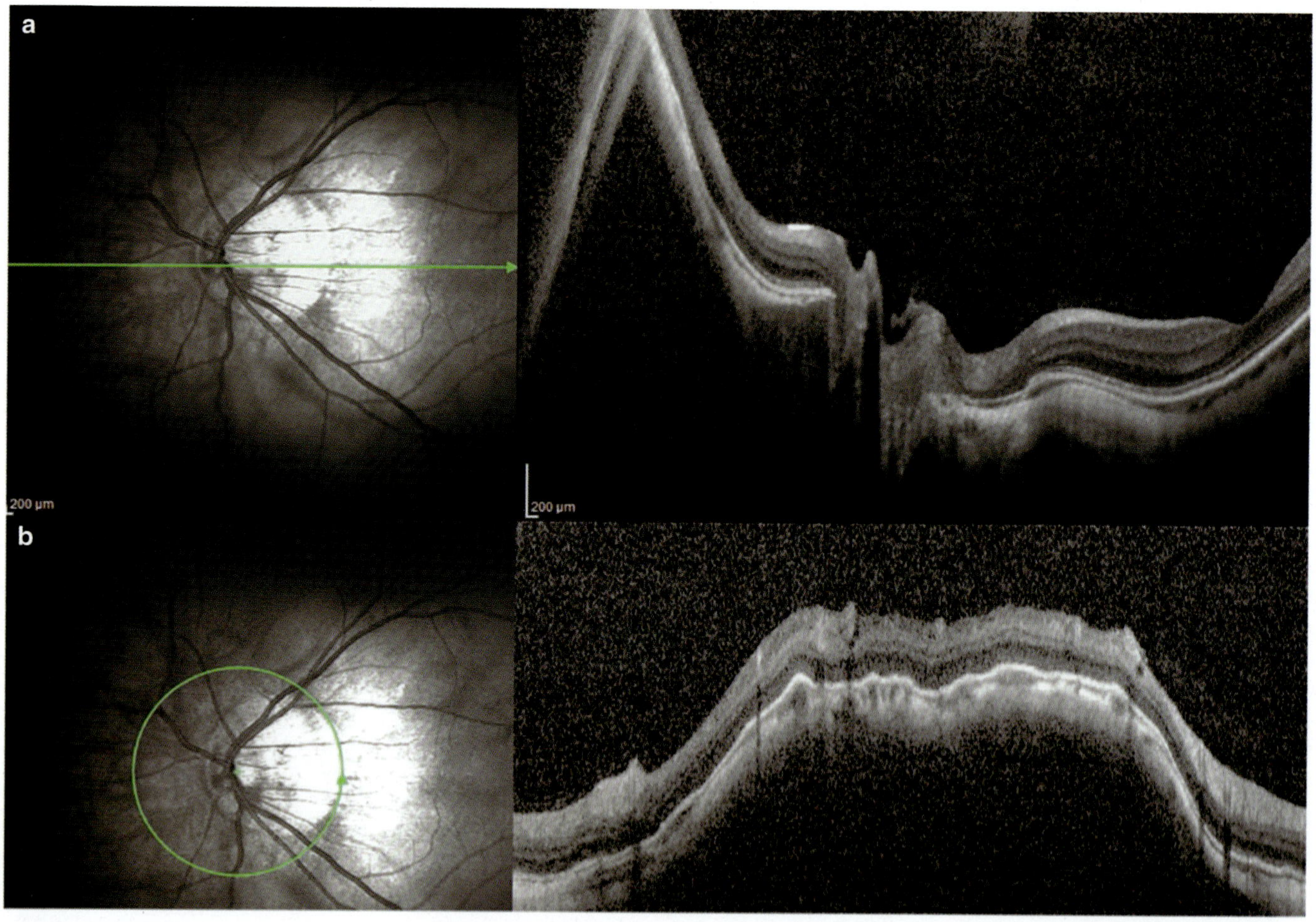

图 8.18 (a)横断面 OCT 扫描横穿视盘，说明后巩膜葡萄肿畸形和球壁外翻以视盘为中心。镜像发生在图像的左上角。(b)视网膜神经纤维层厚度概况显示相当大的变形和变薄，主要是全球壁变薄，而不是实际细胞的损失。(c)在这种情况下，神经纤维层厚度曲线在近视患者通常是异常的和不确定的。(待续)

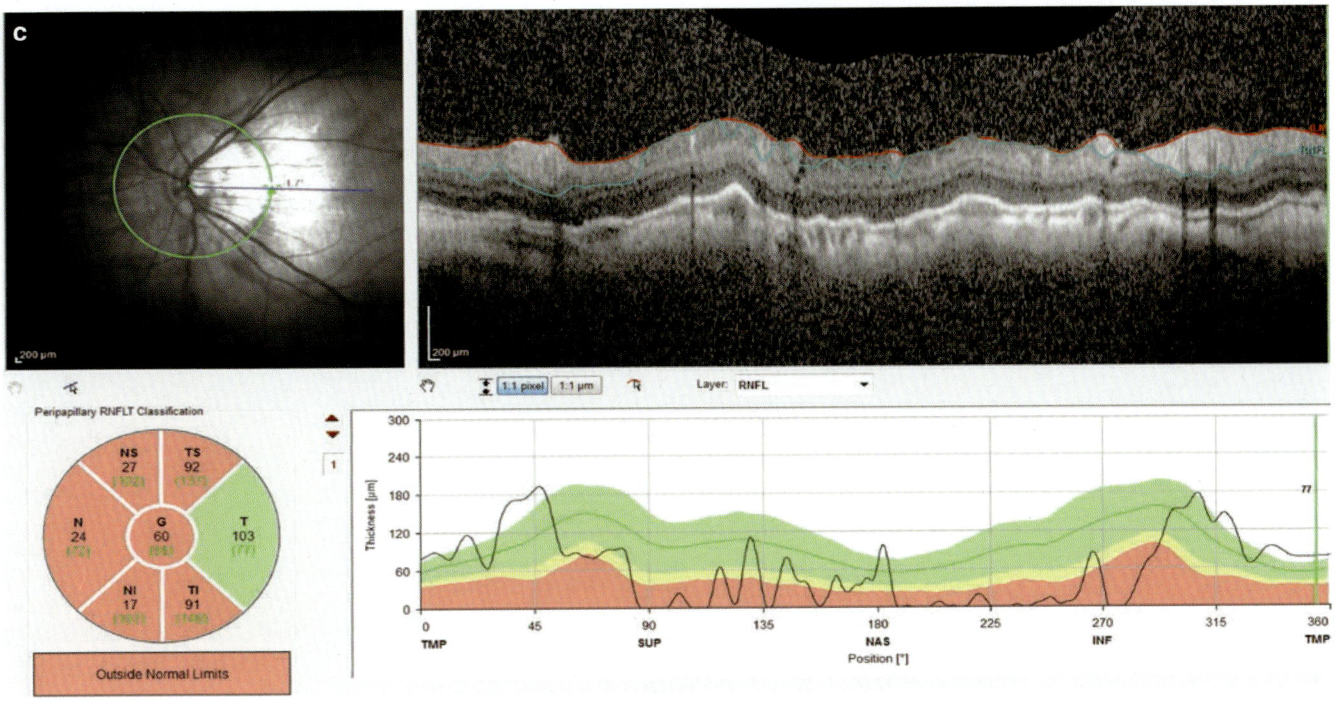

图 8.18(续)

(周琼 周学智 译)

参考文献

1. Wong TY, Ferreira A, Hughes R, Carter G, Mitchell P. Epidemiology and disease burden of pathologic myopia and myopic choroidal neovascularization: an evidence-based systematic review. Am J Ophthalmol. 2014;157:9–25.e12.
2. Henaine-Berra A, Zand-Hadas IM, Fromow-Guerra J, García-Aguirre GP. Prevalence of macular anatomic abnormalities in high myopia. Ophthalmic Surg Lasers Imaging Retina. 2013;44:140–4.
3. You QS, Peng XY, Xu L, Chen CX, Wang YX, Jonas JB. Myopic maculopathy imaged by optical coherence tomography: the Beijing Eye Study. Ophthalmology. 2014;121:220–4.
4. Forte R, Cennamo G, Pascotto F, de Crecchio G. En face optical coherence tomography of the posterior pole in high myopia. Am J Ophthalmol. 2008;145:281–8.
5. Shimada N, Ohno-Matsui K, Nishimuta A, Moriyama M, Yoshida T, Tokoro T, et al. Detection of paravascular lamellar holes and other paravascular abnormalities by optical coherence tomography in eyes with high myopia. Ophthalmology. 2008;115:708–17.
6. Takano M, Kishi S. Foveal retinoschisis and retinal detachment in severely myopic eyes with posterior staphyloma. Am J Ophthalmol. 1999;128:472–6.
7. Cheng C, Teo K, Tan CS, Lee SY, Loh BK, Wong E, et al. Myopic retinoschisis in Asians: structural features and determinants of visual acuity and prognostic factors for progression. Retina. 2016;36:717–26.
8. Shimada N, Ohno-Matsui K, Nishimuta A, Tokoro T, Mochizuki M. Peripapillary changes detected by optical coherence tomography in eyes with high myopia. Ophthalmology. 2007;114:2070–6.
9. Shinohara K, Moriyama M, Shimada N, Yoshida T, Ohno-Matsui K. Characteristics of peripapillary staphylomas associated with high myopia determined by swept-source optical coherence tomography. Am J Ophthalmol. 2016;169:138–44.
10. Muraoka Y, Tsujikawa A, Hata M, Yamashiro K, Ellabban AA, Takahashi A, et al. Paravascular inner retinal defect associated with high myopia or epiretinal membrane. JAMA Ophthalmol. 2015;133:413–20.
11. Chan NS, Teo K, Cheung CM. Epidemiology and diagnosis of myopic choroidal neovascularization in Asia. Eye Contact Lens. 2016;42:48–55.
12. Leveziel N, Yu Y, Reynolds R, Tai A, Meng W, Caillaux V, et al. Genetic factors for choroidal neovascularization associated with high myopia. Invest Ophthalmol Vis Sci. 2012;53:5004–9.
13. Ikuno Y, Jo Y, Hamasaki T, et al. Ocular risk factors for choroidal neovascularization in pathologic myopia. Invest Ophthalmol Vis Sci. 2010;51:3721–5.
14. Verteporfin in Photodynamic Therapy Study Group. Photodynamic therapy of subfoveal choroidal neovascularization in pathologic myopia with verteporfin. 1-year results of a randomized clinical trial—VIP Report no.1. Ophthalmology. 2001;108:841–5.
15. Neelam K, Cheung CM, Ohno-Matsui K, Lai TY, Wong TY. Choroidal neovascularization in pathological myopia. Prog Retin Eye Res. 2012;31:495–525.
16. Wong TY, Ohno-Matsui K, Leveziel N, Holz FG, Lai TY, HG Y, et al. Myopic choroidal neovascularisation: current concepts and update on clinical management. Br J Ophthalmol. 2015;99:289–96.
17. Ikuno Y, Fujimoto S, Jo Y, Asai T, Nishida K. Choroidal thinning in high myopia measured by optical coherence tomography. Clin Ophthalmol. 2013;7:889.
18. Ikuno Y, Tano Y. Retinal and choroidal biometry in highly myopic eyes with spectral-domain optical coherence tomography. Invest Ophthalmol Vis Sci. 2009;50:3876–80.
19. Fujiwara T, Imamura Y, Margolis R, Slakter JS, Spaide RF. Enhanced depth imaging optical coherence tomography of the choroid in highly myopic eyes. Am J Ophthalmol. 2009;148:445–50.
20. Flores-Moreno I, Lugo F, Duker JS, Ruiz-Moreno JM. The relationship between axial length and choroidal thickness in eyes with high myopia. Am J Ophthalmol. 2013;155:314–9.
21. Usui S, Ikuno Y, Miki A, Matsushita K, Yasuno Y, Nishida K. Evaluation of the choroidal thickness using high-penetration optical coherence tomography with long wavelength in highly myopic normal-tension glaucoma. Am J Ophthalmol. 2012;153:10–6.
22. Ohsugi H, Ikuno Y, Oshima K, Yamauchi T, Tabuchi H. Morphologic

characteristics of macular complications of a dome-shaped macula determined by swept-source optical coherence tomography. Am J Ophthalmol. 2014;158:162–70.e1.
23. You QS, Peng XY, Xu L, Chen CX, Wei WB, Wang Y, et al. Macular Bruchs membrane defects in highly myopic eyes: the Beijing Eye Study. Retina. 2016;36:517–23.
24. Ohno-Matsui K, Jonas JB, Spaide RF. Macular Bruch membrane holes in highly myopic patchy chorioretinal atrophy. Am J Ophthalmol. 2016;166:22–8.
25. Leung CK, Mohamed S, Leung KS. Retinal nerve fiber layer measurements in myopia: an optical coherence tomography study. Invest Ophthalmol Vis Sci. 2006;47:5171–6.
26. Choi YJ, Jeoung JW, Park KH, Kim DM. Glaucoma detection ability of ganglion cell-inner plexiform layer thickness by spectral-domain optical coherence tomography in high myopia. Invest Ophthalmol Vis Sci. 2013;54:2296–304.

第 9 章 遗传性疾病

Fedra Hajizadeh

摘 要

本章主要介绍了各种遗传性疾病的光学相干断层扫描(OCT)图像和文献综述，以及每一种疾病OCT图像的改变。主要分成以下几个小节：①视网膜色素变性(retinitis pigmentosa,RP)，指的是一组以视网膜感光细胞进行性遗传性功能障碍为特征的疾病，最终细胞丧失和萎缩。我们清楚地表明这一常见疾病及其并发症如黄斑囊样水肿特殊OCT改变。这种遗传性视网膜疾病最重要的OCT标志是黄斑外层高反射内/外段交界处(IS/OS)层消失。②卵黄样黄斑营养不良或白塞病，这是一种罕见的常染色体显性遗传疾病。本章展示了从亚临床阶段到萎缩阶段的疾病演变的各个阶段和OCT图像和结果。③家族性玻璃疣或多炔样蜂窝状疾病。④视锥细胞营养不良和类似的OCT检查鉴别诊断。⑤遗传性视网膜劈裂。⑥Alport综合征黄斑病变(Ⅳ型胶原相关肾病)。⑦先天性黄斑皱襞。⑧中心凹发育不全和发育不良。⑨黄斑异常血管。⑩ Pattern黄斑营养不良。⑪代谢紊乱，如Tay-Sachs病。⑫黄斑缺损。

9.1 视网膜色素变性

视网膜色素变性(RP)是以视网膜感光细胞进行性遗传功能障碍为特征的一组疾病，最终会导致细胞消亡和萎缩。它是一种慢性进行性疾病，比锥体更早受到影响。RP 与多种基因相关，它可以作为 X 连锁的常染色体显性或隐性的病症遗传。

此病可以单独发生也可能与其他系统性病症并发。这种遗传性视网膜疾病最重要的光学相干断层扫描(OCT)标志是黄斑远端边缘的超反射内节段/外节段(IS/OS)层消失(图 9.1 至图 9.6)。随着病情的发展，围绕中心凹中心周围的正常视网膜残留岛的面积减小，同时具有正常 IS/OS 结的区域直径变小。IS/OS 边界的边缘似乎与 RP 患者的视野边缘重合[1]。这些典型的变化可能出现在骨性骨针和其他退行性变之前，使得早期诊断成为可能。

RP 会发生弥散性血管通透改变；因此，荧光素血管造影对于检测囊样黄斑水肿(CME)没有太大的帮助。但是，OCT 很容易检测到它。在 13%的 RP 案例中，OCT 都能检测到 CME。OCT 测量的 CME 总面积与视力显著相关[2]。

Witkin 等[3]引入中心凹外节/色素上皮厚度(FOS-PET)作为量化 RP 患者光感受器损失的指标。中心凹外节/色素上皮厚度是视网膜色素上皮(RPE)外缘与超反射光感受器内/外节段交界处内缘之间的距离(图 9.2)。交界处内缘则是在中心凹最薄点处测量的。

在患有棒状-锥体营养不良的患者中发现了神经

F. Hajizadeh, M.D.
Noor Ophthalmology Research Center, Noor Eye Hospital,
No. 96, Esfandiar Blvd., Vali'asr Ave., Tehran, Iran
e-mail: fhajizadeh@noorvision.com

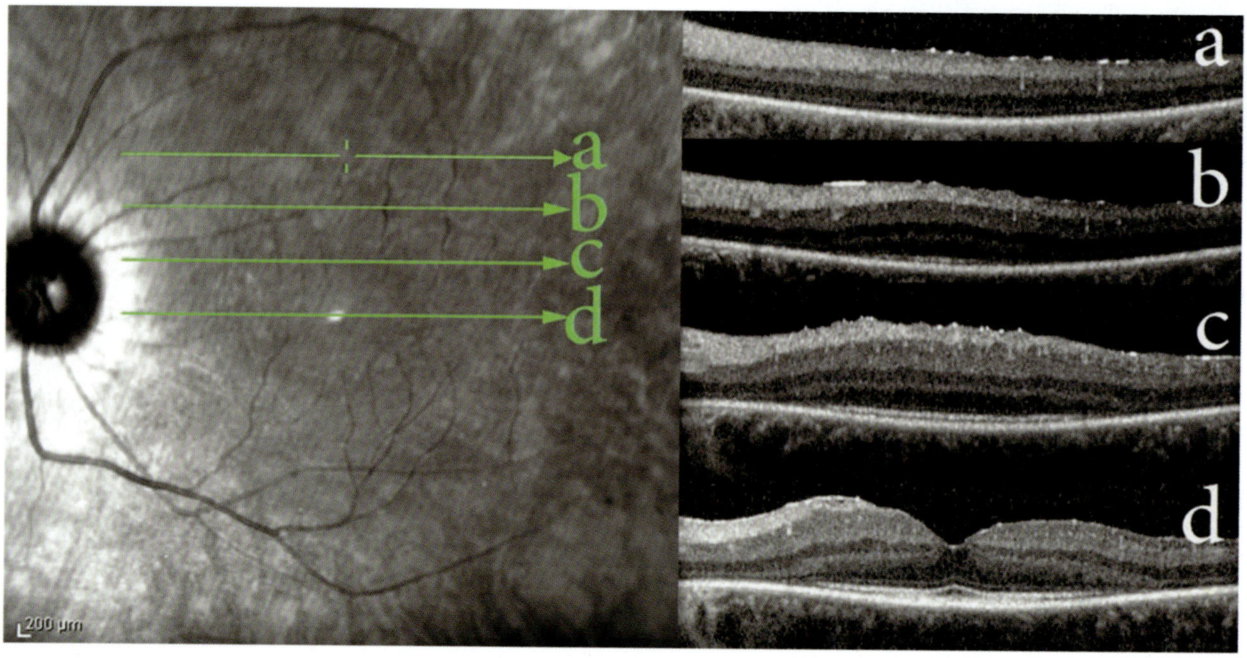

图 9.1 这些复合图像是从具有 RP 的患者的黄斑的不同部分获得的。IS/OS 交界层在黄斑外围消失，IS/OS 层的渐进缩短从“d”到“a”部分十分明显。外核层在这些地区的萎缩和变薄也很明显。

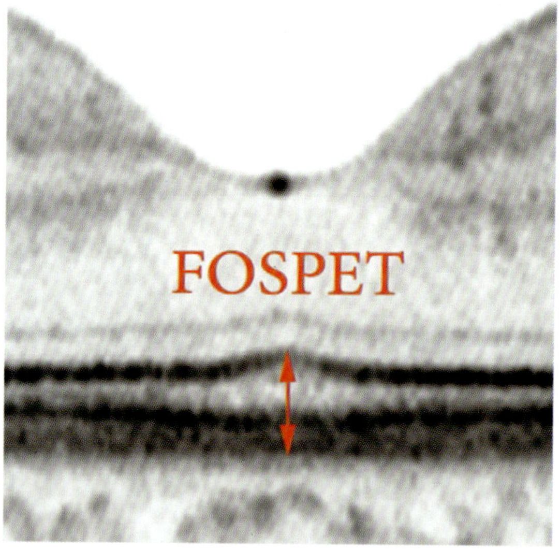

图 9.2 图像显示 FOSPET 的精确解剖位置，该位置是视网膜色素上皮(RPE)的外边界与超反射光受体内/外节点连接处的最内点之间的距离小窝。

纤维层增厚和同质化的情况。在疑似病例中，神经纤维厚度分布的评估可能有助于鉴别诊断(图 9.7)。

9.2 卵黄样黄斑营养不良(贝氏病)

贝氏病也称为卵黄样黄斑营养不良(BVMD)，是一种罕见的常染色体显性遗传病，最早于 1905 年由德国眼科医生 FranzBest 博士[4]发现。在儿童时期它的主要表现是出现黄斑中黄色和(或)橙色卵黄样损伤。染色体 11q13 上的 *BEST1* 基因编码 bestrophin-1 与该疾病有关[5-7]。贝氏病的临床过程分 5 个阶段进行：①对视力影响最小的亚临床阶段；②卵黄状阶段；③假性皮肤下垂阶段；④维生素 E 上升阶段；⑤萎缩期与严重的视力丧失阶段。在阳性家族史中这些典型的黄斑症状可会引起临床上对该疾病的怀疑。诊断通过鉴定 11 号染色体上的基因突变或眼球电图检查(EOG)的特征性异常结果来确认[8-11]。

9.2.1 光学相干断层扫描发现

Ferrara 等[12]广泛研究了贝氏病在不同阶段的 OCT 发现。他们的发现总结如下。在没有任何临床症状的亚临床阶段，OCT 成像显示在外部超反射层[其对应于视网膜色素上皮(RPE)/Bruch 膜反射复合物]和内部超反射层(图 9.8)，这对应于光感受器接合处的 IS/OS 的接合点。另一项研究报道了光感受器增厚[13]。

在卵黄状阶段(图 9.9)，由于 RPE / Bruch 膜复合体上方的均匀超反射物质积累，视网膜中心凹信号得到了增强。Ferrara 等的研究发现[12]，虽然 OCT 结果表示慢性中心性浆液性脉络膜视网膜病变(CSCR)反射

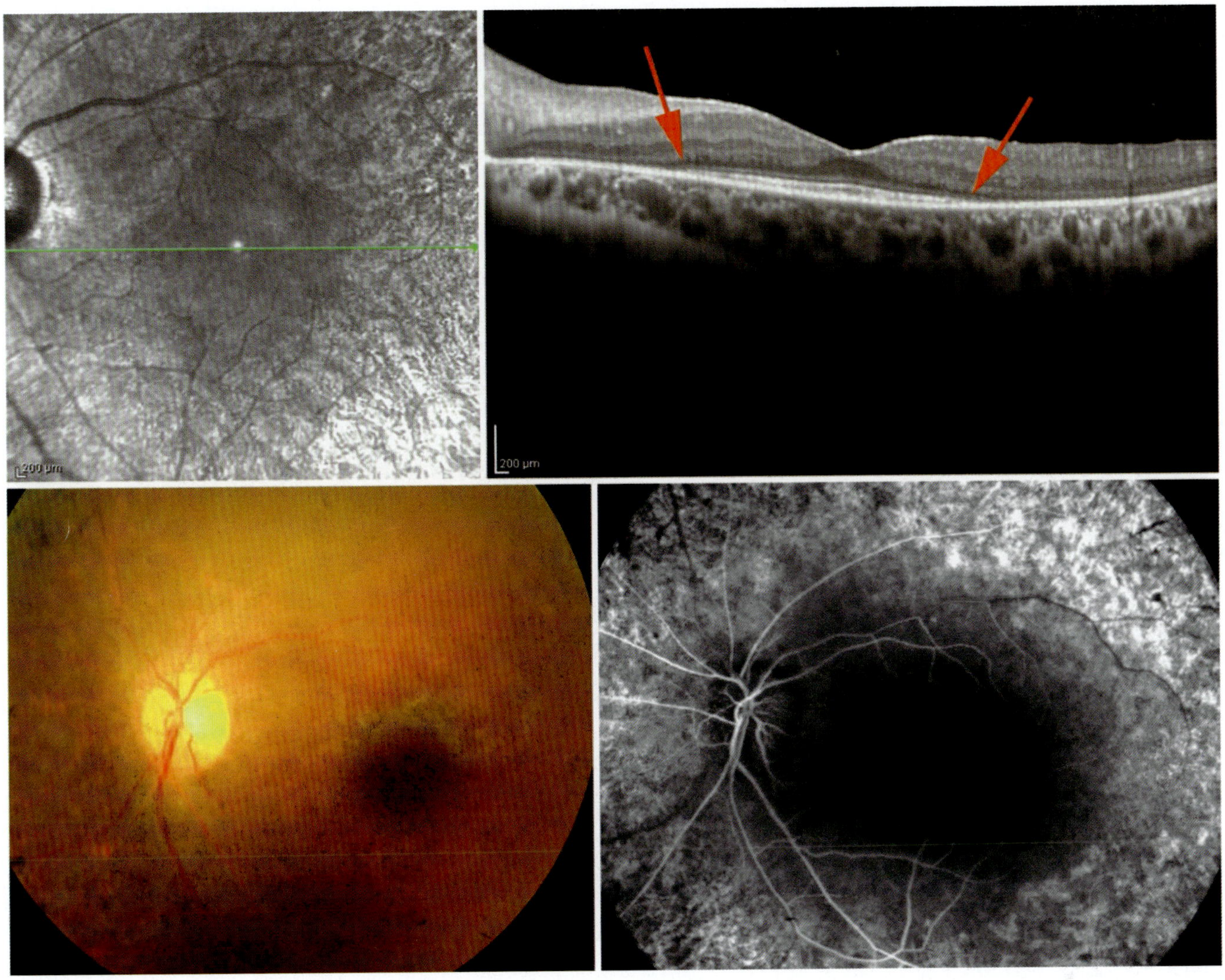

图 9.3　已建立 RP 的患者的彩色眼底照片(左下)和荧光素血管造影图像(右下)以及 SLO-OCT 图像(左上方和右上方)。两个红色箭头之间的区域是正常视网膜。在那个区域之外,外核层的位置和光感受器损失是明显的。

性空间和感光细胞外节伸长,但只有超反射物质积累在视网膜下区域。中间的超反射层出现在超反射物质的边缘,并且沿着超反射材料上方具有增厚和碎裂区域的病变轮廓。Ferrara 等[12]也报道说,覆盖超反射物质的外核层(ONL)显得更薄,可能与该层不常见的异质超反射信号有关。但是,由于视觉在这个阶段只受到轻微的影响,ONL 的厚度可能是正常的。大概定位于外部分段和 RPE 层之间的超反射材料累积增加了眼底自发荧光(FAF)成像上的荧光信号强度。在这个阶段,也可以检测亚临床阶段发生的中间超反射层的增厚。

在假性积脓阶段(图 9.10),负责感觉神经功能的视网膜与 RPE/Bruch 膜复合体之间分离,并在 RPE 层上方出现均匀的光学高反射团块是 OCT 的特征性发现。ONL 也很薄并具有不均匀反射率的区域。光感受器的内部和外部片段之间的接合处在中心凹中央上方和鼻侧出现离断。中央高反射层的增厚在这个阶段也很重要。一些研究聚焦于损害的部位,同时强调在正常表现的 RPE 层上方浆液性视网膜突隆,而在 RPE 下方出现外层视网膜脉络膜信号增宽[14]。

在卵黄破裂或"金丝带"阶段,一个清晰的光学空间依然存在。ONL 的变薄在脱离的视网膜中显著,并且感光体外部和内部节段(包括感光体伸长)也存在一定程度的变化。

在 RPE 水平上可以检测到两种类型的超反射丘:第一类丘在 OCT 上引起基础脉络膜信号的相对阴影;

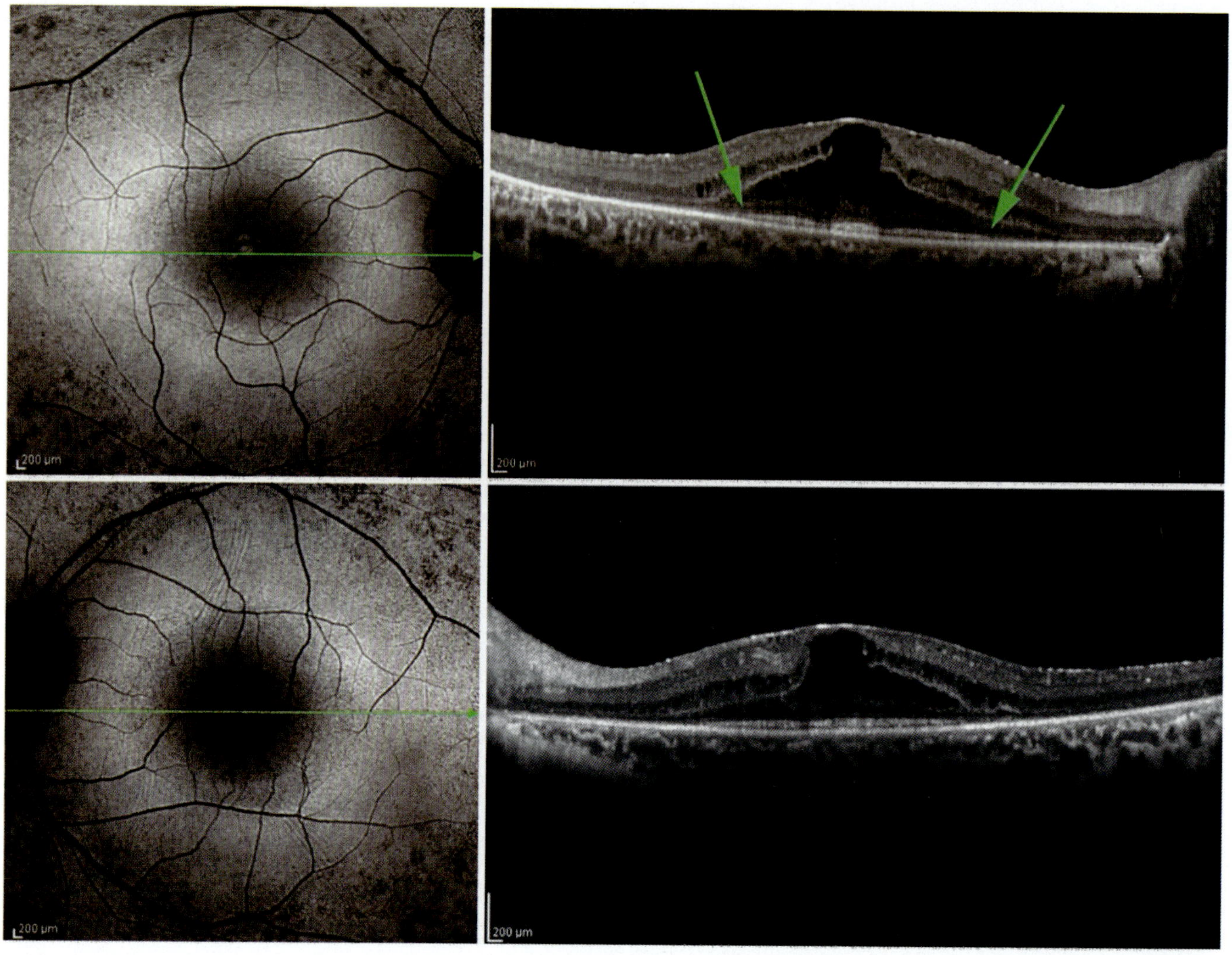

图 9.4　一例 34 岁双眼 BCVA 20/32 女性的 OCT 图像。视网膜电图显示一个扁平的圆锥反应。她接受了多次玻璃体内抗 VEGF 注射，但没有取得满意的结果。明显的是 IS/OS 交界层在黄斑周围消失（绿色箭头）。中心凹有多个囊状空间。

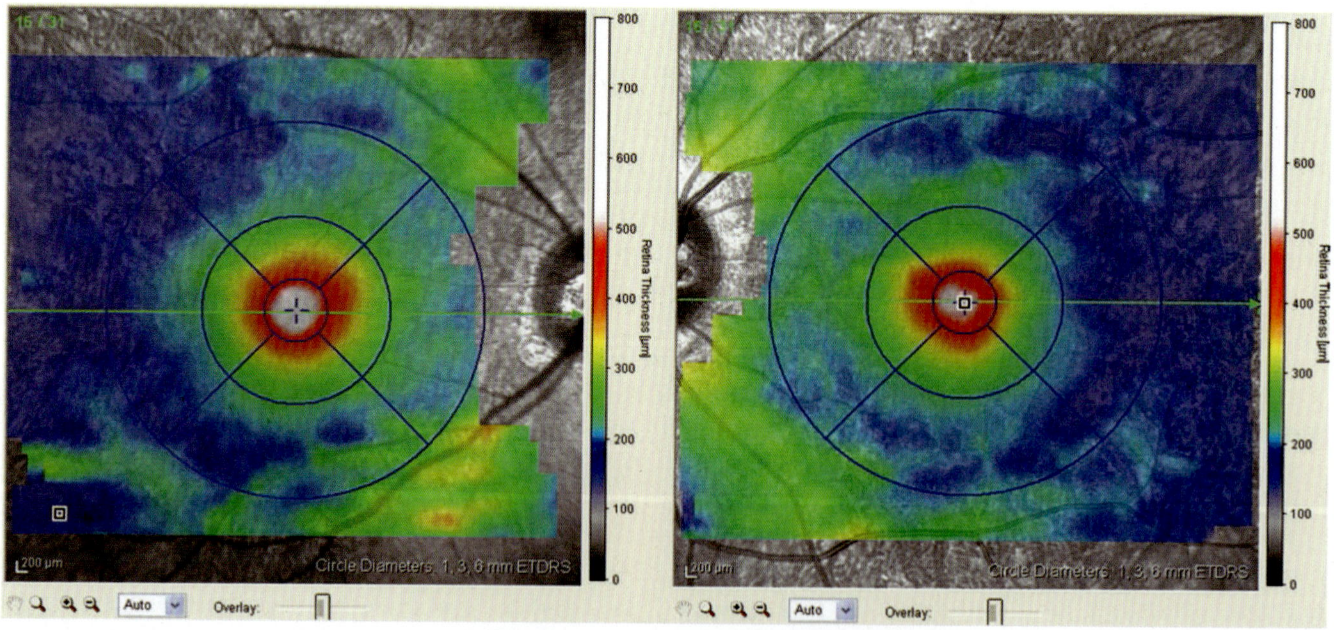

图 9.5　图 9.4 同一例患者的地形图显示中心凹增厚和黄斑外周极度变薄。

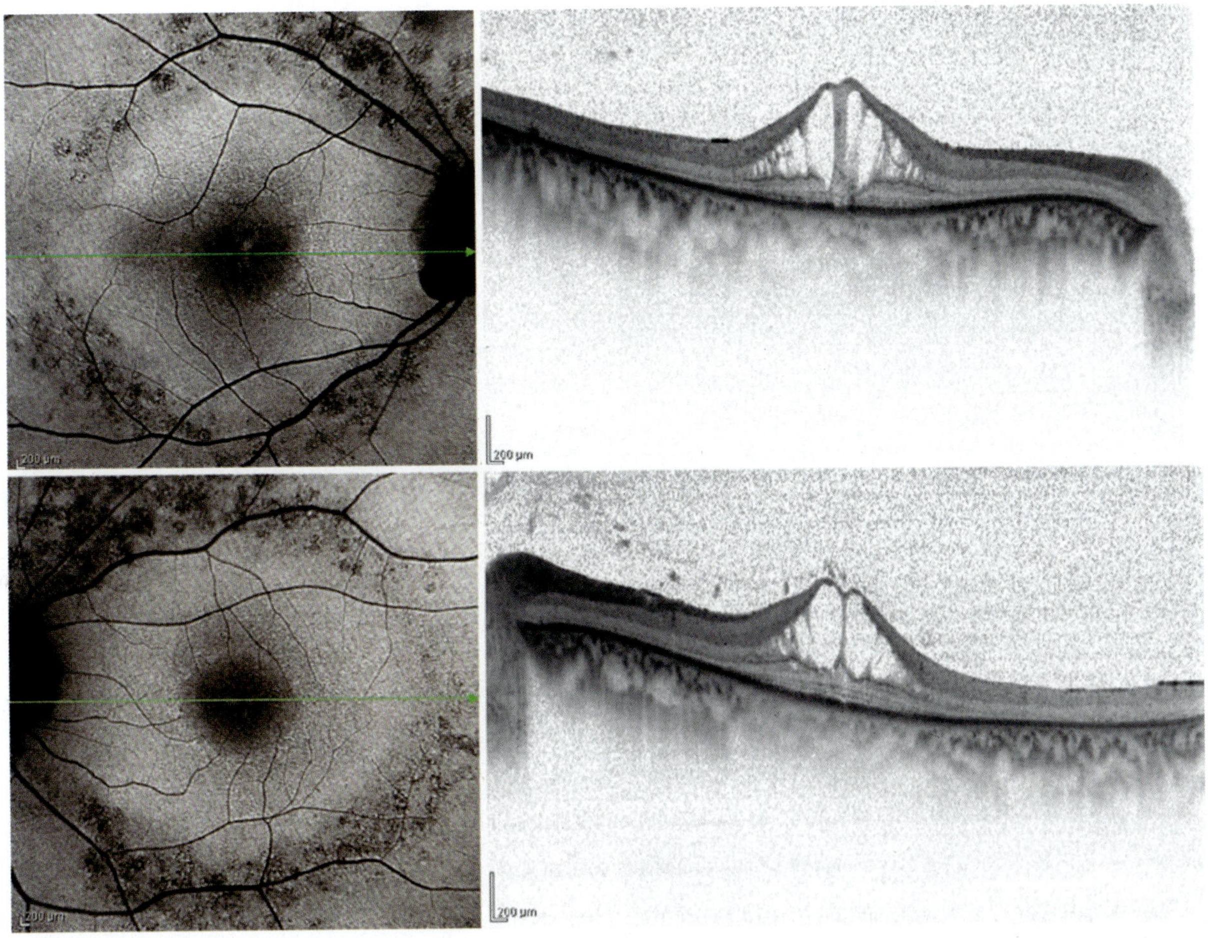

图 9.6 BCVA OD 为 20/500 且 OS 为 20/100 的 38 岁男性的眼底自发荧光(FAF)和横截面 OCT 图像。视网膜电图表明视锥视杆反应被严重削弱。FAF 图像显示在远黄斑周围典型的自体荧光。黄斑中心凹的囊肿、小面积的 IS/OS 和外核层黄斑中心是 RP 和黄斑囊样水肿患者的 OCT 图像的典型表现。

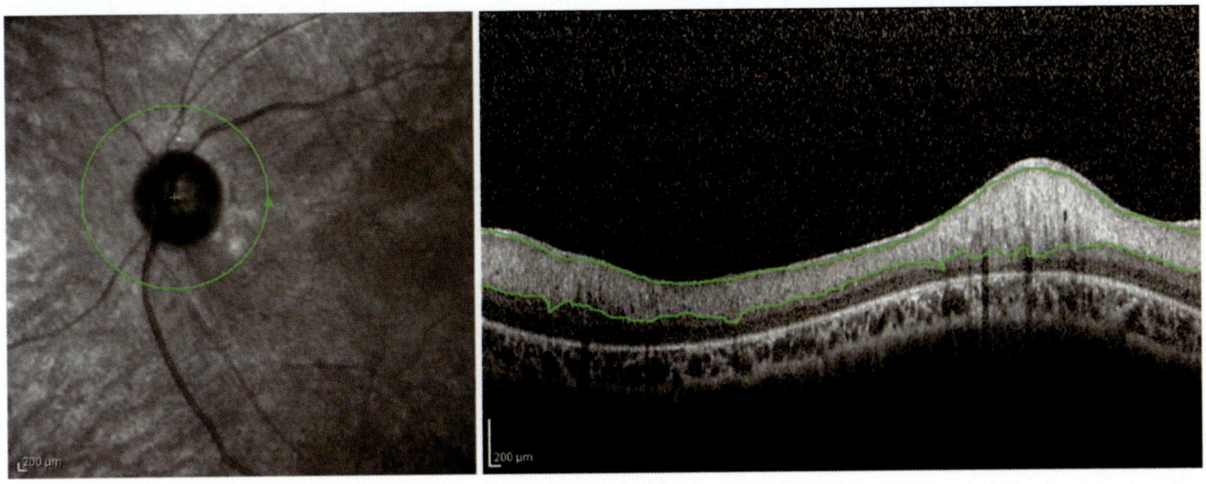

图 9.7 这是患有色素性视网膜炎的患者的神经纤维层横截面光学相干断层扫描图像。神经纤维层变厚(两条绿线之间的区域)。

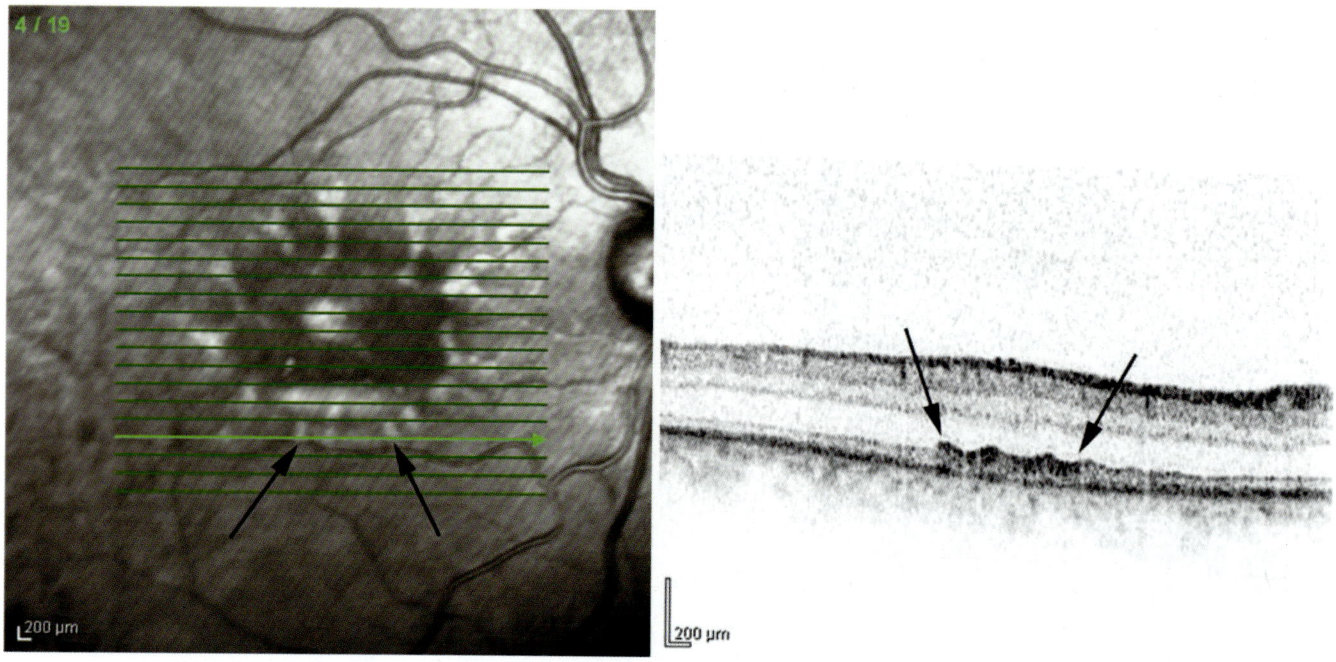

图 9.8 在眼睛前房积脓阶段。穿过病变外周部分 OCT 部分显示内部/外部感光器节段连接处(黑色箭头之间)增厚。病变外围的这种变化发生在进一步进展阶段。

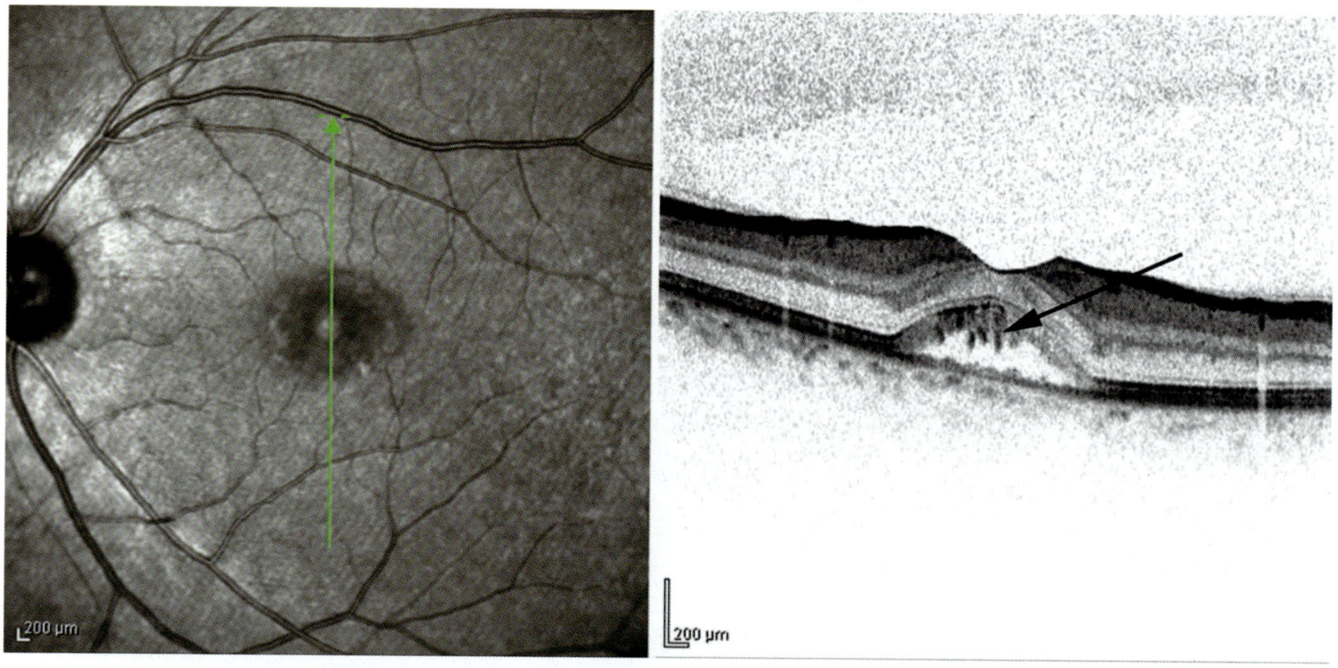

图 9.9 在卵形阶段的左眼 SLO-OCT 图像。它类似于长期存在的中心性浆液性脉络膜视网膜病变。感光体外节段伸长(黑色箭头)和轻度外核层明显变薄覆盖在分离区域上。这只眼睛的视力为 20/20,阿登比率为 1.52。

第二种类型与外层视网膜层的上覆塌陷和下层的脉络膜的相对高反射率有关。因此,外层视网膜层不易分解,并在其上塌陷。视网膜下物质位于脱离的神经感觉视网膜边缘。

在萎缩期,存在一个清晰的光学空间,失去感光反射复合体和视网膜变薄,这与病变相对应。可观察到伴有脉络膜阴影的高反射丘。病灶周围的中高度反射区显示弥散性增厚。

在另一项研究[15]中,OCT 成像显示假性皮肤下垂阶段 RPE 下囊性空间内脂褐素累积。它还表明在“金

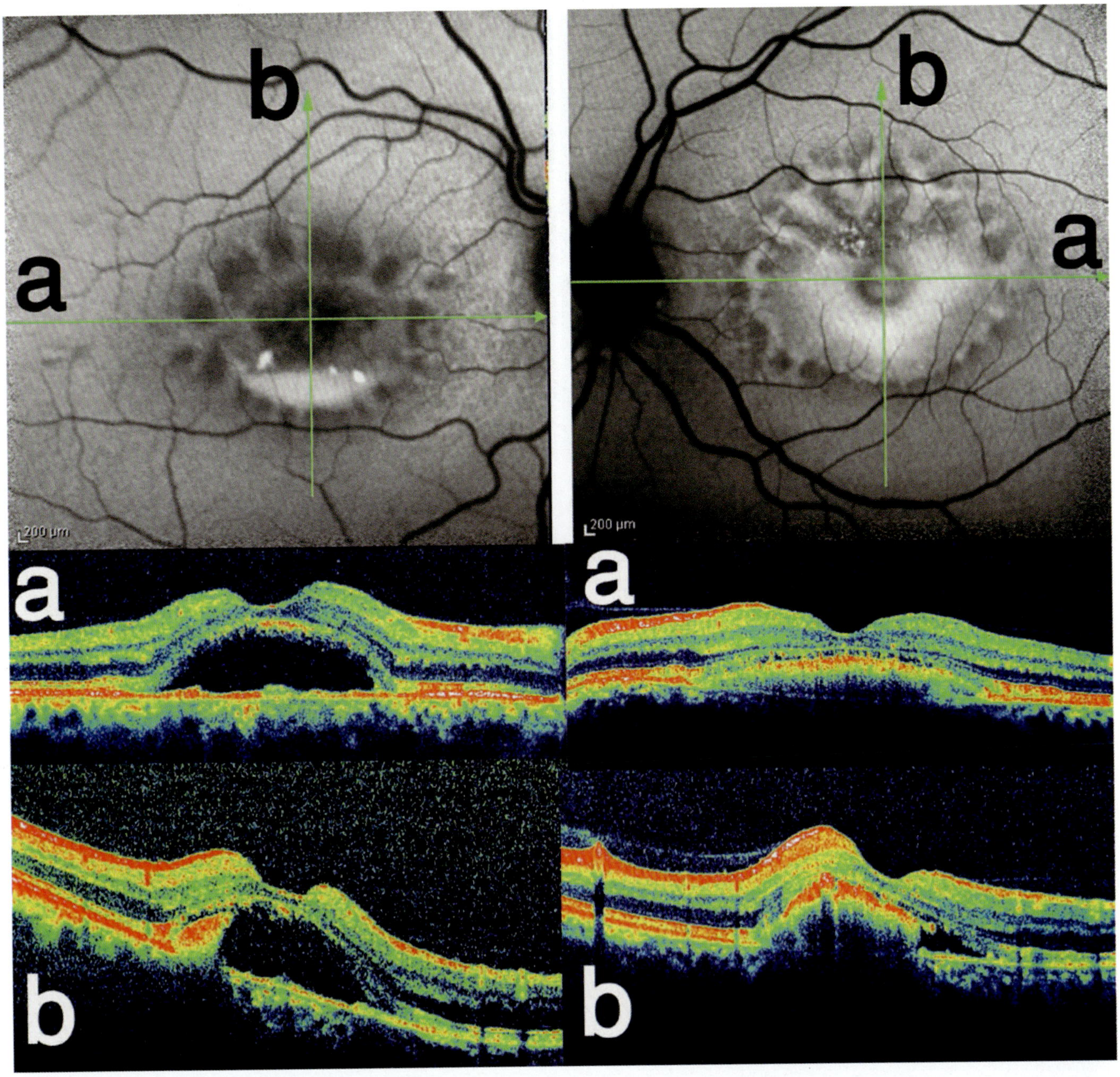

图 9.10 在前房积脓阶段，贝氏病患者的眼底自发荧光和 OCT 复合图像。可明显看见黄斑区域的网状超荧光模式。一种独特的自发荧光模式可以帮助区分贝氏病和慢性中心性浆液性视网膜病变，这是根据视网膜下积聚的沉淀物的过量荧光和眼底检查中积聚的假单胞菌形态。视网膜下物质积聚的超荧光常常提示这种遗传性疾病。根据沉淀物数量，可以有多种 OCT 拍摄模式。在该图的右眼中，水平横截面 OCT 图像(平面“a”)表现出简单的浆液性凹下剥离，光感受器外节段伸长和 RPE 隆起在脱离区域的基部垂直部分(平面“b”)在分离的下部显示超反射视网膜下物质。在左眼中，水平(“a”)部分在脱离的所有部分显示超反射性沉淀，并且其遮蔽了下面组织的细节。在垂直(“b”)部分中，小视网膜下低反射空间对应于假性积脓的上方。

丝带”阶段光感受器受到破坏。

也有报道称，sub-RPE 纤维化结节和玻璃膜疣样子沉积为 sub-RPE 物质，弥散性感光细胞外节异常也已有报道[13]。贝氏病可以通过新生血管膜的生长而复杂化[16](图 9.11 至图 9.18)。

9.3 家族性玻璃疣

家族性玻璃膜疣——也称为 Doyne 蜂窝营养不良或 Malattia Leventinese——与年龄相关性黄斑变性

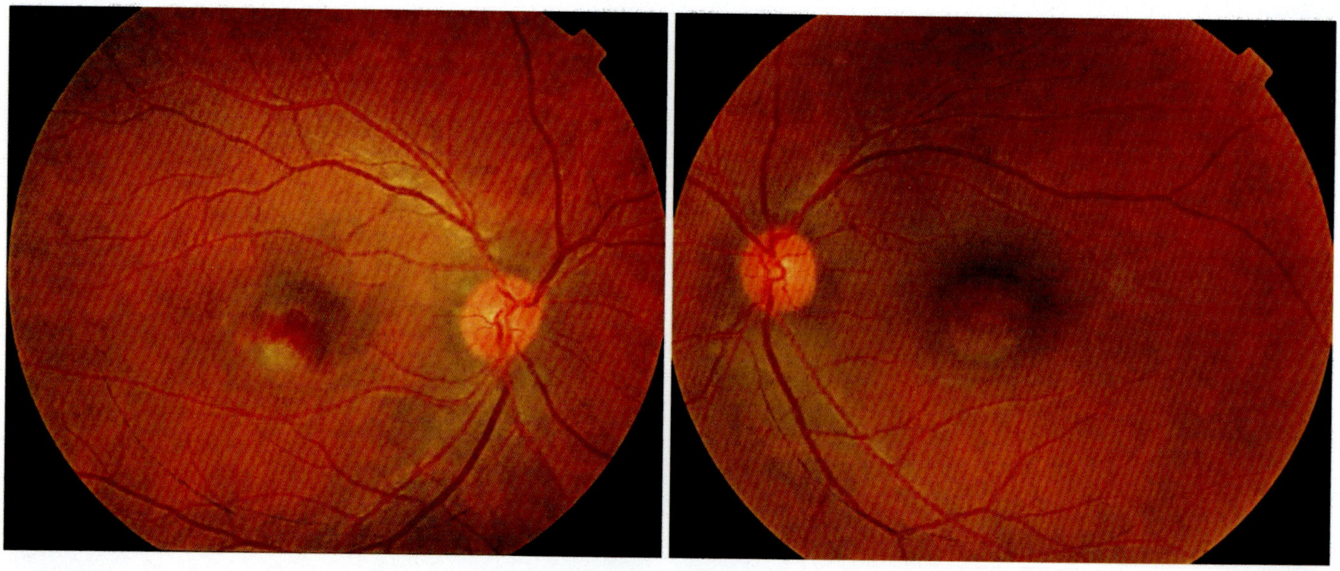

图 9.11 此彩色眼底照片来自一例 31 岁男性，他右眼视力下降，持续数周，右眼 BCVA 低于 20/200，左眼为 20/20。Arden 比率右眼是 1.75，左眼是 1.52。在右中心凹区，视网膜下出血伴有卵黄样病变。在左眼，有一个圆形浆液性视网膜脱落，对应于卵黄样病变。患者的兄弟也有类似的疾病迹象。

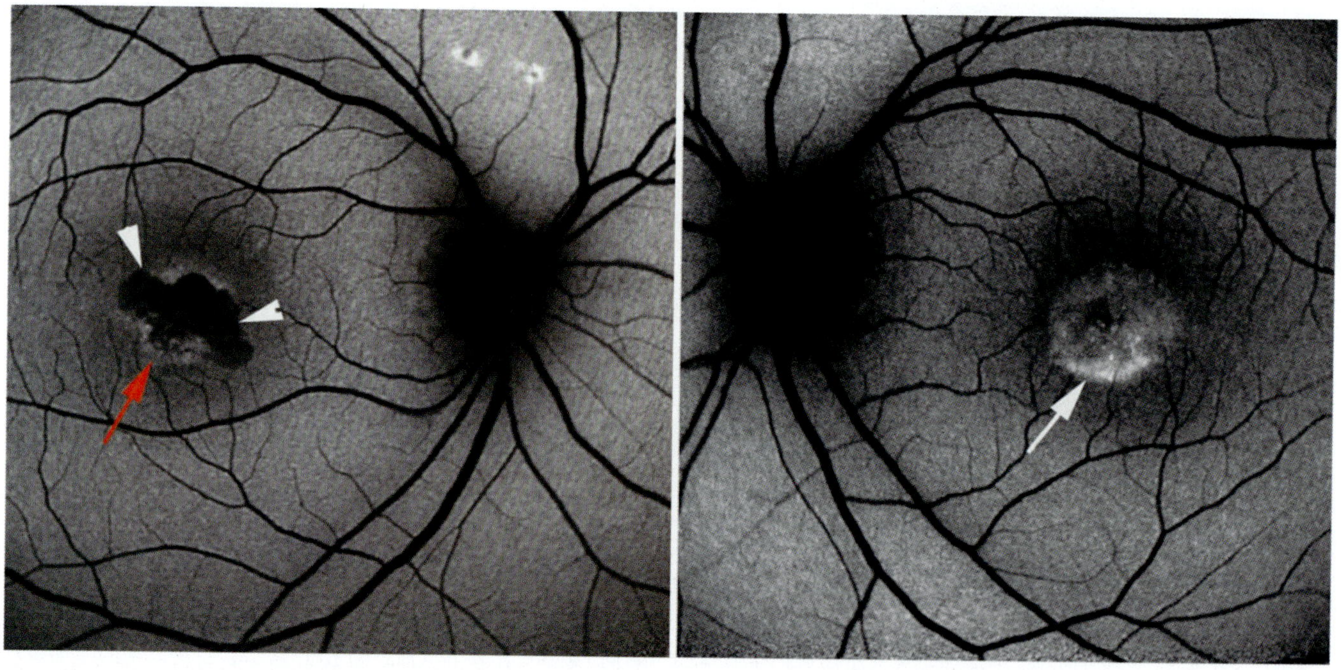

图 9.12 图 9.11 同一例患者的眼底自发荧光图像。由于来自新血管组织的血液阻挡了荧光，所以发生周边暗区(白色三角)。新血管丛产生结节和非均匀斑点(红色箭头)。在左眼中，分离的黄斑下部的高背反射率对应于长期的卵黄样病变(白色箭头)。

相比，通常在较年轻的时期(第三个 10 年)出现。玻璃膜疣通常很多，大小不一，并且位于后极。玻璃膜疣也可能出现在拱廊外，尤其是鼻侧到视盘，这在其他类型的黄斑变性中是罕见的，或者可能发生在视盘周围或视盘本身边缘。从未建立过大多数年轻的玻璃膜疣患者的遗传模式，尽管在描述良好的家系中，遗传模式是常染色体显性遗传。它主要是由 2 号染色体上的 *EFEMP1* 基因突变引起的[17]，它编码含有表皮生长因子(EGF)的原纤维蛋白样细胞外基质蛋白(即蛋白纤维蛋白 3)。这种基因突变中产生的表型是独特的，即玻璃膜疣从中心凹发出辐射状图案。几种遗传缺陷是造成这种疾病的许多表型变异和临床表现的主要原

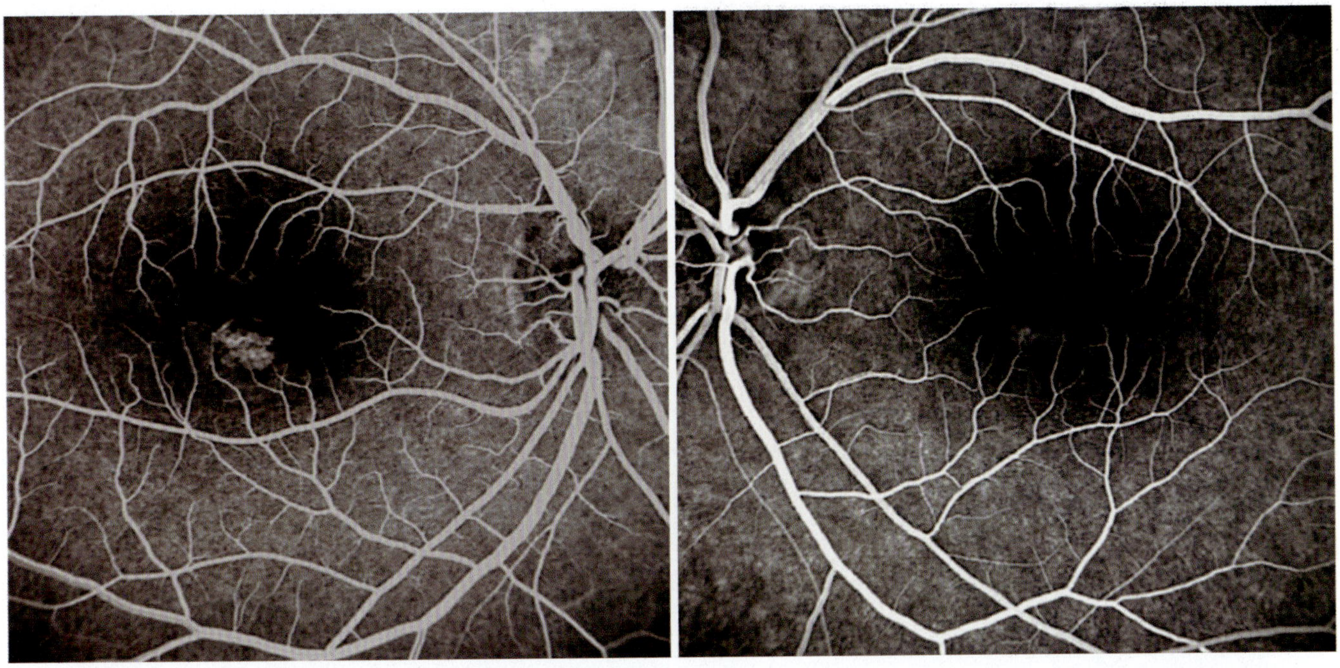

图 9.13　荧光血管造影图像在图 9.11 同一例患者血管造影的动静脉期(右眼)和晚期(左眼)被捕获,显示充盈新生血管簇(右眼)的血管网,左眼血管造影后期,浆液脱离并且缺乏明显渗漏。

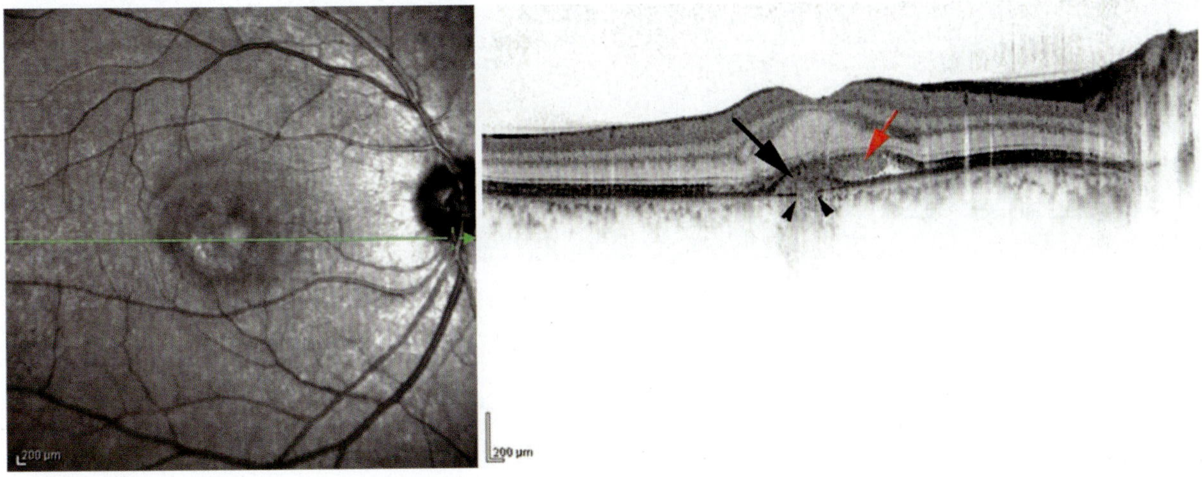

图 9.14　图 9.11 同一例患者的右眼。黑色三角示 Bruch 膜破裂,这有助于视网膜下新血管膜的生长(黑色箭头)。视网膜下红色视网膜血液示中等反射率(红色箭头)。这例患者的视力低于 20/200,而阿登比率为 1.75。

因，例如基底层状或表皮玻璃膜疣与补体因子 H(*CFH*)基因的 Tyr402His 突变体高度相关[18]。

由于各种遗传缺陷,家族性玻璃膜疣的临床表现是可变的，范围从几个大的粗糙病灶到许多小点儿,有时称为基底层状玻璃膜疣或表皮玻璃膜疣。在荧光血管造影中,表皮玻璃膜疣和 RPE 变化显示出比眼科检查更明显的受累区域(图 9.19 和图 9.20)。视网膜电图(ERG)和眼电图通常是正常的。通常,只要玻璃疣是分散的和非中心凹的,中心视力非常好。家族性玻璃膜疣可以增加老年性黄斑变性的风险。玻璃疣合并 RPE 萎缩可导致进一步的视力丧失。有些患者可能在较年长的时候出现脉络膜新生血管,这可能会造成视力显著降低(图 9.21)。

9.4 视锥细胞营养不良

视锥细胞营养不良是一种遗传性视网膜疾病,特征是视锥细胞进行性损伤,后期主要累及中心凹。该

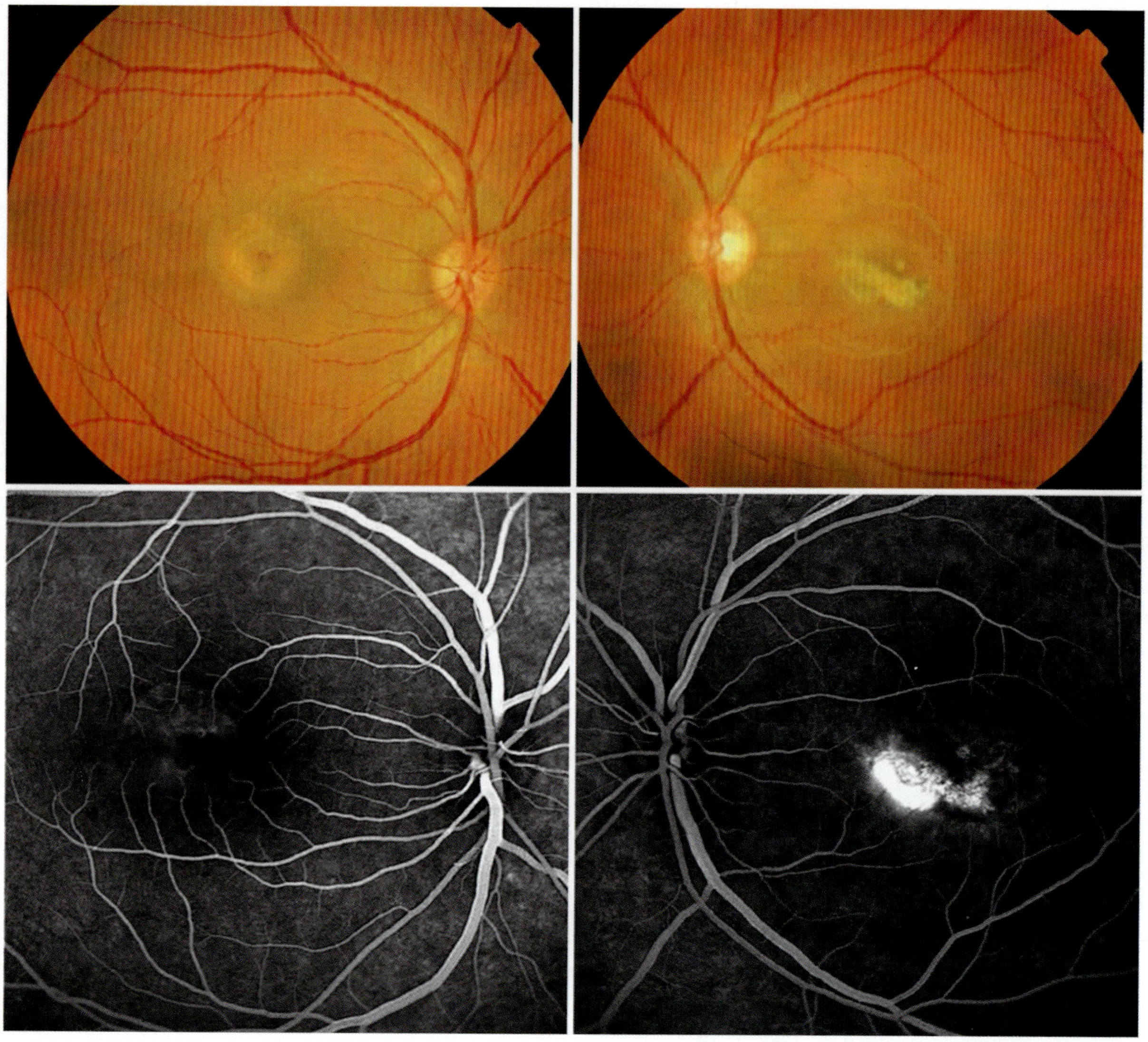

图 9.15 此复合彩色眼底照片和荧光血管造影图像来自一例 21 岁左眼视力下降 7 个月的男性。两个基底部左小凹区域呈现出与新生血管灰色组织的卵黄状分离。荧光素血管造影表现出相当大的渗漏，中心凹处有强荧光，右眼有轻度超荧光。

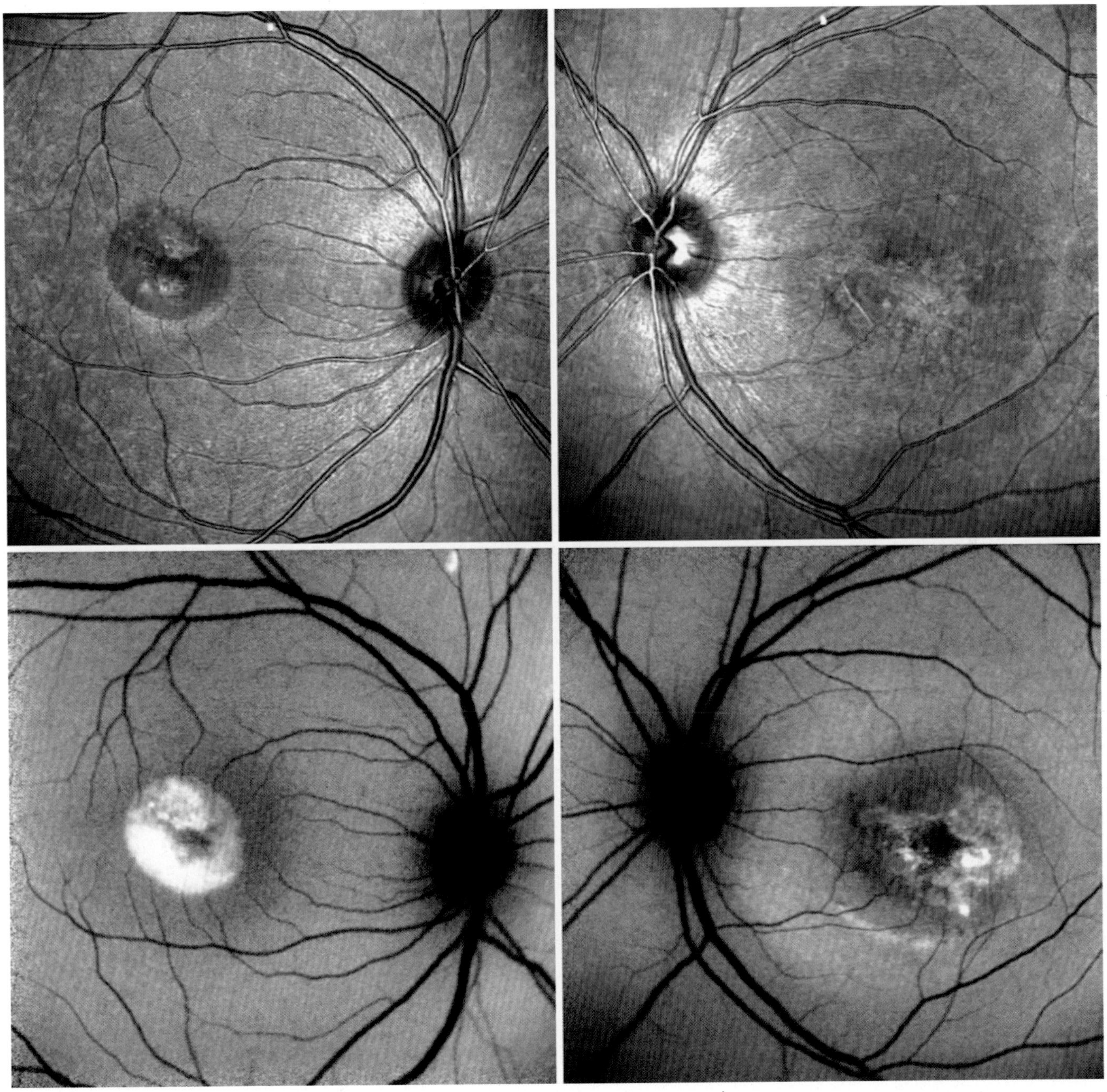

图 9.16 这些图 9.15 同一例患者的 SLO-FAF 图像显示右眼可见超自发荧光，这是由于具有超荧光特性的卵黄状物质积累，具有强荧光特性；左眼由于新生血管膜和瘢痕组织的形成而出现不规则强荧光。右眼的 FAF 模式是贝氏病的典型表现。

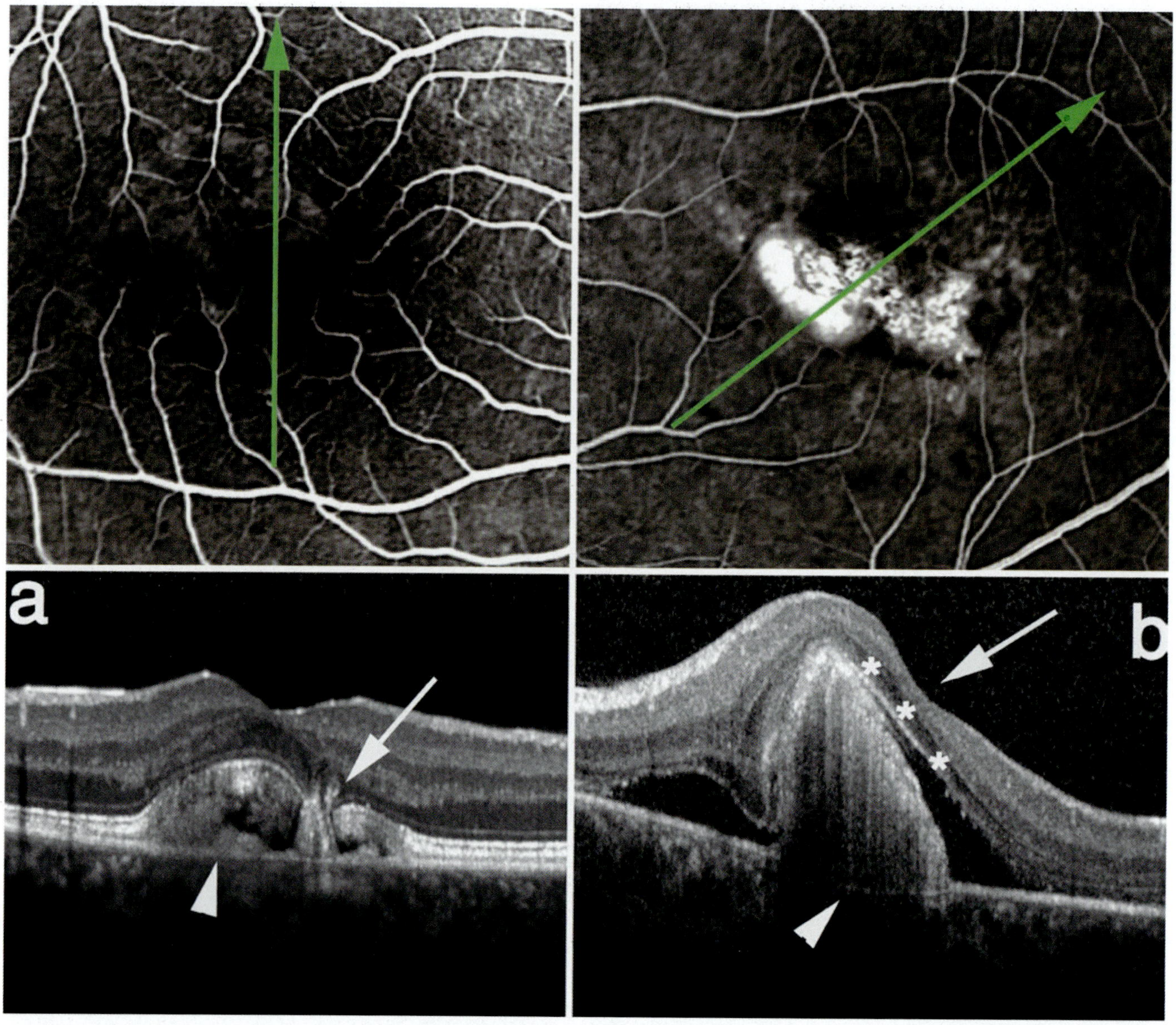

图 9.17 图 9.15 中同一例患者的两个 SLO-OCT 图像。右眼处于“金丝带”阶段。光学透明的空间依然存在。脱离的视网膜显示出外核层变薄和感光体外部和内部节段的不同程度的变化。可见感光器伸长。(a)在 RPE 层面可以检测到两种类型的超反射丘:第一种丘形成右侧中心凹的 OCT 上的脉络膜信号的相对阴影(三角,左图);第二种类型(白色箭头)与外层视网膜层的覆盖塌陷相关,并且显示了下层脉络膜相对高的反射率。因此,如右眼底的 OCT 图像所示,外层视网膜层难以区分并折叠。视网膜下材料也位于神经感觉视网膜脱离边缘。(b)左中心凹 OCT 图像显示左中心凹(白色箭头)新生血管膜上有新生血管性 sub-RPE 纤维结节(白色三角)和外核层变薄(白色星号),荧光素血管造影显示可观的泄漏。

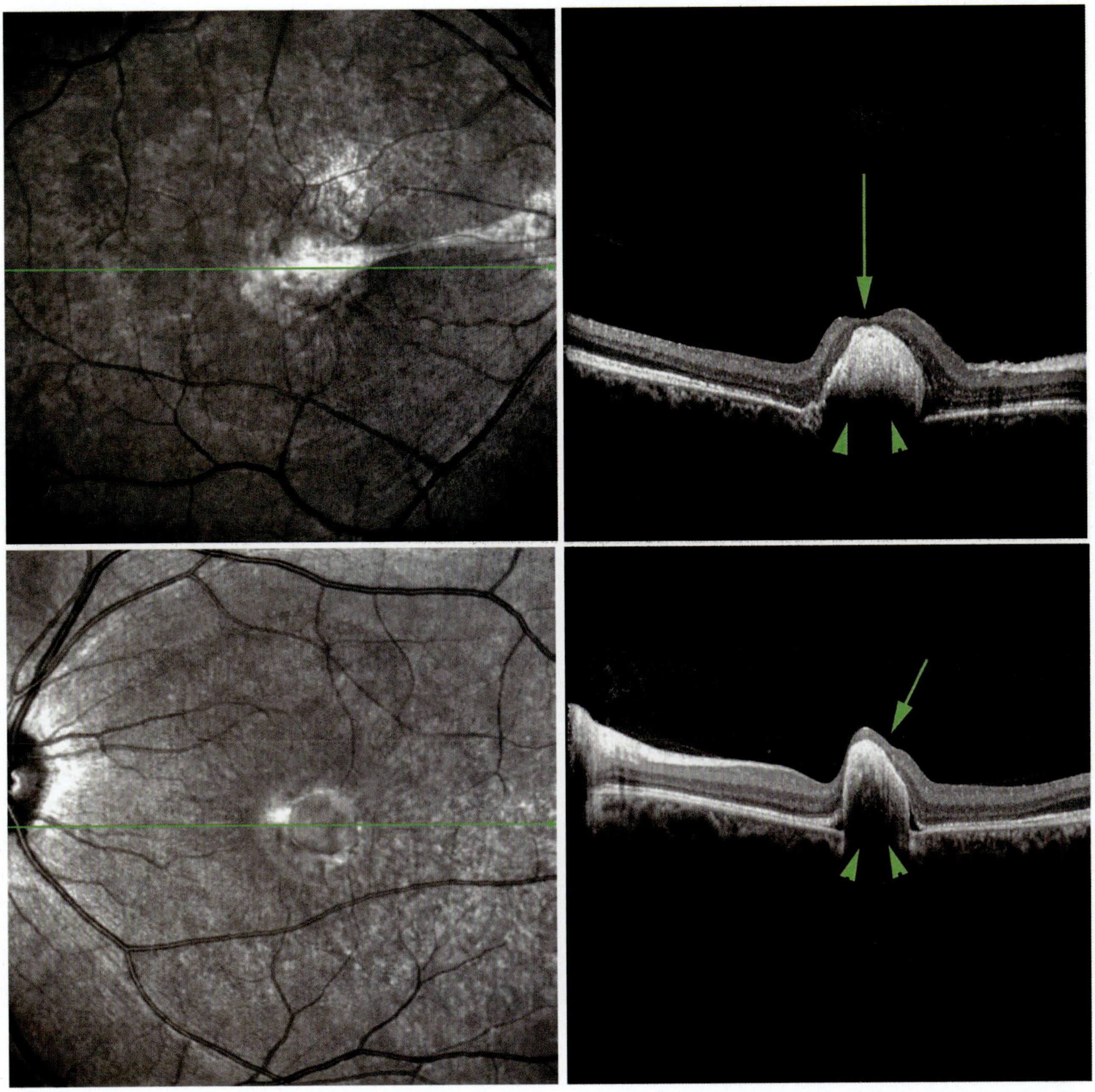

图 9.18 图 9.11 中 25 岁患者双眼的 SLO-OCT 图像。他的视力下降了 10 年。两眼都在瘢痕期，伴有大的中心凹下的纤维结节（箭头），这代表了中心凹下新生血管组织生长的末期。

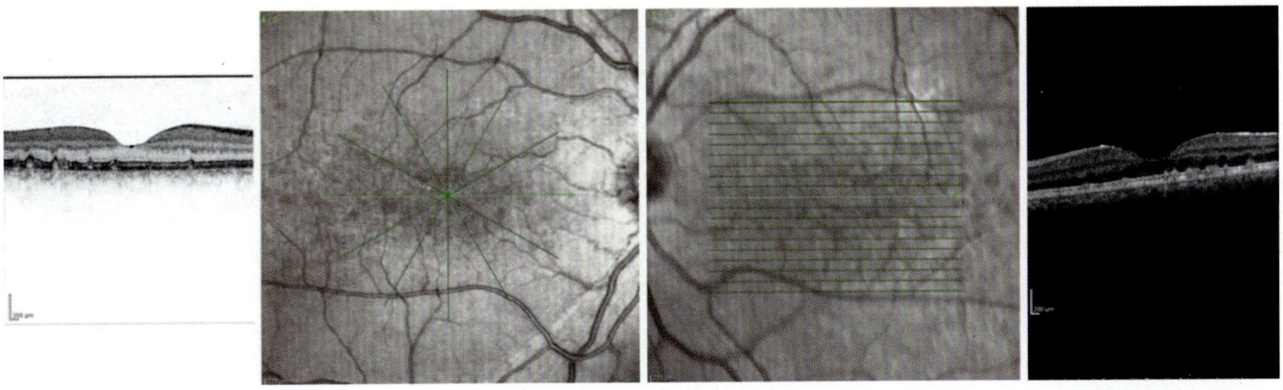

图 9.19 SLO-OCT 图像是一例 19 岁男性，双眼中有家族性玻璃疣，双眼视力 20/20。表型类似于表皮玻璃疣，其主要分布在后极。

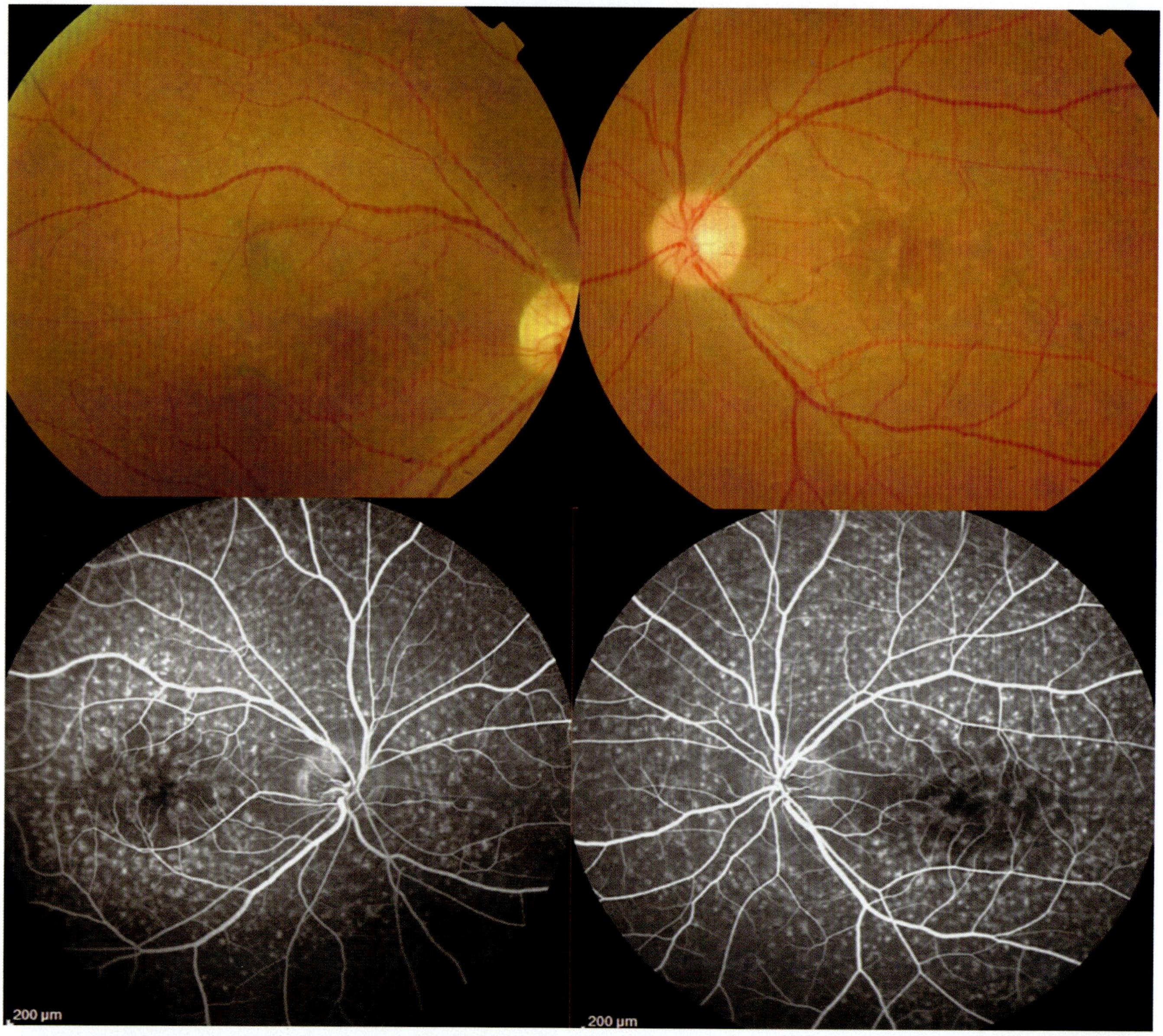

图 9.20 44岁患有家族玻璃膜疣男子的彩色眼底和荧光素血管造影图像。在彩色眼底图像中可以看到玻璃膜疣的放射排列模式。荧光素血管造影图像显示比彩色眼底照片更明显的大量超荧光点。

病的症状是渐进性视力丧失，对强光敏感，色觉减退。

视网膜电图是该疾病的金标准，在没有眼表症状的年轻人中，甚至在疾病的早期阶段就可出现阳性结果。明全视野ERG显示单次闪光减少和闪光反应，而在暗视条件下反应是正常的。光学相干断层扫描可以显示异常锥体细胞(图9.22至图9.26)。只有少数的研究者已经报道了营养不良的视锥细胞中心凹结构的变化，因为时域OCT无法清晰界定内段椭球(ISe)的边界，这是OCT在视锥细胞营养不良中主要的定位异常，而频域OCT系统可以检测到这些变化。Cho等[19]表明，在73.3%的病例中可以发现视网膜外层结构异常，其可分为4种不同的模式。而在所有类型中都没有发现外节接触圆柱体层和RPE增厚。第0类患者中没有视网膜结构异常，但可检测到ERG异常。在第1类患者中可见内部节段椭圆形部分(ISe)中断，并且该部分与外部限制膜之间的边界模糊不清。第2类患者表现出明显的中心凹变薄和节段性丢失和(或)ISe的不规则破坏。由于锥体细胞功能障碍导致产物的积累，第3类患者表现出特征性的ISe增厚。

锥体营养不良的鉴别诊断包括氯喹毒性、创伤、慢性中心性浆液性视网膜病变、维生素A缺乏症和长期眼内炎症，因为它们具有类似的OCT特征。视网膜电图检查有助于区分鉴别诊断。

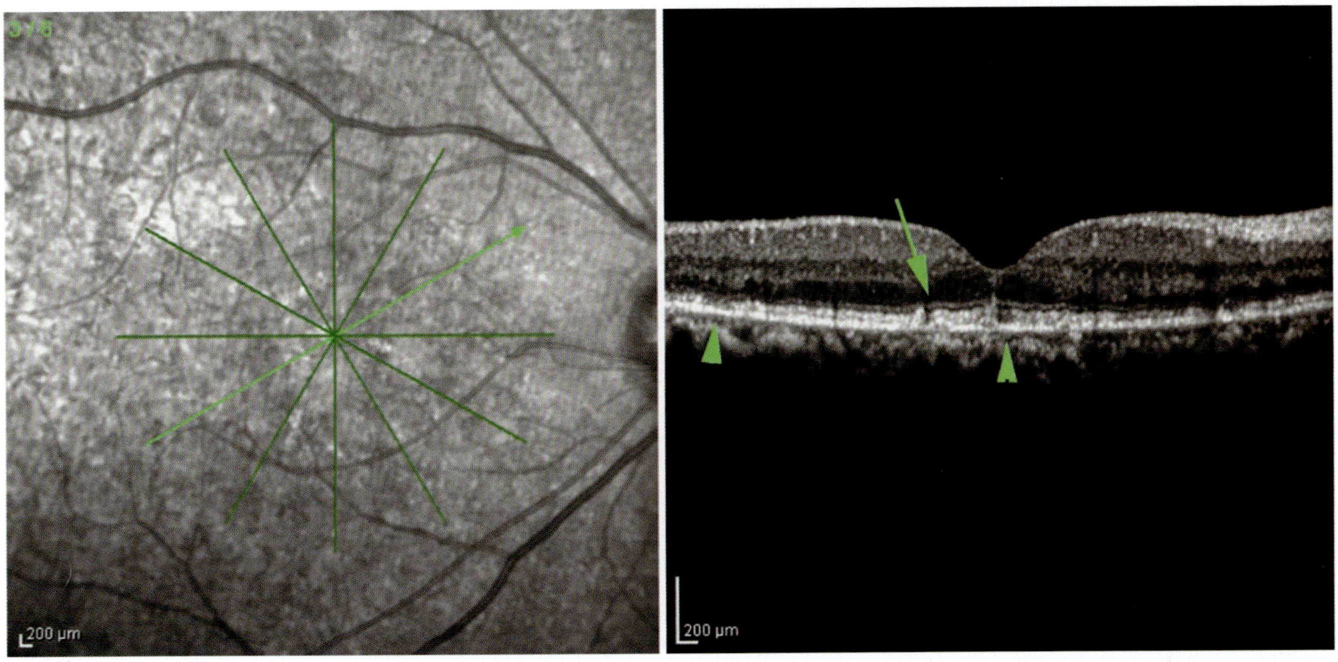

图 9.21 图 9.20 同一例患者的 SLO-OCT 图像显示中心凹区域 RPE 丢失(绿色三角),这意味着疾病进一步进展。RPE 的不规则和凸起代表玻璃膜疣(绿色箭头)。双眼视力为 20/20。

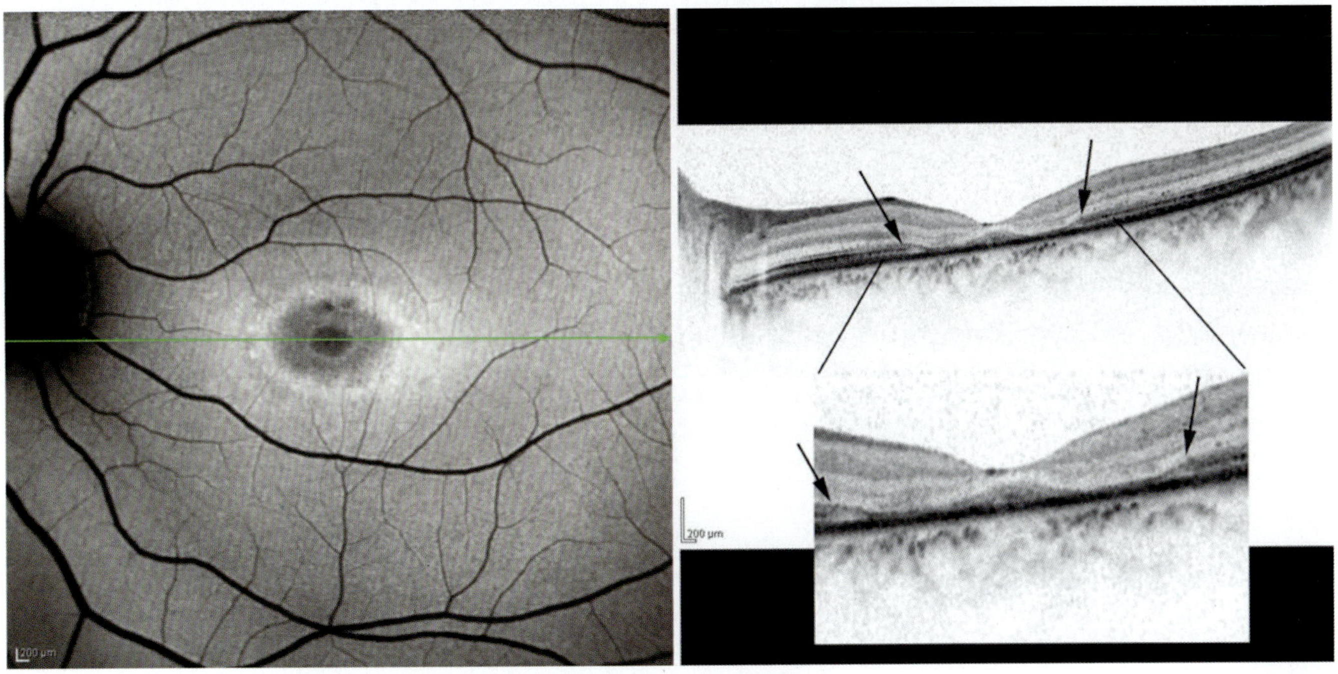

图 9.22 FAF-OCT 患者的眼部视网膜图像显示视锥细胞异常和中心视力下降(BCVA 为 20/80)。FAF 图像显示中央圆形病变边界的牛眼征和超自发荧光。OCT 图像显示锥体营养不良的标志,即 ISe 和外核层萎缩变薄(两个箭头之间的区域)的损失。

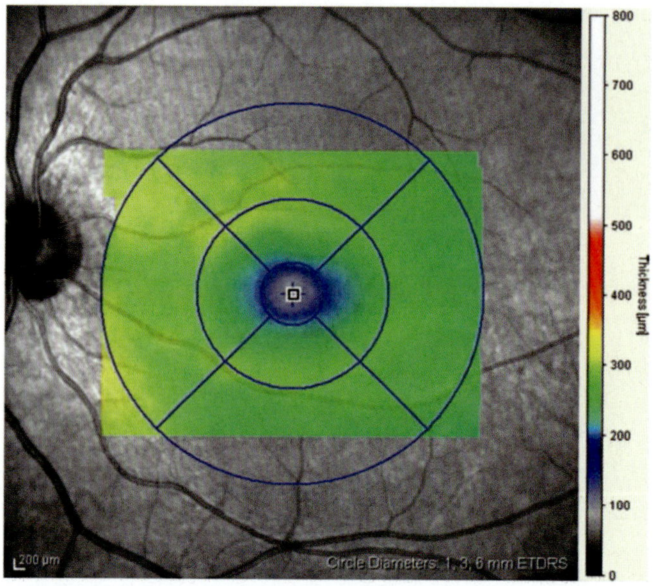

图 9.23　图 9.22 同一例患者的地形图显示中心凹变薄和明显萎缩。

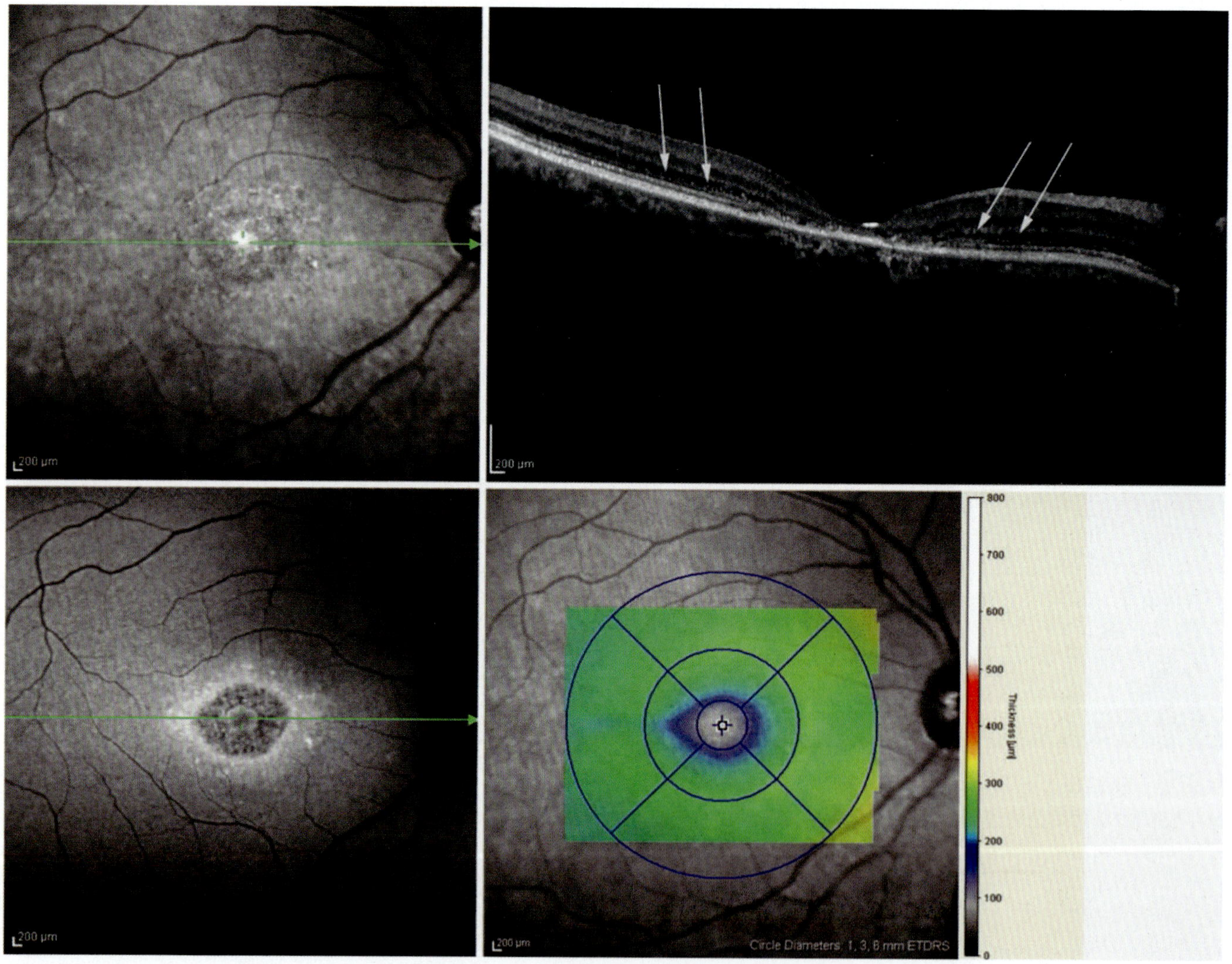

图 9.24　SLO-OCT 和 FAF 图像与锥体细胞营养不良患者的地形图。观察到 FAF 图像上的牛眼征，地形图中严重的中心凹萎缩以及 OCT 中心凹处锥体部位的 ISe 层萎缩和变薄。出现接近中心凹(双箭头位置)的 ISe 层破裂可直接诊断。

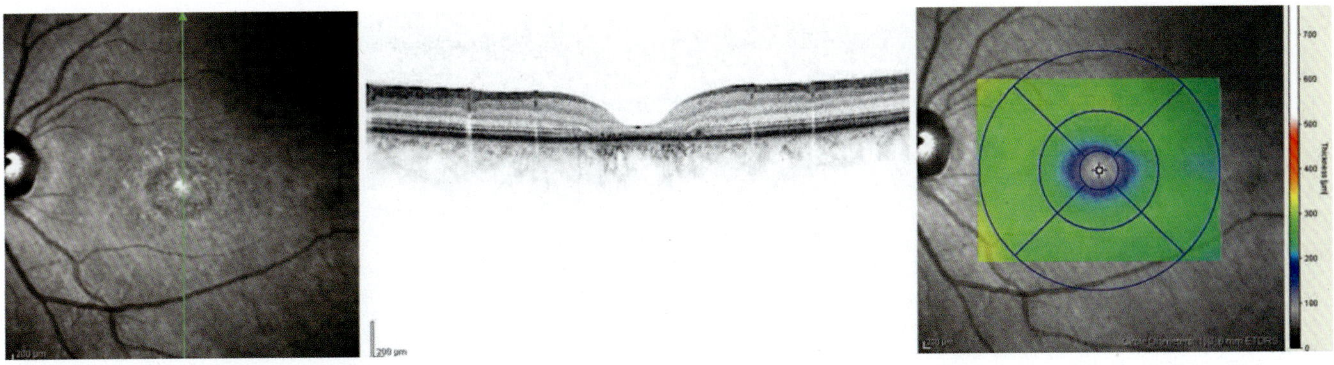

图 9.25　图 9.24 同一例患者的同侧眼睛显示了类似的特征。锥体细胞营养不良是一种双侧疾病，可以在不同程度上影响双眼。

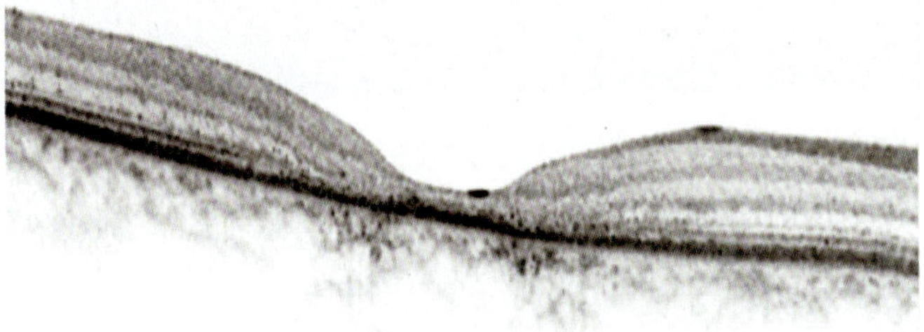

图 9.26　图 9.25 同一例患者右侧中心凹的大面积图像显示中央和近中心凹区的 ISe 受损、细胞减少、边缘中心凹变薄萎缩以及颗粒状的 ISe。

9.5 遗传性视网膜劈裂

在 1889 年，Hass 成为第一位描述这种疾病的科学家，X 连锁的青少年遗传性视网膜劈裂症在幼儿期即可被发现，它是一种进行性双眼病变[21]。该病症状始于儿童期，在前 30 年表现为进行性视力缺失，而后由于黄斑变性使症状在往后的生活中进一步恶化[22]。RS1 基因的突变是导致 X 连锁的青少年视网膜劈裂症的主要原因[23,24]。遗传性视网膜劈裂症的特征性征象为呈车轮样的中心凹区劈裂（即视网膜分裂），以上表现可在 98%~100%的患者中出现[25-27]。婴儿期斜视和眼球震颤[25]、玻璃体积血（高达 1/3 的患者可出现）[25,26]、视网膜脱离（高达 1/5 的患者可出现）[25,27]、双侧黄斑脱离[28]以及轴性远视是临床上的特征性表现（图 9.27 至图 9.35）。

劈裂可发生在内界膜和神经纤维层之间[25-32]。基于 OCT 的最新研究进展如 Gao 等[33]的研究表明劈裂主要发生在外丛状层。Gao 在研究中的其他发现包括：内核层与神经节细胞层相融合，外核层萎缩，视网膜色素上皮的局灶性萎缩，以及外丛状层不规则。Ando 等[34]研究了遗传性视网膜劈裂摘除后眼球的组织病理学，并报道了周边区域的 schitic 视网膜存在小囊性间隙、视网膜外层的中心凹劈裂和光感受器细胞萎缩伴多区域钙化等病变。Gerth 等[35]报道了劈裂从外丛状层延伸到内丛状层以及大疱性黄斑劈裂主要发生于青年人。本组的所有患者均表现为内核层和（或）外核层和（或）神经节细胞层的中心凹外劈裂。Gerth 等在他们的研究中还报道了所有患者存在光感受器内、外段的破坏和不平整。我们的研究发现与 Minami 等[36]的研究成果相似，主要为劈裂累及黄斑全层，但主要为外层。

9.6 Alport 综合征黄斑病变（Ⅳ型胶原相关肾病）

Alport 综合征是一种遗传性基底膜病，其眼部遗传具有多种表现性（自体显性，隐性或 X 连锁），病因为 *COL4A3*、*COL4A4* 和 *COL4A5* 基因的突变[37,38]。Alport 综合征的临床特征：前豆状突，白内障，角膜磨蚀，斑点视网膜，角膜营养不良，微角膜，弓状体，虹膜萎缩，自发晶状体破裂，球形晶状体，黄斑反射不良，荧光素血管造影，强荧光，眼电图，视网膜电图异常，视网膜色素沉着[39]，肾小球炎，感音神经性聋，血尿，间质

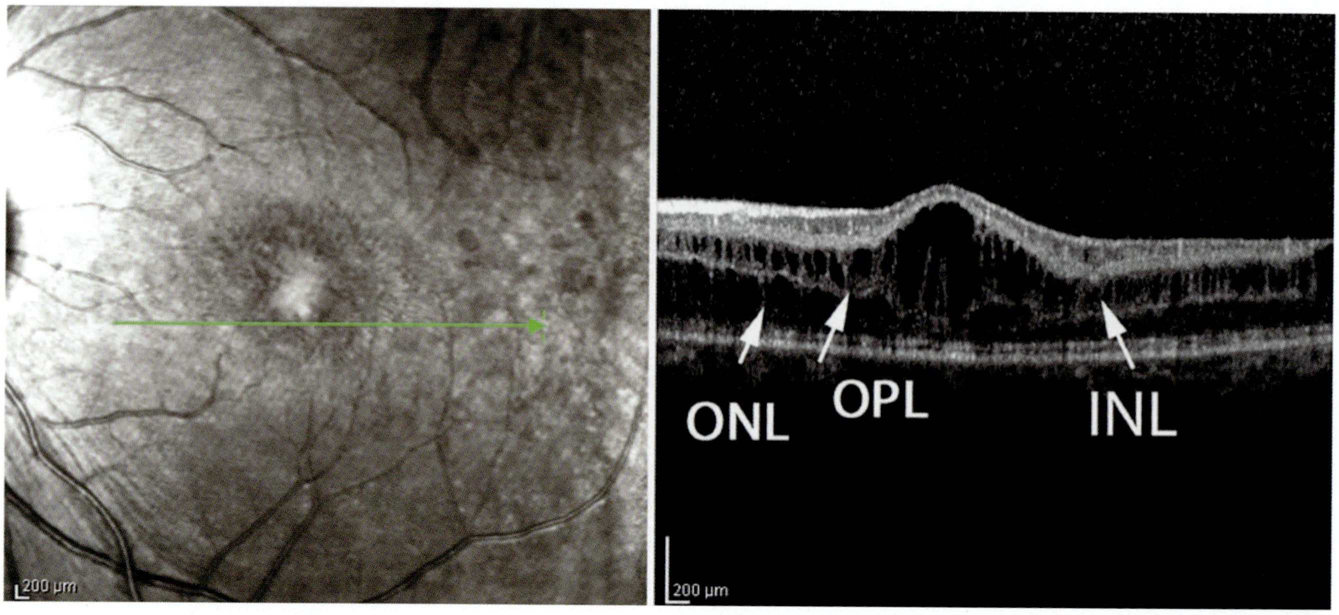

图 9.27　一例年轻的 X 连锁遗传性视网膜劈裂症患者左眼的 SLO-OCT 图像。在外核层(ONL)和内核层(INL),视网膜增厚伴多发囊性间隙。在某些区域,已很难区分各层。外丛状层是两核层之间相对较薄的区域。

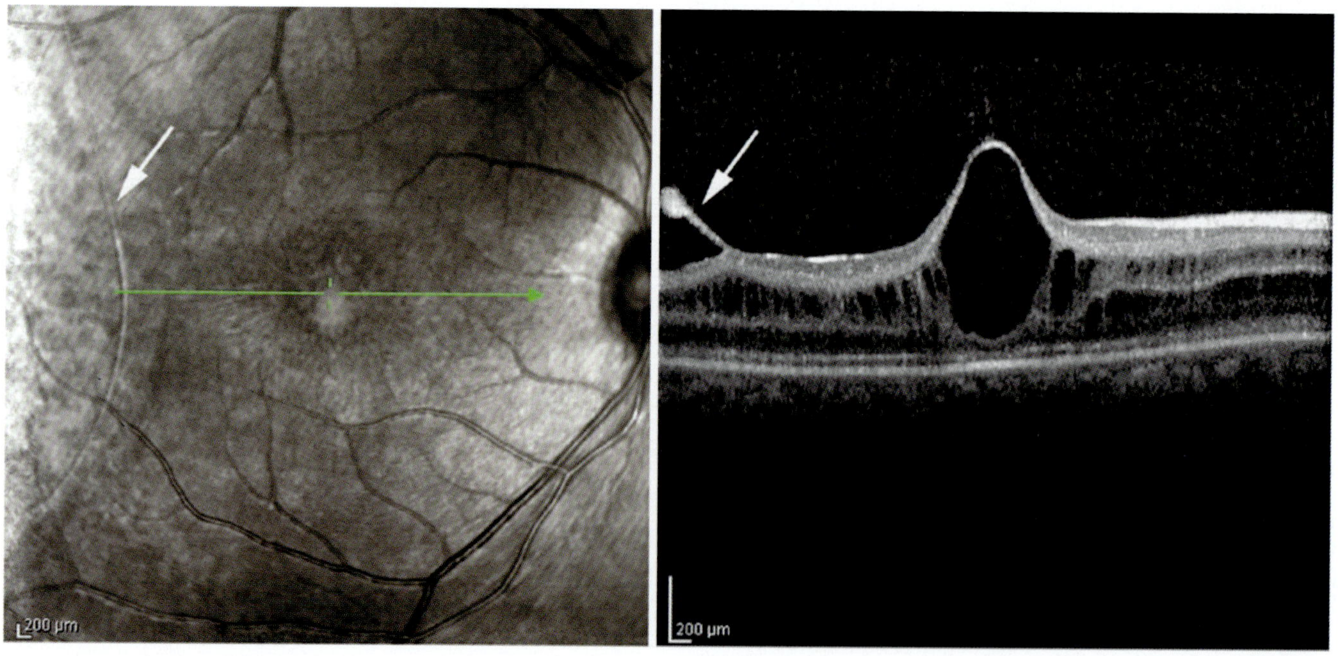

图 9.28　对 X 连锁视网膜劈裂的年轻的 12 岁男孩双眼 SLO-OCT 图像。视网膜外层囊性改变,裂孔明显。黄斑以外的区域存在视网膜前膜或玻璃体后皮质异常伴纤维带断裂和皮瓣(白色箭头示)。(待续)

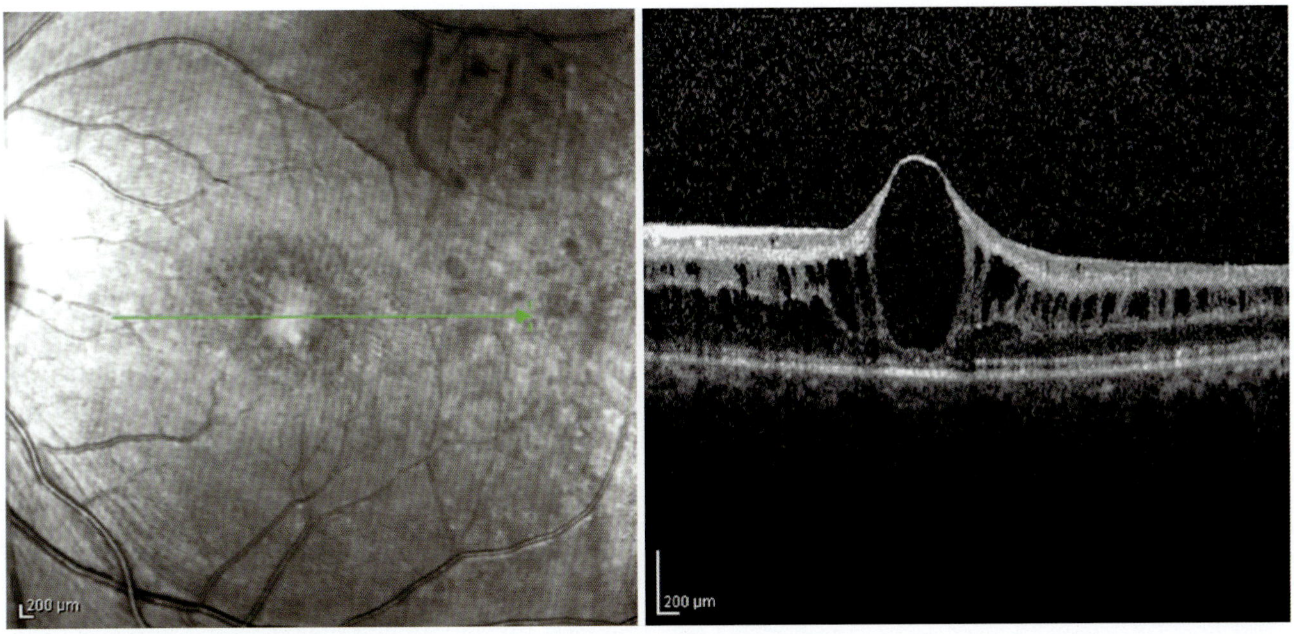

图 9.28(续)

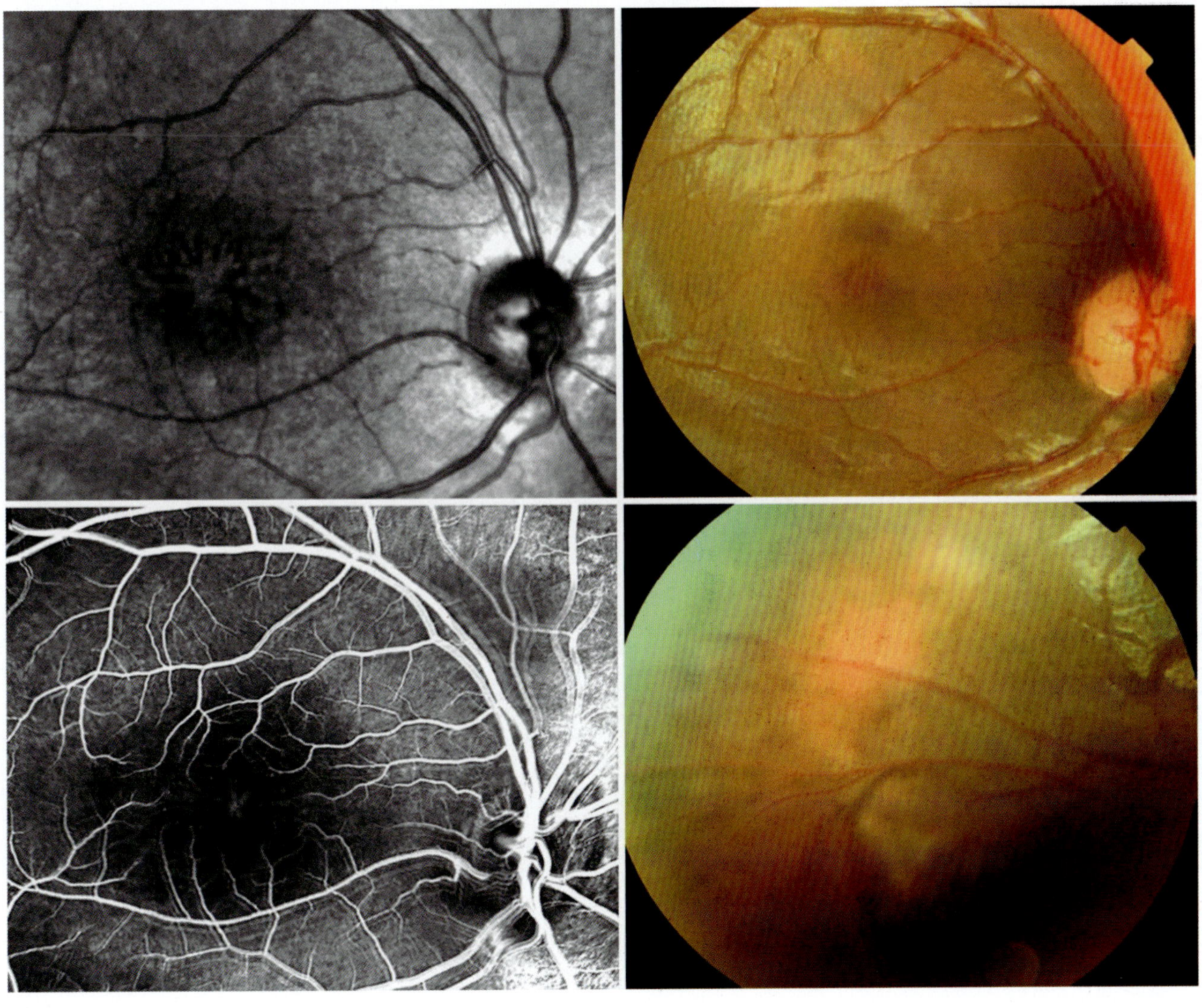

图 9.29　一例表现为双眼玻璃体积血、中心视力下降的 10 岁男孩的复合图像。在 SLO 图像(左上方)和荧光素血管造影图像(左下方)上显示为车轮型。眼底图像显示囊性视网膜中心凹改变(右上方)。在周边区域可见呈扇形牵拉的视网膜劈裂(右下方)。

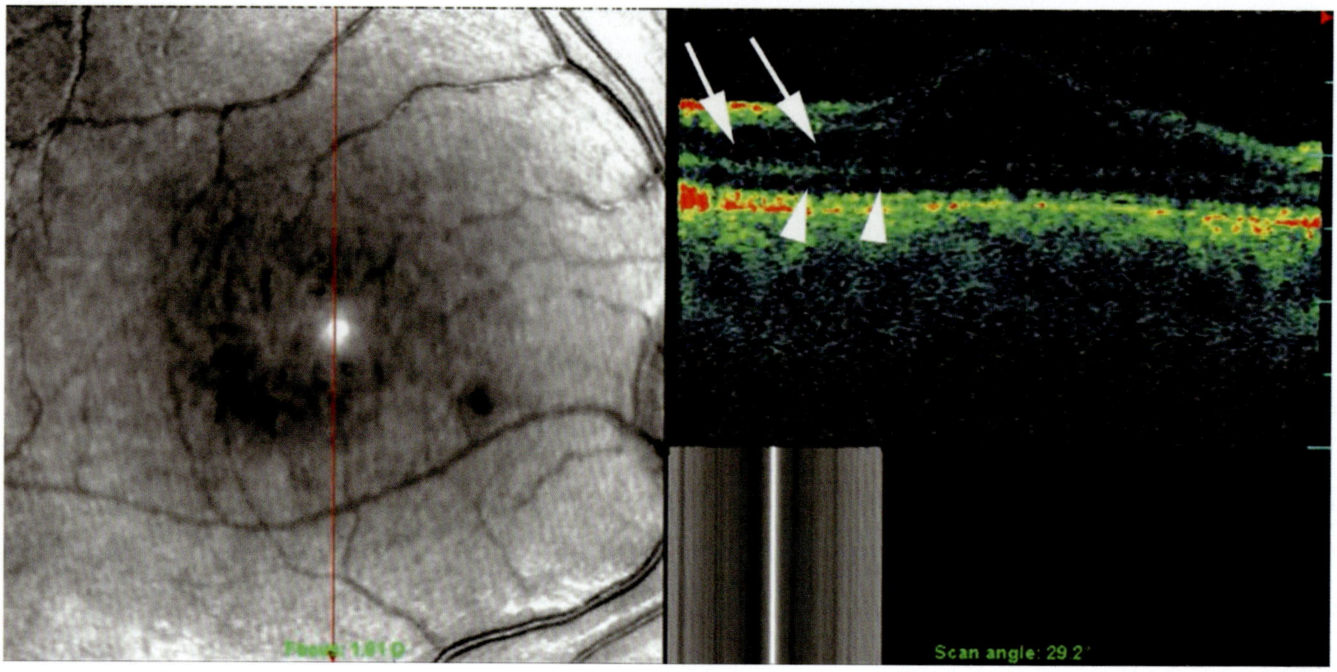

图 9.30 图 9.29 同一例患者的 TD-OCT 图像。表现为明显增厚以及发生病理改变的核层主要为内核层(白色箭头示)。外核层也常有累及(白色三角示)。

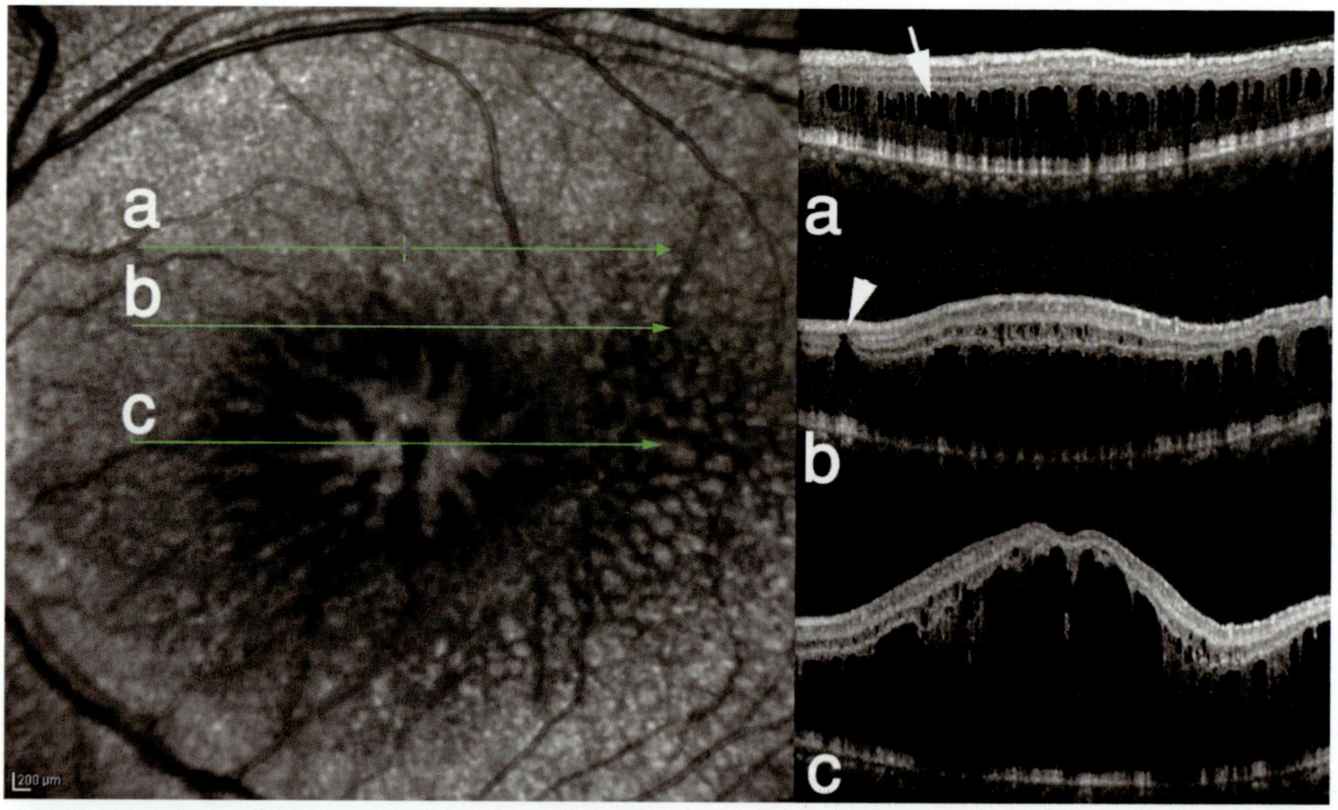

图 9.31 一例 X 连锁的遗传性视网膜劈裂症患者。在周边的"a"区,劈裂在外核层的内侧面或者外丛状层的外侧面清晰可见(白色箭头示),但是在接近中心凹的部位变得模糊("b"区和"c"区)。在"b" 区,内核层和外核层均可见明显的劈裂。这些区域的增厚使底层的细微结构变得模糊,包括距黄斑中心凹 500μm 直径的外核层。白色长箭头示劈裂延伸的位置,其形成了视网膜内板层孔。

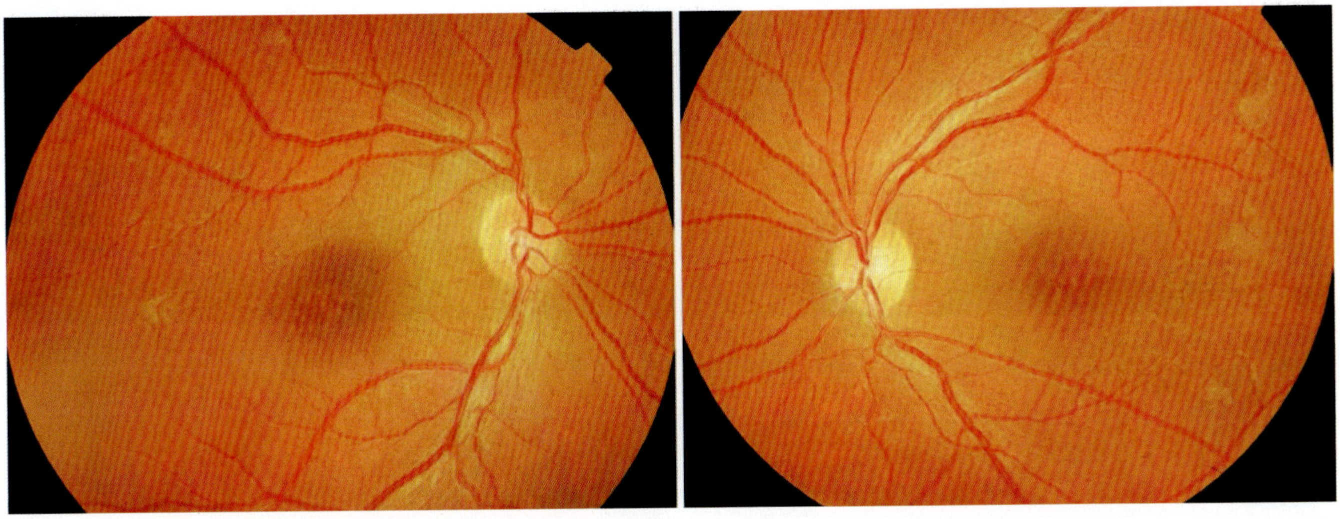

图 9.32　这些彩色图像来自一例双眼视力下降伴飞蚊症的 39 岁男性患者。多发的囊性间隙(如黄斑劈裂的间隙)存在于黄斑中心凹处。

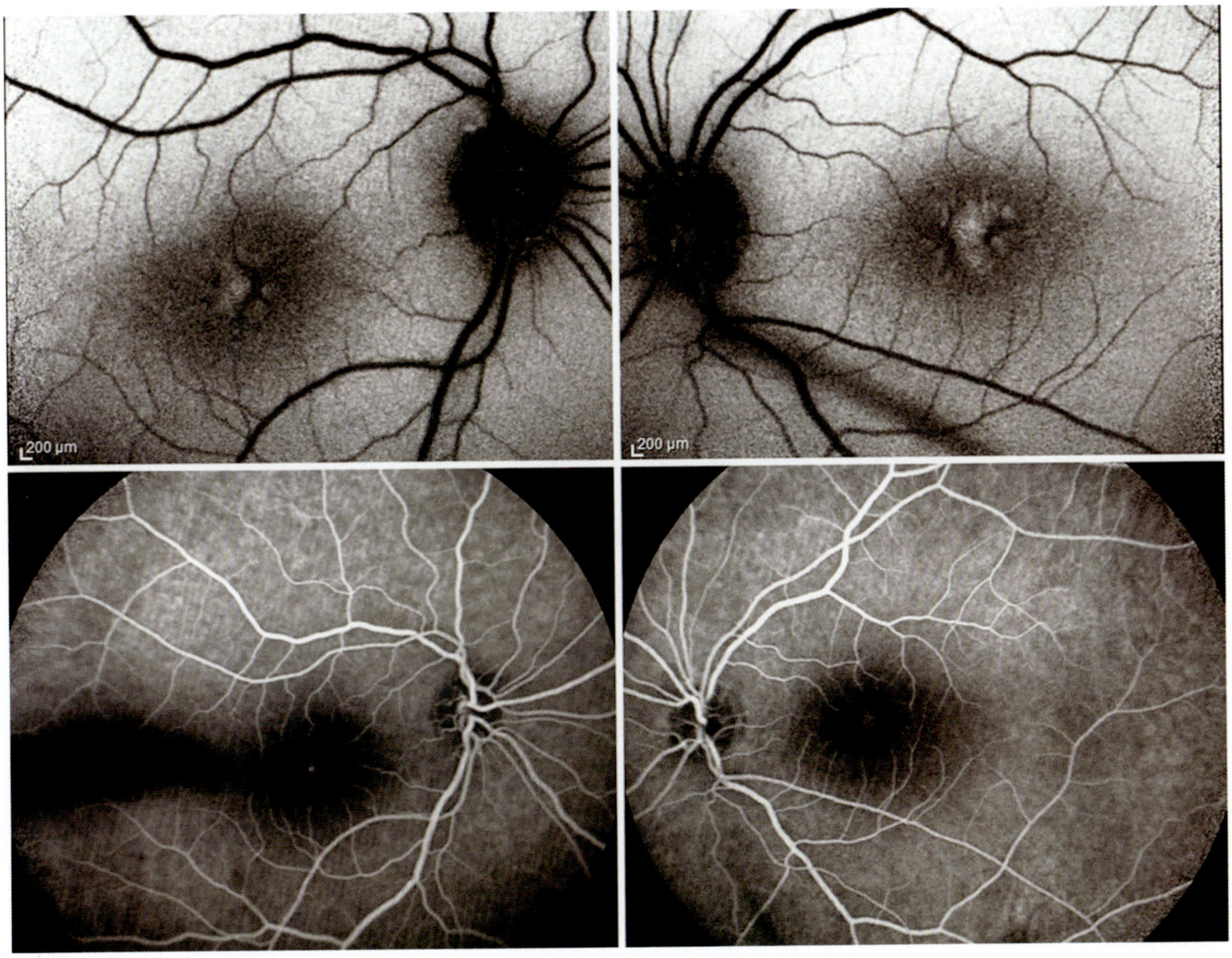

图 9.33　患者的眼底自发荧光造影(FAF)和荧光素血管造影图像。在 FAF 图像上,黄斑中心凹区多发的多形性自体荧光病变清晰可见,并与中心凹处的多发大囊性间隙相对应。

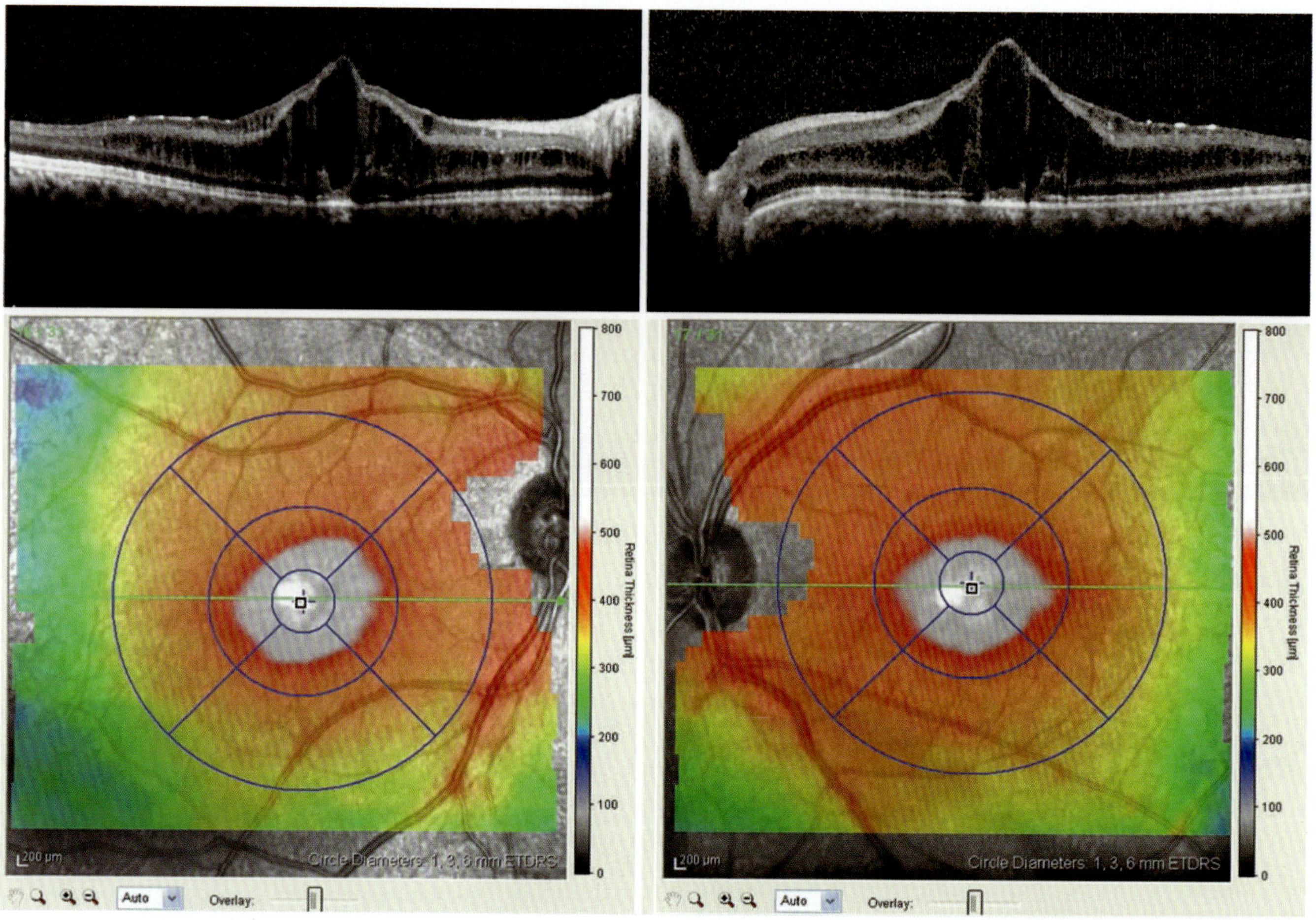

图 9.34 图 9.32 和图 9.33 同一例患者的光学相干断层扫描图像和角膜地形图。劈裂主要累及内核层。桥柱可见。角膜地形图显示黄斑中心凹区明显增厚。

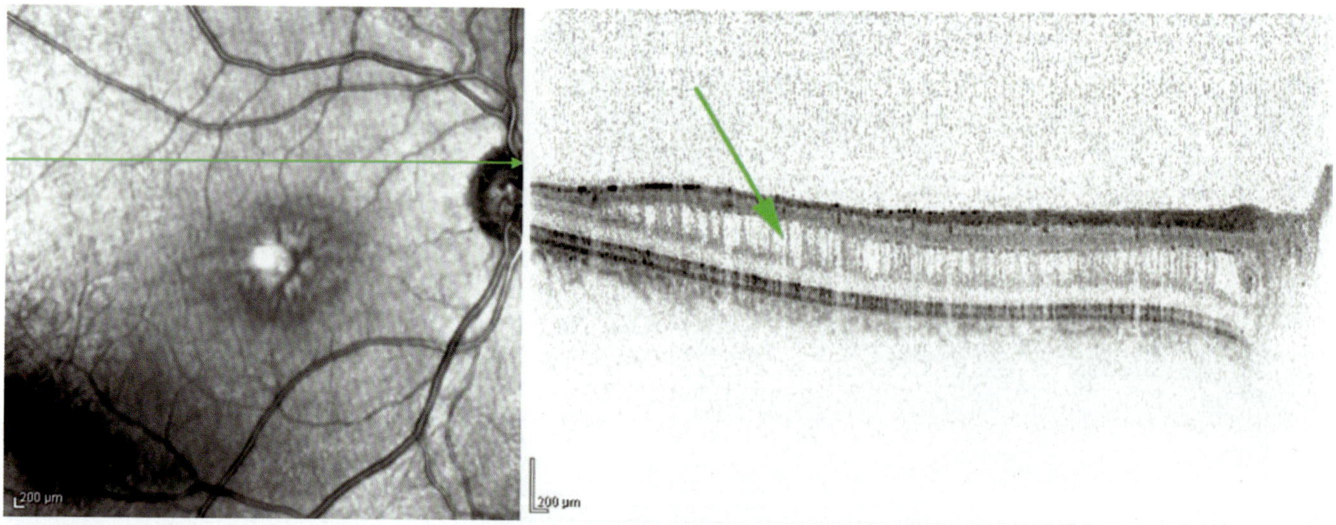

图 9.35 图 9.32、图 9.33 和图 9.34 同一例患者的 SLO-OCT 图像显示劈裂位置位于内核层(箭头示)。

性肾炎，出血性肾炎，角膜后多形性营养不良[40]，肾衰竭和视网膜病变。在 25%的病例中，其特征性表现为前极性白内障和双侧前豆状突。在该病的早期阶段，视网膜检查中的“油滴”反射可能是该病唯一的迹象。所有有前锥形晶状体的男性都应该被评估为 Alport 综合征（图 9.36 和图 9.37）。

复发性角膜溃疡可能是基底膜的缺陷。最常见的视网膜表现为斑点状视网膜，且最常见于后极和黄斑区，这种情况在患者中占 85%。这可能被认为是 Bruch 膜的异常。随着近期 OCT 的发现，内界膜（ILM）和神经纤维层的异常似乎是视网膜病变的来源[41]。在 70%的 X 连锁 Alport 综合征患者中，颞侧黄斑异常和变薄是最常见的黄斑 OCT 表现[42]。Lebers 的遗传性视神经病变[43]、显性视神经萎缩[44]以及多发性微血管病变的糖尿病患者也可能出现中心凹颞侧区域的变薄。

9.7 先天性黄斑皱襞

78.5%的患者先天性视网膜皱襞是单侧的，72.6%的患者有视网膜上的异常。最佳矫正视力在 20/100~20/20。大多数先天性视网膜皱褶可能导致视网膜血管发育不良，如家族性渗出性玻璃体视网膜病变而不是持久的胎儿血管。需要治疗活动性视网膜病变和晚期并发症，尤其是孔源性视网膜脱离[45]（图 9.38）。

9.8 中心凹发育不良(发育不全)

黄斑中心凹发育不良如眼白化病、虹膜异常、无虹膜、角膜炎、眼球震颤、虹膜透照功能综合征、小角膜血管翳和彼得斯异常。然而，这可能是一种单独的眼部表现。老年白内障是另一个有关的发现[46]。患者出生时视力总是低于 20/50，伴有色觉障碍。光学相干断层成像显示中心凹视网膜厚度异常和内视网膜层次不清[47,48]。有人认为“中心凹失常”是一个比“中心凹发育不全”更专业的术语。中心凹再生障碍通常指中心凹陷完全缺失[49]。具有常染色体显性遗传的 *PAX6*(11p13)基因突变[50,51]是该疾病的主要因素。中心凹发育不全可以表现为无其他眼部或器官异常，或可能是部分与

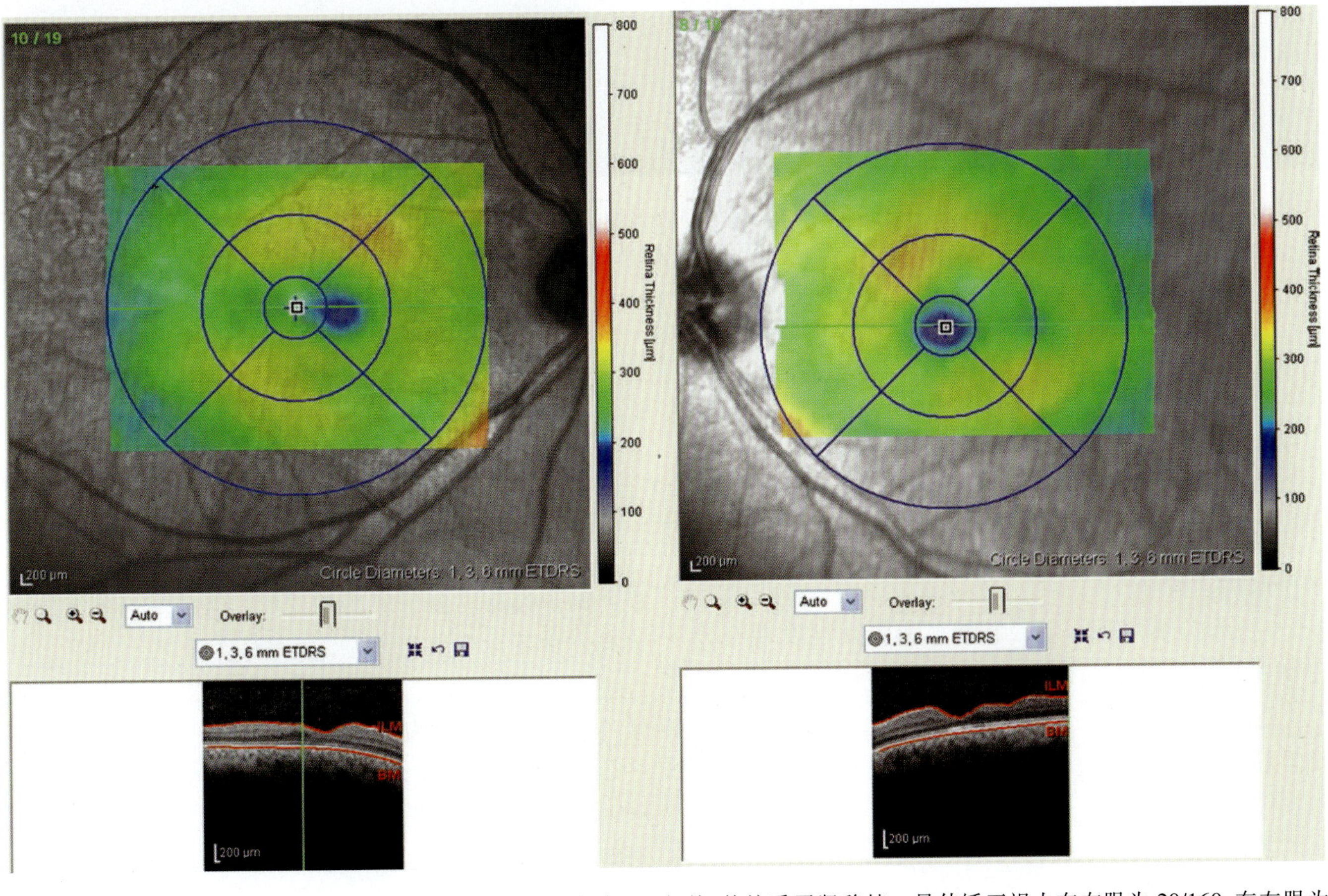

图 9.36　一例 34 岁男子的地形图经病理证实为 Alport 肾病。7 年前，他接受了肾移植。最佳矫正视力在右眼为 20/160，在左眼为 20/200，没有任何圆锥性晶状体和圆锥角膜的证据。眼底检查显示黄斑的色素变化。双眼严重后囊膜白内障可能是导致视力下降的主要原因。地形图显示鼻侧中心凹萎缩（OD）和颞侧黄斑萎缩（OS）。

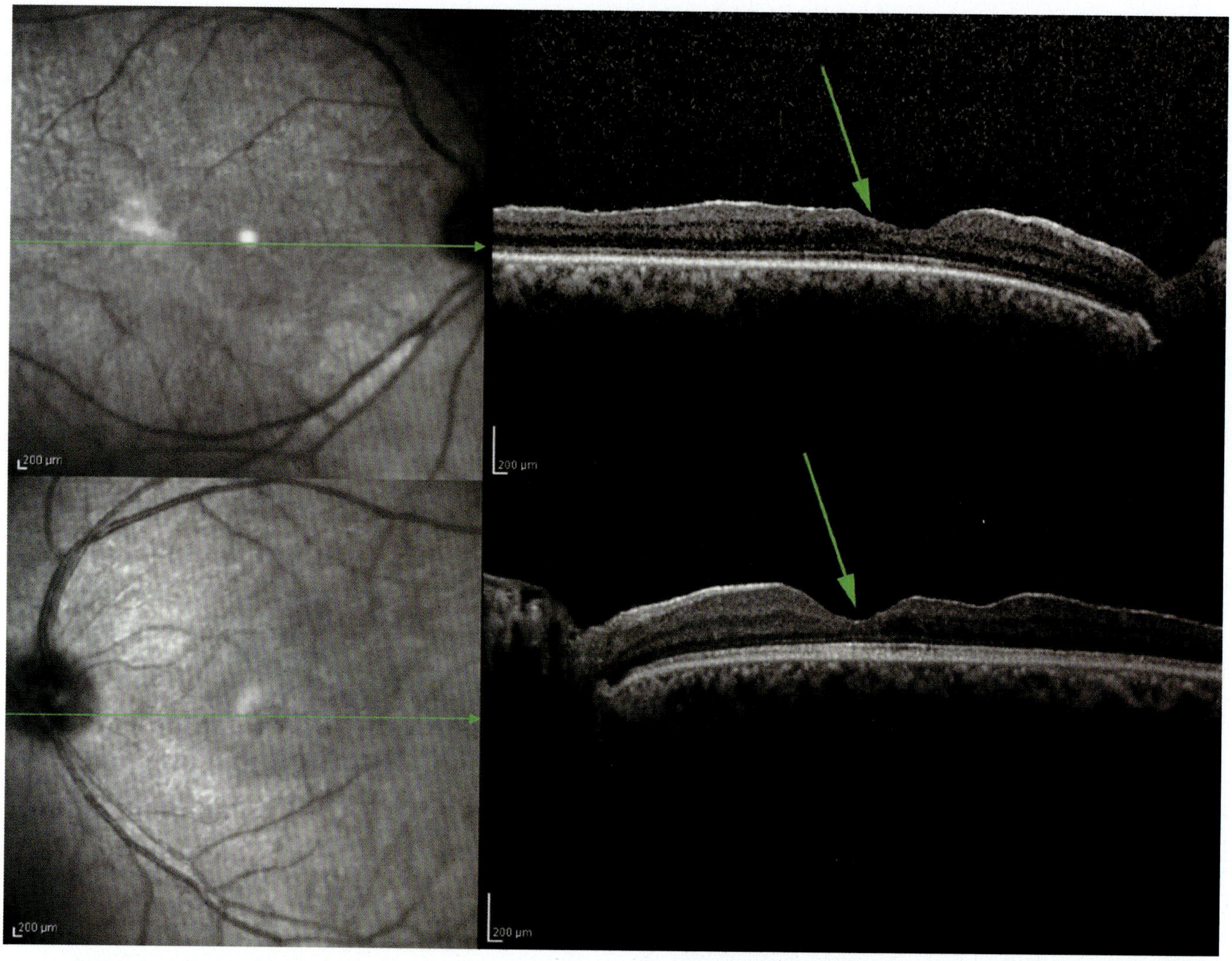

图 9.37 图 9.36 同一例患者双眼的 SLO-OCT 图像。绿色箭头表示双眼中心凹。图像显示右眼中心凹鼻侧的内部视网膜层损失(上图),并在左眼显示中心凹颞侧黄斑萎缩(主要涉及内部视网膜层,包括神经纤维层和 ILM)。

前节发育不全有关的疾病[52](图 9.39 至图 9.46)。

9.9 黄斑血管异常

黄斑血管异常是一种罕见的异常现象,有时称为视网膜大血管[53]。

一例 20 岁右眼具有 20/20 视力的女性发现有异常的黄斑血管(图 9.47 和图 9.48)。

9.10 Pattern 营养不良

Pattern 营养不良是显性遗传性疾病[54]。光感受器外周蛋白(*PRPH2*)基因突变可能导致疾病表达[55,56](图 9.49 和图 9.50)。

RPE 的变化通常在生命的第二个 10 年开始,但在 10 年或 2 年后,视力障碍可能不会被注意到。随着病情的发展,黄斑功能严重恶化,视力范围在 20/200。视网膜病主要发生在 RPE 的水平上,具有典型的色素外观,尽管有时也有白色或黄色沉积物的集合。色素积累的形态有时就像蝴蝶的翅膀。这种疾病可能因脉络膜新血管化而变得复杂。

9.11 代谢紊乱

Tay-Sachs 病是一种常染色体隐性遗传病并伴有进行性神经退行性变[57]。GM2 三己糖神经酰胺在中枢神经系统神经细胞中的积累是该疾病的主要病理基础[58]。MacMillan[59]描述了 Tay-Sachs 病患者视网膜的

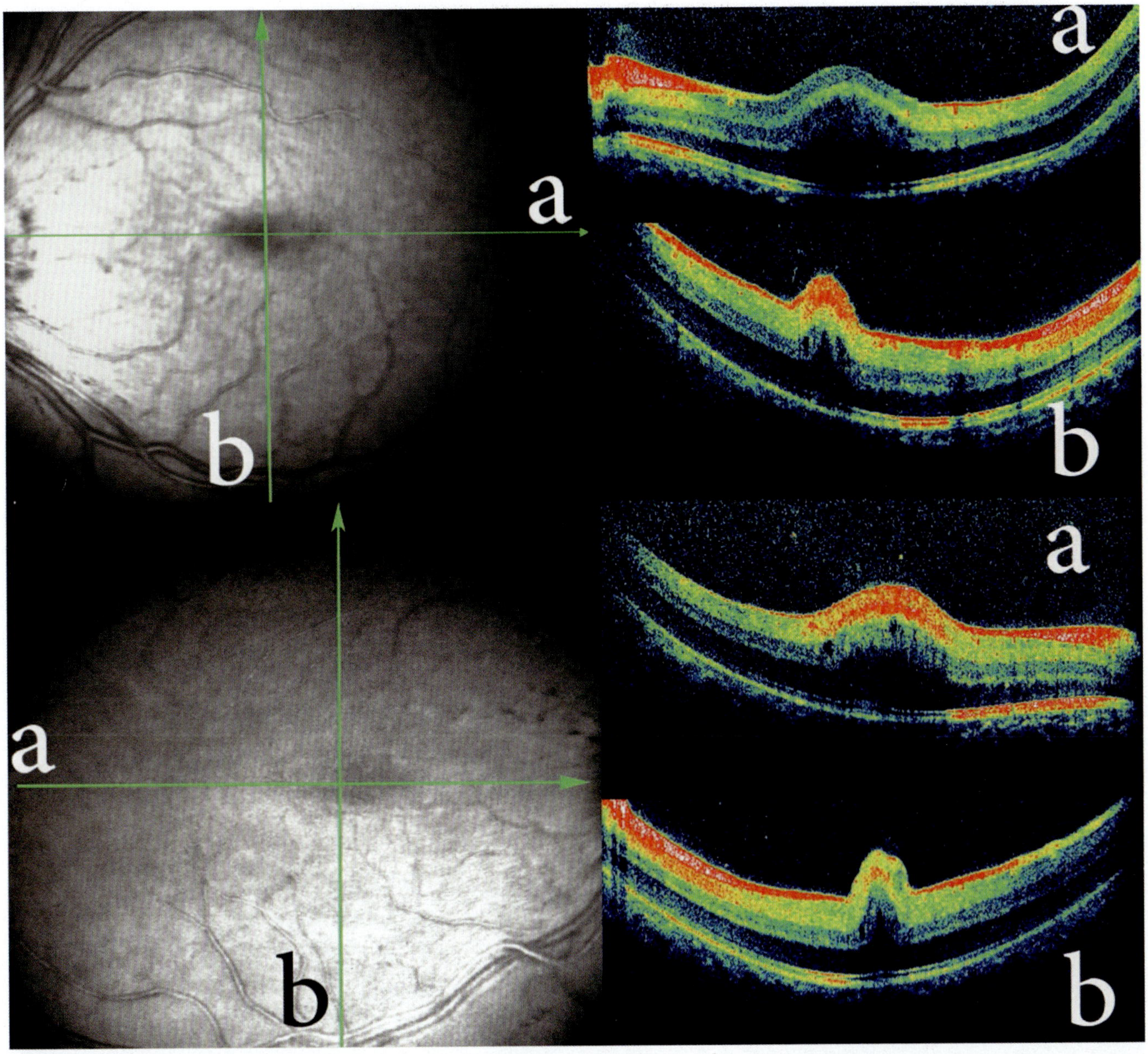

图 9.38 一例 3 岁女孩的眼睛 SLO-OCT 图像显示，自幼童(4 个月)以来出现明显的眼球震颤，头部点头，头部转向右侧，部分随着年龄增长而改善。睫状肌麻痹屈光度在双眼(+15.00D)中显示出高度远视，BCVA 分别为 20/80 和 20/50，分别在右眼和左眼。在 OCT 图像中，伴有中心凹升高的视网膜增厚是明显的。中心凹折叠在垂直面(例如，部分“b”)中总是最突出的，而不是在水平面(例如部分“a”)中。

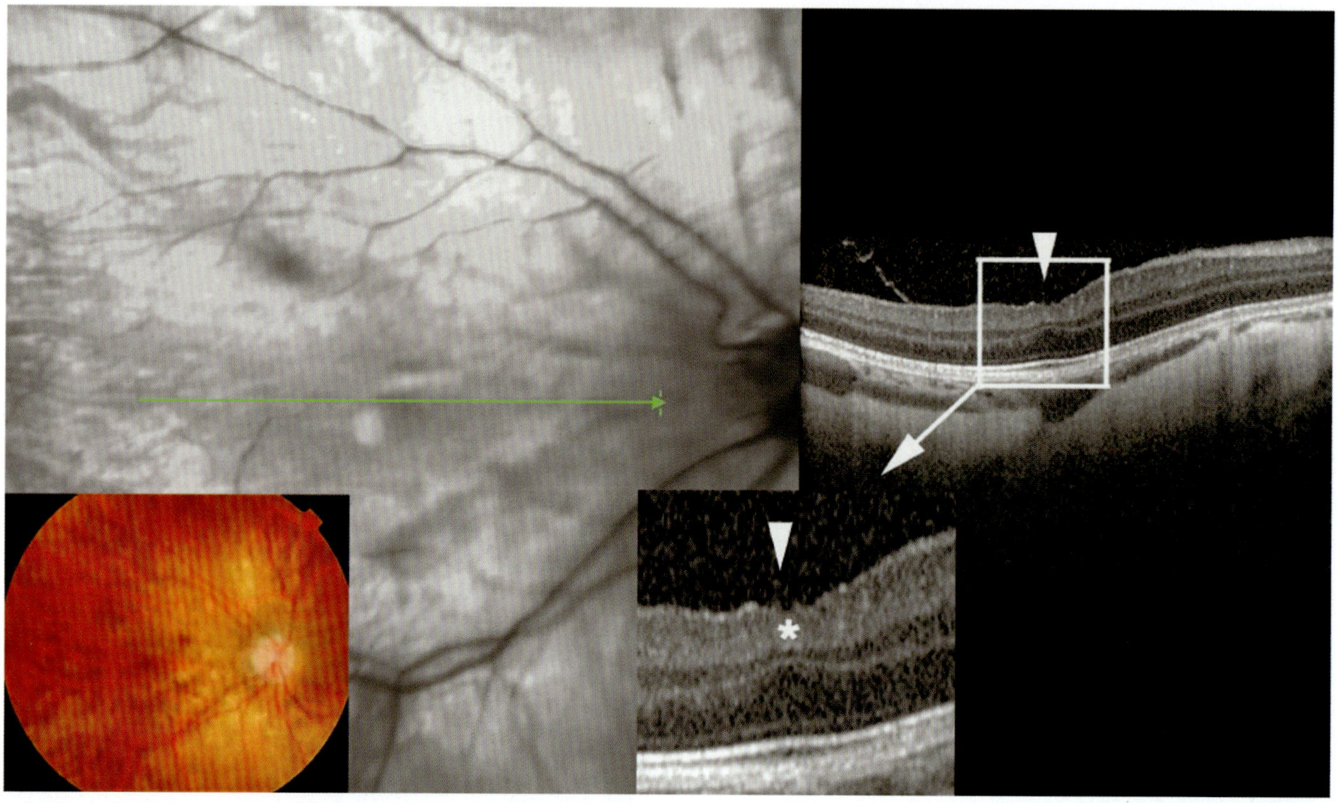

图 9.39 一例 30 岁低视力女性(20/200)的双眼彩色眼底照片和 SLO-OCT 图像。中心凹加厚,内层视网膜层次不清(白色星号)是中心凹发育不全的标志。双眼眼底都有金色和浅色。

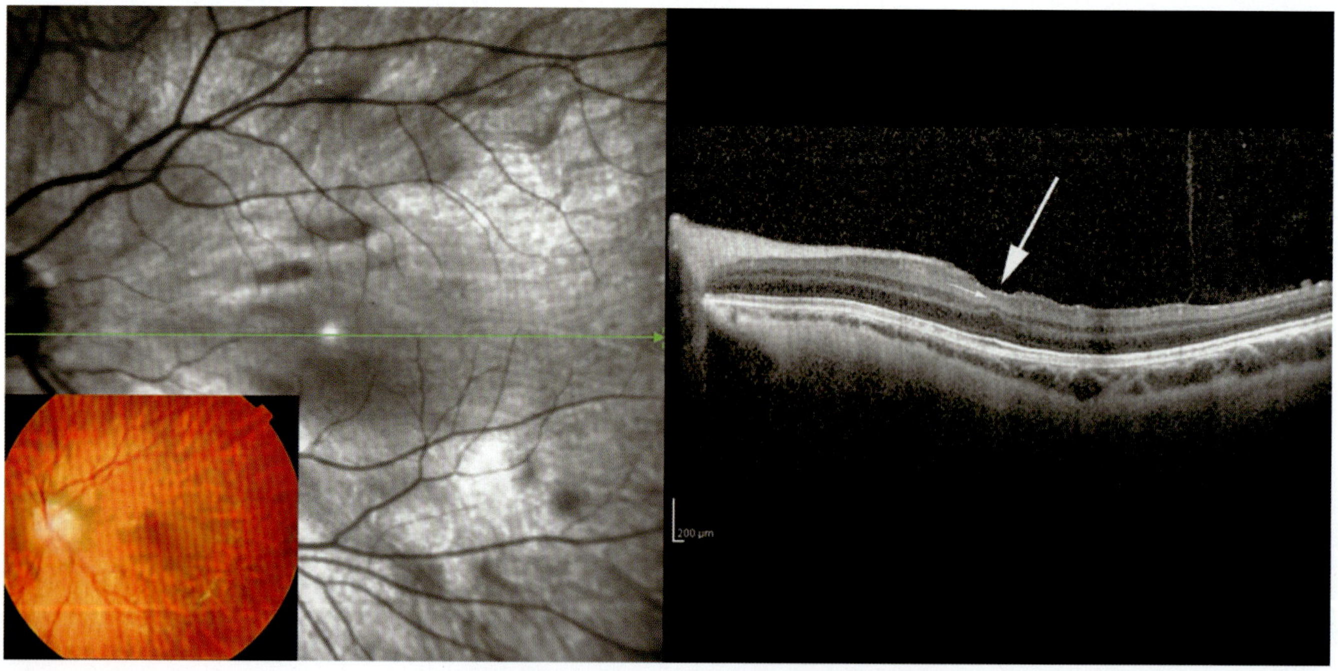

图 9.40 一例 30 岁低视力女性(20/200)的双眼彩色眼底照片和 SLO-OCT 图像。中心凹加厚,内层持续存在(白色星号)是中心凹发育不全的标志。双眼眼底都有金色和浅色。

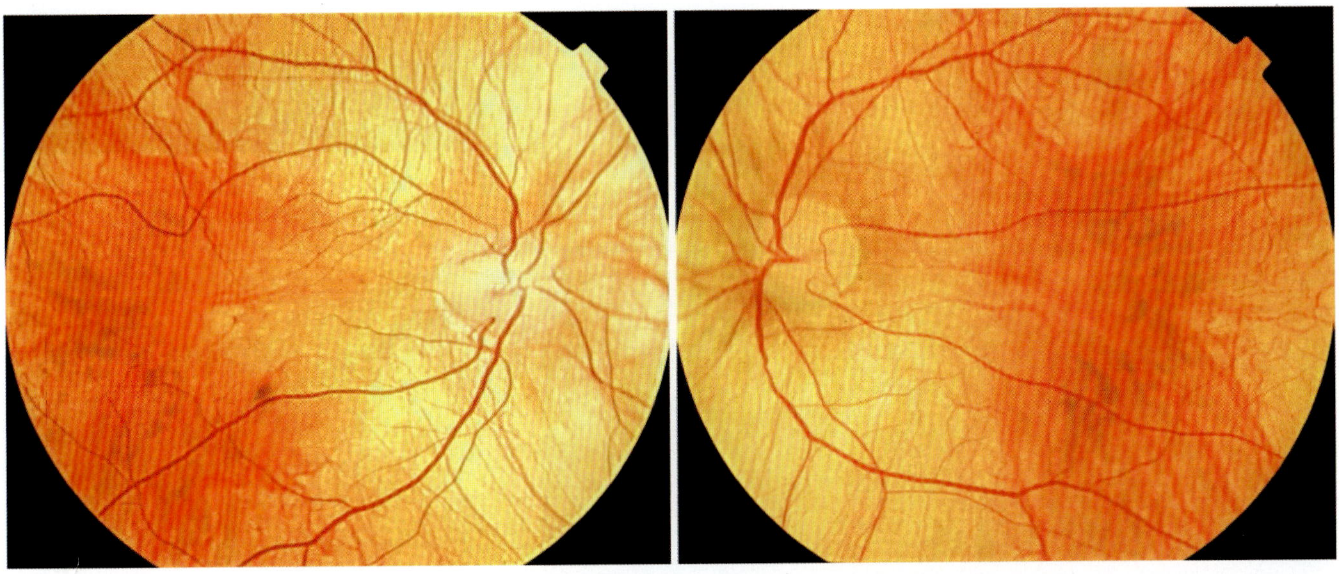

图 9.41 一例61岁的患者自儿童时患有低视力和眼球震颤的金色眼底照片。

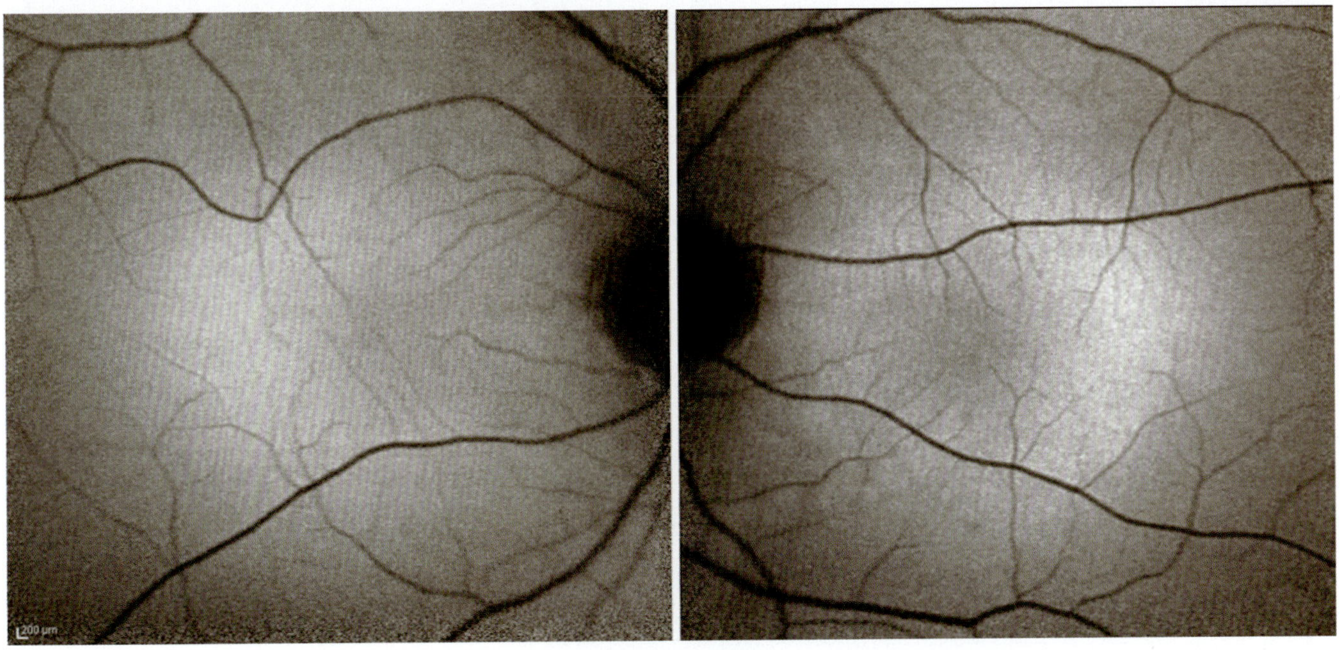

图 9.42 图9.41同一例患者，其双眼眼底自发荧光图像显示正常的中心凹，存在自体荧光的缺失。

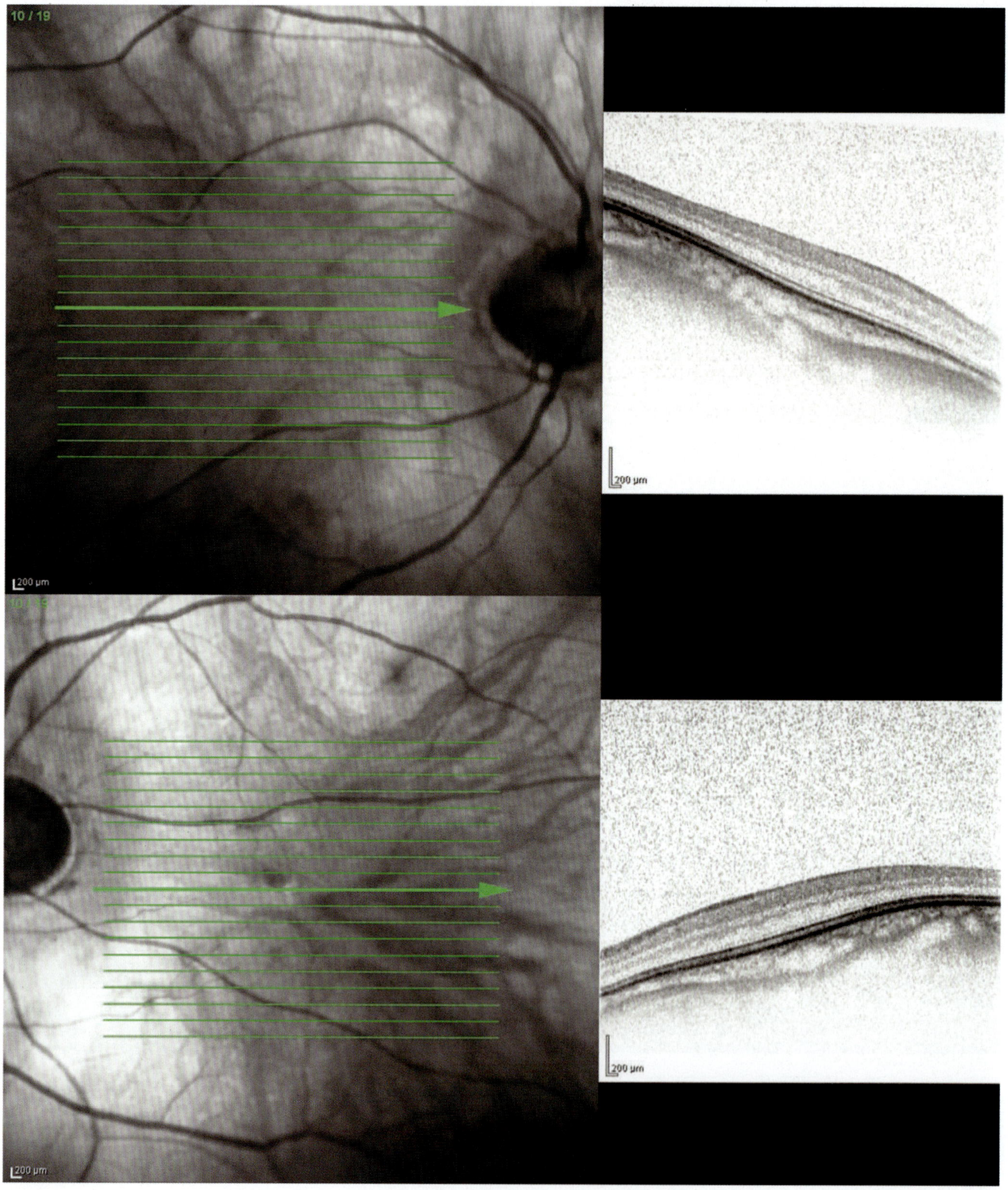

图 9.43 一例中心凹发育不良的病例。图 9.41 中患者双眼的 SLO-OCT 图像显示中心凹凹陷和正常中心凹陷窝缺失。

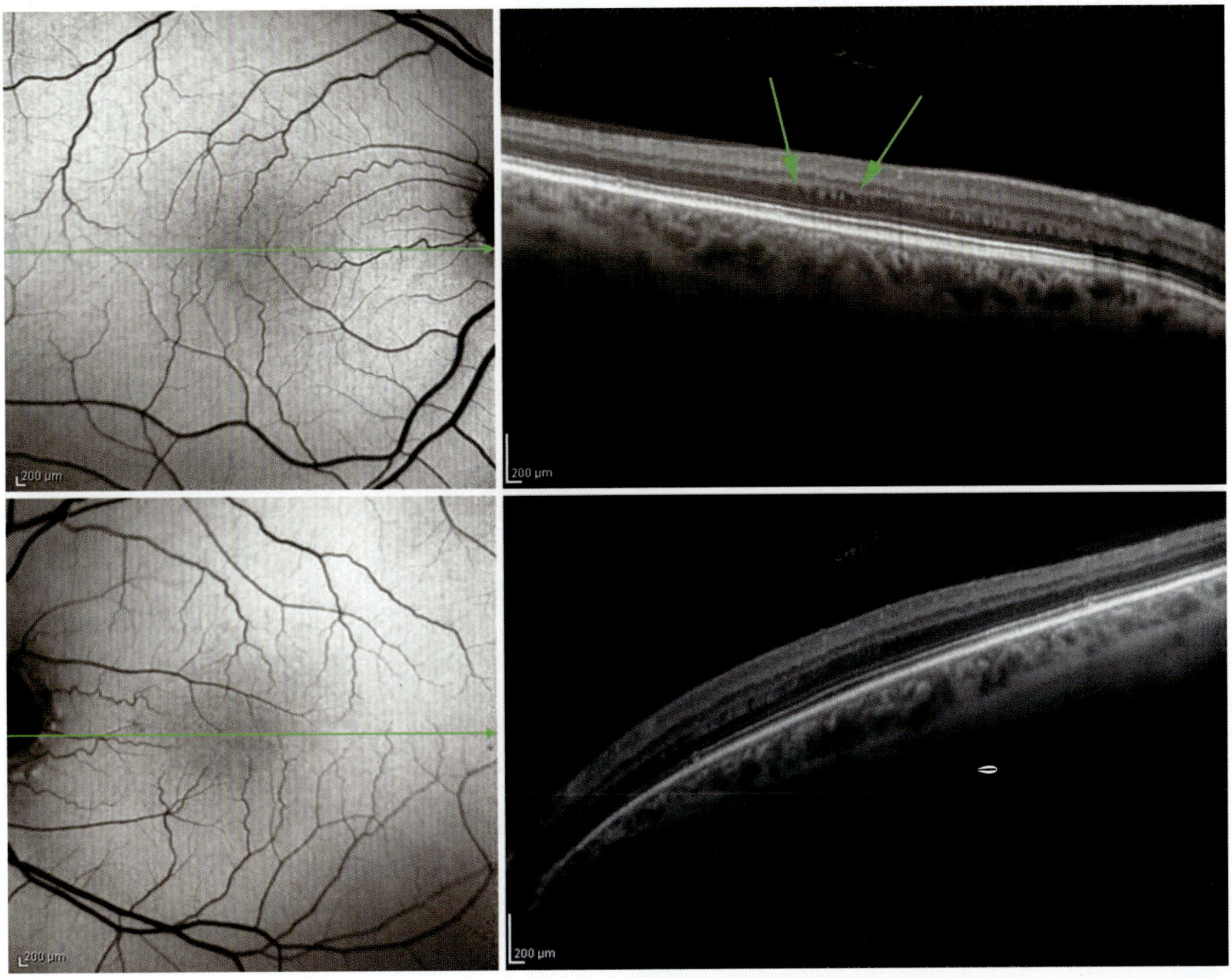

图 9.44 双眼视力低于 20/200 的 18 岁男性的 FAF-OCT 图像。OCT 中心凹凹陷低回声荧光和中心窝凹陷缺失可诊断为中心凹再生障碍。中心凹区域的外丛状层有小附着物穿过外核层(两个绿色箭头之间的区域)。这是无组织的凹窝。

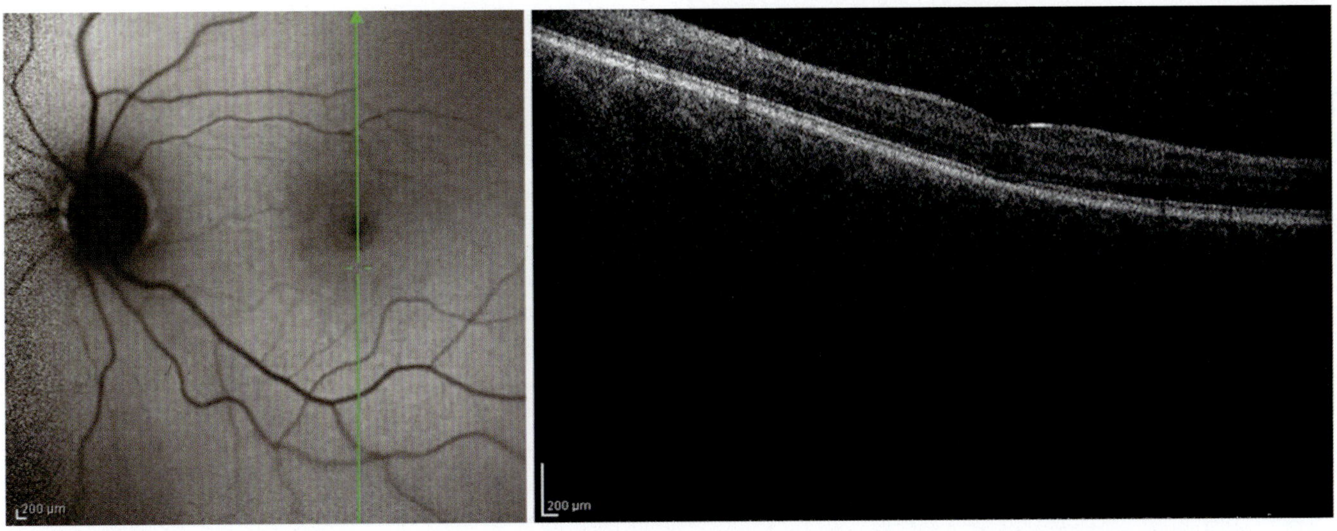

图 9.45 FAF-OCT 显示双眼 BCVA 为 20/50 的 17 岁男性患者的图像。OCT 显示黄斑中心凹增厚,持续发育不良的 ISE 层在黄斑中心凹区帐篷内层。这是中心凹发育不良的一例。

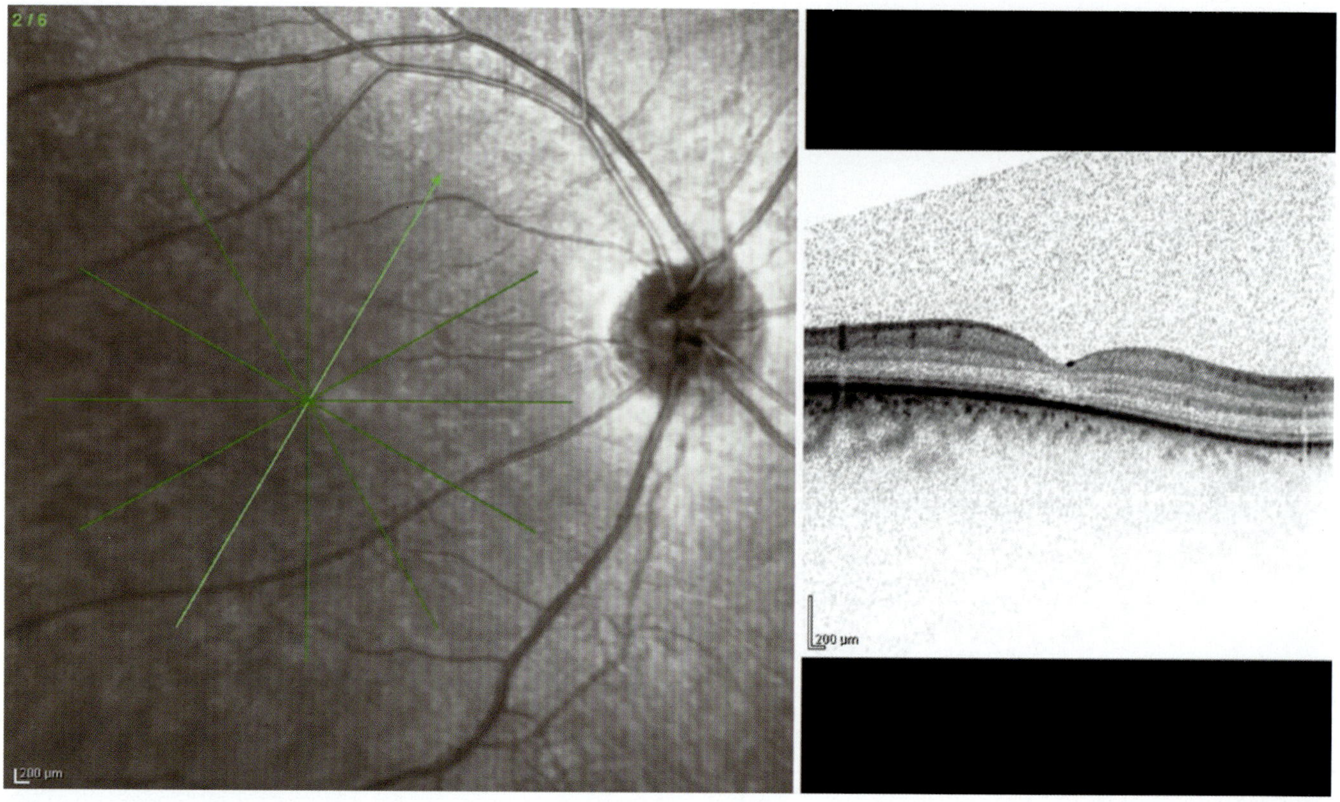

图 9.46 22 岁男性患者眼最佳矫正视力 20/30 的 SLO-OCT 图像。中心凹显示轻度至中度结构改变，内层和在中心凹外段的视锥光感受器持续发育不良。

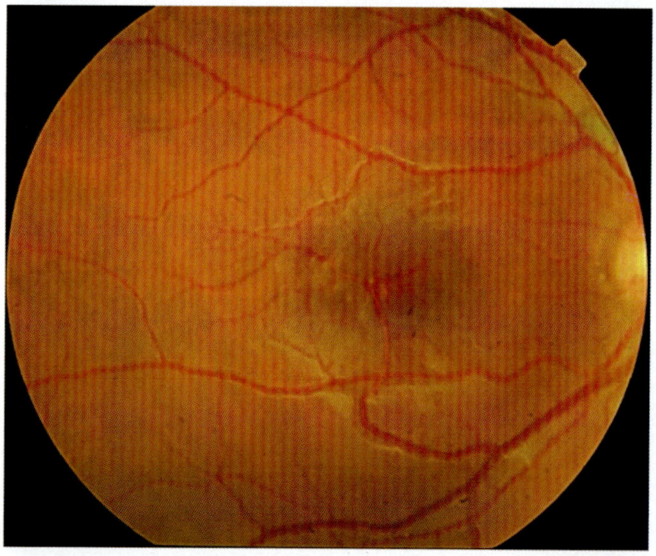

图 9.47 一例有正常视力 22 岁女性彩色眼底照片，一支异常的大血管穿过中心凹处。

组织学变化，如内核层中肿胀细胞的出现和神经节细胞（Dogiel 细胞）的移位。大部分变化发生在视网膜内部（图 9.51 至图 9.53）。

有关 OCT 在这种代谢紊乱中的报道很少。我们收到了一个儿科中心的转诊病例，该病例已确诊为 Tay-Sachs 病，并伴有神经损伤及失明。

9.12 黄斑缺损

黄斑缺损是一种罕见的异常现象，可能表现为视网膜和脉络膜组织这一区域的深层缺损（图 9.54）。

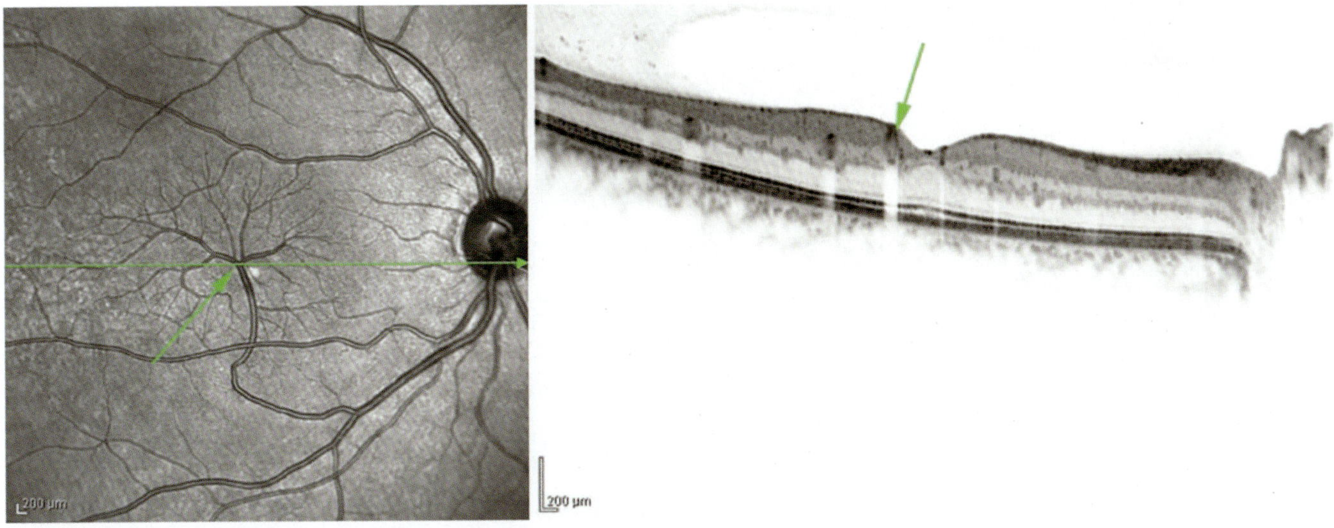

图 9.48　图 9.47 同一例患者所示的 SLO-OCT 图像。绿箭头示大血管通过中央的位置，中心凹的光感受器层是完整的，因此这例患者的视力正常。

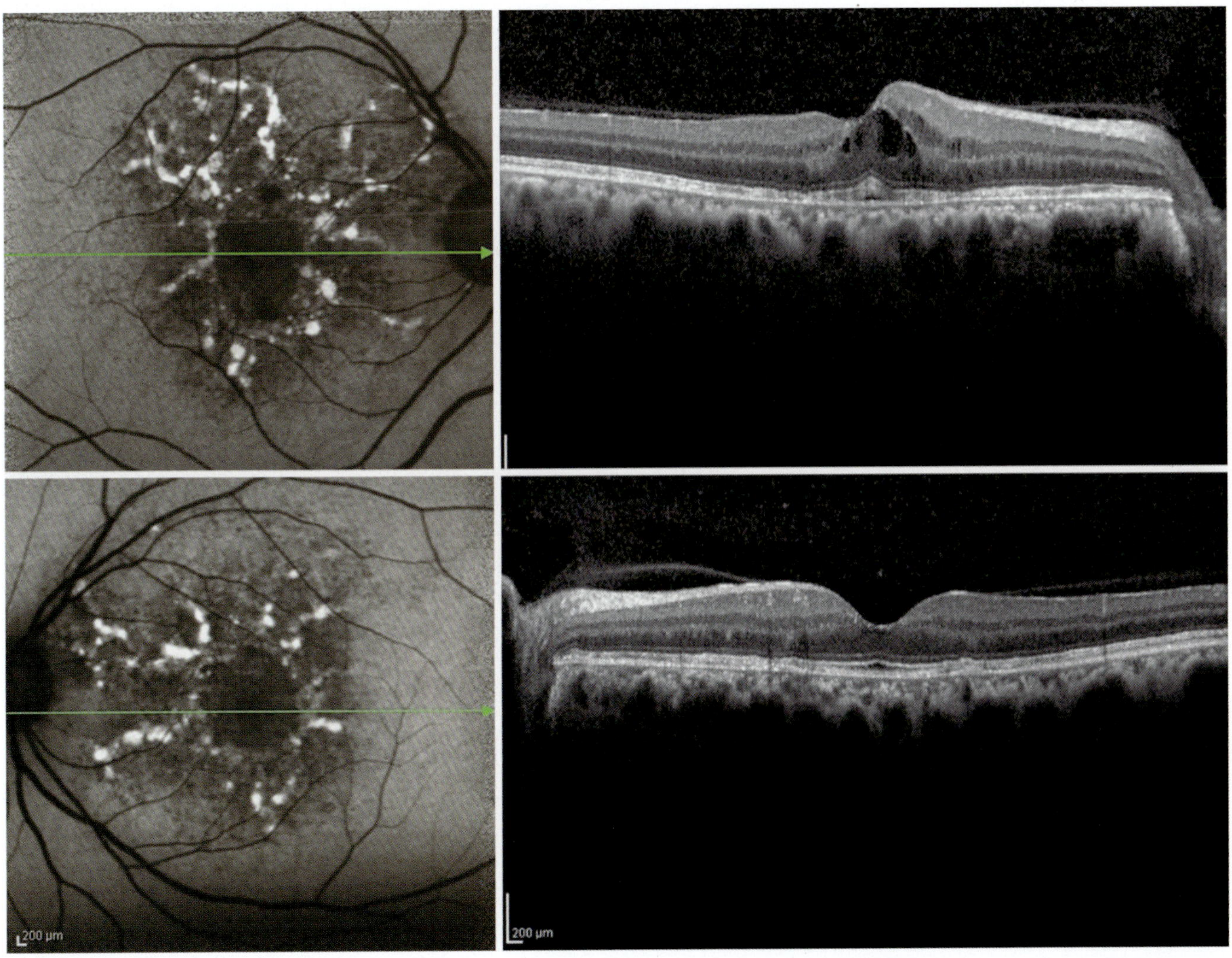

图 9.49　52 岁的男子在白内障手术后 6 周的右眼视力下降的 FAF-OCT 图像。眼底自发荧光图像显示一种超荧光物质脂褐素，它在整个黄斑中被发现，呈蝴蝶状。荧光区域对应于眼底镜上的色素团块。右眼的囊状黄斑水肿是导致视力下降和 Irvine-Gass 综合征的主要原因。视网膜色素上皮异常和不规则，在黄斑区域可见分裂和分割。中心凹光感受器完好无损。患者没有直接与营养不良有关的视觉反应。

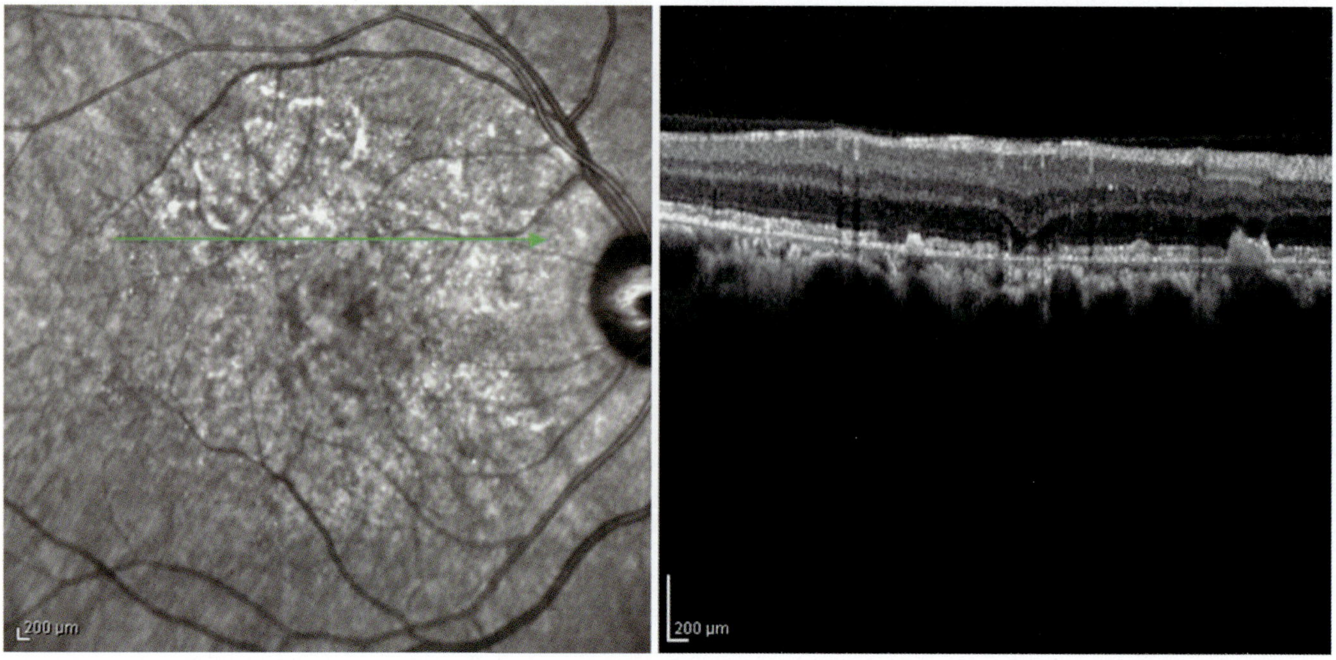

图 9.50 图 9.49 同一例患者的 SLO-OCT 图像显示上边缘区 RPE 异常。可见 RPE 丢失、肥厚、增厚、不规则、结节等部位。

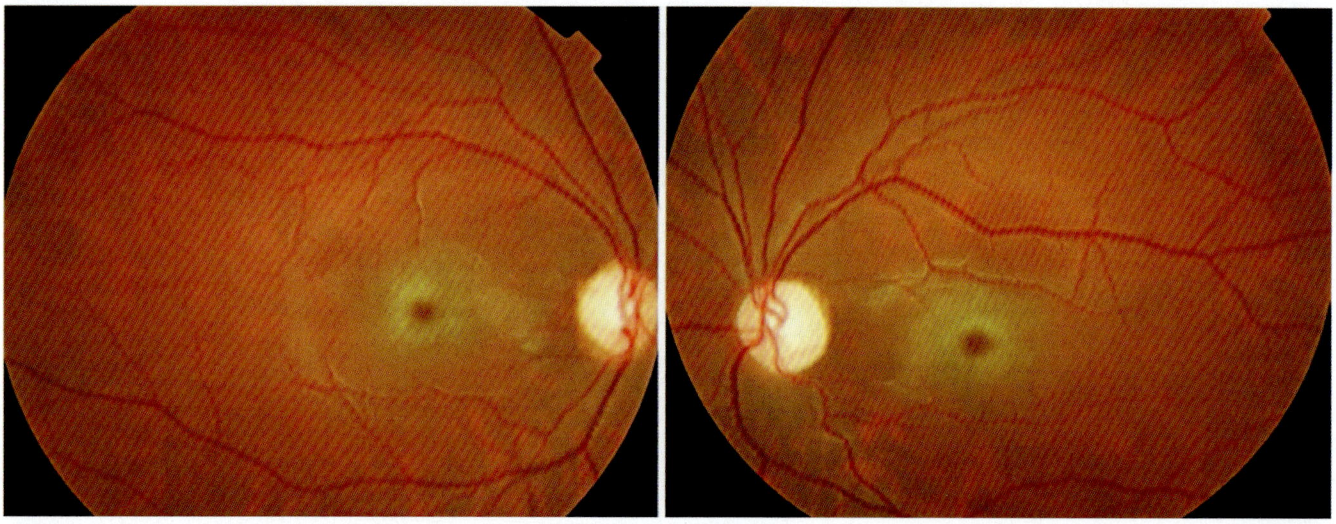

图 9.51 一例诊断为 Tay-Sachs 病的 13 岁女孩的彩色眼底照片显示樱桃红斑点。

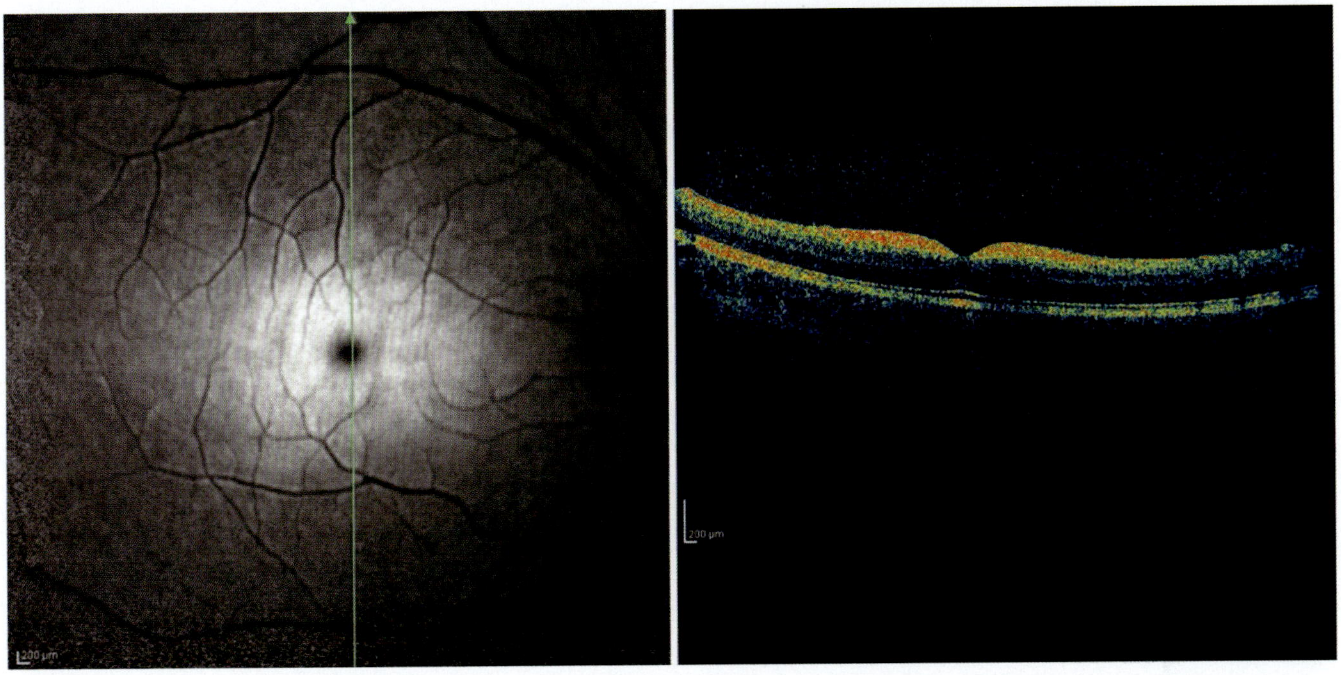

图 9.52 图 9.51 同一例患者的 FAF-OCT 图像。中心凹外区域的弱荧光和周边区域的强荧光形成了 FAF 图像上的反转模式，其可能与 GM2 三己糖基神经酰胺的鞘磷脂积聚相关。OCT 图像显示内层的高反射，阻止了激光波穿透到中心凹区域的深层从而导致 OCT 图像上中心凹外区域的低反射性。

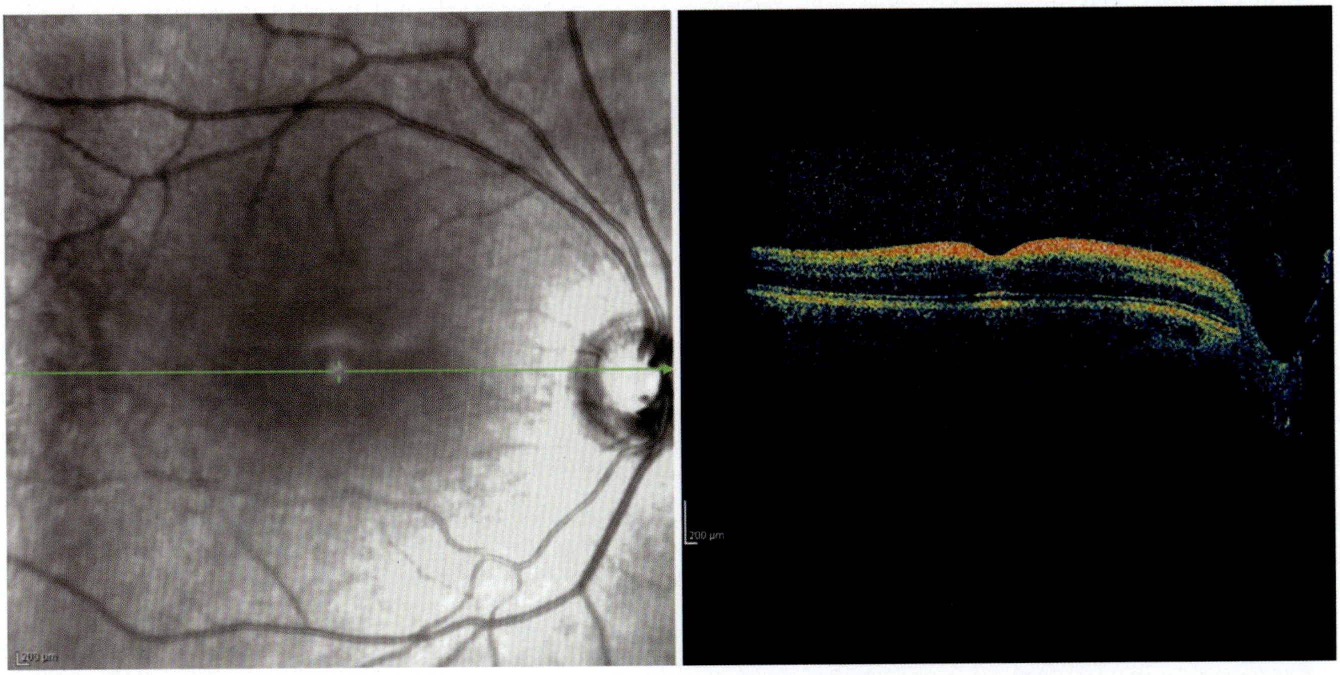

图 9.53 SLO-OCT 图像显示内层周边区域的高反射性，这可能是由于脂质物质积聚在神经节细胞层中所致，且在中心凹周边区域可见更多更浓密的脂质物质。

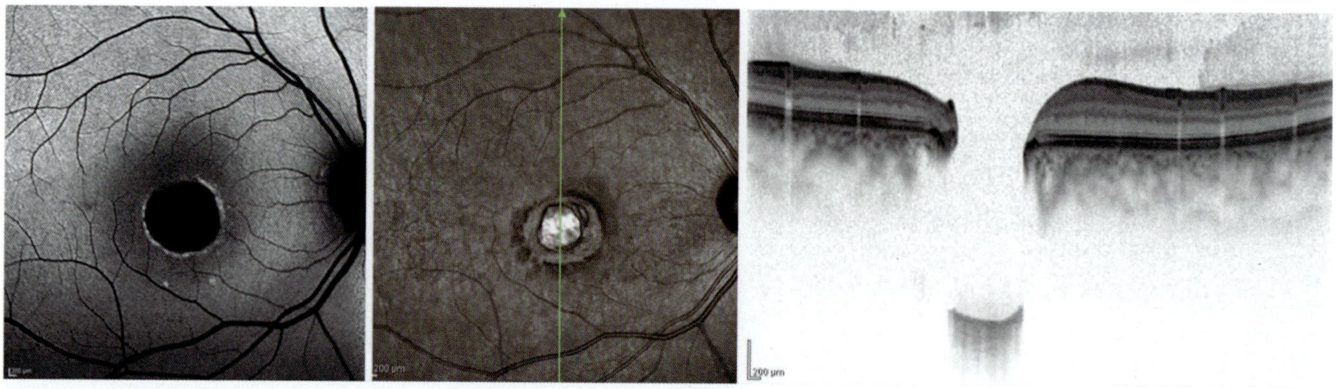

图 9.54 这是一例 18 岁的右眼低视力患者的复合影像，自从儿童时期 BCVA 便为 20/200。在 FAF 图像中，黄斑中心的无荧光剂充盈的圆形病灶表明 RPE 层完全丧失。SLO 图像在黄斑中心显示一个圆形的斑块。OCT 图像显示中心凹消失以及组织的深层缺损和视网膜组织、脉络膜血管丛和巩膜的缺失。

（施策 闻思敏 贺赢 译）

参考文献

1. Hood DC, Ramachandran K, Holopigian K, Lazow MA, Birch DG, Green Stein VS. Method for deriving visual field boundaries from OCT scans of patients with retinitis pigmentosa. Biomed Opt Express. 2011;2:1106–14.
2. Hirakawa H, Iijima H, Gohdo T, Tsukahara S. Optical coherence tomography of cystoids macular edema associated with retinitis pigmentosa. Am J Ophthalmol. 1999;128:185–91.
3. Witkin AJ, KO TH, Fujimoto JG, Chan A, Drexler W, Schuman JS, Reichel E, et al. Ultra-high resolution optical coherence tomography assessment of photoreceptors in retinitis pigmentosa and related diseases. Am J Ophthalmol. 2006;142:945–52.
4. Best FZ. Übereine hereditäre makulaaffektion: beiträgezur vererbungslehre. Augenheilkd. 1905;13:199–212.
5. Stone EM, Nichols BE, Streb LM, Kimura AE, Sheffield VC. Genetic linkage of vitelliform macular degeneration (Best's disease) to chromosome 11q13. Nat Genet. 1992;1:246–50.
6. Petrukhin K, Koisti MJ, Bakall B, Li W, Xie G, Marknell T, et al. Identification of the gene responsible for Best macular dystrophy. Nat Genet. 1998;19:241–7.
7. Marquardt A, Stohr H, Passmore LA, Kramer F, Rivera A, Weber BH. Mutations in a novel gene, VMD2, encoding a protein of unknown properties cause juvenile-onset vitelliform macular dystrophy (Best disease). Hum Mol Genet. 1998;7:1517–25.
8. Deutman AF. Electro-oculography in families with vitelliform dystrophy of the fovea. Detection of the carrier state. Arch Ophthalmol. 1969;81:305–16.
9. Cross HE, Bard L. Electro-oculography in Best macular dystrophy. Am J Ophthalmol. 1974;77:46–50.
10. Glybina IV, Frank RN. Localization of multifocal electroretinogram abnormalities to the lesion site: findings in a family with Best disease. Arch Ophthalmol. 2006;124:1593–600.
11. Pinckers A, Cuypers MH, Aandekerk AL. The EOG in Best's disease and dominant cystoid macular dystrophy (DCMD). Ophthalmic Genet. 1996;17:103–8.
12. Ferrara DC, Costa RA, Tsang S, Calucci D, Jorge R, Freund KB. Multimodal fundus imaging in Best vitelliform macular dystrophy. Graefes Arch Clin Exp Ophthalmol. 2010;248:1377–86.
13. Kay CN, Abramoff MD, Mullins RF, Kinnick TR, Lee K, Eyestone ME, et al. Three-dimensional distribution of the vitelliform lesion, photoreceptors, and retinal pigment epithelium in the macula of patients with best vitelliform macular dystrophy. Arch Ophthalmol. 2012;130:357–64.
14. Men G, Batioğlu F, Ozkan SS, Atilla H, Ozdamar Y, Aslan O. Best's vitelliform macular dystrophy with pseudohypopyon: an optical coherence tomography study. Am J Ophthalmol. 2004;137:963–5.
15. Vedantham V, Ramasamy K. Optical coherence tomography in Best's disease: an observational case report. Am J Ophthalmol. 2005;139:351–3.
16. Miller SA, Bresnick GH, Chandra SR. Choroidal neovascular membrane in Best's vitelliform macular dystrophy. Am J Ophthalmol. 1976;82:252–5.
17. Stone EM, Lotery AJ, Munier FL, Héon E, Piguet B, Guymer RH, et al. A single EFEMP1 mutation associated with both Malattia Leventinese and Doyne honeycomb retinal dystrophy. Nat Genet. 1999;22:199–202.
18. Grassi MA, Folk JC, Scheetz TE, Taylor CM, Sheffield VC, Stone EM. Complement factor H polymorphism p. Tyr402His and cuticular drusen. Arch Ophthalmol. 2007;125:93–7.
19. Cho SC, Woo SJ, Park KH, Hwang JM. Morphologic characteristics of the outer retina in cone dystrophy on spectral domain optical coherence tomography. Korean J Ophthalmol. 2013;27:19–27.
20. Haas J. Ueber das zusammenvorkommen von veranderungen der retina und choroidea. Arch Augenheilkd. 1898;37:343–8.
21. Kwitko ML. Surgery of the infant eye. New York: Appleton-Century-Crofts; 1979. p. 415–9.
22. Forsius H, Krause U, Helve J, Vuopala V, Mustonen E, Vainio-Mattila B, et al. Visual acuity in 183 cases of X-chromosomal retinoschisis. Can J Ophthalmol. 1973;8:385–93.
23. Li X, Ma X, Tao Y. Clinical features of X linked juvenile retinoschisis in Chinese families associated with novel mutations in the RS1 gene. Mol Vis. 2007;13:804–12.
24. Molday RS, Kellner U, Weber BH. X-linked juvenile retinoschisis: clinical diagnosis, genetic analysis, and molecular mechanisms. Prog Retin Eye Res. 2012;31:195–212.
25. George ND, Yates JR, Moore AT. Clinical features in affected males with X-linked retinoschisis. Arch Ophthalmol. 1996;114:274–80.
26. Deutmann AF. The hereditary dystrophies of the posterior pole of the eye. Assen: Van Gorcum; 1971.
27. Kellner U, Brummer S, Foerster MH, Wessing A. X-linked congenital retinoschisis. Graefes Archive Ophthalmol. 1990;228:432–7.
28. Garg SJ, Lee HC, Grand MG. Bilateral macular detachments in X-linked retinoschisis. Arch Ophthalmol. 2006;124:1053–5.
29. Kato K, Miyake Y, Kachi S, Suzuki T, Terasaki H, Kawase Y, et al. Axial length and refractive error in X-linked retinoschisis. Am J Ophthalmol. 2001;131:812–4.
30. Condon GP, Brownstein S, Wang NS, Kearns JA, Ewing CC. Congenital hereditary (juvenile X-linked) retinoschisis.

Histopathologic and ultrastructural findings in three eyes. Arch Ophthalmol. 1986;104:576–83.
31. Yanoff M, Rahn EK, Zimmerman LE. Histopathology of juvenile retinoschisis. Arch Ophthalmol. 1968;79:49–53.
32. Manschot WA. Pathology of hereditary juvenile retinoschisis. Arch Ophthalmol. 1972;88:131–7.
33. Gao H, Kusumi R, Yung CW. Optical coherence tomographic findings in x-linked juvenile retinoschisis. Arch Ophthalmol. 2005;123:1006–8.
34. Ando A, Takahashi K, Sho K, Matsushima M, Okamura A, Uyama M. Histopathological findings of X-linked retinoschisis with neovascular glaucoma. Graefes Arch Clin Exp Ophthalmol. 2000;238:1–7.
35. Gerth C, Zawadzki RJ, Wermer JS, Heon E. Retinal morphological changes of patients with x-linked retinoschisis evaluated by Fourier-domain optical coherence tomography. Arch Ophthalmol. 2008;126:807–11.
36. Minami Y, Ishiko S, Takai Y, Kato Y, Kagokawa H, Takamiya A, et al. Retinal changes in juvenile X linked retinoschisis using three dimensional optical coherence tomography. Br J Ophthalmol. 2005;89:1663–4.
37. M'Rad R, Sanak M, Deschenes G, Zhou J, Bonaiti-Pellie C, Holvoet-Vermaut L, et al. Alport syndrome: a genetic study of 31 families. Hum Genet. 1992;90:420–6.
38. Kashtan CE. Clinical and molecular diagnosis of Alport syndrome. Proc Assoc Am Physicians. 1995;107:306–13.
39. Colville DJ, Savige J. Alport syndrome. A review of the ocular manifestations. Ophthalmic Genet. 1997;18:161–73.
40. Seymenoğlu G, Baser EF. Ocular manifestations and surgical results in patients with Alport syndrome. J Cataract Refract Surg. 2009;35:1302–6.
41. Savige J, Liu J, DeBuc DC, Handa JT, Hageman GS, Wang YY, et al. Retinal basement membrane abnormalities and the retinopathy of Alport syndrome. Invest Ophthalmol Vis Sci. 2010;51:1621–7.
42. Ahmed F, Kamae KK, Jones DJ, Deangelis MM, Hageman GS, Gregory MC, et al. Temporal macular thinning associated with X-linked Alport syndrome. JAMA Ophthalmol. 2013;131:777–82.
43. Barboni P, Savini G, Valentino ML, Montagna P, Cortelli P, De Negri AM, et al. Retinal nerve fiber layer evaluation by optical coherence tomography in Leber's hereditary optic neuropathy. Ophthalmology. 2005;112:120–6.
44. Barboni P, Savini G, Parisi V, Carbonelli M, La Morgia C, Maresca A, et al. Retinal nerve fiber layer thickness in dominant optic atrophy. Ophthalmology. 2011;118:2076–80.
45. Nishina S, Suzuki Y, Yokoi T, Kobayashi Y, Noda E, Azuma N. Clinical features of congenital retinal folds. Am J Ophthalmol. 2012;153:81–7.e1.
46. O'Donnell FE Jr, Pappas HR. Autosomal dominant foveal hypoplasia and presenile cataracts. A new syndrome. Arch Ophthalmol. 1982;100:279–81.
47. Meyer CH, Lapolice DJ, Freedman SF. Foveal hypoplasia in oculocutaneous albinism demonstrated by optical coherence tomography. Am J Ophthalmol. 2002;133:409–10.
48. Recchia FM, Carvalho-Recchia CA, Trese MT. Optical coherence tomography in the diagnosis of foveal hypoplasia. Arch Ophthalmol. 2002;120:1587–8.
49. Saffra N, Agarwal S, Chiang JP, Masini R, Bertolucci A. Spectral-domain optical coherence tomographic characteristics of autosomal recessive isolated foveal hypoplasia. Arch Ophthalmol. 2012;130:1324–7.
50. Thomas S, Thomas MG, Andrews C, Chan WM, Proudlock FA, McLean RJ, et al. Autosomal-dominant nystagmus, foveal hypoplasia and presenile cataract associated with a novel PAX6 mutation. Eur J Hum Genet. 2014;22:344–9.
51. Azuma N, Nishina S, Yanagisawa H, Okuyama T, Yamada M. PAX6 missense mutation in isolated foveal hypoplasia. Nat Genet. 1996;13:141–2.
52. Pal B, Mohamed MD, Keen TJ, Williams GA, Bradbury JA, Sheridan E, et al. A new phenotype of recessively inherited foveal hypoplasia and anterior segment dysgenesis maps to a locus on chromosome 16q23.2-24.2. J Med Genet. 2004;41:772–7.
53. Brown GC, Donoso LA, Magargal LE, Goldberg RE, Sarin LK. Congenital retinal macrovessels. Arch Ophthalmol. 1982;100(9):1430–6.
54. Weigell-Weber M, Kryenbühl C, Büchi ER, Spiegel R. Genetic heterogeneity in autosomal dominant pattern dystrophy of the retina. Mol Vis. 1996;2:6.
55. Kim RY, Dollfus H, Keen TJ, Fitzke FW, Arden GB, Bhattacharya SS, et al. Autosomal dominant pattern dystrophy of the retina associated with a 4-base pair insertion at codon 140 in the peripherin/RDS gene. Arch Ophthalmol. 1995;113:451–5.
56. Vaclavik V, Tran HV, Gaillard MC, Schorderet DF, Munier FL. Pattern dystrophy with high intrafamilial variability associated with Y141C mutation in the peripherin/RDS gene and successful treatment of subfoveal CNV related to multifocal pattern type with anti-VEGF (ranibizumab) intravitreal injections. Retina. 2012;32:1942–9.
57. Online Mendelian Inheritance in Man (OMIM). McKusick-Nathans Institute of Genetic Medicine. Baltimore: Johns Hopkins University. http://www.ncbi.nlm.nih.gov/omim. Accessed 20 June 2017.
58. Nakata-Onishi M, Suzuki A, Okamoto N, Fukada M. Observations on time course changes of the cherry red spot in a patient with Tay–Sachs disease. Br J Ophthalmol. 2000;84:1320–1.
59. MacMillan JA. Histology of the retina in a case of Tay–Sachs's Disease. Am J Ophthalmol. 1948;31:1567–72.

第 10 章 葡萄膜炎和眼内炎症

Nazanin Ebrahimiadib, Fedra Hajizadeh, Charles Stephen Foster

摘 要

本章收集了各种有趣的葡萄膜炎疾病的光学相干断层扫描图像，并对每种葡萄膜炎的特征进行了解释。从葡萄膜炎囊样黄斑水肿开始，继而是白塞病(Behçet's disease,BD)、弓形虫性脉络膜视网膜炎、匐行性脉络膜炎(serpiginous choroiditis,SC)、其他白点综合征[包括多发白点综合征(multiple evanescent white dot syndrome,MEWDS)、急性带状隐匿性视网膜病变(acute zonal occult outer retinopathy,AZOOR)、多灶性脉络膜炎合并全葡萄膜炎]以及结核性脉络膜炎。它不仅包含OCT,还包括其他成像方式的诊断提示,如增强深度成像、荧光素血管造影(fluorescein angiography,FA)、吲哚菁绿血管造影(indocyanine green angiography,ICGA)、超声波和视野检查。它强调了后巩膜炎和小柳-原田病(Vogt-Koyanagi-Harada disease,VKHD)的共同特征和差异性,并考虑了缓解期患者的特征。本章另一个有价值的方面是包含后续图像以突出显示其随着时间或治疗而变化。罕见疾病如特发性视网膜血管炎、动脉瘤和视神经视网膜炎综合征(IRVAN综合征)以及病毒性视网膜炎的血管意外也已被证实。

10.1 后极部眼内炎的一般影响

导致葡萄膜炎患者视力下降的主要原因是黄斑水肿,其影响着30%~44%的葡萄膜炎患者[1](图10.1)。它常常与睫状体扁平部炎、虹膜睫状体炎和后葡萄膜炎相关。在葡萄膜炎性黄斑水肿中描述了3种模式:局灶性、弥散性和囊样[2]。

10.2 白塞病

白塞病是一种慢性自身免疫性疾病,影响体内多个器官的血管。视网膜血管炎是一种威胁视力的并发症,在FA和OCT中具有特征性表现(图10.2和图10.3)。

与缓解期相比,白塞病葡萄膜炎炎症急性期的黄斑中心凹下脉络膜深度轻度增加[3,4]。在土耳其的一项

N. Ebrahimiadib, M.D. (✉)
Eye Research Center, Farabi Eye Hospital, Tehran University of Medical Sciences, Tehran, Iran
e-mail: nazanin.ebrahimiadib@gmail.com

F. Hajizadeh, M.D.
Noor Ophthalmology Research Center, Noor Eye Hospital, No. 96, Esfandiar Blvd., Vali'asr Ave., Tehran, Iran
e-mail: fhajizadeh@noorvision.com

C.S. Foster, M.D., F.A.C.S., F.A.C.R.
Massachusetts Eye Research and Surgery Institution (MERSI)
Ocular Immunology and Uveitis Foundation,
1440 Main St. Suite 201, Waltham, MA 02451, USA
e-mail: fosters@uveitis.org

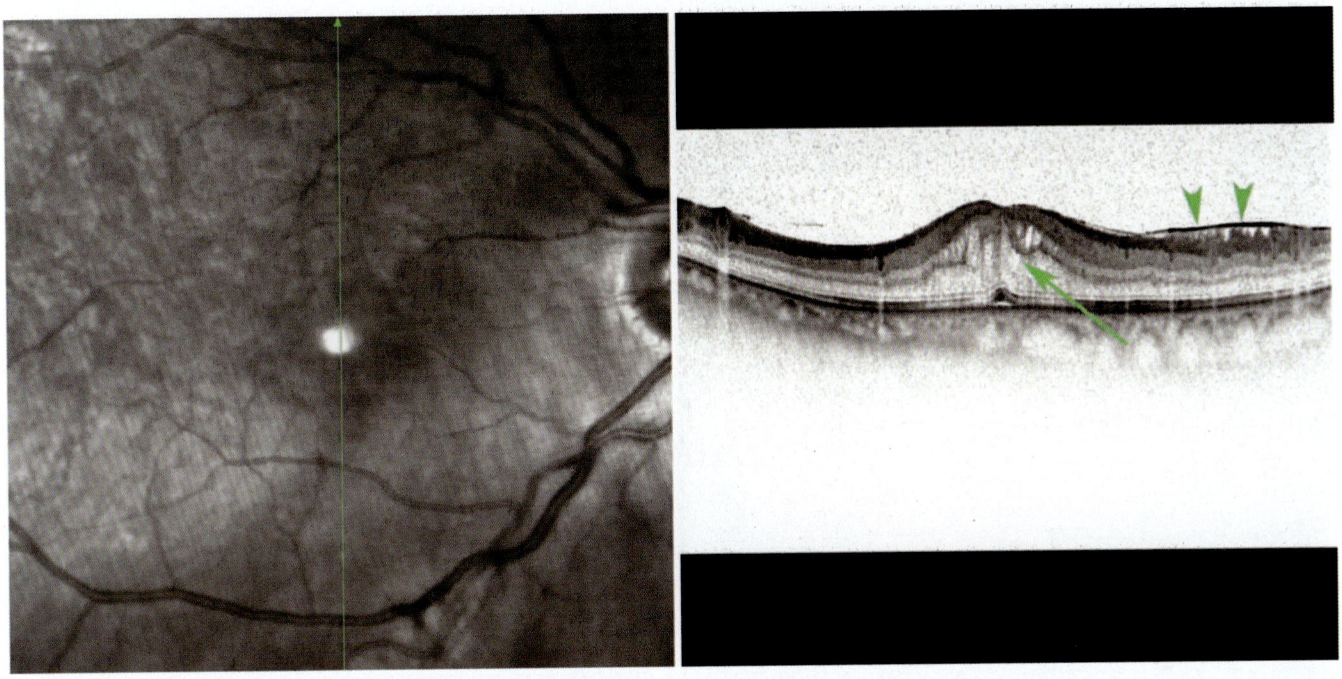

图 10.1 伴有小的黄斑中心凹下视网膜脱离的囊样黄斑水肿(绿色箭头)是眼内炎的标志。广泛的黄斑增厚也可能发生。视网膜前膜形成(绿色双三角)是复发性眼内炎症病例中的常见发现。

研究中，在该疾病的后期观察到中心凹下脉络膜变薄,这可能与进行性脉络膜纤维化和由慢性炎症引起的缺血性变有关[5]。

10.3 小柳-原田病

VKH 是一种多系统疾病,可以影响葡萄膜、中枢神经系统、头发以及皮肤。在眼中,它通常表现为具有多次渗出性视网膜脱离的双侧肉芽肿性葡萄膜炎。FA 在急性期具有诊断价值(图 10.4)。

在这种疾病中 OCT 具有特征性表现。在 VKH 急性期呈现视网膜脱离(>400μm)及视网膜下多囊性水肿表现[6](图 10.5)。

类似于 Spaide[7]和其他作者[8]对中心性浆液性脉络膜视网膜病变（central serous chorioretinopathy,CSCR)中点的描述，已经在 VKH 中描述了视网膜下高反射性点可能代表炎症细胞和脱落感光细胞外节段。Yamamoto 等[9]表明,与恢复期(图 10.6 至图 10.8)相比,在 VKH 急性期内视网膜厚度 [即从内界膜(internal limiting membrane,ILM)到内丛状层]显著增加。

在 VKH 病急性期脉络膜厚度增加，治疗后恢复正常。光学相干断层扫描增强成像(enhanced depth imaging optical coherence tomography,EDI-OCT）技术可以检测到这种变化,并且是监测疾病活动的有用技术。随着疾病的复发,脉络膜反射性增厚[10]。

EDI-OCT 技术还表明，慢性期脉络膜厚度减小。脉络膜的厚度与眼底色素沉着量,视盘周围的萎缩面积以及疾病持续的时间呈负相关[11]。

脉络膜褶皱是在急性期 52%~71%的 VKH 病例中可以观察到的另一个发现。这些瘢痕疙瘩是视网膜色素上皮(RPE)、布鲁赫膜(Bruch 膜)以及从视盘向周围辐射的内脉络膜的皱纹。脉络膜的炎症和增厚机械地压缩 RPE、Bruch 膜和视神经，这导致脉络膜和视盘肿胀向内鼓起。巩膜比视网膜柔韧性差；因此，脉络膜浸润和渗出导致视网膜变形和脉络膜褶皱形成[12]。ILM 的起皱是急性期的另一个发现[6]。脉络膜折叠的存在可能表明一种更慢性和严重的疾病,因此需要细致的随访和积极治疗以防止晚霞状眼底[13]。该特征非常有用,因为使用吲哚菁绿血管造影(indocyanine green angiography,ICGA)很难区分活动持续性炎症和陈旧性脉络膜间质瘢痕。在 ICGA 中,两者都表现为弱荧光黑点。在罕见的疾病复发病例中,可能不存在视网膜下积液或视力下降。然而,在 OCT 上观察到 RPE 折叠时需要及时治疗[14]。

急性或慢性期 VKH 病引起内脉络膜的血流丧失,并可在 EDI-OCT 上检测到脉络膜的均匀性增加。

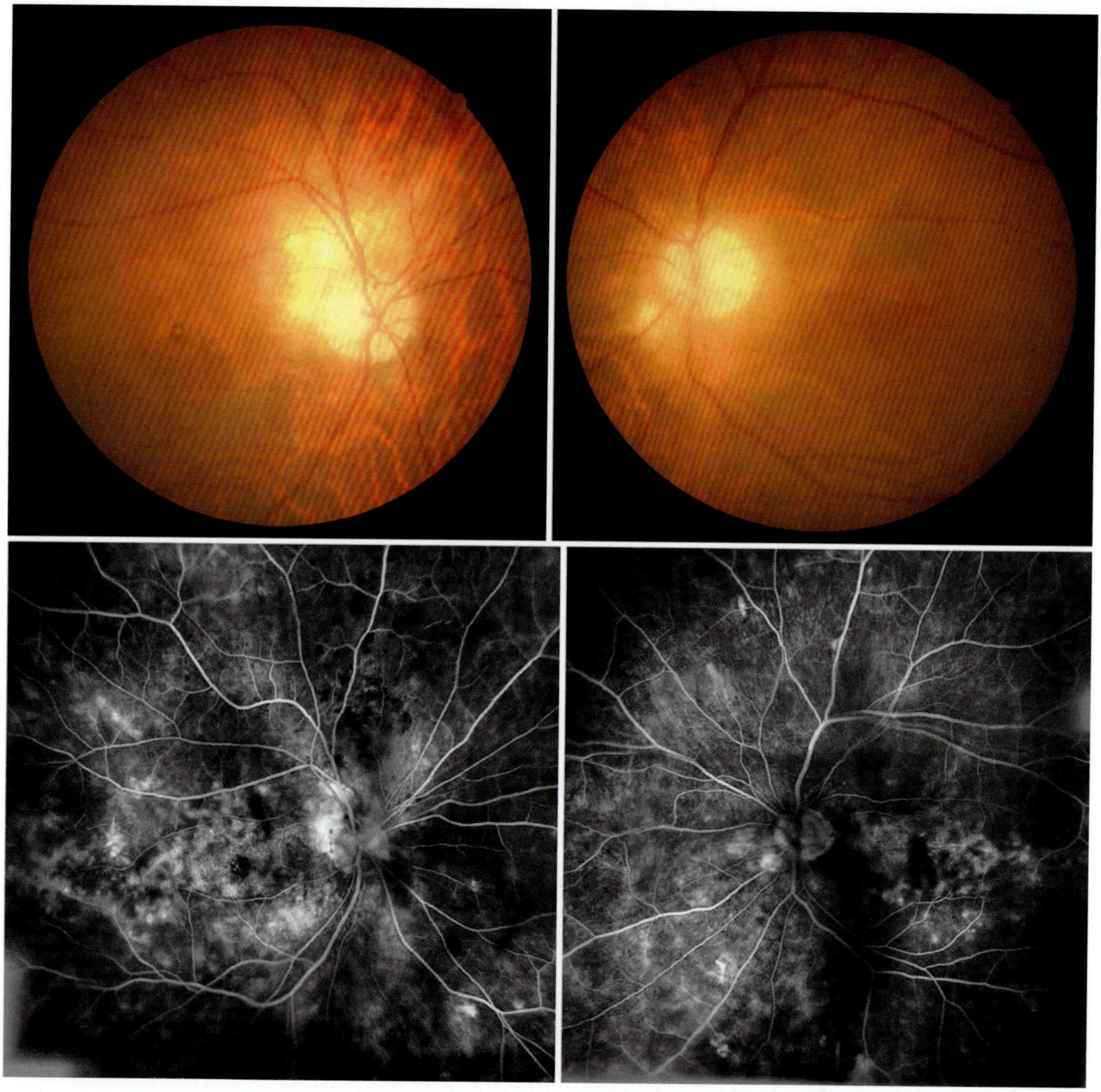

图 10.2 一例 43 岁男性的视网膜彩色眼底照片和 FA 图像，既往 12 年未正规治疗白塞病。右眼和左眼的视力分别小于 20/20 和 20/160。眼底照片中的双侧视神经萎缩（上图）和晚期血管造影图像（下图）中广泛的毛细血管闭塞、染色和血管渗漏显著。

这一发现继发于脉络膜炎性肉芽肿[15]（图 10.9 至图 10.12）。

晚霞状眼底：晚霞状眼底是 VKH 疾病的恢复期，并在发病的 12 周后发展。在这个阶段，脉络膜萎缩伴脉络膜毛细血管萎缩[16]（图 10.13）。

10.4 后部巩膜炎

后巩膜炎与 VKH 病有类似的发现（图 10.14 至图 10.18）。

脉络膜紧贴巩膜；因此，在后巩膜炎急性发作时可能会受到影响。已经证明了在后巩膜炎急性发作期黄斑中心凹下脉络膜增厚，其反复发作时则减薄[17,18]。

10.5 弓形虫性脉络膜视网膜炎

活动性眼弓形虫病（ocular toxoplasmosis，OT）表现为脉络膜炎和视网膜炎，在 OCT 可以看到视网膜内

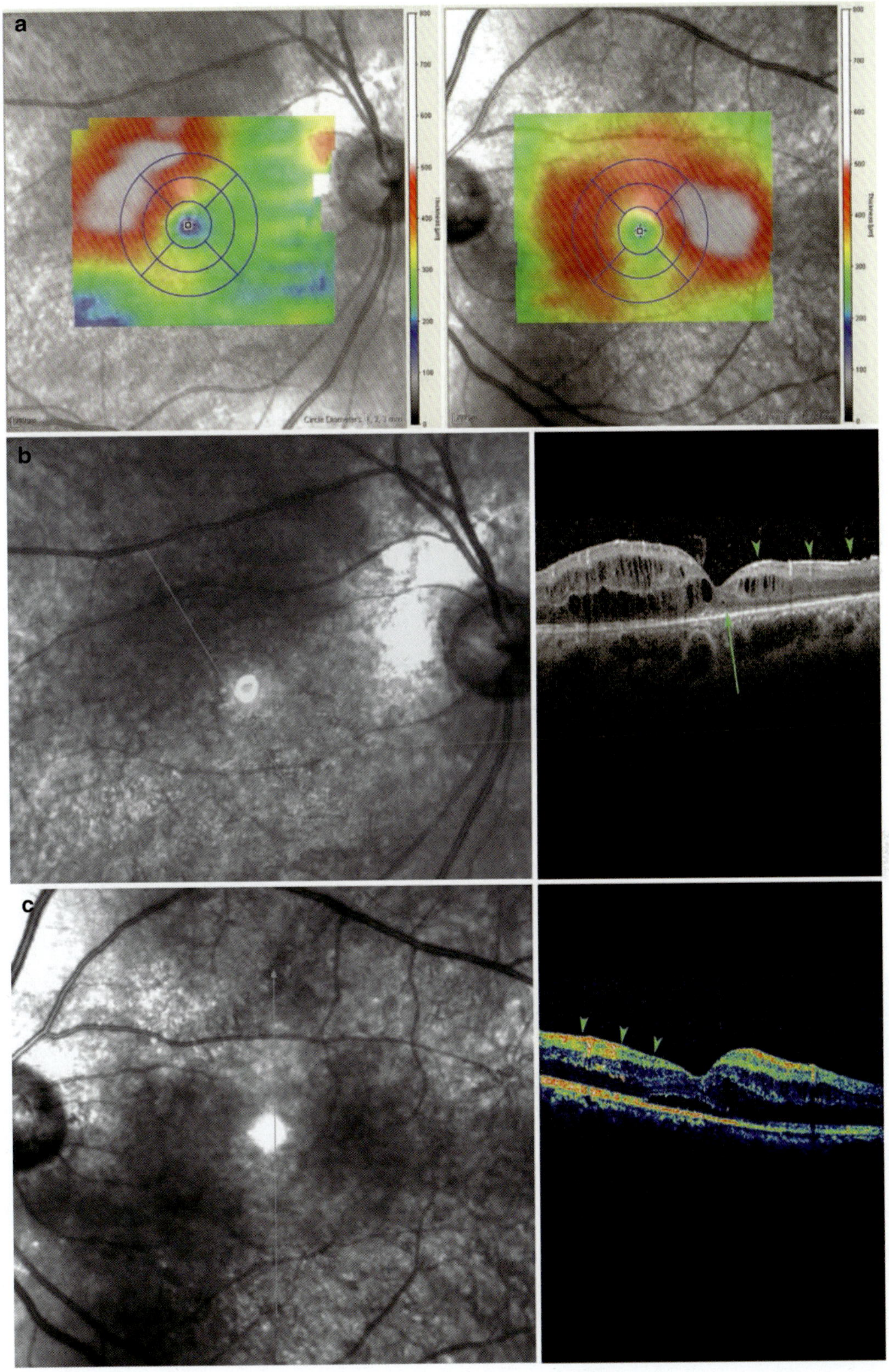

图 10.3　(a)图 10.2 患者的地形图显示黄斑水肿和萎缩区域。(b)右眼的激光扫描检眼镜光学相干断层扫描(SLO-OCT)图像显示黄斑囊样水肿伴组织缺失,与长期水肿和中心凹椭圆体区破坏伴外核层萎缩(绿色箭头)相一致。这些发现预示了即使在水肿消退之后视力结果仍不佳。视网膜神经纤维层萎缩(绿色多三角)是由于神经节细胞轴突(例如 BRVO 或毛细血管无灌注)的炎症或缺血性损伤而引起的。这种情况通常发生于血管炎。(c)左眼的 SLO-OCT 图像显示弥散性囊样黄斑水肿和黄斑中心小凹下小部浆液性脱离。在这只眼睛中,椭圆形区域被部分保留,视力更好。黄斑下部的内层萎缩(绿色多三角)与闭塞性血管炎、微血管病变、毛细血管无灌注以及小型 BRVO 相关。

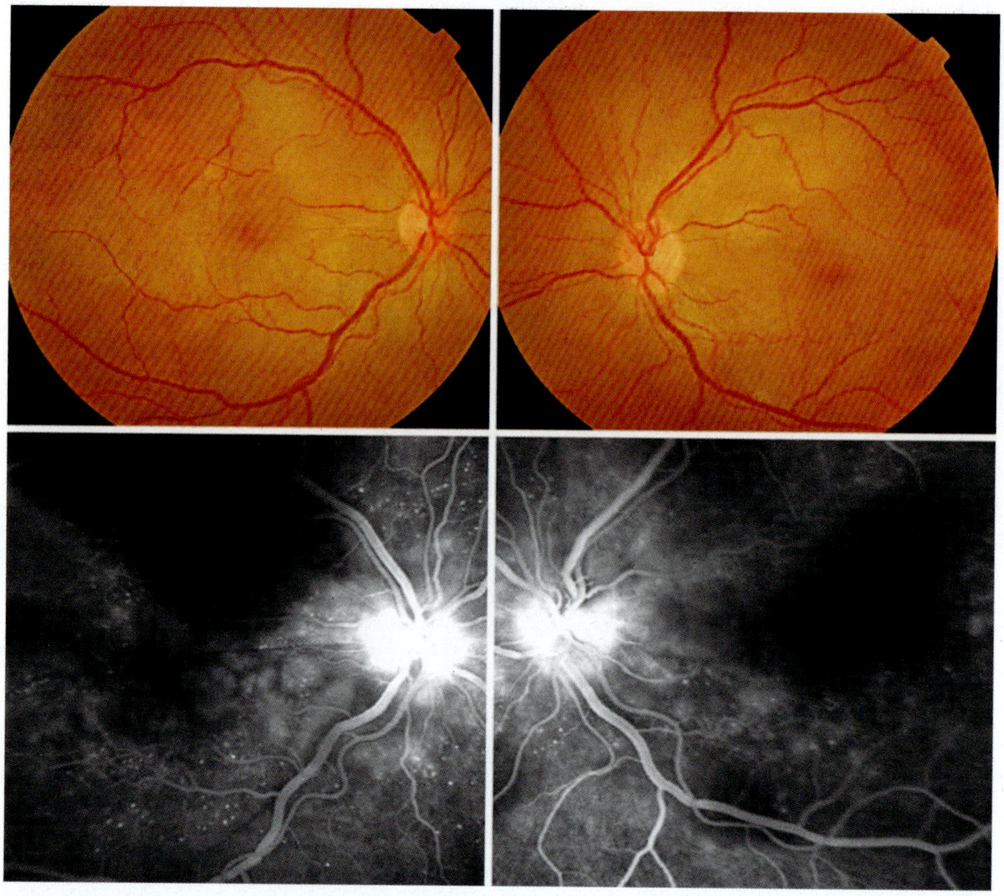

图 10.4 来自 VKH 疾病急性期患者的彩色眼底图像和 FA 图像。在彩色眼底图像中，双眼中从视盘离心延伸的多个淡色浆液脱离是 VKH 疾病的标志。在 FA 图像中，视网膜的浆液脱离表现为弱荧光区域。另外，FA 后期的多点定位强荧光点和盘状强荧光是 VKH 疾病的特征性血管造影表现。

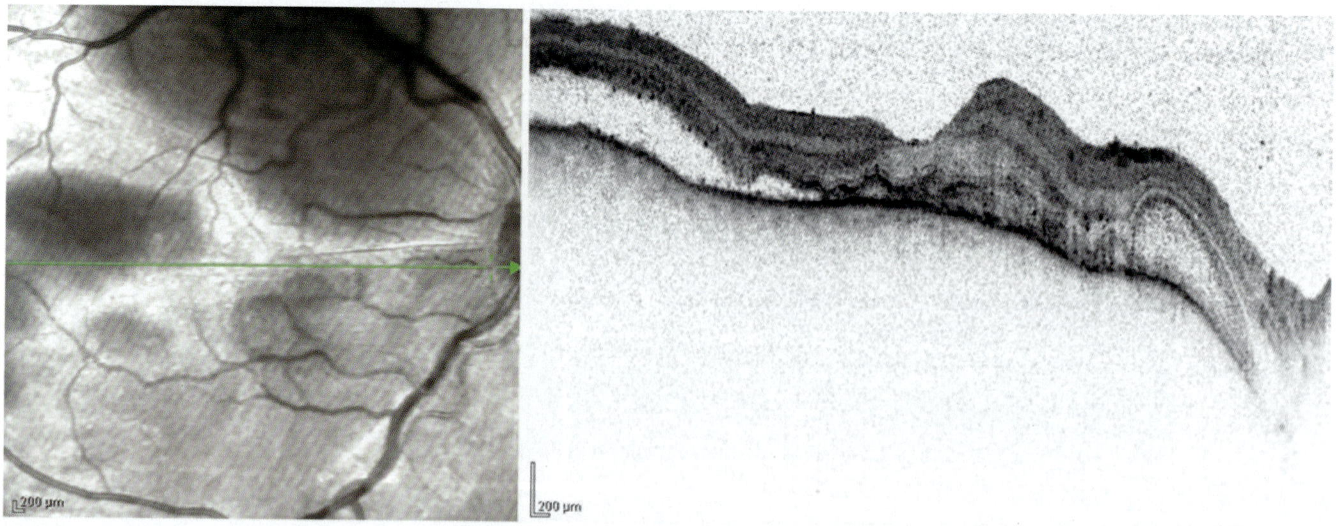

图 10.5 患者双眼 SLO-OCT 切口穿过中心凹，说明了 VKH 病的典型 OCT 征象，见图 10.4。在 VKH 病患者中通过 OCT 发现，在视网膜脱离外缘有许多小斑点的多个血清纤维蛋白脱离、光感受器外缘增厚和外层视网膜紊乱。分离的视网膜通常通过多个桥（多箭头）连接到 RPE 层。（待续）

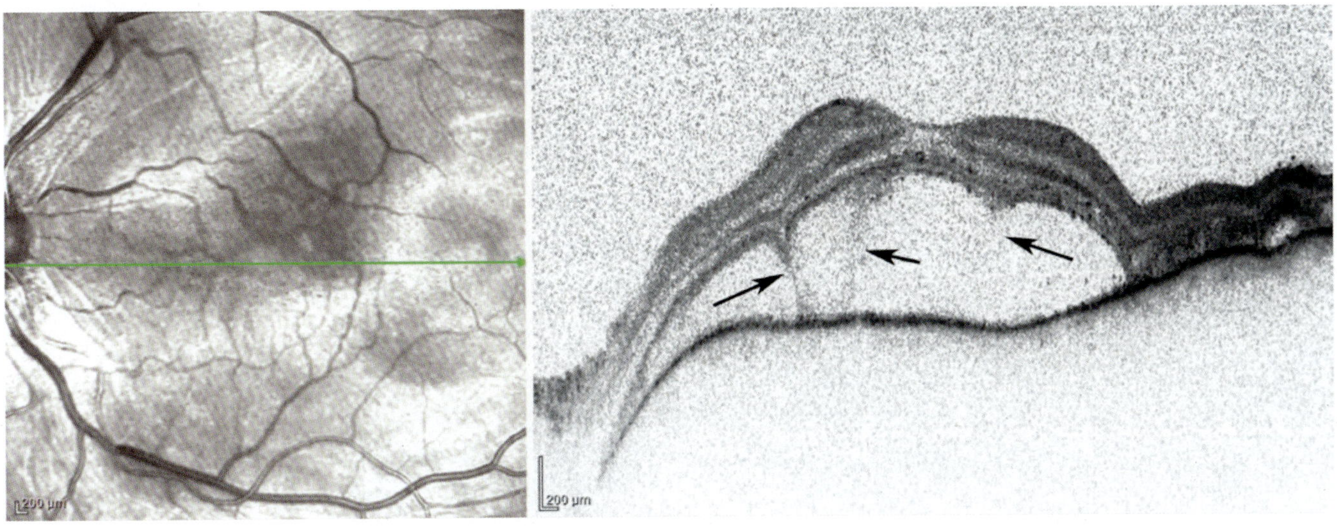

图 10.5(续)

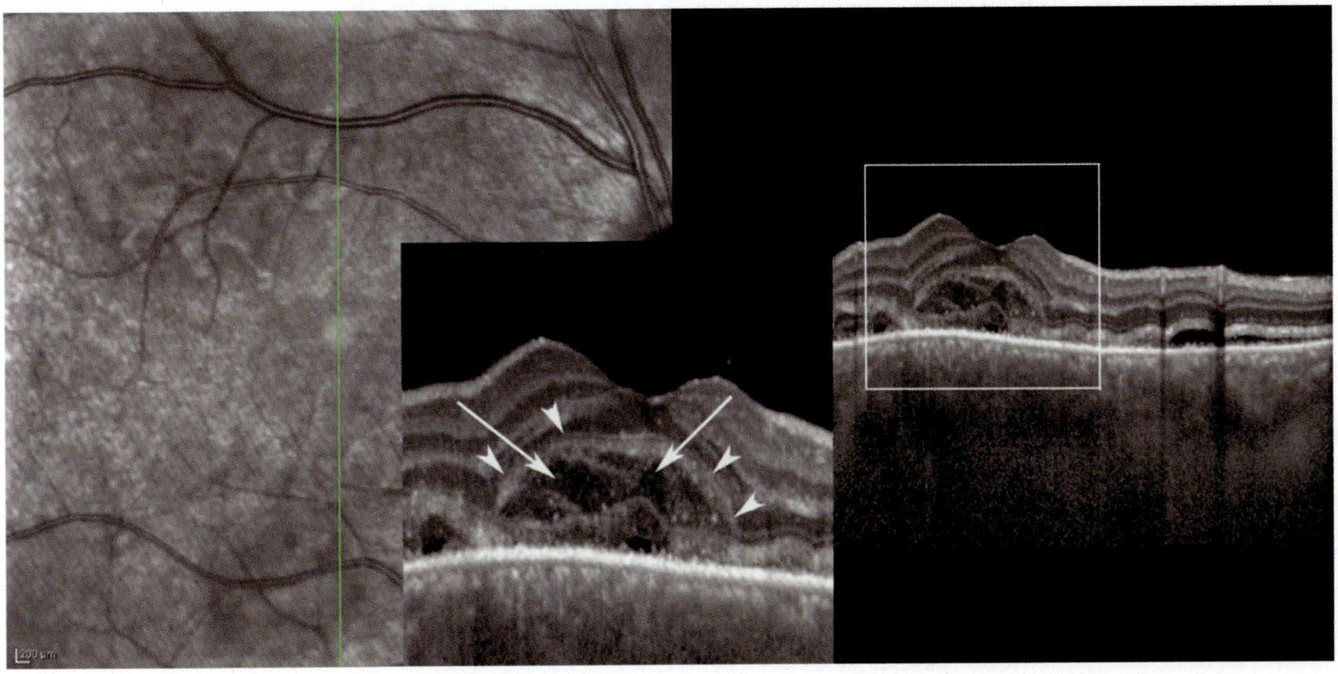

图 10.6　来自急性期 VKH 患者的 SLO-OCT 图像。视网膜下囊样间隙(白色箭头)伴 ILM 增厚(白色三角)是 VKH 病的特征。

层具有模糊的反射现象和视网膜全层破坏。Orefice 等[19]称这一发现为“污迹效应”。病变占据了视网膜的整个厚度,这会导致视网膜层状结构的紊乱和完全丧失。它在内层视网膜高反射层中有最高反射率,后部阴影也存在;然而,借助 EDI-OCT 技术,可以辨别与弓形虫脉络膜肉芽肿相容的脉络膜低反射区域(图 10.19)。视网膜色素上皮细胞(RPE)/布鲁赫膜(Bruch's membrane,BM)复合体的一些变化可能在膜中分裂或使局部高反射性增加。然而,所有的这些征象对于弓形体脉络膜视网膜炎的诊断并不是唯一的或是特定的[19]。

在愈合阶段,瘢痕形成的特征是完全性玻璃体后脱离伴视网膜萎缩和相对局灶性脉络膜高反射带(图 10.20 至图 10.23)。

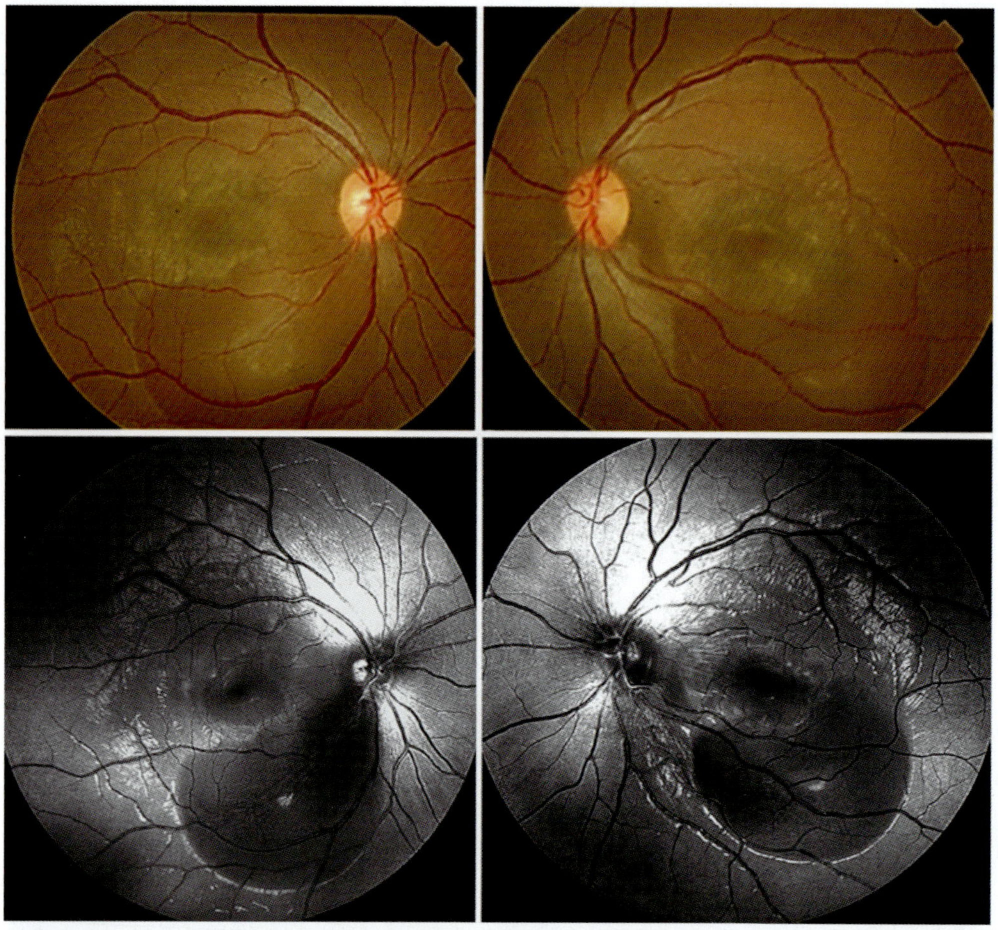

图 10.7 19 岁女性双眼视力下降和前 5 天眼痛伴双眼视力低于 20/160 的彩色眼底照片和 SLO 图像。双眼黄斑下大部浆液性脱离显著。

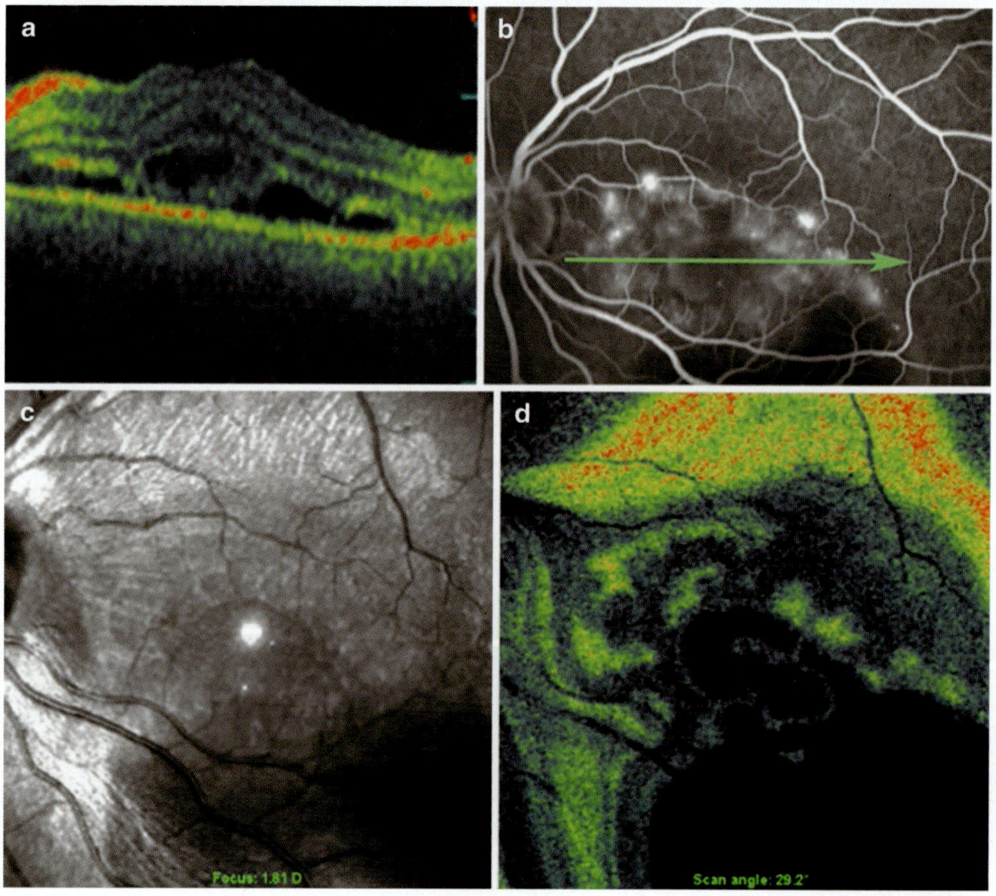

图 10.8 (a)图 10.11 患者左侧黄斑区横截面 TD-OCT 图像显示视网膜内囊样改变和浆液性脱离。(b)FA 图像显示具有多个强荧光点的星空图案,其对应于黄斑中小的血清纤维蛋白脱离。(c)SLO 图像显示与浆液脱离和脉络膜表面起伏相关的视网膜表面细小皱纹。(d)C-扫描主要穿过视网膜外表面,并在脱离的视网膜的外侧显示片状绿色斑块。

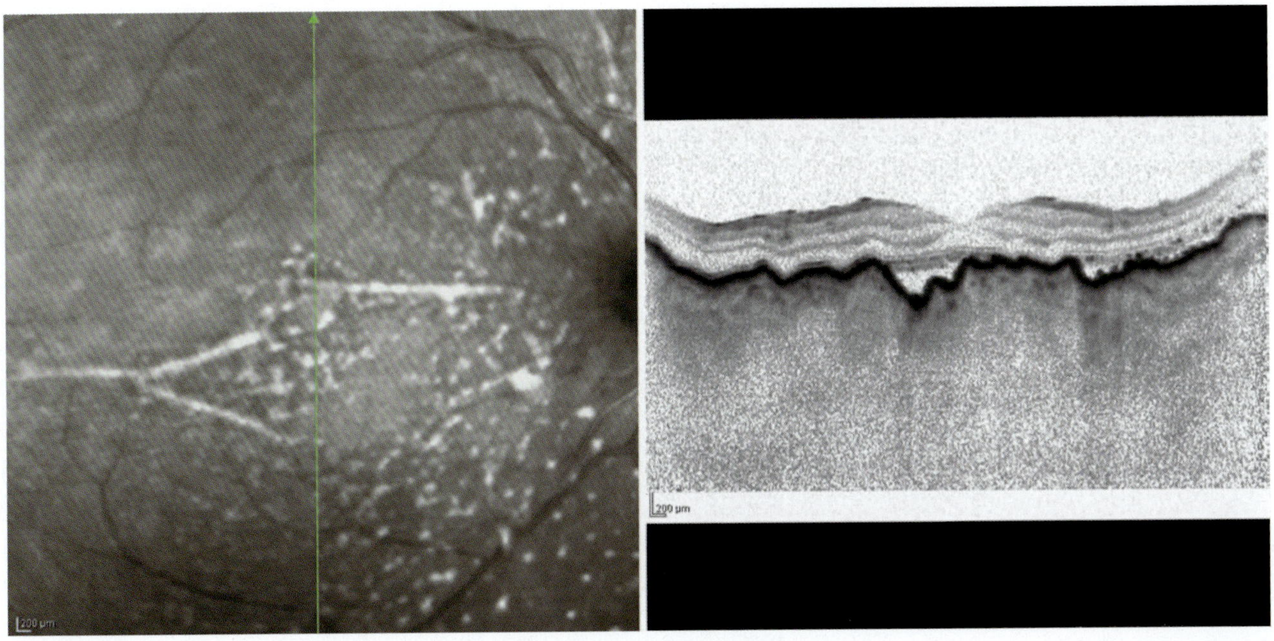

图 10.9　活动性复发性 VKH 病患者的 EDI-OCT 和 SLO 图像。脉络膜的均匀性和脉络膜毛细血管层的低反射腔的缺失伴多脉络膜褶皱是显而易见的。

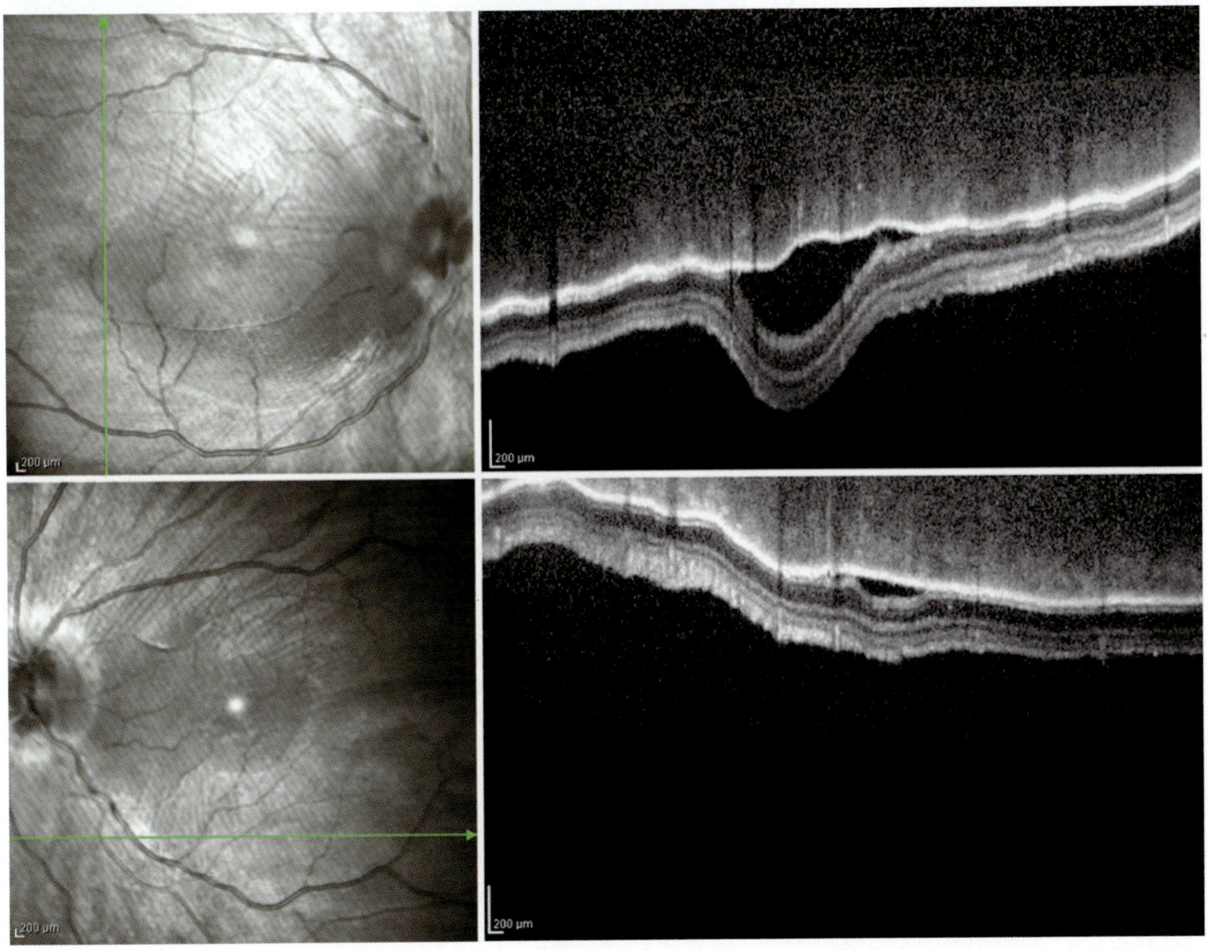

图 10.10　同一例患者的 EDI-SLO-OCT 图像，见图 10.7。脉络膜的同质性和正常的脉络丛毛细血管和脉络膜血管腔的消失是明显的。另外，眼底的 OCT 图像显示脉络膜褶皱是从视盘向周边部分辐射的暗条纹。RPE 层波纹在 OCT 上可见并且对应于扫描线与脉络膜褶皱相交的区域。可以看到内界膜起皱。

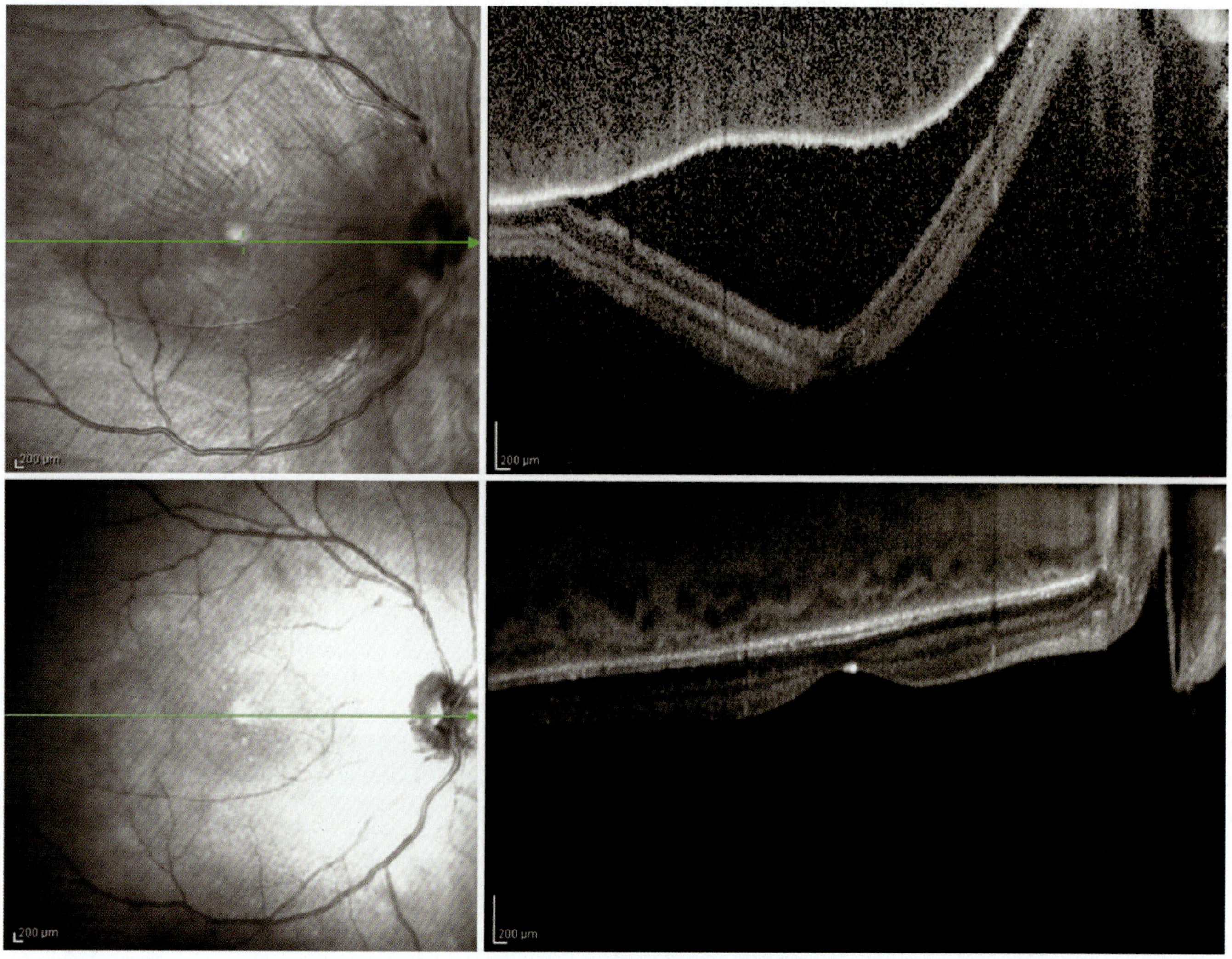

图 10.11 疾病急性期(上图)和治疗后(下图)患者右眼黄斑中心凹的 EDI-SLO-OCT 图像,见图 10.7。在活动期,正常脉络膜血管模式丧失,脉络膜的同质性增加。在缓解期,脉络膜均匀性消失,脉络丛正常结构恢复。

10.6 匐行性脉络膜炎

在这种疾病中,炎症影响 RPE 和脉络膜毛细血管层[20]。它一般从视神经周围发出,具有离心放射的绒毛状突起[21]。它通常具有复发-缓解的过程,新病灶通常与老病灶相邻[22]。每个斑点都会侵入中心凹附近,从而危及中心视力。眼前段通常是正常的[23]。

10.7 多发性白点综合征

多发性白点综合征(MEWDS)是一种良性单侧疾病,在年轻女性中更为常见。它在眼底自发荧光(fundus autofluorescence,FAF) 和 FFA、ICGA 中具有独特的征象(图 10.24 和图 10.25)。FA 显示早期的强荧光(花圈样图案)和白点状损伤的晚期染色。.

在 MEWDS 中 OCT 的主要发现是椭圆体区的破坏,其偶尔穿过 ELM 并延伸至外核层(ONL)。光感受器层中的局部高反射性骨针样病灶是这些患者的 OCT 成像的另一发现, 其对应于 ICGA 上的弱荧光病灶和微视野仪(microperimetry,MP)上的视野缺损。据推测,这些高反射点可能是由于损伤的 RPE 细胞将脂褐素渗入了外层视网膜[24]。在一些患者中发现于 RPE 水平有圆顶形高反射信号,其可能是被破坏的外部节段。RPE 的粒度和非特异性波动也有报道[25](图 10.26)。此外, 使用 EDI-OCT 在MEWDS 的急性期观察到了脉络膜增厚。

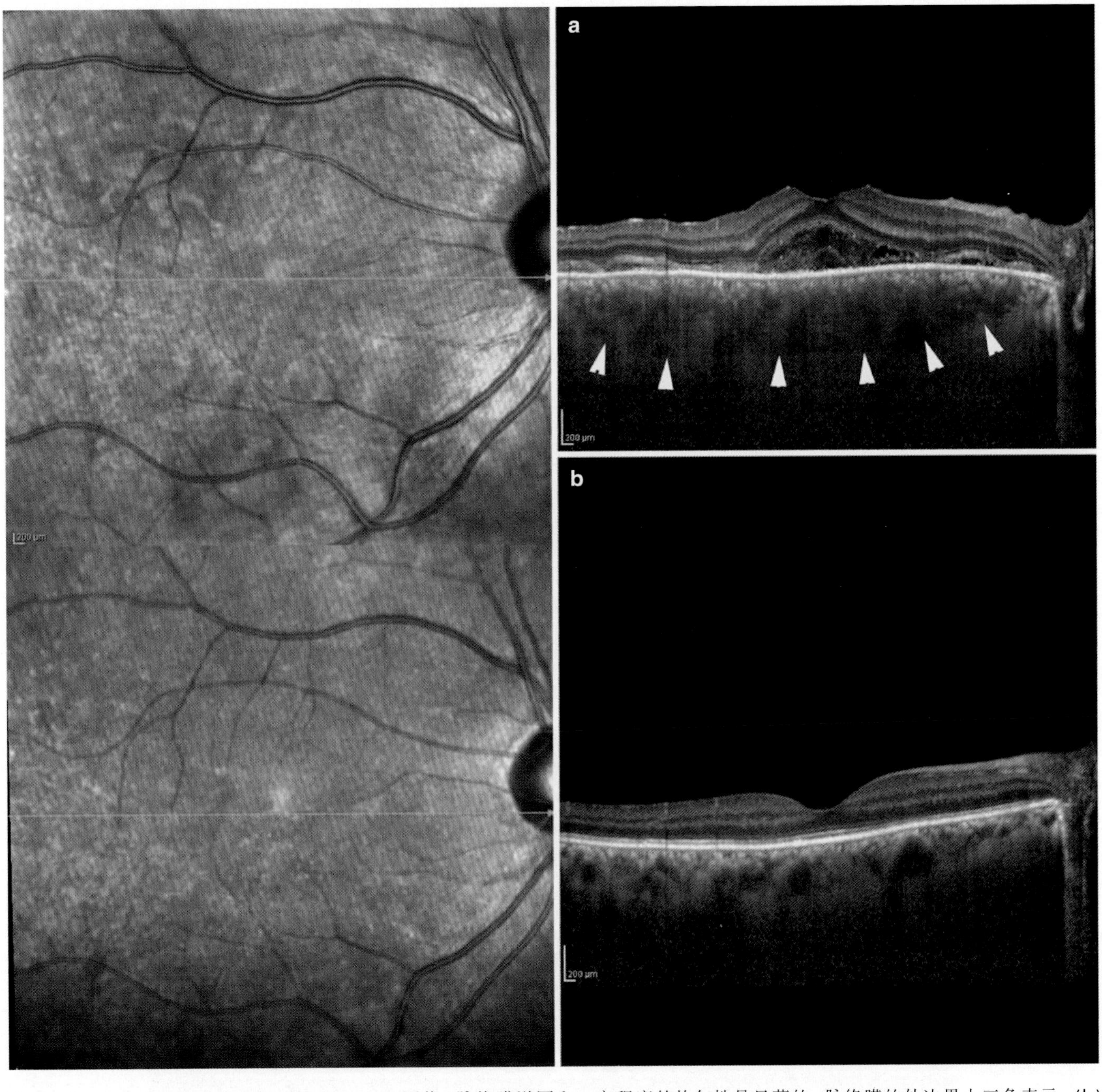

图 10.12　(a)VKH 病急性期眼睛的 EDI-OCT 图像。脉络膜增厚和一定程度的均匀性是显著的。脉络膜的外边界由三角表示。(b)治疗后和解决阶段,脉络膜增厚消退,再次出现低反射性脉络膜毛细血管层。

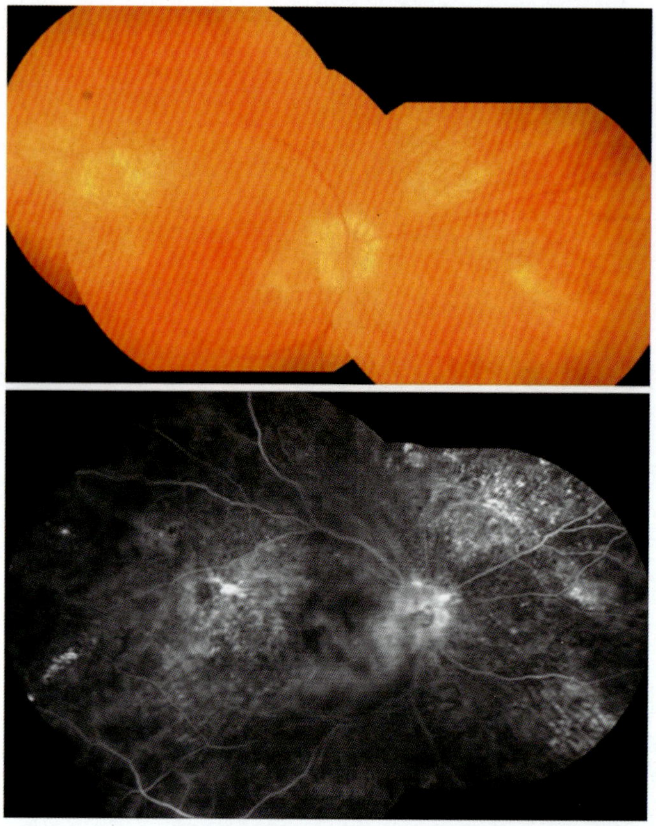

图 10.13 具有 18 年葡萄膜炎病史和 3 年白癜风病史的 41 岁女性右眼彩色眼底照相和 FA 图像，右眼视力低于 20/200。活动性复发性疾病导致脉络膜色素脱失和晚霞状外观。

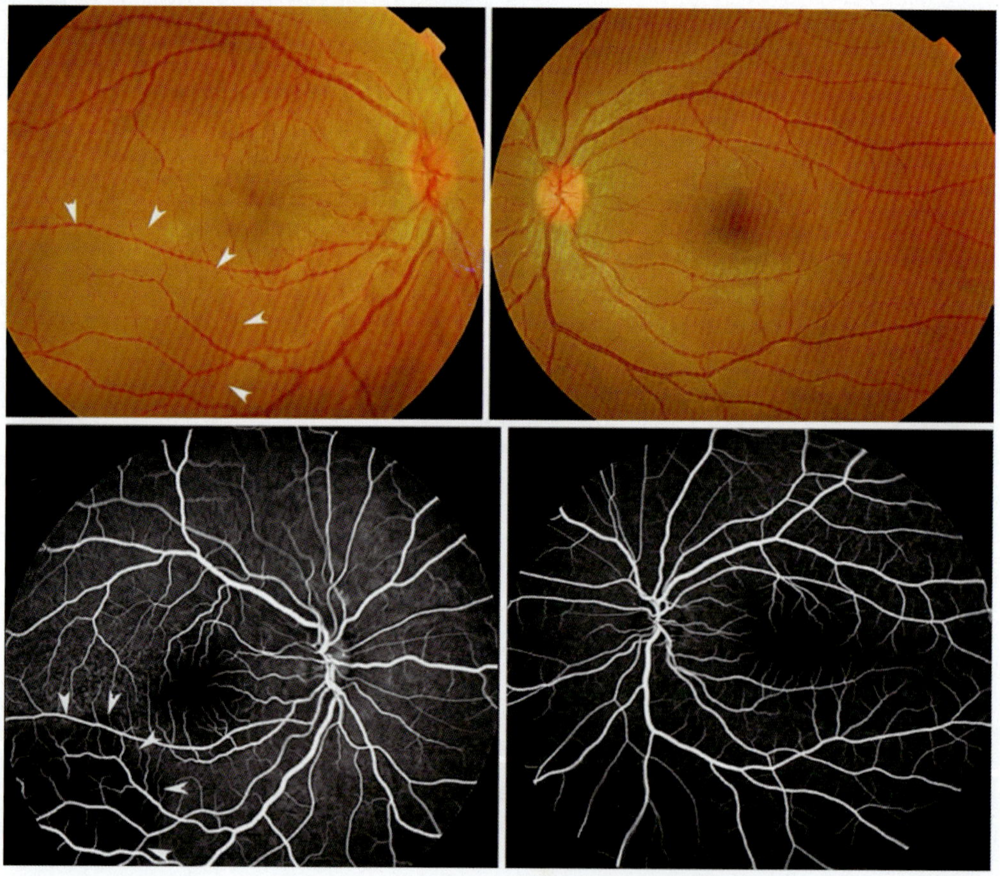

图 10.14 一例 25 岁女性突发剧烈疼痛伴右眼视力下降的彩色眼底照片和 FA 图像。BCVA 为 20/160(OD)和 20/20(OS)。裂隙灯检查并不明显。视网膜检查透露广泛，多发性浆液性脱离。除了在浆液脱离区域(白色三角)处的弱荧光之外，后极的 FA 不明显。

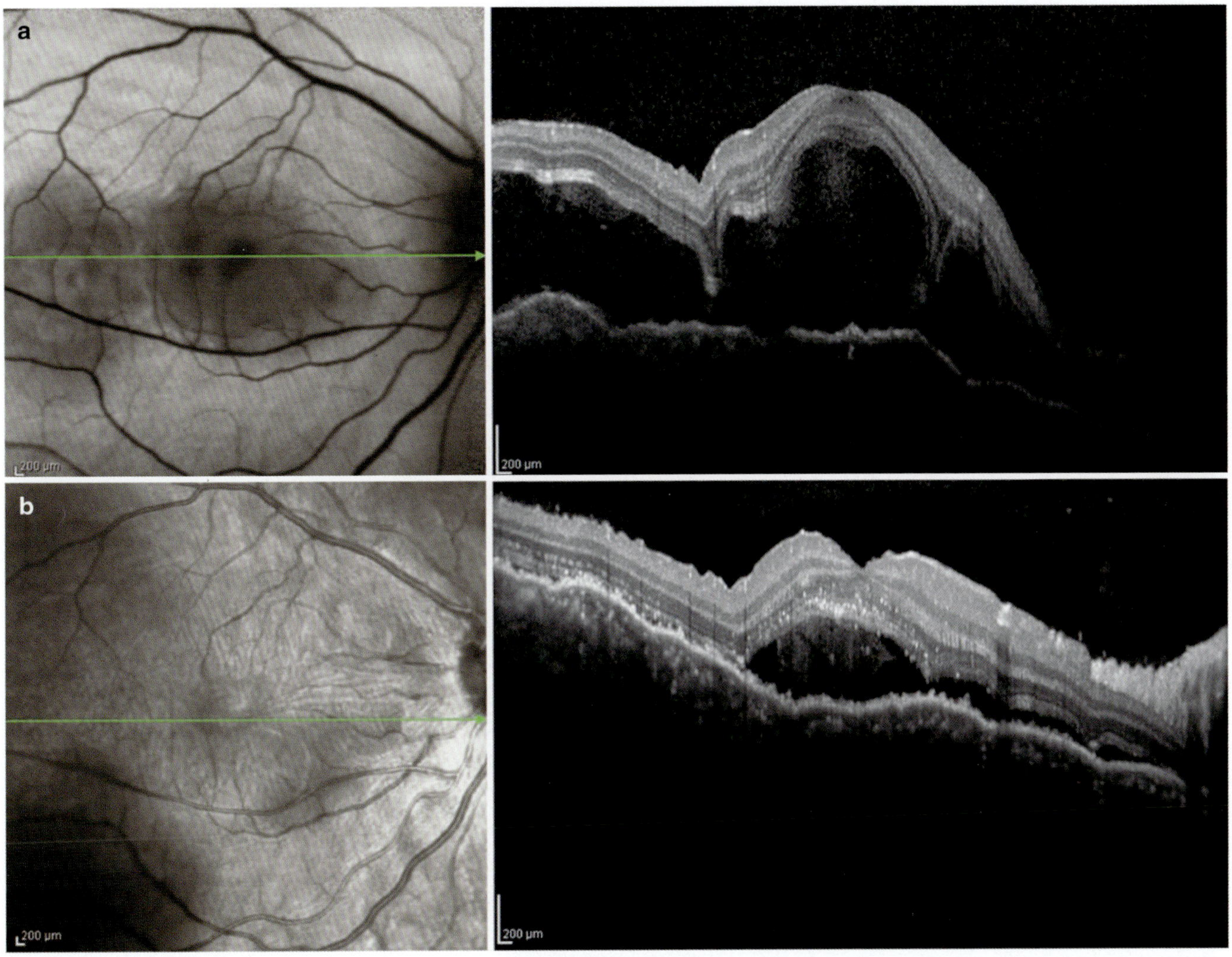

图 10.15　(a)右眼的 FAF-OCT 扫描穿过中心凹并显示多发性浆液性脱离，伴有视网膜下纤维蛋白沉积和脉络膜褶皱，与 VKH 病的发现相似。FAF 图像上的低反射区域对应于浆液性视网膜脱离区域。(b)在高剂量口服类固醇治疗后 5 天获得的 SLO-OCT 图像显示视网膜下积液减少，这与视觉增益(20/40)相关。

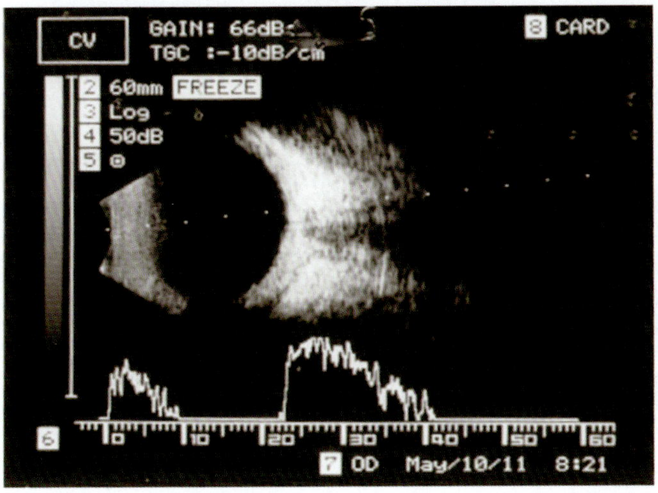

图 10.16　右眼 B-扫描图像显示脉络膜和巩膜增厚。

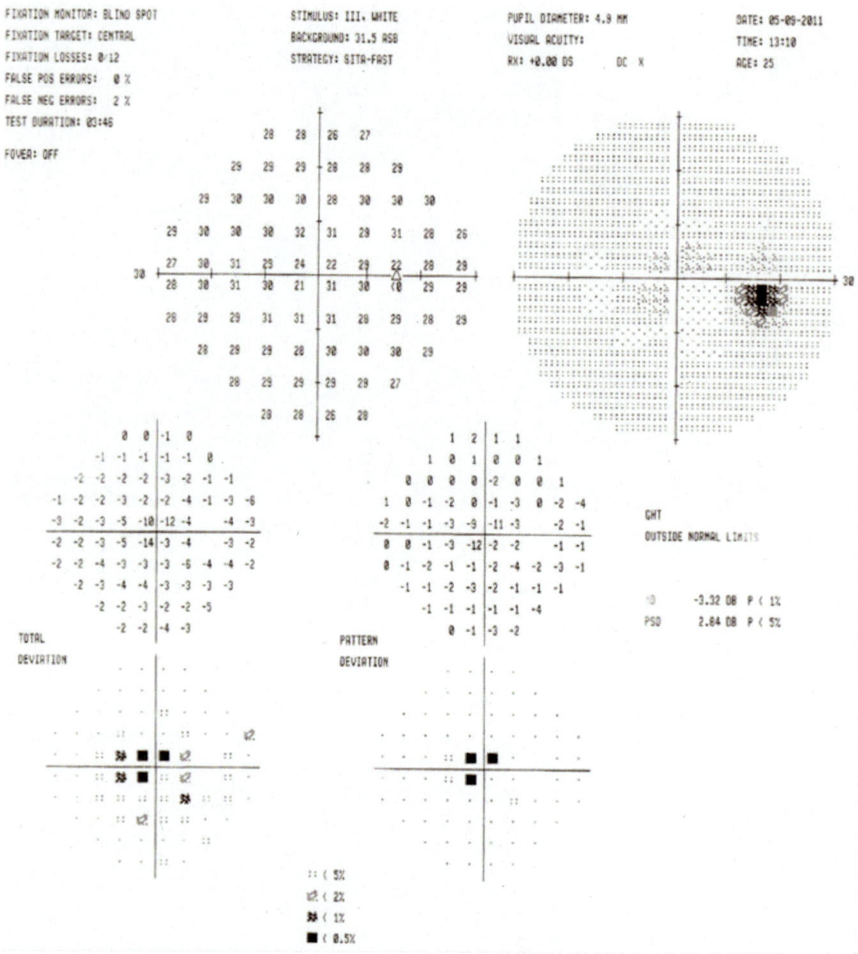

图 10.17 所涉及的眼部视野检查显示轻微的视野整体变暗和深而小的中央暗点。

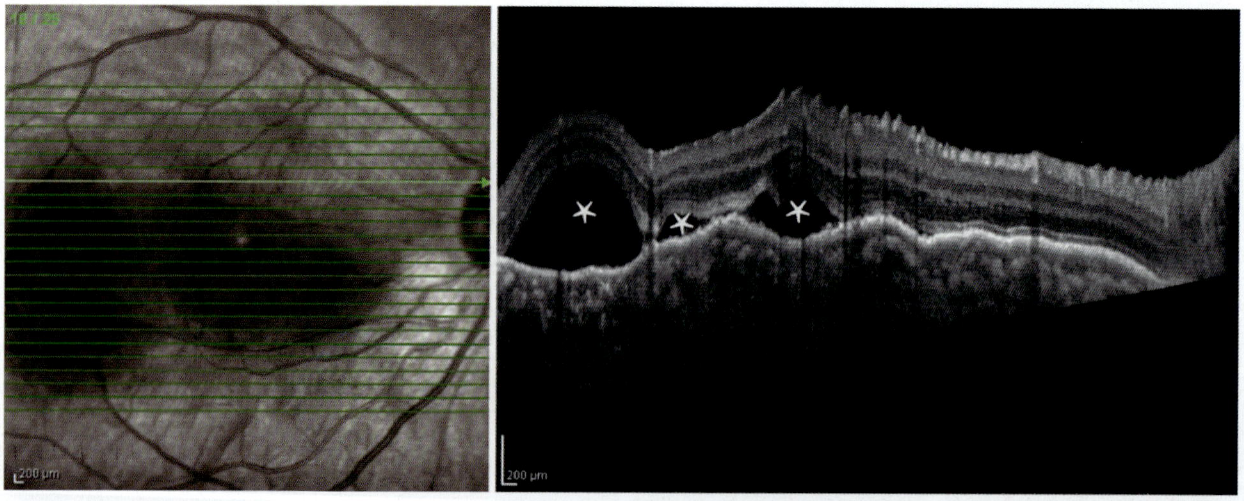

图 10.18 疾病急性期的 EDI-OCT 图像。多灶性浆液性脱离(星号)伴多发性脉络膜褶皱和视网膜增厚类似于 VKH 病的发现。通过 EDI-OCT 和 FA 进行成像是区分该病和 VKH 病的关键。Haller 层和 Sattler 层轻微脉络膜增厚和近乎正常的脉络膜血管伴开放的血管腔表明脉络膜轻度受累。这些发现伴随着缺乏 FA 中的精确渗漏,有助于排除 VKH 综合征。

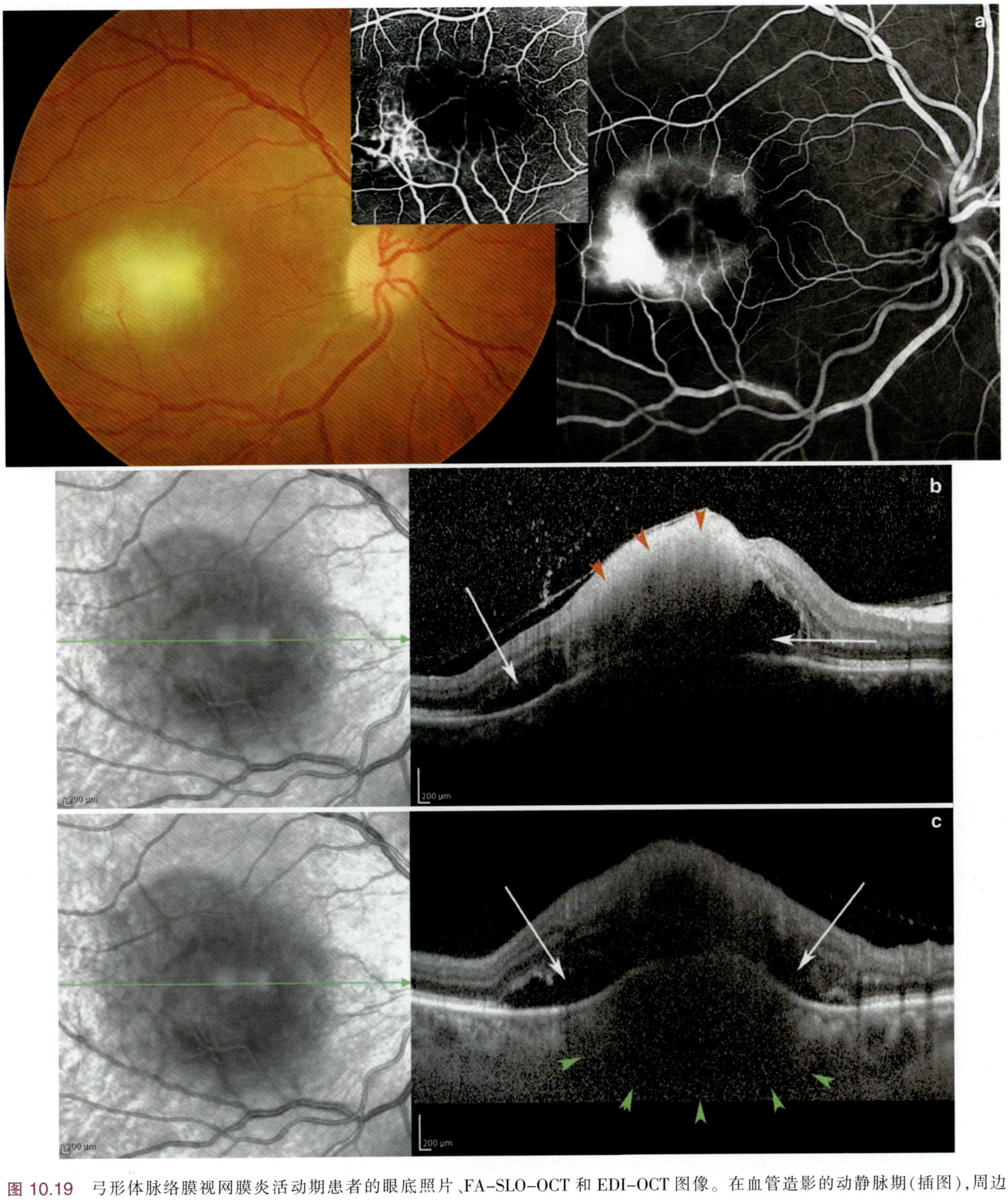

图 10.19　弓形体脉络膜视网膜炎活动期患者的眼底照片、FA-SLO-OCT 和 EDI-OCT 图像。在血管造影的动静脉期(插图),周边血管闭塞明显。周边血管闭塞表现为血管造影动脉期(插图)。(a)视网膜由全层均匀性高反射病灶(红色三角)而增厚,这代表严重的眼弓形体病视网膜炎。(b)病灶周围的低反射区域是视网膜下积液(白色箭头)。后玻璃体黏附于病灶并增厚。在邻近病灶的玻璃体中也可见高度反射性沉积。另外,在邻近病灶的玻璃体视网膜表面有几个小圆形的高反射斑点。(c)在 EDI-OCT 图像中,脉络膜肉芽肿性炎(绿色三角)将 RPE 层向上推,代表眼弓形体病的脉络膜炎的组分。

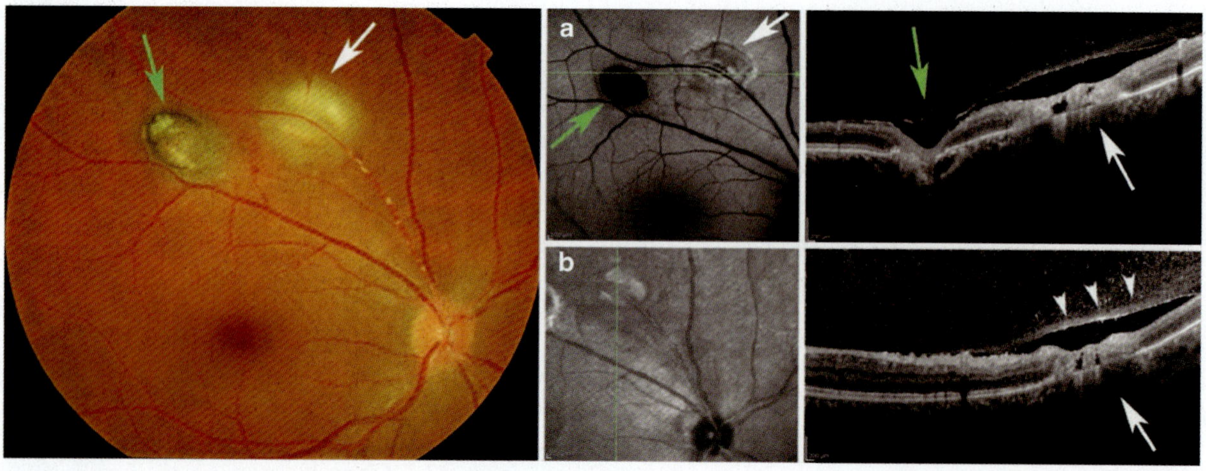

图 10.20 患有活动性复发性眼弓形体病患者的彩色眼底照片和 FAF 和 SLO-OCT 图像。绿色箭头示前期炎症的旧瘢痕。(a)在 FAF 图像中，该区域的低反射信号代表 RPE、视网膜和脉络膜的缺失。在活动性病灶(白色箭头)中，全层视网膜受累伴层间对比度消失以及囊样间隙的组织破坏明显。(b)OCT 显示受累区域玻璃体浸润和炎症反应明显(白色三角)。

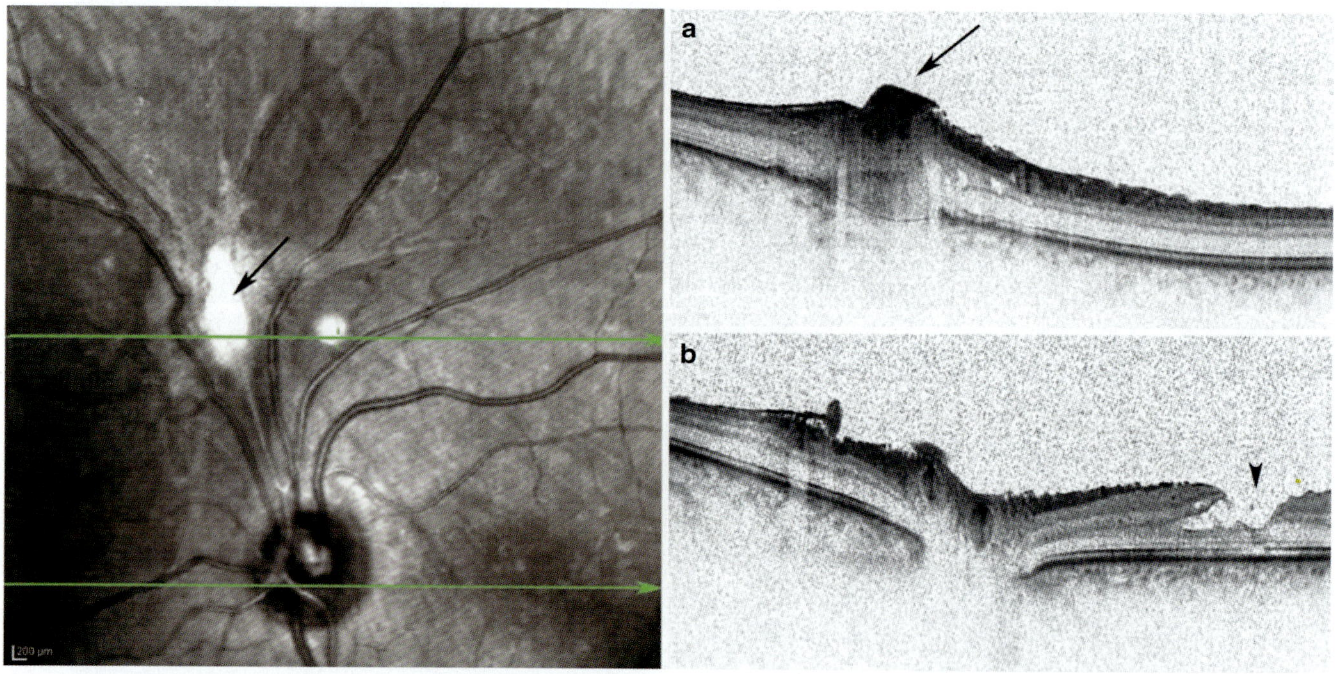

图 10.21 OCT 扫描通过两个横断面，分别是先前的视网膜炎、瘢痕区域(a 部分)以及视盘、黄斑中心凹区域(b 部分)。(a)瘢痕涉及视网膜层全层、BM 和脉络膜层(黑色箭头)。(b)渗出导致形成视网膜前膜和随后的视网膜褶皱，这些最终造成了层状黄斑裂孔和裂隙(黑色三角)。

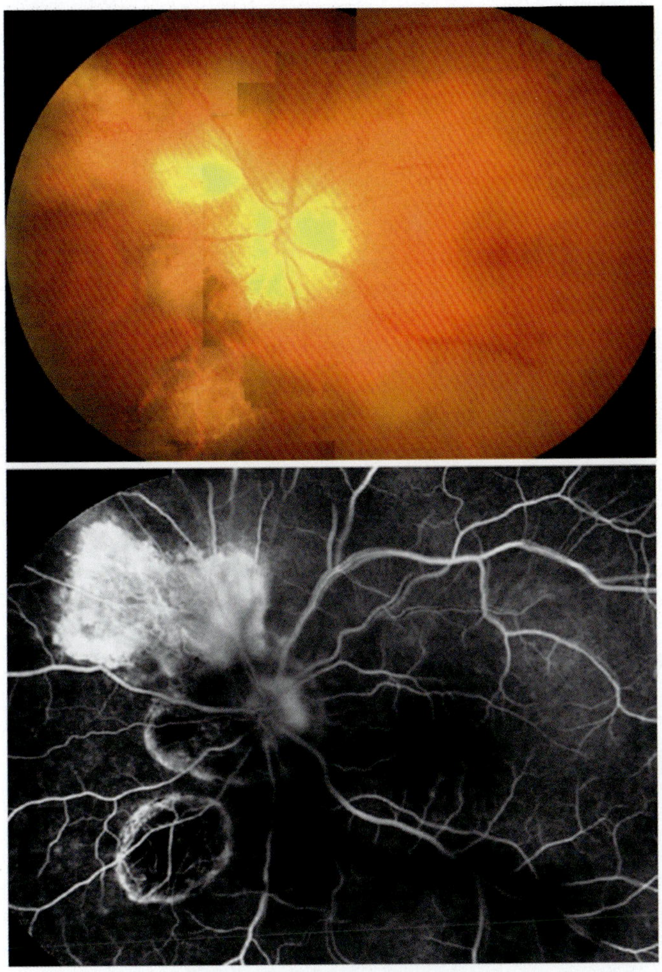

图 10.22　一例 59 岁女性，左眼有飞蚊症，有 30 年以上的渐进性视力障碍史。她经历了几次恶化和缓解，并要求给予系统性皮质类固醇以控制症状。视力为 20/25。视网膜脉络膜瘢痕在视盘周围区域扩展外围是显而易见的。活动期病灶显示相当大的渗漏，在晚期血管造影图像中，邻近玻璃体超声波示局部有渗出物。

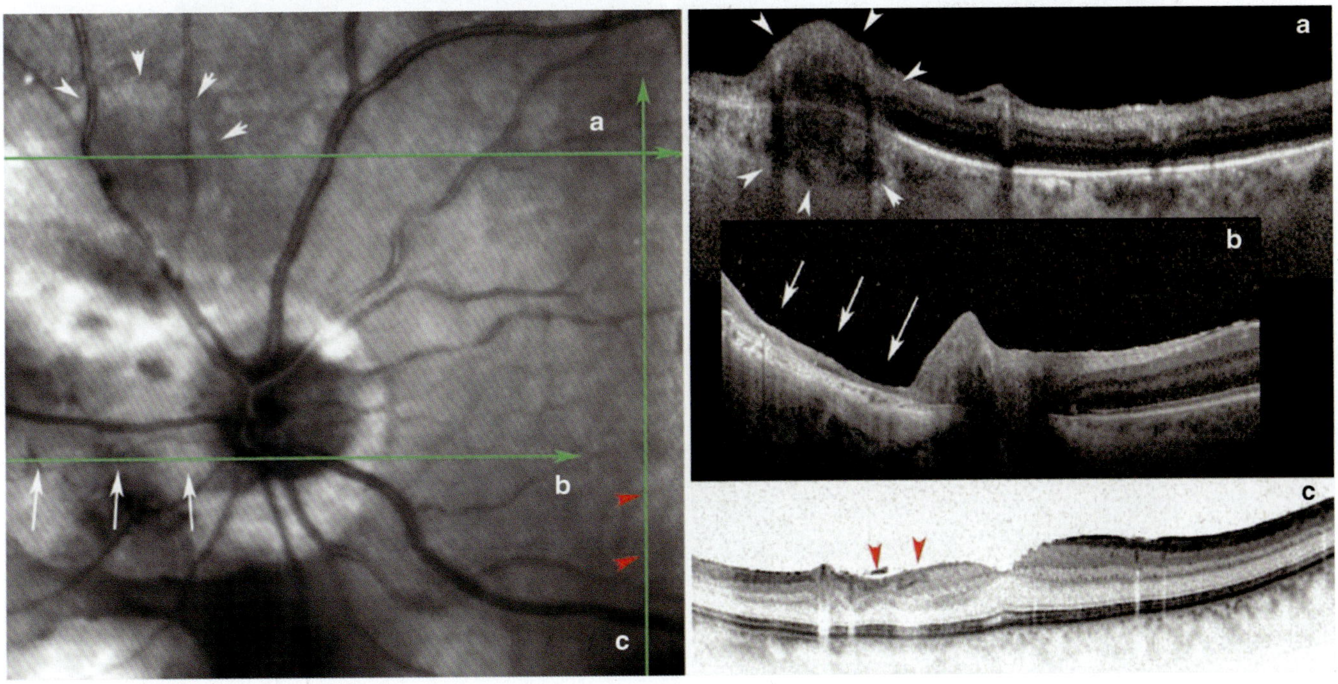

图 10.23　来自图 10.22 同一例患者的 EDI-OCT 图像。(a)活动病灶的横截面显示脉络膜和覆盖视网膜的水肿(白色三角)。(b)瘢痕区域显示近乎全部视网膜脉络膜缺失(白色箭头)。(c)通过黄斑中心凹的垂直扫描显示伴神经纤维层损失的下部旁中心凹区域，即对应于黄斑中心凹的周边血管炎区域(红色三角)变薄。

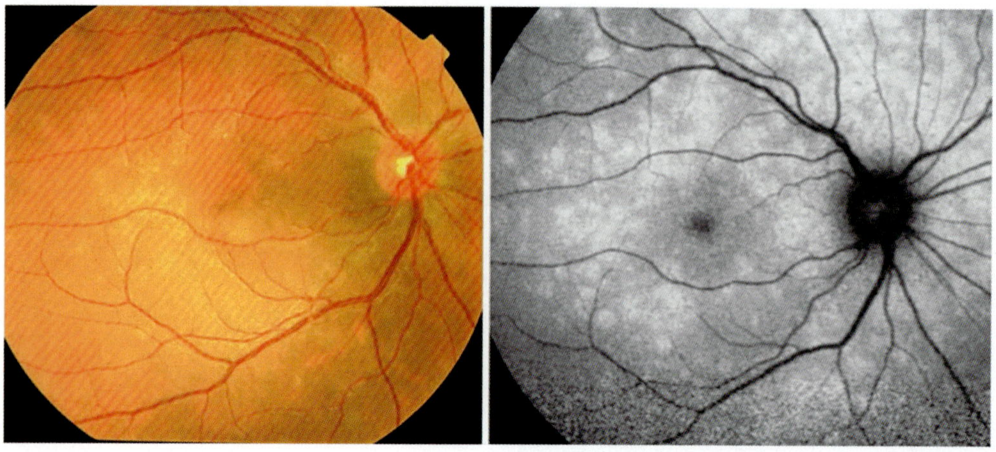

图 10.24 诊断为 MEWDS 患者的彩色眼底照片和 FAF 图像。对侧眼底检查正常。多张白色斑块主要分布在眼底照相的视盘周围，并在 FAF 图像中表现为急性期强荧光斑块。

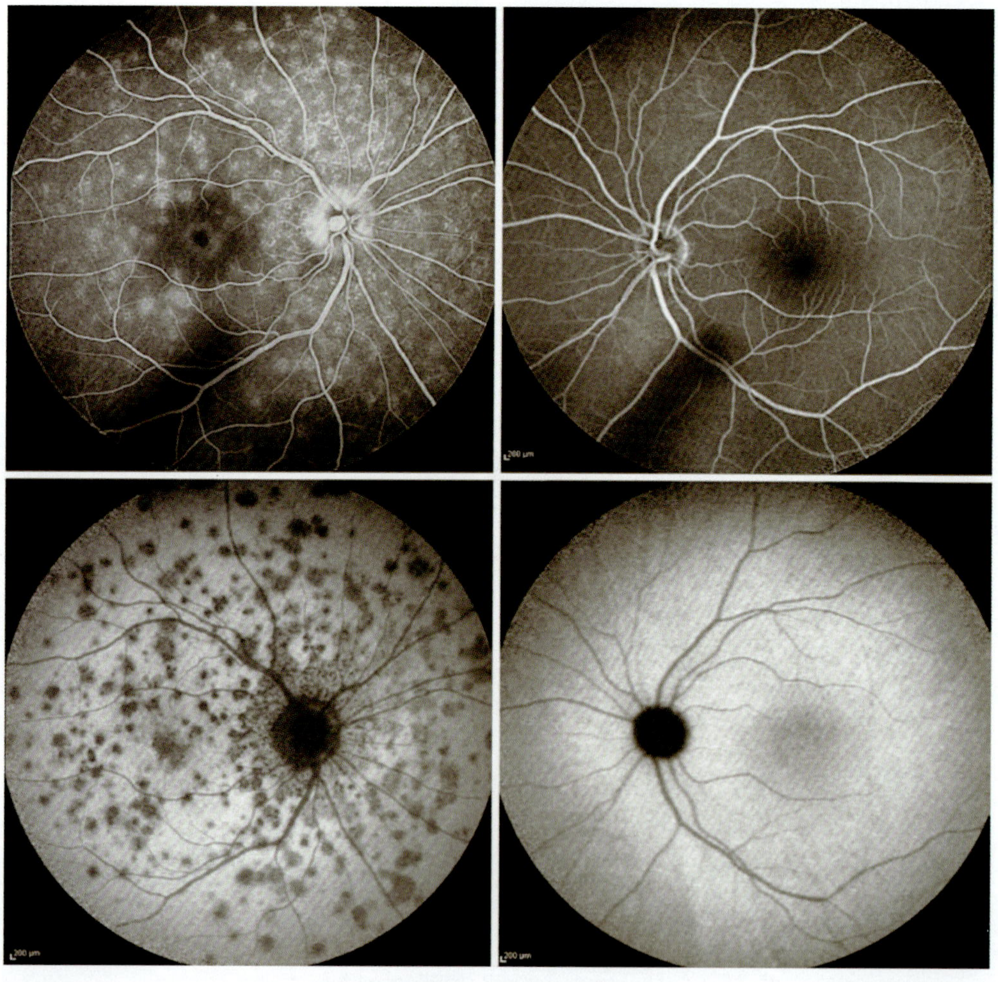

图 10.25 同一例 MEWDS 患者的晚期 FA 和 ICGA。MEWDS 中的斑点损伤提示 FA 图像上的染色和 ICGA 图像上的低显影区域。

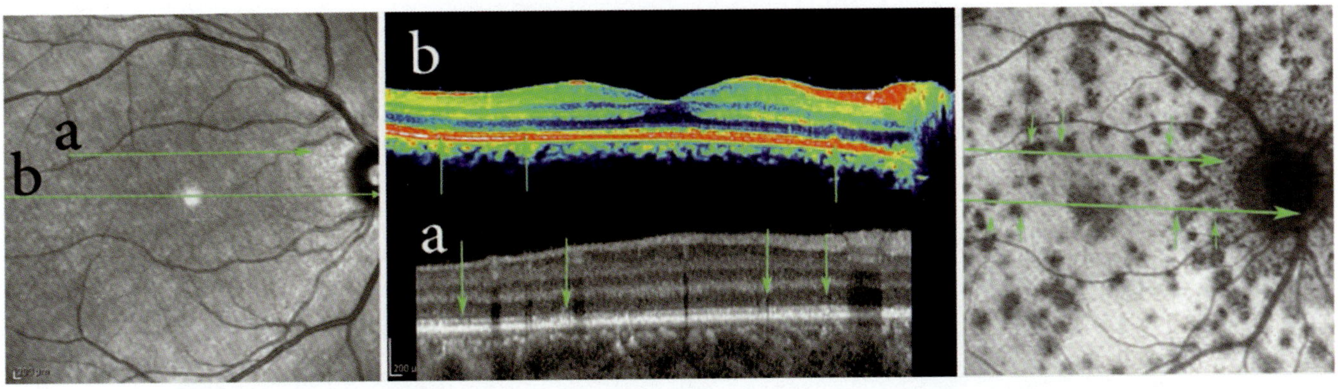

图 10.26 图 10.25 同一例患者的 SLO-OCT 图像(具有 MEWDS 的诊断)显示了两个横截面。椭圆体区中的小病灶区与 ICGA 上的弱荧光区域(小绿色箭头)相对应。在光感受层中可见局部高反射病灶。

10.8 急性带状隐匿性外层视网膜病变

急性带状隐匿性外层视网膜病变(acute zonal occult outer retinopathy,AZOOR)是一种以闪光感、暗点(视野缺损)和 ERG(视网膜电图)异常为特征的急性发展性疾病。这在年轻女性个体中更常见。它影响到外层视网膜。频域 OCT(SD-OCT)成像提示了 ONL、ELM、椭圆体带和交错区[锥体外节尖端(cone outer segment tip,COST)]的衰减和损失[26]。在严重的情况下,已经观察到内部视网膜变薄[27]。中心凹在晚期阶段才会被涉及。累及区域内外层视网膜的 3 个高反射带之间交叉线的干扰是最一致的发现，其恢复与 ERG 和视功能的改善相关[28]。当 SD-OCT 显示 ONL 缺失时,由于感光细胞体位于 ONL[29],因此感光细胞外节不易恢复。缩小的多焦 ERG 和视野缺损的位置以及闪光感、外层视网膜缺损被叠加。在晚期病例中,可以看到光感受器、RPE 和脉络膜萎缩(图 10.27 至图 10.36)。

10.9 多灶性脉络膜炎伴全葡萄膜炎

多灶性脉络膜炎伴全葡萄膜炎的涉及的部位主要是外层视网膜和 RPE(图 10.37 至图 10.39)。在 OCT 上,由中等高反射率材料组成的病灶积聚在 RPE 的下方。这些 RPE 通常隆起呈圆锥形,尽管可能形成一些呈现更加横向性的隆起。然而,所有的提升高度相同。它们可能会破裂并导致内容物渗透到外层视网膜,进而导致萎缩[30]。

10.10 结核分枝杆菌脉络膜炎

结核分枝杆菌(TB)的眼内受累可以以几种方式存在:前葡萄膜炎(例如具有后粘连的肉芽肿型)、玻璃体炎、视盘炎、视网膜炎和视网膜血管炎,具有外周闭塞性视网膜血管炎和脉络膜炎的 Eale 病、多灶性匐行性脉络膜炎(multifocal serpiginoid choroiditis,MSC)。

眼部结核的主要累及部位是局灶性、多灶性或匐行脉络膜炎形式的脉络膜,抑或单发、多发结核性肉芽肿。炎症可能以血管炎或肉芽肿形成的形式扩展并影响着视网膜[31]。

脉络膜肉芽肿在脉络膜毛细血管层、RPE 和视网膜(即接触标志)之间呈现出具有局部重叠黏着的脉络膜隆起。视网膜下积液可能存在于脉络膜结节周围，尽管炎症会导致覆盖结节的这些元件之间的接触。脉络膜结节上方的视网膜在外层表现为高反射信号,很可能是由于炎性浸润引起[32](图 10.40)。

视力下降的原因是黄斑水肿，其可以以弥散性、囊样或浆液性视网膜脱离的形式发展。浆液性视网膜脱离是结核性葡萄膜炎中最常见的黄斑水肿形式[33](图 10.41 和图 10.42)。

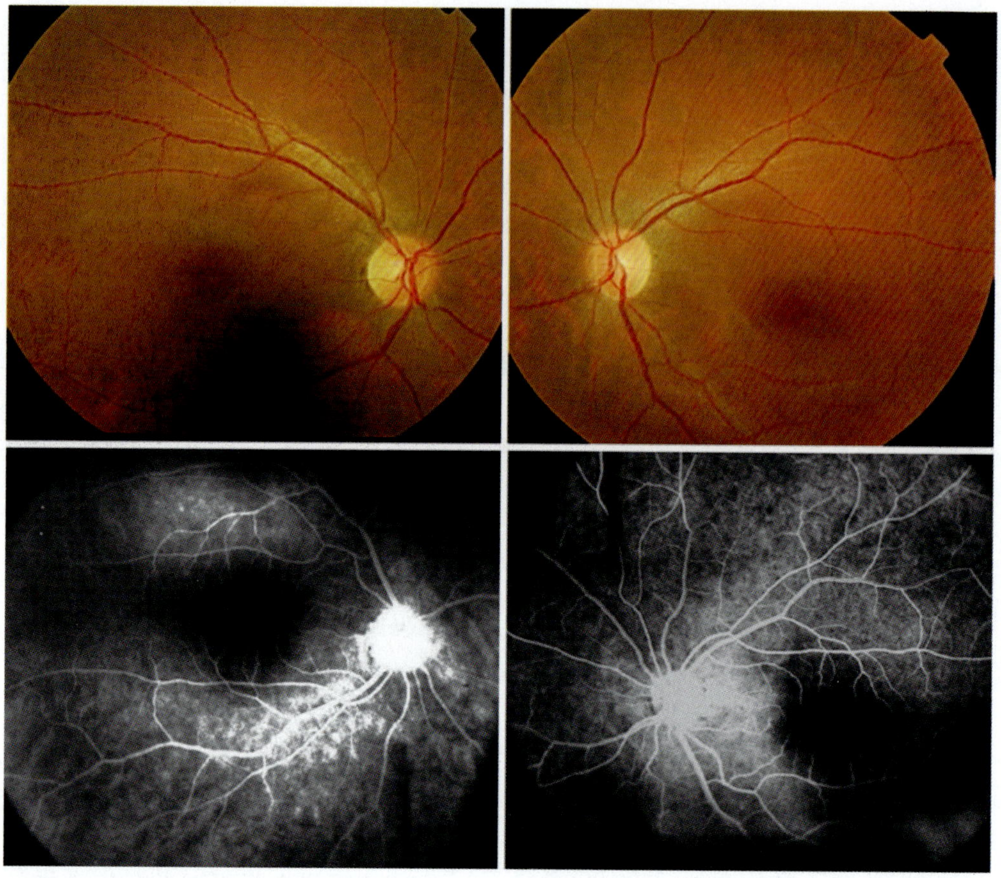

图 10.27 30 岁女性的彩色眼底照片和 FA，伴双眼视力近期下降（OD 为 20/200，OS 为 20/500）。双眼的眼底并不明显（上图）。在 FA（下图）中，双眼视网膜下存在轻微的晚期视盘超荧光和一些弱荧光点。右眼下弓血管炎明显。

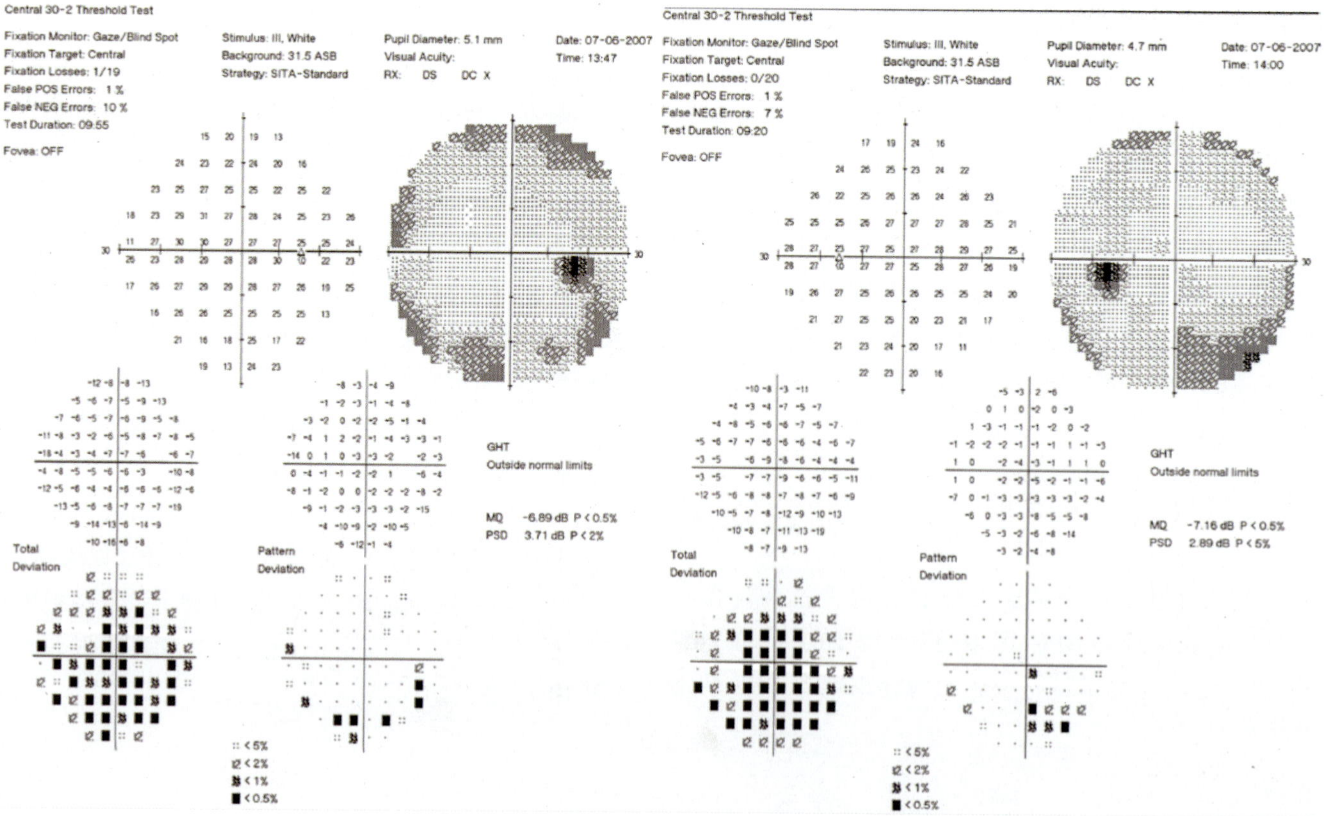

图 10.28 双眼 Humphrey 视野（HFA）分析结果显示双眼非特异性视野丧失。

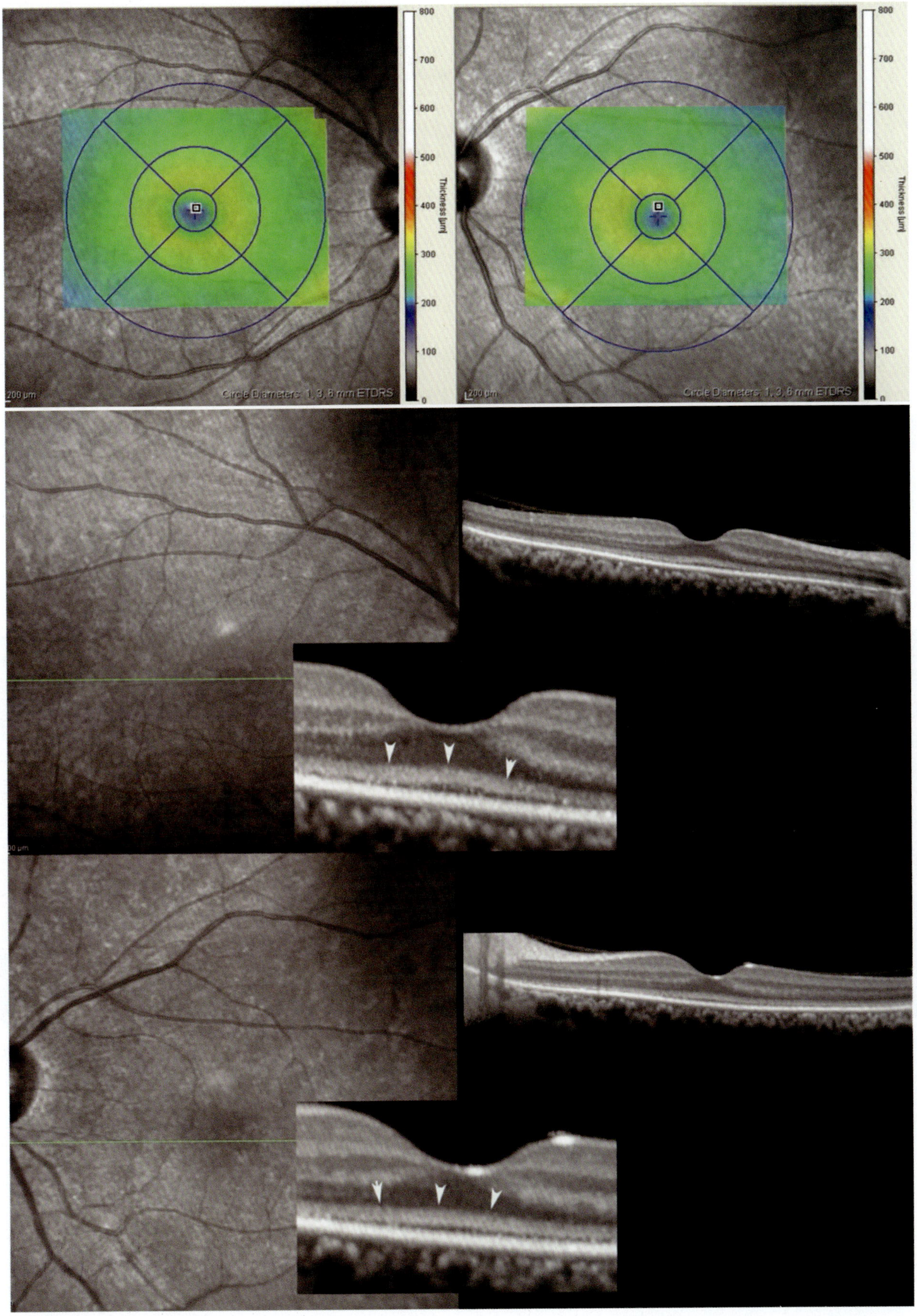

图 10.29　同一例患者双眼的 SLO-OCT 图像显示 ELM、椭圆体带和交错区(COST)难以区分(白色三角)。这种缺陷在远离中心凹的区域更为突出。

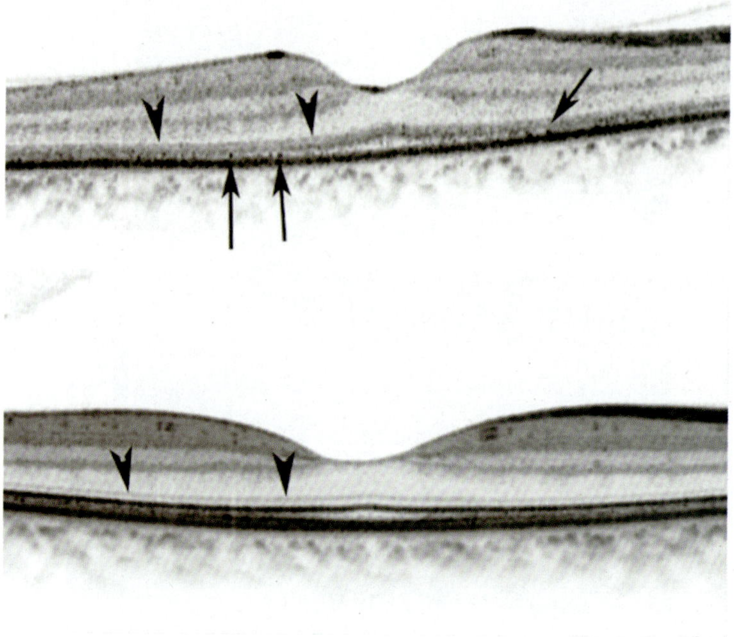

图 10.30 患有 AZOOR(上图)和正常人(下图)的外层视网膜(三角)之间的差异。在 AZOOR 中,多灶行视网膜下沉积物在 SD-OCT 图像上可见(箭头)。外部视网膜的紊乱也是可见的。中心凹相对幸免。

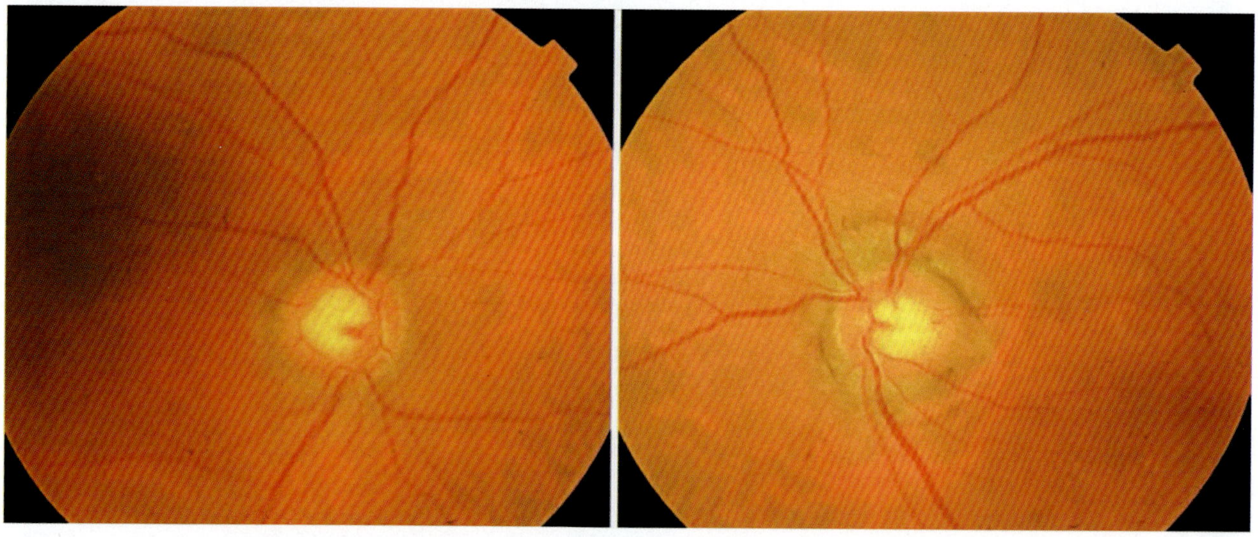

图 10.31 来自一例 61 岁男性的彩色眼底照片、FAF 和 FA 图像,伴进行性视野缺损史。眼底和 FAF 图像显示继发于 RPE 萎缩的典型视盘周围弱荧光。FA 图像显示视盘周围强荧光和血管周围渗漏。(待续)

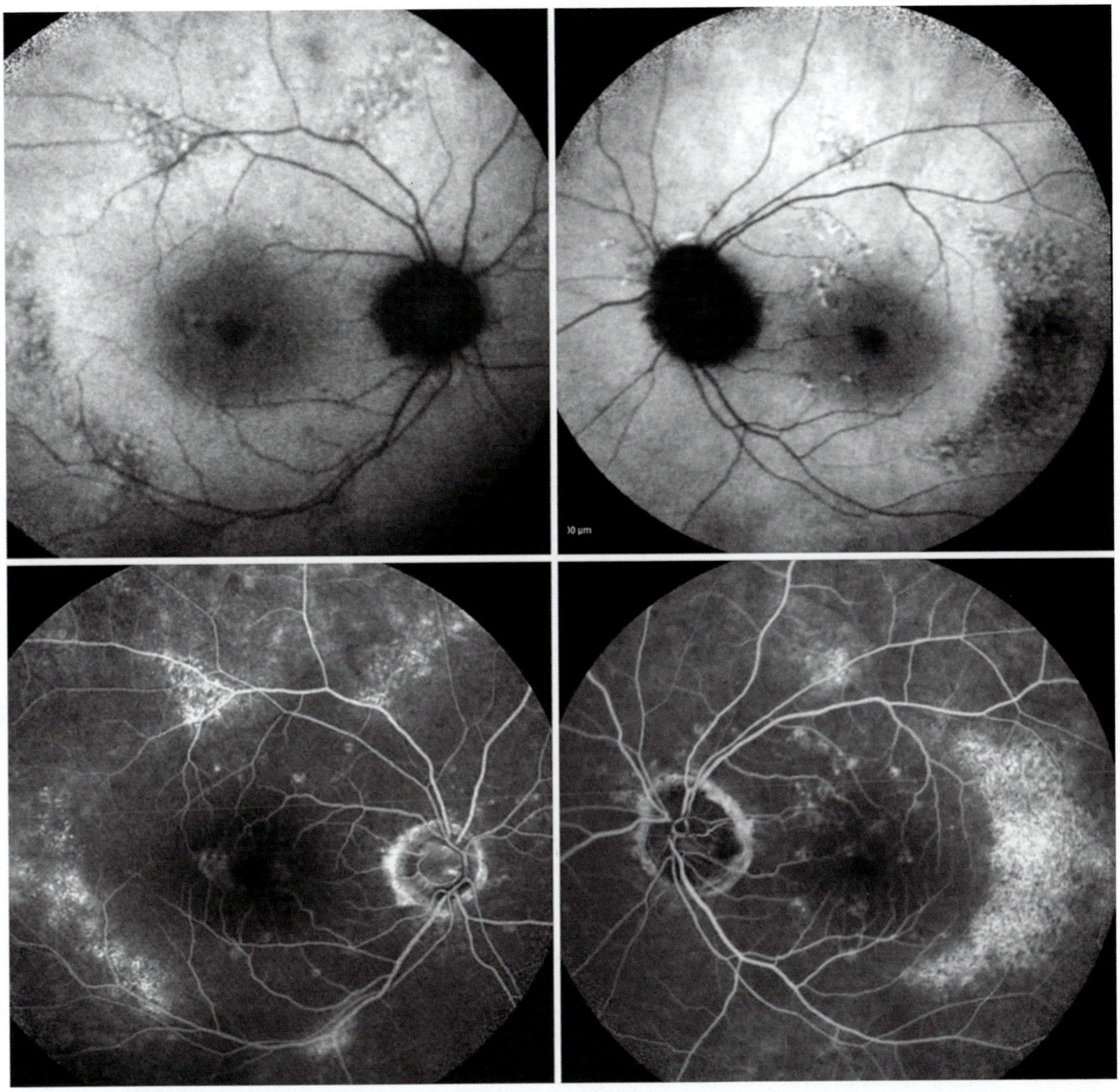

图 10.31（续）

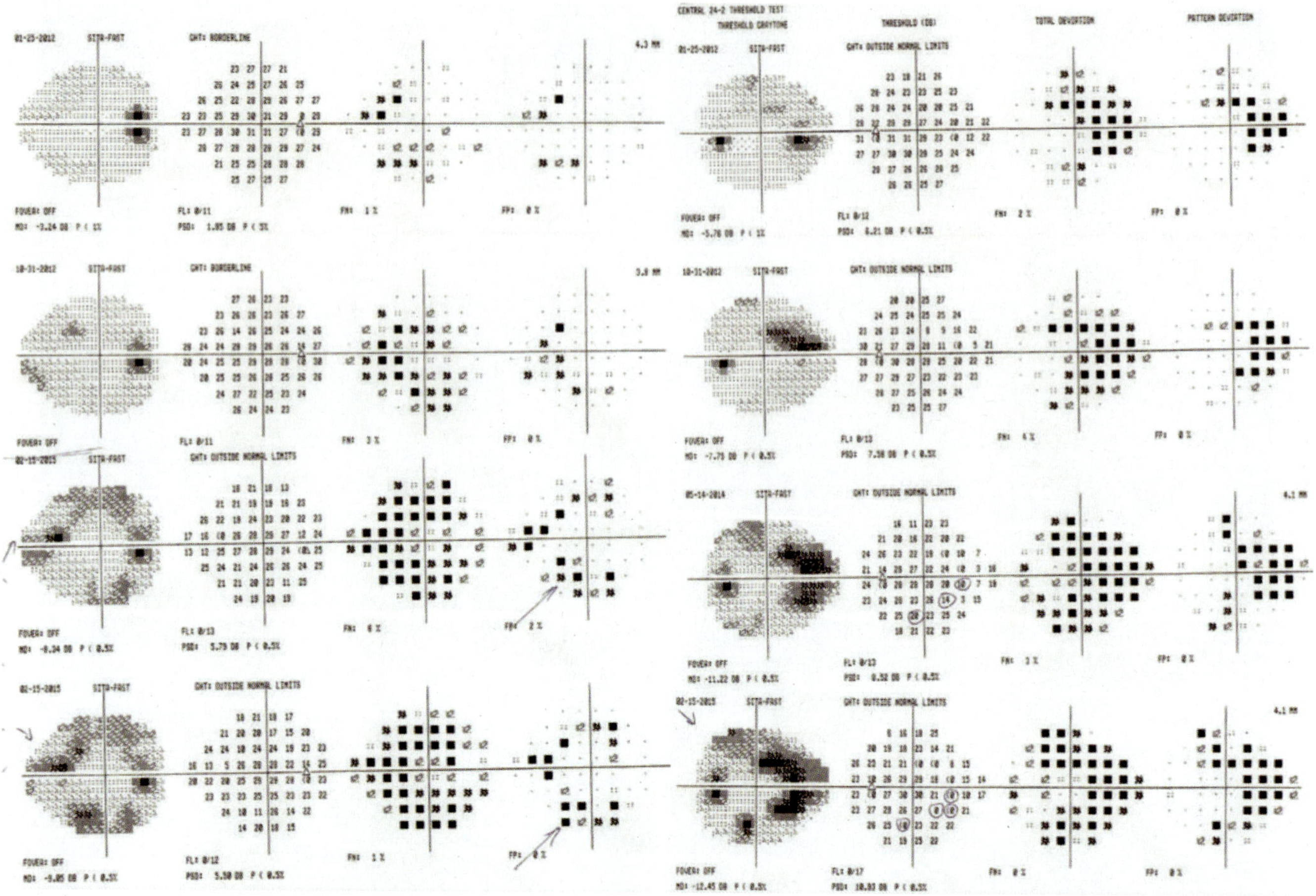

图 10.32 尽管眼压正常，但连续的视野检查显示3年内视野逐渐丧失。视野缺陷与累及的区域内FAF和FA图像相一致。

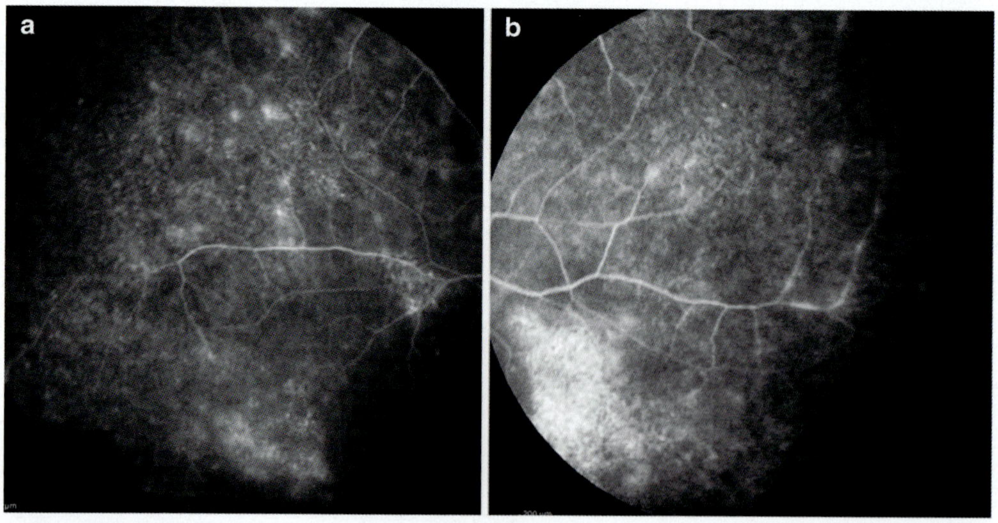

图 10.33 (a)右眼和(b)左眼的荧光素血管造影显示伴有弥散性血管壁染色(即静脉炎)的外周血管渗漏(外周血管渗漏)。

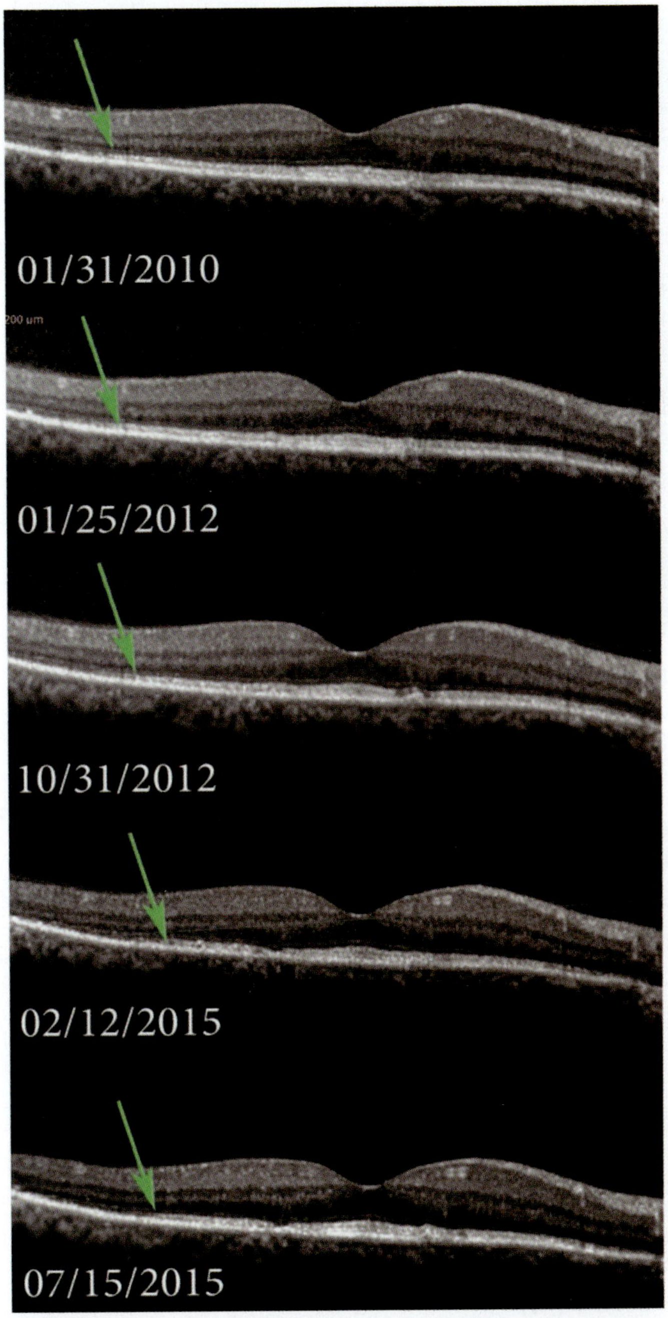

图 10.34 右侧的连续 OCT 图像显示与视野损失相对应的黄斑颞侧的 ELM、椭圆体带和交界区的逐渐损耗和衰减。绿色箭头示椭圆体带的分割点。

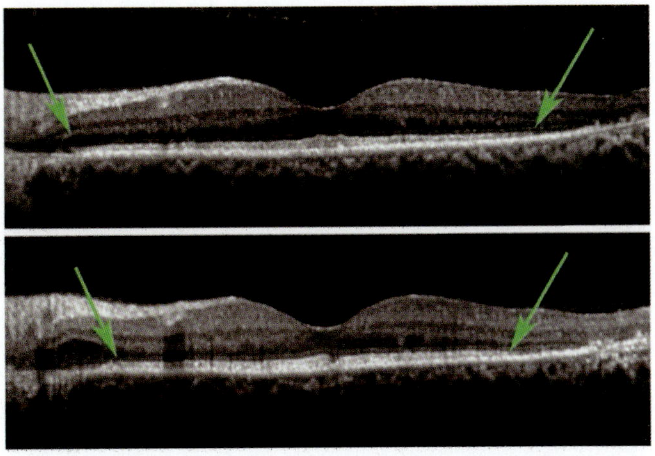

图 10.35 相隔几个月获得的相同患者的左眼的 OCT 图像。视网膜外层正常的区域逐渐收缩(绿色箭头之间的区域)。

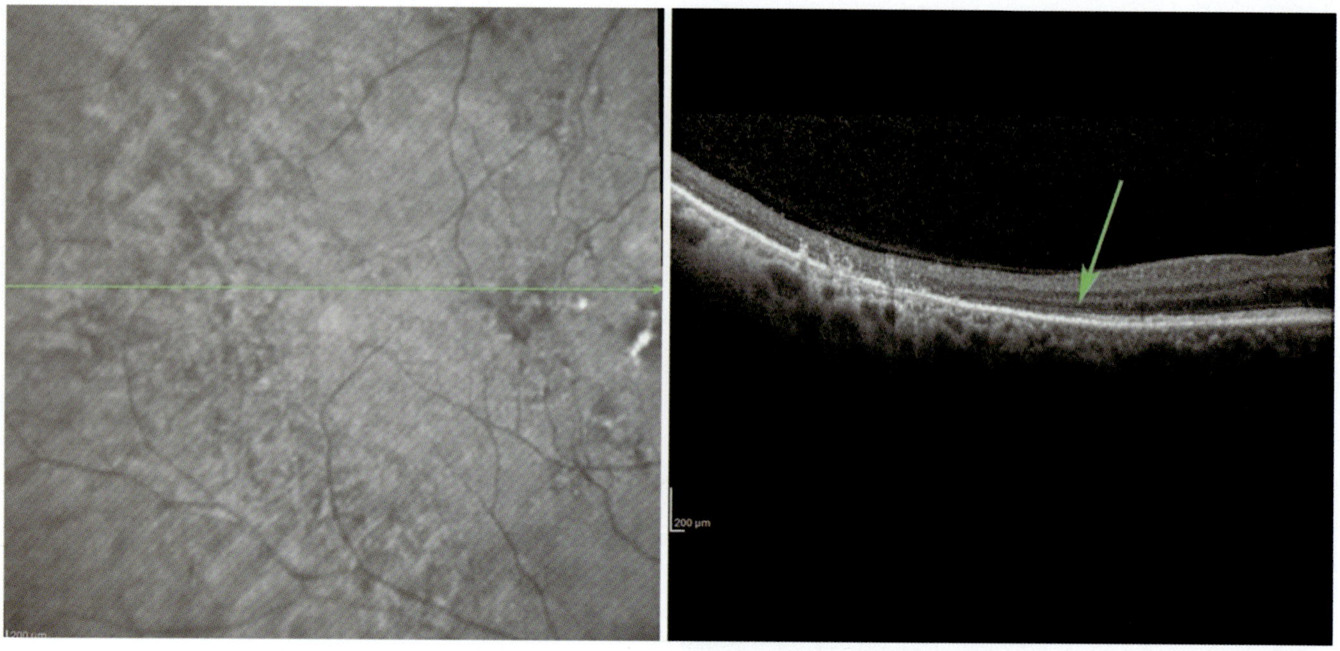

图 10.36 右颞部黄斑的 SLO-OCT 图像。外层视网膜(包括 ONL、ELM、椭球体带和锥体外节尖端)的明显缺失(绿色箭头示颞侧异常视网膜和偏鼻侧正常视网膜的边界)。

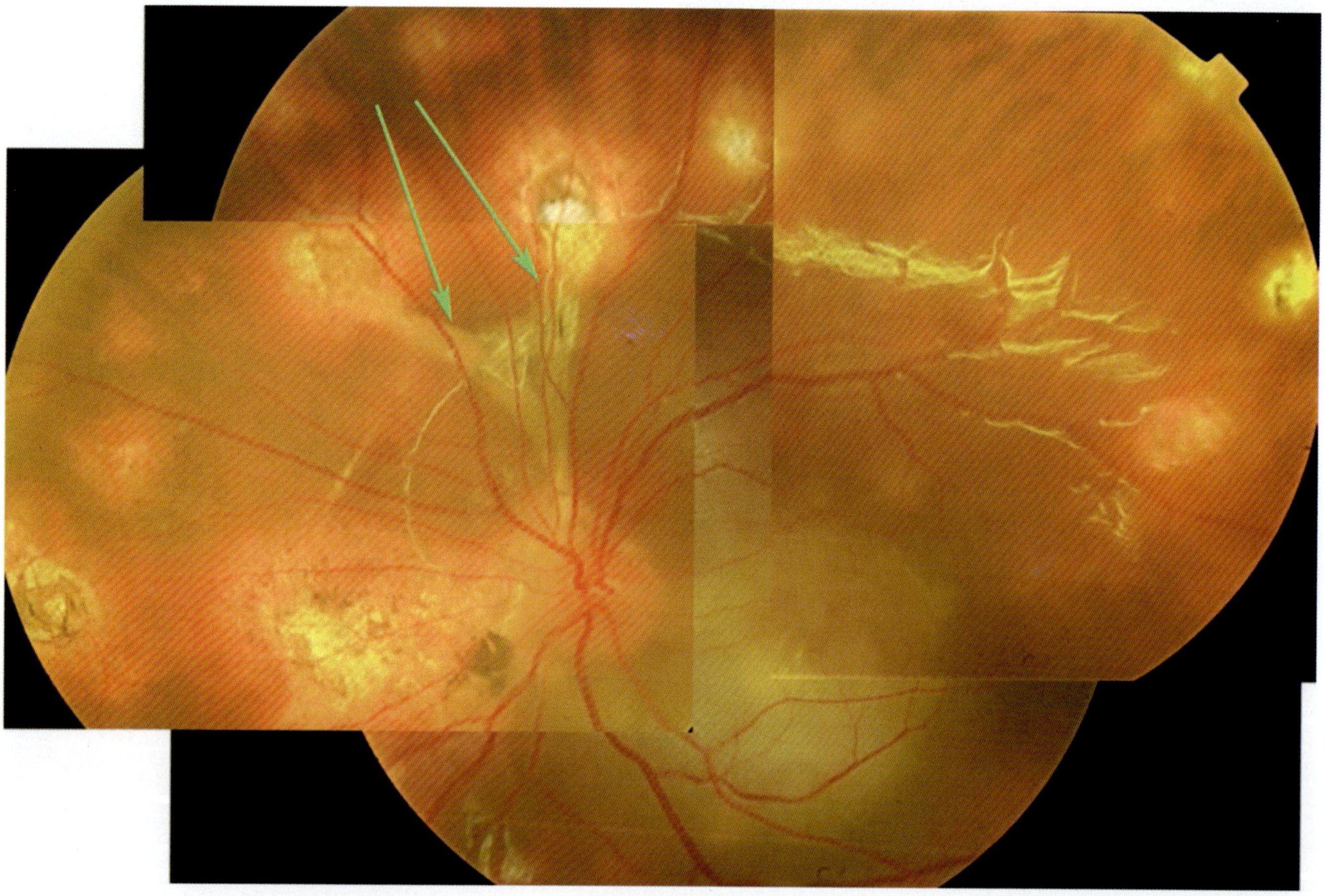

图 10.37 一例 15 岁男孩的彩色眼底照片,左眼视力下降。多年来他一直接受细胞毒素和类固醇药物的治疗。该图像是在视力恶化和疾病复发期间拍摄的。可见广泛的视网膜下纤维化和后极性渗出性脱离。平行于锯齿缘的赤道部线状条纹是由穿孔样病灶(Schlaegel 线,箭头)进展和融合形成的。这些病变位于 RPE 和 Bruch 膜(BM)中,有时累及脉络膜毛细血管层。

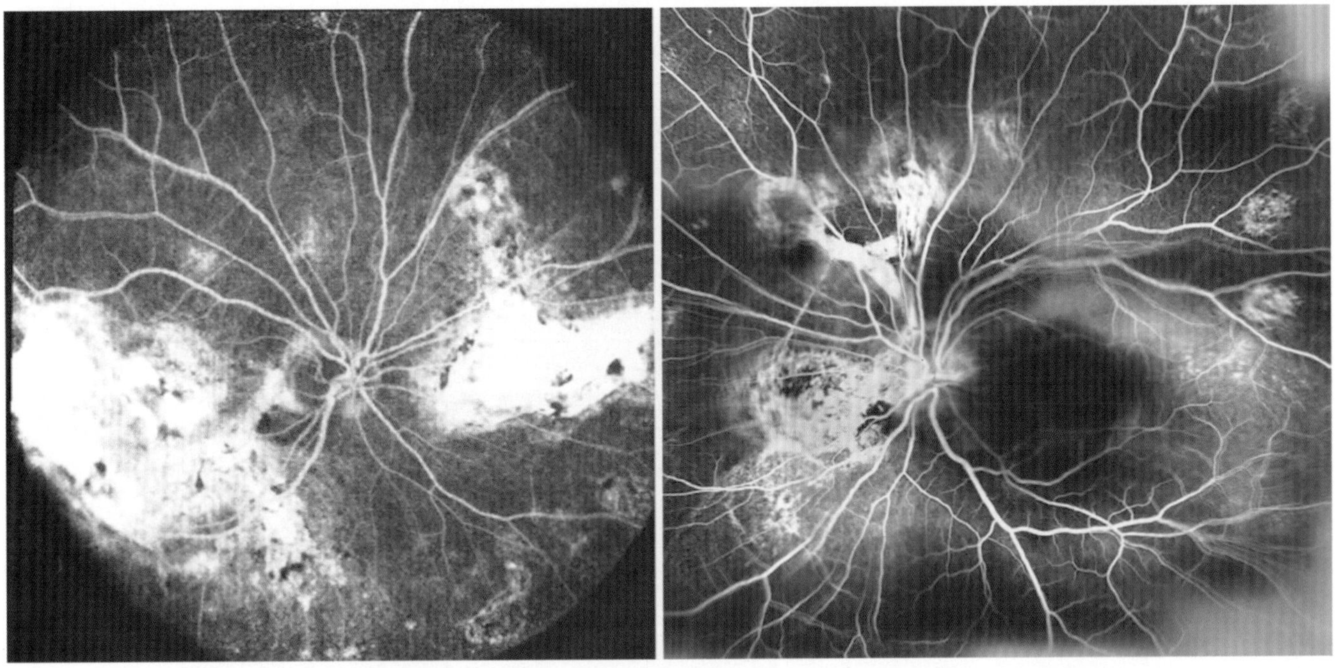

图 10.38 患者的 FA 图像显示广泛的视网膜下纤维化，在双眼的视盘周围区域和右眼的黄斑区域出现晚期染色，见图 10.37。左侧后极部的弱荧光是由视网膜下渗出物积累和渗出性脱离引起。

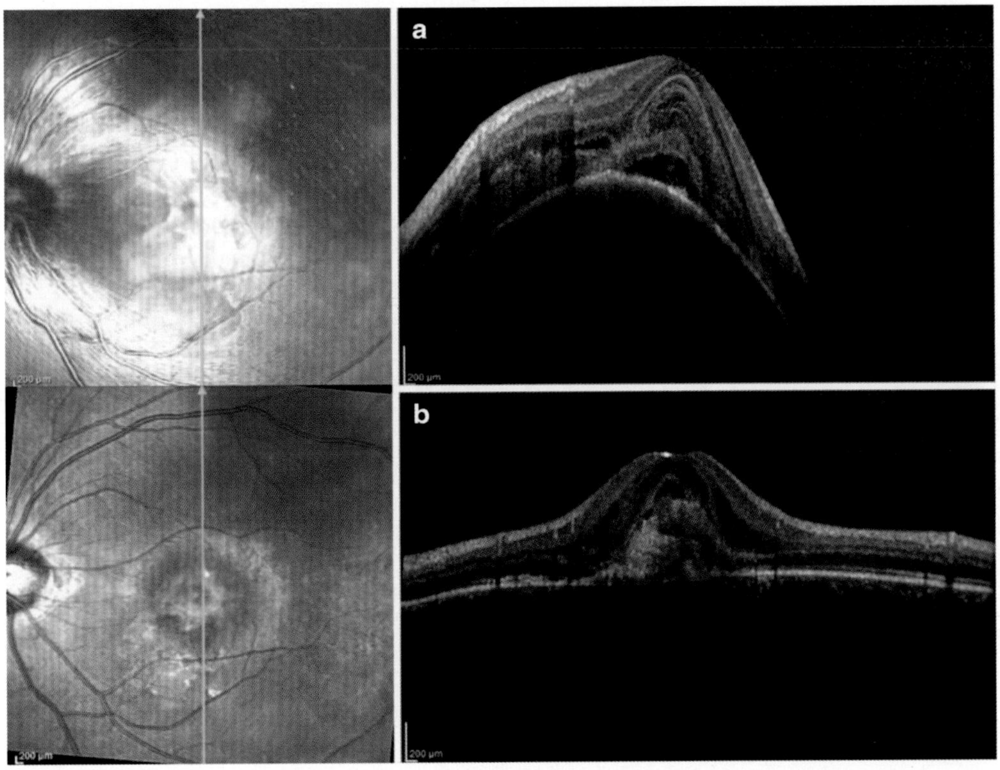

图 10.39 同一例患者左眼的连续 SLO-OCT 图像，见图 10.37。(a)纤维蛋白沉积伴视网膜下渗出性脱离，视网膜增厚和感光细胞层的损害是显而易见的。(b)开始治疗 3 年后，他又发生了一次视力下降。伴随着中心凹结构解体，新生血管膜开始生长。(c)在玻璃体内注射抗-VEGF 注射液后的第一年，在缺陷区域发现了瘢痕组织和纤维化形成。(d)伴 RPE 层的进一步损伤和萎缩，发生了新生血管组织的再生。(待续)

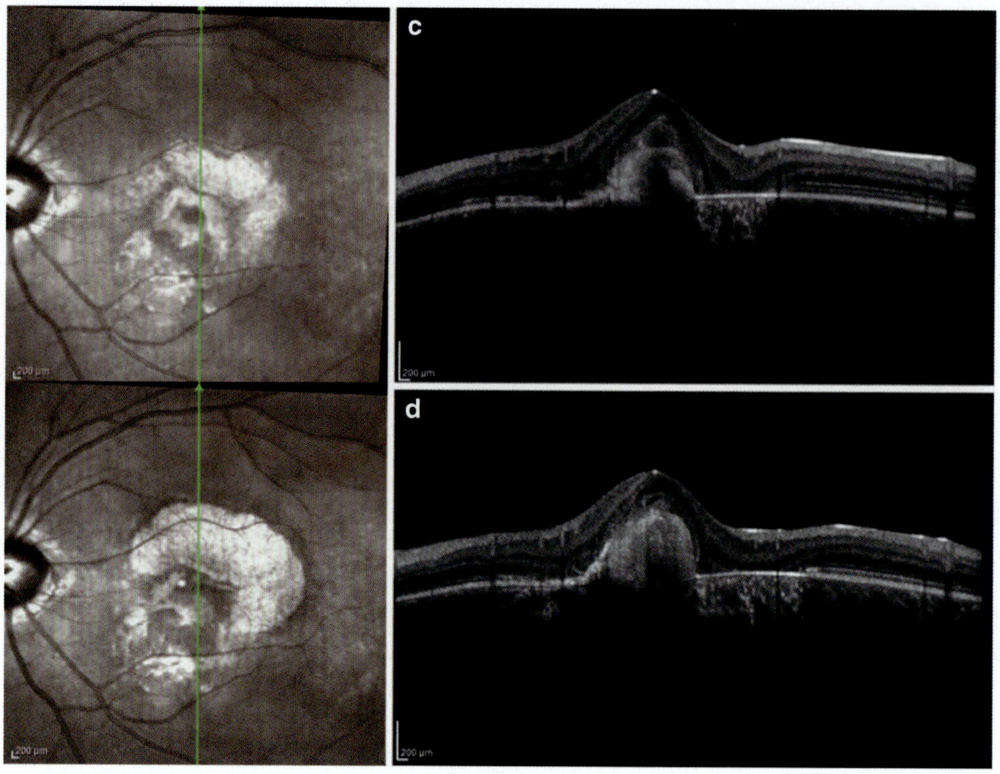

图 10.39(续)

抗 TB 药物的治疗解决了脉络膜结节，留下了一个带有阴影的扁平瘢痕[34](图 10.43 和图 10.44)。

10.11 特发性视网膜血管炎、动脉瘤和视神经视网膜炎

特发性视网膜血管炎、动脉瘤和视神经视网膜炎即 IRVAN 综合征(idiopathic retinal vasculitis, aneurysms, and neuroretinitis, IRVAN)在 30 岁左右的女性中发生率更高[35]。它们没有系统性的关联。存在 3 种主要和 3 种次要标准用于诊断该疾病：视网膜血管炎、动脉分支处的囊状或梭形动脉瘤扩张以及视神经视网膜炎是主要标准；外周毛细血管阻塞、黄斑渗出和视网膜新血管是次要标准。这种疾病是进行性的，可导致严重的视力丧失和新生血管性青光眼。目视预测取决于在新血管形成之前是否处理缺血性视网膜[36](图 10.45 至图 10.50)。

10.12 其他

病毒感染，特别是疱疹病毒家族(如巨细胞病毒、单纯疱疹病毒、带状疱疹病毒)可能累及视网膜并导致视网膜血管炎和视网膜炎[37]。在文献[38]中有一篇与水痘相关的分支小动脉闭塞的报道，类似于图 10.51 和图 10.52 中呈现的在患者中的发现。

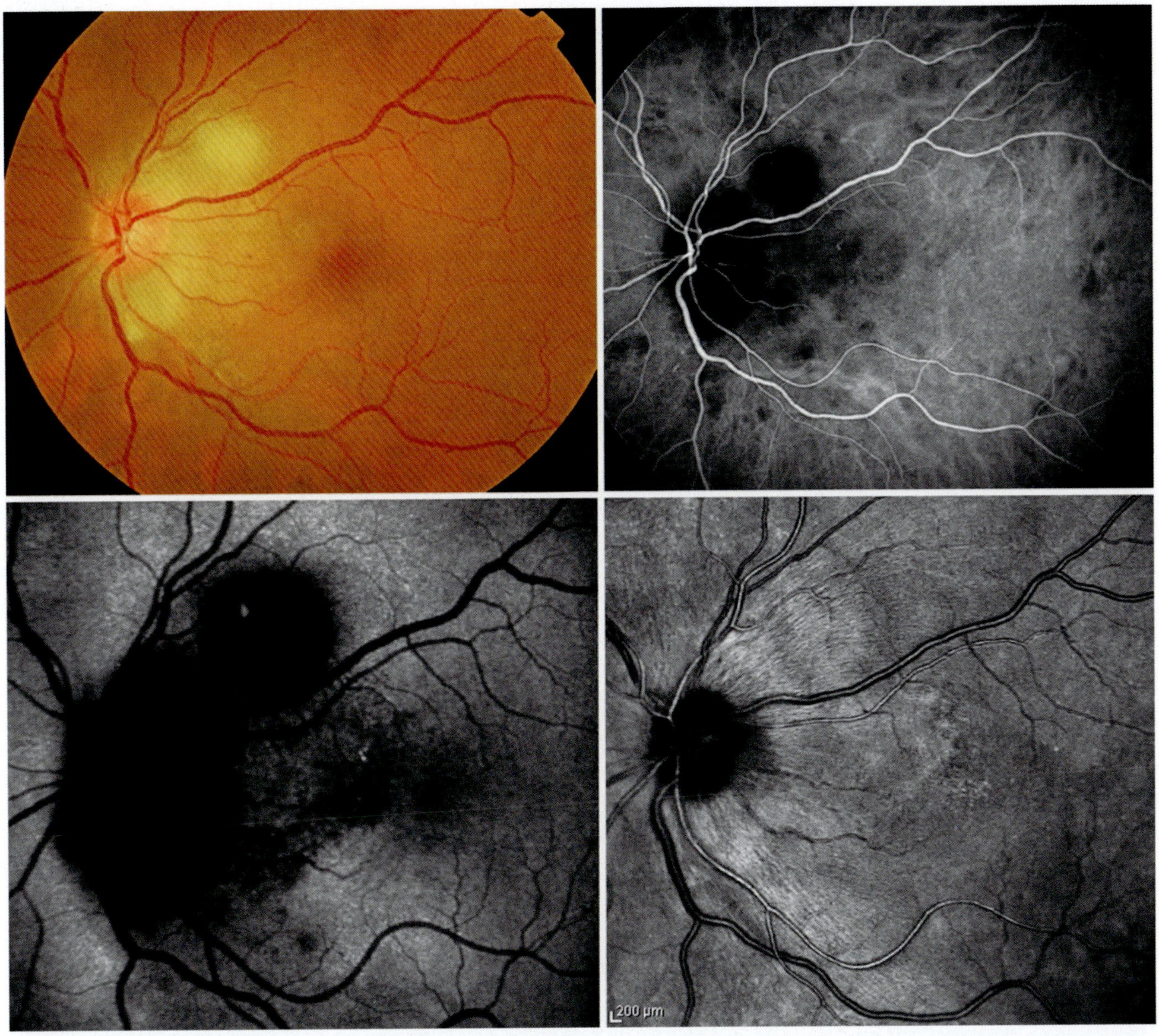

图 10.40　左眼视力下降(20/60)的 56 岁女性的彩色眼底照片和 ICGA、FAF 和 SLO 图像。在没有肺结核的情况下，她进行了积极的量化和 PPD 检测。彩色眼底照片中可见多个黄色/白色的、视盘周围的皮肤深部病变，并代表脉络膜结节。与这些病变相对应的是 ICGA 早期(右上图)和 FAF 图像(左下)中的弱荧光圆形显影区域，在 SLO 图像(右下图)中不能被检测到。

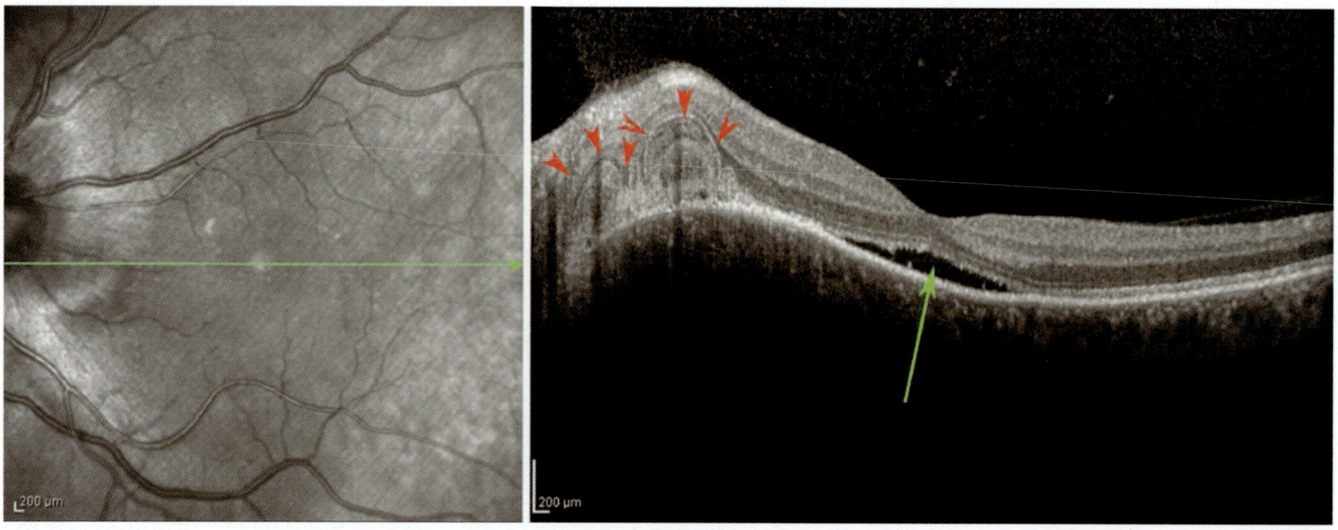

图 10.41 SLO-OCT 扫描穿过中心凹,并显示中心性浆液性视网膜脱离(绿色箭头)。在视盘周围区,明显可见外层视网膜的崩解和渗出物积聚在脉络膜肉芽肿(红色箭头)上。脉络膜浸润和水肿导致该区域的脉络膜隆起。

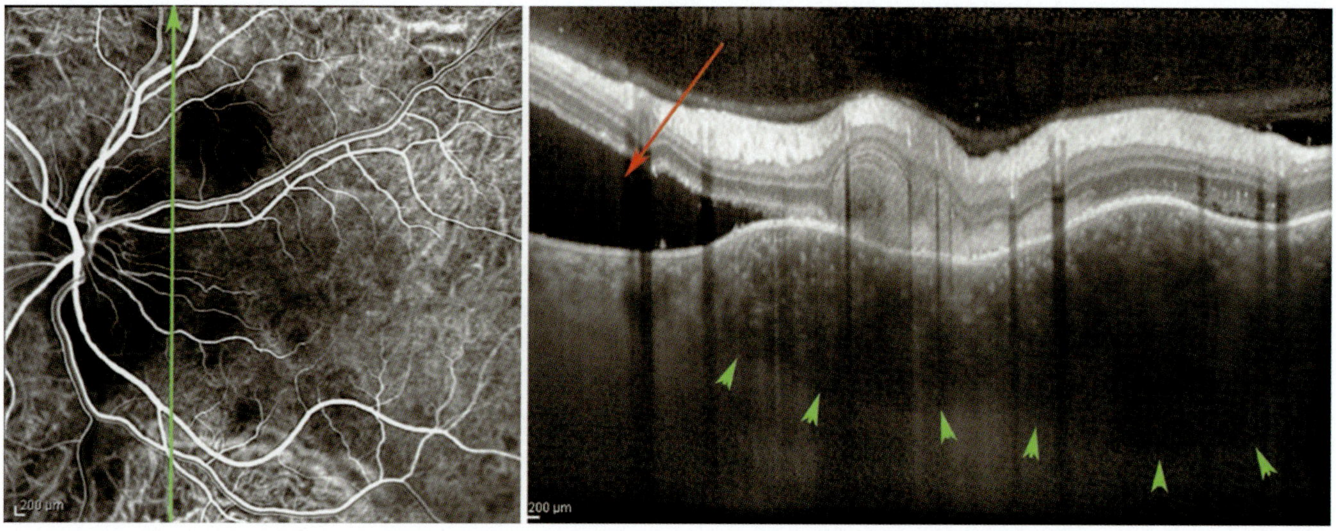

图 10.42 ICG-EDI-OCT 图像穿过视盘周围区最大的肉芽肿。下部有大量的浆液(红色箭头)。在 EDI 图像(绿色三角)上显示了两个大的低反射性脉络膜肉芽肿形成了 RPE-脉络膜毛细血管复合体。可见肉芽肿外有视网膜破裂的渗出物。

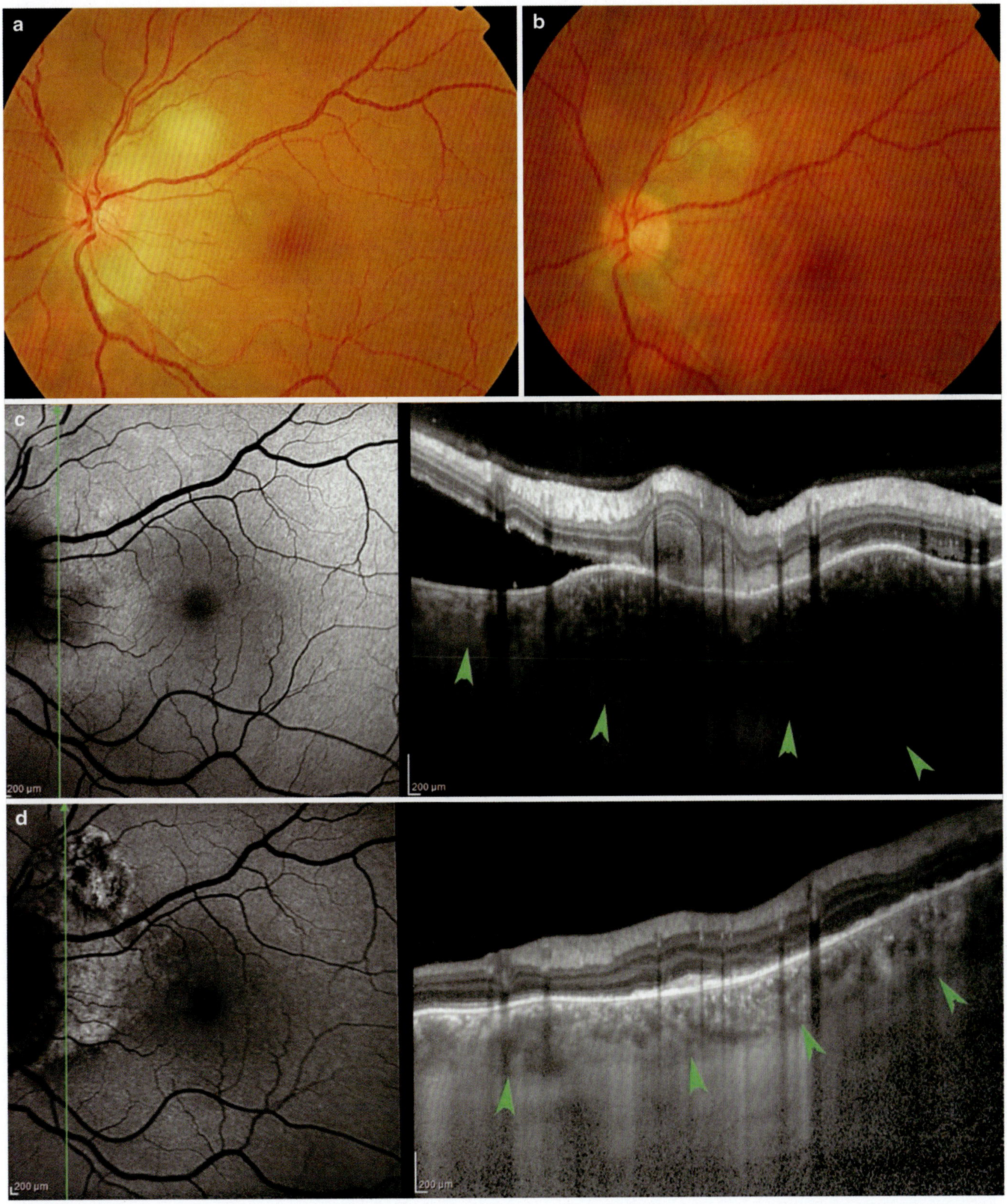

图 10.43　获得的(a)治疗前和(b)抗结核药物、皮质类固醇治疗后 1 个月的彩色眼底照片。(c)EDI-OCT 扫描在治疗前穿过活动性脉络膜肉芽肿病灶。(d)治疗后相同位置的 EDI-OCT 图像。绿色三角勾勒出脉络膜的外部边界，可以清晰地分辨浆液性脱离。

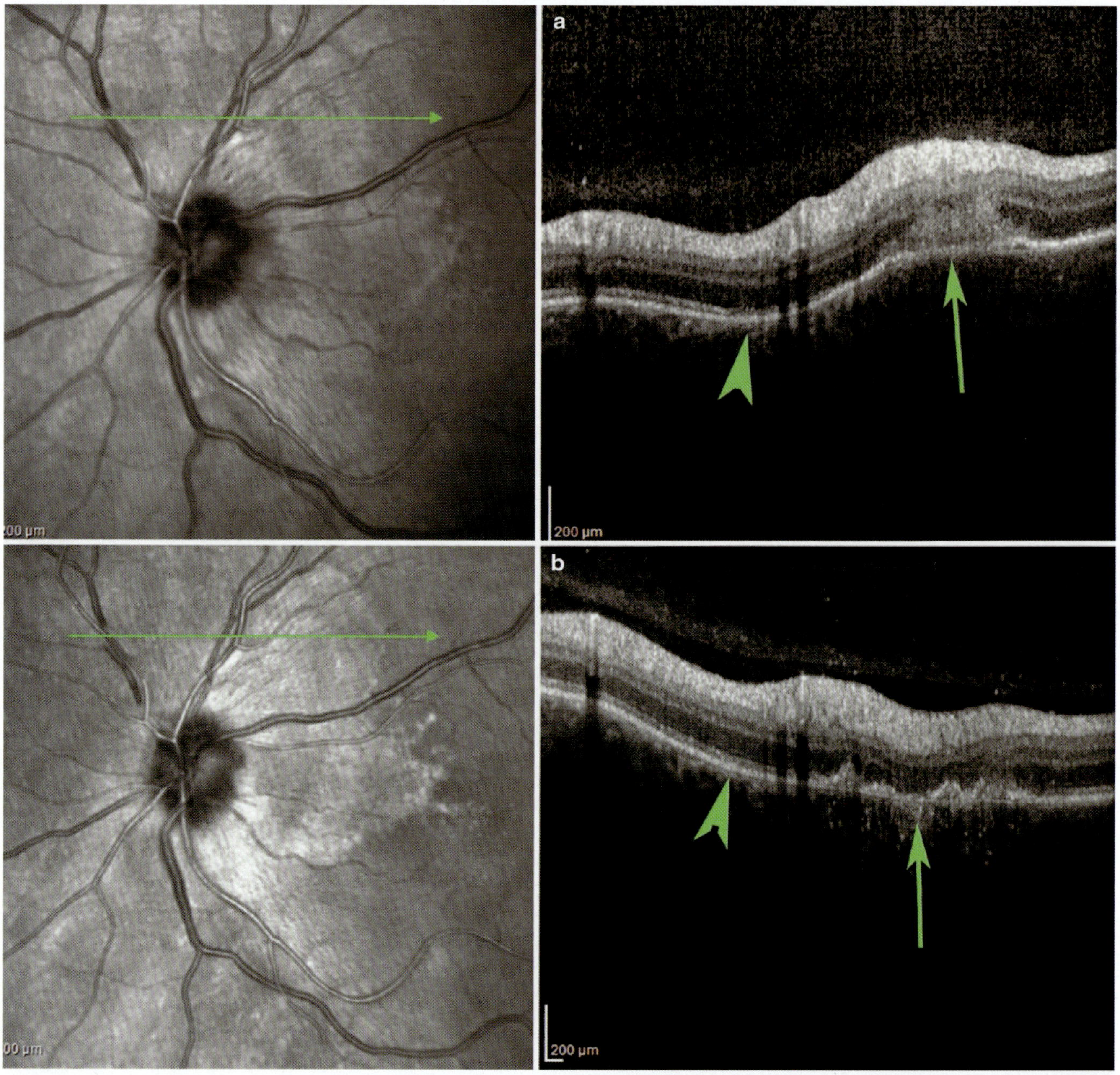

图 10.44　获得的(a)治疗前和(b)治疗后的 SLO-OCT 图像。可以清晰分辨视网膜下渗出物(绿色箭头)和 IS/OS 交界处(绿色三角)的恢复。

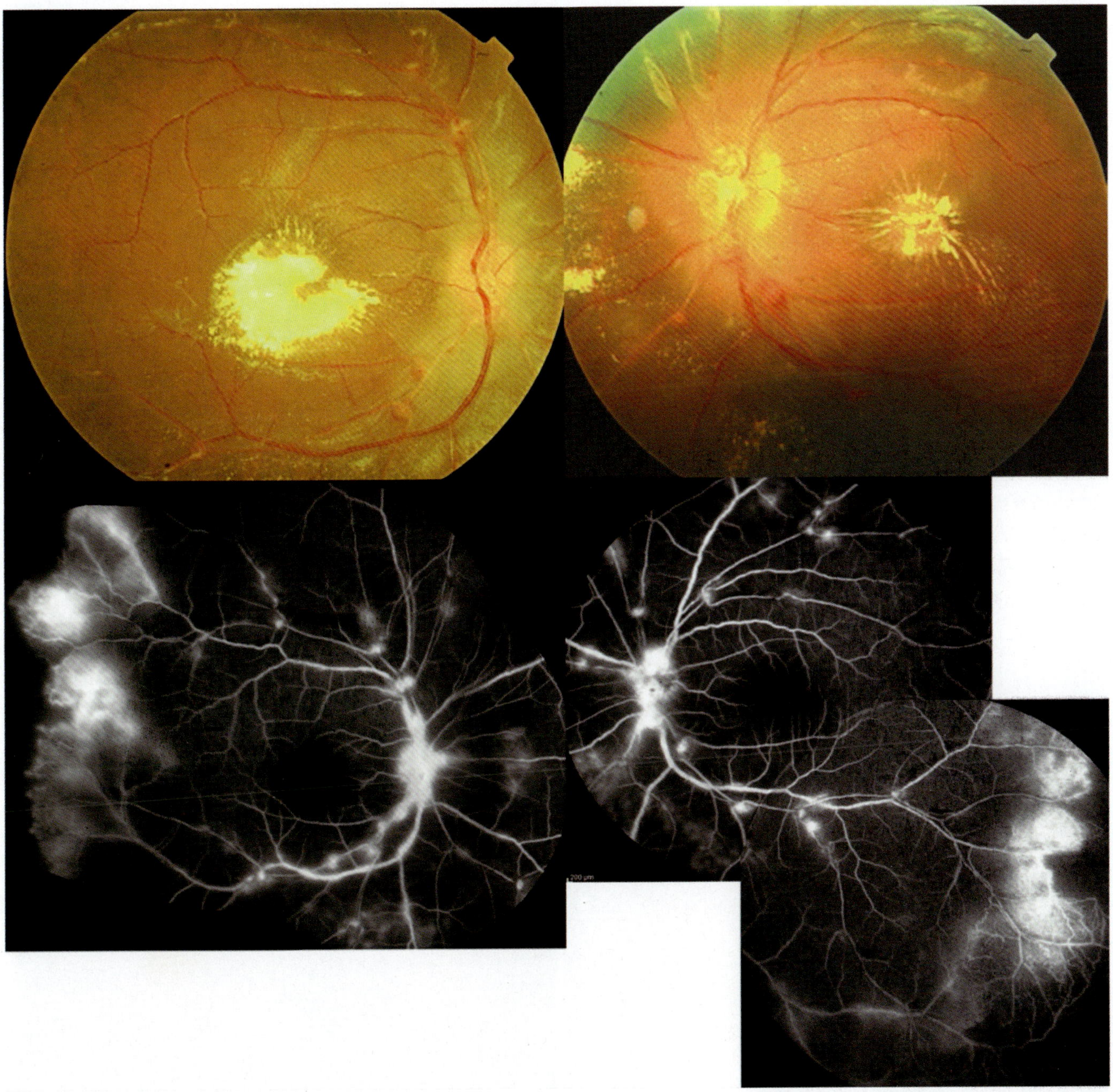

图 10.45　一例 13 岁男孩的双眼彩色眼底照片，伴双眼视力严重下降，尤其是右眼。在眼底照片中可以看到中心凹区有硬性渗出物沉积的严重视盘炎。在 FA 中，大动脉瘤聚集在两个视盘上，动脉分叉与渗漏相关。FA 的其他突出特征是弥散性周围性视网膜血管炎和毛细血管无灌注区。

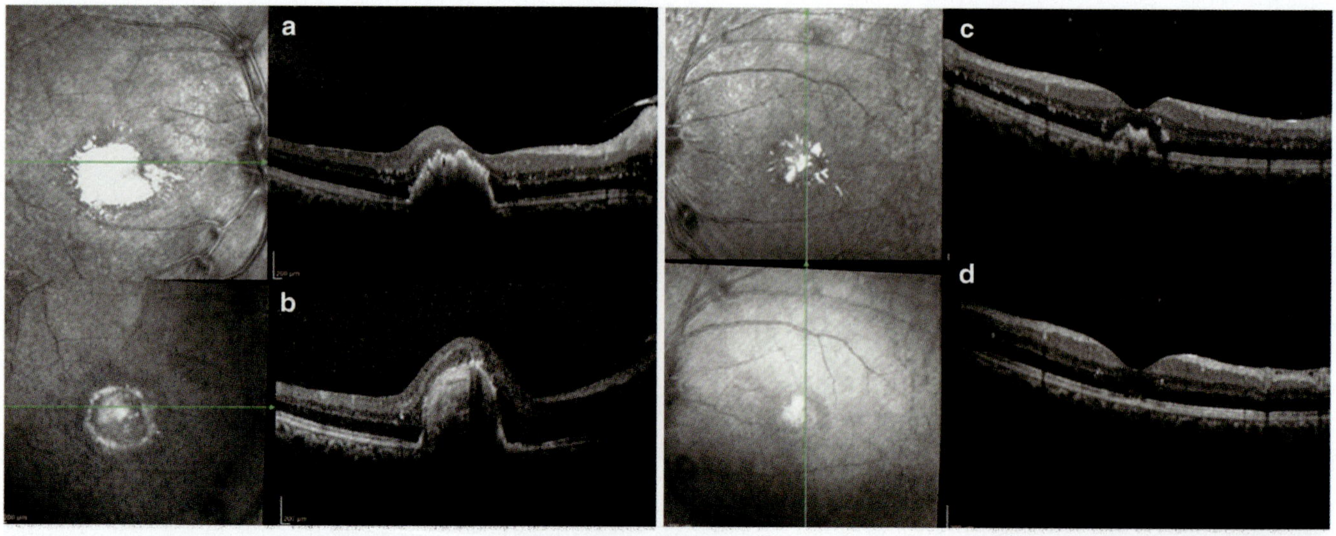

图 10.46 (a)患者首次就诊时右眼的 SLO-OCT 图像。在 OCT 图像中,中心凹下硬性渗出物沉积表现为超反射信号。值得注意的是中心凹光感受器受损,这预示着视力预后不良。黄斑水肿并不显著。(b)在用全视网膜光凝术和抗 VEGF 治疗治疗 5 个月后获得的右眼的 SLO-OCT 图像显示伴部分沉积物衰减的持续性中心凹下高反射性病变(即渗出物)。(c)第一次随访时左眼的 SLO-OCT 图像。与右侧黄斑相比,硬性渗出物沉积较少,并且没有黄斑水肿。(d)治疗 5 个月后获得的左眼的 SLO-OCT 图像显示硬性渗出物被显著吸收,增厚降低并且黄斑中心凹光感受器部分结构恢复;这些现象都伴随着视力提高。

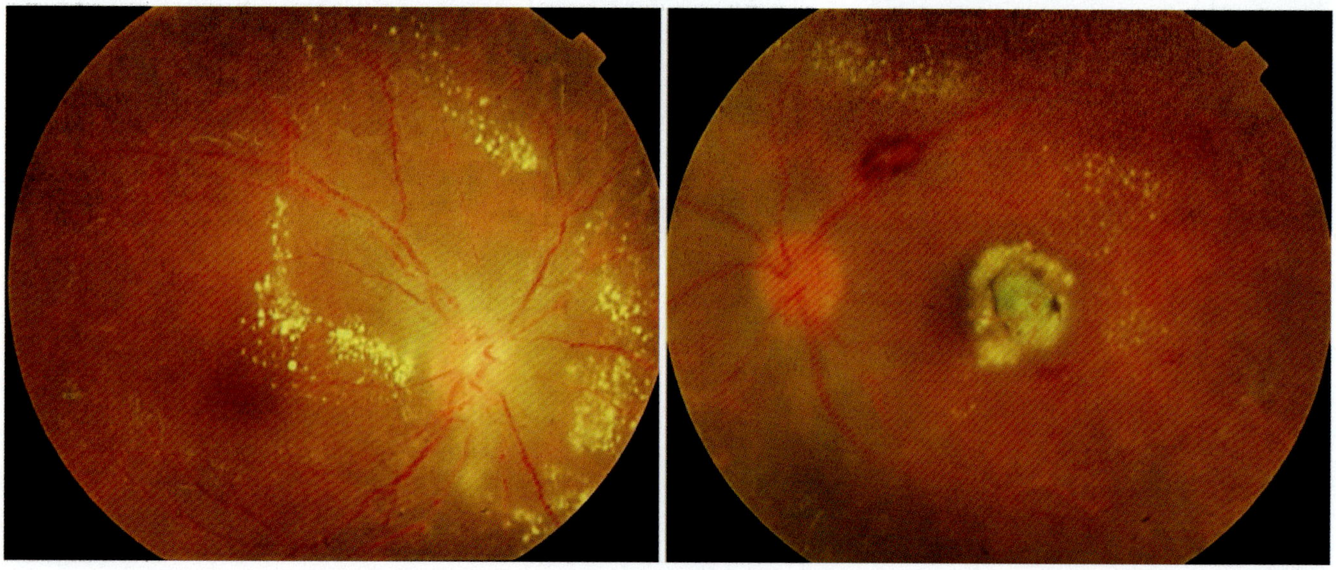

图 10.47 一例 23 岁女性左眼视力下降 1 年的彩色眼底照片。在检查中,右眼的视力为 20/30,左眼视力低于 20/200。在眼底照片中明显可见右眼视盘周围区和双眼的黄斑中有硬性渗出物沉积,其涉及左眼黄斑中心凹。另外,视网膜前出血、黄斑中心瘢痕以及左眼色素沉着显著。

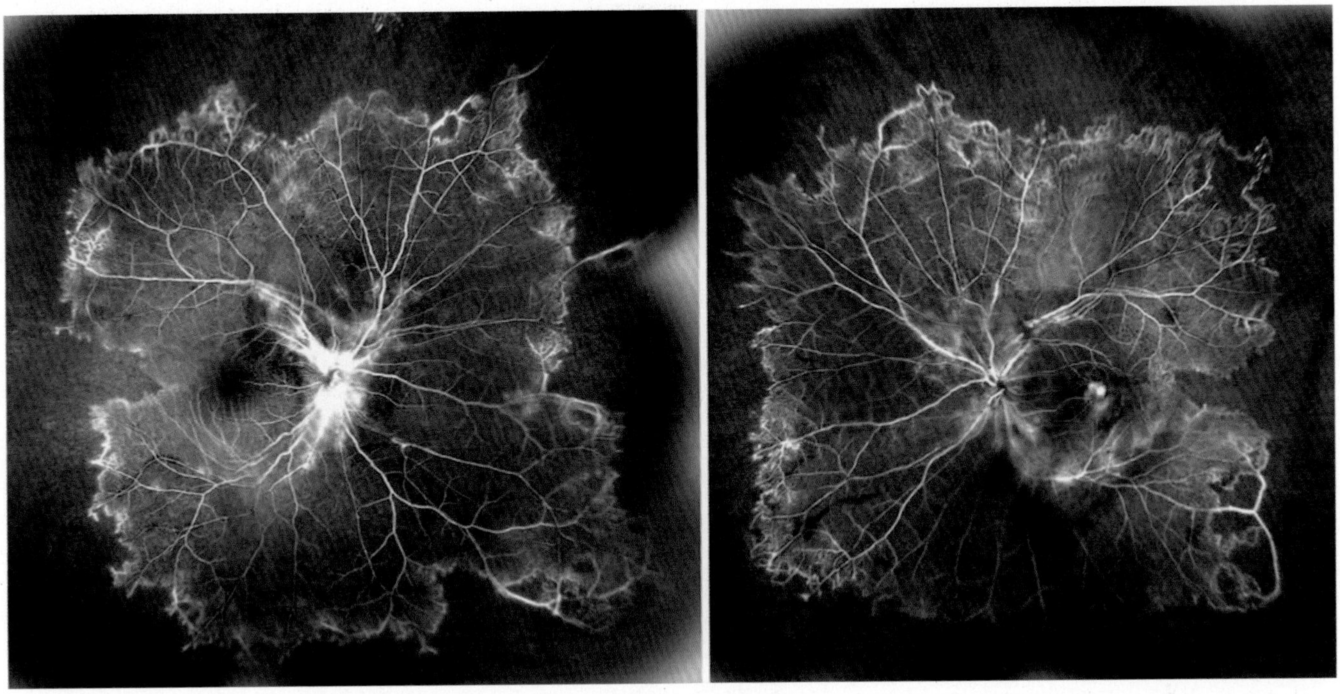

图 10.48　图 10.47 同一例患者双眼的 FA 图像显示弥散性外周缺血和毛细血管无灌注区。双眼的晚期视盘渗漏和血管炎明显。

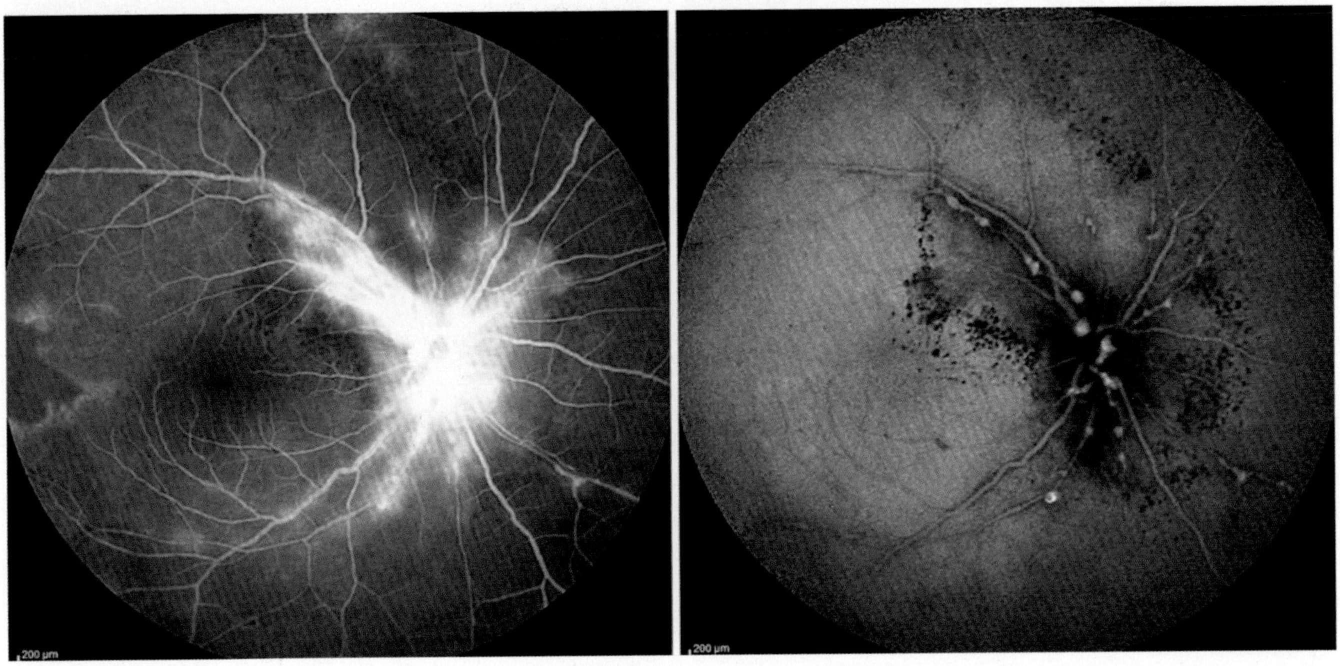

图 10.49　同一例患者的 FA(再循环期)和 ICGA(后期),见图 10.47 和图 10.48。FA 显示,在双眼的视盘周围大的血管中有相当大的渗漏。左眼中心凹染色或严重渗漏也很显著。由于没有染料渗漏,双眼的晚期 ICGA 可突出结扎的动脉瘤。它们表现为大血管的串珠样和局部囊样扩张,其仍然填满并染色至晚期。(待续)

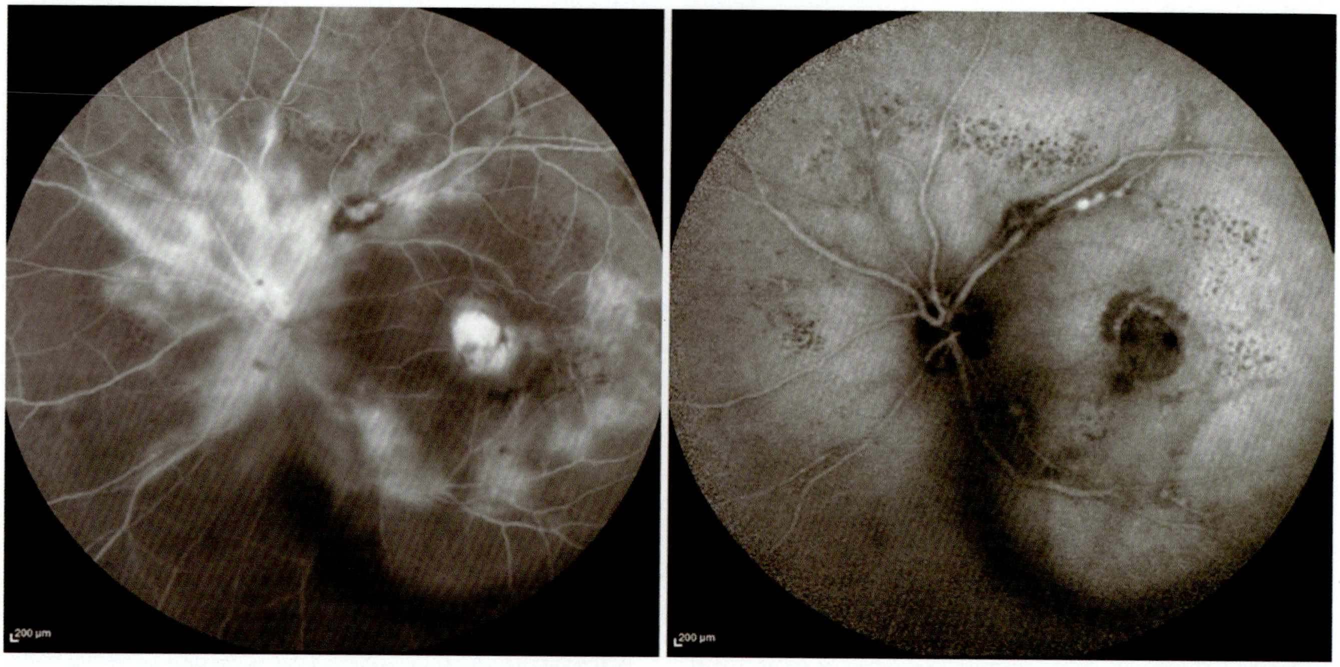

图 10.49(续)

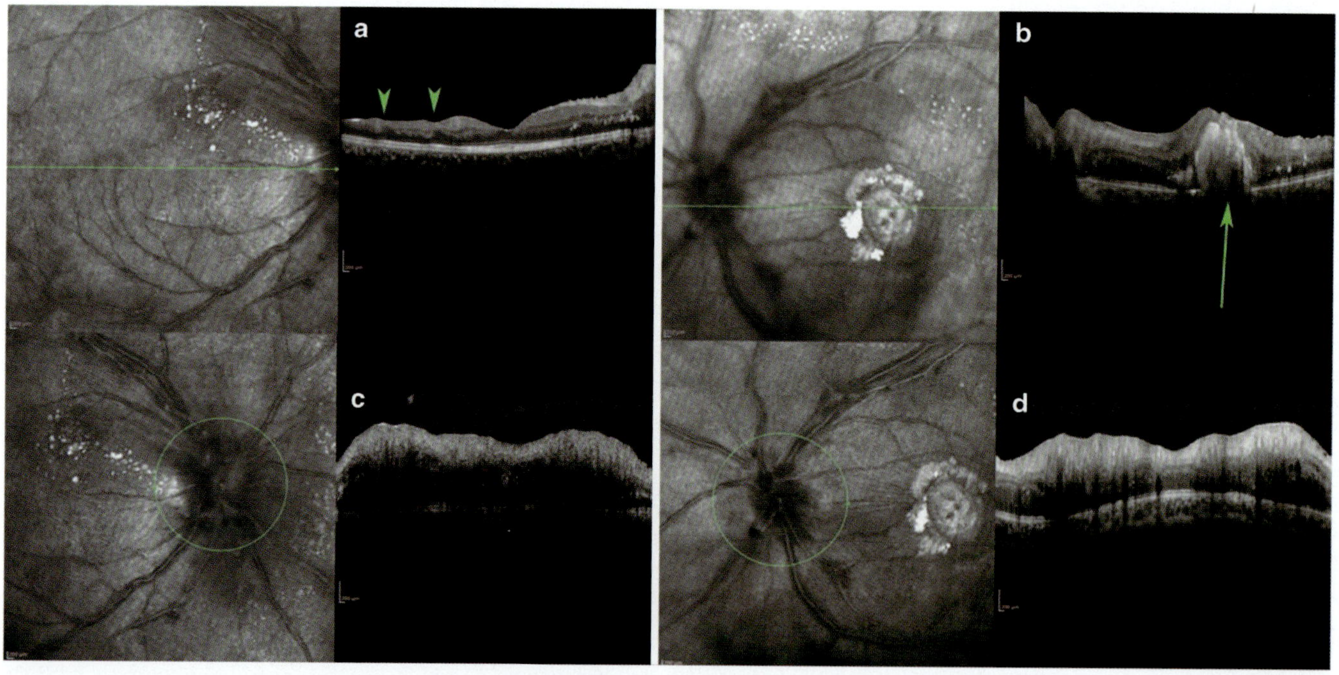

图 10.50 同一例患者双眼的 SLO-OCT 图像，见图 10.47、图 10.48 和图 10.49。(a)继发于小微血管病变以及闭塞性血管炎的视盘周围区域的视网膜水肿，伴颞侧黄斑萎缩，其主要累及内侧视网膜(绿色三角)，这些是值得注意的。(b)广泛的黄斑增厚明显，特别是神经纤维层增厚。OCT 图像显示中心凹下超反射信号代表中心凹下密集的硬性渗出物沉积，其破坏了中心凹光感受器(绿色箭头)。(c,d)周围神经纤维层增厚显著。

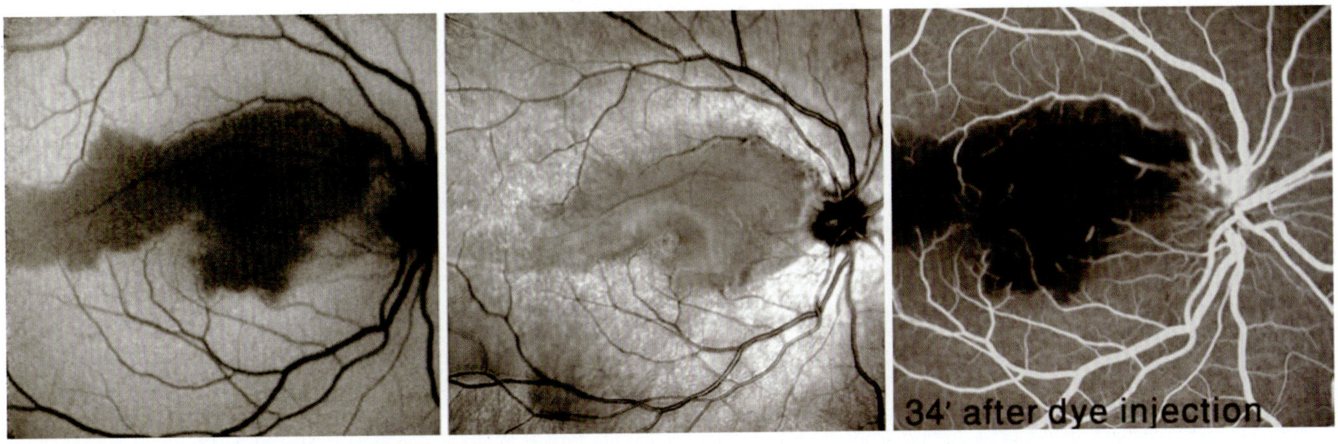

图 10.51　一例 11 岁男孩右眼的 FAF-SLO-FA 图像，主诉为右眼视力下降。他的病史是在出现前 10 天，水痘感染（即天花）呈阳性。这些照片中可见睫状视网膜动脉阻塞。FAF 图像显示一个自发弱荧光区域，该区域分布在睫状视网膜动脉周围，并且由严重的水肿和液体滞留引起，进而使下面的 RPE 模糊。在 SLO 图像中，所累及区域的低反射性是视网膜动脉阻塞中的特征性发现。在染料注射后 34 秒获得的 FA 图像显示睫状视网膜动脉充盈延迟。

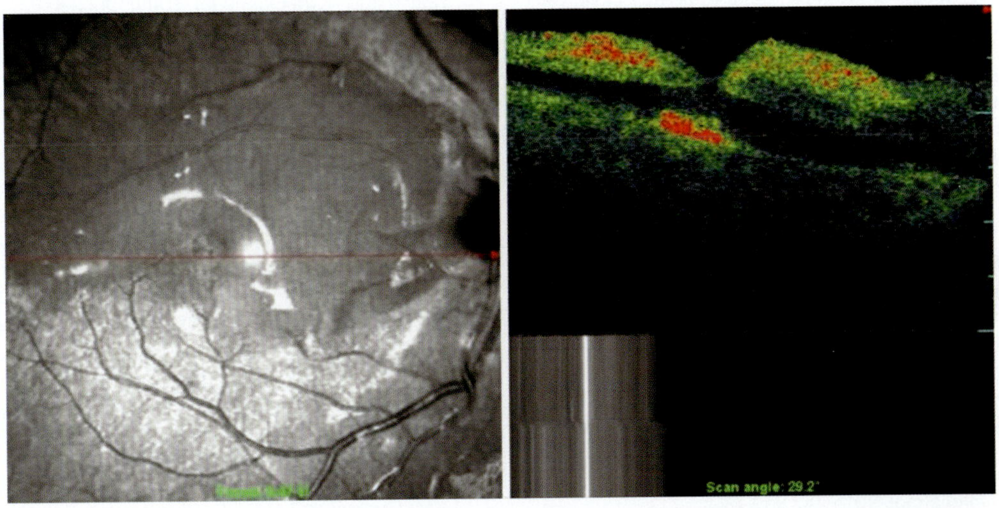

图 10.52　在 SLO-OCT 图像中，内部视网膜水肿和高反射信号以及视网膜增厚的迹象显著。由于缺乏中心小凹内层，因此中心凹没有增厚，高反射性也消失。这是关于 BRAO 的特有 OCT 发现，并涉及黄斑中心凹。

（袁晴　徐云芳　徐晓玮　译）

参考文献

1. Lardenoye CW, van Kooij B, Rothova A. Impact of macular edema on visual acuity in uveitis. Ophthalmology. 2006;113:1446–9.
2. Gallagher MJ, Yilmaz T, Cervantes-Castañeda RA, Foster CS. The characteristic features of optical coherence tomography in posterior uveitis. Br J Ophthalmol. 2007;91:1680–5.
3. Ishikawa S, Taguchi M, Muraoka T, Sakurai Y, Kanda T, Takeuchi M. Changes in subfoveal choroidal thickness associated with uveitis activity in patients with Behçet's disease. Br J Ophthalmol. 2014;98:1508–13.
4. Ataş M, Yuvacı I, Demircan S, Güler E, Altunel O, Pangal E, et al. Evaluation of the macular, peripapillary nerve fiber layer and choroid thickness changes in Behçet's disease with spectral-domain OCT. J Ophthalmol. 2014;2014:865394.
5. Coskun E, Gurler B, Pehlivan Y, Kisacik B, Okumus S, Yayuspayi R, et al. Enhanced depth imaging optical coherence tomography findings in Behcet disease. Ocul Immunol Inflamm. 2013;21:440–5.
6. Lin D, Chen W, Zhang G, Huang H, Zhou Z, Cen L, et al. Comparison of the optical coherence tomographic characters between acute Vogt-Koyanagi-Harada disease and acute central serous chorioretinopathy. BMC Ophthalmol. 2014;14:87.
7. Spaide R. Autofluorescence from the outer retina and subretinal space: hypothesis and review. Retina. 2008;28:5–35.
8. Nicholson B, Noble J, Forooghian F, Meyerle C. Central serous chorioretinopathy: update on pathophysiology and treatment. Surv Ophthalmol. 2013;58:103–26.
9. Yamamoto M, Nishijima K, Nakamura M, Yoshimura N. Inner retinal changes in acute-phase Vogt-Koyanagi-Harada disease measured by enhanced spectral domain optical coherence tomography. Jpn J Ophthalmol. 2011;55:1–6.
10. Nakayama M, Keino H, Okada AA, Watanabe T, Taki W, Inoue M, et al. Enhanced depth imaging optical coherence tomography of the choroid in Vogt-Koyanagi-Harada disease. Retina. 2012;32:2061–9.
11. Takahashi H, Takase H, Ishizuka A, Miyanaga M, Kawaguchi T, Ohno-Matsui K, et al. Choroidal thickness in convalescent Vogt-Koyanagi-Harada disease. Retina. 2014;34:775–80.
12. Hosoda Y, Uji A, Hangai M, Morooka S, Nishijima K, Yoshimura N. Relationship between retinal lesions and inward choroidal bulging in Vogt-Koyanagi-Harada disease. Am J Ophthalmol. 2014;157:1056–63.
13. Tsuboi K, Nakai K, Iwahashi C, Gomi F, Ikuno Y, Nishida K. Analysis of choroidal folds in acute Vogt-Koyanagi-Harada disease using high-penetration optical coherence tomography. Graefes Arch Clin Exp Ophthalmol. 2015;253:959–64.
14. Tanigawa M, Ochiai H, Tsukahara Y, Ochiai Y, Yamanaka H. Choroidal folds in acute-stage Vogt-Koyanagi-Harada disease patients with relatively short axial length. Case Rep Ophthalmol. 2012;3:38–45.
15. Fong AH, Li KK, Wong D. Choroidal evaluation using enhanced depth imaging spectral-domain optical coherence tomography in Vogt-Koyanagi-Harada disease. Retina. 2011;31:502–9.
16. Nazari H, Hariri A, Hu Z, Ouyang Y, Sadda S, Rao NA. Choroidal atrophy and loss of the choriocapillaris layer in convalescent stage of Vogt-Koyanagi-Harada disease: in vivo documentation. J Ophthalmic Inflamm Infect. 2014;4:9. pmid:24655594
17. Hirukawa K, Keino H, Watanabe T, Okada AA. Enhanced depth imaging optical coherence tomography of the choroid in new-onset acute posterior scleritis. Graefes Arch Clin Exp Ophthalmol. 2013;251:2273–5.
18. Taki W, Keino H, Watanabe T, Okada AA. Enhanced depth imaging optical coherence tomography of the choroid in recurrent unilateral posterior scleritis. Graefes Arch Clin Exp Ophthalmol. 2013;251:1003–4.
19. Oréfice JL, Costa RA, Scott IU, Calucci D, Oréfice F, Grupo Mineiro de Pesquisa em Doenças Oculares Inflamatórias (MINAS). Spectral optical coherence tomography findings in patients with ocular toxoplasmosis and active satellite lesions (MINAS Report 1). Acta Ophthalmol. 2013;91:e41–7.
20. Laatikainen L, Erkkilä H. Serpiginous choroiditis. Br J Ophthalmol. 1974;58:777–83.
21. Akpek EK, Ilhan-Sarac O. New treatments for serpiginous choroiditis. Curr Opin Ophthalmol. 2003;14:128–31.
22. Hamilton AM, Bird AC. Geographical choroidopathy. Br J Ophthalmol. 1974;58:784–97.
23. Abrez H, Biswas J, Sudharshan S. Clinical profile, treatment, and visual outcome of serpiginous choroiditis. Ocul Immunol Inflamm. 2007;15:325–35.
24. De Bats F, Wolff B, Vasseur V, Affortit A, Kodjikian L, Sahel JA, et al. "En-face" spectral-domain optical coherence tomography findings in multiple evanescent white dot syndrome. J Ophthalmol. 2014;2014:928028.
25. Pakzad-Vaezi K, Or C, Yeh S, Forooghian F. Optical coherence tomography in the diagnosis and management of uveitis. Can J Ophthalmol. 2014;49:18–29.
26. Mrejen S, Khan S, Gallego-Pinazo R, Jampol LM, Yannuzi LA. Acute zonal occult outer retinopathy: a classification based on multimodal imaging. JAMA Ophthalmol. 2014;132:1089–98.
27. Ohta K, Sato A, Fukui E. Spectral domain optical coherence tomographic findings at convalescent stage of acute zonal occult outer retinopathy. Clin Ophthalol. 2009;3:423–8.
28. Makino S, Tampo H. Changes in optical coherence tomography finding in acute zonal occult outer retinopathy. Case Rep Ophthalmol. 2013;4:99–104.
29. Matsui Y, Matsubara H, Ueno S, Ito Y, Terasaki H, Kondo M. Changes in outer retinal microstructures during six month period in eyes with acute zonal occult outer retinopathy-complex. PLoS One. 2014;9:e110592.
30. Spaide RF, Goldberg N, Freund KB. Redefining multifocal choroiditis and panuveitis and punctate inner choroidopathy through multimodal imaging. Retina. 2013;33:1315–24.
31. Pirraglia MP, Tortorella P, Abbouda A, Toccaceli F, La Cava M. Spectral domain optical coherence tomography imaging of tubercular chorioretinitis and intraretinal granuloma. Intraretinal tuberculosis: a case report. Int Ophthalmol. 2015;35:445–50.
32. Salman A, Parmar P, Rajamohan M, Vanila CG, Thomas PA, Jesudasan CA. Optical coherence tomography in choroidal tuberculosis. Am J Ophthalmol. 2006;142:170–2.
33. Al-Mezaine HS, Al-Muammar A, Kangave D, Abu El-Asrar AM. Clinical and optical coherence tomographic findings and outcome of treatment in patients with presumed tuberculous uveitis. Int Ophthalmol. 2008;28:413–23.
34. Mehta S. Healing patterns of choroidal tubercles after antitubercular therapy: a photographic and OCT study. J Ophthalmic Inflamm Infect. 2012;2:95–7.
35. Pichi F, Ciardella AP. Imaging in the diagnosis and management of idiopathic retinal vasculitis, aneurysms, and neuroretinitis (IRVAN). Int Ophthalmol Clin. 2012;52:275–82.
36. Chang TS, Aylward GW, Davis JL, Mieler WF, Oliver GL, Maberley AL, et al. Idiopathic retinal vasculitis, aneurysms, and neuro-retinitis: Retinal Vasculitis Study. Ophthalmology. 1995;102:1089–97.
37. Pichi F, Ciardella AP, Cunningham ET Jr, Morara M, Veronese C, Jumper JM, et al. Spectral domain optical coherence tomography findings in patients with acute syphilitic posterior placoid chorioretinopathy. Retina. 2014;34:373–84.
38. Hugkulstone CE, Watt LL. Branch retinal arteriolar occlusion with chicken-pox. Br J Ophthalmol. 1988;72:78–80.

第 11 章

眼前节光学相干断层扫描(AS-OCT)

Hassan Hashemi, Kazem Amanzadeh, Fedra Hajizadeh

摘 要

眼前节光学相干断层扫描 (anterior segment optical coherence tomography, AS-OCT) 评估眼前部分的结构与超声波活组织镜检查 (ultrasound biomicroscopy, UBM)相比是一种使用红外线代替超声波的非接触式方法,拥有一个更高的分辨率。在这一章,我们讨论AS-OCT可应用的类型。

(1)TD-OCT(时域AS-OCT)因为波长较长,从而导致更少的散射和信号损失,可以看到更深层次的结构如角膜缘、巩膜突和房角。主要型号为:

– Visante OCT(Carl Zeiss Meditec, Oberkochen, Germany)

– 裂隙灯OCT(Heidelberg Engineering GmbH, Heidelberg, Germany)

(2)频域AS-OCT(SD-OCT)或傅里叶域OCT(FD-OCT)相比TD-OCT,扫描速度更快、波长更短,因此有更好的轴向分辨率,但却导致较浅的深度和有限的水平扫描宽度。主要型号为:

– Spectralis OCT(Heidelberg Engineering GmbH, Heidelberg, Germany)

– RTVue(Optovue, Inc., California, USA)

– Cirrus OCT(Carl Zeiss Meditec, Oberkochen, Germany)

(3)频扫OCT (SS-OCT),主要型号为:

– Casia SS-1000 OCT(Tomey, Nagoya, Japan)

– DRI OCT-Triton(Topcon Medical Systems)

(4)超高分辨率OCT (UHR-OCT)的光源带宽较宽,光谱仪则更先进,主要型号为:

– Bioptigen Envisu(Bioptigen Inc., Research Triangle Park, NC, USA)

– SOCT哥白尼HR(Optopol Technologies SA, Zawiercie, Poland)

然后,我们接着对正常的前端结构进行角膜评估,包括角膜和房角。我们讨论的主题更多的是角膜异常,屈光手术后,紫外线照射治疗(UVX)后,白内障手术后眼前节的

H. Hashemi, M.D. • K. Amanzadeh, M.D.
Noor Research Center for Ophthalmic Epidemiology,
Noor Eye Hospital, No.96 Esfandiar Blvd, Vali'Asr Ave,
Tehran, Iran
e-mail: hhashemi@noorvision.com; Kamanzadeh@yahoo.com

F. Hajizadeh, M.D. (✉)
Noor Ophthalmology Research Center, Noor Eye Hospital,
No. 96, Esfandiar Blvd., Vali'asr Ave., Tehran, Iran
e-mail: fhajizadeh@noorvision.com

变化，角膜移植术后、角膜内环植入术后、卡马拉结膜的异常，由大量病例和图片佐证。

前节光学相干断层扫描(AS-OCT)评估眼前部分的结构与超声波活组织镜检查(UBM)相比，是一种使用红外线代替超声波的非接触式方法，拥有一个更高的分辨率[1]。

有两种不同类型的AS-OCT可用：

(1)时域AS-OCT(TD-OCT)，光源的波长为1310 nm，比常应用于视网膜成像的830nm光源分辨率为15~20μm的系统更长。因为更长的波长可以减少散射和信号损失，从而能拍摄到更深层次的结构如角膜缘、巩膜突和房角[2,3]。它包括以下几种型号：

– Visante OCT(Carl Zeiss Meditec, Oberkochen, Germany)，拥有16mm扫描宽度和约6mm扫描深度，使得扫描整个前房(AC)和参数测量成为可能[4]。

– 裂隙灯OCT(Heidelberg Engineering GmbH, Heidelberg, Germany)，拥有15mm扫描宽度和7mm扫描深度。

(2)频域AS-OCT(SD-OCT)或傅里叶域OCT(FD-OCT)相比TD-OCT，相机速度为10~100倍[1]，使用830 nm波长，从而有更好的轴向分辨率(4~7μm)[5,6]，但扫描深度和水平扫描宽度有限(3~6mm)[7]。主要型号为：

– Spectralis OCT(Heidelberg Engineering GmbH, Heidelberg, Germany)

– RTVue(Optovue, Inc., CA, USA)

– Cirrus OCT(Carl Zeiss Meditec, Oberkochen, Germany)

(3)频扫OCT (SS-OCT)。它包括以下几种：

– Casia SS-1000 OCT(Tomey, Nagoya, Japan)，它使用1310nm光源，拥有16mm的水平扫描宽度和大约10μm的轴向分辨率[8]。

– DRI OCT-Triton(Topcon医疗系统)，它使用1050nm波长，拥有和Tomey类似的水平和轴向分辨率。

(4)超高分辨率OCT (UHR-OCT)使用一个广带宽光源(超过100μm)，拥有更先进的光谱仪[8]。它的轴向分辨率是1~4μm，扫描宽度是5~12mm[8-11]。它包括：

– Bioptigen Envisu(Bioptigen Inc., Research Triangle Park, NC, USA)

– SOCT哥白尼HR(Optopol Technologies SA, Zawiercie, Poland)[12]

我们使用的图片部分来自Spectralis OCT(Heidelberg Engineering GmbH, Heidelberg, Germany)。

11.1 正常的眼前节结构

11.1.1 角膜

AS-OCT 有助于角膜疾病的诊断和分类，例如变性、营养不良和炎症性疾病(图 11.1)。使用 AS-OCT 可以更好地诊断和观察角膜溃疡、浸润、瘢痕、凹陷，并能从外部测量角膜的深度。它可以比照相更精确地测量病变角膜病变的深度和宽度[13]。

11.1.2 角度评估

原发性闭角型青光眼(PACG)在世界的某些地区非常普遍。临床上常使用激光周边虹膜切开术治疗狭窄的房角可能可以阻止闭角青光眼的进展。因此，早期发现解剖学上的窄房角很重要。PACG 的诊断金标准是前房角镜检查。由于没有统一的前房角镜检查标准去定义房角，所以是否需要治疗和所使用的术式非常依赖于检查者的主观判断。

使用 1.3μm 波长光的 OCT 更适合于前房角的成

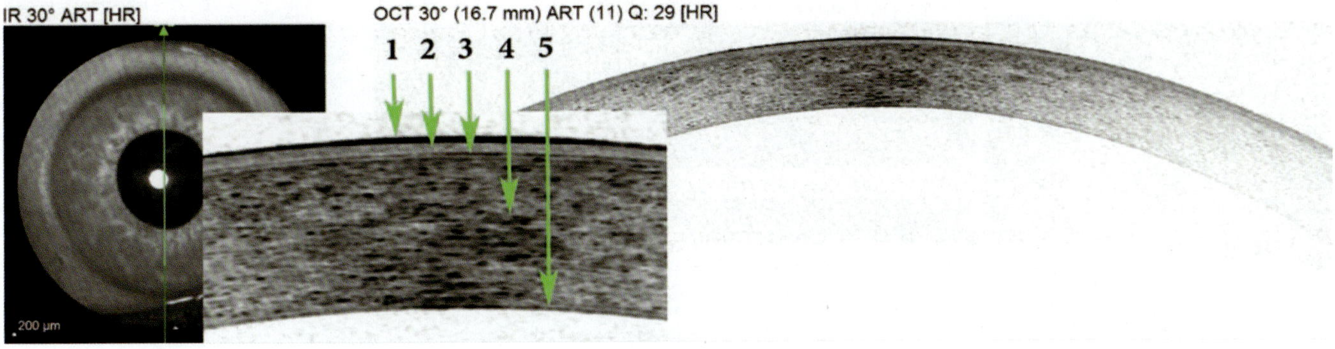

图 11.1　一例正常人角膜的 OCT 图片。1-泪膜层;2-角膜上皮;3-前弹力层;4-角膜基质层;5-角膜内皮层。

像。较先前用于使用 0.8μm 波长观察前房角系统,优势体现在以下两个方面(图 11.2)。首先,它的波长可以减少组织散射。这意味着其穿透力更强,从而可以更好地观察房角形态。其次,1.3μm 的波长的光绝大部分被房水吸收,只有 10%到达视网膜。多项 OCT 在正常房角的研究获得了前房角的部分参数[2]。

最常用的参数常常用于评估如下的房角结构:

(1)Palvin 等描述了在 500μm(AOD 500)距离处的开角[14]。巩膜突第一次被识别和标记于 500μm 前。基于这一点,画一条垂直于小梁网平面的线与虹膜相交,位于这两个点之间的距离被定义为 AOD 500 (界值为 191 μm)(图 11.3 至图 11.5)。

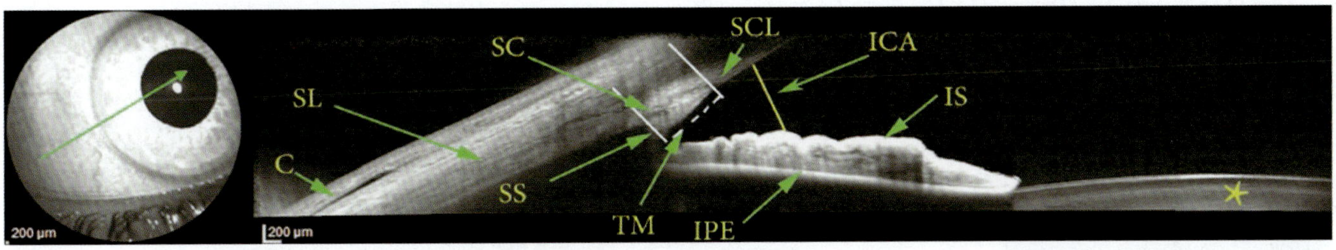

图 11.2　正常房角。C,结膜;SL,巩膜;IS,虹膜基质;IPE,虹膜色素上皮;TM,小梁网;SC,巩膜静脉窦;SS,巩膜突;SCL,Schwalbe 线;ICA,虹膜角膜角;星号,晶体镜。

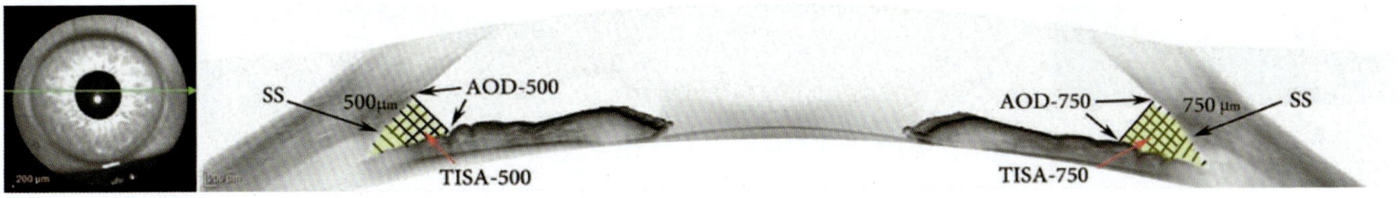

图 11.3　AOD 500、AOD 750 的正常角,小梁网和虹膜之间的空间区域(TISA)500(位于左边的方格图案),TISA750(位于右边的方格图案),巩膜突和黄色表面代表房角凹陷区域(ARA),ARA 500 位于左边,ARA 750 位于右边。

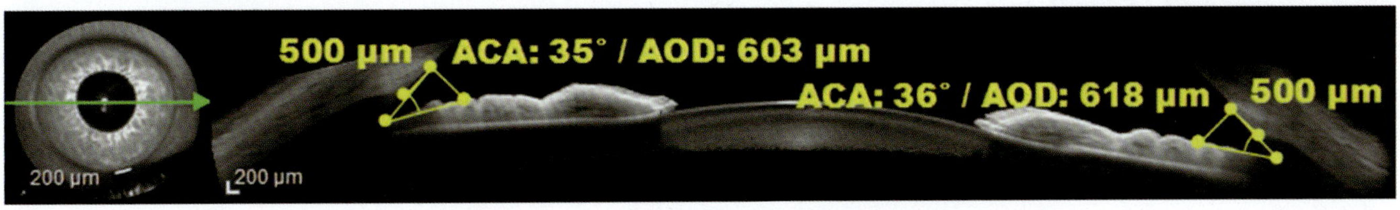

图 11.4　一个正常 ACA 值和 AOD 值的房角。

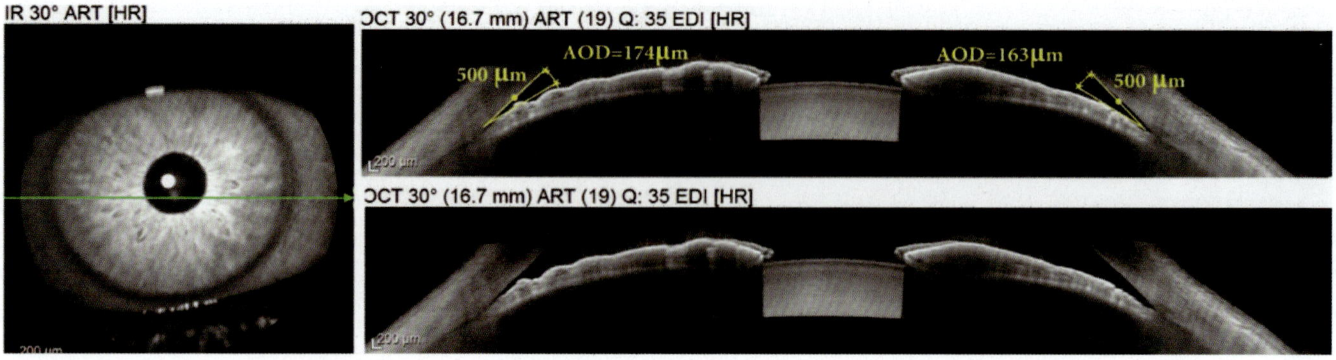

图 11.5 在窄角中的非正常 AOD。

(2)Ishikawa 等学者描述了位于 500μm 和 750μm (ARA 500 和 ARA 750)处的房角凹陷区域的参数[15]。定义这个三角区域的边界是 AOD 500 或者 AOD 750，它的基础即是虹膜表面和里面的巩膜角膜面(三角的两边)。这个参数提供了一种更好的测量理论用于测量 AOD，因为它测量的是虹膜表面的整个轮廓，而不是位于虹膜表面的一个点(界值，ARA 500 为 $0.12mm^2$，ARA 750 为 $0.17mm^2$)(图 11.3)。

(3)TISA 500 和 TISA 750 即分别是在 500μm 和 750μm 处的小梁网与虹膜之间的区域。这个梯形区域的定义边界是 AOD 500 或是 AOD 750 前，一条来自巩膜突，垂直角巩膜内面并延伸于虹膜表面的线。这个参数代表实际适用范围，因为它排除了巩膜突后方的不适用范围(界值，TISA 500 为 $0.11mm^2$，TISA 750 为 $0.17mm^2$)(图 11.3)。

(4)房角(ACA)实际上是在两条 AOD 500 臂和 ACA 的顶点之间的三角区域(图 11.3 至图 11.5)。

11.2 异常结膜

OCT 能准确地对比清晰的和不透明的角膜(图 11.6 至图 11.9)，既能帮助医生评估过去感染角膜炎、

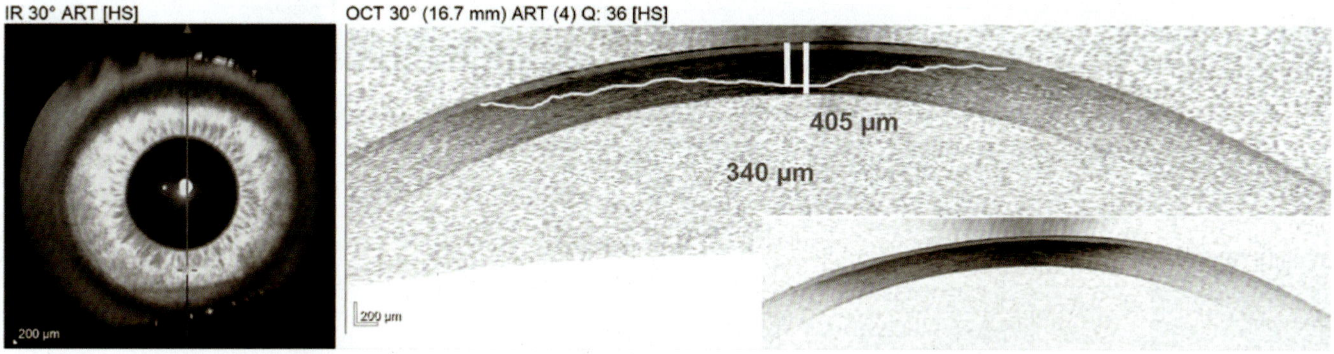

图 11.6 更深部位的非特异性角膜瘢痕在 340μm 处(白线所划定的区域)，伴有角膜变薄。

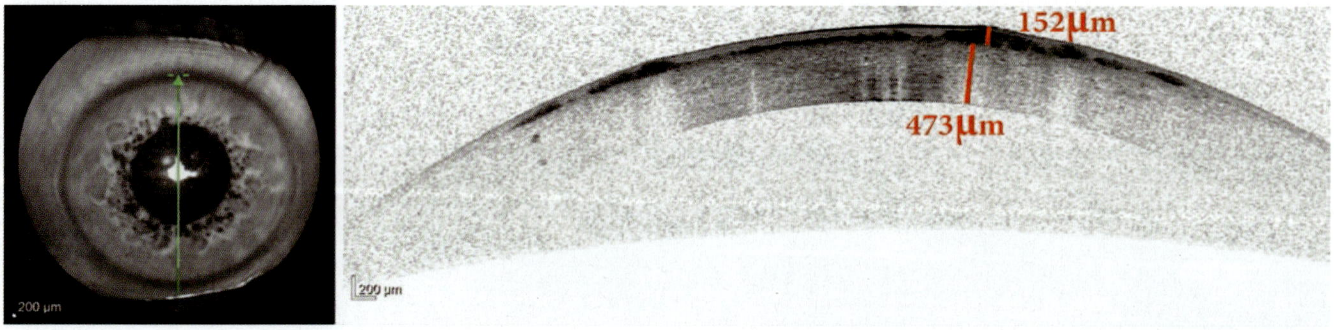

图 11.7 一个人的颗粒状角膜营养不良，AS-OCT 显示在角膜基质的前部区域存在多个不规则、超高反射信号。

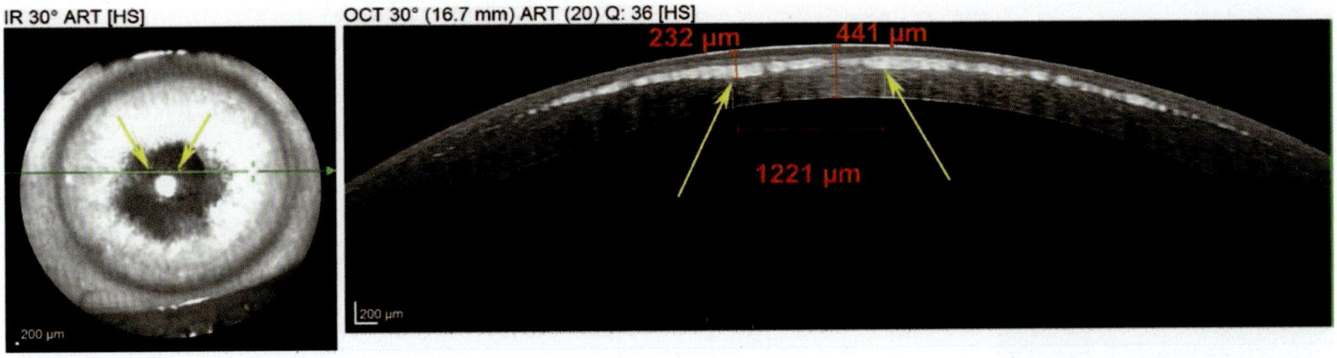

图 11.8　颗粒状角膜营养不良有着超高反射信号，不规则，损伤位于角膜基质的浅层。更深部位的深度是 232μm，残余基质床的深度是 208μm。箭头示角膜扫描区域的位置。

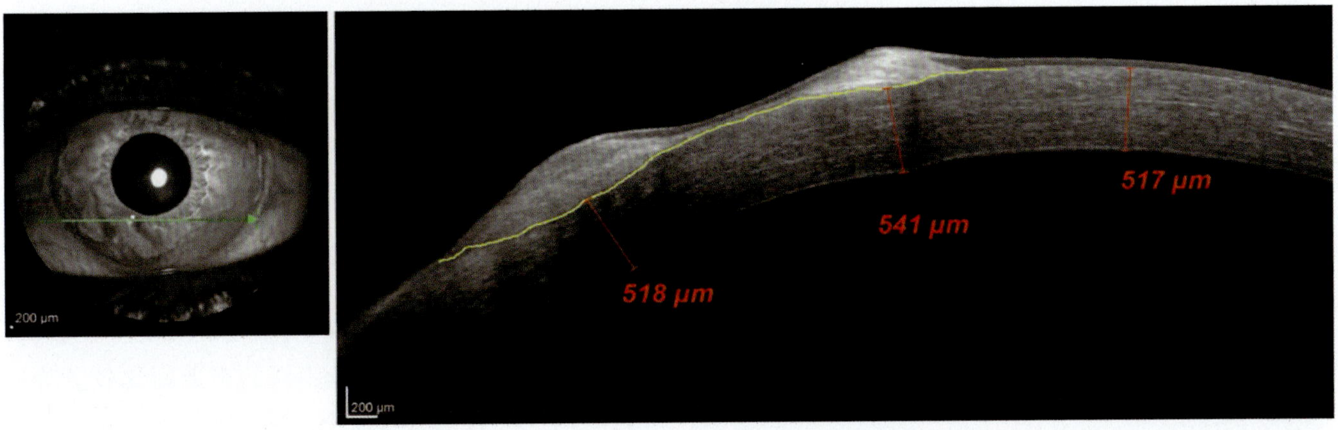

图 11.9　患者 Salzmann 结节状角膜变性。AS-OCT 显示两处位于上皮细胞层的超高反射信号的损伤，可能是表面角膜切除术移动造成。

角膜变性和角膜营养不良造成的角膜瘢痕的深度，也能帮助医生了解巩膜的异常，例如巩膜溶解[16,17]。

OCT 图像能帮助医生对治疗角膜混浊做出有效的决策。例如，治疗性激光角膜切除术(PTK)、准分子激光角膜切削术(PRK)、角膜表层切除术(SK)、自动板层治疗性角膜移植术(ALTK)对治疗角膜被腐蚀造成的光学区变混浊的过程中，一个微小残留基质约 300μm 厚度(包括上皮)都可以被保留下来。如果角膜混浊太深，深板层角膜移植术(DALK)和穿透角膜移植术(PK)可以从二者中选择一个。

例如，一个双眼颗粒状萎缩症患者使用 OCT 扫描病例。扫描显示，表面角膜切除术(SK PTK)(图 11.7)将是减少角膜混浊的一个很好的方法，使角膜表面光滑，尤其在角膜凹陷和不规则处。图 11.6 和图 11.8 显示非特异性角膜瘢痕患者(340μm 深度的瘢痕)和颗粒状营养不良患者(混浊深度为 232μm)。

残留在瘢痕下的清晰的基质深度明显小于 300μm。在这些患者中，可以选择 DALK 或者 PK。图 11.9 显示一个角膜上皮细胞的 Salzmann 结节病变，可以选择 SK。

11.3 屈光术后

据 Seiler 等学者[18]在 1999 年描述，角膜扩张是一种严重的并发症。

基于 Randelman[19]等的研究，由于角膜刀引起皮瓣厚度的高可变性，术前角膜地形的异常和残留角膜基质不足(小于 250μm)(图 11.10)对于 LASIK 术后角膜扩张是最重要的危险因素。相比较飞秒激光，它对于外科医生显得尤为重要，它可以将皮瓣切割、残留基质床可视化，通过提高皮瓣和反复熔化基质床，精确测量这些参数来评估操作的安全性。

尽管检测皮瓣边缘随时间而减小准确度，前节 OCT 在任何时候都可以测量皮瓣厚度和残余基质床[20]。

例如，图 11.10 显示了一个患者 LASIK 手术前皮瓣约 210μm。

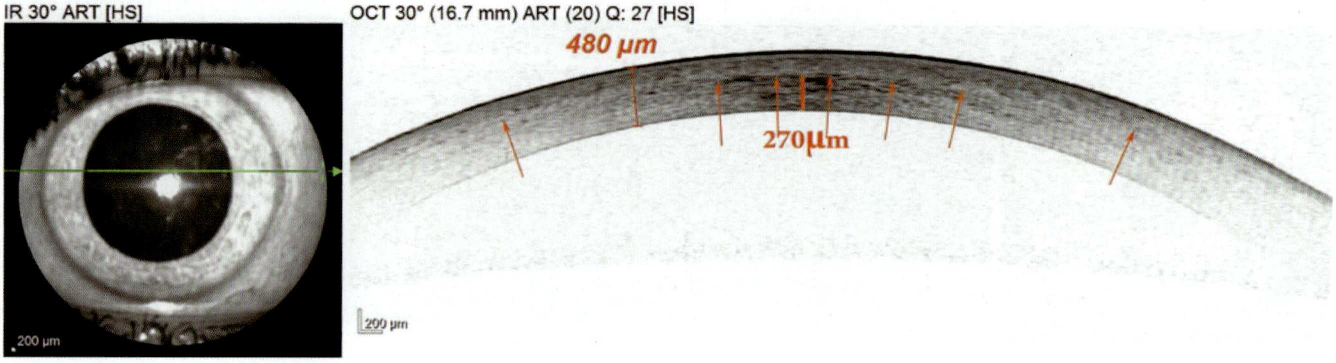

图 11.10 屈光术(Laser-in-situ-Keratomileusis)后患者的皮瓣厚度及残留基质床厚度。

OD 屈光度=-2.5,-0.75 cyl×150 和 OS =-2.5,-2.00 cyl×15。

残留基质床上小于 300μm,再处理皮瓣提升将是不安全的,这时应该考虑其他方法。

11.4 核黄素-UVA(UVX)-角膜胶原交联术后(CXL)

圆锥角膜是一种非炎症性角膜扩张,它的特点是基质层逐渐变薄,胶原蛋白纤维与其发病机制有关[21]。CXL[post riboflavin-UVA(UVX)-corneal collagen cross-linking]使用核黄素滴在角膜上,然后接触紫外线(UVA)。活化的核黄素会刺激胶原纤维的增厚和硬化,它就是通过胶原带白之间的交联导致角膜刚度的强化。

除了 CXL 阻止疾病进展的有利影响,如果内皮细胞充分暴露,UVA 辐射可诱导内皮细胞的凋亡[22],因此,其穿透深度必须被控制。在显微镜下描述的分界线,前节 OCT 扫描能区分治疗和未治疗区域的深度[23],约在 300μm 处。在定性、定量研究和临床用途中,通过使用前节 OCT,我们可以评估角膜交联效果的深度[24,25]。图11.11 和图 11.12 是两个不同的患者间比较分界线的深度,一个使用加速 CXL(辐射时间 5 分钟),一个使用常规 CXL(辐射时间 30 分钟)。

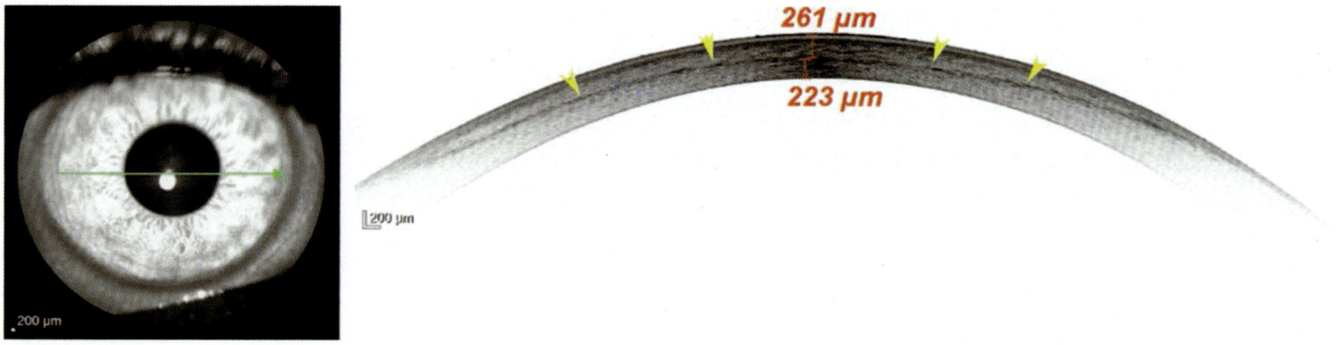

图 11.11 加速 CXL。

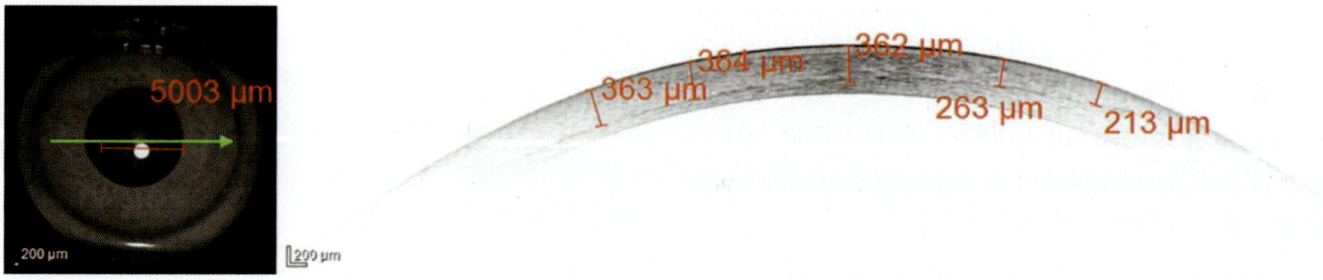

图 11.12 传统 CXL (德累斯顿协议)。

11.5 白内障术后(图 11.13)

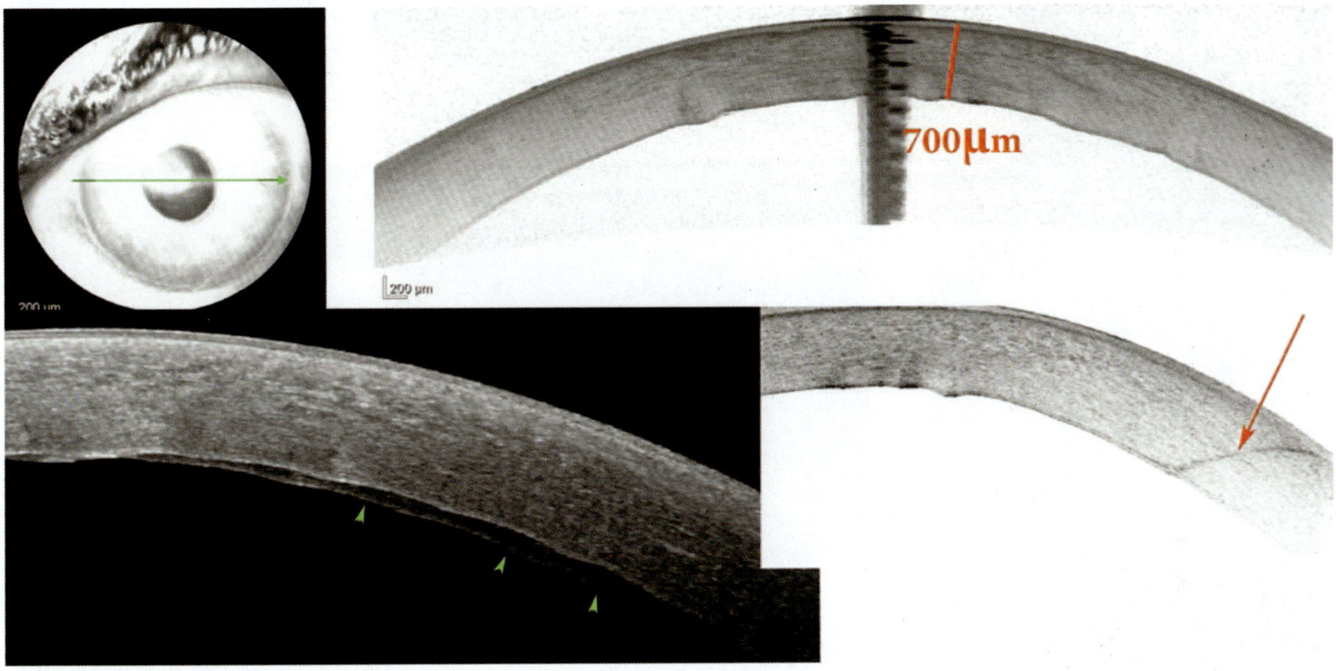

图 11.13　糖尿病患者白内障手术后的 OCT,其角膜水肿并有后弹力层的分离(三角)。箭头示白内障手术切口形状。

11.6 角膜移植

新一代的角膜移植手术过程像穿透或片状移植,可使用飞秒激光可带有锋利的切口,深板层移植如角膜后弹力层剥除内皮移植术(DSAEK)和角膜后弹力层角膜内皮移植术,可以改善预后,使视觉恢复更快以及使移植手术更稳定(图 11.14)。

OCT 可以帮助我们评估缝合线的深度和使用飞秒激光(形态分为大礼帽型、蘑菇型和弯曲型)移植后的切口形状,OCT 能使用优化的参数来更好地对齐供者和受者眼角膜[26](图 11.14 和图 11.15)。

在板层移植(DALK)中,OCT 可以帮助我们评估界面和检测并发症,如在供体与受体之间形成双室和积液。在随访检查中术后的角膜水肿这些并发症往往难以诊断和评估。

角膜后弹力层剥除内皮移植术后的一个患者,OCT 帮助我们评估微透镜的厚度和对供体基质的依附(图 11.16)。

11.7 角膜内环(ICRS)

角膜内环(intracorneal rings,ICRS)的植入是附加的手术过程,旨在通过完全的压平角膜和通过锥解除从边缘到中心的角膜表面不规则从而矫正圆锥角膜(KCN)[27,28],角膜内环植入角膜的深度应为 70%~75%,才能获得预期的效果,要防止严重的并发症,例如角膜表面溶解和植入物外露,深层植入物穿孔进入房角(图 11.17 和图 11.18)。OCT 可以帮助外科医生和研究者在使用飞秒激光和半自动系统创建通道时准确评估通道的深度和优化目标深度[24,28](图 11.19)。

11.8 Kamra

通过 Acufocus 的 Kamra 嵌入把一个小孔镶嵌到正视眼患者身上用于治疗老花眼。它也可以用于 LASIK 同时治疗屈光异常和老花眼(图 11.20)。

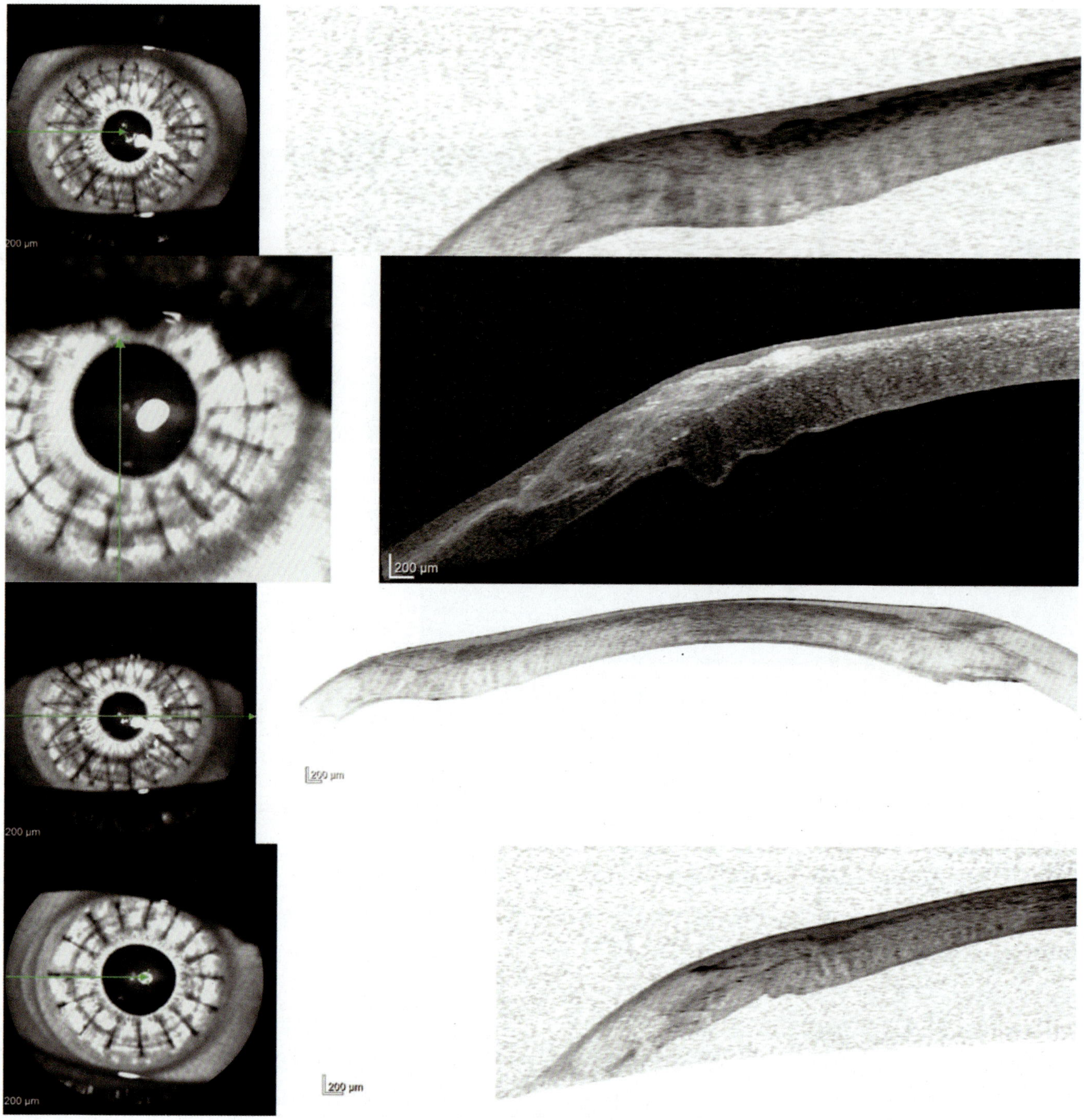

图 11.14 切口参数优化之前弯曲的创口。

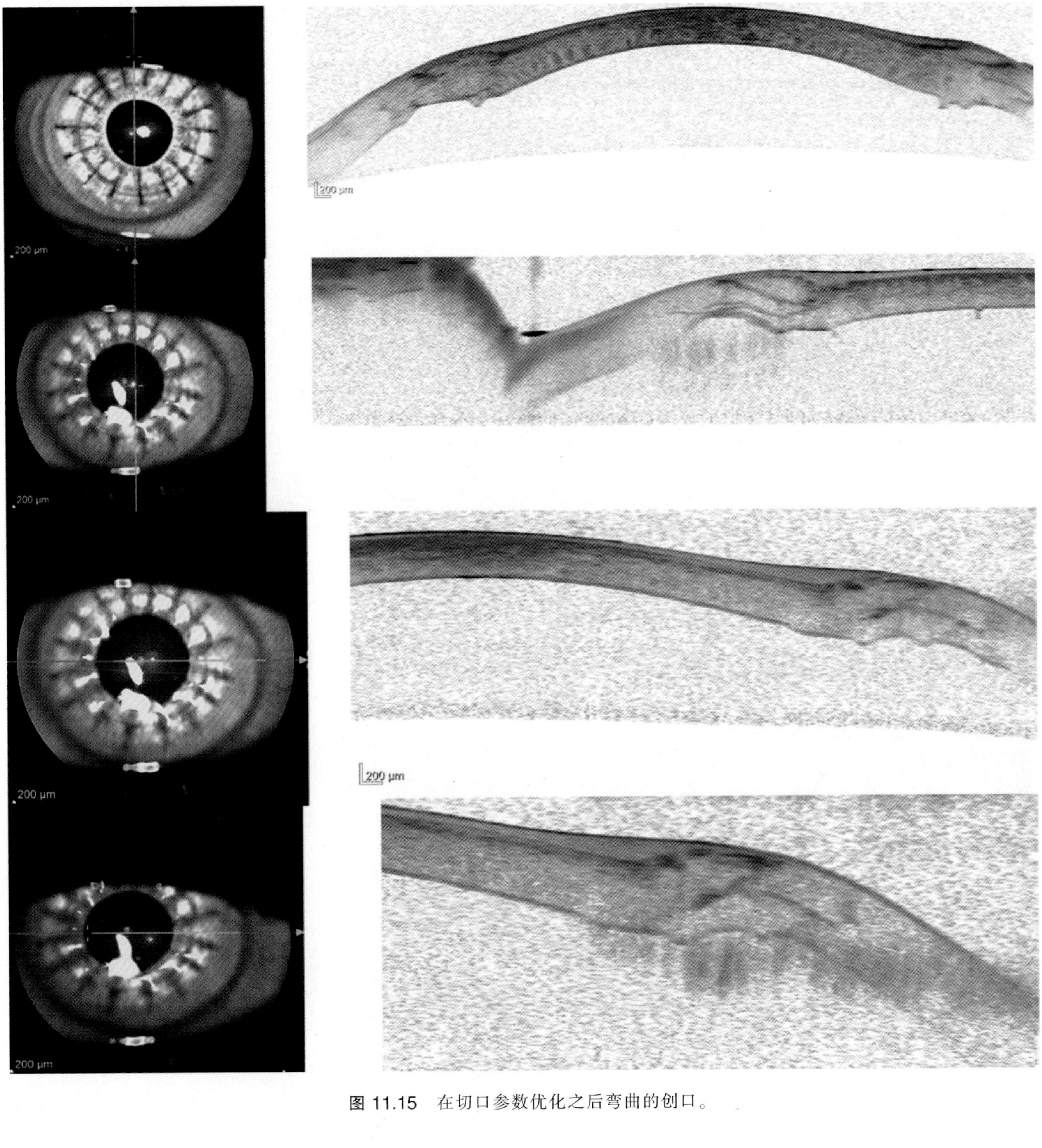

图 11.15　在切口参数优化之后弯曲的创口。

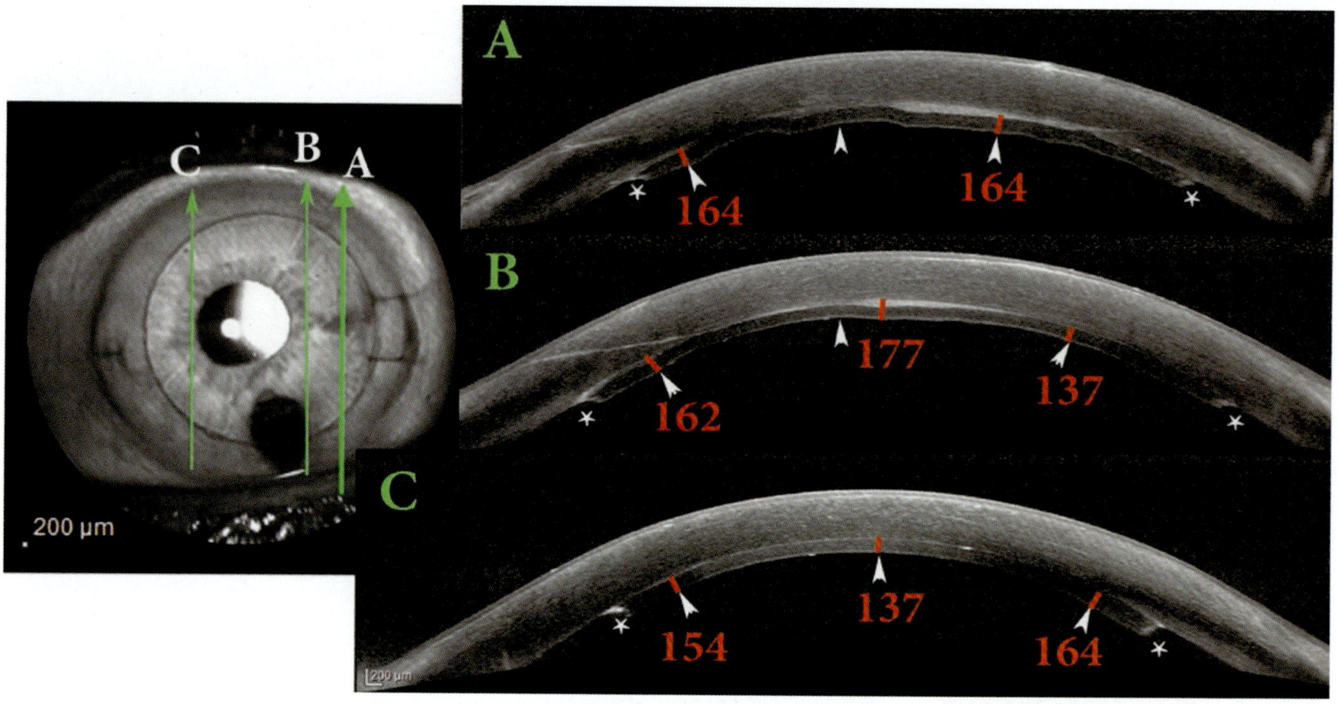

图 11.16 角膜后弹力层剥除内皮移植术(Descemet's stripping automated endothelial keratoplasty,DSAEK)后的供体角膜切片 AS-OCT 图像,可评估移植供体组织的厚度。星状物示 Descemet 移植外侧边缘,白色三角示 Descemet 移植内侧边缘。

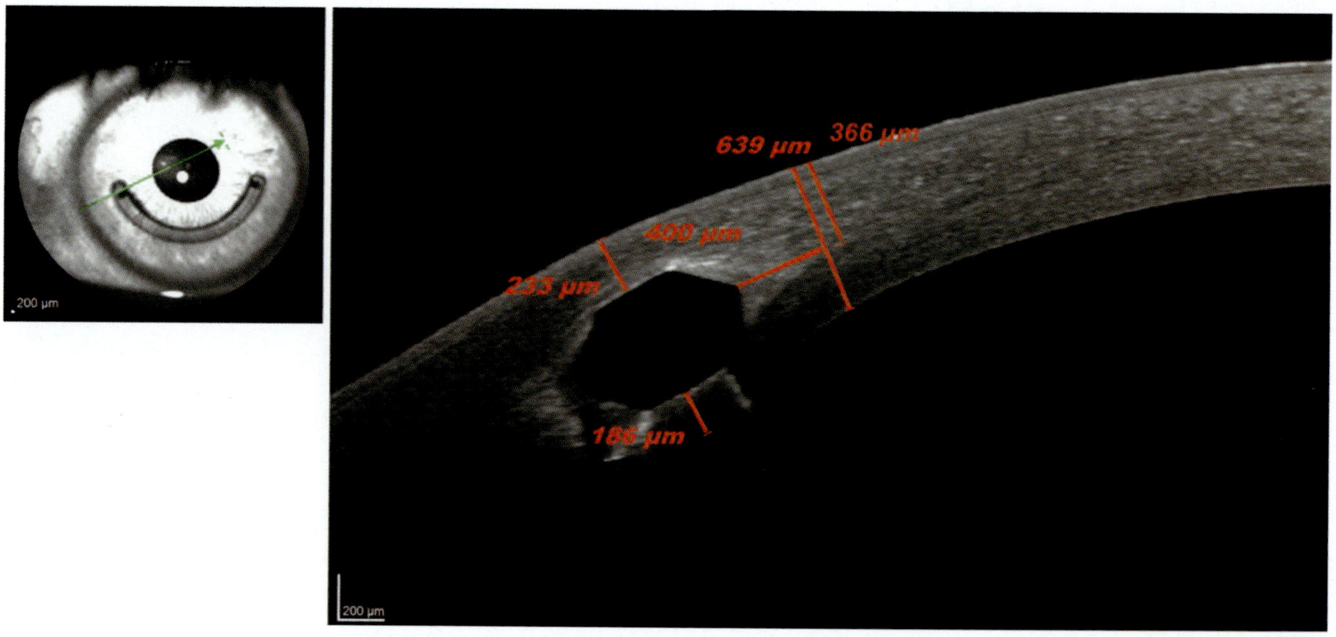

图 11.17 Intacs 圆锥形角膜移植,注意六角环的横截面。

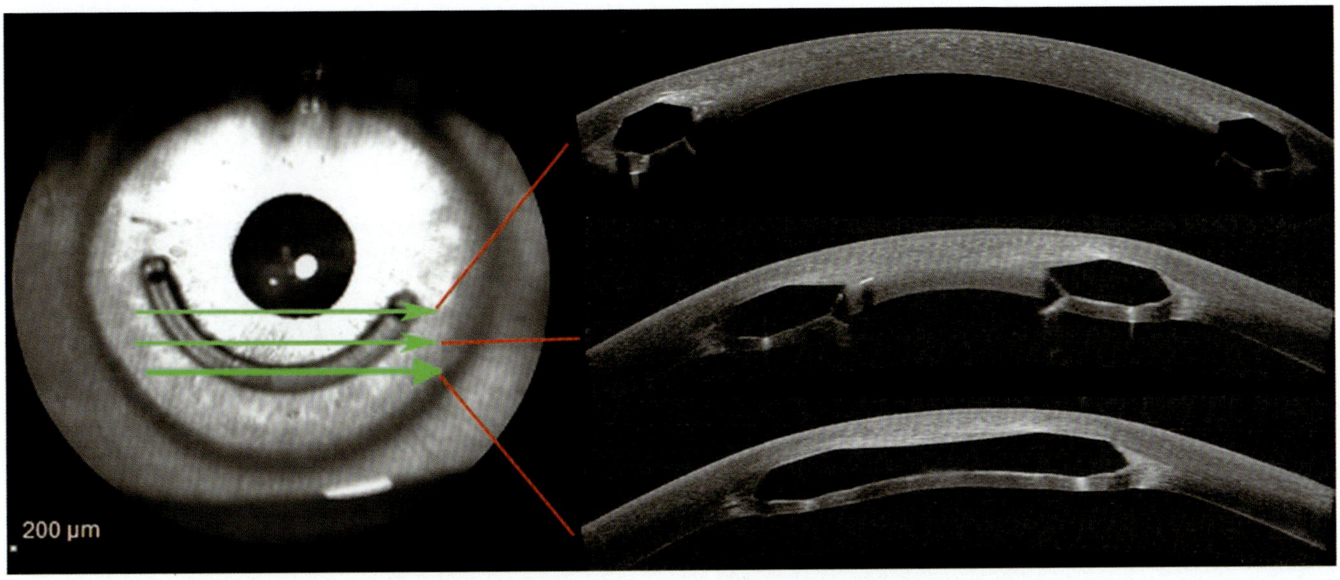

图 11.18 圆锥角膜植入 Intacs 角膜环(深度参数)。

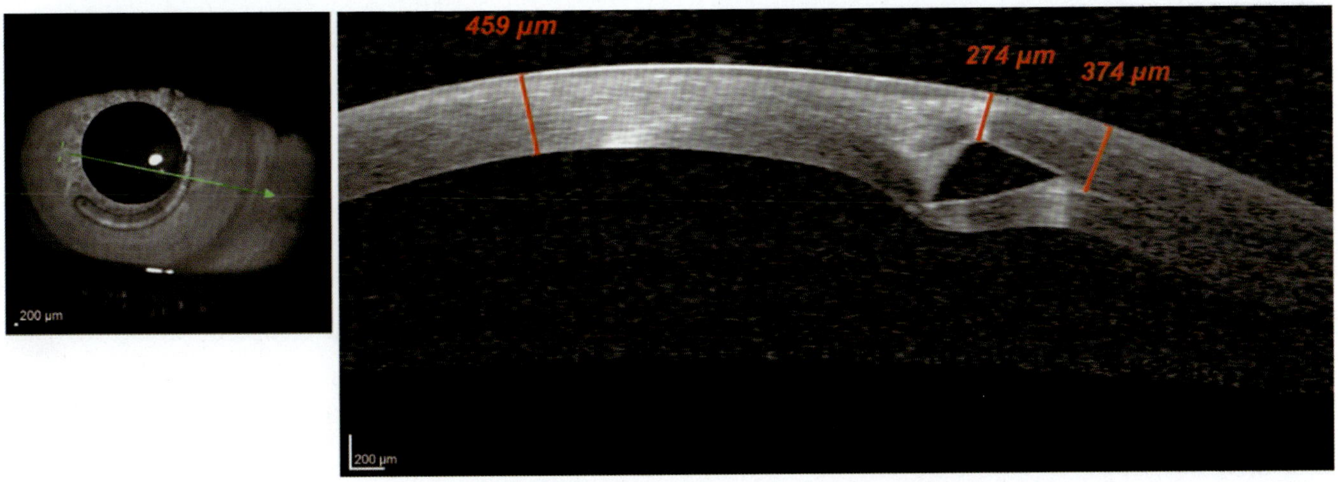

图 11.19 圆锥角膜植入 Kera-ring,注意三角形截面的环区域。

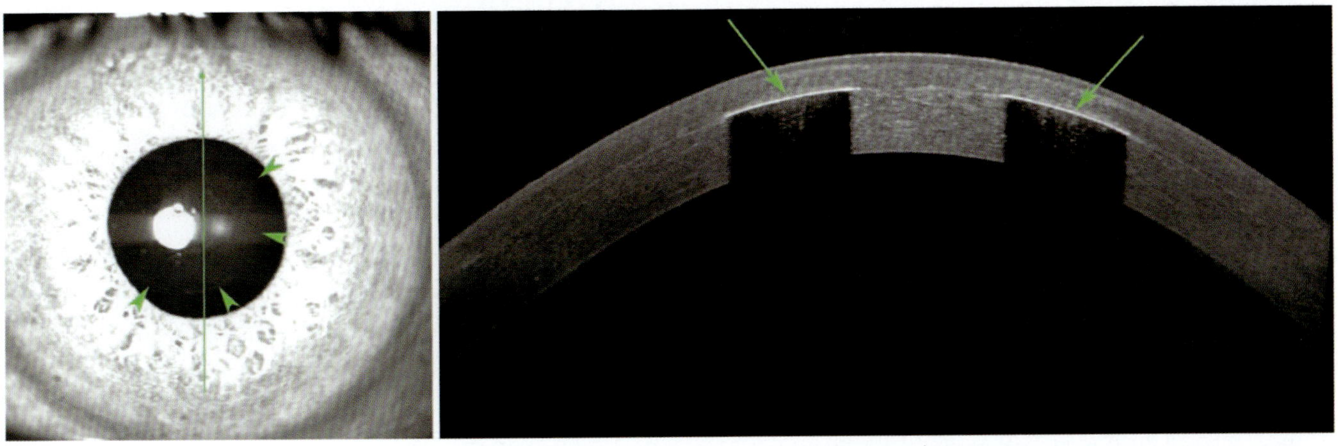

图 11.20 Kamra 被植入 LASIK 手术植入皮瓣下(绿色箭头)。角膜是光滑的,均匀厚度的皮瓣是可见的。三角指向 Kamra 的外边缘。

11.9 异常结膜

结膜痣是最普遍的眼表面肿瘤[29-32]。大多数良性，大约4%的直径超过10mm的病例会恶变为黑色素瘤[33]。AS-OCT能测量所有痣的范围及其深度(图11.21)(约100%痣的前表面，82%痣的后面，86%痣的侧边缘)。

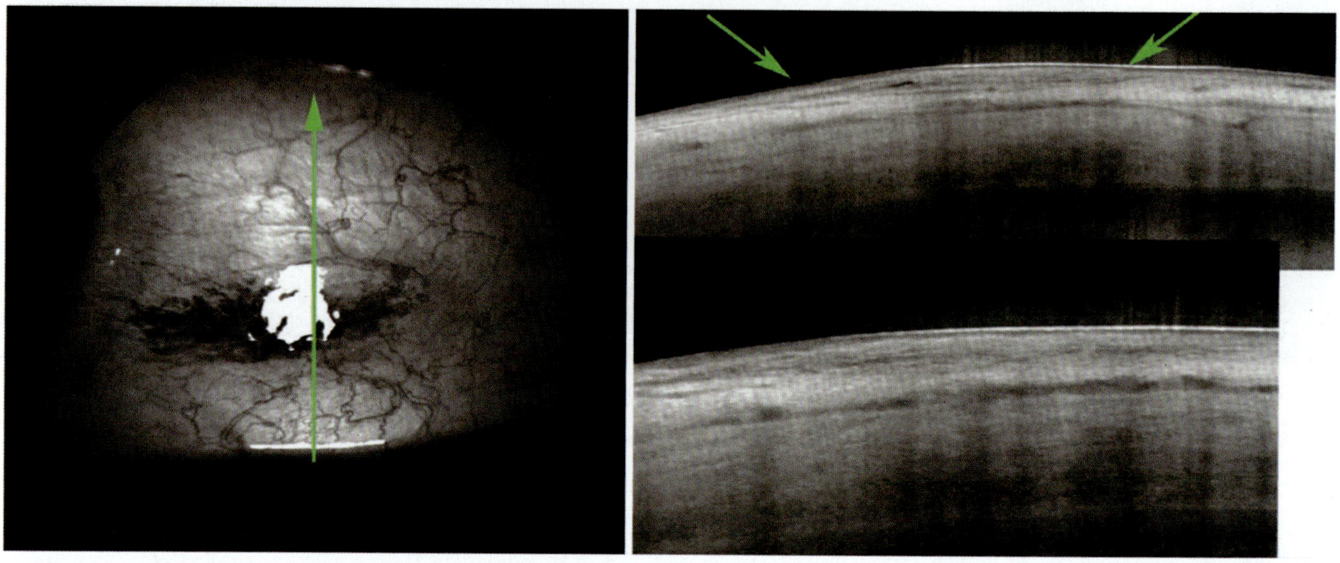

图 11.21 一个简单的结膜色素痣，显示为一个不规则中等反射组织，位于次反射空间内(箭头之间)。

(容蓉 陶文思 黄亮 译)

参考文献

1. Ramos JL, Li Y, Huang D. Clinical and research applications of anterior segment optical coherence tomography—a review. Clin Experiment Ophthalmol. 2009;37:81–9.
2. Radhakrishnan S, Goldsmith J, Huang D, et al. Comparison of optical coherence tomography and ultrasound biomicroscopy for detection of narrow anterior chamber angles. Arch Ophthalmol. 2005;123:1053–9.
3. Radhakrishnan S, Rollins AM, Roth JE, et al. Real-time optical coherence tomography of the anterior segment at 1310 nm. Arch Ophthalmol. 2001;119:1179–85.
4. Rio-Cristobal A, Martin R. Corneal assessment technologies: current status. Surv Ophthalmol. 2014;59:599–614.
5. Maeda N. Optical coherence tomography for corneal diseases. Eye Contact Lens. 2010;36:254–9.
6. Kiernan DF, Mieler WF, Hariprasad SM. Spectral-domain optical coherence tomography: a comparison of modern high-resolution retinal imaging systems. Am J Ophthalmol. 2010;149:18–31.
7. Wang J, Abou Shousha M, Perez VL, et al. Ultra-high resolution optical coherence tomography for imaging the anterior segment of the eye. Ophthalmic Surg Lasers Imaging. 2011;42(Suppl):S15–27.
8. Leite MT, Rao HL, Zangwill LM, et al. Comparison of the diagnostic accuracies of the Spectralis, Cirrus, and RTVue optical coherence tomography devices in glaucoma. Ophthalmology. 2011;118:1334–9.
9. Shousha MA, Perez VL, Wang J, et al. Use of ultra-high-resolution optical coherence tomography to detect in vivo characteristics of Descemet's membrane in Fuchs' dystrophy. Ophthalmology. 2010;117:1220–7.
10. Chen Q, Wang J, Tao A, et al. Ultrahigh-resolution measurement by optical coherence tomography of dynamic tear film changes on contact lenses. Invest Ophthalmol Vis Sci. 2010;51:1988–93.
11. Wang J, Jiao S, Ruggeri M, et al. In situ visualization of tears on contact lens using ultra high resolution optical coherence tomography. Eye Contact Lens. 2009;35:44–9.
12. Thomas BJ, Galor A, Nanji AA, et al. Ultra high-resolution anterior segment optical coherence tomography in the diagnosis and management of ocular surface squamous neoplasia. Ocul Surf. 2014;12:46–58.
13. Vajzovic L, Karp CL, Haft P, et al. Ultra high-resolution anterior segment optical coherence tomography in the evaluation of anterior corneal dystrophies and degenerations. Ophthalmology. 2011;118:1291–6.
14. Pavlin CJ, Harasiewicz K, Foster FS. Ultrasound biomicroscopy of anterior segment structures in normal and glaucomatous eyes. Am J Ophthalmol. 1992;113:381–9.
15. Ishikawa H, Liebmann JM, Ritch R. Quantitative assessment of the anterior segment using ultrasound biomicroscopy. Curr Opin Ophthalmol. 2000;11:133–9.
16. Khurana RN, Li Y, Tang M, et al. High-speed optical coherence tomography of corneal opacities. Ophthalmology. 2007;114:1278–85.
17. Li Y, Shekhar R, Huang D. Corneal pachymetry mapping with high-speed optical coherence tomography. Ophthalmology. 2006;113:792.e2–9.e2.
18. Seiler T, Koufala K, Richter G. Iatrogenic keratectasia after laser in situ keratomileusis. J Refract Surg. 1998;14:312–7.
19. Randleman JB, Russell B, Ward MA, et al. Risk factors and prognosis for corneal ectasia after LASIK. Ophthalmology. 2003;110:267–75.
20. Li Y, Netto MV, Shekhar R, et al. A longitudinal study of LASIK flap and stromal thickness with high-speed optical coherence tomography. Ophthalmology. 2007;114:1124–32.
21. Daxer A, Fratzl P. Collagen fibril orientation in the human corneal stroma and its implication in keratoconus. Invest Ophthalmol Vis Sci. 1997;38:121–9.
22. Wollensak G, Spoerl E, Reber F, et al. Keratocyte cytotoxicity of riboflavin/UVA-treatment in vitro. Eye (Lond). 2004;18:718–22.
23. Seiler T, Hafezi F. Corneal cross-linking-induced stromal demarca-

tion line. Cornea. 2006;25:1057–9.
24. Lai MM, Tang M, Andrade EM, et al. Optical coherence tomography to assess intrastromal corneal ring segment depth in keratoconic eyes. J Cataract Refract Surg. 2006;32:1860–5.
25. Kyminois GD, Tsoulnaras KI, Liakopoulos DA, et al. Corneal stromal demarcation line depth following standard and a modified corneal cross-linking protocol. J Refract Surg. 2016;32:218–22.
26. Farid M, Kim M, Steinert RF. Results of penetrating keratoplasty performed with a femtosecond laser zigzag incision initial report. Ophthalmology. 2007;114:2208–12.
27. Burris TE, Baker PC, Ayer CT, et al. Flattening of central corneal curvature with intrastromal corneal rings of increasing thickness: an eye-bank eye study. J Cataract Refract Surg. 1993;19(Suppl):182–7.
28. Rapuano CJ, Sugar A, Koch DD, et al. Intrastromal corneal ring segments for low myopia: a report by the American Academy of Ophthalmology. Ophthalmology. 2001;108:1922–8.
29. Shields JA, Shields CL. Eyelid, conjunctival, and orbital tumors: an atlas and textbook (Vol. 1). Philadelphia: Lippincott Williams & Wilkins; 2008. p. 308–19.
30. Grossniklaus HE, Green WR, Luckenbach M, et al. Conjunctival lesions in adults: a clinical and histopathologic review. Cornea. 1987;6:78–116.
31. Shields CL, Demirci H, Karatza E, et al. Clinical survey of 1643 melanocytic and nonmelanocytic conjunctival tumors. Ophthalmology. 2004;111:1747–54.
32. Shields CL, Shields JA. Tumors of the conjunctiva and cornea. Surv Ophthalmol. 2004;49:3–24.
33. Shields CL, Regillo AC, Mellen PL, et al. Giant conjunctival nevus: clinical features and natural course in 32 cases. JAMA Ophthalmol. 2013;131:857–63.
34. Shields CL, Belinsky I, Romanelli-Gobbi M, et al. Anterior segment optical coherence tomography of conjunctival nevus. Ophthalmology. 2011;118:915–9.

第12章 其他

Fedra Hajizadeh

摘　要

本章涵盖无法归类为特定组别但必须提及与说明的案例。本章分为：①外伤后病理，包括脉络膜破裂与其并发症——脉络膜新生血管，以及外伤性黄斑裂孔及其在一系列OCT图像上的演变；②急慢性期日光性视网膜病；③OCT检测视网膜脱离术后视网膜脱离及巩膜扣带术及视网膜手术后的变化；④黄斑囊样水肿(CME)的诊断、治疗和随访，以解决问题，并举例说明早期CME的变化可能以中心凹体积或厚度轻度增加的形式出现；⑤青光眼术后常见的低眼压性黄斑病变；⑥伴有病例展示和多模态影像记录的分解性黄斑病变；⑦术后眼内炎及其对中心凹的最终影响；⑧瓦氏黄斑病变；⑨视网膜下沉积，视网膜改变表现为玻璃体切割术后视网膜下DK线残余物；⑩氯喹毒性的OCT表现，详述了该药物早期和晚期毒性的OCT变化。

12.1 创伤后的光学相干断层扫描

创伤后，眼部组织发生不同的改变，有时光学相干断层扫描(OCT)可以更好地评估这些改变。钝性眼外伤可导致外伤性脉络膜破裂，并伴有脉络膜血管撕裂。愈合过程包括脉络膜血管增生，并随着视网膜上皮增生(RPE)的数阶段(图 12.1 和图 12.2)，形成致密的纤维瘢痕。这一过程通常在 3 周内完成[1]。光学相干断层扫描可以帮助临床医生预测视觉恢复并评估引起的损伤的严重程度。

图 12.3 和图 12.4 示脉络膜破裂的另一病例，其由于新生血管簇生长而复杂化。

大多数脉络膜破裂与视神经同心并垂直定向，这与 Bruch 膜的破裂一致(图 12.5 至图 12.7)。这可能由视神经的束缚作用所致。破裂可单发或多发[2]。脉络膜破裂区下层组织的显著反向散射可能与该区域中伤口的愈合过程中纤维蛋白和肉芽组织以及瘢痕组织的形成有关。

外伤性脉络膜破裂有时可伴有视网膜色素上皮下出血。脉络膜新生血管是其慢性并发症[3]。起源于破裂部位的脉络膜新生血管在视网膜下生长。微量视网膜下积液的存在表明新血管活性(图 12.8 至图 12.10)。

过去使用的氩激光器[3]和光动力疗法[4]等治疗方法有助于控制这一并发症。抗血管内皮生长因子治疗是一种新的治疗方法，在治疗这种创伤并发症方面更有效[5,6]。

12.1.1 急性创伤

严重的眼球钝挫伤后，可能导致视网膜震荡(commotio retinae，柏林水肿)、急性外伤性黄斑病变、严重水肿和小黄斑中心凹下视神经感觉视网膜脱离(图 12.11 和图 12.12)。OCT 图像示视网膜内组织的高反射率。

F. Hajizadeh, M.D.
Noor Ophthalmology Research Center, Noor Eye Hospital,
No. 96, Esfandiar Blvd., Vali'asr Ave., Tehran, Iran
e-mail: fhajizadeh@noorvision.com

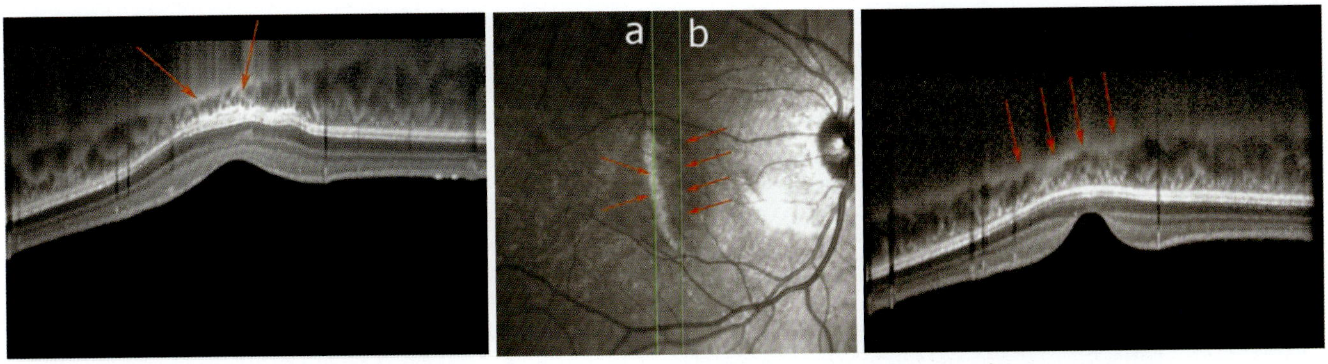

图 12.1　图像显示一例 21 岁男子的眼后极部,该患者 10 年前有眼外伤史,视力下降到 20/120。这些扫描使用增强深度成像光学相干断层扫描(EDI-OCT)。图像显示旁中心凹和中心凹区域继发性脉络膜萎缩和局部脉络膜变薄(红色箭头)。

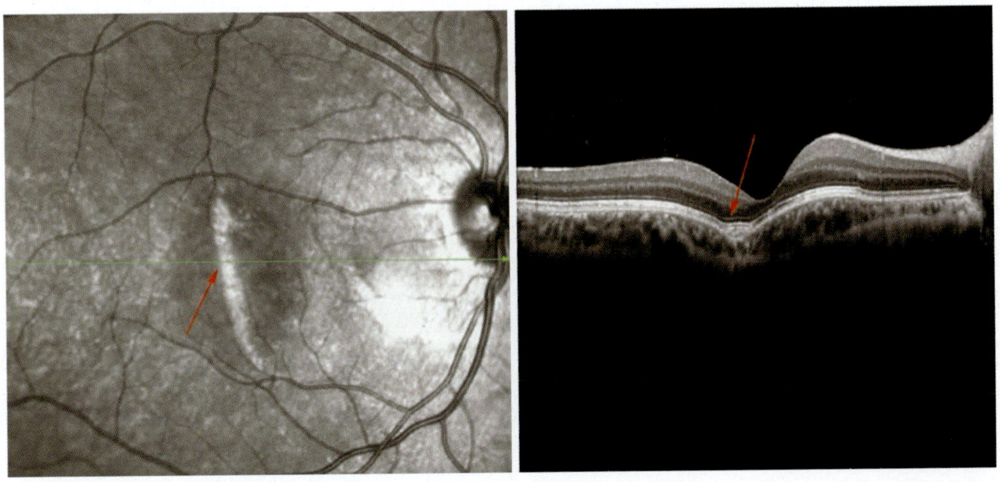

图 12.2　这些图像来自图 12.1 同一例患者。使用传统的穿过中心凹的纵向 OCT 扫描。透过萎缩的脉络膜,可见视网膜明显偏离(红色箭头)。

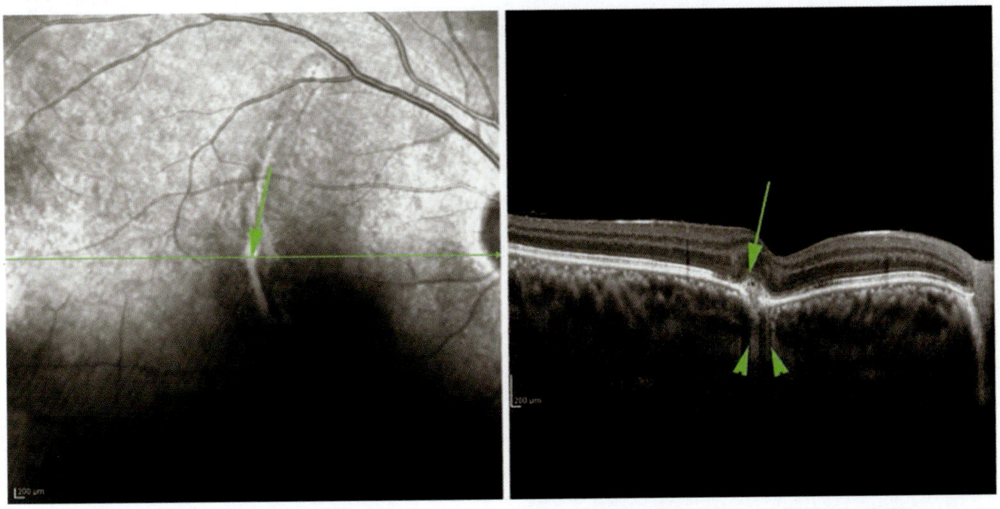

图 12.3　该患者几年前曾遭受钝器创伤,并被转诊给我们。患者称最近视力下降。三角示先前脉络膜破裂并局部变薄和纤维化的位置。一个小的反射性中等的组织已经穿透视网膜色素上皮(RPE)和视网膜,并且已经侵入视网膜外部层。

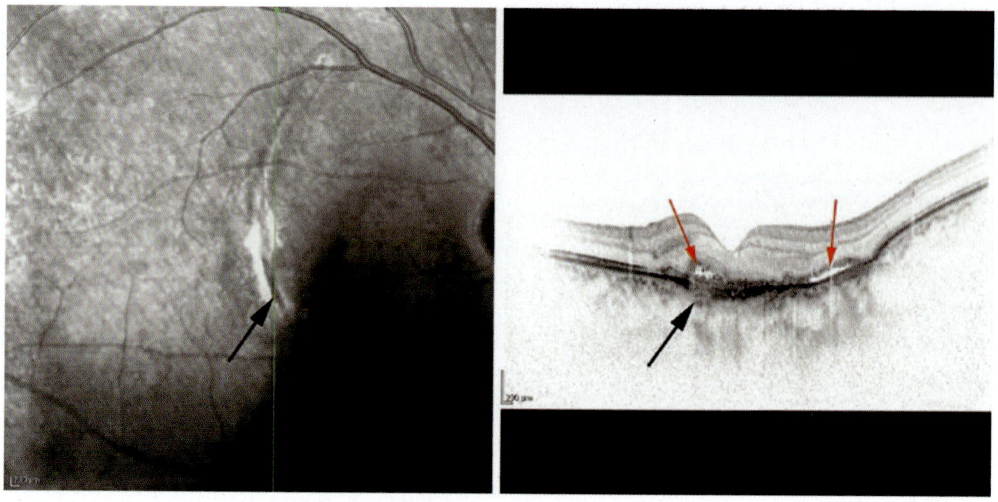

图 12.4 黄斑的横截面图(图 12.3 同一例患者)描绘了视网膜下积液积聚的两个中心(红色箭头),其提示新生血管活动。黑色三角示先前脉络膜破裂的位置。

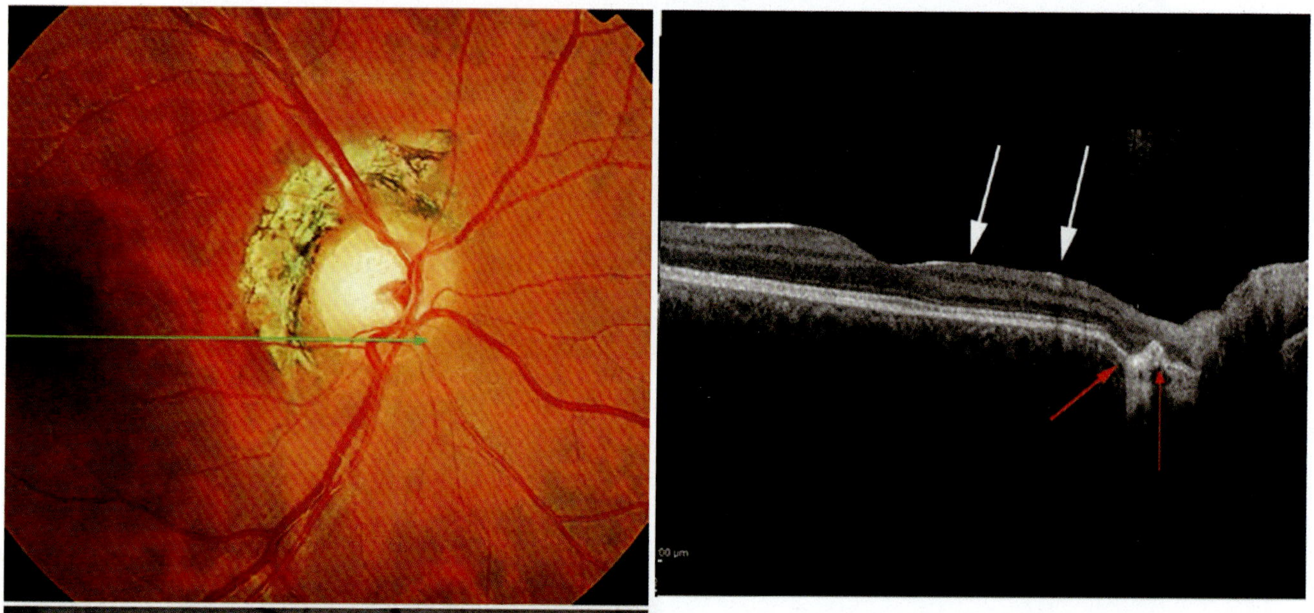

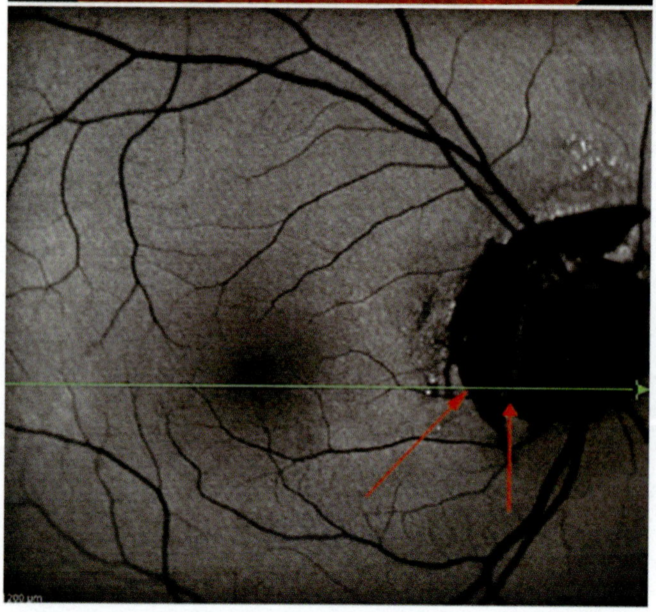

图 12.5 一例 1 个月眼外伤病史的 18 岁男性的彩色眼底照片和眼底自发荧光图像。视网膜色素上皮(RPE)层的不连续性随着下层组织的反向散射的增强而明显增加 (OCT 示)(红色箭头)。视盘黄斑束内层因神经纤维层的局部损伤而萎缩(白色箭头)。

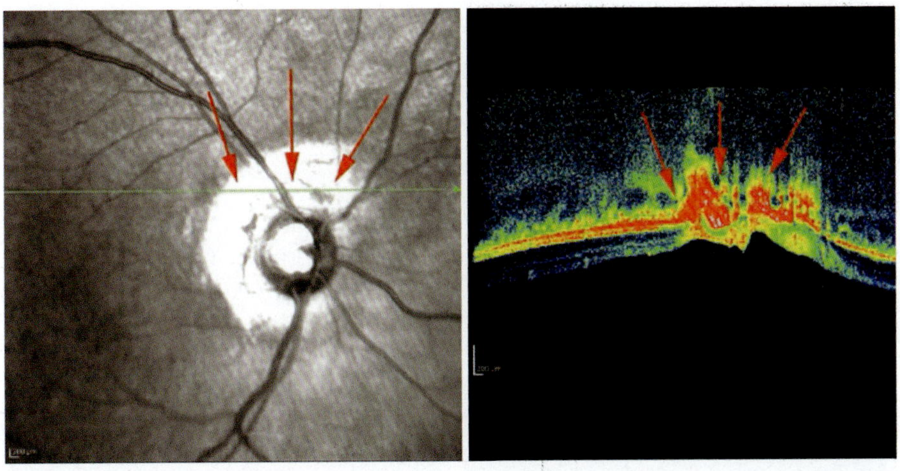

图 12.6　图 12.5 同一例患者 EDI-的 SLO-OCT 图像显示视盘周围下层组织的高反射率。

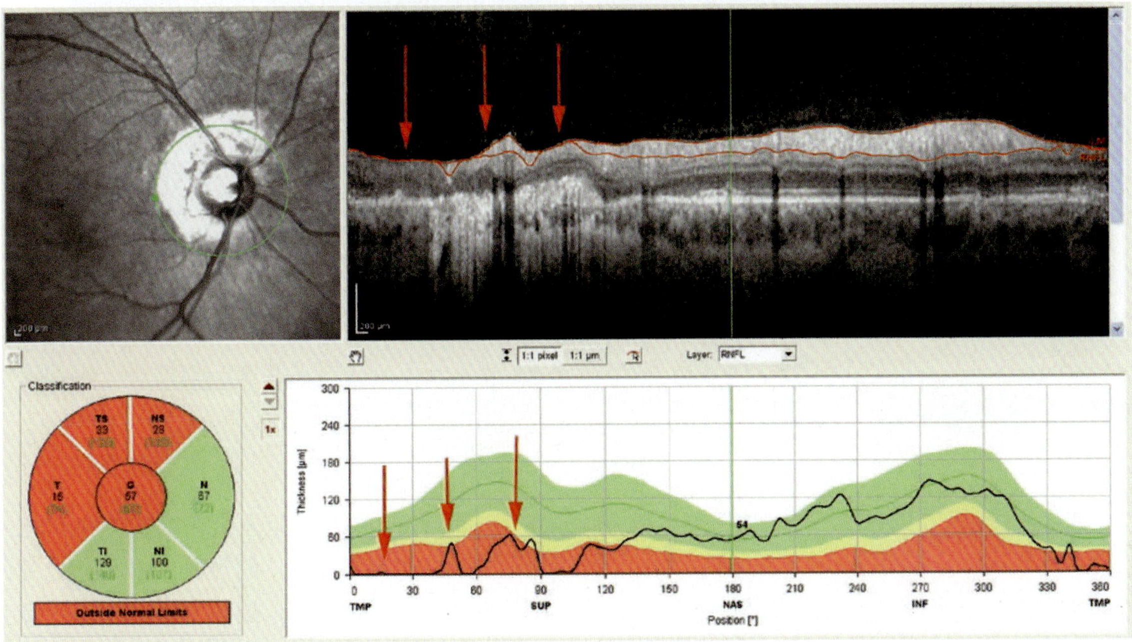

图 12.7　可见鼻中心凹内视网膜层萎缩(红色箭头),可能由视盘颞部和上部的视网膜神经纤维层损伤所致。

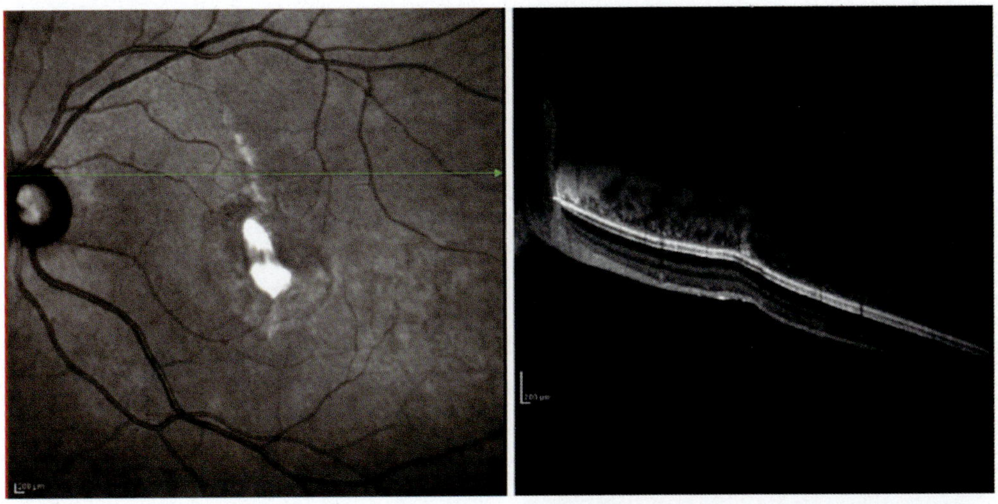

图 12.8　另一例横穿中心凹的陈旧脉络膜破裂。上横断面 EDI-OCT 扫描显示视网膜下偏移和脉络膜萎缩,伴有纤维性瘢痕。

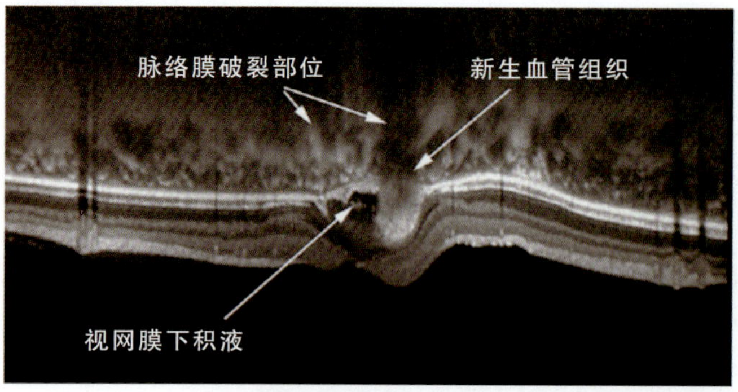

图 12.9 该 EDI-OCT 图像来自同一例患者，并且取自破裂下部。该图像显示新生血管及视网膜下积液积聚，脉络膜变薄和纤维化示陈旧性破裂的位置。

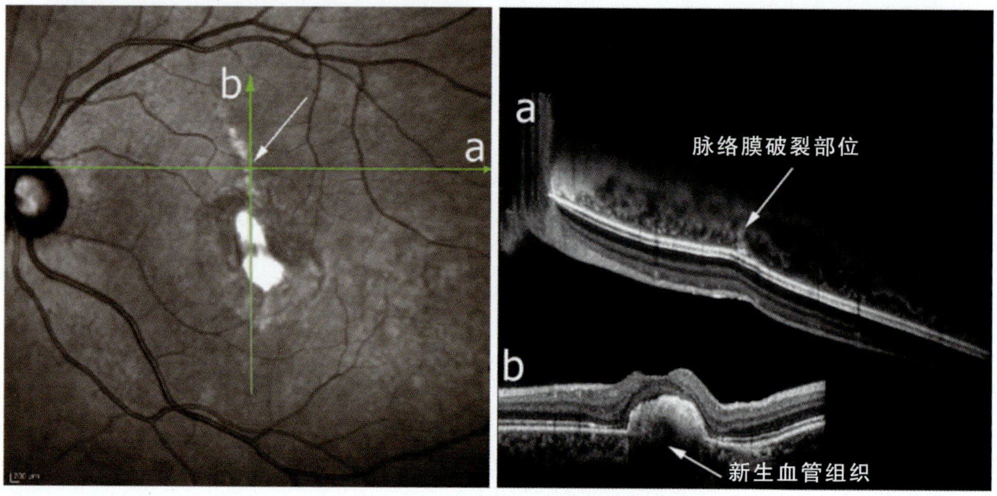

图 12.10 这些 SLO-OCT 和 EDI-OCT 的复合图像显示了关于该患者的更多细节。在表征 EDI 模式的(a)部分中，通过脉络膜变薄和纤维化来确定脉络膜破裂的确切位置。(b) 部分中明显可见一大簇具有高反射面新生血管。

Pham 等[7]也在因车祸造成的外伤患者中报道了这种发现。

严重视网膜震荡也可导致全层黄斑裂孔[8]。在 Ismail 等[8]报告的病例中，视网膜震荡所致全层黄斑裂孔在 1 年后自发闭合。这种现象的产生机制可能是视网膜外层(包括感光层)的创伤性损伤[8]。视网膜中心凹和感光体外段 Muller 细胞对视网膜的作用最少，因此视网膜可能产生最严重的变形。

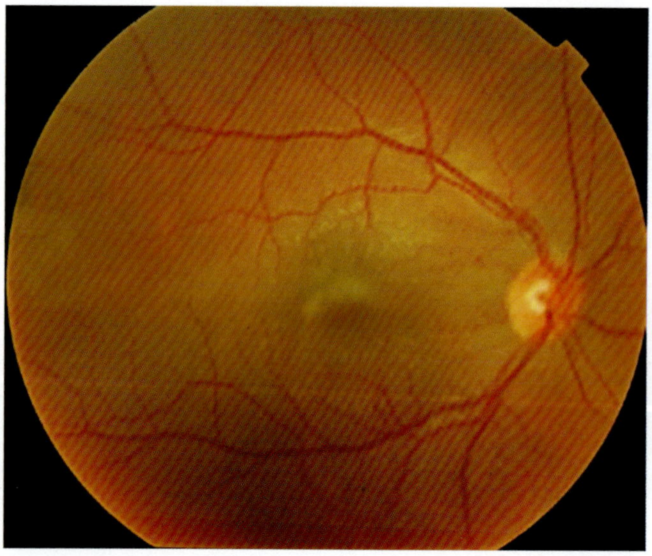

图 12.11 一例患者的眼底照片，该患者具有由右眼下睑中的枪子弹引起的创伤及伴随的玻璃体积血、玻璃体基底撕脱和视网膜下大片分离。并非所有上述发现都出现在彩色眼底图像中。患者的视力下降到 20/160。

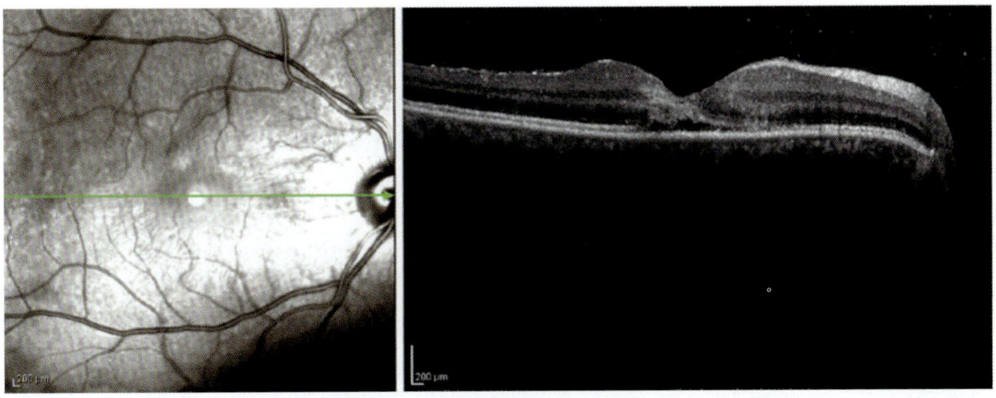

图 12.12　纵向光学相干断层摄影图像显示在中心凹处视网膜层积聚的小量具高反射率的视网膜下积液。此外,"中心凹撕脱"伴随着视力下降。视网膜震荡甚至可能导致全层黄斑穿孔[8]或完全解体。

外伤性黄斑裂孔是眼部创伤(尤其是钝性创伤)的另一后果,这由 Knapp 于 1869 年[9]首次报告(图 12.13 至图 12.17)。眼外伤后黄斑裂孔的形成机制已被许多眼科医生求证[10–12]。外伤后视网膜血管通透性增高引起的不对称水肿；脑震荡时粘连性玻璃体的机械撕脱;或黄斑的额外碰撞——演变为外伤后迟发性黄斑

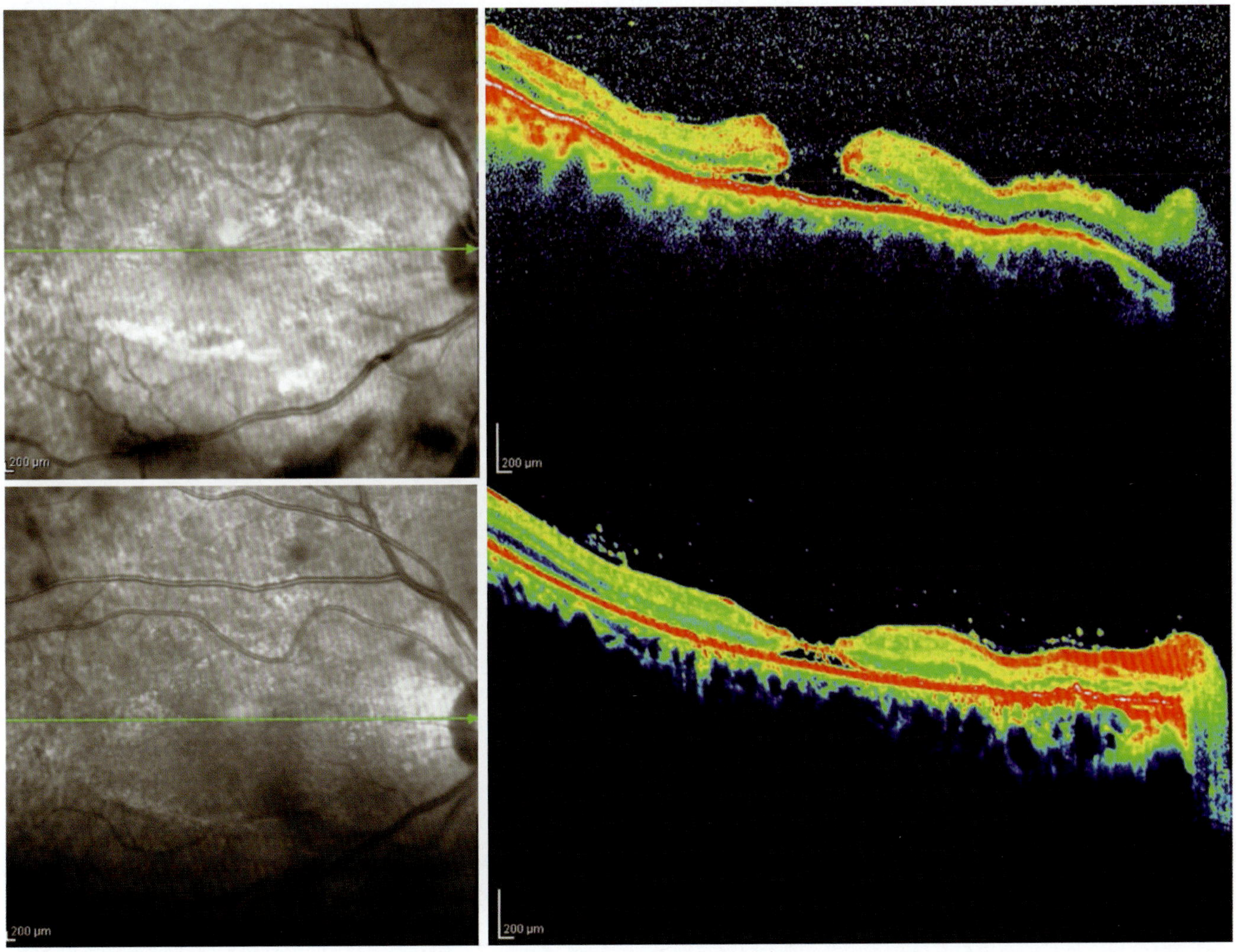

图 12.13　这两个 OCT 图像相隔 12 天拍摄。上方的 OCT 图是创伤后几小时拍摄的。12 天后再扫描 OCT 图像,其与视力改善一致。然而,视网膜萎缩(主要是由于光感受器/外核层的丢失)预测该患者的视力预后较差。

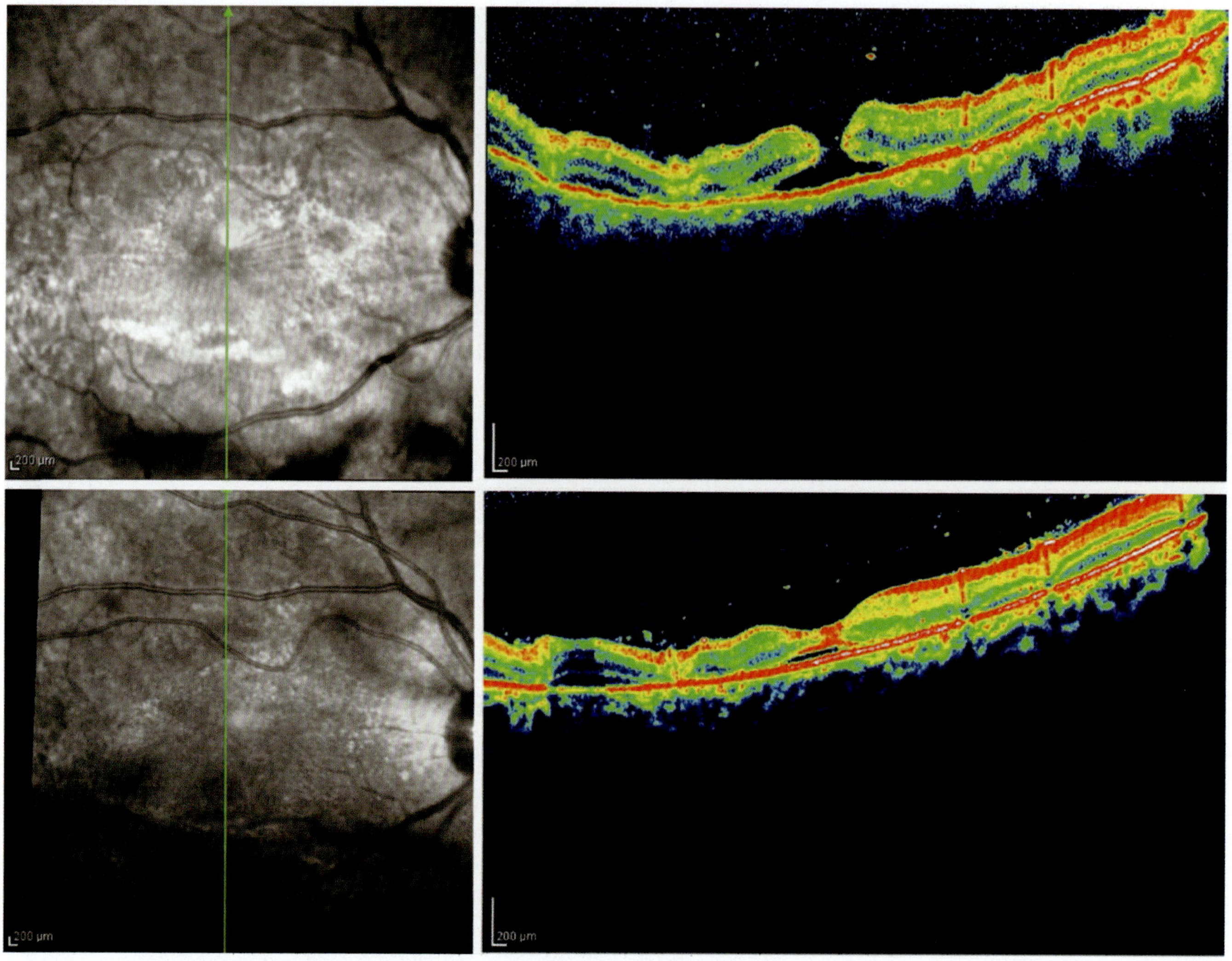

图 12.14 这两个 OCT 图像显示图 12.13 同一例患者的不同截面。存在中心凹层连续性。

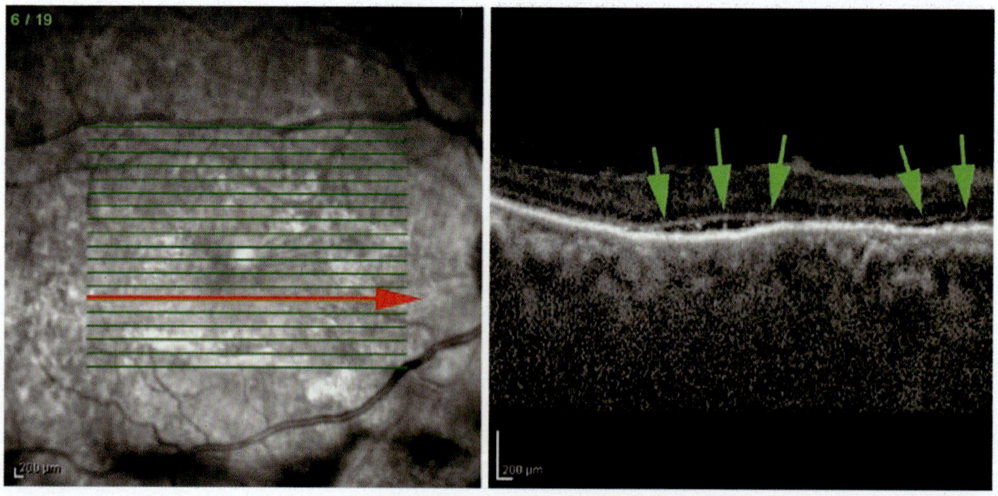

图 12.15 这是同一例患者(图 12.13 中)的不同横截面纵向 OCT 扫描(除中心凹外)。绿色箭头示两个视网膜下小分支。

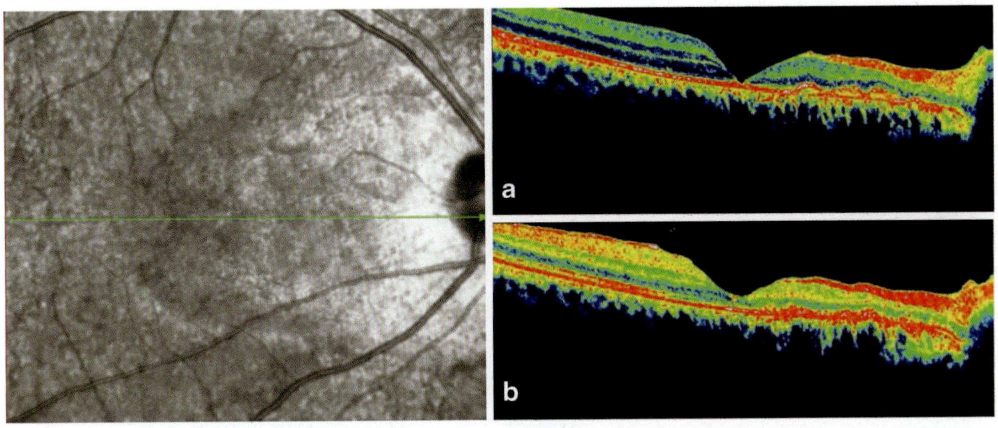

图 12.16 (a)一例年轻男性患者,右眼最近受到钝性外伤,右眼有全层黄斑裂孔,边缘萎缩。他的视力降至 20/200 以下。(b)6 个月后,令人惊讶的是,随着感光层的再生,裂孔自发闭合。同时,患者的视力提高到 20/80 以上。

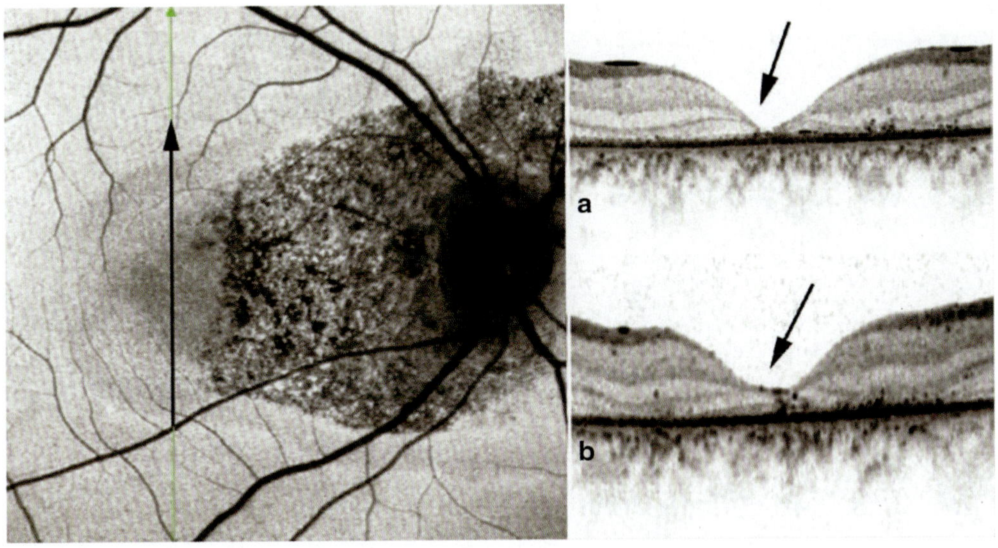

图 12.17 眼底自发荧光图像是在黄斑损伤愈合之后拍摄的。视盘周围可见大量损伤和肥大的视网膜色素上皮(RPE)。感光层的再生在视网膜中心凹的大图中清晰可见。该患者的裂孔形成机制可能是眼嵌塞和严重黄斑水肿,随后发展为全层黄斑裂孔。视网膜色素上皮、胶质细胞和光感受器层的增生可以解释视网膜裂孔的闭合和视力的提高。

裂孔,是外伤性黄斑裂孔的可能原因。外伤性黄斑裂孔通常与外伤同时产生,或延迟出现(外伤后约 1 个月[13])。曾出现过一些自发性黄斑裂孔的病例报告[8,13-15]。外伤性黄斑裂孔闭合有多种机制:①存在于裂孔周围的胶质细胞或 RPE 的增生可能闭合缺损[16];②存在于孔周围的视网膜前膜挛缩,可能有助于孔边缘的附着[17];③玻璃体外盖的回贴[18]。

外伤性黄斑裂孔的 OCT 图像示视网膜中心凹全层开裂,边缘不规则[13],或边缘薄而窄,或者显示类似于特发性黄斑裂孔的典型表现[13](即圆形和升高的边缘,边缘有囊肿和视网膜增厚)。图 12.13 是一例年轻女性患者的外伤性黄斑裂孔,右眼严重闭合性钝性眼外伤,事故发生几小时后接受 OCT 检查。

严重钝性外伤后,后极出现多处浆液性视网膜脱离(图 12.15)。

RPE 的出血性脱离可在钝性创伤后发生(图 12.18 至图 12.20)。OCT 图像显示每个出血性视网膜病变处 RPE 的圆顶状隆起。如 OCT 图像所示,RPE 的出血性脱离可与单发和多发脊索断裂相关,其可被完全修复。此外,视力可以完全恢复到其正常值。Bruch 膜的不连续性可导致脉络膜毛细血管出血并进入视网膜下色素上皮或视网膜下间隙(图 12.20)。视网膜色素上皮下血通常比视网膜下血颜色深。然而,上覆视网膜震荡使分辨变得困难[19]。更加严重的创伤可能使

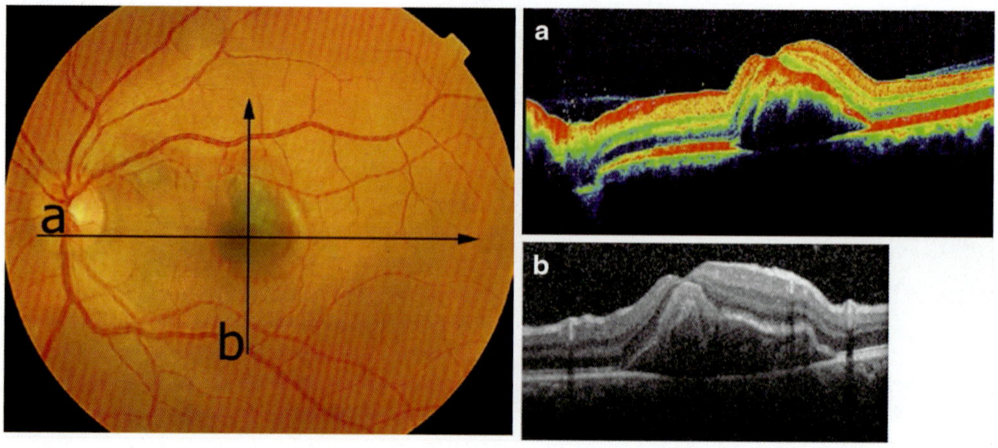

图 12.18 左眼数小时后左眼严重钝挫伤的年轻人的光学相干断层扫描(OCT)图像。在垂直和水平截面的纵向 OCT 扫描中，可见黄斑部隆起并积聚高反射物，即血液。

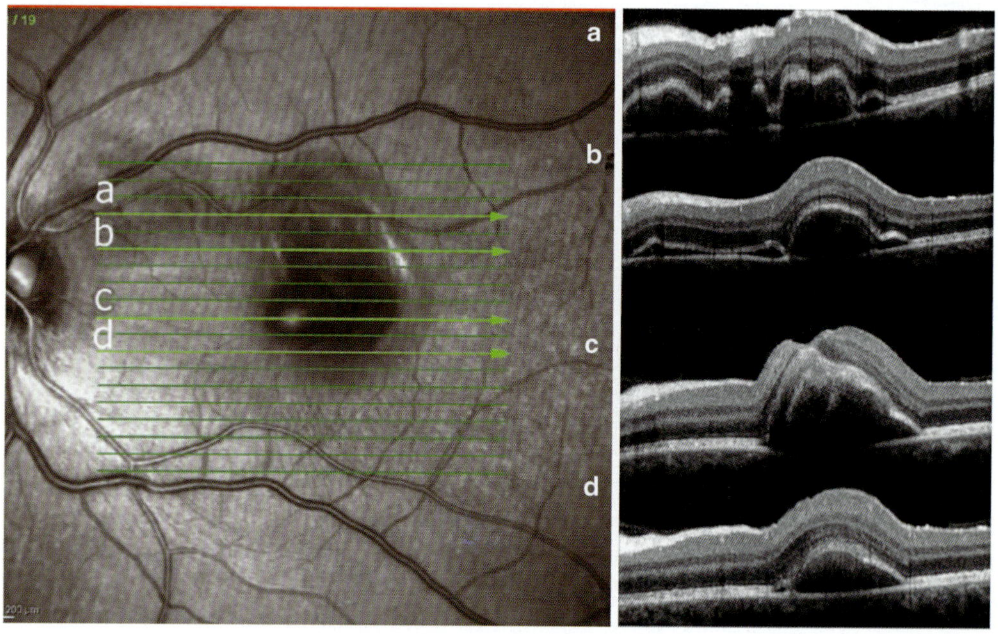

图 12.19 该图像包括沿着黄斑病变的多个横截面扫描，并显示血液周围的清晰低反射液体积聚。

Bruch 膜破裂，随后导致 RPE 下出血和液体积聚。

12.2 视网膜病变

直接凝视太阳或与使用弧焊仪器和(或)激光指向玩具可引起中心凹灼伤。在太阳灼烧的早期阶段，可见外中心凹层低反射率改变(图 12.21 至图 12.24)。几周后，唯一的发现是视网膜外的一个主要在感光层的小缺损。

12.3 视网膜脱离及眼内手术后光学相干断层扫描

视网膜脱离可以是后玻璃体脱离或眼内手术的并发症。在分离的第一阶段，OCT 显示一种透明的低反射液体积聚在视网膜下。有时难以区分广泛的中心性浆液性视网膜病变(视网膜下透明液体大量积聚)和视网膜脱离(黄斑受累)。视网膜脱离时，无法明确

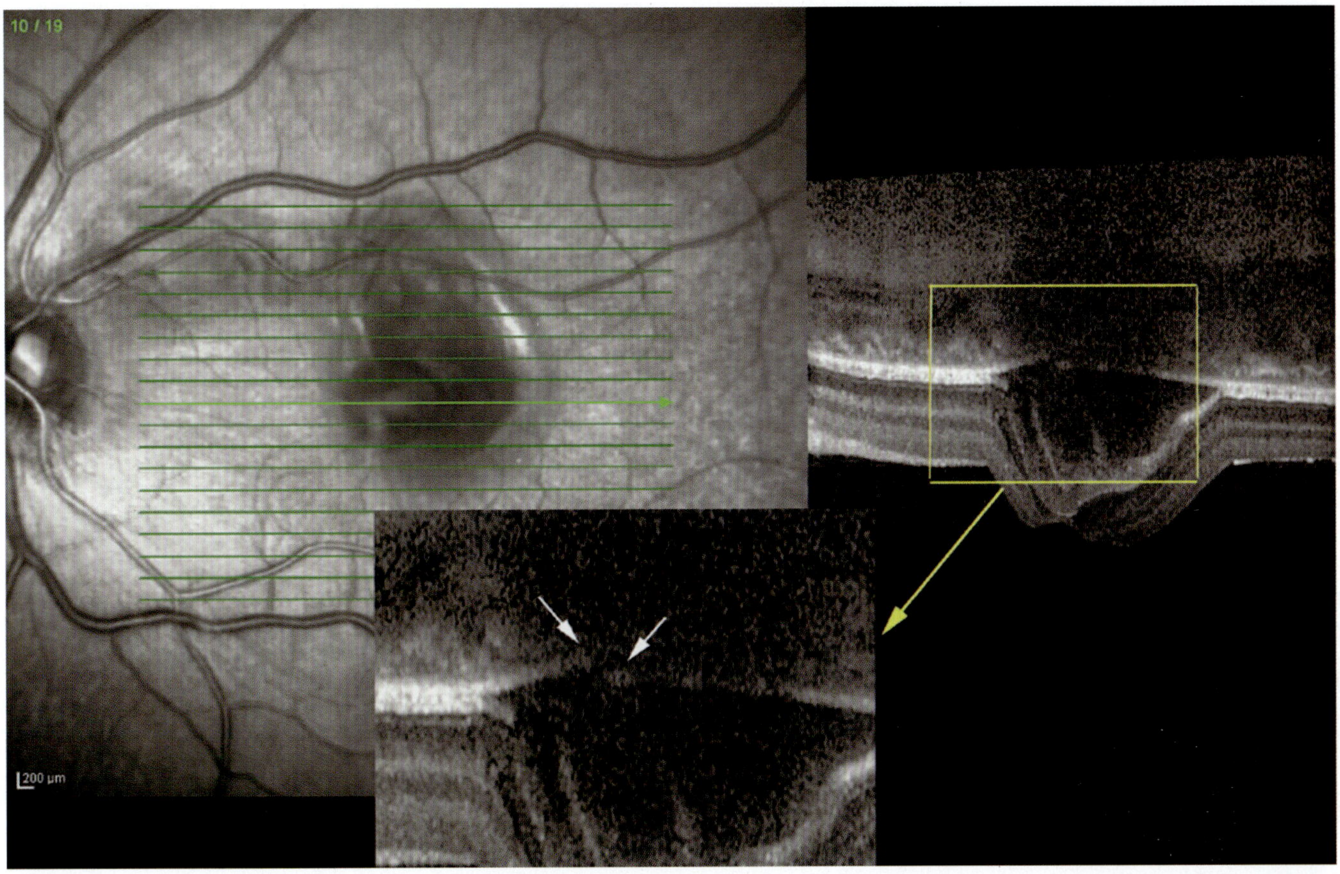

图 12.20 该图像来自图 12.18 同一例患者，并且显示了 Bruch 膜破裂的位置和视网膜下色素上皮出血的起源，怀疑为脉络膜血管（白色箭头）。

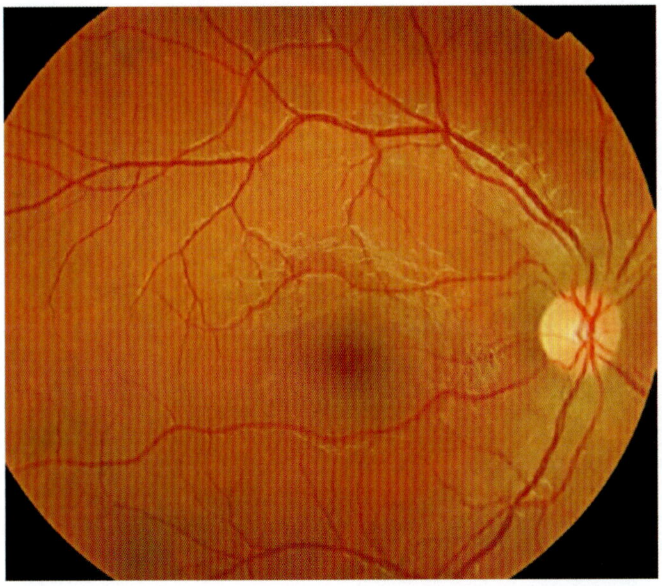

图 12.21 这些彩色眼底照片和 SLO-OCT 纵向 B-扫描是一例 23 岁男子在凝视太阳 3 小时后的右眼图像。在中心凹周围区域，低反射率更明显，病变位于中心凹周围区域而不是其下方。（待续）

液体的外边界和周边液体的增加量；这一发现可能有助于区分(图 12.25 和图 12.26)。

在更多慢性的情况下，液体可能进入视网膜内组织，特别是外核层，并引起相当严重的视网膜增厚和水肿。

眼科手术后，尤其是巩膜扣带手术后，视力未得以改善是眼科医生面临的一个挑战性难题。尽管视网膜脱离手术成功，包括眼底检查中的黄斑和视网膜完

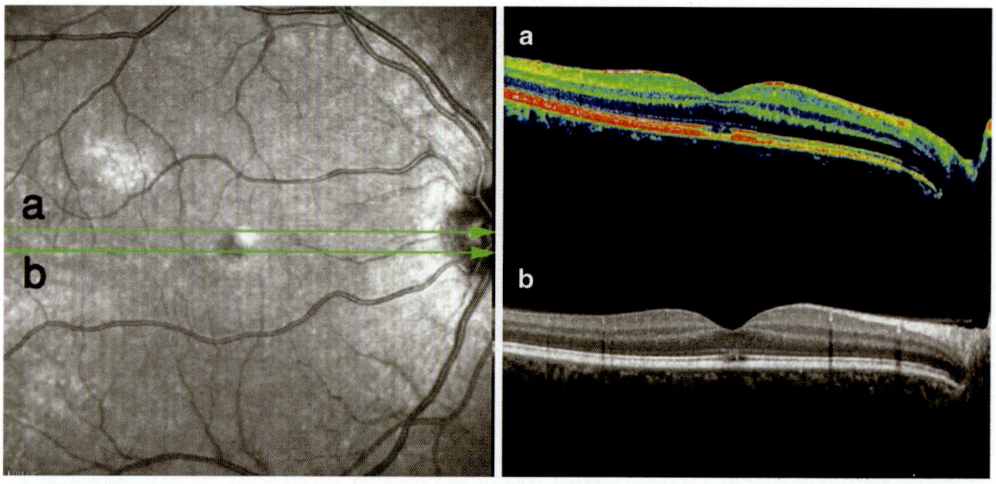

图 12.21（续）

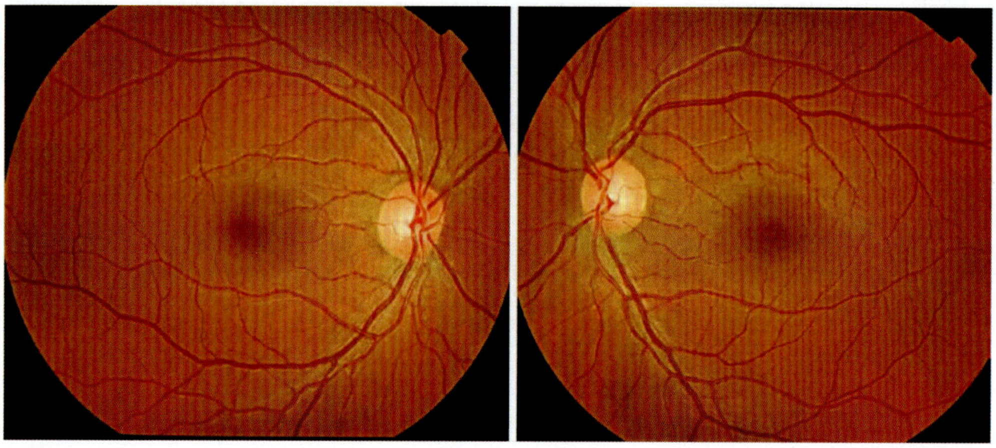

图 12.22　这些彩色眼底照片图像来自另一个年轻人，他在没有使用护目镜的情况下使用弧焊设备。他在就医几个小时前发展了双侧中心凹旁暗点。

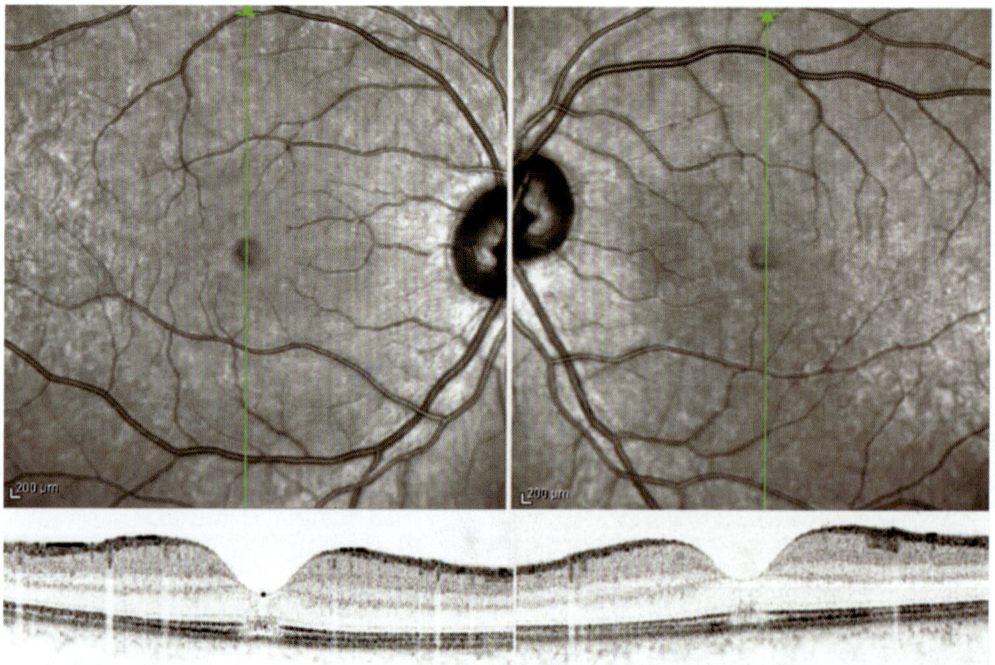

图 12.23　SLO-OCT 图像来自图 12.22 同一例患者。OCT 示中心凹视网膜外侧层双侧明显低反射率改变。

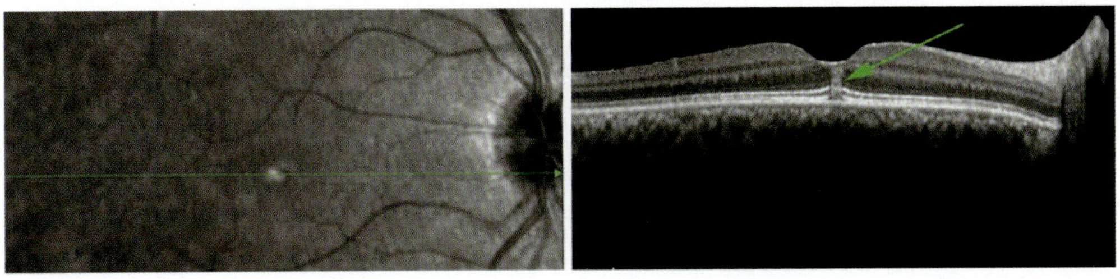

图 12.24　SLO-OCT 图像是一例 12 岁男孩的眼睛，由于长时间凝视激光指示器而发展了暗点。该患者的视力随后下降到 20/80。此例为烧伤和视网膜中心凹全层损害。

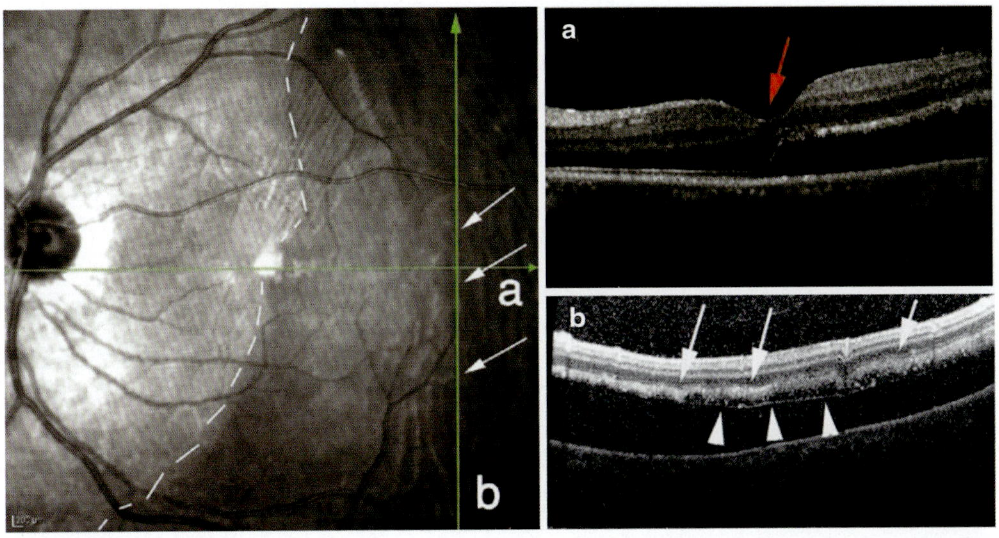

图 12.25　内层波动（白色箭头）有助于区分视网膜脱离。这些波动与孔源性视网膜脱离眼底检查中所见的视网膜波动一致。白色虚线表示视网膜脱离的外边界，包括中心凹的一部分。早期视网膜下纤维带（三角）可见于分离的视网膜的外层。这通常在长期的脱离中被发现。红色箭头指向中心凹。

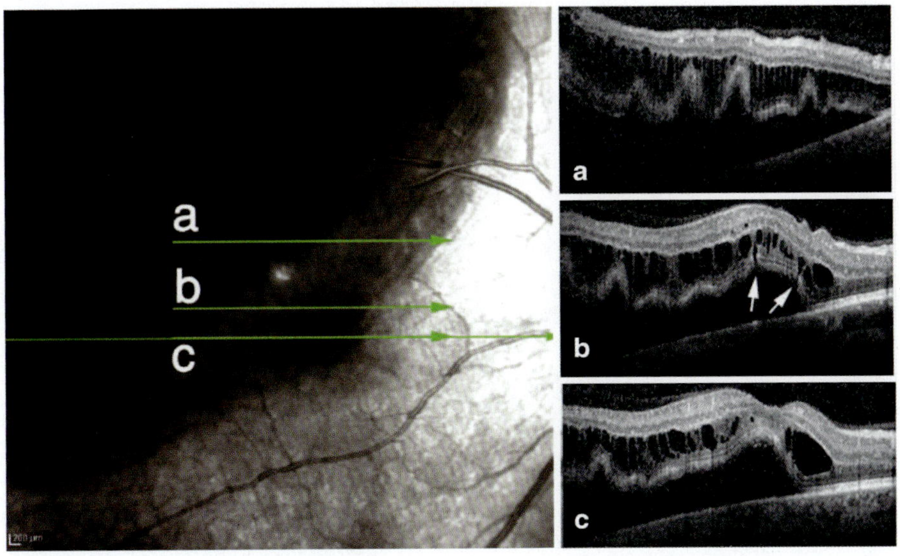

图 12.26　患者具有累及中心凹的长期局限性视网膜脱离。(a~c)部分表示在多个截面中进行的水平纵向 OCT 扫描。(a) 部分显示分离视网膜外层的严重波动。此图显示与视网膜分层剥离相关的长期视网膜脱离。(b)部分中，白色箭头表示液体进入视网膜内隙的路径。(c)部分横穿中心凹。可见中心凹多囊腔与相当严重的外核水肿。

全复接，但视觉改善可能仍然不完全。几个手术前后因素可能导致视力的不完全改善，例如剥离的持续性、术后的黄斑囊样水肿[20]、决定性或持久性黄斑前膜病变[21]、色素迁移、黄斑裂孔、视网膜折叠、近视漂移和白内障。即使没有这些并发症，手术后视力变差最终仍然可能发生[22]。

82%的患者会发生内/外节段(IS/OS)连接变形，12%的患者会发生黄斑囊样水肿，18%的患者会发生视网膜下积液，59%的患者会产生视网膜前膜[23]。OCT发明后，研究表明，长期持续的眶下液体，特别是巩膜扣带手术后，可能与有限的视觉恢复有关[22,24-26]。

视网膜脱离手术后，残留的视网膜下积液，特别是在视网膜下区，是妨碍完全视力改善的因素(图 12.27至图 12.33)。不过，Baba 等[27]在他们的研究中发现，至少在手术后 6 个月，残留的视网膜下积液并不影响视力恢复。

在 55%~68%的视网膜脱离合并巩膜扣带的视网膜中心凹脱离患者中，在 OCT 图像中可见残留的视网膜下积液[22,27,28]。该机制仍未完全了解。促成因素可能是视网膜冗余[2]；手术后 RPE 功能障碍[28]；通过环绕扣降低脉络膜血流量[29,30]；和残余的黏性流体，其难以被RPE 吸收[22,28]。

视网膜下脱离合并视网膜中心凹脱离和不完全液化玻璃体的年轻患者的黄斑下可能会持续出现术后液体，其持续时间较前述更长，并且与手术期间的外部液体紊乱无关[21]。这通常不会发生在接受玻璃体切割术的患者中[22]。视网膜下残留液体的特征是在视网膜的先前分离区域中可见残留视网膜下积液囊。

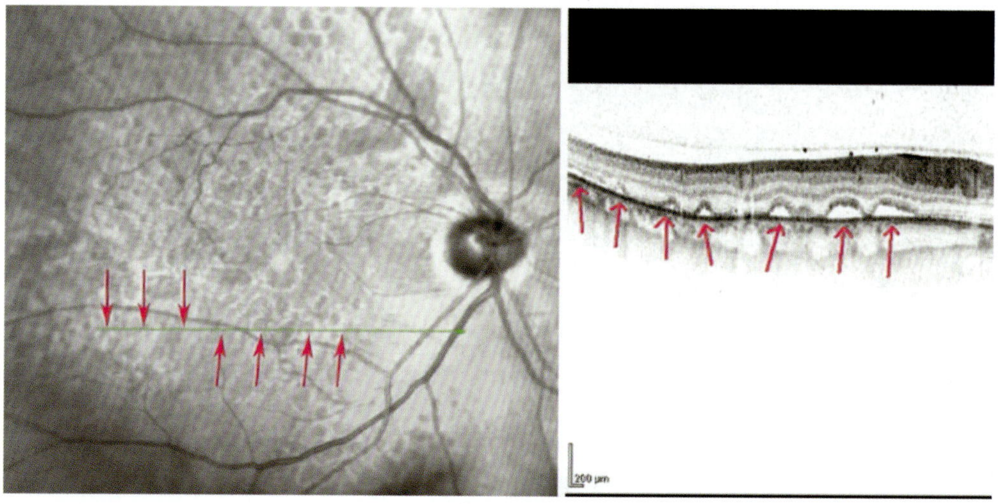

图 12.27 一例患者的 SLO-OCT 图像，该患者因术后 2 个月视力模糊残留进行了巩膜扣带手术。多个残留视网膜下积液囊(红色箭头)通常在视网膜脱离手术之后被检测到，并且延伸到先前脱离的区域。

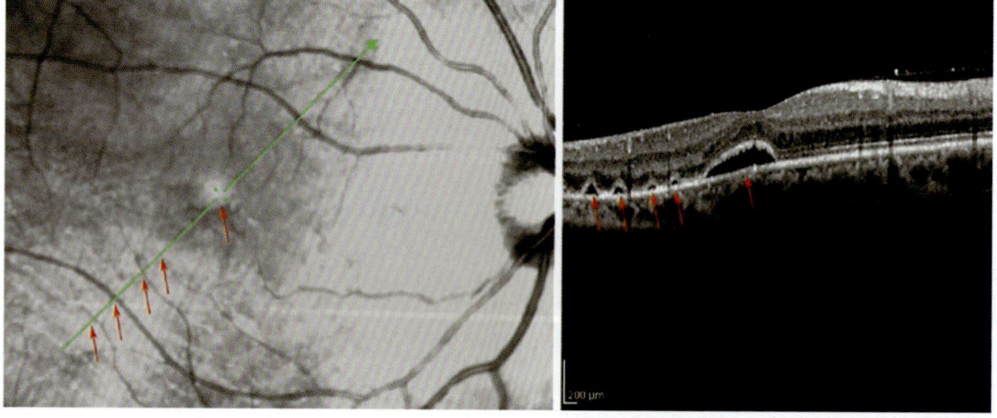

图 12.28 来自图 12.27 同一例患者的 SLO-OCT 图像。这个患者的视网膜下积液解释了轻微的视觉模糊残留。

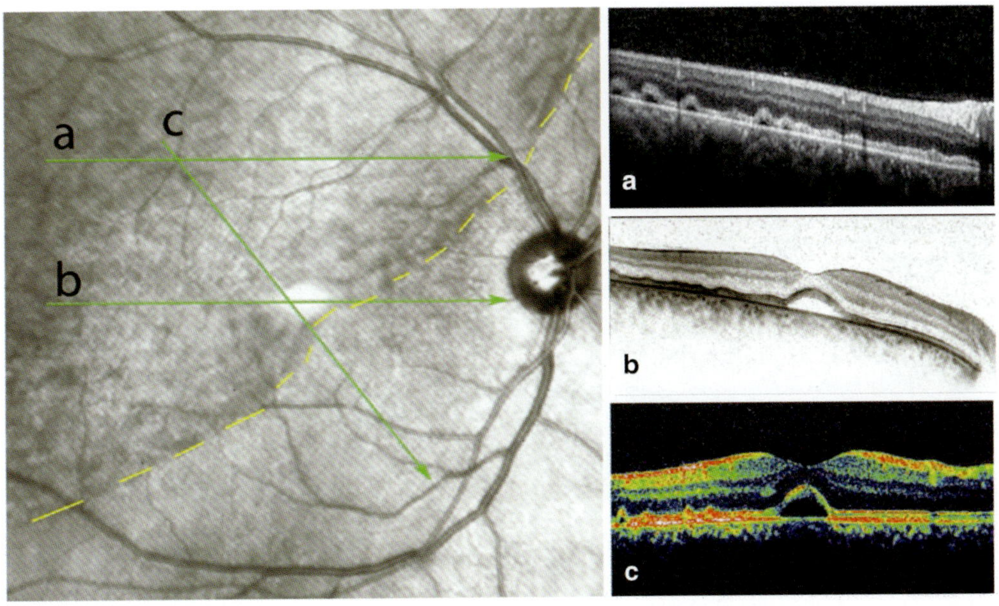

图 12.29 一例 29 岁孔源性视网膜脱离患者的眼 SLO-OCT 图像，该患者进行了巩膜扣带手术，并进行低温和视网膜下积液引流。术后 1 个月，患者称晨昏和视力模糊。先前分离的区域位于颞上，由黄线划界和定位。右图显示视网膜上不同的切口。SLO 图像示多个圆形和深色区域，其表示视网膜下残留积液囊。在 OCT 图像中，可见先前分离的视网膜中的光感受器层的波动，其中神经感觉视网膜分离在子中心凹区域中。

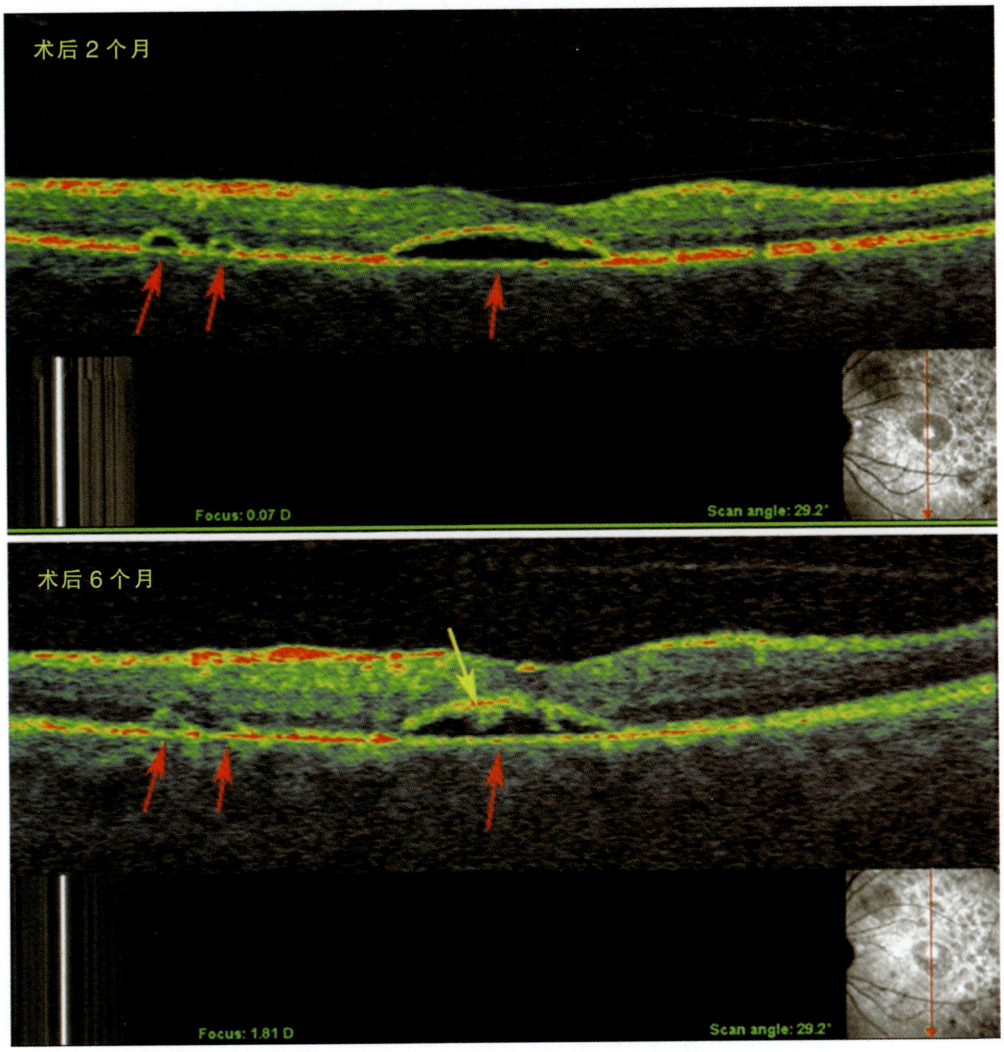

图 12.30 一例 44 岁男性的 OCT 图像，该患者经巩膜扣带手术后视力未完全恢复。术后 2 个月和 6 个月的视力分别为 20/80 和 20/60。6 个月后，视网膜下积液囊在视网膜中心凹外区域被大量吸收（红色箭头）；然而，凹下液体积聚未改善。光感受器外段伸长（黄色箭头）表示慢性视网膜下积液积聚。

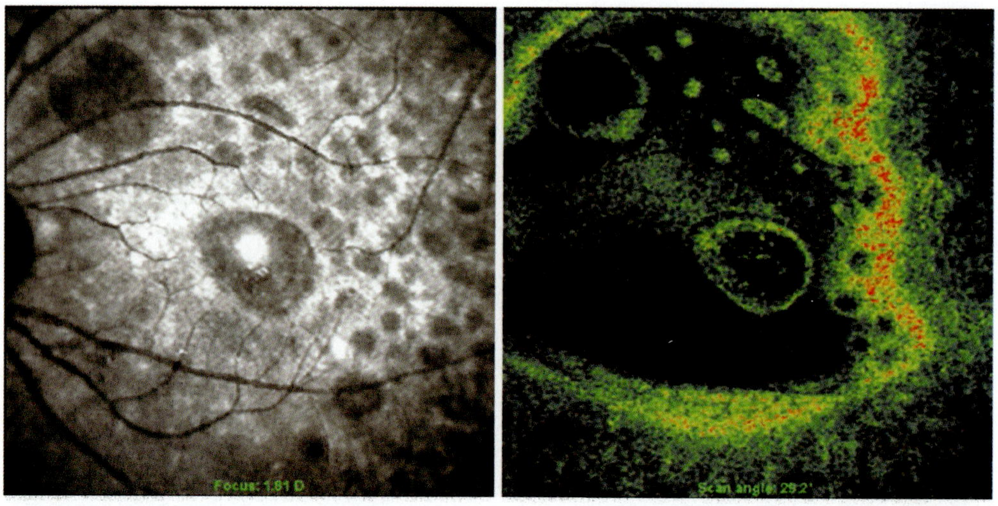

图 12.31 图 12.30 同一例患者的 C-扫描和 SLO 图像。视网膜下积液囊表现为大小不一的圆形病变。

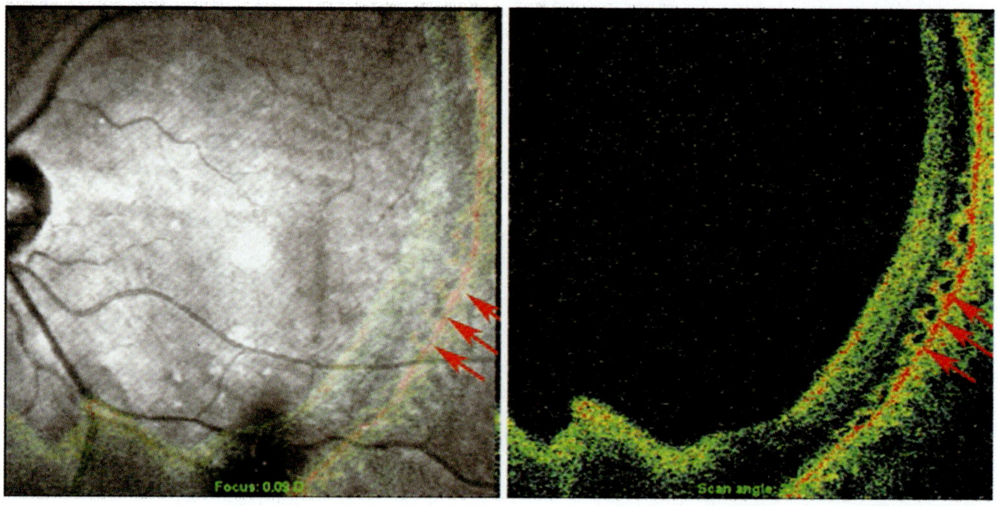

图 12.32 2 周前接受巩膜扣带手术患者的 SLO C-扫描覆盖图。在 C-扫描中，视网膜下积液积聚区（红色箭头）显示先前分离的视网膜中的残余液体。

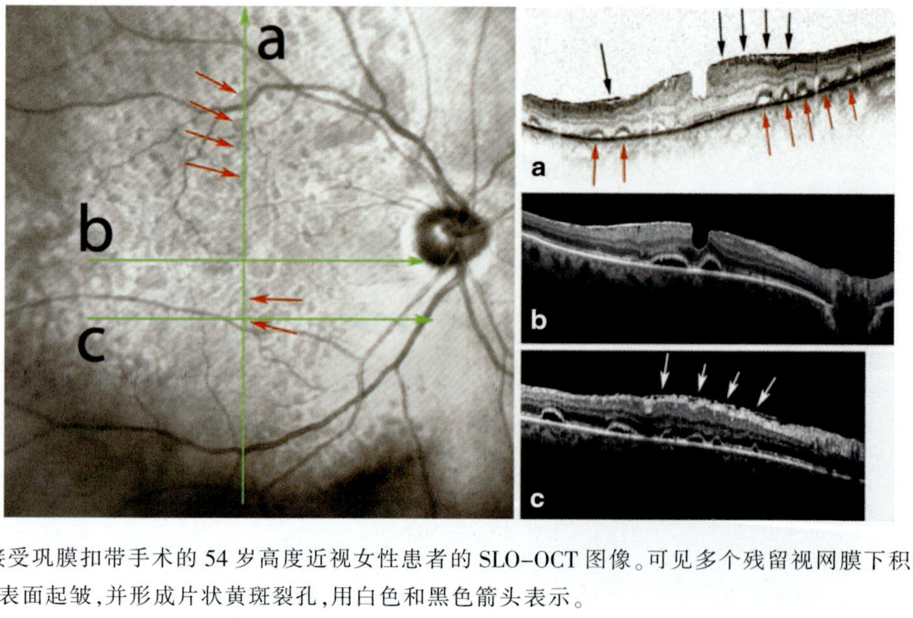

图 12.33 5 个月前接受巩膜扣带手术的 54 岁高度近视女性患者的 SLO-OCT 图像。可见多个残留视网膜下积液囊（红色箭头）。视网膜前膜导致视网膜表面起皱，并形成片状黄斑裂孔，用白色和黑色箭头表示。

视网膜脱离手术后抑制视力改善的另一个原因是由视网膜下长期液体积聚所致的感光层损坏(图 12.34)，这导致了视网膜层营养不良和氧化障碍。在 Sheth 等[31]的一项研究中，100%术后视力恢复不理想(即视力低于 20/40)的患者存在感光体 IS/OS 连接的中断；然而，28%的患者术后最佳视力大于 20/40。虽然这些因素导致感光层萎缩和破坏，视觉效果不理想，但是视网膜脱离手术的解剖学结果很好。光学相干断层扫描可以准确地检测这些变化，特别是在检眼镜检查不明显的情况下。

12.4 黄斑囊样水肿

黄斑囊样水肿(CME)，尤其在白内障手术后，是视力下降的最常见原因之一(图 12.35)。黄斑厚度在简单白内障手术后早期增加[32,33](图 12.36)。OCT 是对这些患者进行诊断和随访的一种有效的无创性检查[34]。一些研究表明，与荧光素血管造影(FA)[35]相比，三维 OCT(3D-OCT)对 CME 的检测更敏感，且具有更好的一致性。3D-OCT 对明确 CME 的检测灵敏度(95%)高于 FA (44%)。Ozdek 等[36]对两种检测糖尿病患者黄斑水肿的方法进行了比较。发现 OCT 比 FA 更敏感，尤其是囊性黄斑水肿。

伴有中心凹增厚但无离散囊性区的轻度凹下脱离可代表轻度分解 CME(图 12.37)。在非常轻微的情况下，黄斑区视网膜增厚可能是 CME 的唯一征象(图 12.38 和图 12.39)。

早期 CME 病的变形式可以是中心凹体积或厚度的轻微增加。随着 CME 严重程度的增加，可能会出现轻微的眶下脱离。然而，囊性改变仅出现在较晚期的 CME 中。

在 Spectralis OCT 系统 (德国海德堡海德堡工程公司)中，软件应用程序用于绘制厚度线。在随后的 OCT 检查中，计算机软件将精确的点进行两两比较。从而可以比较来自先前检查的黄斑中的类似点。这种比较对于 CME 患者的随访非常有帮助(图 12.40 至图 12.43)，并且利于对他们未来的治疗计划做出适当的决定。

12.4.1 低眼压黄斑病变

低眼压黄斑病变是伴随眼球低渗的视网膜病变，最初由 Dellaporta 描述[38]。手术，尤其是治疗青光眼(20%)的手术[39-41]，可能因低眼压和随后的视网膜改变而变得复杂。这种情况也可能发生在眼球穿孔伤后。这种类型的视网膜病变的易患因素包括使用抗代谢药[39-45]、年轻[38,46]、近视[47-50]、首要滤过手术、全身性疾病和术前眼压升高(IOP)。眼底表现为视盘水肿、视网膜血管迂曲、全层视网膜和脉络膜皱襞、脉络膜血管扩张和充血。巩膜内壁塌陷可导致脉络膜视网膜皱褶。黄斑囊样水肿可能是与之相关的体征，这可能是由视网膜毛细血管通透性异常和间质压力降低引起的[51,52]。OCT 成像的重要性在于它使能临床医生在无眼底改变

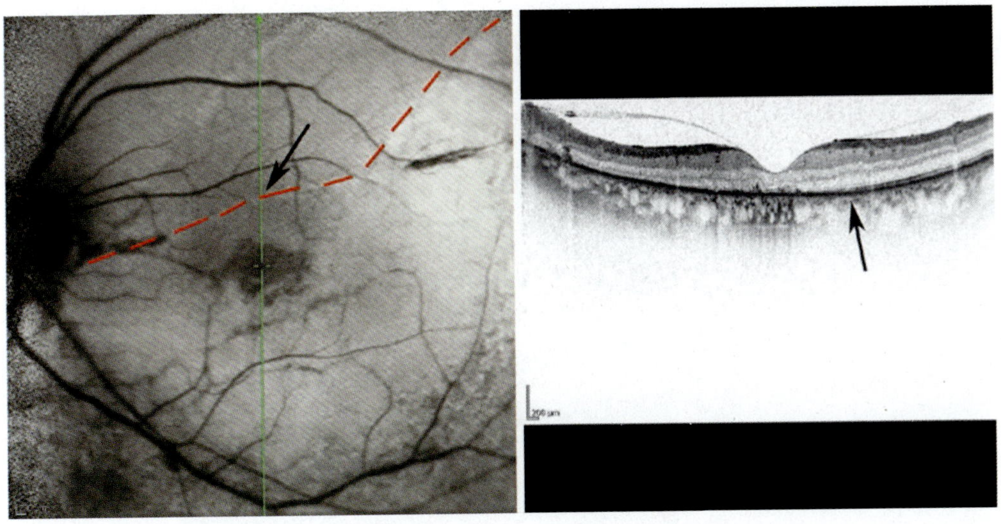

图 12.34 一例曾经历视网膜脱离手术的患者的眼 OCT 图像。视网膜下积液的上限由红色虚线表示。感光层衰减始于红线的上缘(黑色箭头)。视网膜中心凹感光层的萎缩和分割以及随后的外核层萎缩解释了患者术后视觉恢复差的原因。OCT 还描述了 RPE 在中心凹区的损伤，其使脉络下丛可见。

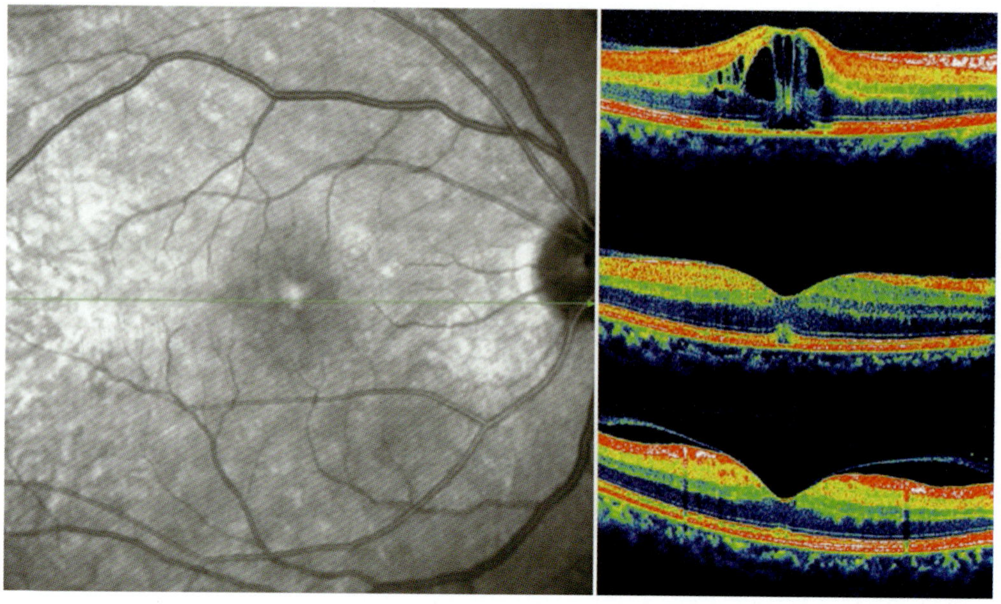

图 12.35 一例接受白内障手术及人工晶状体植入手术的 55 岁女性的 SLO-OCT 影像。术后 2 天，VA 为 20/25；1 个月后视力下降，VA 为 20/60。术后 1 个月、2.5 个月和 4.5 个月的 OCT 图像显示，中心凹和中心凹高度有较大的囊性改变，并有少的凹下积液。2.5 个月后，囊性变消失，仅残留少量的凹下脱离。Greene 等[37]报告说，小的凹下脱离意味着轻度 CME。患者最后一次就诊时，囊性水肿完全消退；然而，黄斑厚度仍高于正常范围。

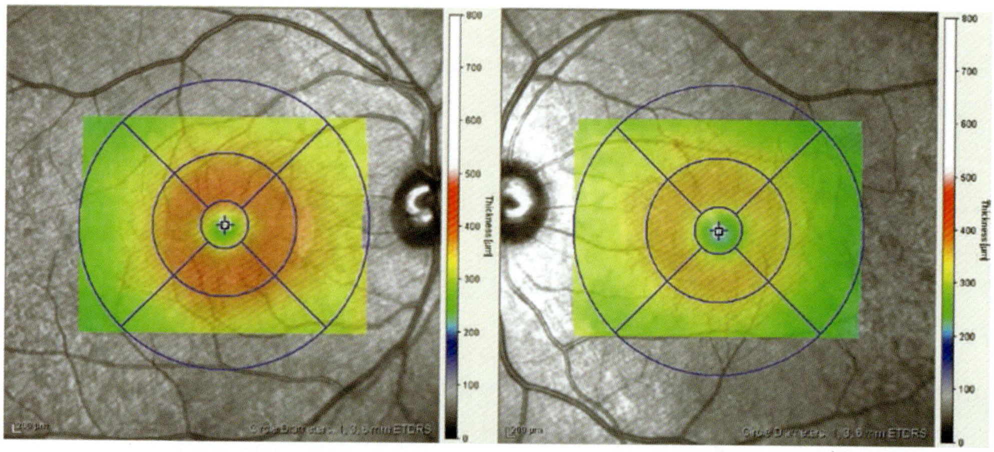

图 12.36 一例 2 个月接受白内障手术的患者的两个地形图。患者在术后几周视力下降。右眼和左眼的黄斑总体积分别为 8.08mm³ 和 7.45mm³。

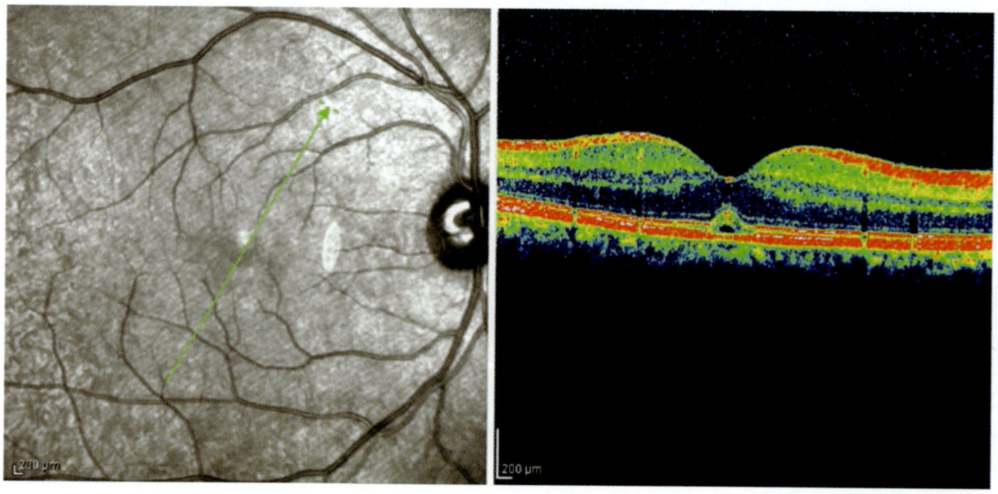

图 12.37 黄斑体积增大提示 CME。然而，OCT 检查仅显示轻度视网膜下脱离有轻度中心凹增厚。中心凹内无离散的囊性区。这种情况提示 CME 早期、轻微或消退。

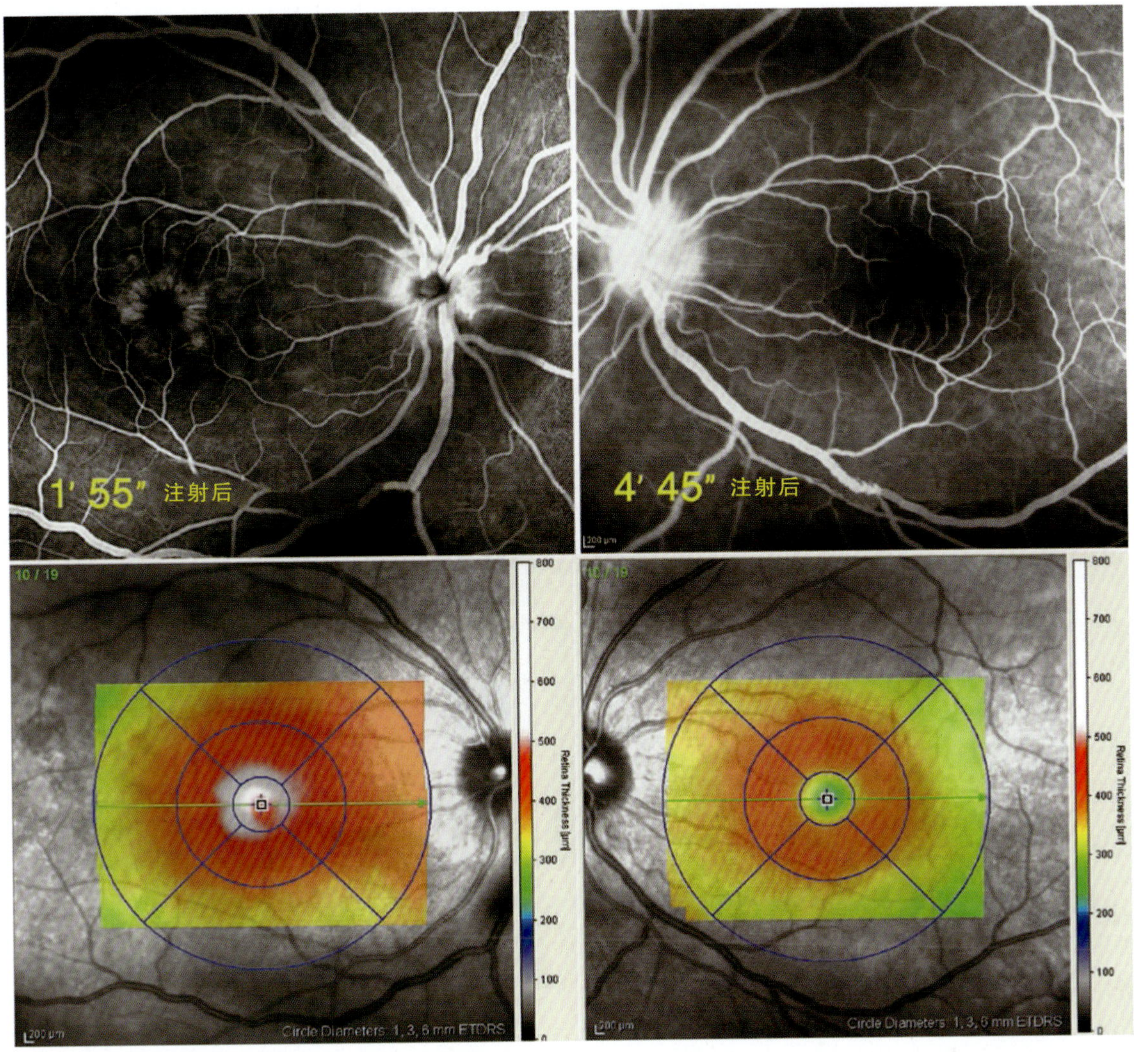

图 12.38 地形图和荧光素血管造影图像来自一例青年男子，该青年男子双眼患有葡萄膜炎和右眼的严重囊样黄斑水肿和玻璃体炎，左眼通过独立检眼镜检查显示正常黄斑。在荧光素血管造影上，右眼血眼屏障的破坏更为精确。染料在多个囊性空间中的汇集和右眼黄斑中的蜂窝状图案以及双眼中的视盘超荧光表示血眼屏障的破坏。右眼的地形图与中心凹水肿和高度一致。然而，在左眼中，仅见黄斑总体积和视网膜厚度。

和视觉敏锐度损失的情况下诊断这些病例[53]。眼压正常后，皱褶消失。然而，长期低眼压可导致视网膜、脉络膜或巩膜内的不可逆纤维化，从而将脉络膜保持在折叠位置[47]（图 12.44 至图 12.56）。

解剖结构正常化与 IOP 恢复和视力提高十分一致[54]。尽管低眼压得到了解决，黄斑皱襞有时可能持续存在。玻璃体切割术时去除内界膜可恢复正常视网膜轮廓并提高视力[55]。

浆液性视网膜脱离和中心凹囊性改变是低眼压型黄斑病变的其他表现，尤其是在慢性期[51]。视力下降可归因于可通过频域 OCT（SD-OCT）检测的中心凹破裂[56]。

12.5 减压视网膜病变

2005 年，Gupta 等[57]描述了一个黄斑中心视网膜动脉阻塞患者的减压视网膜病变，该患者出现前房综合征。减压视网膜病变可发生在周边激光虹膜成形术后[58]。它也可以发生于眼部手术后，例如白内障摘除、滤过手术、睫状体脱离、睫状体破坏、玻璃体视网膜手术、眼眶减压术[59]、前房联合手术[57]和眼眶减压术[59]。

眼底检查显示多种视网膜前出血。OCT 检查显示视网膜内界膜下有多个高反射血液聚集灶。蛋形小囊出血可伴有浆液性视网膜脱离[60]。

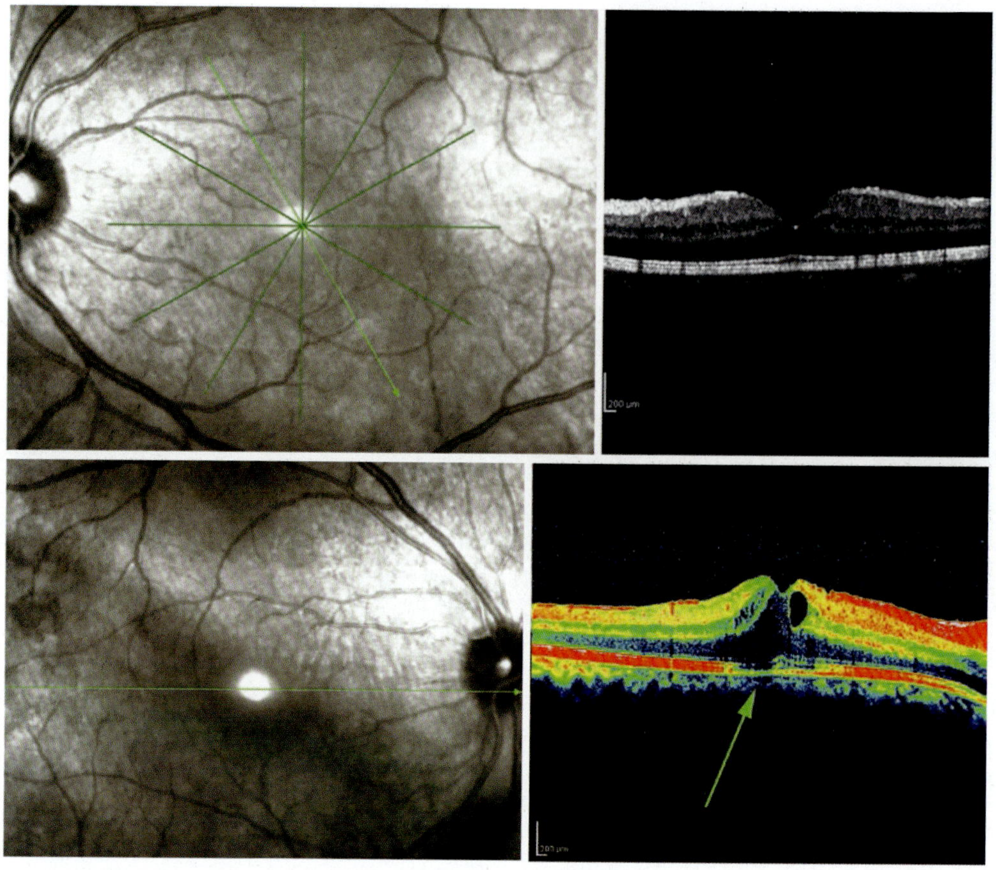

图 12.39 右眼的纵向截面 OCT 图像显示中心凹升高和大的囊性区。视网膜中心凹底部的低反射率(箭头)是由于玻璃体不透明对激光穿透和遮蔽视网膜的阻挡作用造成的。左眼存在均匀的视网膜增厚,但未见囊性区。

在眼部手术后严重低血压的情况下,广泛的点状出血和视网膜内出血常伴有视网膜下积液积聚和视网膜内表面高反射物质积聚。这一发现与视网膜前出血一致,并且在视网膜的 OCT 检查中可见(图 12.57至图 12.59)。出血性视网膜伴有视网膜前出血的特征是在内界膜下积聚高反射椭圆形物。这种情况往往出现视网膜下积液积聚。

12.6 术后眼内炎

术后眼内炎是一种可怕的并发症,表现为玻璃体炎、视网膜血管炎和视网膜前渗出物。眼内炎玻璃体切割术后视力下降的原因包括黄斑变性(33%)、黄斑水肿(32%)、视网膜前膜(15%)、假定视神经损伤(13%)、视网膜脱离(RD)(8%)、黄斑缺血(6%)和玻璃体混浊(3%)。眼内炎玻璃体切割术研究[61]的研究人员报告,26%的病例术后眼内炎致视力下降的原因不明。在 Singh 等[62]的一项研究中,45%的眼内炎治疗成功的患者无明显原因致视力低下。在这些患者中,中心凹的 OCT 显示中心凹萎缩伴有视网膜前膜、神经感觉视网膜下脱离和神经感觉视网膜丧失。因此,视网膜中心凹神经感觉层的炎性破坏导致最大限度治疗后视力下降(图 12.60 和图 12.61),这可能无法通过其他检查方法检测到。

12.7 瓦氏黄斑病变

眼内静脉压力的快速升高可导致视网膜中心凹周围毛细血管的自发破裂,并可见正常眼视网膜前出血的特征性临床图像。黄斑中心部分为典型的出血部位,且在大多数情况下,出血可在不损害视力的情况下消退(图 12.62 至图 12.67)。瓦氏黄斑病变是一个自限性和孤立的病变。头和颈部拉伤导致静脉压和胸腔内压增高(如剧烈咳嗽[63]、有氧运动[64]和健身[65]、严重呕吐、窒息[66]等),可能伴有瓦氏黄斑病变。瓦氏黄斑病变表现为一个沉积在中心凹附近的圆形或椭圆形的小体,表面具中到高度反射性。

有时,应变创伤十分严重,以至于出血在黄斑上扩散,

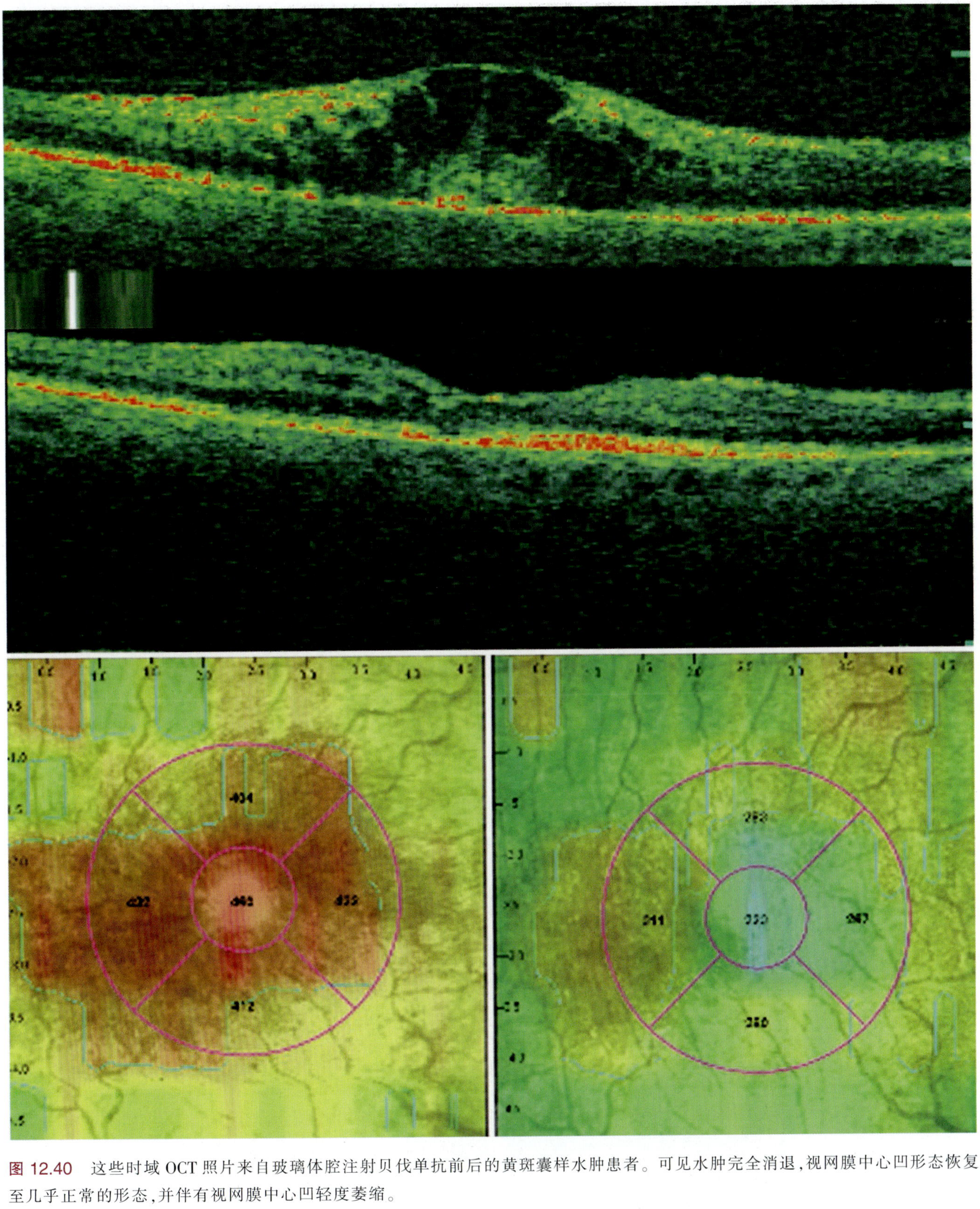

图 12.40 这些时域 OCT 照片来自玻璃体腔注射贝伐单抗前后的黄斑囊样水肿患者。可见水肿完全消退，视网膜中心凹形态恢复至几乎正常的形态，并伴有视网膜中心凹轻度萎缩。

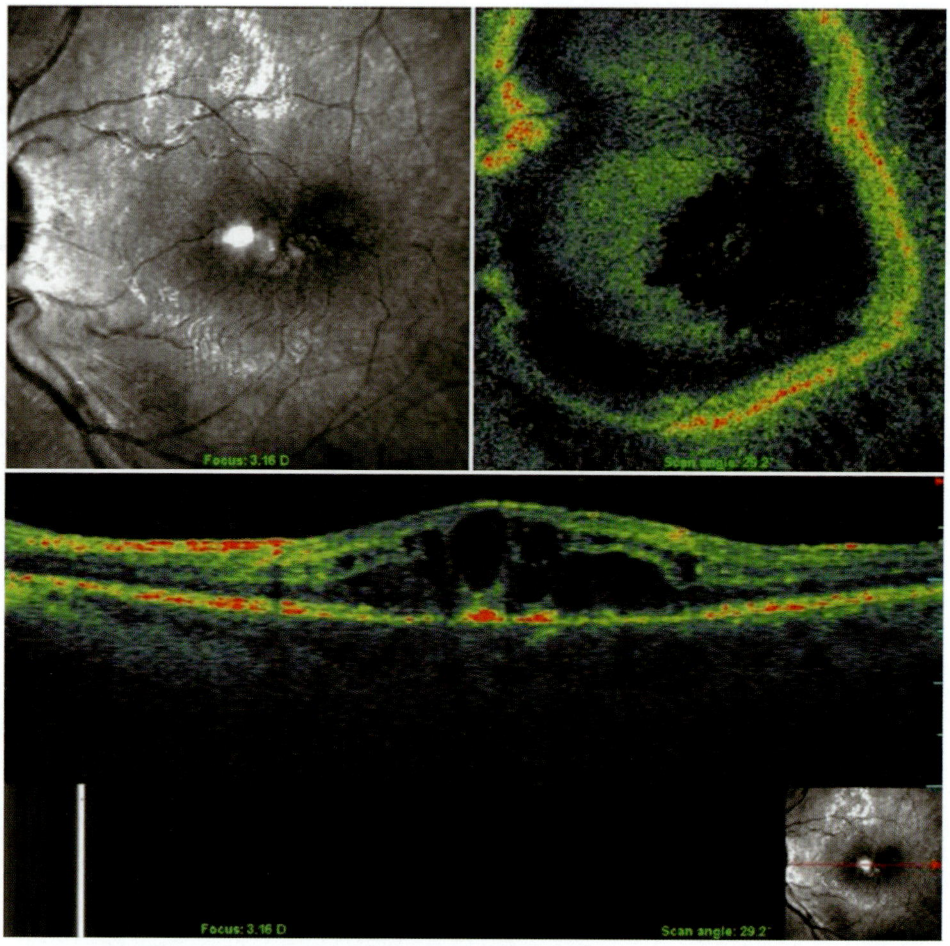

图 12.41 和 12.42 在这幅由 OTI（OTI 眼科技术公司）(旧的时域 OCT 系统)拍摄的 C-扫描图像中，黄斑囊样水肿在 C-扫描中类似菊花状图案。

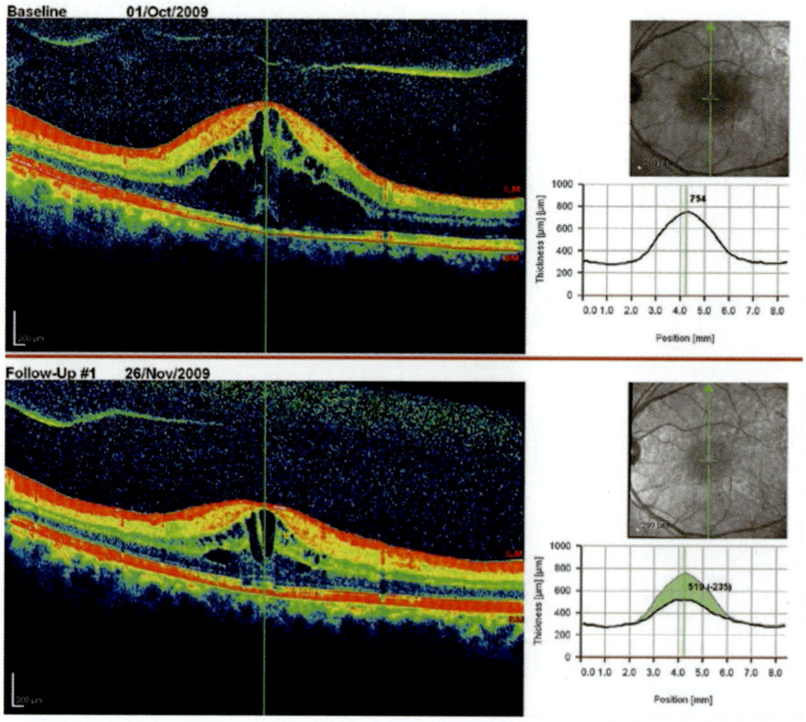

图 12.43 图像显示患者的两次 OCT 检查结果。图像相隔 56 天。它们显示 CME 在这段时间内的变化和区别。

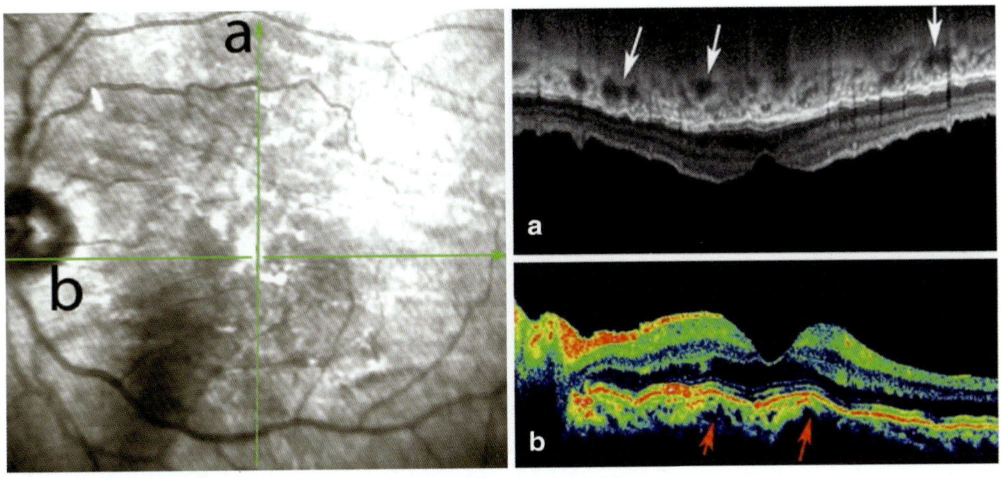

图 12.44 两个垂直和水平黄斑横截面显示脉络膜血管充血(白色和红色箭头)。

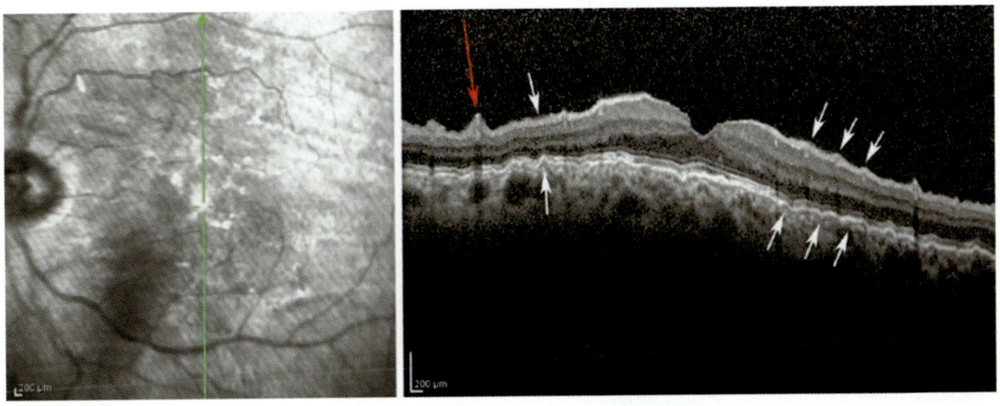

图 12.45 长期低眼压患者左眼的脉络膜视网膜褶皱(白色箭头)和视网膜血管褶皱(红色箭头)。脉络膜血管充血经 EDI-OCT 显示最佳,如图 12.45 的(a)部分所示。

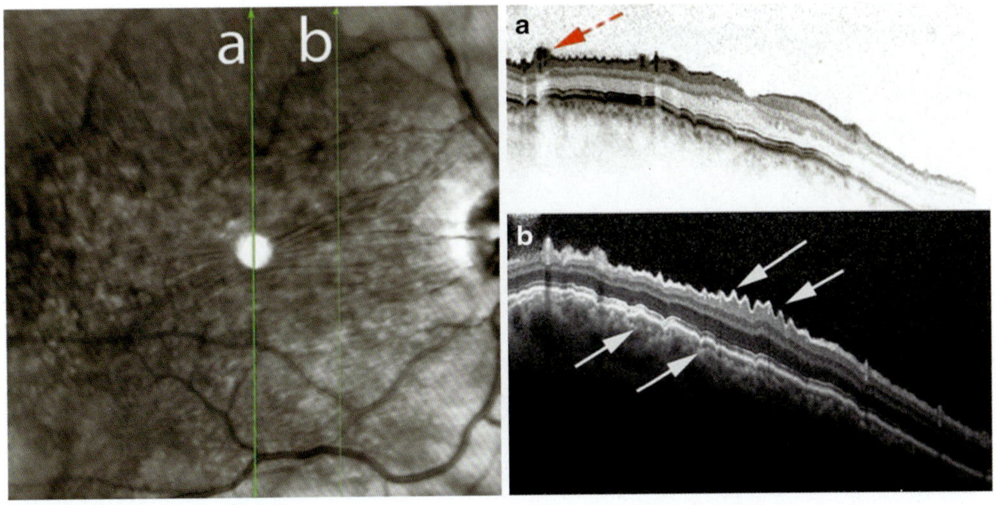

图 12.46 一例 27 岁男子黄斑的纵向 OCT B-扫描,患者于 6 年前接受了 Lasik 手术。他曾因使用皮质类固醇与滤过性手术引起皮瓣混浊和青光眼并发症。在过去的几个月中,患者的视力从 20/20 下降到 20/40,他曾有严重的低眼压,眼压接近于零。白色箭头示全厚脉络膜和视网膜褶皱。血管微褶皱也存在(红色箭头),并且由于眼球的崩塌而出现。

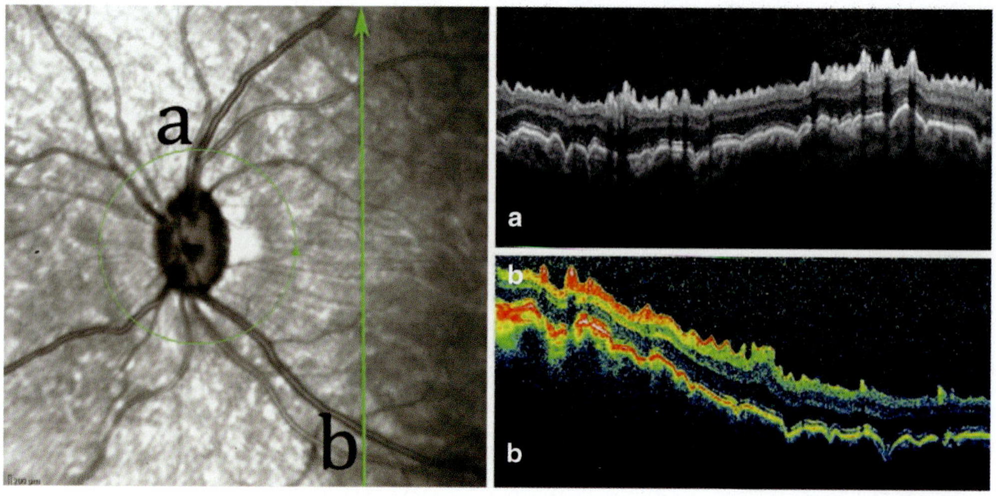

图 12.47 另一例长期低眼压患者。在视盘周围断裂的视网膜神经纤维层显示全层眼球褶皱。

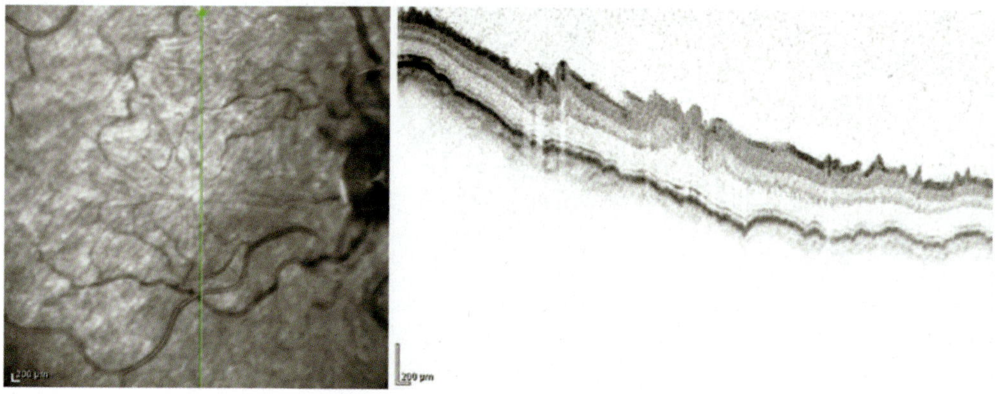

图 12.48 另一例长期低眼压患者。着眼于视网膜和脉络膜的全层折叠,使诊断更加可行。视网膜中心凹的形态改变削弱了患者的视力。

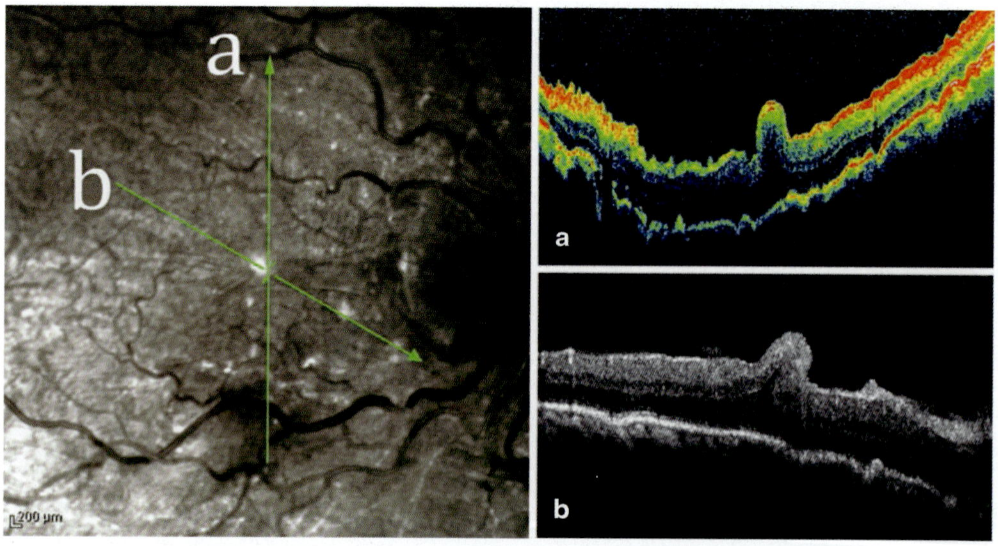

图 12.49 SLO-OCT 图像来自几天前接受小梁切除术的 64 岁男子。此后他视力下降。他有严重的眼球塌陷伴有严重的低眼压并严重视盘水肿。中心凹折叠导致视觉严重丧失。

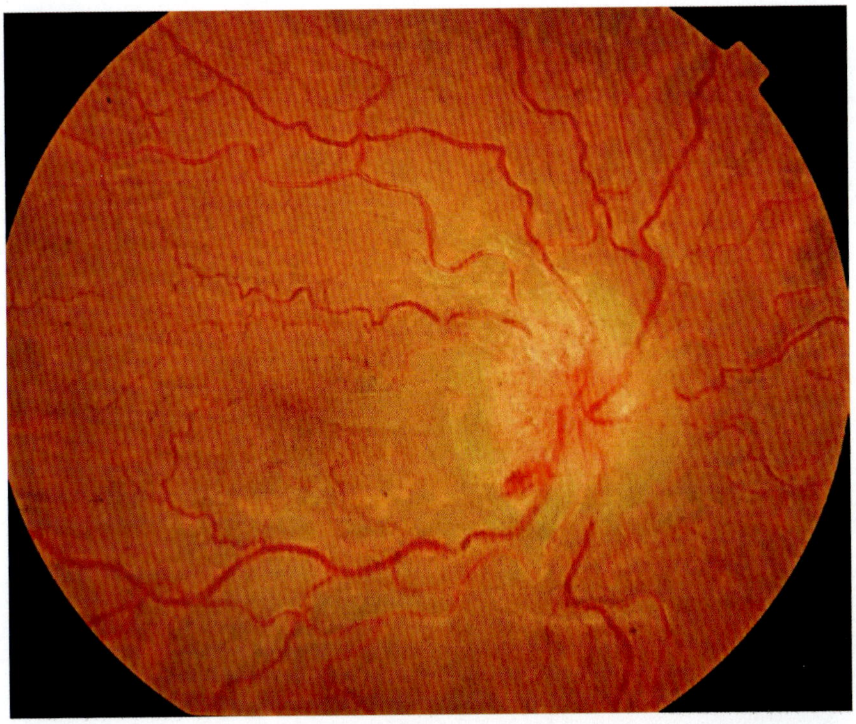

图 12.50 图12.49同一例患者的彩色眼底照片，显示严重的视盘水肿和黄斑折叠。

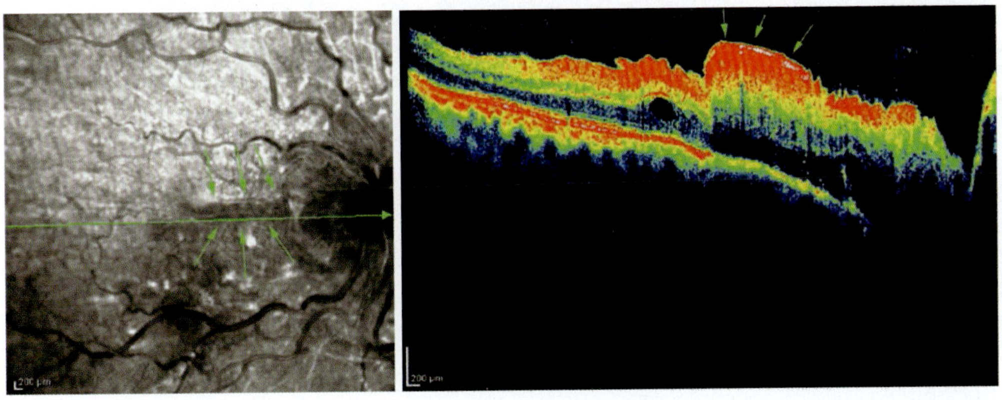

图 12.51 图12.49同一例患者的另一纵向OCT图像，图像显示高大的高反射的黄斑盘折叠（绿色箭头），可能由眼部循环严重损害所致。

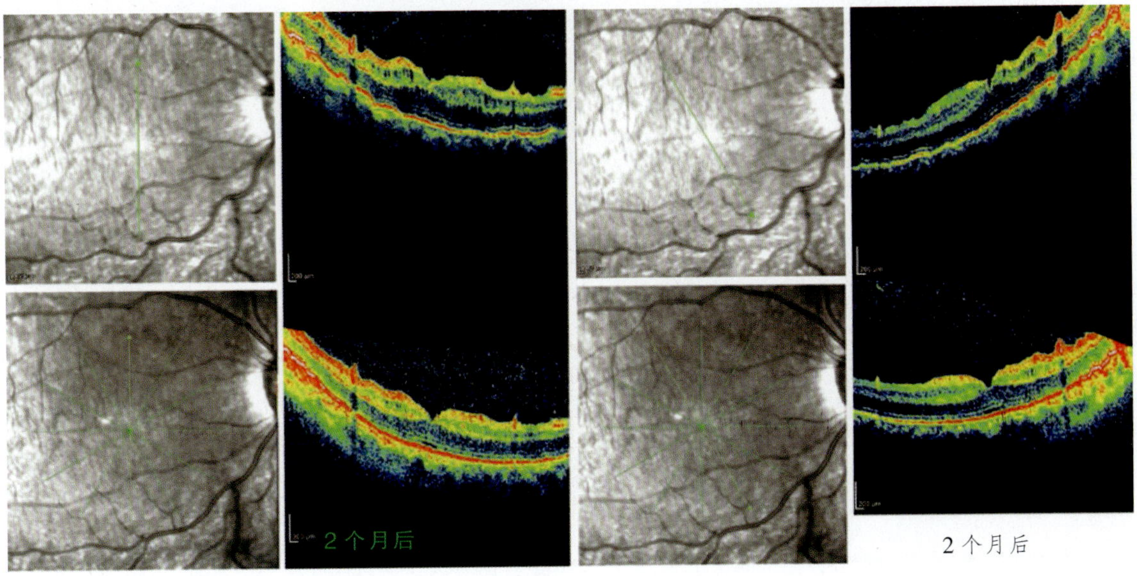

图 12.52 低眼压黄斑病变患者的OCT扫描。术后2个月眼压升高，黄斑形态改善，脉络膜皱襞消失。

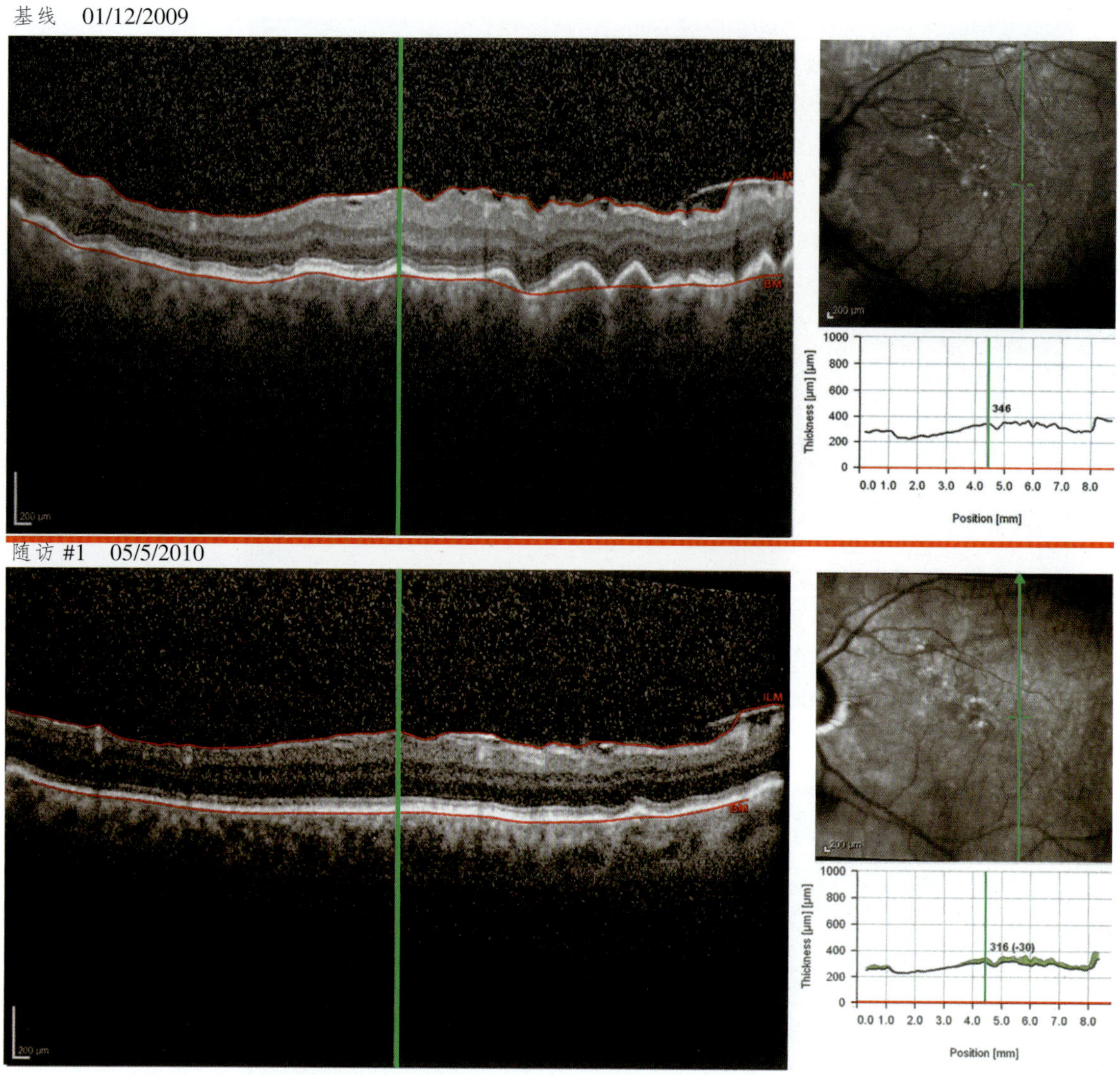

图 12.53 这两个比较图像来自图 12.52 同一例患者。脉络膜皱襞消失，但一些视网膜皱襞残留仍然存在。

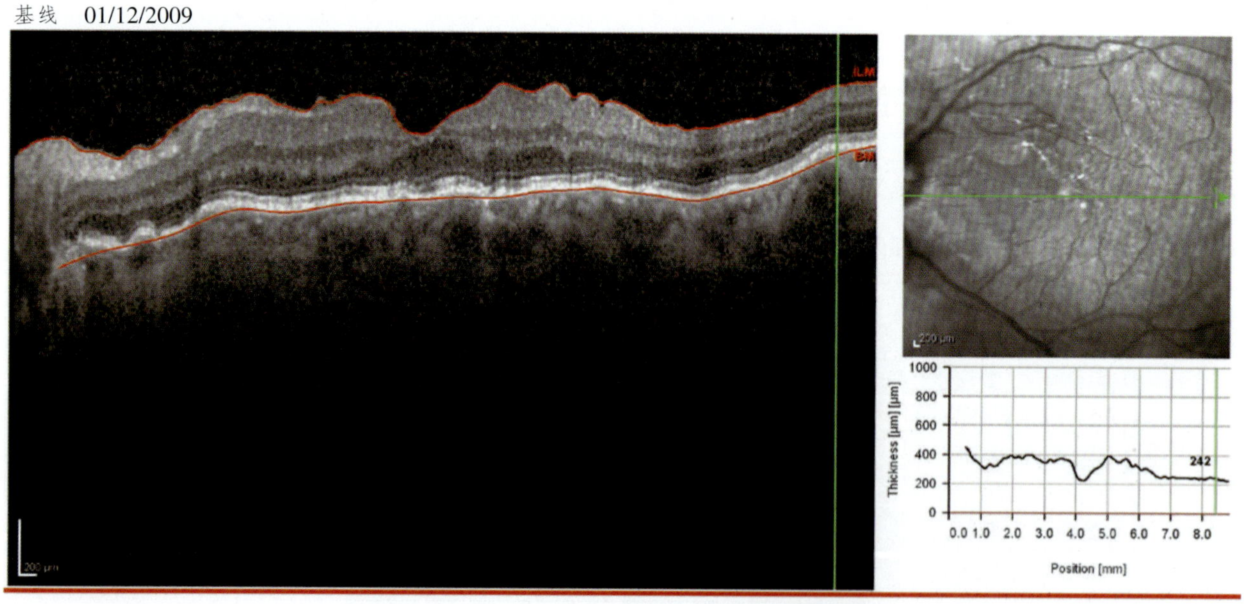

图 12.54 这两幅比较图像来自一例 70 岁的低眼压患者，他随后接受了 bleb 矫正。可见脉络膜皱襞消失，但一些视网膜皱襞残留仍然存在。(待续)

随访 #1 05/5/2010

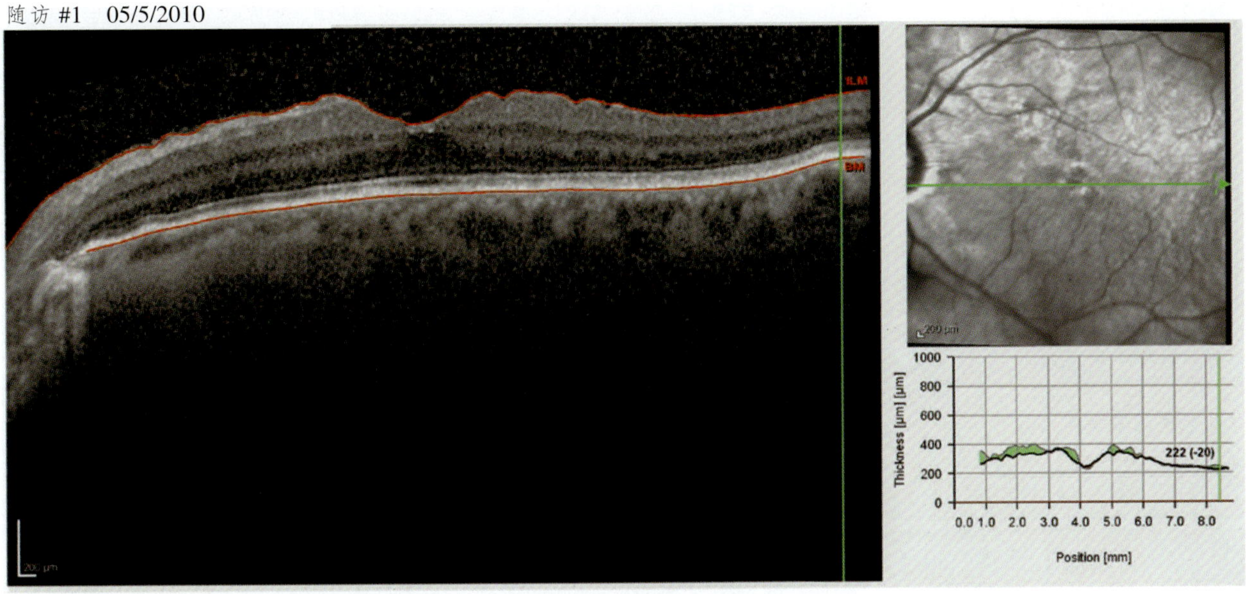

图 12.54(续)

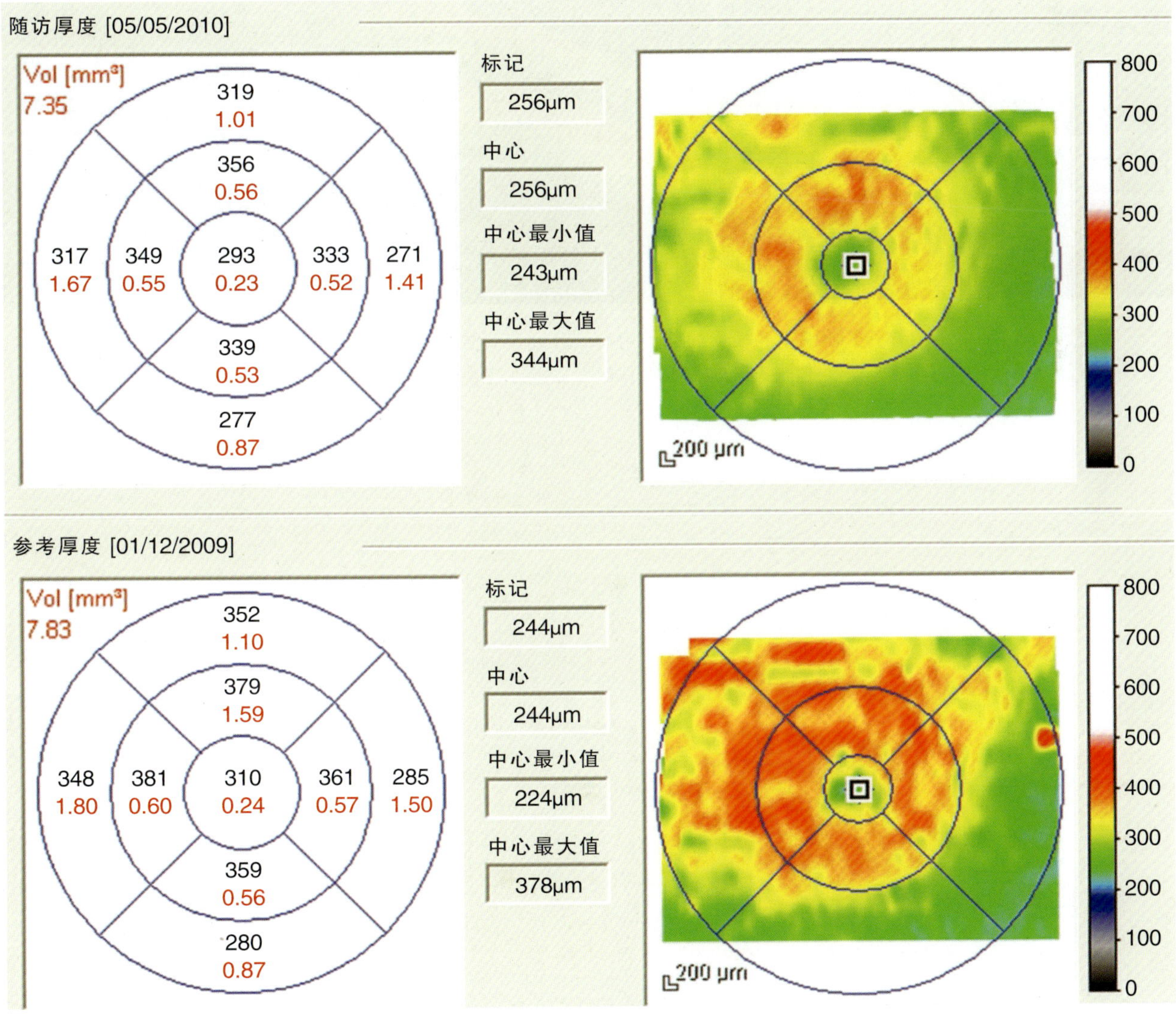

图 12.55 比较地形图能更好地理解视网膜厚度变化(图 12.53 同一患者)。

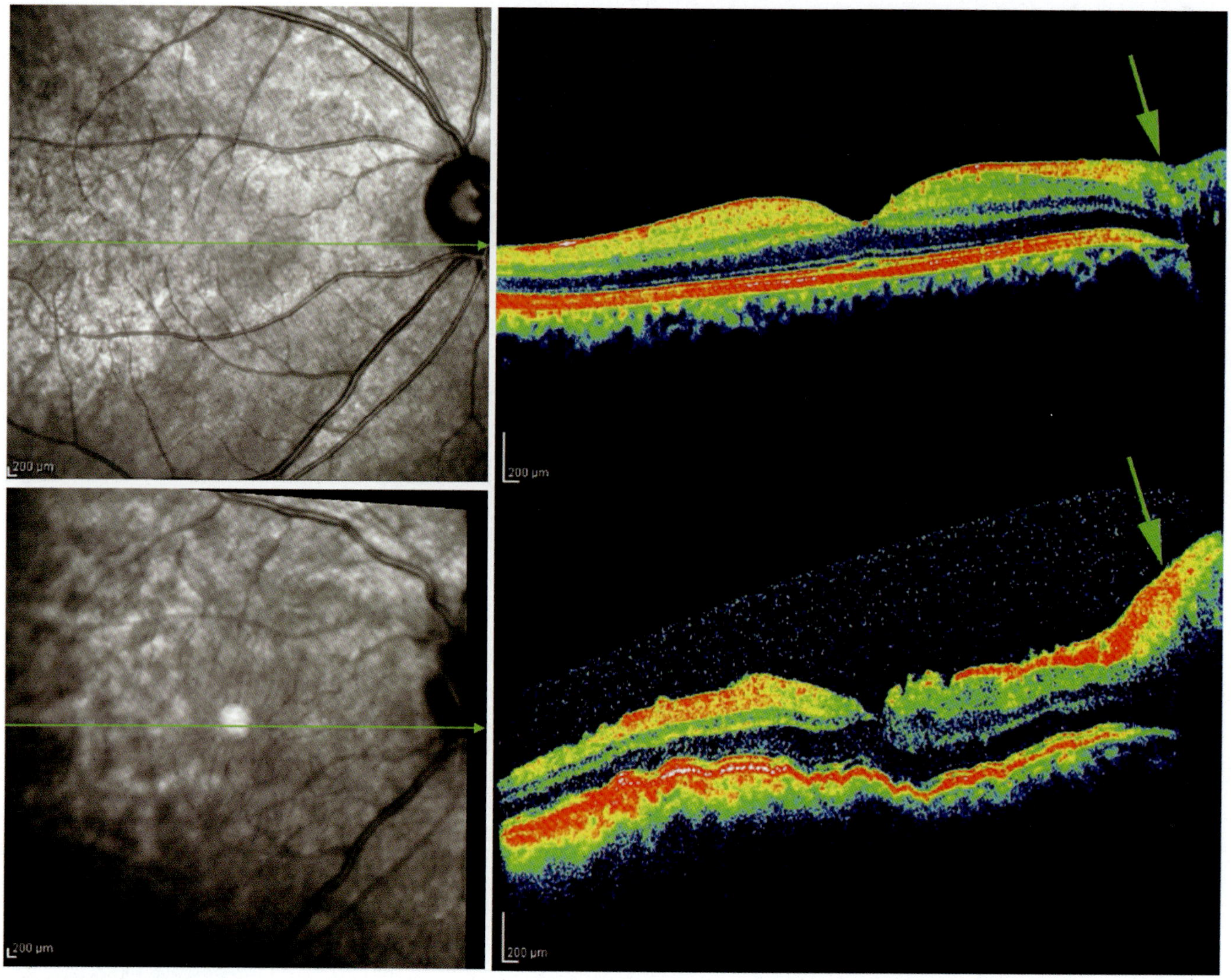

图 12.56　该合成图像来自一例有青光眼病史和长期局部使用类固醇的年轻人。他接受了小梁切除术,合并低眼压。上图为手术前拍摄,下图为术后 2 周拍摄。明显可见广泛的视网膜增厚和结节性皱褶以及视盘水肿(绿色箭头)。

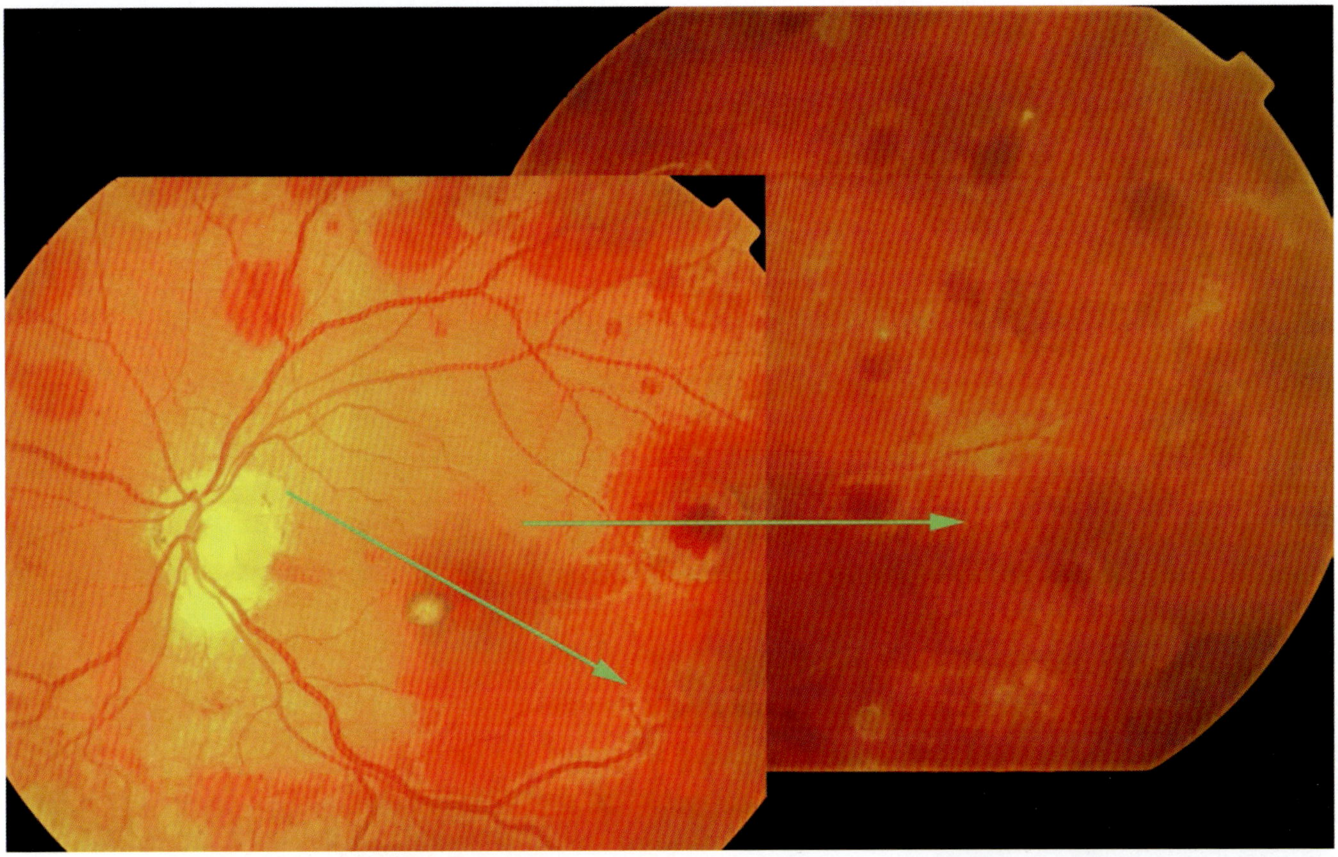

图 12.57　白内障术后女性患者眼黄斑和黄斑外区域的彩色眼底照片。术后早期患者出现眼压下降。

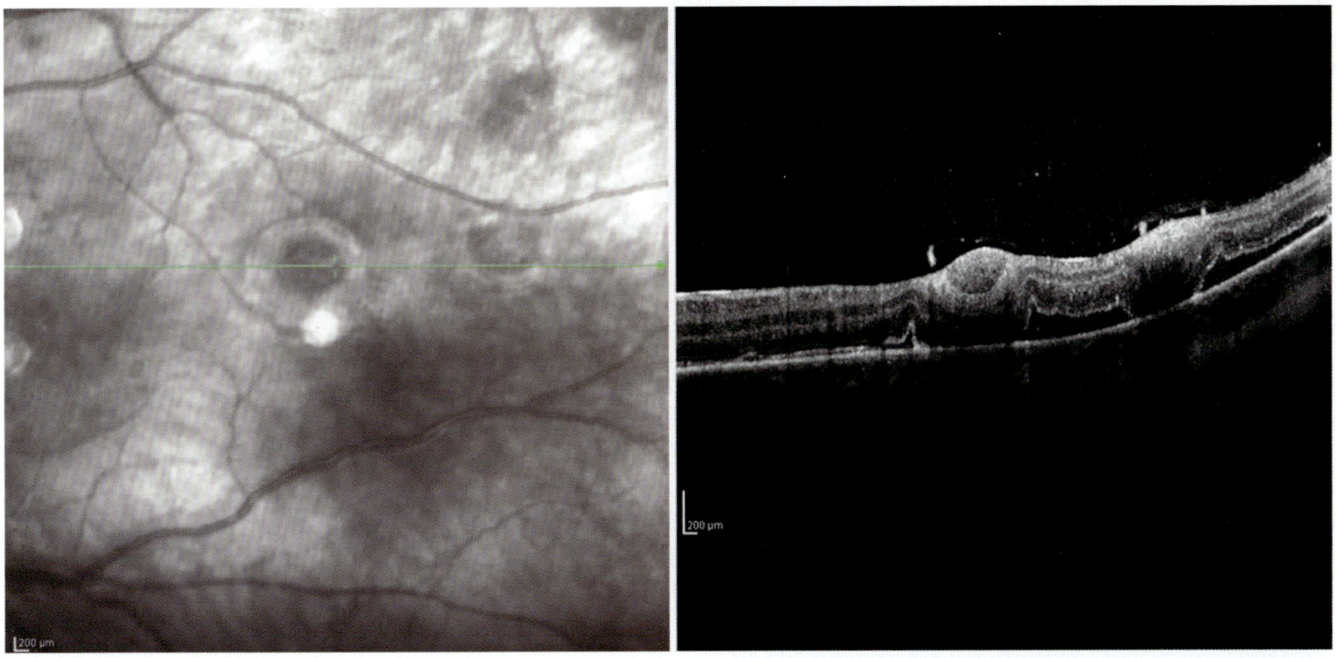

图 12.58　白内障手术后女性患者(图 12.57 同一例患者)的眼黄斑外区域的 OCT 图像。术后早期患者出现眼压下降。

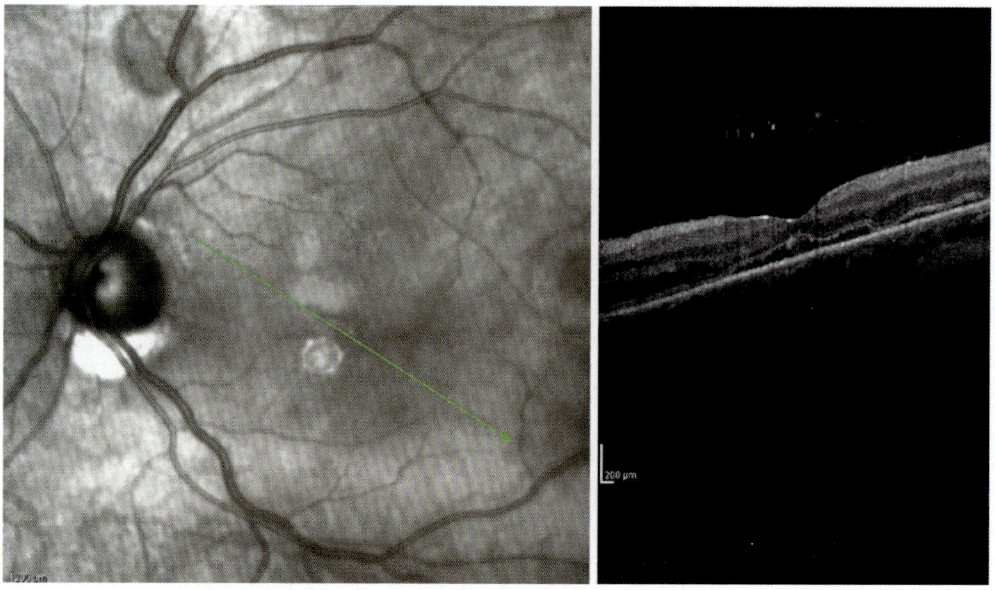

图 12.59　图 12.57 中同一例患者的黄斑 OCT 图像。可见神经感觉中心凹显著脱离。

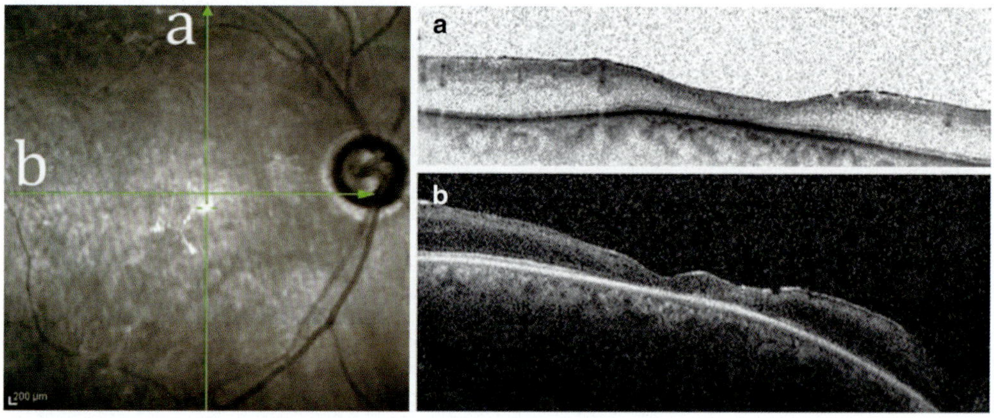

图 12.60　具眼内炎病史的女性患者白内障术后的 SLO-OCT 图像。此前一个月，她切除了玻璃体并眼内注射抗生素。可见视网膜中心凹结构的破坏伴随着严重的中心凹萎缩以及所有视网膜层的丢失和萎缩。

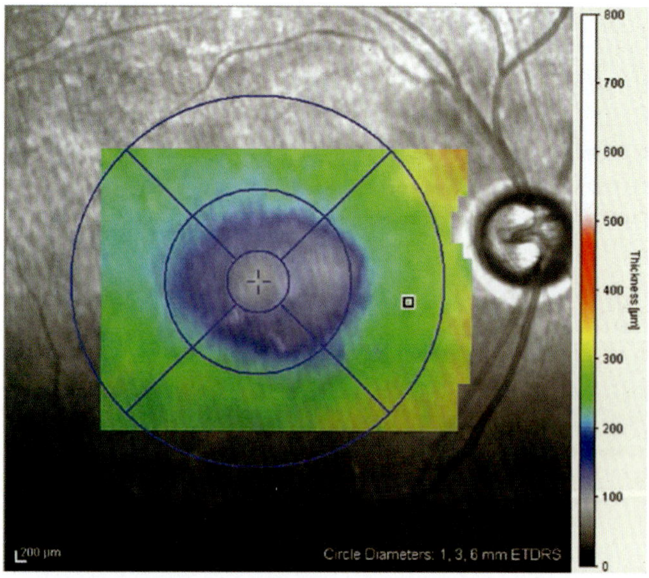

图 12.61　图 12.60 同一例患者的地形图显示相当大的中心凹萎缩。

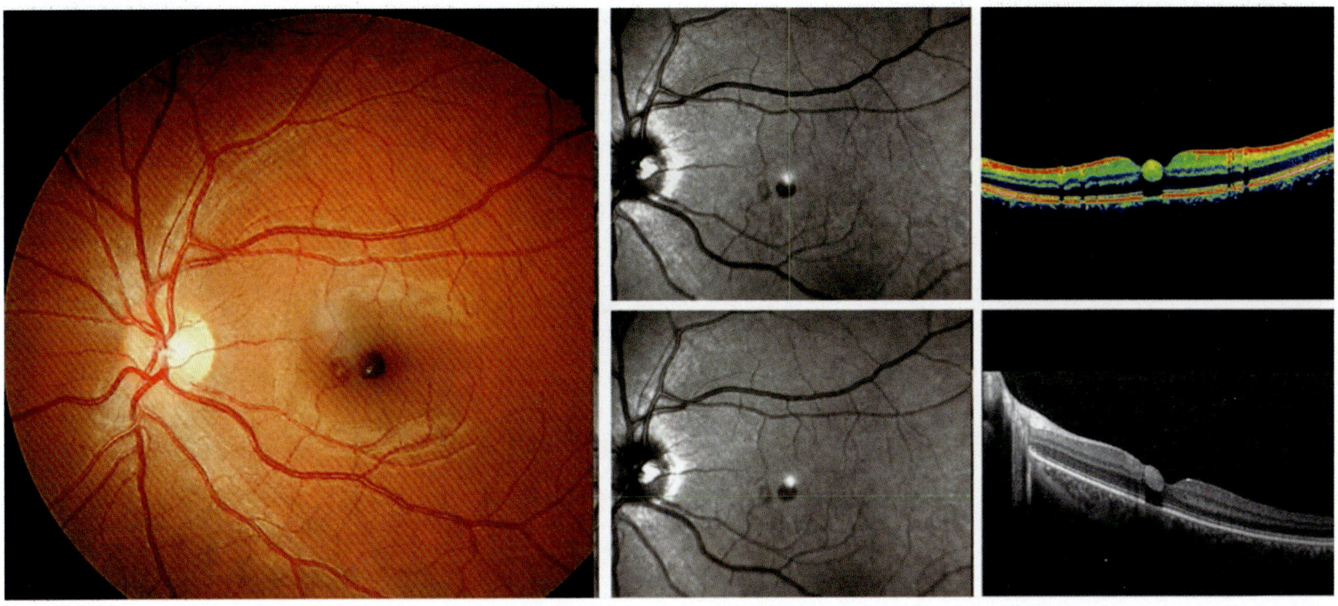

图 12.62　一例瓦氏手术后视力下降的 32 岁妇女几天前检查的眼部发现。她的视力是 20/40。

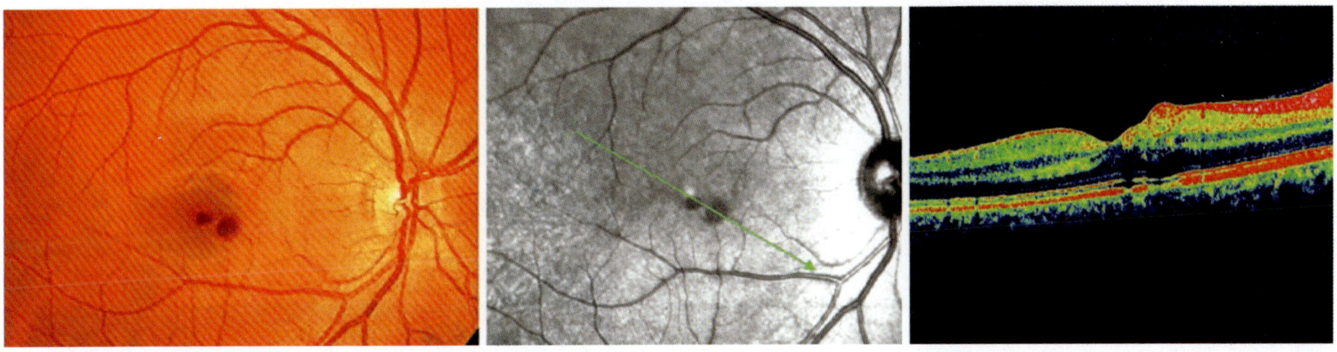

图 12.63　这些图像提供了患者瓦氏黄斑病变的更好视图，并显示两个小的浅表出血。在所有 OCT 图像中，可见视网膜浅部高反射的椭圆形或圆形物质积聚。

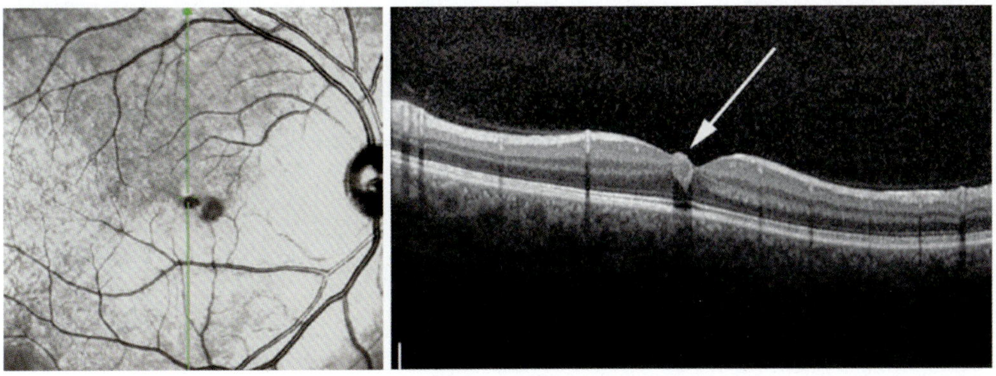

图 12.64　这些图像提供了患者的瓦氏黄斑病变的更好视图，并显示两个小的浅表出血。在所有 OCT 图像中，可见视网膜浅部高度反射的椭圆形或圆形物质积聚。

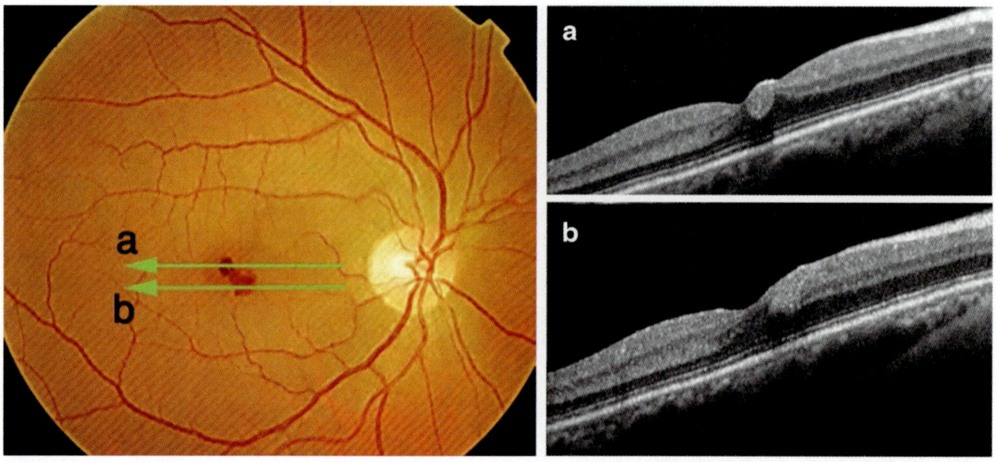

图 12.65 出血的程度可随压力的严重程度而变化。(a)出血中心、血液边界可清楚分辨。(b)边缘模糊的边缘与视网膜层混合。

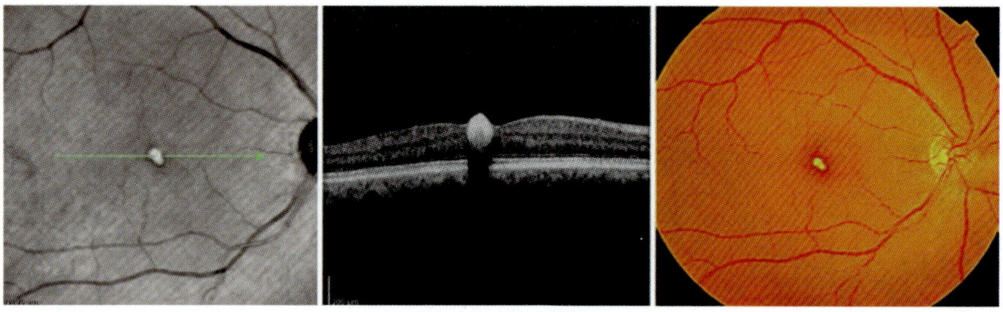

图 12.66 在慢性和消散阶段,出血区域的纤维蛋白置换增加反射率。在彩色眼底照片中,白色斑块位于病变的中心。

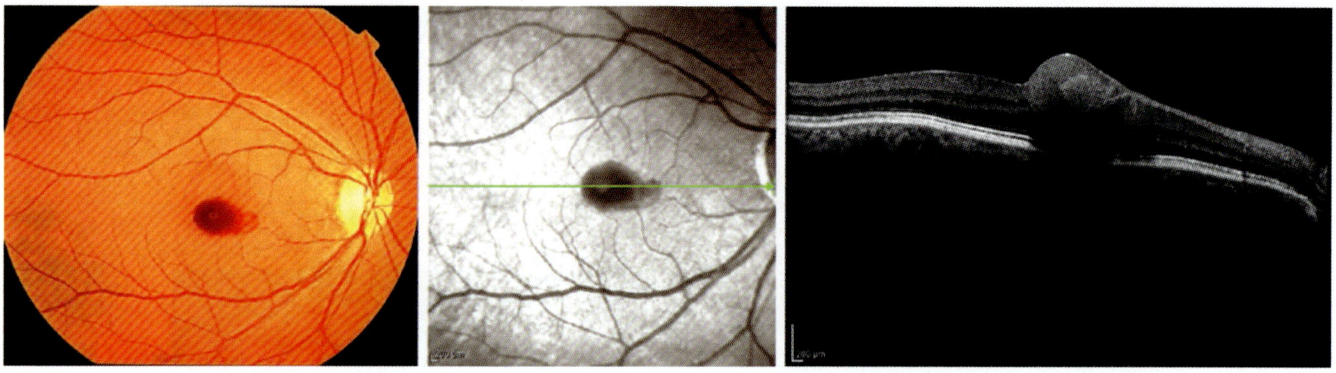

图 12.67 一例具近呕吐史的 55 岁女性的眼部发现。广泛视网膜前出血与邻近的圆核为特征性的发现。

并且类似于 Purtscher 视网膜病(图 12.68 至图 12.70)。然而,无棉絮状渗出点和视神经肿胀可能有助于区分。

12.8 视网膜下沉积

玻璃体视网膜手术后,应用全氟十二醇可致残余物在视网膜下间隙残留。机械压迫性病变包括外光感受器节的变形、视网膜萎缩和外丛状层变薄,如前所述[67-69]。术后,由于全氟化碳液体(PFCL)对视网膜色素上皮(RPE)和感光层具有潜在的直接毒性作用,因此残留在黄斑中心凹下间隙中可对视力产生严重影响[70-72]。大多数外科医生建议,在中心视力显著受损时,应清除位于黄斑中心凹下区并在玻璃体视网膜手术后持续存在的 PFCL[70,73-75]。视网膜下间隙中全氟萘烷少量

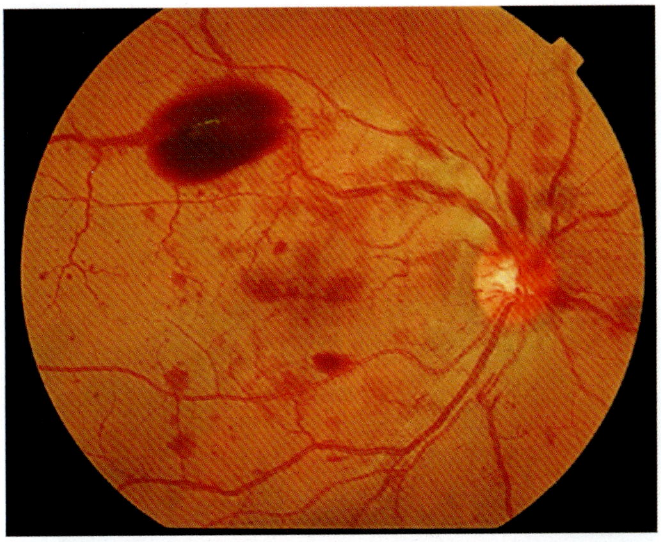

图 12.68 一例最近胸部严重拉伤的年轻人的眼部发现。出血范围比中心凹更广，并沿上血管弓扩散。OCT 图像显示位于视网膜浅层的多种中高反射物。

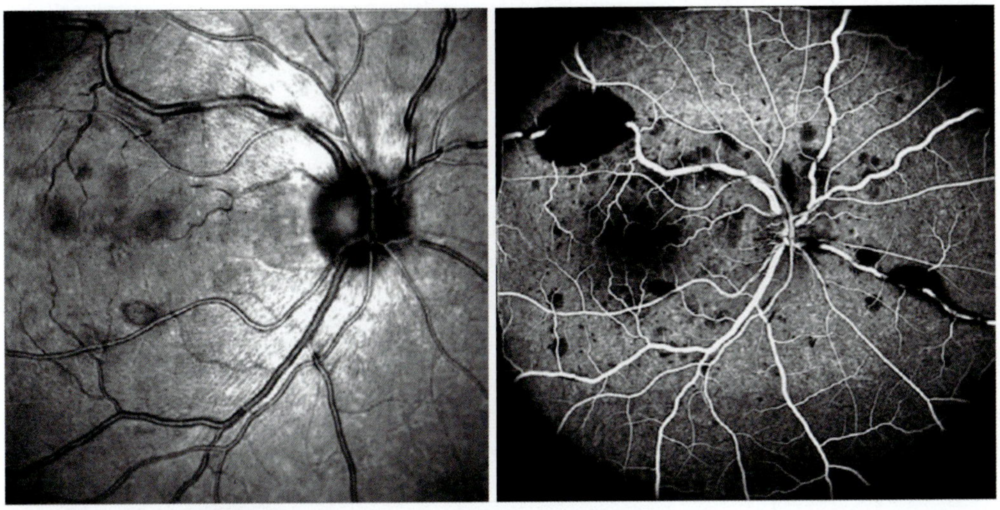

图 12.69 图 12.68 同一例患者的激光扫描检眼镜和荧光素血管造影图像。

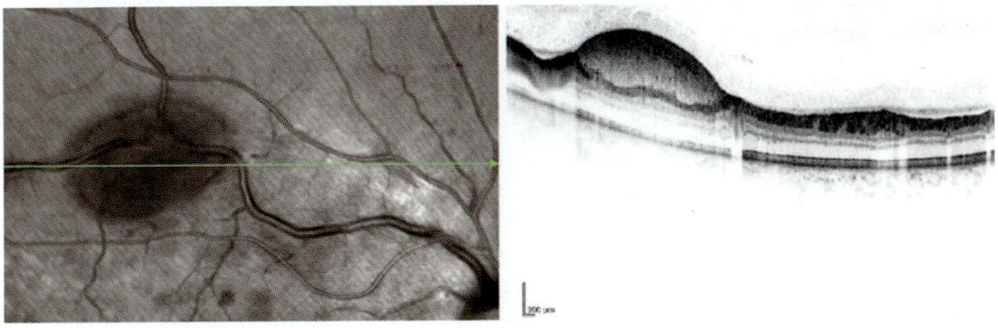

图 12.70 这是一种非典型的广泛瓦氏黄斑病变(图 12.68 同一患者)。此图像为纵剖面 OCT 扫描，其延伸穿过视网膜前出血。出血呈高反射型，表面位于神经纤维层上。

残留似乎不会造成重大损害或不利的影响[67,76-78]。

在 OCT 图像中，可见视网膜下具低反射率的圆形气泡。PFCL 所在的位置非常重要，若 PFCL 位于视网膜中心凹下，将对视力造成很大的影响。因此。将其与视网膜下积液和色素上皮脱离（PED）区分开很简单(图 12.71)。在视网膜下积液中，低反射率区边缘锐利，并且通常为凹形构造。在 PED 中，RPE 为圆顶半圆形。然而，在视网膜下全氟萘烷残留中，视网膜下的圆形区域类似于几乎完整的圆形（图 12.72 至图 12.74）(即大于半圆形)。

注射眼内药物如皮质类固醇或抗血管内皮生长因子后，OCT 是评价疗效的最佳检查方式(图 12.75)。

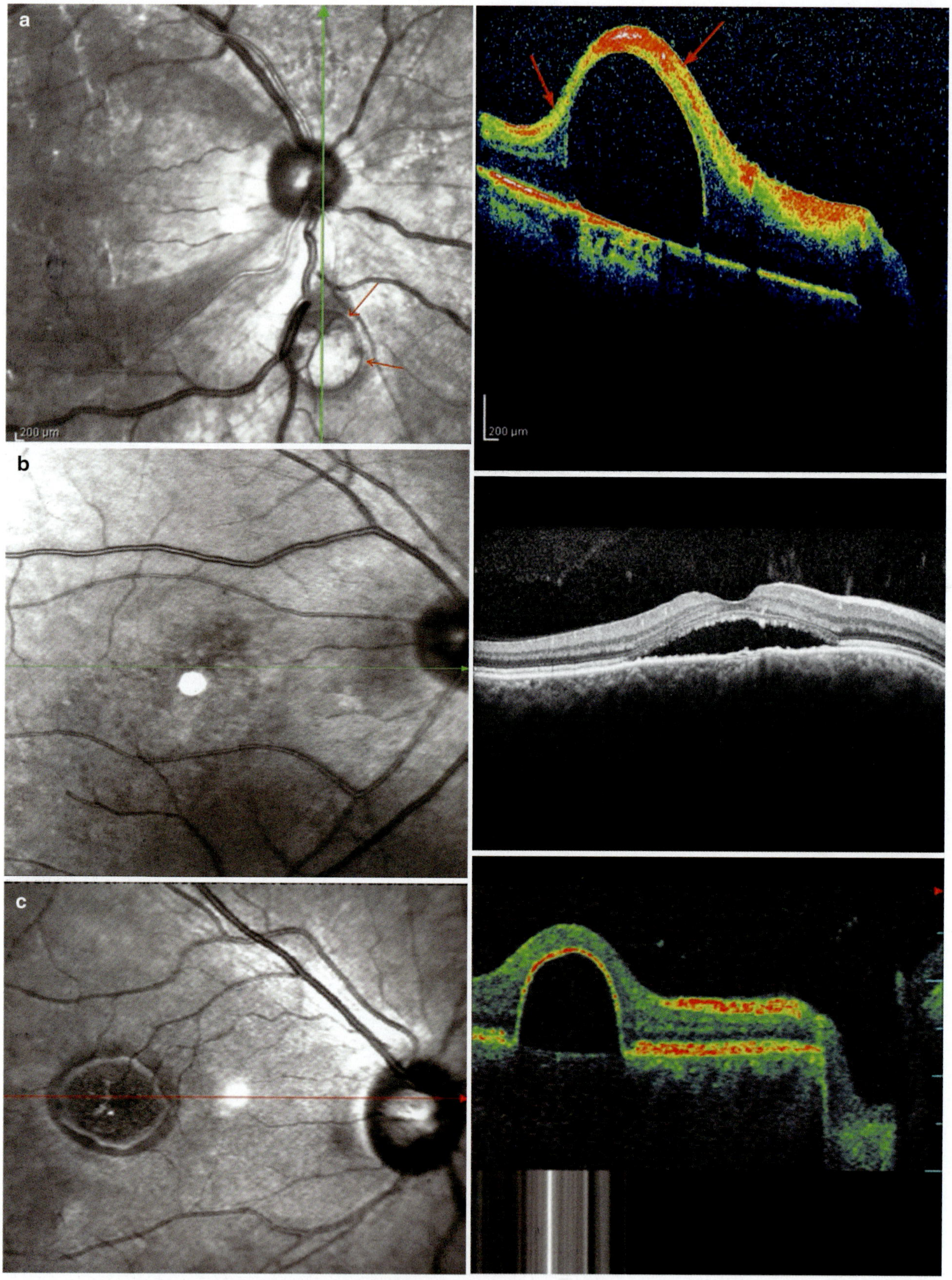

图 12.71　区分(a)视网膜下全视网膜-视网膜运载蛋白保留(b)视网膜下积液和(c)色素上皮脱离(PED)的特征。识别 PED 可能有些困难；然而，低反射率区的形状、患者的病史以及视网膜下全氟萘烷的泡状外观有助于将它与其他类型区分开。

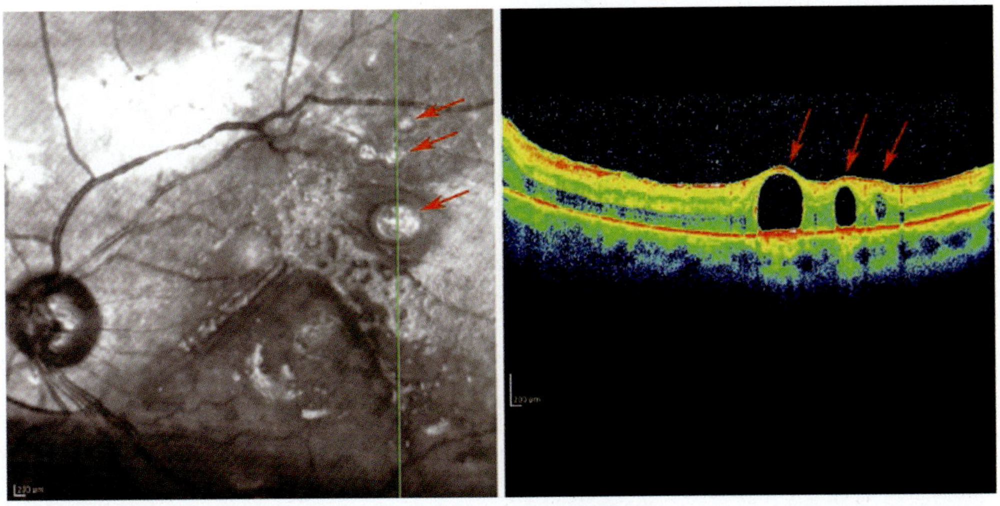

图 12.72 视网膜皱褶和挛缩伴多个圆形视网膜下泡的 SLO 图像。OCT 图像描绘了多个圆形视网膜下全氟萘烷残留区（红色箭头）。

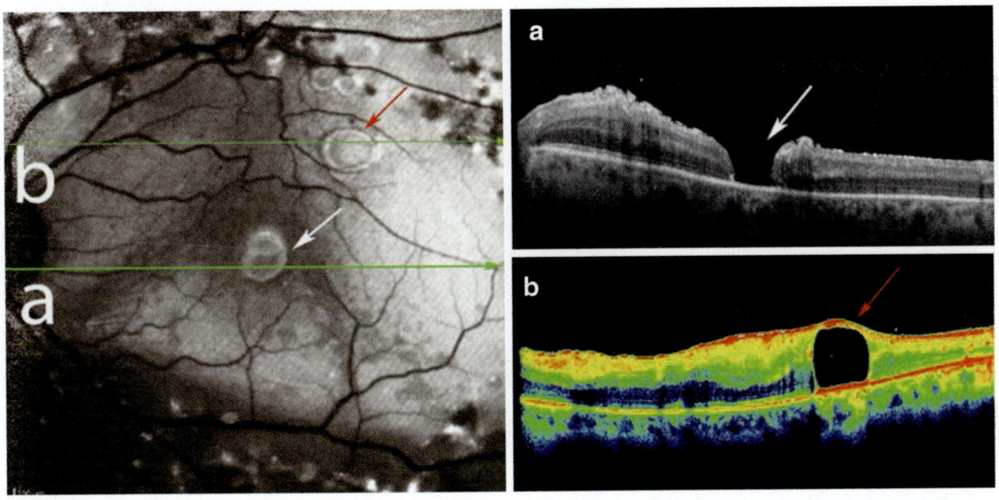

图 12.73 图 12.72 同一例患者的纵向 OCT B-扫描的 FAF 视图，显示视网膜下间隙中的全层黄斑裂孔(白色箭头)和全氟萘烷残留(红色箭头)。FAF 中黄斑裂孔和视网膜下全氟萘烷残留的表现相似。

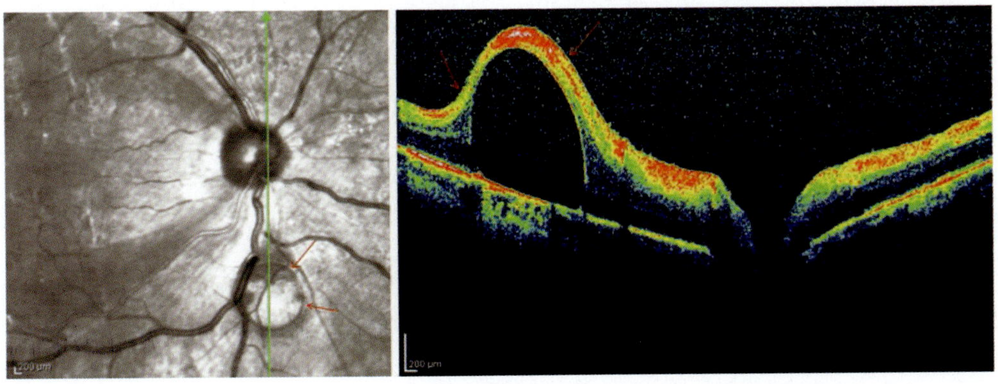

图 12.74 患者的 OCT 扫描，该患者接受了应用全氟萘烷的玻璃体视网膜手术。一大滴全氟萘烷残留在视盘周围区域。

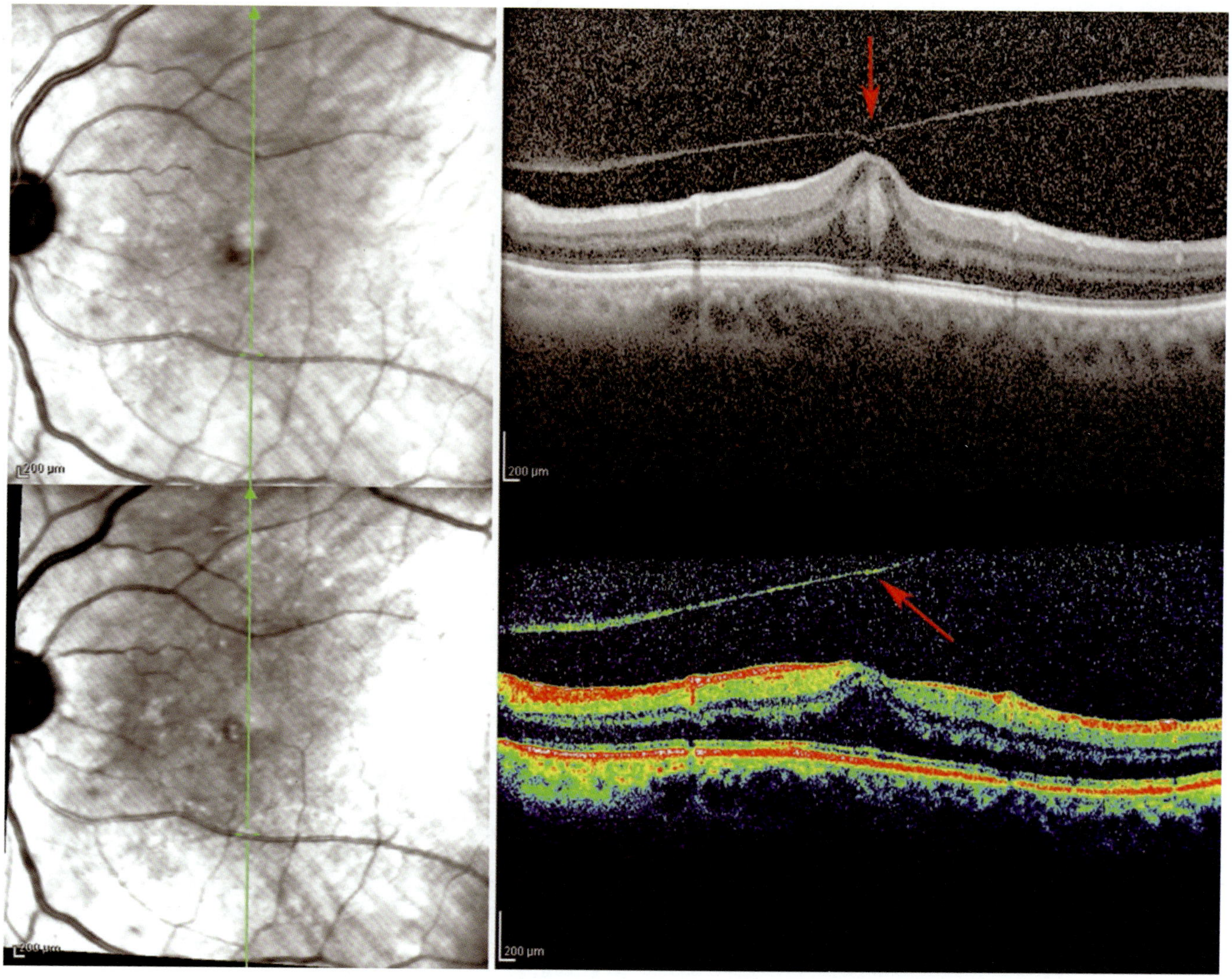

图 12.75 一例患有轻度糖尿病黄斑水肿和玻璃体黄斑牵拉综合征的糖尿病患者，眼内玻璃体注射抗血管内皮生长因子(抗VEGF)前后 6 个月的变化。注射后，仅在 OCT 图像上检测到后玻璃体附着物的清除与水肿（随后视力提高）。

12.9 氯喹中毒的 OCT 表现

由氯喹毒性引起的典型 RPE 变化最早是由 Cambiaggi 于 1957 年首次描述的[79]。1959 年，Hobbs 认识到长期使用氯喹与随后视网膜的病理变化有着密切联系[80]。早期氯喹视网膜病变在视野检查中的表现是获得性中心凹旁暗点，视网膜病变无法检测，而晚期视网膜病变与中央旁 RPE 萎缩相关[81]。在使用抗疟药物患者的视盘周围，通过扫描偏振测量法测量神经纤维层(NFL)厚度，显示剂量和时间依赖的 NFL 显著变薄[82]。动物研究表明，神经节细胞衰减可能与早期氯喹消耗具一致性[82,83]。

高速超高分辨率 OCT 显示，接受羟基氯喹[85]的患者的视网膜中心凹周围的感光体 IS/OS 连接不连续或丢失[84,85]，外核层变薄，RPE 层出现的囊肿样低反射区[86]。视网膜中心凹周围 OS/IS 交界处的异常可能是 OCT 的早期表现，可见于视野检查与多焦 ERG 检查异常的无症状患者[85]。一些作者甚至认为 OCT 可用于评价羟基氯喹视网膜病的转归[86](图 12.76 至图 12.82)。

光学相干断层扫描提供了黄斑的良好横截面视图，并且可能是检测氯喹黄斑毒性解剖学依据的良好工具[82]。在 OCT 中这些解剖学证据证实了神经节细胞层丢失，黄斑和旁中心凹区明显变薄[87]。

在羟氯喹毒性区，SD-OCT 图像显示视网膜内部结构向下“沉孔”移位，这对应于 Humphrey 视野 HVF 10-2 缺陷和检眼镜的临床检查结果。在 HVF 10-2 上未检测到的区域中也可见 IS/OS 的不规则连接[84]。

自适应光学图像揭示对应于 HVF 10-2 的区域中

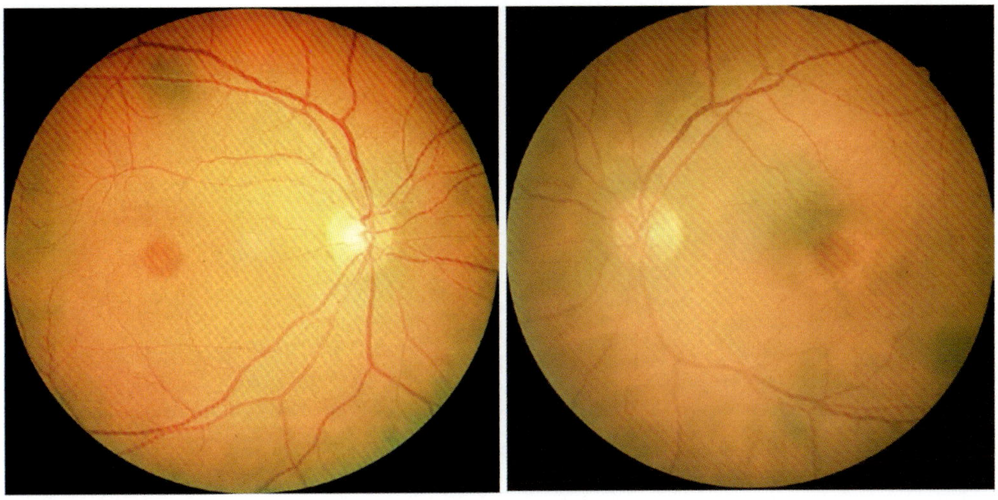

图 12.76 一例具 11 年氯喹使用史并视网膜萎缩的 57 岁妇女的彩色眼底照片，她在 1 年前视力下降后停用氯喹。“牛眼”图案在两幅图像中都很明显。

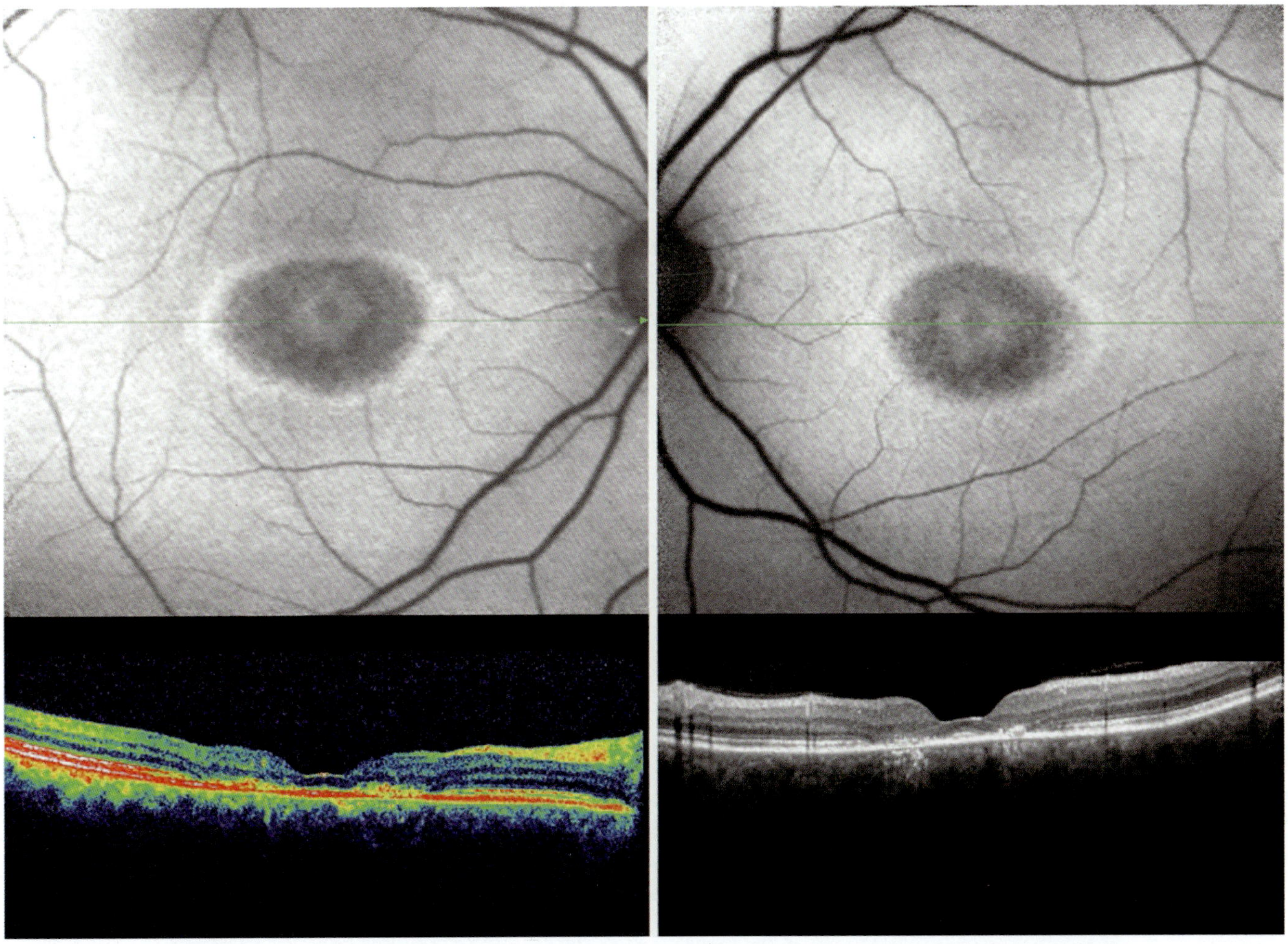

图 12.77 图 12.76 同一例患者的眼底自发荧光图像。OCT 图像还显示视网膜色素上皮/感光层的丢失与继发视网膜中心凹萎缩。其他发现包括光感受器内节/外节连接的丢失和视网膜内结构在视网膜中心凹周围区域的“沉孔”效应。眼底自发荧光图像在早期诊断中心凹周围区域的“沉孔”效应。眼底自发荧光图像在早期诊断中有较大的辅助和应用价值。由于年龄相关的变化，激光穿透深度小于地图样萎缩；因此，RPE 损伤较轻。

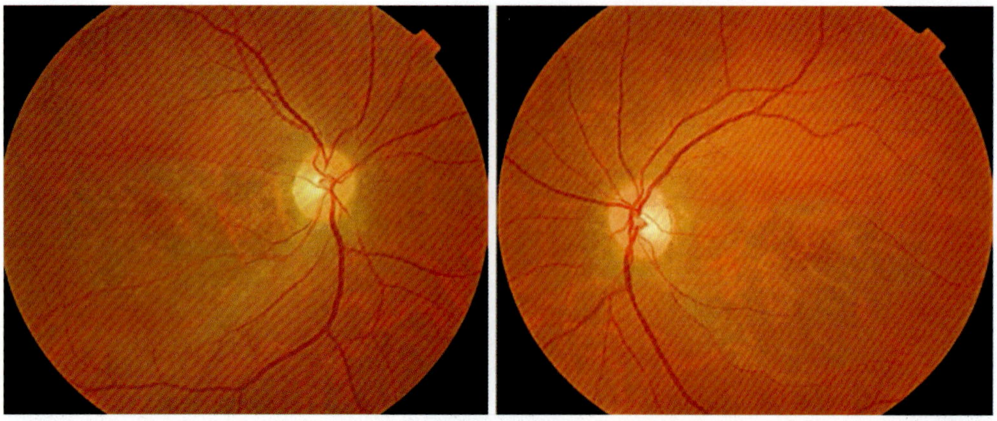

图 12.78 另一例具有 20 年氯喹使用史并视网膜萎缩的 61 岁妇女的图像，其在经历视力下降后一年前停止使用氯喹。双眼视力均低于 20/200。

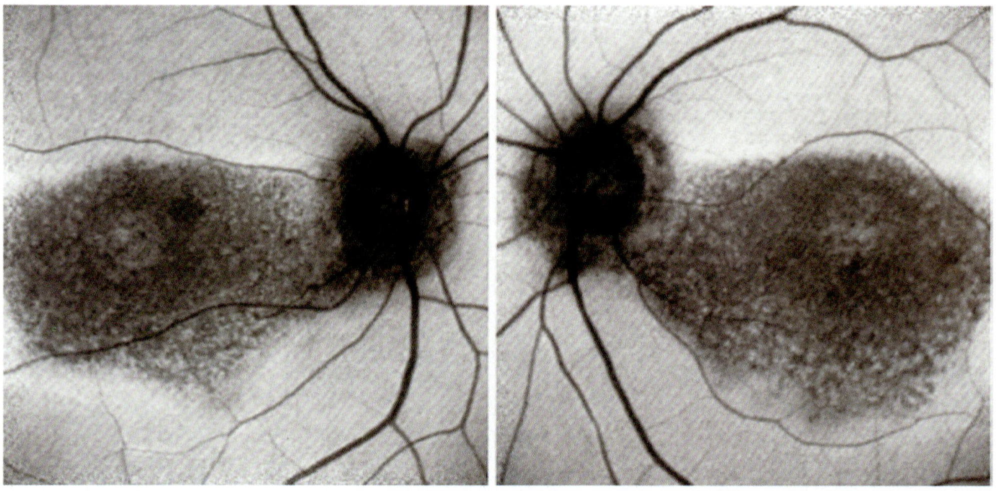

图 12.79 FAF 中 RPE 丢失延伸到视盘区的模式图(图 12.78 同一例患者)，这将其与视锥细胞营养不良区分开来。地形图显示中心凹和中心凹周围区域明显萎缩。

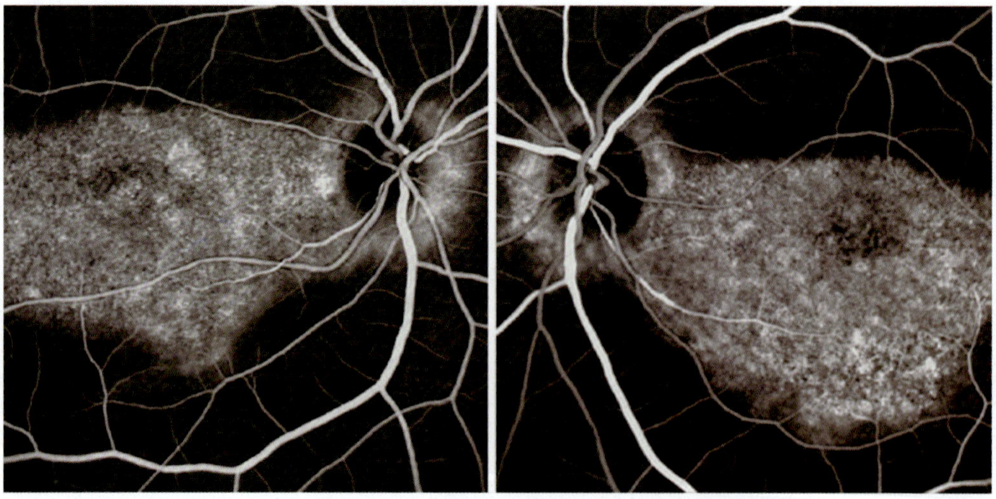

图 12.80 图 12.78 同一例患者的荧光素血管造影。可见继发于视网膜色素上皮和光感受器丧失的明显弥散性黄斑超荧光。

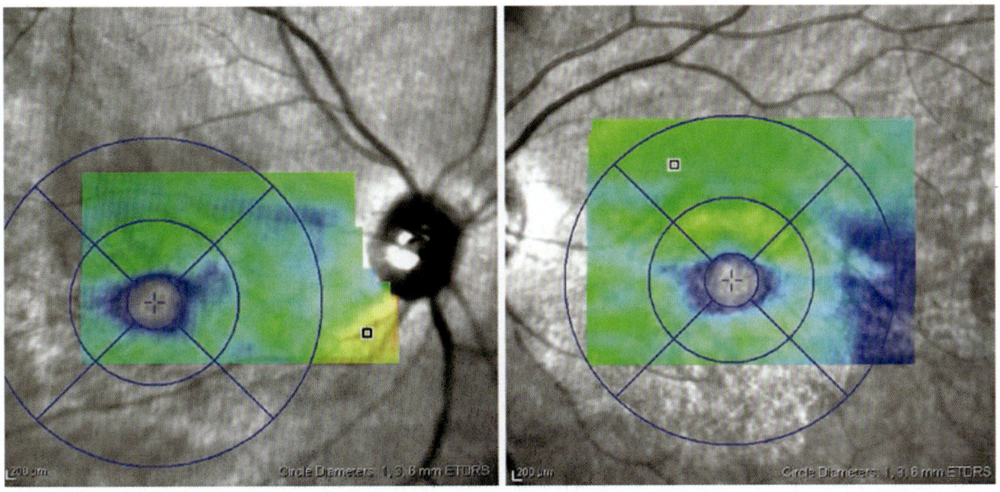

图 12.81 地形图显示中央和中心凹周围区域的相当大的萎缩(图 12.78 同一例患者)。

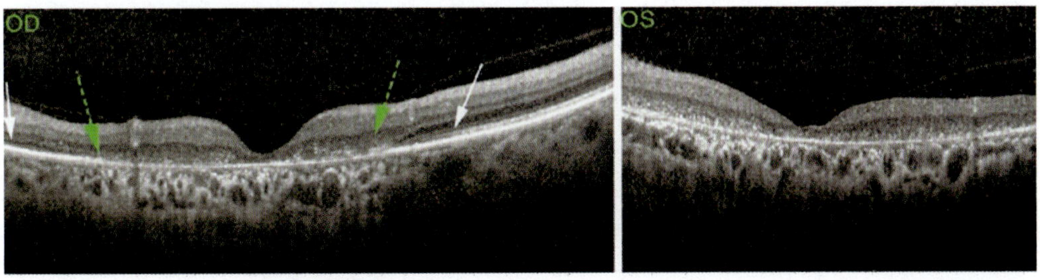

图 12.82 横截面 OCT 图像(图 12.78 同一例患者)显示外部视网膜层(包括 RPE 和感光体层)的缺损或无序化。虚线箭头表示所涉及的视网膜和正常视网膜之间的边界。明显可见完全紊乱的左眼外视网膜。白色箭头和虚线箭头之间的区域(图 12.82 中的左侧面板)表示 IS/OS 异常,其对应于正常 HVF 10-2 区域。

锥形感光体镶嵌的破坏。此外,在具有正常 HVF 10-2 表现的区域中,SD-OCT 示锥体光感受器密度不等和镶嵌不规则[84]。

一些作者认为,氯喹停药后早期,双侧视野缺损可改善,光感受器破坏可消失,囊状低反射区可消失。OCT 扫描可证实轻微的 RPE 不规则性可能仍然存在[86]。

(龚滢欣 鲍静 谭钢 熊淑敏 译)

参考文献

1. Aguilar JP, Green WR. Choroidal rupture: a histopathologic study of 47 cases. Retina. 1984;4:269–5.
2. Wyszynski RE, Grossniklaus HE, Frank KE. Indirect choroidal rupture secondary to blunt ocular trauma. A review of eight eyes. Retina. 1988;8:237–43.
3. Fuller B, Gitter KA. Traumatic choroidal rupture with late serous detachment of macula. Report of successful argon laser treatment. Arch Ophthalmol. 1973;89:354–5.
4. Conrath J, Forzano O, Ridings B. Photodynamic therapy for subfoveal CNV complicating traumatic choroidal rupture. Eye (Lond). 2004;18:946–7.
5. Chanana B, Azad RV, Kumar N. Intravitreal bevacizumab for subfoveal choroidal neovascularization secondary to traumatic choroidal rupture. Eye (Lond). 2009;23:2125–6.
6. Yadav NK, Bharghav M, Vasudha K, Shetty KB. Choroidal neovascular membrane complicating traumatic choroidal rupture managed by intravitreal bevacizumab. Eye (Lond). 2009;23:1872–3.
7. Pham TQ, Chua B, Gorbatov M, Mitchell P. Optical coherence tomography findings of acute traumatic maculopathy following motor vehicle accident. Am J Ophthalmol. 2007;143:348–50.
8. Ismail R, Tanner V, Williamson TH. Optical coherence tomography imaging of severe commotio retinae and associated macular hole. Br J Ophthalmol. 2002;86:473–4.
9. Knapp H. Ueber isolirte zerreissugen der aderhaut infolge von traumen auf augapfel. Arc Augenheilkd. 1869;1:6–29. [in German].
10. Coats G. The pathology of macular hole. Roy London Ophthalmic Hosp Rep. 1907;17:69–96.
11. Gass J. Reappraisal of biomicroscopic classification of stages of development of a macular hole. Am J Ophthalmol. 1995;119:752–9.
12. Schepens CL. Fundus changes caused by alterations of the vitreous body. Am J Ophthalmol. 1955;39:631–3.
13. Yamada H, Sakai A, Yamada E, Nishimura T, Matsumura M. Spontaneous closure of traumatic macular hole. Am J Ophthalmol. 2002;134:340–7.
14. Parmar DN, Stanga PE, Reck AC, Vingerling JR, Sullivan P. Imaging of a traumatic macular hole with spontaneous closure. Retina. 1999;19:470–2.

15. Yamashita T, Uemara A, Uchino E, Doi N, Ohba N. Spontaneous closure of traumatic macular hole. Am J Ophthalmol. 2002;133:230–5.
16. Imai M, Iijima H, Gotoh T, Tsukahara S. Optical coherence tomography of successfully repaired idiopathic macular hole. Am J Ophthalmol. 1999;128:621–7.
17. Lewis H, Cowan GM, Straatsma R. Apparent disappearance of a macular hole associated with development of an epiretinal membrane. Am J Ophthalmol. 1986;102:172–5.
18. Takahashi R, Yuzawa M, Matsui M. Three cases of spontaneous closure of idiopathic macular hole. Acta Ophthalmol Jpn. 1992;39:327–8.
19. Higashide T, Sugiyama K. Optical coherence tomography characteristics of a hemorrhagic detachment of the RPE after blunt trauma. Am J Ophthalmol. 2003;136:567–9.
20. Calvetti O, Rodallec T, Blumen-Ohana E, Nordmann JP. Visual recovery of macula-off rhegmatogenous retinal detachment and six months follow-up with optical coherence tomography of the macula. Invest Ophthalmol Vis Sci. 2005;46:5477.
21. Abouzeid H, Wolfensberger TJ. Macular recovery after retinal detachment. Acta Ophthalmol Scand. 2006;84:597–605.
22. Wolfensberger TJ, Gonvers M. Optical coherence tomography in the evaluation of incomplete visual acuity recovery after macula-off retinal detachments. Graefes Arch Clin Exp Ophthalmol. 2002;240:85–9.
23. Schocket LS, Witkin AJ, Fujimoto JG, Ko TH, Schuman JS, Rogers AH, et al. Ultrahigh-resolution optical coherence tomography in patients with decreased visual acuity after retinal detachment repair. Ophthalmology. 2006;113:666–72.
24. Lecleire-Collet A, Muraine M, Menard JF, Brasseur G. Predictive visual outcome after macula-off retinal detachment surgery using optical coherence tomography. Retina. 2005;25:44–53.
25. Panozzo G, Parolini B, Mercanti A. OCT in the monitoring of visual recovery after uneventful retinal detachment surgery. Semin Ophthalmol. 2003;18:82–4.
26. Hagimura N, Iida T, Suto K, Kishi S. Persistent foveal retinal detachment after successful rhegmatogenous retinal detachment surgery. Am J Ophthalmol. 2002;133:516–20.
27. Baba T, Hirose A, Moriyama M, Mochizuki M. Tomographic image and visual recovery of acute macula-off rhegmatogenous retinal detachment. Graefes Arch Clin Exp Ophthalmol. 2004;242:576–81.
28. Benson SE, Schlottmann PG, Bunce C, Xing W, Charteris DG. Optical coherence tomography analysis of the macula after scleral buckle surgery for retinal detachment. Ophthalmology. 2007;114:108–12.
29. Sugawara R, Nagaoka T, Kitaya N, Fujio N, Takahashi J, Takahashi A, et al. Choroidal blood flow in the foveal region in eyes with rhegmatogenous retinal detachment and scleral buckle procedures. Br J Ophthalmol. 2006;90:1363–5.
30. Diddie KR, Ernest JT. Uveal blood flow after 360 degrees constriction in the rabbit. Arch Ophthalmol. 1980;98:729–30.
31. Sheth S, Dabir S, Natarajan S, Mhatre A, Labauri N. Spectral domain-optical coherence tomography study of retinas with a normal foveal contour and thickness after retinal detachment surgery. Retina. 2010;30:724–32.
32. Perente I, Utine CA, Ozturker C, Cakir M, Kaya V, Eren H, et al. Evaluation of macular changes after uncomplicated phacoemulsification surgery by optical coherence tomography. Curr Eye Res. 2007;32:241–7.
33. Sourdille P, Santiago PY. Optical coherence tomography of macular thickness after cataract surgery. J Cataract Refract Surg. 1999;25:256–61.
34. Kim SJ, Bressler NM. Optical coherence tomography and cataract surgery. Curr Opin Ophthalmol. 2009;20:46–51.
35. Ouyang Y, Keane PA, Sadda SR, Walsh AC. Detection of cystoid macular edema with three-dimensional optical coherence tomography versus fluorescein angiography. Invest Ophthalmol Vis Sci. 2010;51:5213–8.
36. Ozdek SC, Erdinc MA, Gurelik G, Aydin B, Bahaceci U, Hasanreisoglu B. Optical coherence tomographic assessment of diabetic macular edema: comparison with fluorescein angiographic and clinical findings. Ophthalmologica. 2005;219:86–92.
37. Greene AB, Del Priore LV, Iranmanesh R. Isolated foveolar detachment in Irvine–Gass syndrome. Br J Ophthalmol. 2006;90:1076–7.
38. Dellaporta A. Ueber fältelung der netzhaut bei hypotonie [Creasing of retina in hypotonia]. Klin Monbl Augenheilkd Augenarztl Fortbild. 1954;125:672–8. [in German].
39. Whiteside-Michel J, Liebmann JM, Ritch R. Initial 5-fluorouracil trabeculectomy in young patients. Ophthalmology. 1992;99:7–13.
40. Costa VP, Wilson RP, Moster MR, Schmidt CM, Grandham S. Hypotony maculopathy following the use of topical mitomycin C in glaucoma filtration surgery. Ophthalmic Surg. 1993;24:389–94.
41. Kitazawa Y, Suemori-Matsushita H, Yamamoto T, Kawase K. Low-dose and high-dose mitomycin trabeculectomy as an initial surgery in primary open-angle glaucoma. Ophthalmology. 1993;100:1624–8.
42. Oppenheim B, Ortiz JM. Hypotonous maculopathy after trabeculectomy with subconjunctival 5-fluorouracil. Am J Ophthalmol. 1993;115:546–7.
43. Shields MB, Scroggs MW, Sloop CM, Simmons RB. Clinical and histopathologic observations concerning hypotony after trabeculectomy with adjunctive mitomycin C. Am J Ophthalmol. 1993;116:673–83.
44. Zacharia PT, Deppermann SR, Schuman JS. Ocular hypotony after trabeculectomy with mitomycin C. Am J Ophthalmol. 1993;116: 314–26.
45. Neelakantan A, Rao BS, Vijaya L, Grandham SB, Krishnan N, Priya VS, et al. Effect of the concentration and duration of application of mitomycin C in trabeculectomy. Ophthalmic Surg. 1994;25:612–5.
46. Fannin LA, Schiffman JC, Budenz DL. Risk factors for hypotony maculopathy. Ophthalmology. 2003;110:1185–91.
47. Jampel HD, Pasquale LR, Dibernardo C. Hypotony maculopathy following trabeculectomy with mitomycin C. Arch Ophthalmol. 1992;110:1049–50.
48. Stamper RL, McMenemy MG, Lieberman MF. Hypotonous maculopathy after trabeculectomy with subconjunctival 5-fluorouracil. Am J Ophthalmol. 1992;114:544–53.
49. Suñer IJ, Greenfield DS, Miller MP, Nicolela MT, Palmberg PF. Hypotony maculopathy after filtering surgery with mitomycin C. Incidence and treatment. Ophthalmology. 1997;104:207–14.
50. Palmberg P. Late complications after glaucoma filtering surgery. In: Leader BJ, Calkwood JC, editors. Peril to the nerve—glaucoma and clinical neuro-ophthalmology. Proceedings of the 45th Annual Symposium of the New Orleans Academy of Ophthalmology. The Hague: Kugler; 1996. p. 183–93.
51. Kokame GT, de Leon MD, Tanji T. Serous retinal detachment and cystoid macular edema in hypotony maculopathy. Am J Ophthalmol. 2001;131:384–6.
52. Stefansson E. Ocular oxygenation and the treatment of diabetic retinopathy. Surv Ophthalmol. 2006;51:364–80.
53. de la Casa JM M, Garcia Feijoo J, Castillo Gomez A, Macias Benitez JM, Martin Valdizan C, Garcia Sanchez J. Hypotony maculopathy diagnosed by optical coherence tomography. Arch Soc Esp Oftalmol. 2003;78:567–9. [in Spanish]
54. Budenz DL, Schwartz K, Gedde SJ. Occult hypotony maculopathy diagnosed with optical coherence tomography. Arch Ophthalmol. 2005;123:113–4.
55. Comer GM, Danis RP. Optical coherence tomographic identification of retinal fold resolution in chronic hypotonous maculopathy after internal limiting membrane removal. Ann Ophthalmol. 2005;37:123–6.
56. Goodkin ML, Grewal DS, Greenfield DS. Three-dimensional high-speed optical coherence tomography for diagnosis of hypotony maculopathy after glaucoma filtration surgery. J Glaucoma. 2010;19:349–55.
57. Gupta R, Browning AC, Amoaku WM. Multiple retinal haemorrhages (decompression retinopathy) following paracentesis for macular branch artery occlusion. Eye (Lond). 2005;19:592–3.
58. Lai JS, Lee VY, Leung DY, Chung TC. Decompression retinopa-

thy following laser peripheral iridoplasty for acute primary angle-closure. Eye (Lond). 2005;19:1345–7.
59. Ben Simon GJ, Goldberg RA, McCann JD. Bilateral decompression retinopathy after decompression surgery. Br J Ophthalmol. 2004;88:1605–6.
60. Nonoyama S, Tanito M, Katsube T, Matsuoka Y, Ohira A. Decompression retinopathy and serous retinal detachment after trabeculotomy in a patient with systemic amyloidosis. Jpn J Ophthalmol. 2009;53:73–5.
61. Endophthalmitis Vitrectomy Study Group. Microbiologic factors and visual outcome in the Endophthalmitis Vitrectomy Study. Am J Ophthalmol. 1996;122:830–46.
62. Singh R, Gupta V, Gupta A, Dogra MR. Optical coherence tomography following successful management of endophthalmitis. Indian J Ophthalmol. 2007;55:234–5.
63. Goldman M, Dagan Z, Yair M, Elbaz U, Lahat E, Yair M. Severe cough and retinal hemorrhage in infants and young children. J Pediatr. 2006;148:835–6.
64. Roberts DK, MacKay KA. Microhemorrhagic maculopathy associated with aerobic exercise. J Am Optom Assoc. 1987;58:415–8.
65. Gatzonis S, Charakidas A, Polychronopoulou Z, Brouzas D. Unilateral visual loss following bodybuilding training. Clin J Sport Med. 2004;14:317–8.
66. Ho LY, Abdelghani WM. Valsalva retinopathy associated with the choking game. Semin Ophthalmol. 2007;22:63–5.
67. Peyman GA, Shulman JA, Sullivan B. Perfluorocarbon liquids in ophthalmology. Surv Ophthalmol. 1995;39:375–95.
68. Bourke RD, Cooling RJ. Perfluorocarbon heavy liquids. Aust NZJ Ophthalmol. 1995;23:165–71.
69. Velikay M, Wedrich A, Stolba U, Datlinger P, LI Y, Binder S. Experimental longterm vitreous replacement with purified and non-purified perfluorodecalin. Am J Ophthalmol. 1993;116:565–70.
70. Lee GA, Finnegan SJ, Bourke RD. Subretinal perfluorodecalin toxicity. Aust NZJ Ophthalmol. 1998;26:57–60.
71. de Queiroz JM Jr, Blanks JC, Ozler SA, Alfaro DV, Liggett PE. Subretinal perfluorocarbon liquids: an experimental study. Retina. 1992;12(Suppl):S33–9.
72. Elsing SH, Fekrat S, Green WR, Chang S, Wajer SD, Haller JA. Clinicopathologic findings in eyes with retained perfluoro-n-octane liquid. Ophthalmology. 2001;108:45–8.
73. Lai JC, Postel EA, BW MC 2nd. Recovery of visual function after removal of chronic subfoveal perfluorocarbon liquid. Retina. 2003;23:868–70.
74. Roth DB, Sears JE, Lewis H. Removal of retained subfoveal perfluoro-n-octane liquid. Am J Ophthalmol. 2004;138:287–9.
75. Lesnoni G, Rossi T, Gelso A. Subfoveal liquid perfluorocarbon. Retina. 2004;24:172–6.
76. Chang S, Lincoff H, Zimmerman NJ, Fuchs W. Giant retinal tears. Surgical techniques and results using perfluorocarbon liquids. Arch Ophthalmol. 1989;107:761–6.
77. Chang S, Ozmert E, Zimmerman NJ. Intraoperative perfluorocarbon liquids in management of proliferative vitreoretinopathy. Am J Ophthalmol. 1988;106:668–74.
78. Won TY, Ho T. Retained perfluorodecalin after retinal detachment surgery. Int Ophthalmol. 1997;20:293–4.
79. Cambiaggi A. Unusual ocular lesions in a case of systemic lupus erythromatosis. AMA Arch Ophthalmol. 1957;57:451–3.
80. Hobbs HE, Sorsby A, Freedman A. Retinopathy following chloroquine therapy. Lancet. 1959;2:478–80.
81. Browning DJ. Hydroxychloroquine and chloroquine retinopathy: screening for drug toxicity. Am J Ophthalmol. 2002;133:649–56.
82. Bonanomi MT, Dantas NC, Medeiros FA. Retinal nerve fibre layer thickness measurements in patients using chloroquine. Clin Experiment Ophthalmol. 2006;34:130–6.
83. Ramsey MS, Fine BS. Chloroquine toxicity in the human eye: histopathologic observations by electron microscopy. Am J Ophthalmol. 1972;73:229–35.
84. Stepien KE, Han DP, Schell J, Godara P, Rha J, Carroll J. Spectral-domain optical coherence tomography and adaptive optics may detect hydroxychloroquine retinal toxicity before symptomatic vision loss. Trans Am Ophthalmol Soc. 2009;107:28–33.
85. Rodriguez-Padilla JA, Hedges TR 3rd, Monson B, Srinivasan V, Wojtkowski M, Reichel E, et al. High-speed ultra-high-resolution optical coherence tomography findings in hydroxychloroquine retinopathy. Arch Ophthalmol. 2007;125:775–80.
86. Turgut B, Turkcuoglu P, Serdar Koca S, Aydemir O. Detection of the regression on hydroxychloroquine retinopathy in optical coherence tomography. Clin Rheumatol. 2009;28:607–9.
87. Korah S, Kuriakose T. Optical coherence tomography in a patient with chloroquine-induced maculopathy. Indian J Ophthalmol. 2008;56:511–3.

索　引